L. Frank Squire / R. A. Novelline

Radiologie

Deutsche Bearbeitung: A. Heuck

Radiologie

Grundlagen der klinischen Diagnostik für Studium und Praxis

L. Frank Squire, M. D.
R. A. Novelline, M. D.

Deutsche Bearbeitung
Priv.-Doz. Dr. A. Heuck

Mit 551 Abbildungen in
789 Einzeldarstellungen

Zeichnungen von
F. Cunningham und S. Eshleman

Schattauer Stuttgart New York

Lucy Frank Squire, M. D.
Professor of Radiology, and Director of Undergraduate Radiology Education, State University of New York Health Science Center at Brooklyn
Consultant in Radiology, Massachusetts General Hospital
Boston, Massachusetts

Robert A. Novelline, M. D.
Associate Professor of Radiology, Harvard Medical School
Director, Emergency Radiology, and Director, Undergraduate Radiology Education, Massachusetts General Hospital
Boston, Massachusetts

Priv.-Doz. Dr. Andreas Heuck
Institut für Radiologische Diagnostik
Klinikum Großhadern
Ludwig-Maximilians-Universität München
Marchioninistr. 15
D-81377 München

Titel der Originalausgabe:
Fundamentals of Radiology, Fourth Edition.
Lucy Frank Squire, M. D.
Robert A. Novelline, M. D.
With Drawings and diagrams by
Francis Cunningham and Shelley Eshleman

Die vorliegende Übersetzung der 4. Auflage erscheint in Vereinbarung mit Harvard University Press

1997, 2. korrigierter Nachdruck als Schattauer-Classics-Ausgabe

Die Deutsche Bibliothek - CIP-Einheitsaufnahme

Squire, Lucy Frank:
Radiologie : Grundlagen der klinischen Diagnostik für Studium und Praxis / L. Frank Squire : R. A. Novelline. Dt. Bearb. A. Heuck. Zeichn. von F. Cunningham und S. Eshleman. – 2., korr. Nachdr. – Stuttgart ; New York : Schattauer, 1997
Einheitssacht.: Fundamentals of radiology <dt.>
(Schattauer classics)
ISBN 3-7945-1809-8

Printed in Germany

Satz, Druck und Bindung: Cantz, Senefelderstr. 12, D-73760 Ostfildern (Ruit)

ISBN 3-7945-1809-8

Vorwort
zur ersten deutschen Auflage

Das Anliegen dieses Buches ist es, Studierenden der Medizin, Ärzten und Ärztinnen am Anfang der klinischen Ausbildung, aber auch Angehörigen anderer Berufe im Gesundheitswesen einen gut verständlichen Einstieg in die Radiologie zu geben. Kaum ein Bereich der klinischen Medizin kann heute noch auf die vielfältigen Informationen verzichten, die mit Röntgenuntersuchungen, nuklearmedizinischen Methoden und in den letzten Jahren besonders den neuen bildgebenden Verfahren wie der Computertomographie und Kernspintomographie gewonnen werden. Aus dieser großen Bedeutung ergibt sich für alle klinisch Tätigen die Notwendigkeit, ein grundlegendes Verständnis der Radiologie mit all ihren Möglichkeiten, aber auch ihren Grenzen zu erwerben.

Dem Konzept dieses Buches liegt der Gedanke zugrunde, dem Leser die Grundlagen der Radiologie schrittweise und durch logische wie einprägsame Erklärungen und Beispiele nahezubringen. Das Erschließen von Zusammenhängen kann nachvollzogen werden; der Leser wird angeleitet, in alle diagnostischen und differentialdiagnostischen Überlegungen die klinischen Informationen mit einzubeziehen. Die immer wieder in den Text eingestreuten Übungen und zu lösenden Fälle der sogenannten „Unbekannten" fördern die aktive Beteiligung am Lernen und ermöglichen die Überprüfung des eigenen Kenntnisstandes. Es war nicht die Absicht der Autoren, ein radiologisches Nachschlagewerk zu schaffen oder den Leser mit einer Vielzahl von Fakten und Röntgenbefunden zu konfrontieren, auf daß er diese unreflektiert auswendig lernte und wahrscheinlich auch schnell wieder vergäße.

Ich glaube, daß es *Lucy Frank Squire* und *Robert A. Novelline* gelungen ist, das Lernen der radiologischen Grundlagen als aktive geistige Tätigkeit zu gestalten, die Spaß macht und nicht überfordert. Dahinter steckt eine Menge konzeptioneller Arbeit, aber auch die intensive Zusammenarbeit mit den Lesern. Um diese für den Wert und die Aktualität des Buches so wichtige Tradition beizubehalten, möchte ich Sie bitten, mir Ihre Kritik, Ihre Anregungen und Ihre Verbesserungsvorschläge für die deutsche Ausgabe mitzuteilen.

Priv.-Doz.
Dr. Andreas Heuck

c/o Schattauer Verlag
Lenzhalde 3
70192 Stuttgart

Vorwort
zur Originalausgabe

Bei der Vorbereitung dieses Buches haben wir uns bemüht, den Medizinstudenten eine Anleitung auszuarbeiten, wie man Röntgenbilder und Aufnahmen anderer bildgebender diagnostischer Verfahren betrachtet und dabei gleichzeitig auffällige radiologische Befunde logisch und sicher zu den pathophysiologischen Ursachen in Beziehung setzt.

Es war **nicht** unsere Absicht, ein umfassendes Nachschlagewerk zu schaffen, dem man die vermeintlich typischen „Röntgenbefunde, mit denen Krankheiten diagnostiziert werden", entnehmen kann. Das ist auch nicht die Art und Weise, wie heutzutage in der Radiologie gearbeitet wird. Denn nur einige wenige solcher Röntgenbefunde sind pathognomonisch für eine bestimmte Erkrankung. Bei der Vielzahl an bildgebenden Verfahren, die heute zur Verfügung stehen, z. B. Röntgenaufnahmen, konventionelle Tomogramme, Computertomographie, Ultraschall, Magnetresonanztomographie und weitere Spezialuntersuchungen, werden alle in verschiedenen Kombinationen als ergänzende Hilfen auf dem Weg zur Diagnose angesehen – und immer im Zusammenhang mit dem klinischen Bild betrachtet.

Diese Art eines algorithmischen Vorgehens, bei der für eine bestimmte Fragestellung bestimmte bildgebende Methoden ausgewählt und andere für ungeeignet erachtet werden, muß schrittweise erlernt werden. Bereits im vorklinischen Studienabschnitt kann die Vertrautheit mit der Radiologie eine ausgezeichnete Hilfe für das Lernen anderer Fächer, wie etwa der Anatomie, Physiologie und Pathologie, sein. Später ist dem Studenten im klinischen Abschnitt und dem jungen Kliniker bei der Lösung nahezu jeden diagnostischen Problems geholfen, wenn er genug von der Radiologie versteht, um immer wieder auch Einzelheiten der bildgebenden Untersuchungen seines Patienten mit dem zuständigen Radiologen besprechen zu können, der diese Untersuchungen durchgeführt und interpretiert hat.

In der vierten amerikanischen Auflage von **Grundlagen der Radiologie** wurden wieder einige „überholte" Abbildungen herausgenommen und teilweise durch bessere ersetzt. Es wurden auch viele neue Beispiele nützlicher computertomographischer Untersuchungen hinzugefügt, ebenso wie Sonogramme und Bilder aus der Magnetresonanztomographie. Auf den Einsatz nuklearmedizinischer Methoden wurde sorgfältiger eingegangen. Nach einer grundlegenden Einführung in die Betrachtungsweise von Röntgenbildern und Aufnahmen anderer bildgebender Verfahren in den ersten 12 Kapiteln folgt in den Kapiteln 13 und 14 für den fortgeschritteneren Studenten eine Besprechung der Bildgebung der Bauchorgane in all ihrer Komplexität und bei häufigen Erkrankungsbildern.

Die beiden letzten Kapitel beschäftigen sich dann mit der Radiologie des Knochens sowie der Neuroradiologie. Um die fortschreitenden Kenntnisse des Lernenden zu testen, sind sogenannte *„Unbekannte"* in die Kapitel eingearbeitet. Es handelt sich dabei um Fälle mit kurzen erklärenden Angaben und gezielten Fragen, deren Antworten am Ende des Buches aufgeführt sind.

Die Quellenangaben für die verschiedenen Fälle am Schluß des Buches erscheinen mit unserem herzlichen Dank an die Kollegen, die sie zur Verfügung gestellt haben. Sowohl die Abbildungen als auch die wichtigsten Begriffe aus dem Text wurden zum leichteren Auffinden in ein Sachverzeichnis am Ende des Buches aufgenommen. Wir empfehlen, das Buch zunächst vom Anfang bis zum Ende durchzulesen, da die Konzepte und Methoden aufeinander aufbauen.

Wie schon bei den vorangegangenen Auflagen geben wir unsere Adressen an, in der Hoffnung, daß sich die Leser die Zeit nehmen, uns ihre kritischen Anmerkungen mitzuteilen und uns wissen zu lassen, wie wir und andere Autoren ihren Bedürfnissen besser gerecht werden können.

Lucy Frank Squire, M. D.
1 West 72nd Street, New York, NY 10023

Robert A. Novelline, M. D.
Department of Radiology
Massachusetts General Hospital, Boston, MA 02114

Inhaltsverzeichnis

Danksagung

Unser Dank gilt zunächst all jenen Studenten, die uns auf mannigfache Weise bei der Vorbereitung dieser Auflage geholfen haben. Ihr Enthusiasmus, ihre Phantasie, ihr gutes kritisches Urteil und ihre harte Arbeit haben ein Buch ermöglicht, das ihren Bedürfnissen viel besser gerecht wird.

Wir danken ganz besonders allen unseren Freunden, Kollegen und Mitarbeitern an den beiden Universitäten und in der ganzen Welt, die uns in den letzten drei Jahrzehnten so großzügig mit Bildmaterial unterstützt haben. Ihre Beiträge sind am Ende des Buches im Quellennachweis aufgeführt.

Die Firma Eastman Kodak und die Herausgeber von Medical Radiography and Photography haben uns eine Unmenge publizierten und unpublizierten Materials zugängig gemacht und uns mit Abzügen bester Qualität versorgt, ohne die die Eigenarten der Abbildungen nicht zum Tragen gekommen wären. Wir danken sehr für diese Hilfe.

Unseren Chefs, Dr. Joshua A. Becker am Health Science Center in Brooklyn der State University of New York und Dr. Juan M. Taveras am Massachusetts General Hospital sind wir für die ständige Unterstützung sehr zu Dank verpflichtet.

Naomi Gershon und Donna Markham haben uns während der zwei Jahre, in denen wir am Manuskript der 4. Auflage gearbeitet haben, wertvolle Hilfe durch geduldiges Einbringen des Manuskriptes in den Schreibcomputer geleistet.

Gordon Squire hat uns kontinuierlich auf verschiedene Weise geholfen, darunter mit stundenlangem Korrekturlesen und Fotokopieren.

Auch wenn die Autoren die Verantwortung für die sorgfältige Ausarbeitung, Organisation und Überarbeitung eines Lehr- und Lernbuches wie diesem tragen müssen, so waren wir uns ständig des großen Glücks bewußt, so viele Helfer und Mitarbeiter zu haben. Wir danken ihnen allen und übermitteln ihnen unsere herzlichsten Grüße.

L. Frank Squire

R. A. Novelline

Kapitel 1

Einleitung und Grundlagen

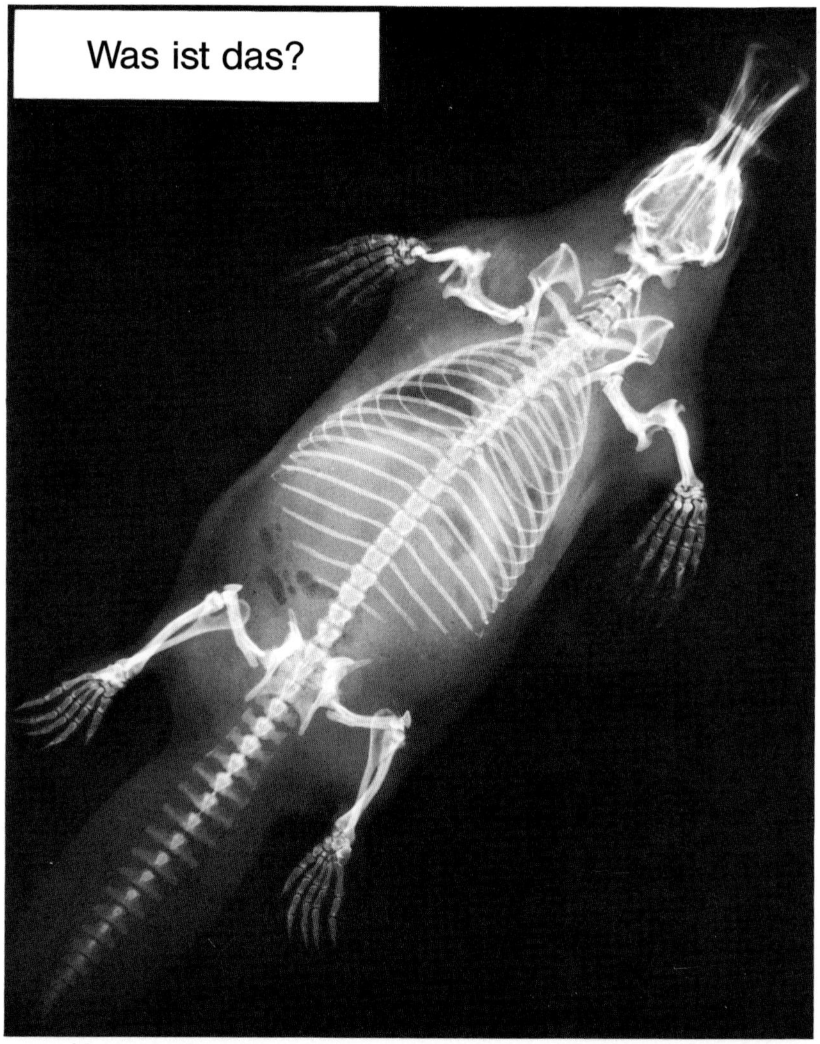

Abb. 1-1. Sein Name ist Ornithorhynchus anatinus, und Sie haben bestimmt noch nie ein Röntgenportrait von ihm gesehen. Trotzdem, es gibt nur eine einzige Kreatur im Tierreich, die ein solches röntgenologisches Erscheinungsbild abgibt, so daß Sie das Tier auf diese Weise identifizieren können.

Wie Sie vielleicht schon wissen, werden Röntgenstrahlen dadurch erzeugt, daß eine Wolfram-Anode von einem Elektronenstrahl bombardiert wird. Sie stellen eine Form von Strahlenenergie dar und sind in mancher Hinsicht dem sichtbaren Licht ähnlich. So strahlen sie beispielsweise von ihrer Quelle in alle Richtungen, es sei denn, sie werden durch einen Absorber gestoppt. Ähnlich wie bei Lichtstrahlen wird ein sehr geringer Teil eines Röntgenstrahlenbündels durch Luft absorbiert. Durch ein dickes Stück Metall hingegen kann es vollständig absorbiert werden. Der grundlegende Unterschied zwischen Röntgenstrahlen und Lichtstrahlen liegt im Wellenlängenbereich, wobei die Wellenlänge aller Röntgenstrahlen kürzer als die von ultraviolettem Licht ist. Die Wissenschaft der Radiologie baut auf diesem Unterschied auf, denn viele Materialien, die zwar lichtundurchlässig sind, können von Röntgenstrahlen durchdrungen werden. Es war eben diese faszinierende Eigenschaft, die Professor Conrad Wilhelm Röntgen an der Universität Würzburg in einer kalten Novembernacht des Jahres 1895 fesselte, als er gewisse, für ihn unerklärliche physikalische Phänomene beobachtete.

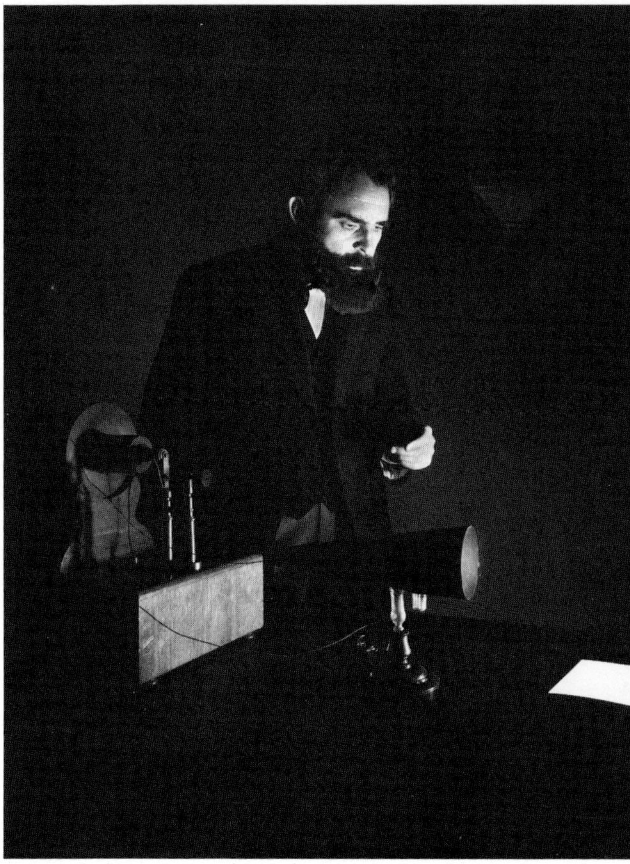

Abb. 1-2. Die Entdeckung der Röntgenstrahlen (nachgestellt)

Röntgen experimentierte mit einer Apparatur, die ihm eine bis dahin unbekannte Emission von X-Strahlen als Nebenprodukt lieferte. Akkommodiert an das verdunkelte Labor, beobachtete er immer dann, wenn die Apparatur eingeschaltet war, daß ein mit einer bestimmten Chemikalie beschichteter Pappkarton auf dem Tisch mattgrün aufleuchtete. Wir wissen heute, daß Fluoreszenz bzw. die Emission sichtbaren Lichtes auf die verschiedenste Weise durch komplexe kernenergetische Austauschvorgänge erzeugt werden kann. Doch 1895 erkannte Röntgen zuerst einmal nur die Tatsache, daß er unbeabsichtigt *eine bis dahin unbekannte Form von Strahlenenergie erzeugt hatte, die unsichtbar war, Fluoreszenz hervorrufen und lichtundurchlässige Gegenstände durchdringen konnte.* Als er seine Hand zwischen die Strahlenquelle und den leuchtenden Pappkarton brachte, konnte er seine Fingerknochen inmitten seines Handschattens erkennen. Außerdem entdeckte er, daß die neuen, von ihm „X-Strahlen" genannten Strahlen auch Holz durchdringen konnten. Durch Benutzen von Fotopapier anstelle fluoreszierenden Materials machte Röntgen das erste X-Strahlenbild seiner Hand, und zwar durch die geschlossene Tür seines Labors hindurch.

Sechs Jahre später erhielt Röntgen den ersten Nobelpreis für Physik. Bis zu diesem Zeitpunkt hatte der außerordentlich systematisch arbeitende Forscher die meisten physikalischen Grundlagen und medizinischen Anwendungsmöglichkeiten der neuen Strahlen erforscht. Die Vorstellung, durch dichte Objekte hindurchsehen zu können, löste in der ganzen Welt Begeisterung aus, und so wurde im ersten Jahrzehnt nach der Entdeckung auch mancherlei Unsinn über das Thema in allen Sprachen geschrieben. So wurde etwa vorausgesagt, daß nun sogar Gedanken von den Radiologen erforscht werden könnten. Doch konnten andere das Thema mit der Zeit wieder auf den Boden der Tatsachen zurückholen.

Sind Sie eigentlich sicher, daß Sie eine zutreffende Vorstellung davon haben, was Röntgen sah, als er mit Hilfe der neuen Strahlen erstmals durch seine Hand hindurchsehen konnte? Um es wirklich klar zu begreifen, müssen Sie erst den wichtigen Unterschied zwischen dem, was bei der Durchleuchtung zu sehen ist **(Abb. 1-3)**, und dem, was man heutzutage auf einem Röntgenbild der Hand sieht **(Abb. 1-4)**, kennenlernen. Trifft Licht auf einen fotografischen Film, so findet ein mysteriöser fotochemischer Prozeß statt, bei dem in Gelatine-

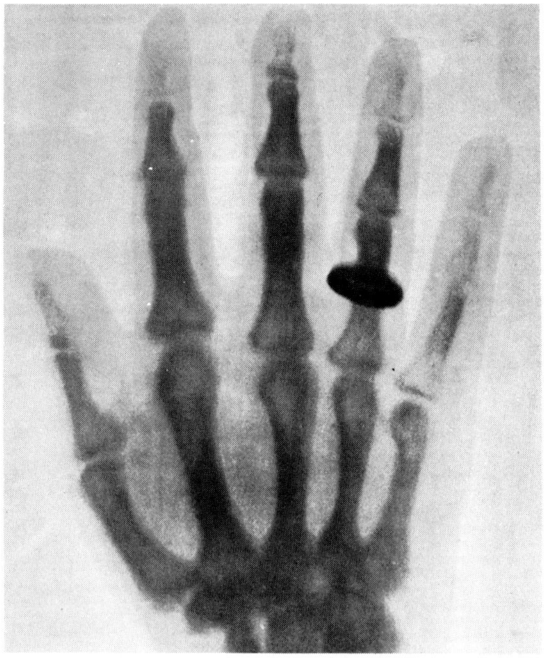

Abb. 1-3. Das sah Röntgen, als er seine Hand zwischen die Röhre und den fluoreszierenden Karton auf seinem Labortisch brachte. Die Bereiche außerhalb seines Handschattens fluoreszierten sehr kräftig. Die Regionen unter den Knochen wurden von weniger Röntgenstrahlen erreicht, so daß sie nicht so stark aufleuchteten.

emulsion eingebundenes metallisches Silber zu feinen Partikeln präzipitiert und so zu einer Schwärzung des anschließend entwickelten Filmes führt. Die Stellen des Filmes, die nicht dem Licht ausgesetzt sind, bleiben hell. Wird ein „positiver" Abzug von diesem „negativen" Film gemacht, kommt es zu einer Umkehrung: Die schwarzen, silberenthaltenden Flächen des Filmes verhindern, daß Licht auf das fotosensible Papier trifft, während die ungeschwärzten Flächen des Filmes einen Lichtdurchtritt und damit die Schwärzung des Fotopapiers ermöglichen.

Jeder Röntgenfilm, den Sie während Ihrer Ausbildung sehen werden, ist vergleichbar mit einem Negativfilm, mit dem Sie vielleicht schon in Ihrer eigenen Dunkelkammer gearbeitet haben. Röntgenstrahlen fällen wie Lichtstrahlen das Silber eines fotografischen Filmes aus, allerdings viel weniger intensiv als Licht. Man kann von einem Patienten kaum erwarten, so lange still zu halten, bis ein Film allein durch die Wirkung von Röntgenstrahlen ausreichend belichtet ist, außerdem wäre eine entsprechend hohe Strahlenexposition auch gefährlich und darüber hinaus aus technischen Gründen unerwünscht. Daher wurde eine geniale Verstärkungstechnik unter Einbeziehung einer Filmkassette entwickelt.

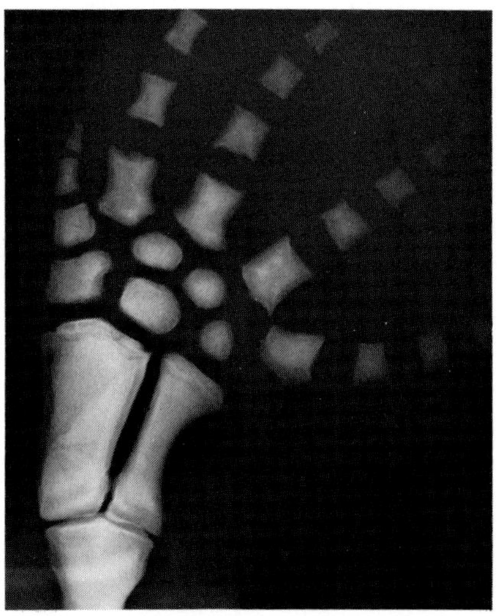

Abb. 1-4. Das Röntgenbild einer Hand ... oder doch keiner Hand? Raten Sie, um was es sich handeln könnte. (Anmerkung: In diesem Buch finden Sie immer wieder rhetorische Fragen und nicht weiter erklärte Anregungen. Teilweise finden Sie die Antworten direkt im folgenden Text, manchmal aber auch erst einige Seiten später im Text versteckt oder in die Legende einer zugehörigen Abbildung eingebaut. Es ist unsere Absicht, Ihnen dadurch einen Anstoß zum Überlegen zu geben und somit das Lernen effektiver zu gestalten.)

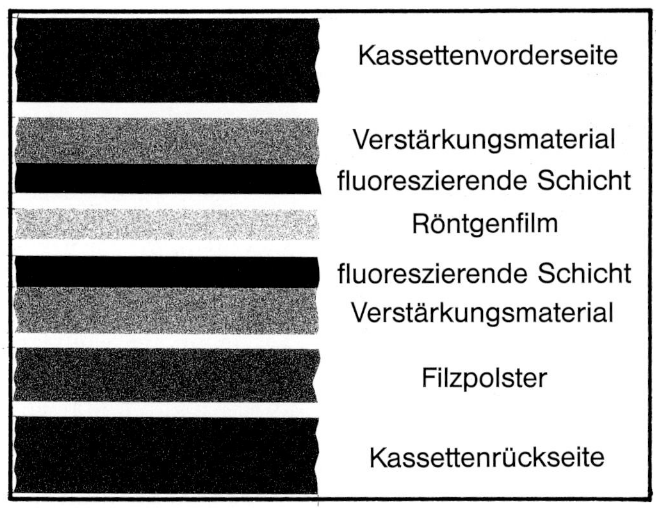

Abb. 1-5. Querschnitt durch eine Röntgenfilmkassette. Heutzutage gebräuchliche Röntgenfilme bestehen aus einer Azetatschicht, die auf beiden Seiten mit einer fotografischen Emulsion überzogen ist. Die Kassette ist so aufgebaut, daß fluoreszierende Folien dem Film auf beiden Seiten direkt anliegen. Auf diese Weise verstärken Lichtstrahlen den fotochemischen Effekt der Röntgenstrahlen in der Filmemulsion. So können die Belichtungszeit und die Strahlendosis erheblich verringert werden und zusätzlich reduziert sich die durch Patientenbewegung bedingte Unschärfe.

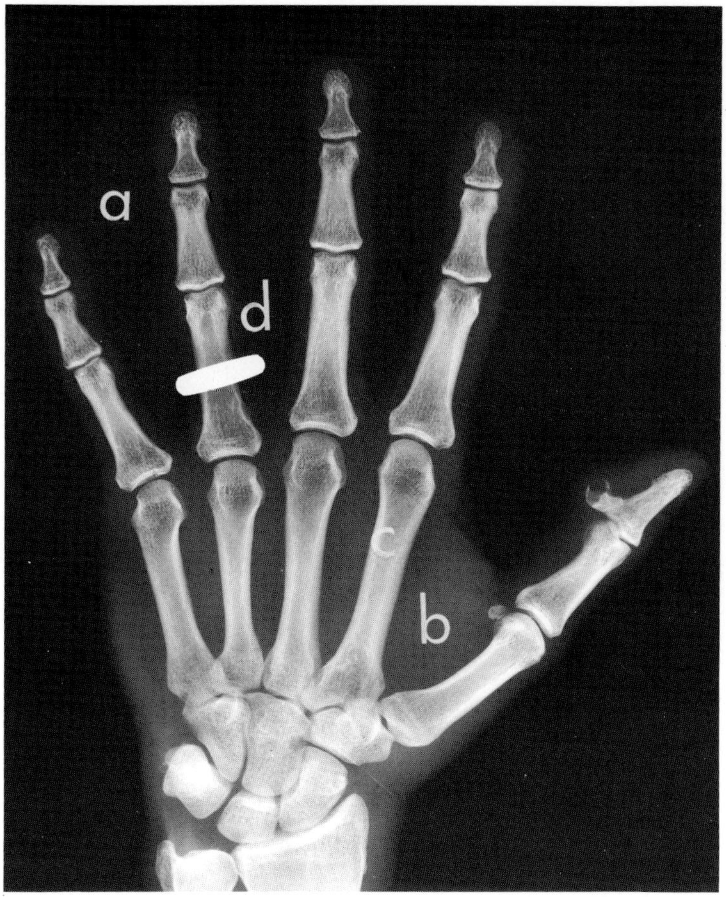

Abb. 1-6. Modernes Röntgenbild der Hand
a. Geschwärzte Areale des Filmes an Stellen, an denen nur Luft durchstrahlt wird.
b. Die Weichteile absorbieren vor Erreichen des Filmes einen Teil der Strahlen.
c. Noch mehr Röntgenstrahlen werden von den Kalksalzen des Knochens absorbiert, so daß der Film nur leicht belichtet wird und wenig Silber in der Emulsion ausfällt.
d. Das dichte Metall des Ringes absorbiert alle Strahlen, an dieser Stelle wird kein Silber ausgefällt.
(Anmerkung: Diese Darstellung ist doppelt umgekehrt, wie heutzutage bei allen in Büchern und Zeitschriften wiedergegebenen Röntgenbildern, so daß Sie die Abbildung so sehen, als würden Sie das Röntgenbild in Ihrer Hand gegen das Licht halten.)

Die *Kassette* enthält eine Leuchtfolie, die durch Röntgenstrahlen aktivierbar ist und dann Lichtstrahlen emittiert, die den fotochemischen Effekt der Röntgenstrahlen am Film verstärken **(Abb. 1-5).** Auf diese Weise ergänzen sich die silberausfällenden Effekte von Röntgenstrahlen und Lichtstrahlen bei der Schwärzung des Films. Wenn ein zwischen Röntgenstrahlenquelle und Kassette gebrachtes Objekt die Strahlen vollständig absorbiert, gibt es keine Lichtaktivierung durch die Leuchtfolie und weder Röntgen- noch Lichtstrahlen erreichen den Film, so daß auch kein Silber ausgefällt werden kann.

Bei **Abb. 1-6** wurde die linke Hand einer Frau auf die Kassette gelegt und einer Röntgenstrahlung ausgesetzt. Beachten Sie, daß der überhaupt nicht von der Hand bedeckte Teil des Filmes intensiv geschwärzt ist, denn durch die Luft als einzigem zwischen Röntgenröhre und Film liegendem Absorber wurde nur ein sehr geringer Teil der Strahlen geschwächt. Die „fleischigen" Anteile der Hand, der Radiologe nennt sie **Weichteile**, haben dagegen eine ganze Menge Strahlen absorbiert, so daß der Film hier grau erscheint. Sehr wenige Röntgenstrahlen erreichen die direkt unter den **Knochen** liegenden Filmanteile, da die Knochen große Mengen Kalk enthalten. Alle **Metalle** absorbieren Röntgenstrahlen in einem von ihrer Ordnungszahl und Dicke abhängigen Maß. Durch den Goldring der Frau konnten keinerlei Röntgenstrahlen dringen, so daß der darunter gelegene Film überhaupt nicht fotografisch verändert wurde.

Was nun Röntgen aber sah, war die Umkehrung aller Hell-Dunkel-Werte, wie Sie sie auf dieser Handaufnahme gesehen haben. Die Röntgenstrahlen erreichten den beschichteten Karton außerhalb seiner Hand ungeschwächt, so daß der Hintergrund kräftig aufleuchtete, während der Handschatten weniger Licht emittierte und graugrün erschien. Der Karton unter seinen Fingerknochen erschien am dunkelsten, da ihn fast überhaupt keine aktivierenden Strahlen trafen **(vgl. Abb. 1-3).**

Bei **Abb. 1-4** handelt es sich nicht um eine menschliche Hand, sondern um die (fotografisch verkleinerte) Flosse eines Wals.

Fluoroskopisches Licht ist sehr schwach, es sei denn, es wird elektronisch verstärkt. Heute sind alle Durchleuchtungsräume mit einem Bildverstärkergerät ausgerüstet, so daß auch in einem nicht verdunkelten Raum durchleuchtet werden kann. Vielleicht werden Sie nicht viele Durchleuchtungen in Ihrem Leben sehen, dafür aber tausende von Röntgenbildern. Daher schlagen wir vor, daß Sie sich darin üben, in weißen und schwarzen Werten zu denken, so wie sie auf einem gewöhnlichen Röntgenfilm (etwa dem in **Abb. 1-6**) vorkommen. Stellen Sie sich röntgendichte Objekte weiß vor und solche, die leichter durchdrungen werden, grau oder schwarz. Alle Abbildungen dieses Buches sind wie **Abb. 1-6** gedruckt, so wie es in allen neueren Büchern und Zeitschriften üblich ist.

Auch wenn es sehr wichtig ist, zu wissen, welche Substanzen **röntgendicht** oder eher **röntgentransparent (radioluzent)** sind, so sollten Sie sich dennoch, gerade wenn Sie zum ersten Mal Röntgenbilder ansehen, nicht nur um die Dichte kümmern. Oft kann man nämlich schon sehr aussagekräftige und nützliche Schlüsse aus der **Form** und **Gestalt** von Röntgenschatten ziehen. Wenn Sie herausgefunden haben, daß **Abb. 1-1** nichts anderes als die Röntgenaufnahme eines entenschnabeltragenden australischen Säugetieres (Ornithorhynchus anatinus) sein kann, haben Sie schon diese Art „kritischen Vermutens" kennengelernt, die man in der Radiologie häufig anwendet. Man hegt zunächst eine Vermutung, die dann einer streng logischen Analyse auf der Grundlage radiologischer und medizinischer Kenntnisse unterzogen wird. Nehmen Sie die zu erwartende Dichte und Form eines bestimmten Objektes oder einer Struktur zusammen, werden Sie bald herausfinden, daß man dessen Darstellungsweise auf dem Röntgenbild gewissermaßen vorhersagen kann.

Beginnen Sie damit, Ihr Vorstellungs- und Urteilsvermögen auf verschiedene nichtmedizinische Objekte anzuwenden. Versuchen Sie vorherzusagen, welcher Schatten beim Röntgen eines Eies auf dem Bild entstehen würde.

Abbildung 1-8 zeigt das Röntgenbild einer Damenhandtasche. Der Stoff, aus dem die Tasche gemacht ist, schwächt die Röntgenstrahlen zwar fast gar nicht, jedoch absorbieren alle metallischen Gegenstände innerhalb der Tasche ebenso wie ihr Rahmen die Röntgenstrahlen und hinterlassen weiße Spuren auf dem Film. Allein anhand der Form können Sie eine Büroklammer, eine Sicherheitsnadel, eine randlose Brille, ein Lippenstiftgehäuse, zwei sich überlagernde Schlüssel, eine Nagelfeile und einen metallenen Kugelschreiber voneinander unterscheiden. Sie können sich fast das Mädchen vor-

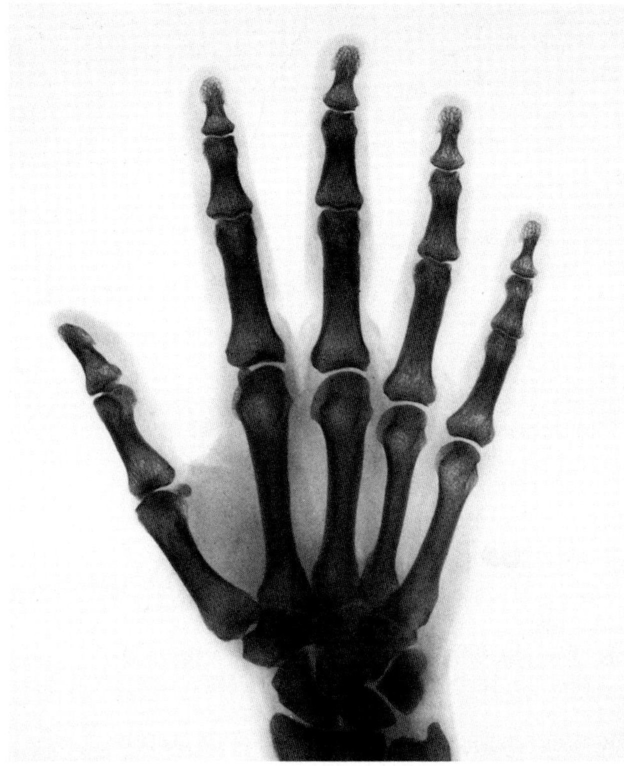

Abb. 1-7. Positiv-Abbildung eines Röntgenbildes der Hand, die durch einfache Umkehrung zustandekommt. So etwa würde die Hand auch auf dem Durchleuchtungsschirm aussehen.

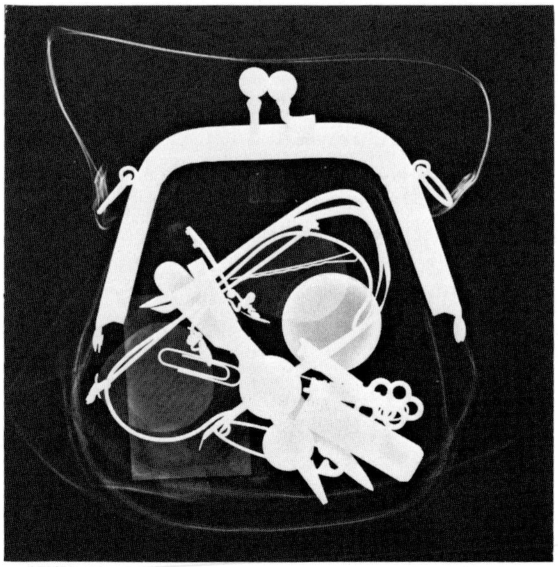

Abb. 1-8

stellen: ein von Geldnot geplagtes, kurzsichtiges Individuum mit einer Vorliebe für Lippenstift und Make-up. Bezüglich ihrer finanziellen Verhältnisse könnte man sich allerdings auch täuschen: Papiergeld ist sehr strahlentransparent und würde nicht unbedingt sichtbar sein.

Reine Metalle sind ebenso wie ihre Salze relativ röntgendicht. Ähnlich ist es mit Mischungen aus Öl und farbigen Metallsalzen, wie sie in der ganzen Malerei verwendet werden. Das Röntgen von Bildern und anderen Kunstwerken ist eine faszinierende und nützliche Sparte der Wissenschaft. Fälschungen, unsachgemäße Restaurierungen oder von Amateuren übermalte Meisterwerke können manchmal durch Röntgenstrahlen entdeckt werden.

In **Abb. 1-9** haben zwei Maler dieselbe Leinwand benutzt – oder aber derselbe Maler hat, enttäuscht über sein Männerportrait (unteres Augenpaar), dieses Bild einfach mit dem Portrait einer Frau mit hellen Augen und streng gekämmtem Haar übermalt. Äußerlich war nur das Frauenportrait zu sehen.

Unterschiede in der genauen Metallzusammensetzung von Farben, die in verschiedenen Zeitperioden benutzt wurden, können dazu beitragen, Kunstwerke zu identifizieren und zu datieren. Die Farbpigmente, die seit etwa 1800 benutzt werden, sind aus Metallsalzen mit erheblich kleinerer Ordnungszahl hergestellt als ältere Pigmente; sie haben daher recht unterschiedliche Röntgeneigenschaften.

So ergibt die moderne Nachahmung eines alten Meisters, ungeachtet wie gut die Kopie gemalt ist, ein völlig anderes Röntgenbild als das Original.

Andererseits läßt das Gemälde eines Meisterschülers oder eines Künstlers aus derselben Schule, der etwa in derselben Zeitperiode malte und die gleichen handgemahlenen Erdmineralfarben benutzte, ein ähnliches Röntgenbild erwarten.

Die Charakteristik der Pinselstriche, die das Werk eines Meisters manchmal besser als seine Unterschrift erkennen lassen, kann auch dazu beitragen, ein von einem anderen Künstler übermaltes Meisterstück zu entdekken. Sie würden beispielsweise sicher in der Lage sein, sich das Röntgenbild einer zeitgenössisch bemalten Leinwand vorzustellen, auf dem Sie die ausdrucksvoll kräftigen Pinselstriche van Goghs durchscheinen sehen.

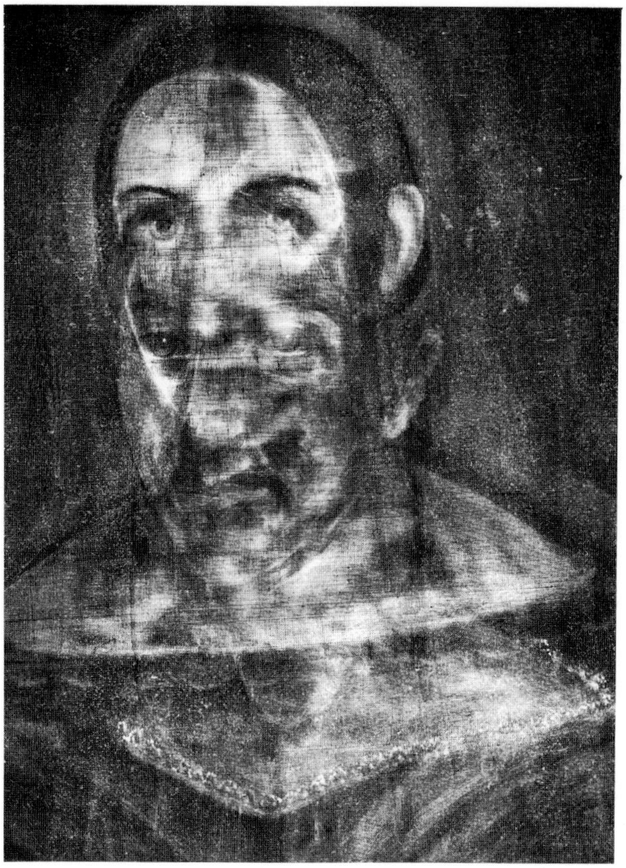

Abb. 1-9. Röntgenbild eines in Öl gemalten Portraits, das über ein älteres Portrait gemalt wurde. Bei der normalen Betrachtung des Gemäldes war nur die Frau mit den hellen Augen zu sehen.

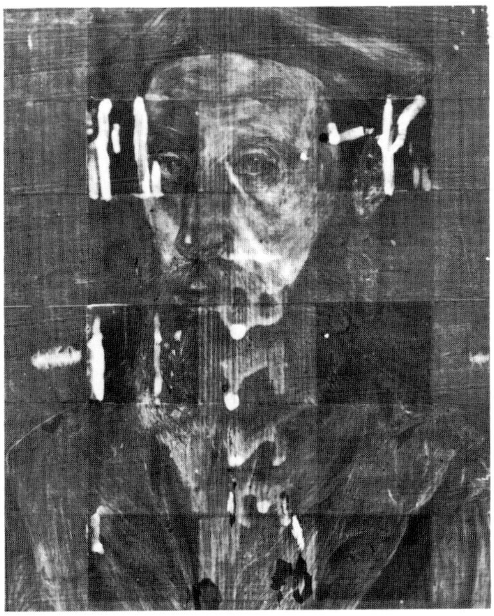

Abb. 1-10

Denken Sie auch daran, daß das Röntgenbild eines Gemäldes eine Summation verschiedener Farbdichten sowie der Röntgenschatten der Leinwand und anderer Hilfsstrukturen darstellt. Der Holzrahmen, auf den die Leinwand gespannt ist, gibt einen Schatten, und wenn Nägel im Holz stecken, sind natürlich auch sie zu sehen. **Abbildung 1-10** zeigt das Röntgenbild eines auf Holz aufgezogenen Gemäldes. Die komischen weißen Flächen sind Wurmlöcher, die mit weißem Blei ausgefüllt wurden. Wie Sie sicher bemerkt haben, wurden die Röntgenstrahlen vom Blei vollständig absorbiert, so daß unter ihm keine Strahlen den Film erreichen und schwärzen konnten. Die weißen Flächen auf dem Film sind also *Schattenprofile* dieser Bleifüllungen. Merken Sie sich dies gut! Es gibt hierzu eine wichtige Parallele bei den medizinischen Röntgenuntersuchungen des Gastrointestinaltraktes mit Barium.

Auch die industrielle Anwendung von Röntgenstrahlen ist vielfältig und wichtig. So können beispielsweise Risse und Brüche in Stahl gefunden werden, wenn die entsprechenden Gegenstände oder Baumaterialien geröntgt werden. Für diese Anwendung werden besonders leistungsfähige Apparate benötigt, die stärker durchdringende Röntgenstrahlen mit sehr kurzer Wellenlänge (oft „harte" Röntgenstrahlen genannt) generieren. Röntgenstrahlen größerer Wellenlänge (oder „weiche" Röntgenstrahlen) werden dagegen bei der Untersuchung sehr dünner und feiner Objekte verwendet. Besonders weiche Röntgenstrahlen benutzt man, um Knochengewebsanteile von 1 oder 2 µm Dicke zu untersuchen (Mikroradiographie), während sehr harte Röntgenstrahlen, die tief in den Körper eindringen und maligne Tumorzellen zerstören können, in der Strahlentherapie Verwendung finden. Zwischen diese beiden Extreme fallen die Wellenlängen, die in der medizinischen Röntgendiagnostik verwendet werden.

Das **elektromagnetische Spektrum** ist eine nach der Wellenlänge aufgetragene Darstellung aller Typen von Strahlenenergien. Innerhalb der in der diagnostischen Radiologie benutzten Spanne wird von den medizinisch-technischen Assistent(inn)en oder vom Arzt die zur Untersuchung einer bestimmten Körperregion am besten geeignete Wellenlänge ausgewählt (unter Berücksichtigung von Dichte und Dicke). Dies ist durch Veränderung der Kilovolt (kV)-Spannung des Röntgengerätes möglich: Je höher die Spannung, desto härter und stärker penetrierend ist die erzeugte Röntgenstrahlung. Es kann aber auch die Menge an Strahlung durch Veränderung des Milliampere (mA)-Stromflusses geändert und zusätzlich die Belichtungszeit variiert werden. Bei einem dünnen Untersuchungsobjekt wie der Hand können z. B. eine weiche Strahlung und kurze Belichtungszeit genommen werden, während für ein dichtes Objekt wie den Kopf eine härtere Strahlung und längere Belichtungszeit gewählt werden müssen.

Die Röntgendichte als eine Funktion der Dicke

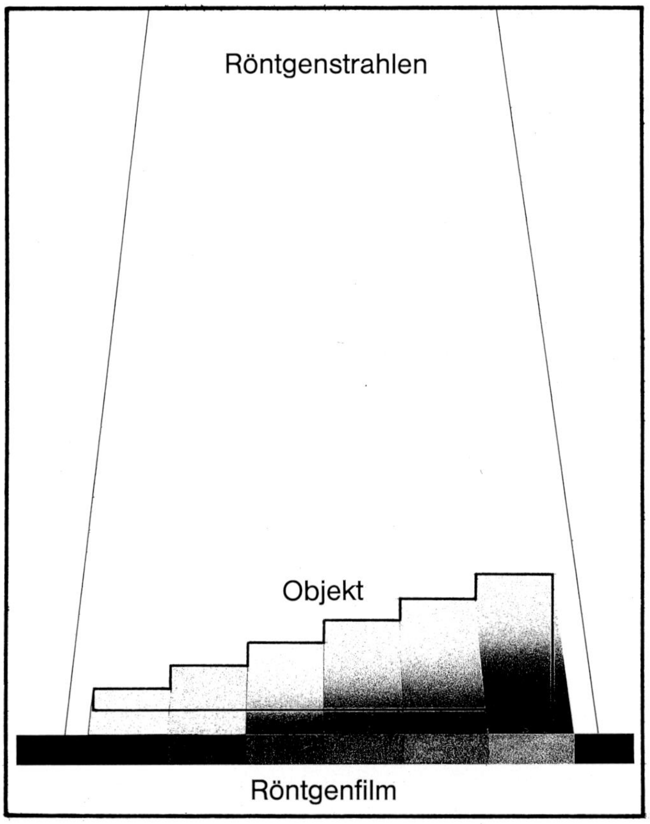

Abb. 1-11. Die Röntgendichte als Funktion der Objektdicke. Das hier durchstrahlte Objekt ist homogen zusammengesetzt und weist eine stufenartig zunehmende Dicke auf. Die grauen Schattierungen geben den Schwächungsgrad der Röntgenstrahlen an.

Die Dicke bleibt konstant, aber die Zusammensetzung ändert sich

Wenn Sie das bisher Gesagte alles bedacht haben, so müssen Sie sich jetzt etwas genauer mit den **relativen Röntgendichten** verschiedener Substanzen und Gewebe beschäftigen. Um es möglichst einfach zu machen, lassen wir die Dicke für einen Moment völlig außer acht. Stellen Sie sich eine Reihe von lauter 1 cm dicken Würfeln vor, die aus Blei, Luft, Butter, Knochen, Leber, Blut, Muskel, subkutanem Fett und Bariumsulfat bestehen. Können Sie diese in der Reihenfolge abnehmender Röntgendichten von links nach rechts anordnen?

Wären alles chemisch reine Elemente, würden Sie sicherlich auf deren Ordnungszahlen schauen und sie entsprechend anordnen. Aber nur bei einem Würfel ist es so einfach, so daß Sie wohl aus gutem Grund dem Blei mit der Ordnungszahl 82 den Platz ganz links in der Reihe zuteilen würden. Können Sie sich denn zwischen Knochen und Bariumsulfat entscheiden? Barium hat die Ordnungszahl 56 und das Calcium des Knochens die Ordnungszahl 20. Allerdings besteht der Knochen nicht nur aus reinem Calciumsalz. Er besitzt eine funktionstüchtige physiologische Struktur mit Löchern und Zwischenräumen für Körperflüssigkeiten und das Knochenmark. Er ist aus einer organischen Matrix aufgebaut, in welche die komplexen Knochensalze eingefügt sind. Alle organischen Anteile vermindern die Röntgendichte des Knochenwürfels und entsprechend hat er auch eine niedrigere Röntgendichte, als sie ein gleich großer Würfel aus dicht zusammengepreßtem Knochenstaub hätte. Der Würfel aus Bariumsulfat muß also neben den Bleiwürfel gesetzt werden, und schließlich ist der Knochenwürfel an der Reihe.

Was den strahlendurchlässigsten Würfel angeht, haben Sie bestimmt keine Probleme: Sicherlich werden Sie den Luftwürfel ganz rechts nach außen an das dem Blei entgegengesetzte Ende der Reihe stellen. Der Film unter dem Luftwürfel wird schwarz sein, da das gelegentliche Auftreffen von Strahlen auf ein Luftmolekül für diese fast kein Hindernis darstellt. Der Film unter dem Bleiwürfel bleibt völlig unbeeinträchtigt und daher völlig weiß, da keine Strahlen den Würfel durchdringen konnten. Unter dem Knochen wird der Film leicht grau sein.

Butter und subkutanes Fett haben sehr ähnliche Röntgendichten. Sie sind extrem strahlendurchlässig (radioluzent) und müssen in unserer Reihe direkt neben die Luft gesetzt werden. Weder Butter noch Fettgewebe sind homogene Substanzen, da erstere niemals ganz wasserfrei ist und letzteres sowohl zirkulierende Flüssigkeiten als auch ein Bindegewebsgerüst enthält. Die entsprechenden Quadrate auf dem Röntgenbild würden mit ihrem sehr dunklen Grau nahezu identisch sein. Zwischen den drei sehr dichten und den drei sehr durchlässigen Würfeln müssen jetzt also noch die übriggebliebenen drei Würfel aus Blut, Muskeln und Leber angeordnet werden. Alle drei werden zu einem fast identischen Mittelgrau auf dem Film führen, und Sie können sich merken, daß alle feucht-soliden oder flüssigkeitshaltigen Organe und Gewebsmassen in etwa die gleiche Röntgendichte haben. Sie ist höher als die von Luft und Fett, aber erheblich niedriger als die von Knochen oder Metall. So können wir schon vorhersagen, wie sich der Herzmuskel mit seinen blutgefüllten Kammern auf einer Thoraxaufnahme darstellt, nämlich als eine homogene Masse, die viel dichter als die lufthaltigen Lungen zu beiden Seiten ist. Sie läßt aber keine Differenzierung zwischen der muskulären Ventrikelwand und dem Blut innerhalb des Ventrikels zu.

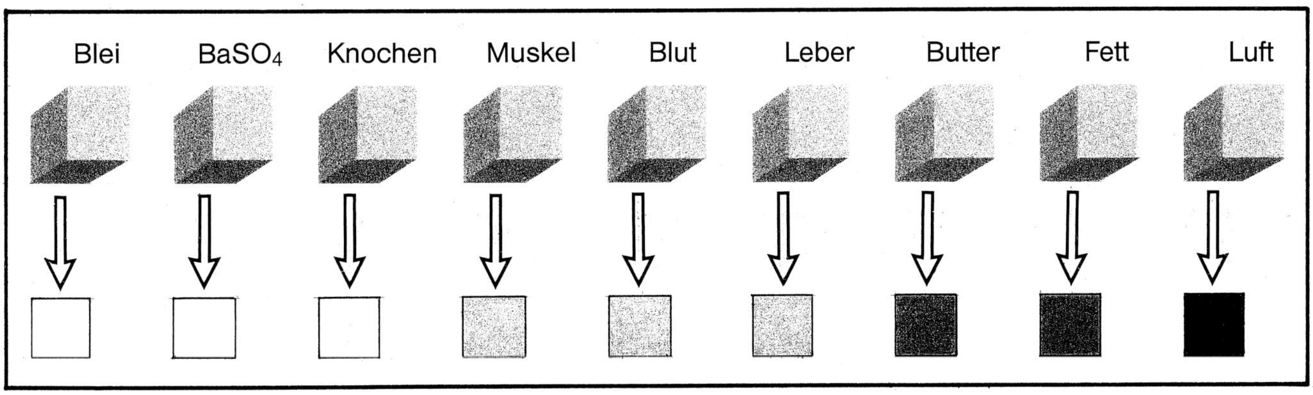

Abb. 1-12. Die Dicke bleibt konstant, aber die Zusammensetzung ändert sich.

Bedenken Sie aber, daß wir in obiger Diskussion der relativen Röntgendichten stets die Dicke und Form konstant gelassen haben, ebenso die technischen Faktoren Röhrenspannung und Belichtungszeit. Wir haben das bewußt gemacht, damit Sie sich leichter ein Arbeitskonzept der relativen Dichten unterschiedlicher Gewebe zurechtlegen können. In der praktischen Arbeit wählt der Radiologe die technischen Faktoren so, daß diese Dichteunterschiede betont werden. Die gesamte medizinische Radiologie baut auf dem Spektrum unterschiedlicher Röntgendichten verschiedener menschlicher Gewebe auf.

Wenn Sie diese Überlegungen einmal verinnerlicht haben, wird die Radiologie zu einer Übung im logischen Schlußfolgern und eine fesselnde Herausforderung für den Geist. Aber noch wichtiger für Sie ist:

> Die Radiologie vermittelt auch eine erfreuliche Dimension des Lernens; sie ist eine Art maßgeschneidertes bildliches Medium für nahezu alles, was Sie in der medizinischen Ausbildung kennenlernen werden. Wenn Sie wollen, können Sie es schon vom ersten Tag an beim Lernen der Anatomie nutzen, auch im Untersuchungskurs oder in Kursen der Pathologie, Inneren Medizin, Chirurgie usw., einfach als ein Mittel, medizinische Fakten zusammenzufassen und sich einzuprägen.

Röntgenschatten sagen Ihnen etwas über die Form

Kommen wir jetzt zur Bedeutung der Form. **Abbildung 1-13** zeigt das Röntgenbild dreier Rosen, das wir als Beispiel für die den Röntgenschatten zugrundeliegende Logik komplexer Objekte nehmen können. Zum Röntgen von Blumen benötigt man natürlich nur sehr weiche Strahlen, da sie zart und dünn sind. Bereits der erste Blick sagt Ihnen, daß eine Rose schon voll und die beiden anderen gerade erst aufgeblüht sind. Sie können aus dem Aspekt, den Begrenzungen, der Form und der Struktur von Röntgenschatten eine ganze Menge Informationen ableiten. Sie werden mit der Zeit lernen, die Zuordnung bestimmter Schatten auf medizinischen Röntgenaufnahmen allein anhand ihres Aspektes oder ihrer Form mit einer gewissen Sicherheit treffen zu können.

Sehen Sie sich nun einmal die verschiedenen Bereiche der Blütenblätter an und vergleichen Sie deren Röntgendichten bzw. Helligkeiten mit denen der grünen Blätter. Letztere wirken weniger dicht als die Blüten und die Stiele. Beachten Sie auch, daß die Adern der einzelnen grünen Blätter dichter als die übrigen Blattanteile sind, da sie natürlich anders aufgebaut sind als die Zellschichten, die die flachen Teile des Blattes bilden. Die Stiele sind dicker und enthalten zusätzlich noch Flüssigkeit. Sowohl bei medizinischen als auch bei nichtmedizinischen Röntgenaufnahmen können Sie grundsätzlich davon ausgehen, daß überall dort, wo sich Flüssigkeit befindet, auch zusätzliche Dichte vorliegt.

Röntgenaufnahmen sind eine Summation von Röntgenschatten

Ein weiterer Grund für das dichte Erscheinungsbild der Blütenblätter in **Abb. 1-13** im Vergleich zu den grünen Blättern ist, daß sie nicht flach auf dem Film liegen, sondern gekrümmt und gefaltet sind und sich teilweise überlagern. Dies weist auf eine ganz wichtige Facette der radiologischen Bildinterpretation hin.

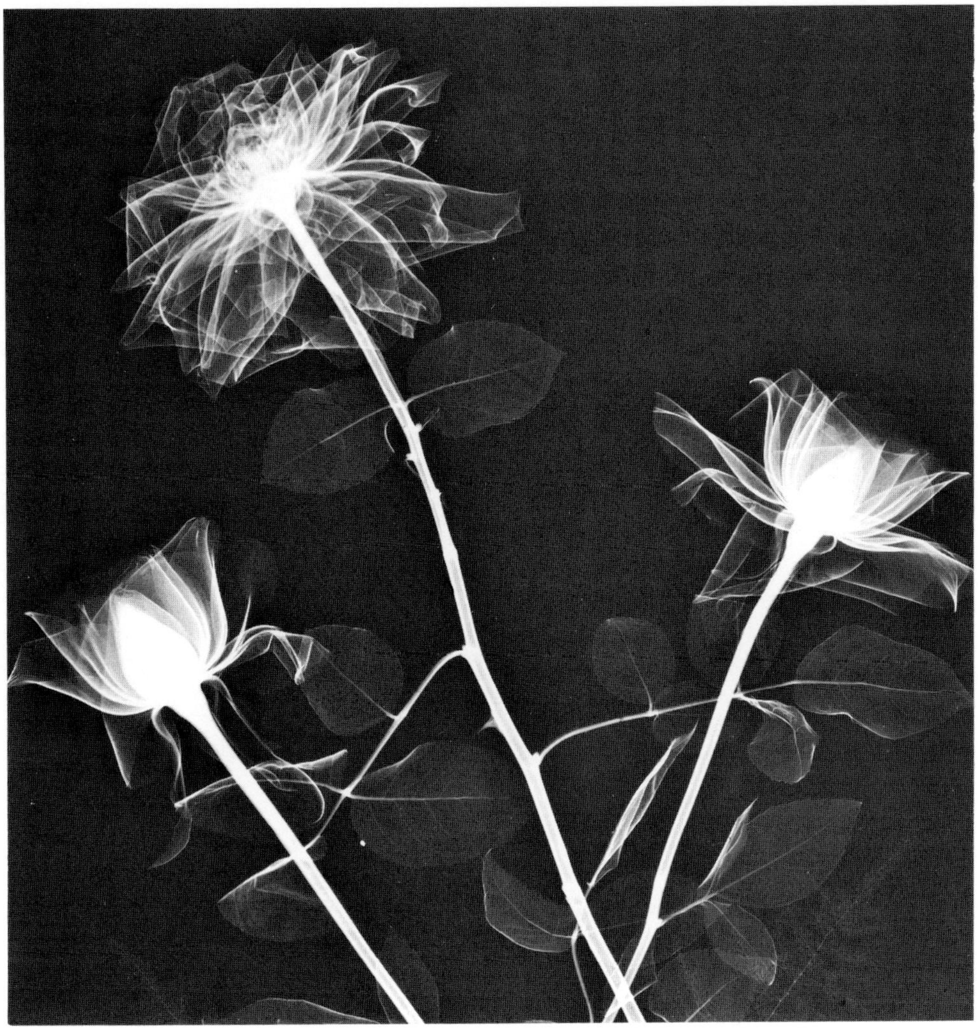

Abb. 1-13

Wenn ein Material mit einer beliebigen, aber homogenen Zusammensetzung in gleichmäßiger Dicke flach und parallel zum Film liegt, hat es eine gleichmäßige Röntgendichte und einen homogenen Röntgenschatten. Ist es aber gekrümmt, sehen die senkrecht zur Filmebene liegenden Anteile aus, als wären sie viel dichter.

Das ist ganz einfach zu erklären: Röntgenstrahlen dringen durch ein komplexes Objekt und ergeben auf dem Film natürlich kein einfaches Bild, sondern ein „zusammengesetztes Schattenbild", das durch die Summe der verschiedenen Dichten zwischen Strahlenquelle und Film repräsentiert wird. So kommt es, daß der Teil eines Blütenblattes, der senkrecht zur Filmebene bzw. in der Ebene des Röntgenstrahls liegt, der Dicke von mehreren aufeinandergelegten Blütenblättern entspricht und deshalb logischerweise viel dichter als ein einzelnes, flachliegendes Blatt erscheint. Schauen Sie sich nun einmal ein grünes Blatt mit umgeschlagenem Rand an.

Gekrümmte Gegenstände können sich, geometrisch betrachtet, in verschiedene Gruppen von Ebenen anordnen und sollten in Ihrer Vorstellung bei der Betrachtung eines Röntgenbildes auch so bedacht werden. In der Natur und folglich auch in der Medizin sind gekrümmte Ebenen sehr häufig anzutreffen, symmetrische Ebenen aber selten. Bei Röntgenbildern von Strukturen mit gekrümmten Ebenen sollten Sie sich ein Denken aneignen, das zwischen den Anteilen unterscheidet, die *relativ parallel* zum Film liegen und solchen, die *ungefähr senkrecht* zum Film liegen.

Beachten Sie aber auch noch, daß die Schatten der Rosenstiele in **Abb. 1-13** die charakteristische Form einer **Röhrenstruktur** mit gleichmäßigem Aufbau aufweisen. Die Ränder sind ziemlich dicht, denn sie entsprechen langen, gekrümmten Ebenen, die tangential

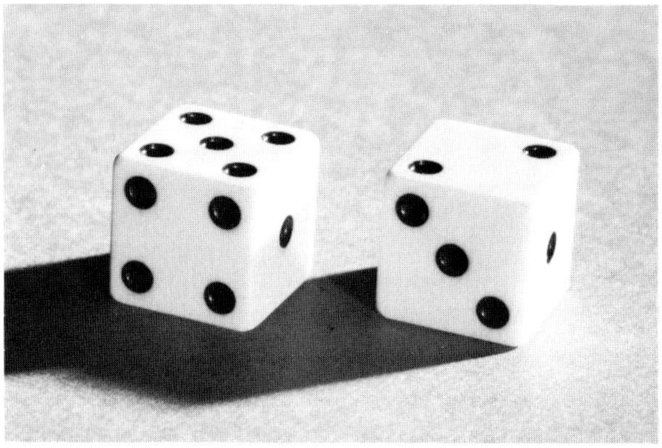

Abb. 1-14 *(Unbekannte 1-1)*
Manchmal kann der Radiologe auch dem Kriminologen mit zusätzlichen Informationen weiterhelfen. Bei den beiden Würfeln auf dem Foto handelt es sich nicht – wie man denken könnte – um Zubehör zum normalen Glücksspiel, sondern um Zubehör zu einer geplanten Geschäftemacherei. Darunter sehen Sie zwei Röntgenbilder, eines zeigt zwei gefüllte Würfel, das andere zwei ungefüllte Würfel, die sich von außen zum Verwechseln ähnlich sehen. Es ist natürlich leicht, die gefüllten Würfel zu erkennen, aber können Sie genau herausfinden, was mit ihnen gemacht wurde?

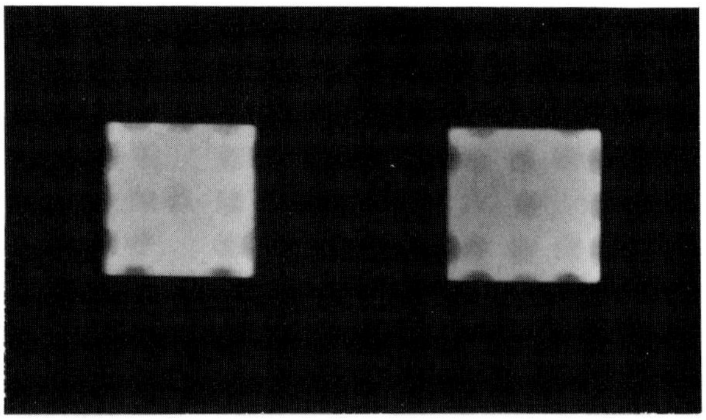

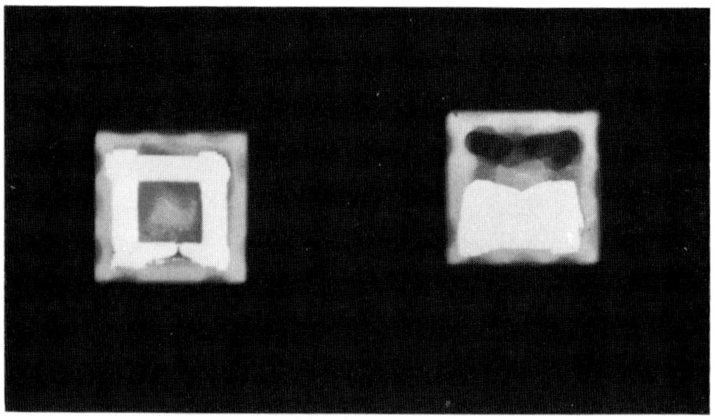

geröntgt wurden; dagegen erscheint die zentrale Zone zwischen den Rändern als ein dunklerer, röntgendurchlässigerer Streifen. Rosenstiele sind nicht völlig hohl, wie man bei Betrachtung mit bloßem Auge meinen könnte, sondern besitzen einen zentralen Raum, der ähnlich den Röhrenknochen mit einem allerdings weniger dichten Material ausgefüllt ist. Folglich wirkt so ein Stiel auf dem Röntgenbild röhrenförmig und hohl, ähnlich einem lufthaltigen Rohr. Nun sind Sie sich schon über mehrere wichtige Prinzipien im klaren, auch wenn Sie sie größtenteils aus Beispielen erlernt haben:

- ▶ *Erstens* wissen Sie, daß Röntgenstrahlen eine sehr kurze Wellenlänge besitzen, die im elektromagnetischen Spektrum jenseits vom Licht liegt, und daß sie in Abhängigkeit von der Wellenlänge auch solche Materialien, die nicht lichtdurchlässig sind, unterschiedlich gut durchdringen können.

- ▶ *Zweitens* wissen Sie, daß Röntgenstrahlen ein komplexes Objekt, wie z. B. eine Hand, abhängig von den relativen Röntgendichten der Einzelkomponenten, aus denen es zusammengesetzt ist, durchdringen können. Sie wissen, daß auf dem Film ein zusammengesetztes Schattenbild entsteht, das die Summe dieser verschiedenen, Schicht für Schicht und Teil für Teil addierten Röntgendichten repräsentiert. Und Sie wissen, daß die Dichte eines Materials von seiner Ordnungszahl und seiner Dicke abhängt.

- ▶ *Drittens* haben Sie bemerkt, daß Teile eines Objektes erkennbar werden können, wenn man aus ihrer Form und Struktur Schlüsse zieht. Dabei kann man unterscheiden, ob sie eher solide oder hohl sind, sphärisch, kubisch oder zylindrisch aufgebaut sind oder als flache Stücke eben oder gekrümmt vor dem Film liegen.

Da wir glauben, daß das Knobeln an Problemen und Puzzles den Genuß dieses Buches erheblich steigern wird, haben wir sie bewußt in nahezu jedes Kapitel eingearbeitet. Sie sind den Kapiteln bezüglich Inhalt und Schwierigkeitsgrad angepaßt. In der Regel werden die Fälle mit einigen Angaben zum Patienten versehen, und Sie sollten sich vorstellen, der für den jeweiligen Patienten zuständige Stationsarzt oder praktische Arzt zu sein. Besonders in den anfänglichen Kapiteln werden Sie häufig nicht nach einer Diagnose gefragt, sondern eher nach Ihrem Eindruck, ob es sich bei einer bestimmten Struktur um eine Abweichung vom Normalen handelt oder nicht. Sie werden sehen, daß es Ihnen hilft, wenn Sie sich damit beschäftigen, wie Röntgenschatten analysierbar sind und gleichzeitig als Gedächtnisstütze beim Lernen der Medizin dienen können. Wir glauben Sie auch überzeugen zu können, daß Sie mehr wissen und mehr herausfinden können, als Sie bislang dachten (ein beruhigender Gedanke). Die Antworten werden am Ende des Buches gegeben, wobei die „Unbekannten" entsprechend dem Kapitel, in dem sie vorkommen, numeriert werden: 1-1, 1-2, 1-3 etc., 2-1, 2-2, 2-3 etc.

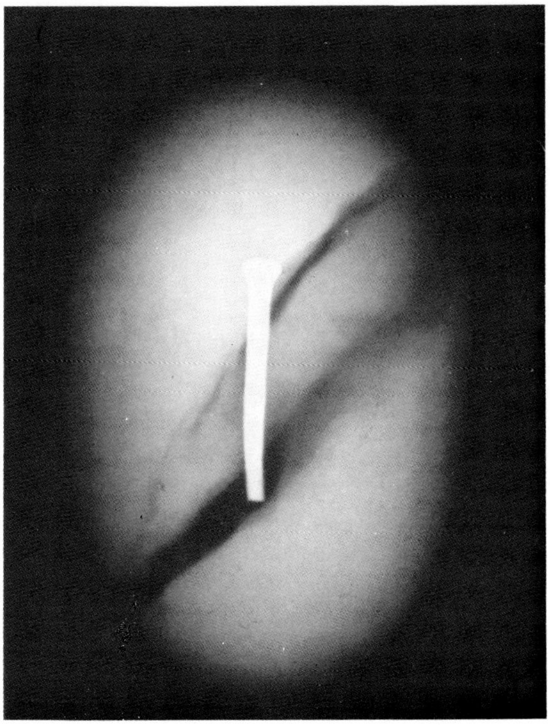

Abb. 1-15 *(Unbekannte 1-2)*
Hier handelt es sich nicht um ein gewöhnliches Objekt. Auch wenn Sie seine Struktur aus diesem Röntgenbild ableiten können, so wären Sie doch sehr begnadet, wenn Sie sagen könnten, wo es gefunden wurde.

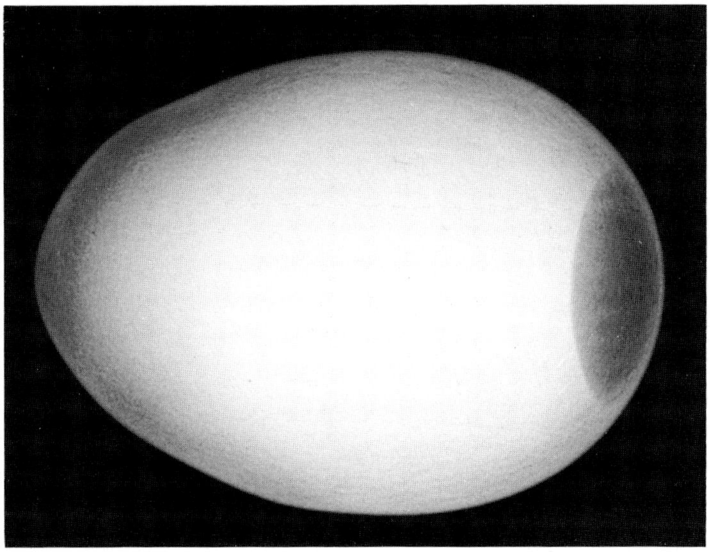

Abb. 1-16. Dies ist keine Unbekannte, sondern das Röntgenbild von einem Ei, auf das schon vorher eingegangen wurde. Sie haben bestimmt die Form vorhersagen können. Doch haben Sie auch an die Lufttasche am breiteren Ende gedacht? Beachten Sie, wie dort die Dichte der Schale zur Peripherie hin zunimmt, wie es bei jedem runden Hohlkörper der Fall ist.

Kapitel 2

Eine Einladung
zum räumlichen Denken

Die Veränderungen von Röntgenschatten bei Veränderung des Betrachtungswinkels oder der angewandten Technik

Diese drei Röntgenbilder eines Fingers zeigen Ihnen ganz unmittelbar, wie wichtig es ist, über Röntgenschatten anhand der drei Raumebenen nachzudenken und sich in Gedanken eine bestimmte Form vorzustellen, die man aus zwei senkrecht zueinanderstehenden Perspektiven betrachtet. Das Weichteilgewebe in A ist als schwach grauer, die Knochen umgebender Schatten erkennbar. In B und C wird nun die Haut mit ihrem Relief und ihren Falten sichtbar, ebenso der feine Spalt zwischen Cuticula und dem Nagel. Dieser Effekt entsteht dadurch, daß der Finger mit einer cremigen, ein metallisches Salz enthaltenden Substanz überzogen ist.

Die Haut selber ist natürlich kein bißchen mehr sichtbar, als sie es zuvor war; die röntgendichte Creme jedoch bildet auf der gemusterten irregulären Hautoberfläche eine erkennbare Ummantelung, die diese markiert. A und B wurden in der **frontalen Projektion** angefertigt, C wurde seitlich aufgenommen und wird auch **laterale Projektion** genannt.

Obwohl Sie das Bild A vermutlich als sehr flach wahrnehmen und die Bilder B und C Ihnen viel eher den Eindruck räumlicher Tiefe vermitteln, haben Sie sicher bemerkt, daß Sie beim Betrachten eines medizinischen Röntgenbildes *dreidimensional*, d. h. räumlich denken, selbst wenn Sie das Bild tatsächlich nur zweidimensional sehen. Das Röntgenbild ist ein zusammengesetztes Schattenbild und gibt die aufaddierten Dichten vieler Gewebsschichten wieder. Wenn man ein Röntgenbild betrachtet, sollte man immer in diesen Schichten denken.

Den auffälligsten Kontrast zwischen verschiedenen Röntgendichten findet man im Brustkorb. Dort befinden sich die luftgefüllten (strahlendurchlässigen) Lungen beidseits des muskulären und flüssigkeitsgefüllten (relativ strahlendichten) Herzens innerhalb eines knöchernen Käfigs (der an eine Laubsägearbeit aus sich kreuzenden, röntgendichten Streifen erinnert). Es scheint daher zweckmäßig, den Brustkorb (Thorax) hier zuerst zu besprechen und Ihnen dabei gleichzeitig eine Systematik zu vermitteln, mit deren Hilfe Sie Thorax-Röntgenaufnahmen beurteilen können.

Die posteroanteriore (p.a.) Thoraxaufnahme

Wenn Sie sich **Abb. 2-2 A** ansehen, stellen Sie sich bitte alle Strukturen vor, die die Röntgenstrahlen von hinten nach vorne durchdringen: die Haut des Rückens, das subkutane Fett, eine ganze Menge Muskeln im Bereich des Schulterblattes, die Wirbelsäule, die hintere Brustwand mit den Rippen, die Lungen mit den dazwischenliegenden Mediastinalstrukturen einschließlich des Herzens, das Sternum und die vorderen Rippenanteile, den Musculus pectoralis, das subkutane Fett, das Brustgewebe und letztlich wieder die Haut.

Sehen Sie sich die zusätzlich erkennbaren Sicheln erhöhter Dichte in **Abb. 2-2 B** an, wo die Röntgenstrahlen neben den anderen Gewebsschichten auch die weibliche Brust durchdringen mußten. Unterhalb des Brustschattens und über dem Zwerchfellschatten ist der Film

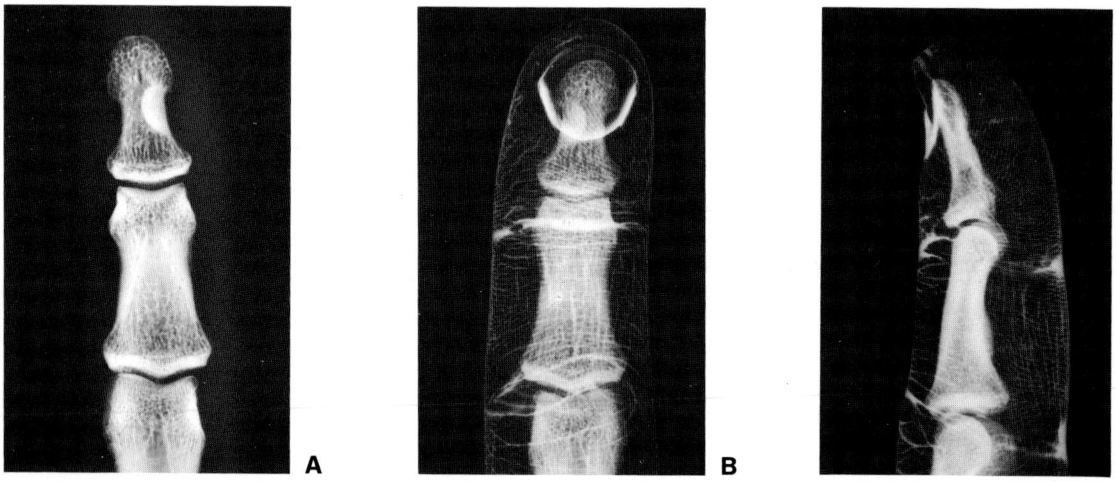

A B C **Abb. 2-1**

stärker geschwärzt, weil ihn mehr Röntgenstrahlen erreichen konnten.

Eines der Probleme, die Sie beschäftigen werden, wenn Sie beginnen, sich mit Thoraxaufnahmen zu befassen, wird die Frage sein, wie herum Sie diese überhaupt an den Leuchtkasten hängen. Da die Filme transparent sind, können Sie sie natürlich von beiden Seiten betrachten. *Schauen Sie die Bilder immer so an, als würden Sie dem Patienten gegenüberstehen.* Natürlich ist das nur mit p. a. Aufnahmen oder a.p. (anteroposterioren) Aufnahmen möglich.

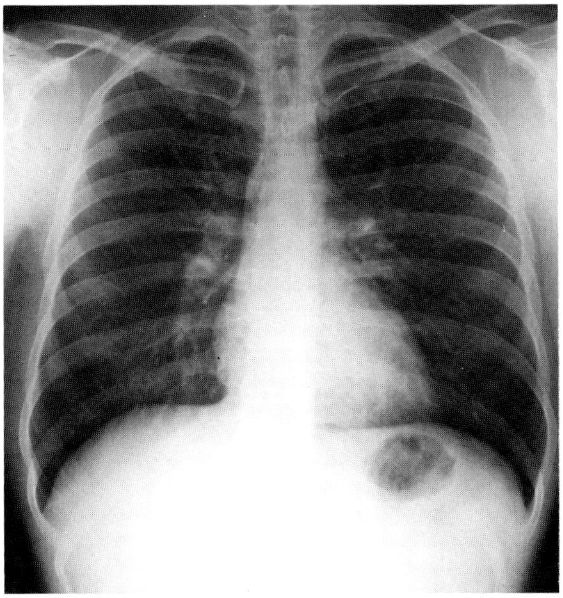

Abb. 2-2 A

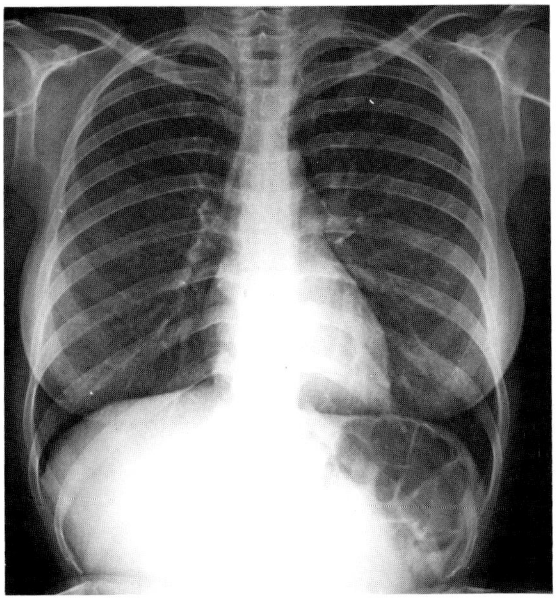

B

Gewöhnlich werden die Röntgenfilme von den medizinisch-technischen Röntgenassistent(inn)en (MTRA) gekennzeichnet, so daß man die rechte bzw. linke Seite des Patienten erkennen kann. Bei Thoraxaufnahmen kann man sich im allgemeinen auch unabhängig von solchen Markierungen orientieren, da der linke Ventrikel und der Aortenbogen deutlich erkennbare Schatten linksseitig der Wirbelsäule bilden. Sehen Sie sich also die Thoraxaufnahmen immer so an, als stünde der Patient mit seiner linken Seite Ihrer rechten Seite gegenüber, und bedenken Sie bitte auch, daß, wenn man „links" sagt und dabei über einen Befund auf der Aufnahme spricht, dann immer nur die linke Seite des *Patienten* gemeint ist. Wenn Sie also auf einem Befund lesen „. . . fehlt die rechte Brust . . .", dann sehen Sie sich automatisch den Brustschatten auf der von Ihnen aus linken Seite an. Bei den meisten Thoraxaufnahmen, die Sie sehen werden, wurde der Brustkorb sagittal in posteroanteriorer Richtung durchstrahlt, d. h. die Röntgenröhre war hinter dem Patienten und der Röntgenfilm vor dem Patienten plaziert. So entsteht die Standard-p.a.-Thoraxaufnahme.

Grundsätzlich gilt aber, daß alle *Röntgenbilder, bei denen das Strahlenbündel den Patienten von hinten nach vorne durchdringt,* **p.a. Aufnahmen** heißen.

Es hat sich durchgesetzt, bei allen Patienten, die stehen oder sitzen können, eine Thoraxaufnahme in p.a. Projektion anzufertigen.

Vergleich von p.a. und a.p. Thoraxaufnahmen

Wenn der Patient so krank ist, daß er sein Bett nicht verlassen kann, können mit einem fahrbaren Röntgengerät zwar weniger gute, aber dennoch oft wertvolle **a.p. Thoraxaufnahmen** gemacht werden. Der Film wird dann unter den Patienten gelegt und die Röntgenröhre über dem Bett positioniert. Somit durchdringt der Strahl den Patienten *von vorne nach hinten, also in anteroposteriorer (a.p.) Richtung.* Sie werden solche „Bettaufnahmen" von schwerkranken Patienten auch noch sehen, und obwohl sie qualitativ schlechter als die unter besseren technischen Bedingungen in der Röntgenabteilung gemachten p.a. Aufnahmen sind, geben sie dennoch wichtige Informationen über den Verlauf der Erkrankung eines Patienten. Gelegentlich ist der Patient aber auch nicht so schwer krank, als daß er nicht im Bett in die Röntgenabteilung gefahren werden könnte, wo dann eine a.p. Aufnahme mit besserer Ausrüstung als die des fahrbaren Gerätes gemacht wird und eine bessere Bildqualität ermöglicht.

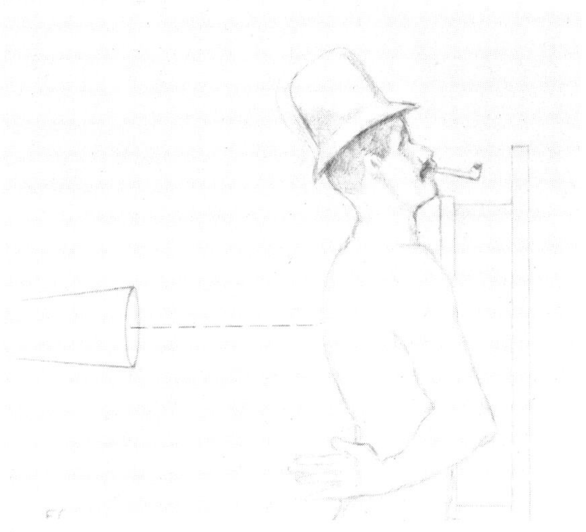

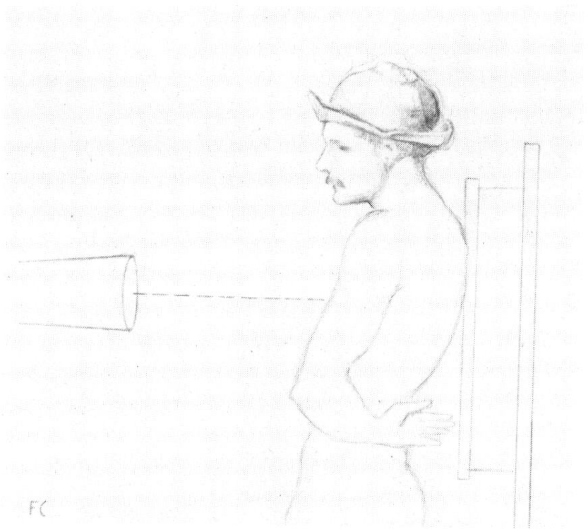

Abb. 2-3 A (oben links): Der posteroanteriore Strahlengang führt zu einer p.a. Thoraxaufnahme, die die übliche Projektion darstellt und die Sie am häufigsten sehen werden.

B. (oben rechts): Der anteroposteriore Strahlengang führt zu einer a.p. Aufnahme. Beachten Sie, daß die Aufnahmen entsprechend dem Strahlenverlauf durch den Patienten benannt werden. (Zeichnungen frei nach *Cezanne*)

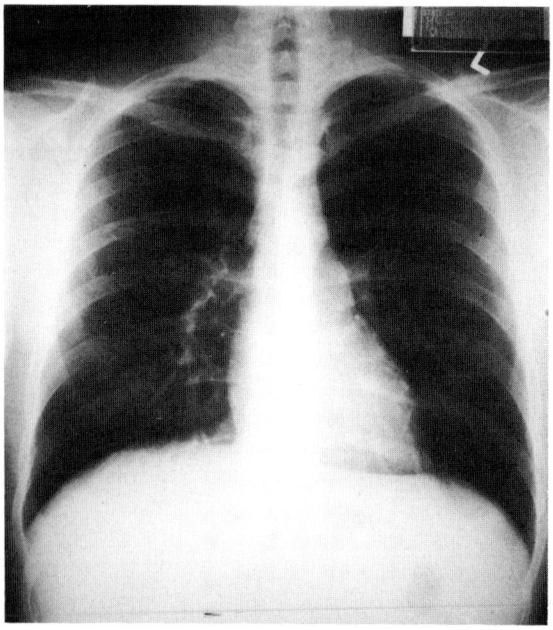

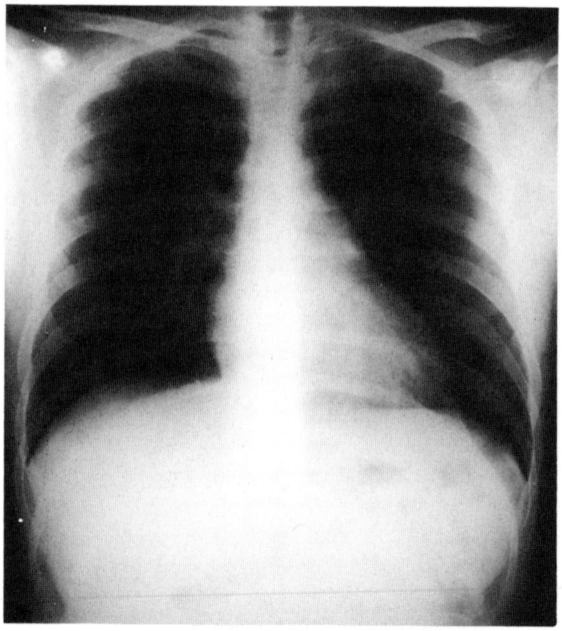

Abb. 2-4 A. Posteroanteriore Thoraxaufnahme

B. Anteroposteriore Thoraxaufnahme desselben Patienten

Bei a.p. Aufnahmen lassen sich die Normalitätskriterien nicht ganz mit denen vergleichen, die sich Ihr Auge anhand der viel häufigeren p.a. Aufnahmen bilden wird. Das hat vor allem zwei Gründe: Zum einen wird durch die Divergenz der Röntgenstrahlen der Schatten des Herzens, das relativ weit vorne im Brustkorb liegt, vergrößert. Zum anderen erscheinen die hinteren Anteile der Rippen bei einem zurückgelehnten Patienten viel eher horizontal ausgerichtet. Beides wird noch besonders durch den geringeren Röhren-Film-Abstand (oder Fokus-Film-Abstand) betont, den man bei einer Bettaufnahme hat. Bedenken Sie auch, daß das Zwerchfell im Liegen höher steht und daher das Lungenvolumen geringer ist als bei einem stehenden Patienten.

Die seitliche Thoraxaufnahme

Nach der Routine-p.a.-Aufnahme ist die nächsthäufige Thoraxaufnahme die Seitaufnahme oder laterale Aufnahme. Sie wird gewöhnlich mit einem R oder einem L gekennzeichnet, je nachdem, ob der Film der rechten oder der linken Seite des Patienten anliegt. Am häufigsten wird die linksanliegende Aufnahme angefertigt, weil dabei das Herz näher am Film ist und dadurch weniger vergrößert wird. Sehen Sie sich bitte auf der Seitaufnahme **(Abb. 2-5)** an, daß die Rippen alle ziemlich parallel erscheinen und sich einige übereinander projizierte Rippenpaare als ein einziger, dichterer weißer Schatten darstellen. Beachten Sie auch, wie weit sich die Wirbelsäule in den Brustkorb hineinprojiziert. Größere Lungensegmente reichen auf beiden Seiten bis hinter die Wirbelsäule oder überlagern sich in der Seitaufnahme mit ihr. Sollten die MTRAs vergessen haben, ein Seitenzeichen anzubringen, ist es durchaus möglich, daß Sie nicht entscheiden können, ob Sie eine links- oder rechtsanliegende Seitaufnahme vor sich haben.

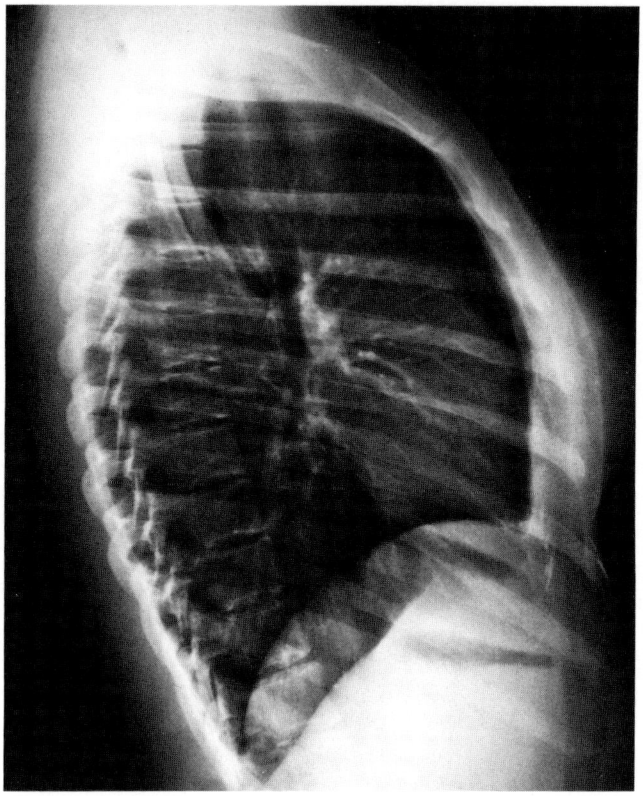

Abb. 2-5. Rechtsanliegende Seitaufnahme des Thorax

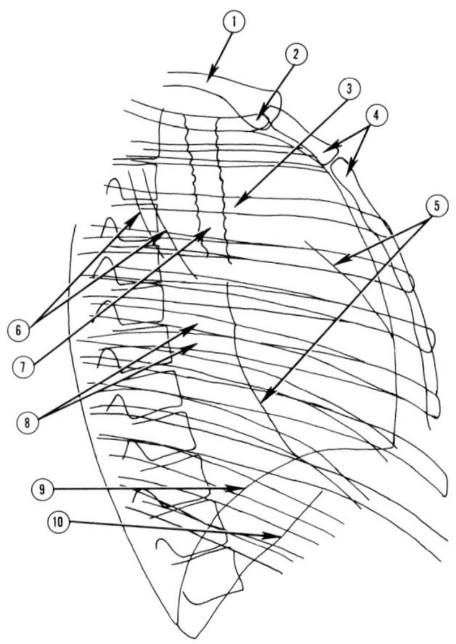

Abb. 2-6. Skizze zu **Abb. 2-5**: **1** Clavicula; **2** mediales Ende der 1. Rippe; **3** die beiden 3. Rippen, einander überlagert; **4** Angulus sternalis; **5** vordere und hintere Begrenzung des Herzens; **6** die beiden Scapulae; **7** Luft in der Trachea; **8** die beiden nicht überlagerten 6. Rippen; **9** und **10** rechtes und linkes Hemidiaphragma

Die Lordose-Aufnahme

Hier sehen Sie einen Patienten, der wegen persistierendem Husten, zeitweise blutigem Sputum sowie Gewichtsverlust und täglichem Fieber ins Krankenhaus geschickt wurde. Die Routine-p.a.-Thoraxaufnahme **(Abb. 2-7)** ist auf den ersten Blick nicht sonderlich auffällig, aber klinisch bestand doch der eindeutige Verdacht auf eine Lungentuberkulose, so daß eine spezielle Röntgenaufnahme, die sogenannte **Lordoseaufnahme**, angefertigt wurde. Der Patient steht dabei zurückgelehnt in maximaler Lordose, das horizontal verlaufende a.p. Röntgenstrahlenbündel durchdringt den Brustkorb in schrägem Winkel so, daß die hinteren und vorderen Anteile der gleichen Rippen überlagert werden. Der diesem Manöver zugrundeliegende Gedanke ist natürlich, die Schlüsselbeine so weit nach oben zu projizieren, daß die Lungenspitze beim Blick zwischen die Rippen sehr viel klarer, weil weniger überlagert, zu erkennen ist. Dieser Fall ist auch ein gutes Beispiel für die Nützlichkeit der **bilateralen Symmetrie,** die man bei Röntgenaufnahmen mit sagittalem Strahlengang häufig findet. Man kann im oberen Anteil der linken Lunge, am besten im zweiten Interkostalraum, einen weichen weißen Schatten sehen. Vergewissern Sie sich, daß nichts Vergleichbares im gleichen Interkostalraum der anderen Seite zu sehen ist. Die Sputumuntersuchung bestätigte bei diesem Patienten die Diagnose einer Tuberkulose.

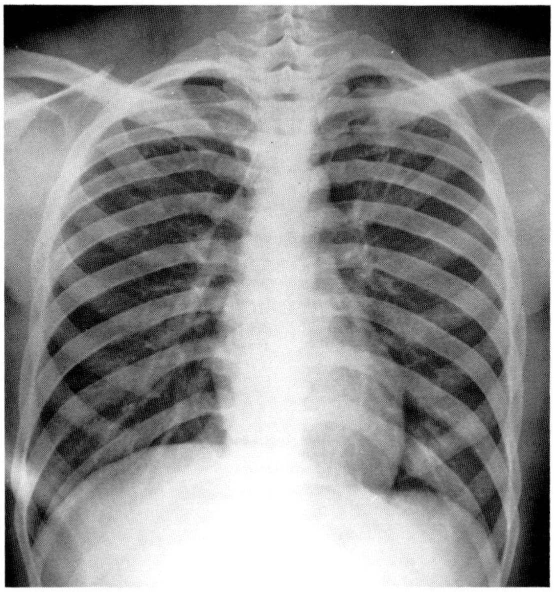

Abb. 2-7. Standard-p.a.-Thoraxaufnahme eines Patienten mit Husten, Fieber, Gewichtsverlust und Hämoptysen

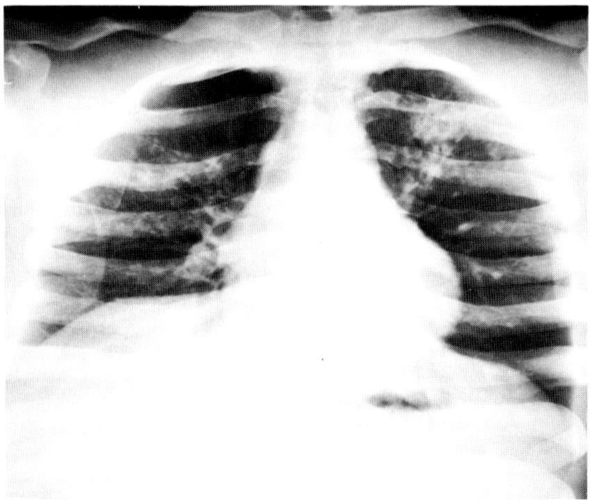

Abb. 2-8. Lordoseaufnahme des Thorax beim selben Patienten

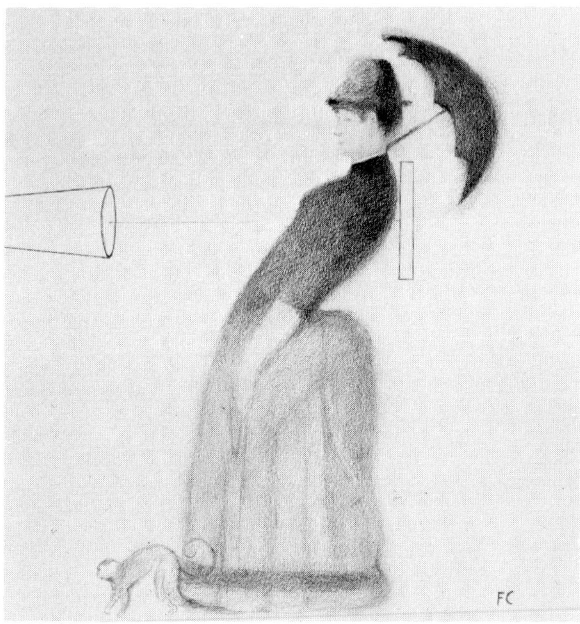

Abb. 2-9. Diese Dame zeigt die Position, in der die Aufnahme in **Abb. 2-8** angefertigt wurde. (Nach *Seurat*)

Die Röntgenaufnahme in **Abb. 2-10** gibt Ihnen die Möglichkeit, Ihre Fortschritte im räumlichen Denken zu überprüfen. Sie zeigt ganz offensichtlich ein Artefakt von metallischer Röntgendichte. Das Aussehen dieses Metallteiles läßt vermuten, daß es sich um eine Gewehrkugel handelt. Tatsächlich ist dies die Aufnahme eines Soldaten, der während des Zweiten Weltkrieges in Sizilien verwundet wurde. Er wurde verletzt in ein Krankenhaus gebracht, wo die Chirurgen dasselbe sahen, was Sie jetzt auch sehen. Sie schickten, wie Sie es selbst vielleicht auch schon fast tun wollten, den Patienten zur Anfertigung einer seitlichen Thoraxaufnahme, um die genaue Lage der Kugel herauszufinden. Die Kugel kann natürlich in allen Gewebsstrukturen liegen, deren Röntgenschatten sich in dieser Aufnahme auf den Ursprung der 5. Rippe projizieren. Die Wichtigkeit, die Lage dieser Kugel zu lokalisieren, wird in der Querschnittszeichnung deutlich **(Abb. 2-11).** Liegt die Kugel im Rückenmark (1), in der Trachea (2) oder vielleicht in einem der großen Blutgefäße auf dieser Höhe (3, 4), so gibt es wahrscheinlich weniger Hoffnung, den Patienten zu retten. In diesem Fall lag die Kugel völlig harmlos im vorderen Mediastinum, sie hatte keine lebenswichtige Organstruktur verletzt und konnte problemlos entfernt werden. (Die Seitaufnahme sehen Sie in **Abb. 2-12** auf der nächsten Seite.)

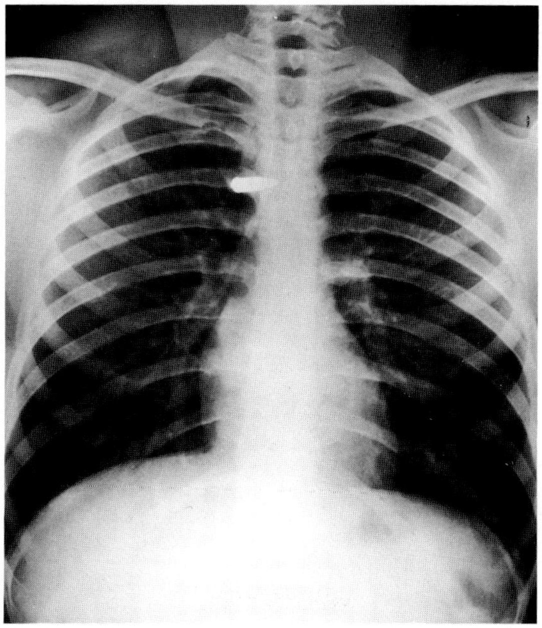

Abb. 2-10

> Anhand einer einzigen Röntgenaufnahme können Sie nie genau sagen, wo ein Fremdkörper lokalisiert ist. Es ist daher sehr wichtig, ein zweites Röntgenbild, möglichst in einer zur ersten Aufnahme senkrechten Projektion, anzufertigen.

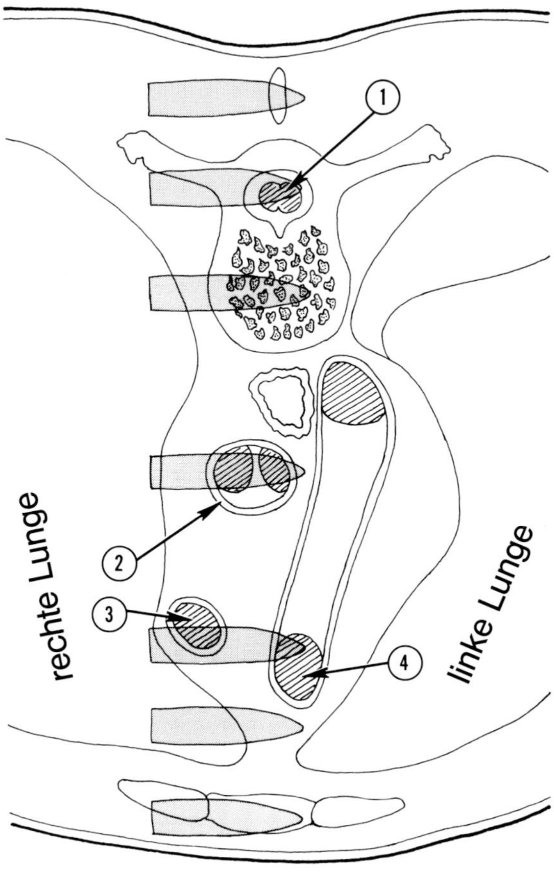

Abb. 2-11. (1) Rückenmark
(2) Trachea in Höhe der Bifurkation
(3) Vena cava superior
(4) Aorta ascendens

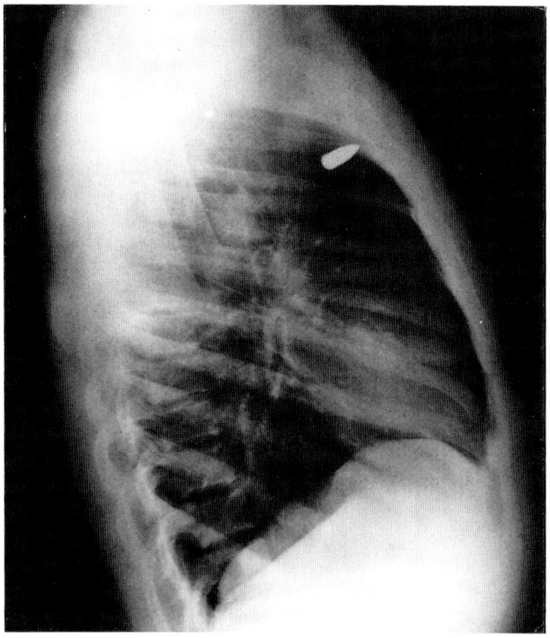

Abb. 2-12

Wenn eine verfeinerte Technik angewandt wird, können auch kleinste metallische Fremdkörper, z. B. im Bereich der Extremitäten, auf diese Weise lokalisiert werden. Gebrochene Knochen können anhand einer einzigen Röntgenaufnahme den Eindruck vermitteln, als stünden die Frakturenden in einer guten Position zueinander, wobei eine zweite Aufnahme in senkrechter Projektion zur ersten zeigt, daß die Fragmente auseinanderklaffen und keine Berührungspunkte aufweisen. Eine zusätzliche Seitaufnahme gehört normalerweise zu jeder Routineuntersuchung. Manchmal müssen Sie jedoch auch extra darum bitten, daß sie bei Ihrem Patienten angefertigt wird.

Fordern Sie eine rechtsanliegende seitliche Thoraxaufnahme immer dann an, wenn Sie der Meinung sind, daß die vermutete Läsion auf der rechten Seite sitzt. Sie haben dann die zu untersuchende Struktur so nahe wie möglich am Film. In den meisten Kliniken hierzulande gehören zu einer Thoraxuntersuchung eine p.a. Aufnahme und eine linksanliegende Thoraxaufnahme. Können Sie sagen warum?

Ungefähr an diesem Punkt werden Sie sich vielleicht fragen: „Wie kann ich herausbekommen, welche Projektionen wichtig sind und wozu sie verwendet werden?"

Wenn Sie sich im Verlauf der medizinischen Ausbildung mit den Thoraxstrukturen und ihren Röntgenschatten, so wie Sie sie in p.a.- und Seitaufnahmen sehen, vertraut machen, dann haben Sie sich ein sehr nützliches und gutes Hilfsmittel geschaffen, das Sie immer wieder gut gebrauchen können. Lassen Sie sich nicht verwirren oder entmutigen, wenn Sie gelegentlich Thoraxaufnahmen sehen, die in keiner Weise dem entsprechen, was Sie jemals zuvor gesehen haben. Einige werden tatsächlich Aufnahmen erheblich veränderter Thoraces sein. Andere dagegen werden sich als Aufnahmen herausstellen, die in speziellen oder selten gebrauchten Röntgenprojektionen angefertigt wurden, mit denen Sie jetzt noch nicht vertraut sind. Sie können sich getrost auf Ihre Vertrautheit mit den Standardprojektionen verlassen, aber Sie sollten nie die Neugierde und das Interesse an den Möglichkeiten anderer Untersuchungsabläufe verlieren.

Im Rüstzeug des Radiologen gibt es alle möglichen erfinderischen Schrägprojektionen und viele faszinierende Spezialuntersuchungen, über die Sie sicherlich etwas wissen möchten. So werden z. B. die p.a. **Schrägaufnahmen** des Thorax gelegentlich zur Darstellung des Herzens oder der Lungenhili herangezogen. Für eine genauere Untersuchung der Rippen dagegen wird meist eine schräge a.p. Aufnahme angefertigt. Außerdem gibt es andere Aufnahmetechniken, die entwickelt wurden, um eine bestimmte Struktur in einer bestimmten Weise so darzustellen, daß sie eine sonst nicht erhältliche anatomische Information liefern. Häufig werden solche Untersuchungen und Projektionen nach dem Ermessen oder auf Veranlassung des Radiologen durchgeführt. Manchmal werden Sie spezielle Aufnahmetechniken jedoch auch gesondert anfordern oder - besser noch - sich mit dem Radiologen über die möglichen Vorteile verschiedener Aufnahmetechniken für die Beantwortung einer bestimmten Fragestellung bei Ihrem Patienten unterhalten.

Die Tomographie

Die beiden Aufnahmen der **Abb. 2-13** wurden von demselben Patienten angefertigt. **Abbildung 2-13 A** zeigt eine gewöhnliche p.a. Aufnahme, während **B** einer Spezialaufnahme entspricht, die wir **Tomogramm** nennen. Diese Art von Röntgenuntersuchung wird für Sie während der Lektüre dieses Buches sehr nützlich sein und Ihnen helfen, all die Röntgenschatten besser zu erkennen, die in einer normalen Röntgenaufnahme einfach übereinanderaddiert werden. Daher ist es wichtig, daß Sie verstehen, wie derartige Röntgenaufnahmen gemacht werden.

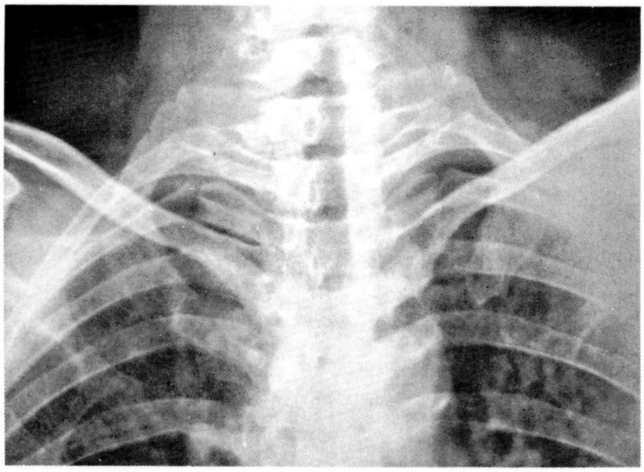

Abb. 2-13 A. Oberer knöcherner Thorax. Posteroanteriore Aufnahme.

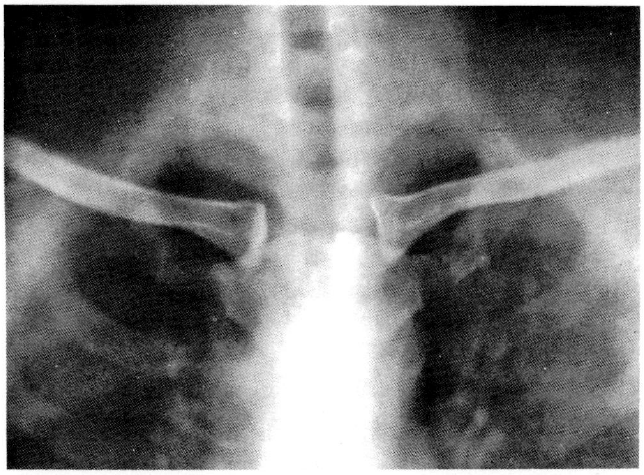

Abb. 2-13 B. Vorderer Teil des knöchernen Thorax. Anteroposteriores Tomogramm.

Stellen Sie sich vor, eine gefrorene Leiche wird in koronaren Schichten von ca. 2 cm Dicke zersägt und Sie machen dann von jeder Schicht eine gesonderte Röntgenaufnahme. Jede Aufnahme wird also nur die Röntgenschatten zeigen, die durch die Dichten der verschiedenen Strukturen einer bestimmten Schicht hervorgerufen werden. Somit wird es keine verwirrende Röntgenschattenüberlagerung durch Strukturen geben, die in anderen Schichten liegen und Ihnen Schwierigkeiten bereiten könnten. Es wird beispielsweise sehr viel einfacher sein, daß Manubrium sterni und die medialen Hälften der Schlüsselbeine zu untersuchen, wenn Sie nicht - wie in einer normalen p.a. Thoraxaufnahme - durch den Schatten der Brustwirbelsäule überlagert sind. Auf den nächsten Seiten können Sie einige solcher Leichenschnitte im Röntgenbild studieren. Die Aufnahmen sind der Reihe nach von vorne nach hinten angeordnet, wobei die vorderste Schicht, welche die vordere Brustwand, die Rippenknorpel und das Sternum enthielt, weggelassen wurde. Es wird hilfreich sein, wenn Sie beim Lernen der röntgenologischen Darstellung von verschiedenen Organen und Strukturen immer wieder auf diese Schichten zurückkommen. Sehen Sie sich zunächst erst einmal an, wie gut Sie in **Abb. 2-13 B** die Schatten der medialen Klavikulaanteile und des Sternoklavikulargelenks sehen.

Tomographien (wie oben in **Abb. 2-13 B**) „schneiden" den lebenden Patienten tatsächlich so in Schichten, daß Sie sich die Röntgenschatten verschiedener Strukturen weitgehend überlagerungsfrei ansehen können. Der Ausdruck „Tomogramm" ist zunächst allgemein zu verstehen. Es gibt verschiedene Arten von Schichtverfahren, deren Technik vom gewünschten Ergebnis, nämlich die Schatten der zu untersuchenden Strukturen darzustellen und die der überlagernden Strukturen zu verwischen, abhängt. Auf den ersten Blick werden die Tomogramme unscharf und etwas verwirrend auf Sie wirken, aber Sie werden in diesem Buch viele Abbildungen finden, in denen Sie Tomogramm und normale Röntgenaufnahme in gleicher Projektion nebeneinandergestellt sehen. Sollten Sie ein Tomogramm einmal nicht verstehen, so kommen Sie bitte zu den Leichenschnitten auf den nächsten beiden Seiten zurück.

Denken Sie immer daran, daß im Tomogramm nur die Strukturen innerhalb **einer** Ebene scharf zu erkennen sind.

Bedenken Sie auch, daß die Dicke der hier gezeigten Leichenschnitte möglicherweise nicht ganz genau der der gewählten Schicht des Tomogramms entspricht, das Sie gerade betrachten. Der die Schichtebene einer tomographischen Untersuchung bestimmende Drehpunkt wird entsprechend der radiologischen Fragestellung willkürlich für eine gewisse Entfernung (in cm) von der Körperoberfläche bestimmt.

Röntgenaufnahmen von koronaren Schichten einer gefrorenen Leiche

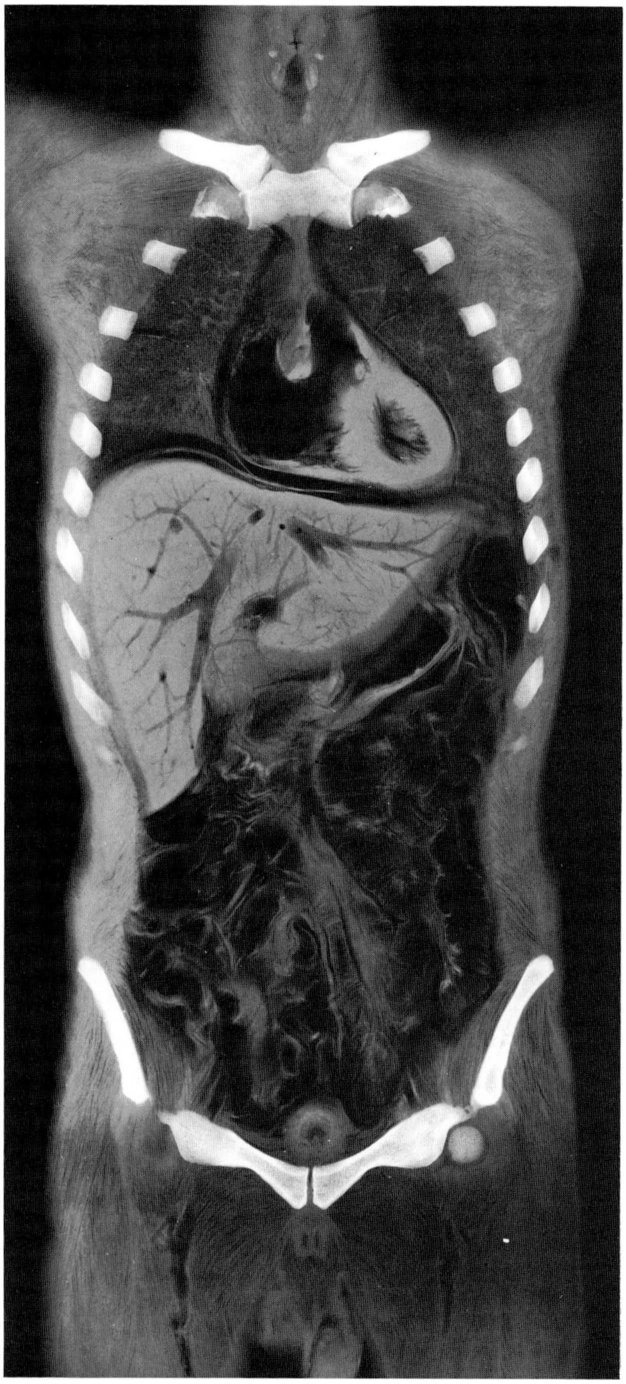

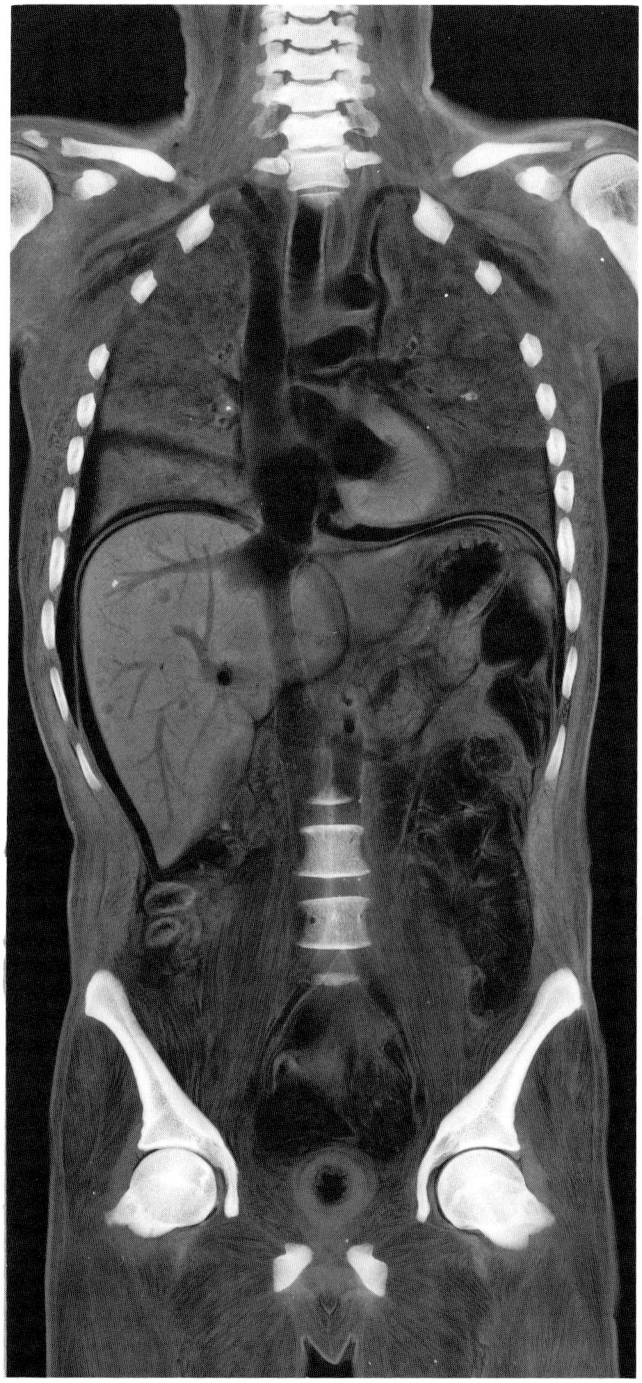

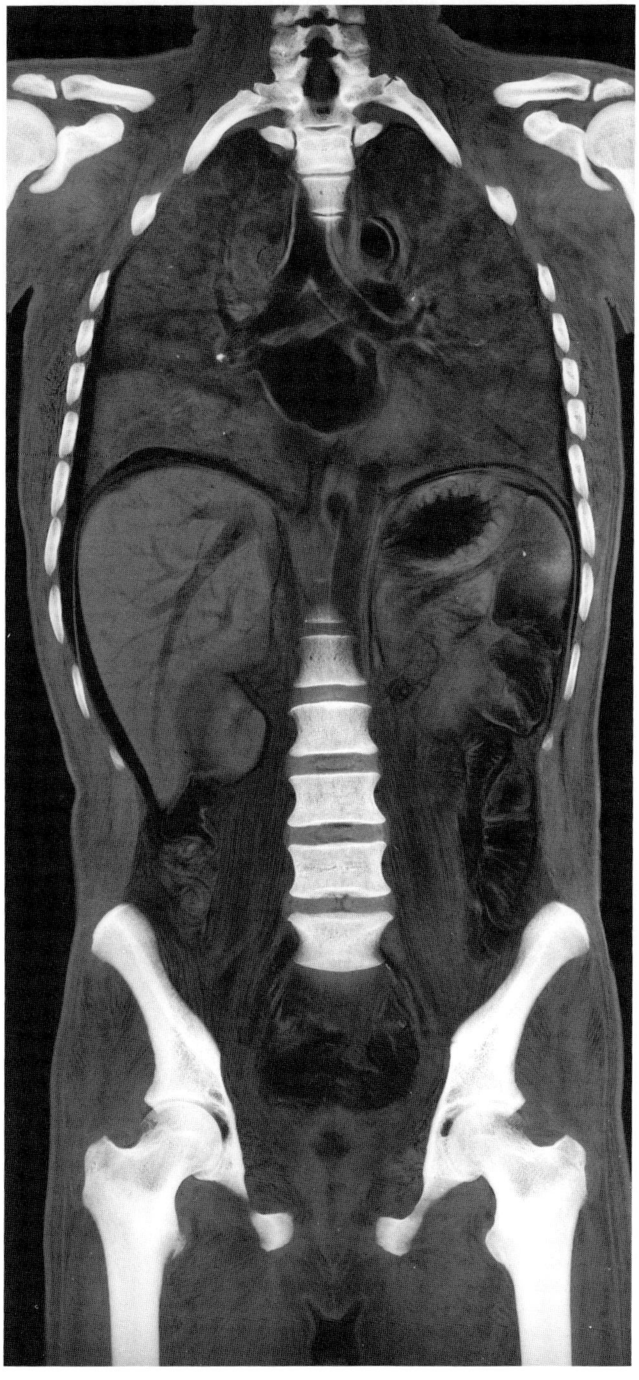

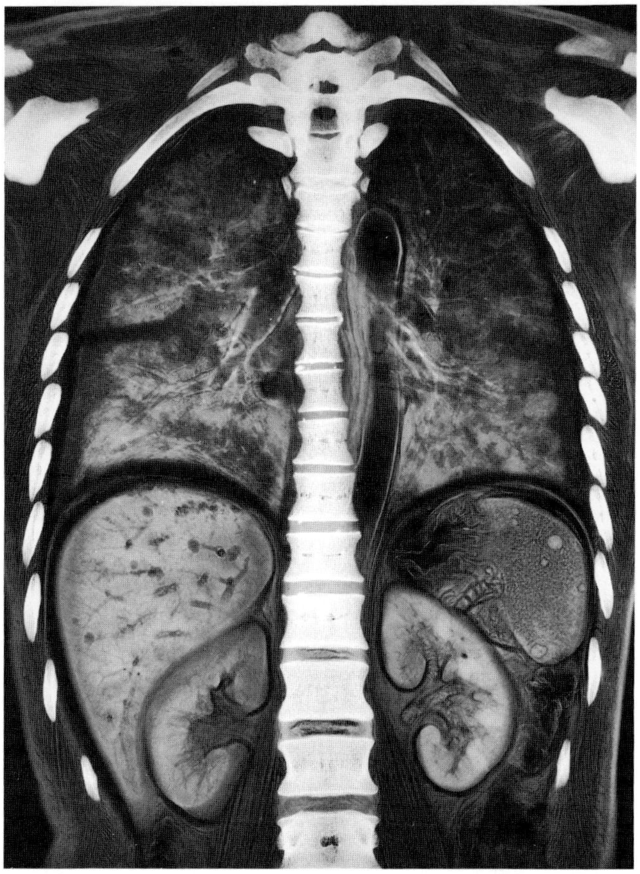

Abb. 2-14 bis **2-17.** Röntgenbilder einer Reihe koronarer Schichten durch eine Leiche, von vorne (ventral) nach hinten (dorsal) angeordnet. Suchen Sie die folgenden anatomischen Orte auf:

- die Sternoklavikulargelenke
- die Vena cava superior (sie ist entleert und enthält Luft)
- den Magenfundus
  (Jede dieser anatomischen Lokalisationen ist ein Indikator für die Lage der jeweiligen Schicht. Bei einer röntgentomographischen Untersuchung können Sie durch das Erfassen bestimmter Strukturen und die fehlende Darstellung anderer Strukturen ebenso auf die Schichtebene schließen.)
- die Symphysis pubica
- die leere Höhle des linken Ventrikels
- die Trachea mit ihrer Karina, die Hauptbronchien und den direkt darunterliegenden luftgefüllten linken Vorhof.

Achten Sie auf die Veränderungen der Leberform von Schicht zu Schicht. Denken Sie auch daran, daß diese Schichten sich von Tomogrammen dadurch unterscheiden, daß keine verschwommenen Konturen durch in anderen Ebenen liegende Strukturen überlagert sind.

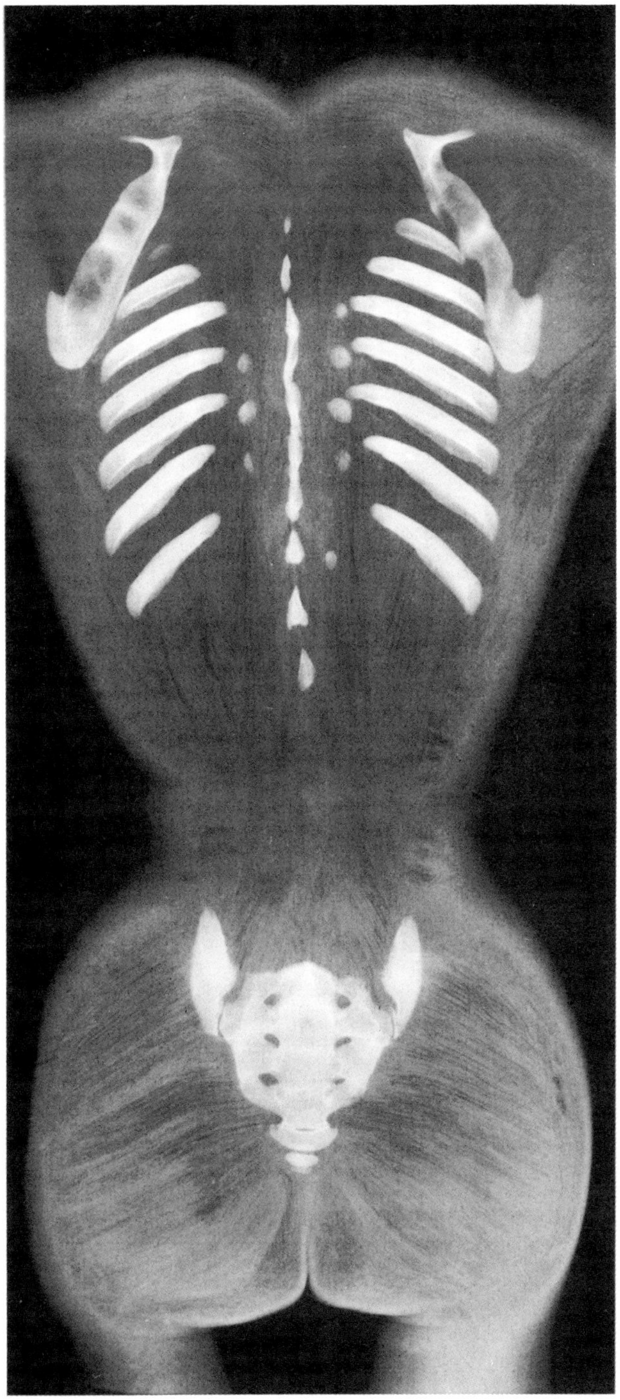

Abb. 2-18 (links) und **2-19** (rechts). Finden Sie genau heraus, was hier geröntgt wurde (die Antwort finden Sie auf dieser Seite unten und auf dem Kopf stehend).

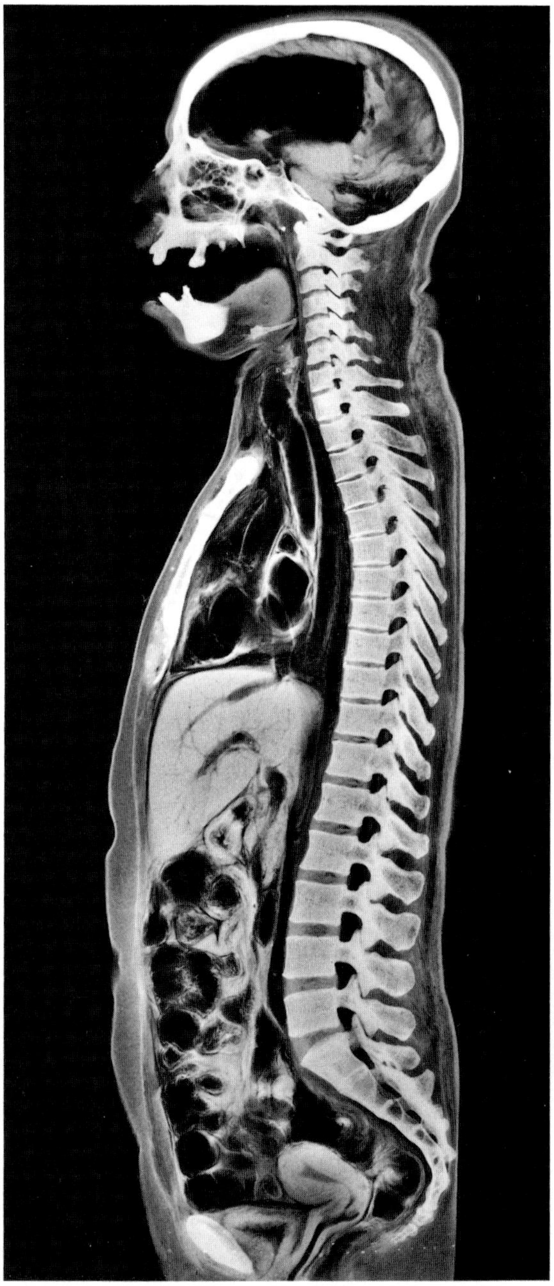

Abbildung 2-19 zeigt das Röntgenbild einer medianen sagittalen Schicht durch eine andere – weibliche – Leiche, wie Sie anhand der Beckenstrukturen erkennen können (der Uterus liegt hinter der Blase und vor dem Rektum). Die Schicht ist 2,5 cm dick und beinhaltet Teile der Wirbelkörper und die Dornfortsätze, aber nicht die seitlich gelegenen Wirbelstrukturen. Beachten Sie die beiden angeschnittenen Herzteile (rechter Ventrikel und linker Vorhof).

Antwort: Es ist kein Tomogramm. Sie erkennen dies daran, daß die Bilder scharf und klar sind und sich dadurch von den durch Überlagerung verschwommener Bildanteile charakterisierten Röntgentomogrammen unterscheiden (vgl. **Abb. 2-13 B**). Beides sind Röntgenbilder von Leichenschnitten, wobei **Abb. 2-18** einer weit dorsal gelegenen Schicht durch die auf der vorigen Seite gezeigte Leiche entspricht. In dieser Schicht erkennen Sie nur das Sacrum, die hinteren Anteile der Scapulae und Rippen, die Spitzen der Wirbeldornfortsätze und die darumliegenden Muskeln.

Probleme

Konventionelle Tomogramme liefern Ihnen Röntgenbilder von Schichten des lebenden Patienten (hier in der koronaren Ebene).

Technisch wird dies realisiert, indem die Röntgenröhre und der Film während der Belichtung gleichsinnig um den Patienten herum bewegt werden. Dabei werden sie um einen Drehpunkt bewegt, der so berechnet ist, daß er in der Ebene des zu untersuchenden Objektes liegt. Auf diese Weise werden die Röntgenschatten aller Strukturen, die *nicht* in der gewählten Untersuchungsebene liegen, *absichtlich verwischt*, da sie sich in bezug auf den Film bewegen. Das zu untersuchende Objekt (b) in **Abb. 2-20** wird also scharf auf dem Film dargestellt, während der Schatten eines Objektes am Punkt (a) vergrößert, verwischt und zwischen a′ und a″ verzerrt erscheint.

Nur die Strukturen in der Ebene des Drehpunktes werden demnach gut erkennbar sein (so wie in **Abb. 2-21** C); die Schatten von Organen vor oder hinter dem Drehpunkt sind oft so stark verzerrt und verwischt, daß ihre Form und Kontur kaum noch zu erkennen und somit für Ihr Auge leicht auszublenden sind.

Die Tomographie wird als Zusatzuntersuchung immer dann eingesetzt, wenn die exakte Darstellung einer Struktur, die in der Verlaufsrichtung des Röntgenstrahls durch andere Strukturen überlagert wird, erforderlich ist.

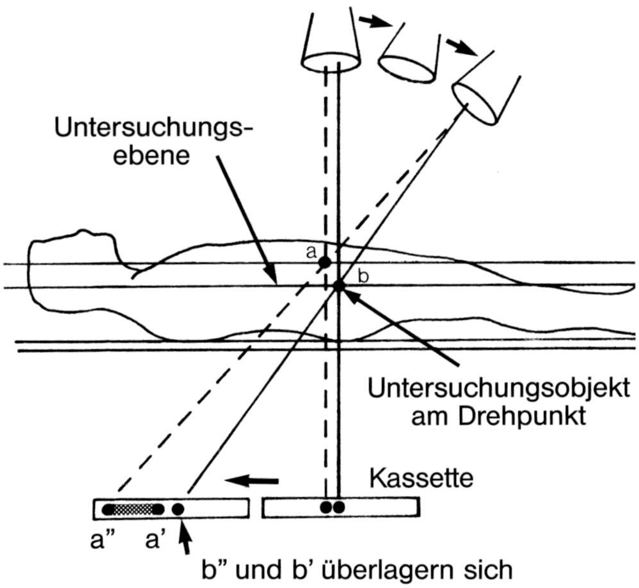

Abb. 2-20. Anordnung bei einem a.p. Tomogramm

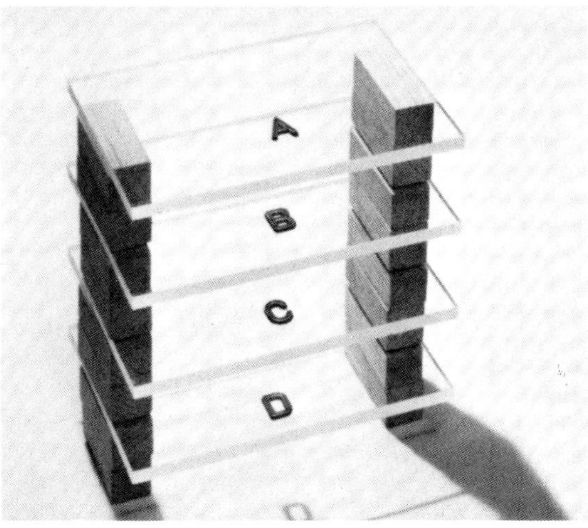

A

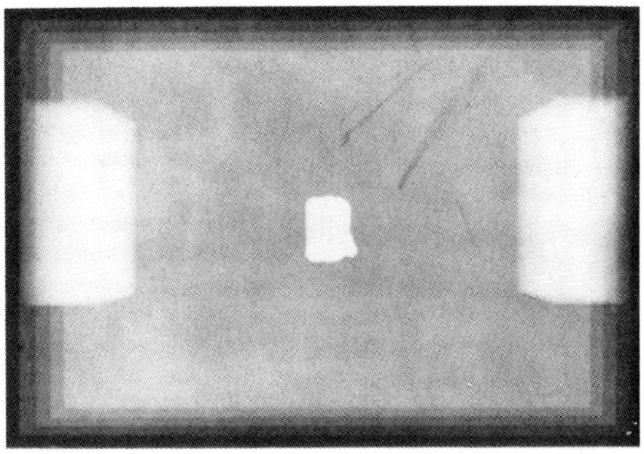

B

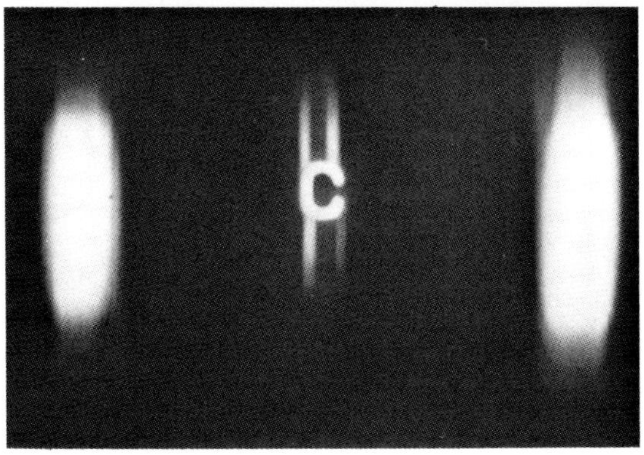

C

Abb. 2-21. Darstellung des durch die Tomographie bewirkten Effekts

A. Eine Reihe von Plastikplatten, auf denen jeweils ein Bleibuchstabe liegt
B. Auf dem konventionellen Röntgenbild sind alle Buchstaben einander überlagert.
C. Das konventionelle Tomogramm in Höhe der Plastikplatte C zeigt diesen Buchstaben klar, während die anderen verzerrt und verwischt werden.

Computertomographie

Während die Röntgenstrahlen sicherlich eine Entdekkung waren, kann man von der Computertomographie (CT) behaupten, daß Sie eine Erfindung ist, denn sie wurde als Reaktion auf die Notwendigkeit entwickelt, das Gehirn besser als mit gewöhnlichen Röntgenbildern darzustellen. Die CT eröffnet Ihnen eine wichtige zusätzliche Dimension, denn Sie liefert Ihnen das Äquivalent von Querschnittsschichtaufnahmen durch den lebenden Körper. Diese sind zum Teil auch als CAT (Computerisierte Axiale Tomographie)-Schichten bekannt und wurden in den letzten zwei Jahrzehnten zu einer unverzichtbaren Quelle zusätzlicher radiologischer Information für die Medizin. Es wird Ihnen sicher nicht möglich sein, heute als aufgeklärter Mediziner zu arbeiten, ohne ein fundiertes Verständnis der Radiologie zu besitzen und zu wissen, wie diese durch die CT bereichert wurde.

Beginnen Sie also damit, den Unterschied zwischen normaler Röntgenaufnahme, konventioneller Tomographie und der CT zu verstehen. Sie wissen, daß normale Röntgenaufnahmen Ihnen zusammengesetzte, d. h. überlagerte Schattenbilder liefern: Auf dem Film ist das Bild aller übereinandergelagerter Strukturen sichtbar. Die *konventionelle* Tomographie dagegen bringt die scharf dargestellte röntgenologische Information *einer* bestimmten Schicht des Patienten, wobei (leider) noch die *verwischten* Bildanteile von Strukturen, die vor oder hinter der gewünschten Schicht liegen, überlagert sind.

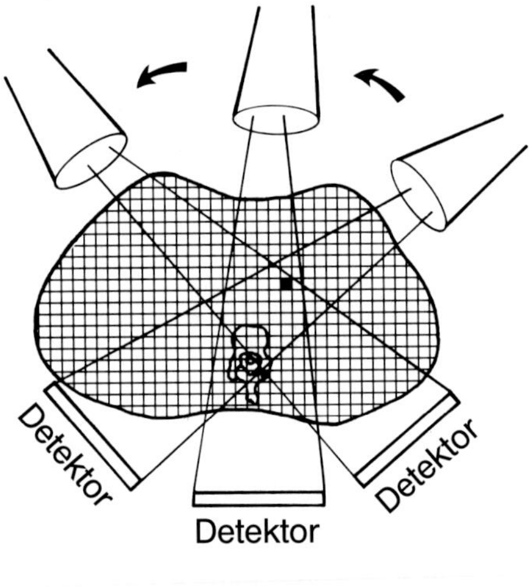

Abb. 2-22. Das Prinzip der Computertomographie in einer vereinfachten Schemazeichnung

Ein CT-Schichtbild wiederum gibt Ihnen röntgenologische Bildinformationen über einen Querschnitt durch den Patienten, und dies ohne verwirrende Bildüberlagerungen. Die CT liefert Ihnen eigentlich eine schematische Anordnung von Dichtewerten einer bestimmten Schicht durch den Patienten, für deren Beurteilung Sie sich immer die Querschnittsanatomie vorstellen müssen. Dabei werden Sie sicherlich die Beziehungen der Körperstrukturen mit Hilfe der durch die CT ermöglichten zusätzlichen Dimension sehr viel genauer lernen.

Die Kenntnis der relativen Röntgendichten verschiedener Gewebe und Organe und deren Grenzflächen zu den Fettschichten des Körpers helfen Ihnen bei der Betrachtung von CT-Bildern. Bei der CT durchdringt ein bleistiftdünnes, kollimiertes Strahlenbündel die zu untersuchende Körperschicht. Dabei dreht sich die Röntgenröhre in einer kontinuierlichen Kreisbewegung um den Patienten herum. Der Röntgenröhre genau gegenüberliegend sind spezielle elektronische Detektoren angeordnet, die 100mal sensitiver als ein normaler Röntgenfilm sind. Diese Detektoren konvertieren die auf der anderen Seite der Körperschicht austretenden Strahlen in verstärkte elektrische Impulse, deren Intensität von der Menge der eintreffenden Strahlen, die also nicht vom dazwischenliegenden Gewebe absorbiert wurden, abhängt. Entsprechend werden, wenn das Strahlenbündel überwiegend durch sehr dichte Körperareale (wie z. B. Knochen) dringt, weniger Röntgenstrahlen am Detektor ankommen, als wenn es hauptsächlich durch Gewebe niedriger Dichte (wie z. B. Lunge) dringt.

Wenn Sie eine Schicht durch den Körper als flaches Mosaik aus einheitlichen Volumina (*Voxel* genannt), die ein geometrisches Gitter bilden (s. **Abb. 2-22**), betrachten, so können Sie sehen, daß eine einzige dichtere Volumeneinheit (die vielleicht wie das kleine schwarze Rechteck in **Abb. 2-22** Calcium enthält) mehr Strahlung aus dem Bündel absorbiert als benachbarte, weniger dichte Voxel.

Sobald die Strahlen den Detektor erreichen, wird diese Information einem Computer übermittelt, der dann die Röntgenabsorption jedes Voxels im Mosaik berechnet. Die bildhafte Anordnung von Absorptionswerten macht dann letztendlich das CT-Bild aus. Der Absorptionswert wird in Hounsfield-Einheiten (HE) ausgedrückt (benannt nach dem Erfinder der CT). Dabei wurde dem Wasser willkürlich der Wert 0 zugeordnet, während dichtere Werte bis hin zu Knochen oder Kalk nach oben reichen und bei +500 HE oder darüber liegen. Weniger dichte Strukturen reichen mit ihren

Dichtewerten über Fettgewebe bis zur Luft, die bei -500 HE liegen kann, nach unten.

Die für jedes Voxel in der Mosaikschicht gewonnene Dichtezahl wird zu einem Punkt auf einem Fernsehschirm konvertiert, dessen Helligkeit die Dichte des jeweiligen Voxels repräsentiert und so etwas über die anatomische Struktur aussagt. Das so produzierte Bild entspricht dem eines Röntgenbildes von dem entsprechenden Körperquerschnitt eines lebenden Patienten.

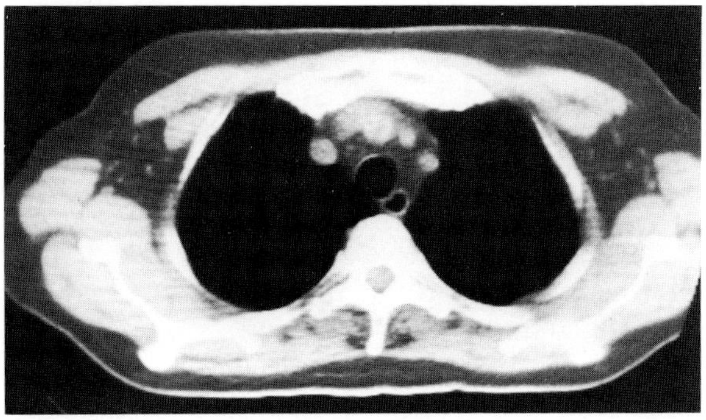

Abb. 2-23. Ein CT-Schnitt etwas oberhalb des Aortenbogens. Sie können die großen Gefäße von der rechten zur linken Seite des Patienten verfolgen: die rechte Vena brachiocephalica (anonyma) und die auf sie zufließende, direkt hinter dem Sternum liegende linke V. brachiocephalica; zwischen ihr und der schwarzen (luftgefüllten) Trachea liegt die große Arteria brachiocephalica; dann folgen in der Reihe ihres Ursprungs aus der Aorta die linke Arteria carotis communis und die linke Arteria subclavia.

Üblicherweise wird ein CT-Bild so betrachtet, als würde man von den Füßen des Patienten darauf schauen (**Abb. 2-23**, **2-24** und **2-25**). Es ist also wichtig, sich einzuprägen, daß die Strukturen, die man auf dem CT-Bild rechts sieht, denen der linken Seite des Patienten entsprechen, genauso als würde man sich eine Thoraxaufnahme ansehen.

Permanente, archivierbare CT-Bilder werden durch einfaches Fotografieren des Monitorbildes angefertigt. Die CT-Bilder in der Röntgentüte Ihres Patienten werden auf Filmen gleichen Formats wie Röntgenbilder dokumentiert, wobei Sie auf jedem Film eine bestimmte Anzahl von aufeinanderfolgenden CT-Bildern finden. Dabei können Sie leicht von einer Schicht zur nächsten gehen, um weitere Informationen über eine bestimmte Struktur oder ein Organ zu bekommen (wie in **Abb. 2-23** auf dem Schnitt gerade oberhalb des Aortenbogens und in **Abb. 2-24** auf dem Schnitt durch den Aortenbogen zu sehen).

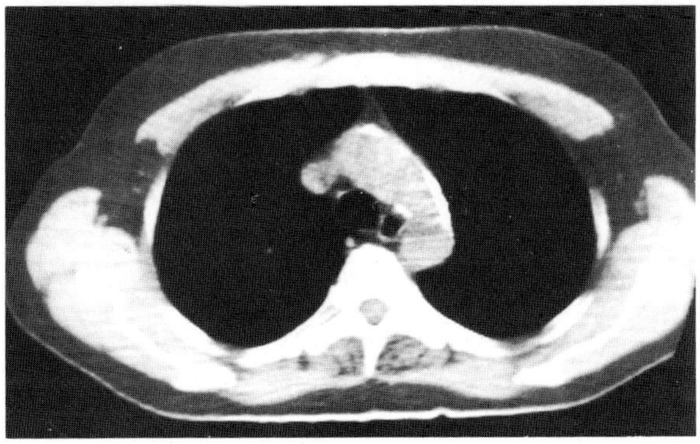

Abb. 2-24. Ein CT-Schnitt 2 cm tiefer durch den Aortenbogen. Sie können die Vena cava superior und den teilweise verkalkten Aortenbogen erkennen und darüber hinaus die luftgefüllte Trachea und den Ösophagus. (Bitte merken Sie sich, daß Sie auf diese Schnitte von unten, also aus der Position der Füße des Patienten schauen.)

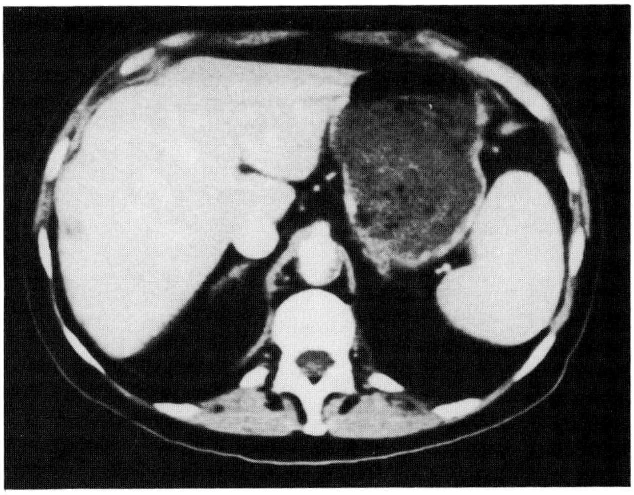

Abb. 2-25. Ein CT-Schnitt durch das obere Abdomen. Grenzen Sie die Leber, die Milz und den mit Flüssigkeiten und Nahrungsresten gefüllten Magen ab. Sie erkennen, daß der Patient auf dem Rücken liegt, da der Luft-Flüssigkeits-Spiegel im Magen immer horizontal und oben verläuft.

Viele der üblichen CT-Untersuchungen bestehen aus Bildern von 8 bis 10 mm dicken Schichten durch die zu untersuchende Region. Es können allerdings auch bis zu 1 mm dünne Schichten angefertigt werden, wenn dies für die Diagnosestellung erforderlich ist. Die Strahlendosis pro Schicht liegt zwischen 1 und 4 rad. Diese Dosis betrifft aber auch nur die gerade untersuchte Schicht und ist vergleichbar mit der Strahlenbelastung eines konventionellen Röntgenbildes dieser Region.
Materialien sehr hoher Dichte, wie z. B. Barium oder Metall (etwa bei einer Hüftprothese oder in metallhaltigen Operationsclips), können Artefakte hervorrufen, die wie Sterne mit geometrisch scharfen, weißen strahlenförmigen Linien die Bildqualität und damit die Bildinformation beeinträchtigen. Bewegung beeinträchtigt ebenfalls die Bildqualität. Die Bewegung der abdominellen Organe durch die Bauchatmung liegt bei etwa 1 bis 2 cm und reicht damit aus, die Darstellung kleiner Strukturen zu verzerren.

CT-Geräte benötigen nur 1 bis 10 s Aufnahmezeit pro Schicht, und wenn ein Patient den Atem nicht so lange anhalten kann, ist mit Bewegungsartefakten auf dem Bild zu rechnen. Die meisten Patienten können allerdings den Atem wiederholt für 5 s anhalten, so daß lediglich bei bewußtlosen, schwerkranken, dyspnoischen Patienten oder bei kleinen Kindern die Bildqualität durch Bewegungsartefakte eingeschränkt sein kann. Manchmal können auch beruhigende Worte oder eine leichte Sedierung durch Sie oder den Radiologen sehr hilfreich sein, denn die *Gantry*, also das Gehäuse des CT-Gerätes, kann ziemlich groß und für den Patienten zunächst beängstigend sein. In jedem Falle sollten Sie sich einmal die CT-Einrichtung in dem für Sie zuständigen Röntgeninstitut ansehen, so daß Sie Ihrem Patienten schon von vornherein erklären können, daß die Untersuchung trotz des Ausmaßes der Maschine völlig harmlos und schmerzfrei ist, so als würde nur ein Foto angefertigt.

CT-Untersuchungen des Körpers können in Rücken-, Bauch- oder Seitenlage des Patienten angefertigt werden. Darüber hinaus können noch andere Schichtebenen eingestellt werden, besonders bei Untersuchungen des Kopfs oder der Extremitäten. Sie sollten sich aber zunächst einmal einprägen, daß die meisten CT-Untersuchungen des Körpers in axialer (transversaler) Schichtführung und in Rückenlage angefertigt werden, da der Patient in Rückenlage am bequemsten und entspanntesten liegen kann.

> Es ist wichtig für Sie, zu begreifen, daß die CT im Prinzip als aufwendige Untersuchung für besondere Fragestellungen anzusehen ist und in der Regel nur nach Rücksprache mit dem Radiologen durchgeführt werden sollte. Bei zu erwartendem gleichem Informationsgehalt sollten weniger kostspielige Untersuchungen, z. B. normale Röntgenaufnahmen oder Ultraschall, durchgeführt werden.

Die wichtigen Ausnahmen von dieser Regel gelten für den traumatisierten Patienten und bei Notfällen des zentralen Nervensystems. Bei einem Schädeltrauma z. B. hat die CT aufgrund ihrer viel besseren Möglichkeiten, eine intrakranielle Blutung zu erkennen, Priorität vor konventionellen Schädelaufnahmen, die dann oft eine gefährliche Zeitverschwendung mit sich bringen können. Häufig werden notfallmäßig auch Patienten mit schwerem Bauchtrauma direkt ins CT gelegt und Serienschnitte vom Zwerchfell bis zum Becken angefertigt, die eine Reihe sehr wichtiger, manchmal lebensrettender Informationen bezüglich Blutungen und Organrupturen liefern können. Die CT kann dem behandelnden Kliniker sehr effiziente Informationen geben, in welcher Reihenfolge die verschiedenen Behandlungsmaßnahmen durchgeführt werden sollten.

In Abhängigkeit von der zu untersuchenden klinischen Fragestellung können für die CT-Untersuchung Kontrastmittel benutzt werden, die die Dichtedifferenz verschiedener Strukturen erhöhen. Der Gastrointestinal-(GI-)Trakt kann herausgearbeitet werden, indem man dem Patienten verdünntes orales Kontrastmittel gibt, das dazu beiträgt, den Magen und Darm von anderen Weichteilstrukturen und -massen abzugrenzen. Die intravenöse (i. v.) Gabe von wasserlöslichem Kontrastmittel führt hingegen zu einem vorübergehenden Dichteanstieg besonders der vaskulären Strukturen und stark vaskularisierter Organe. Diese Kontrastaufnahme (oder *enhancement*) ist äußerst nützlich. So würden z. B. ein großes Gefäß und ein Tumor, der dieses ummauert und komprimiert, als eine einzige Masse homogener Dichte erscheinen, wenn man nicht das Gefäß durch Kontrastverstärkung sichtbar und damit auch seine Einengung erkennbar machen könnte.

Andere wichtige bildgebende Verfahren

Der Einsatz der CT und anderer wichtiger bildgebender Verfahren wird später noch genauer besprochen. Aber es bedarf hier einer kurzen Erwähnung einiger solcher Verfahren, die ebenfalls zum Einsatz kommen, um die räumliche Konfiguration und den Aufbau anatomischer Strukturen zu untersuchen.

Die **Ultraschalluntersuchung** oder **Sonographie** liefert Ihnen ein Schichtbild des Körpers, indem ein schmales Bündel hochenergetischer Schallwellen in den Körper eingestrahlt wird und die von den Organen und Strukturen reflektierten Schallwellen wieder empfangen und aufgezeichnet werden.

Der Ultraschall liefert in der Regel nicht so klare und scharfe Bilder wie die CT, hat aber vier **Vorteile**:

- Es werden keine ionisierenden Strahlen eingesetzt und keine biologischen Schäden verursacht
- er kann in der axialen (transversalen), der sagittalen oder jeder anderen, auch schrägen Ebene so eingesetzt werden, wie es zur Untersuchung der anatomischen Region am günstigsten ist
- er ist bei weitem nicht so teuer wie die CT oder die Magnetresonanztomographie (MRT)
- er kann auch mittels eines fahrbaren Gerätes direkt am Bett eines schwerkranken Patienten eingesetzt werden.

Da er am häufigsten für Untersuchungen des Abdomens eingesetzt wird, verschieben wir die eingehendere Besprechung des Ultraschalls bis zu den Kapiteln über das Abdomen.

Auch bei der **Magnetresonanztomographie** (MRT) werden keine ionisierenden Strahlen wie etwa bei konventionellen Röntgenaufnahmen oder der CT eingesetzt. Die schnelle Entwicklung der MRT macht es unabdingbar, daß Sie eine Vorstellung über ihre Anwendungsmöglichkeit in der klinischen Medizin sowie über die ausgezeichnete Darstellbarkeit anatomischer Strukturen am lebenden Patienten bekommen. Bei diesem bildgebenden Verfahren wird der Patient in die Lichtung eines sehr starken Spulenmagneten gelagert und es werden Radiowellen in einer bestimmten Folge von sehr kurzen Impulsen in seinen Körper eingestrahlt. Jeder Impuls führt zu einem Antwortimpuls von Radiowellen, die aus dem Gewebe des Patienten zurückgesendet werden. Die Orte, von denen diese Signale ausgehen, werden von einem Computer berechnet, der dann ein zweidimensionales Bild einer zuvor festgelegten Schicht durch den Patienten aufbaut.

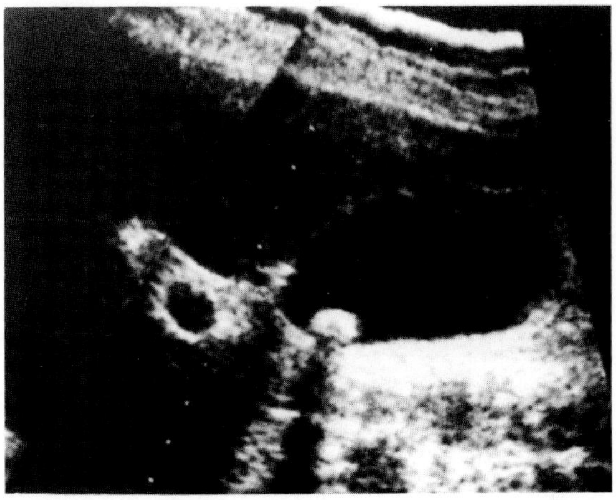

Abb. 2-26. Sonographischer parasagittaler Längsschnitt, der ein an der hinteren Gallenblasenwand liegendes Konkrement zeigt. Der Patient wurde in Rückenlage untersucht. Auf dem Bild sehen Sie oben die vordere Bauchwand mit ihren Muskelschichten. Aus den Regionen der flüssigkeitsgefüllten Gallenblase und des „Schallschattens" hinter dem Gallenstein werden keine Schallwellen zum Empfänger reflektiert.

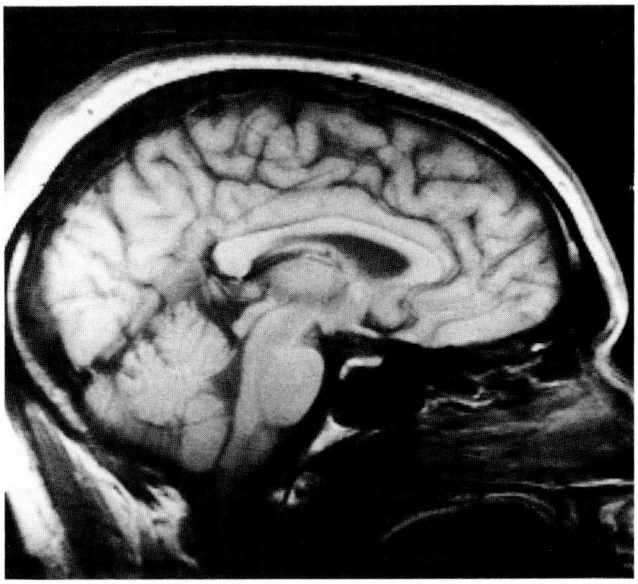

Abb. 2-27. Medianes Kernspin- oder Magnetresonanztomogramm (MRT) des Hirnschädels

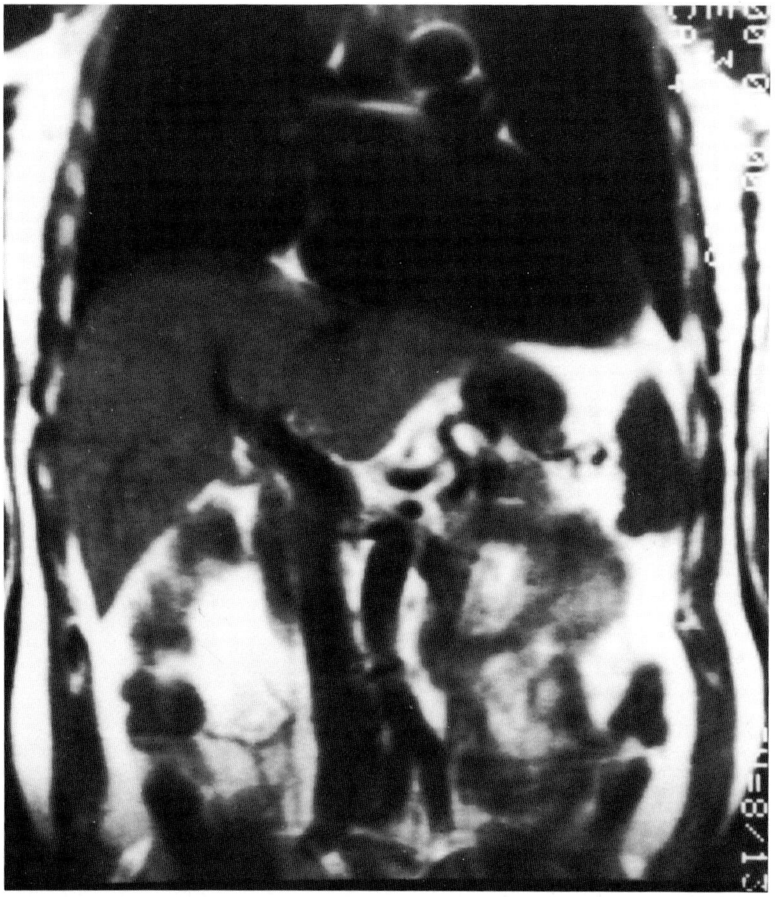

Abb. 2-28. Kernspintomographisches Bild in koronarer Schichtführung durch den Körper. Hier können Sie sicherlich die Leber, die Pfortader, die Vena cava, die Aorta, den Magenfundus und die Milz erkennen.

Sowohl die Dicke als auch die räumliche Orientierung der Schicht kann frei gewählt werden. Zusätzlich zu den transversalen Körperschichten, die Sie von der CT erwarten, können mit der MRT auch sagittale und koronare Schichten sowie alle Arten gewünschter Schrägschichten angefertigt werden.

Die verschiedenen Körpergewebe senden unterschiedliche MR-Signale aus, deren Charakteristik entscheidend dafür ist, ob die Gewebe auf den Bildern weiß, grau oder schwarz erscheinen. Gewebe mit starkem MR-Signal werden weiß dargestellt, während solche mit geringerem oder fehlendem Signal schwarz abgebildet werden. Man kann nun die Technik insofern variieren, indem man die Abfolge von Impulsen so ändert, daß bestimmte Gewebe besser und kontrastreicher zur Darstellung kommen. Das kann zwar dazu führen, daß die MR-Bilder unterschiedlich aussehen, aber:

> Grundsätzlich erscheinen in der MRT Luft und kortikaler Knochen sowie schnellfließende Flüssigkeiten (Blut) schwarz, Fett dagegen weiß.

Langsam fließendes Blut kann allerdings ein wahrnehmbares MR-Signal ergeben. Entsprechend können einige venöse Strukturen und in der Diastole aufgenommene Arterien eine Signalantwort geben und in verschiedenen Grautönen erscheinen, wie Sie im Kapitel über das Herz noch erfahren werden.

Die **Nuklearmedizin**, die im gewissen Sinne einen Zweig der Radiologie darstellt, liefert der Medizin wichtige physiologische Informationen, die Sie kennen und mit denen Sie in gewissem Maße auch vertraut sein müssen. Sie basiert auf der Darstellung bestimmter lebender Organe und Gewebe, die ein appliziertes radioaktives Isotop vorübergehend aufgenommen haben. Dies geschieht, weil die gewählte chemische Substanz, an die das Isotop gekoppelt ist, entweder eine Rolle im normalen physiologischen Metabolismus des jeweiligen Organs spielt oder einfach nur in diesem lange genug verweilt, um bildlich dargestellt werden zu können. Ein Bild entsteht, weil die radioaktiven Isotope für kurze Zeit Gammastrahlen aussenden. In der Zeitspanne der Emission von Gammastrahlen werden diese durch eine **Gammakamera** aufgenommen. Ein paar Stunden oder Tage später versiegt die Emission detektierbarer Strahlen durch das Isotop, und es kehrt in einen stabilen Zustand zurück. Die Rückkehr zur Stabilität wird mit der *Halbwertszeit* gemessen. Das ist die Zeitspanne, in der das Isotop nur noch halb so viel Strahlen emittiert, wie es anfangs der Fall war. Es werden solche Isotope und Trägersubstanzen gewählt, die lange genug im Organ verbleiben und emittieren, um ein aussagekräftiges Bild zu bekommen, aber relativ kurze Halbwertszeiten haben, damit die Strahlenbelastung im Gewebe des Patienten minimiert wird.

Technetium hat sich als die nützlichste radioaktive Markierung *(Tracer)* herausgestellt und wird an verschiedene physiologische Substanzen, die von verschiedenen Organen aufgenommen werden, gekoppelt. Eine der Substanzen wird vorübergehend in Knochen abgelagert („Knochensucher"). In Abhängigkeit von Knochenarealen mit mehr oder weniger starkem Metabolismus zeigen sich im damit gewonnenen Bild Regionen mit entsprechend großer Strahlungsintensität. Sogenannte *„hot spots"* (heiße Flecken) werden Regionen genannt, die eine deutlich erhöhte Knochenumbauaktivität zeigen und als dichte schwarze Regionen auf dem Skelettbild einer Gammakamera oder eines rektilinearen Scanners sichtbar werden (s. Knochenszintigramm, **Abb. 2-29**). Leider sind diese Anreicherungen sehr unspezifisch und sagen uns nicht genau die Ursache des erhöhten Knochenstoffwechsels. Treten sie z. B. in symmetrischen Gelenkregionen auf, können sie durch eine akute Arthritis bedingt sein, und sind sie exzentrisch lokalisiert, wie in **Abb. 2-30,** kann man annehmen, daß sie eine Manifestation von Knochenmetastasen bei einem Patienten mit bekannter oder vermuteter Tumorerkrankung zeigen.

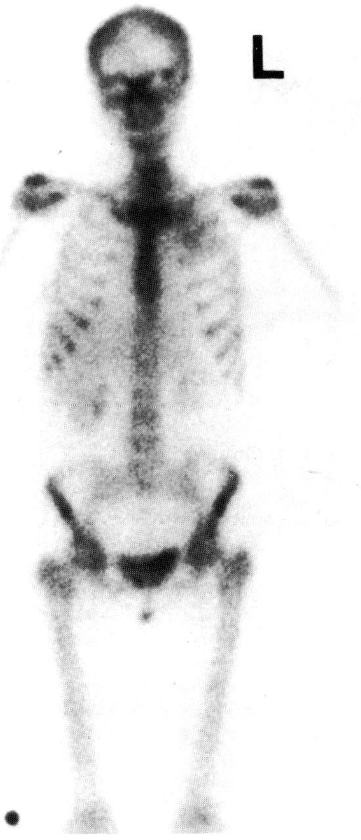

Abb. 2-29. Normales Technetium-Knochenszintigramm. Vergleiche mit **Abb. 2-30.**

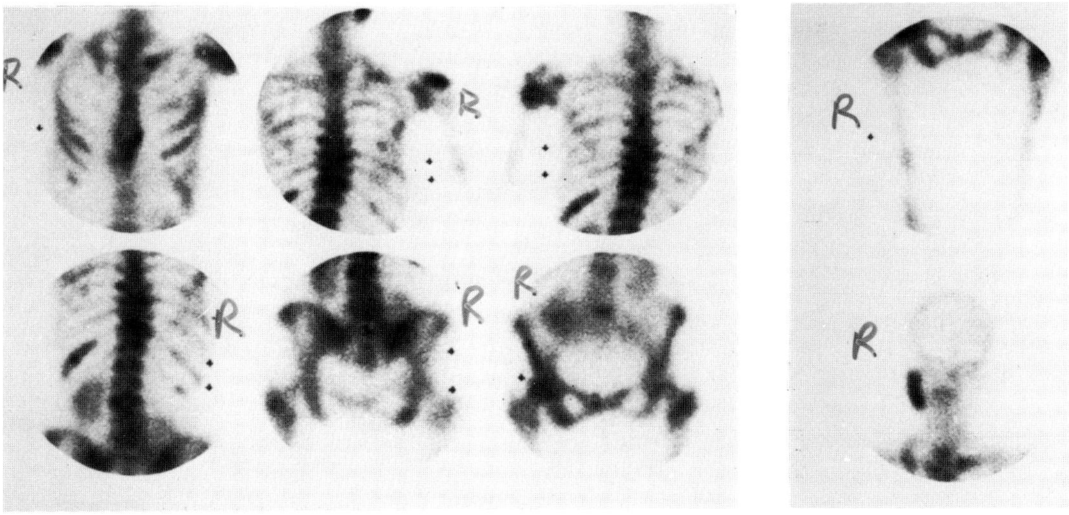

Abb. 2-30. Eine Reihe knochenszintigraphischer Bilder von einer Patientin mit Mammakarzinom. Beachten Sie die vermehrte Isotopenanreicherung (dunkle Flecken) und die asymmetrische Verteilung der Metastasen. Um die verschiedenen Knochenstrukturen näher an die Kamera zu bringen, wurde diese bei einigen Aufnahmen ventral und bei anderen dorsal positioniert.

Technetium kann aber ebenso an ein Schwefelkolloid gekoppelt werden, das normalerweise von der Leber aufgenommen wird und dort lange genug verweilt, um im Abdominalszintigramm eine homogen dichte, den Umriß der Leber entsprechende Aktivitätsfläche zu zeigen. Beim Einsatz eines solchen Radiopharmazeutikums können sich auf dem Szintigramm Areale verminderter physiologischer Aufnahme, sogenannte *„cold spots"*, zeigen. Diese sind auch unspezifisch, da sie nur eine Leberregion mit vermindertem Stoffwechsel anzeigen. So kann ein großer einzelner *„cold spot"* in der sonst homogen dargestellten Leber sowohl einer großen Tumormetastase als auch einer benignen Zyste entsprechen.

Bei dem Mann, dessen Leber in **Abb. 2-31** dargestellt ist, wurde vor zwei Jahren, bei Resektion eines Kolonkarzinoms, ein normales, homogenes Szintigramm gefunden. Nun sieht man multiple *„cold spots"*, und wir müssen annehmen, daß der Patient Metastasen in der Leber hat, eine sehr häufige Lokalisation der Tumorausbreitung. Ein normales Röntgenbild des Abdomens dieses Patienten würde vielleicht eine vergrößerte Leber zeigen, aber keine Differenzierung zwischen tumorbefallenen Arealen und normalem, metabolisch aktivem Lebergewebe in der Umgebung zulassen.

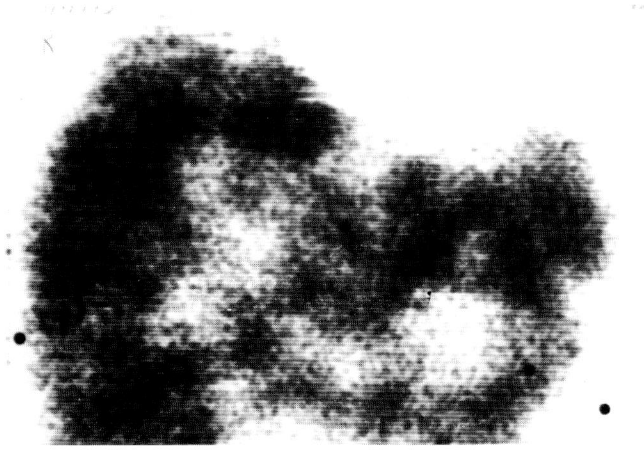

Abb. 2-31. Das Leberszintigramm zeigt einige Areale ohne Nuklidanreicherung, die den Metastasen eines Kolonkarzinoms entsprechen.

> Ebenso wie alle anderen radiologischen Bilder müssen Szintigramme immer in Zusammenhang mit der klinischen Information über den Patienten interpretiert werden.

Wenn wir in diesem Buch weitergehen, werden andere wichtige Methoden, die auf der Verwendung radioaktiver Isotopen aufbauen, beschrieben. Merken Sie sich aber zunächst einmal, daß die nuklearmedizinischen Verfahren weniger präzise anatomische Informationen liefern, dafür aber sehr wichtige physiologische Informationen, die Ihnen helfen werden, sowohl die normalen als auch die abnormen metabolischen Vorgänge zu verstehen.

Bitte prägen Sie sich ein, daß das normale szintigraphische Bild die Gammastrahlung der gesamten Dicke eines Organs, nicht einer einzelnen Schicht, wie in der CT, MRT oder beim Ultraschall, repräsentiert. Machen Sie sich aber auch klar, daß ebenso wie in der konventionellen Radiologie die Durchleuchtung aus kontinuierlicher oder intermittierender Beobachtung der durchstrahlten Gewebe besteht und damit dynamische Röntgeninformation liefert, auch alle anderen bildgebenden Verfahren, die wir besprochen haben, dynamisch eingesetzt werden können. Die Bewegung des Herzens eines Feten wird normalerweise durch die Echtzeit-(*„real-time"*-)Sonographie überprüft, etwa zum Nachweis, daß ein „ruhiger" Fetus tatsächlich lebt. Dynamische Studien mit schnell aufeinanderfolgenden CT-Bildern während der i. v. Injektion von Kontrastmittel ergeben z. B. eine zeitabhängige Information über die Vaskularisierung einer Raumforderung in der Leber. In ähnlicher Weise werden sequentielle Szintigramme dazu benutzt, Flußprofile, etwa vom Blutstrom durch die Herzkammern bei einem Patienten mit Verdacht auf einen angeborenen Herzfehler, zu erhalten.

Als Student können Sie sicherlich lernen, einige der wichtigen, auf konventionellen Röntgenaufnahmen des Thorax, des Abdomens oder der Knochen dargestellten pathophysiologischen Veränderungen zu erkennen. Sie können aber nicht erwarten, daß Sie all die unzähligen, oftmals nur gering ausgeprägten röntgenologischen Veränderungen erkennen lernen, die der Radiologe identifizieren kann. Sie werden auch nicht in der Lage sein, all die Befunde zu interpretieren, die der Radiologe in den vielen ergänzenden Verfahren wie CT oder Ultraschall erkennt. Dafür ist selbst eine fünfjährige Facharztausbildung eine relativ knapp bemessene Zeit.

Es ist jedoch sehr wichtig, daß Sie während dieses Studiums lernen, wie Sie die Hilfe des Radiologen und seinen Rat für das diagnostische Procedere einschließlich der Festlegung der Reihenfolge von verschiedenen Untersuchungen nutzen können.

Nun sind wir soweit, daß wir zu den gebräuchlichsten konventionellen Röntgenuntersuchungen zurückkommen können, und dabei werden wir mit der Thoraxaufnahme beginnen.

Kapitel 3

Die Beurteilung der Thoraxaufnahme:

Knöcherne Strukturen und Weichteile

Kaum jemand liest das Vorwort eines Buches, aber wenn Sie unseres gelesen haben, wissen Sie, daß dieses Buch drei Ziele hat:

- Medizinstudenten das Verständnis von Röntgenschatten als Lernhilfe für die anderen Fächer zu geben
- ihnen ein Basiswissen zur röntgenologischen Erscheinungsform der häufigsten Erkrankungen zu geben, denen sie später als Arzt begegnen werden, und
- ihnen nahezubringen, wie sie den Radiologen als einen wertvollen Berater bereits frühzeitig in den Untersuchungsablauf einbeziehen können.

Wir hoffen, daß Sie es sich nach Durcharbeitung dieses Buches zur Gewohnheit werden lassen, bei jedem auf dem Röntgenbild sichtbaren Schatten die Frage zu stellen: **Warum sieht das so aus?**

Oft genug reicht ein kurzer Blick auf das Thoraxbild, um einen „eindrucksvollen Befund" zu sehen. Doch muß der Beobachter, wenn er diesen Befund gesehen hat, herausbekommen, was ihm zugrundeliegt (was schon erheblich schwerer ist), und versuchen, aus dem radiologischen Erscheinungsbild und in Kenntnis des klinischen Krankheitsbildes eine diagnostische Schlußfolgerung zu ziehen. Obwohl die Blickdiagnose auch ihren Wert hat, kann sie jedoch für den Patienten gefährlich sein, denn das Vorliegen eines sehr auffälligen Befundes kann leicht Ihre Suche nach eher diskreten Veränderungen ablenken. Und nicht selten sind die diskreten Veränderungen für den Patienten wesentlich wichtiger als die unübersehbaren.

Gehen wir einmal davon aus, daß Sie den Schatten einer großen Raumforderung in Herrn B's Thoraxaufnahme **(Abb. 3-2 A)** korrekt als das Substrat des Tumors erkannt haben, an den Sie dachten, als Sie ihn befragten und untersuchten. Sie würden aber ein großes Versäumnis begehen, wenn Sie nicht ganz bewußt auch nach einem sekundären Befall der Knochen suchen würden, da in solchen Fällen möglicherweise ein völlig anderes therapeutisches Vorgehen angemessen wäre. **Abbildung 3-2 B**, für die stärker durchdringende Strahlen verwendet wurden, hebt diesen Punkt noch einmal deutlich hervor, indem sie das Ausmaß der knöchernen Destruktion demonstriert.

Die normalerweise vom Radiologen bevorzugte Vorgehensweise besteht darin, sich die verschiedenen Strukturen in sorgfältiger Reihenfolge anzusehen und sich dabei auf die Anatomie jeder einzelnen Struktur zu konzentrieren, während die überlagernden Schatten der anderen Strukturen ausgeblendet werden. Aber selbst als Übung in geistiger Disziplin ist das nicht so schwierig wie man denkt. Versuchen Sie es gleich einmal zu Ihrer eigenen Bestätigung, indem Sie sich eine Clavicula oder eine Rippe auf einem beliebigen Thoraxbild dieses Kapitels ansehen, sich dabei deren normale anatomische Form vorstellen und gleichzeitig andere überlagernde Schatten, die nicht dazugehören, gedanklich ausklammern.

> Die beste Weise, ein Röntgenbild systematisch anzusehen, ist, sich eine bestimmte Reihenfolge einzuprägen, in der man die erkennbaren Röntgenschatten betrachtet. Bei einer Thoraxaufnahme sollten Sie sich erst den knöchernen Rahmen ansehen und anschließend genauso sorgfältig durch ihn hindurch das Lungengewebe und das Herz betrachten.

Fangen Sie mit der Scapula an. Sehen Sie sich dann die häufig noch auf einer Thoraxaufnahme mit dargestellten Anteile des Humerus und des Schultergelenkes an. Inspizieren Sie die Claviculae und sehen Sie sich dann noch die Rippen paarweise von oben nach unten an. Wenn möglich, vergleichen Sie immer beide Seiten in bezug auf die Symmetrie. Die Wirbelsäule und das Sternum überlagern sich natürlich gegenseitig und werden darüber hinaus auf der p.a. Aufnahme noch von den dichten mediastinalen Strukturen überlagert, so daß bei der für Lungenaufnahmen üblichen kV-Spannung kaum Strahlen durchdringen und der Film in Körpermitte weniger gut belichtet ist.

Denken Sie daran, daß die bei Thoraxaufnahmen angewandte Technik primär zur Untersuchung der Lungen entwickelt wurde und daß das, was dabei von den Knochen zu sehen ist, nicht im Vordergrund steht. Die ideale Technik, um die Thorax-Knochen darzustellen, sieht ganz anders aus. In einer p.a. Thoraxaufnahme sind beispielsweise die Scapulae und die hinteren Rippenanteile soweit wie möglich vom Film entfernt. Daher sind sie vergrößert und zu einem gewissen Grad verzerrt dargestellt. Außerdem werden für eine Thoraxaufnahme die Schulterblätter absichtlich so weit wie möglich zur Seite gedreht, indem die Hände mit den Handflächen nach außen in den Hüften gestemmt und die Ellbogen nach vorne gedreht werden (s. **Abb. 2-3**). Versuchen Sie es selbst. Bei der p.a. Aufnahme des Thorax verhindert dieses Manöver die Überlagerung der Skapulaschatten mit den Lungenoberfeldern, so daß nur der mediale Skapularand die axillären Anteile der oberen Rippen überlappt. Bitte stellen Sie fest, ob die Schulterblätter in **Abb. 3-1** angemessen nach außen gedreht wurden.

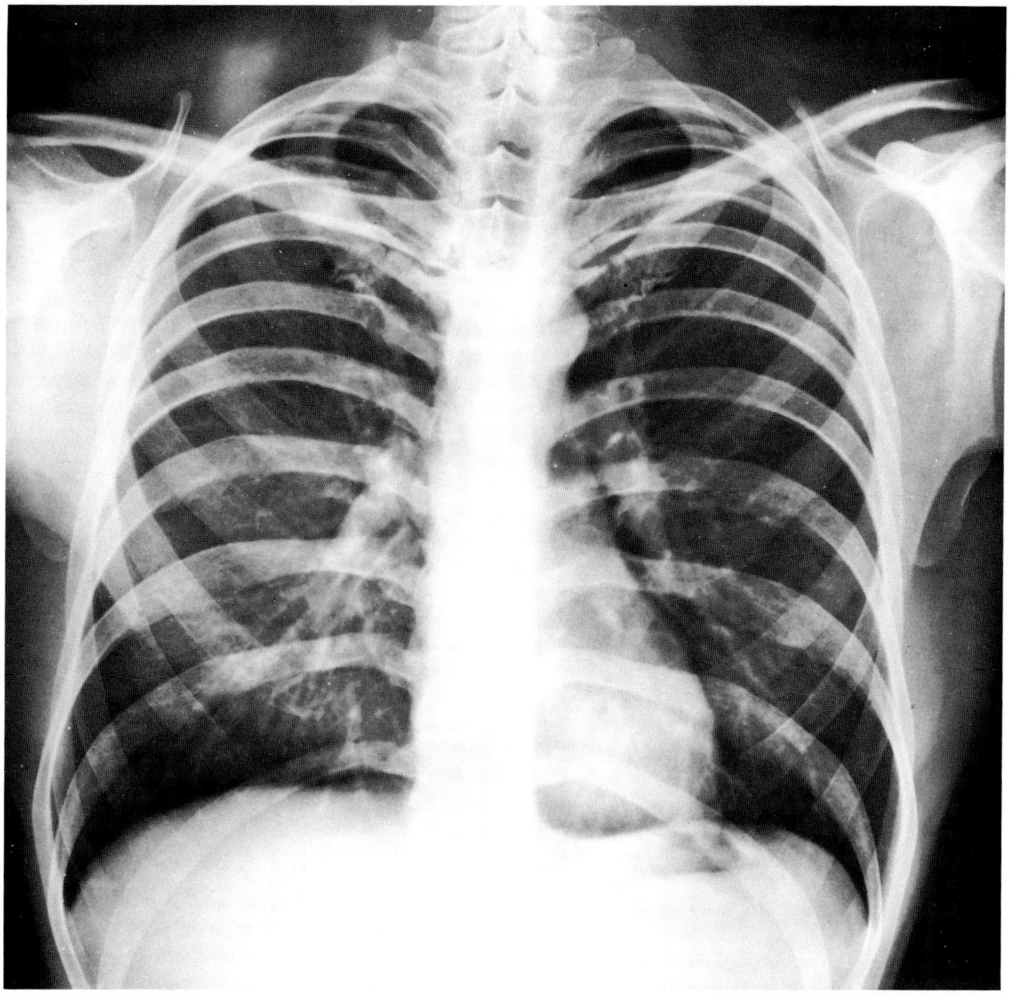

Abb. 3-1. Normale p.a. Thoraxaufnahme

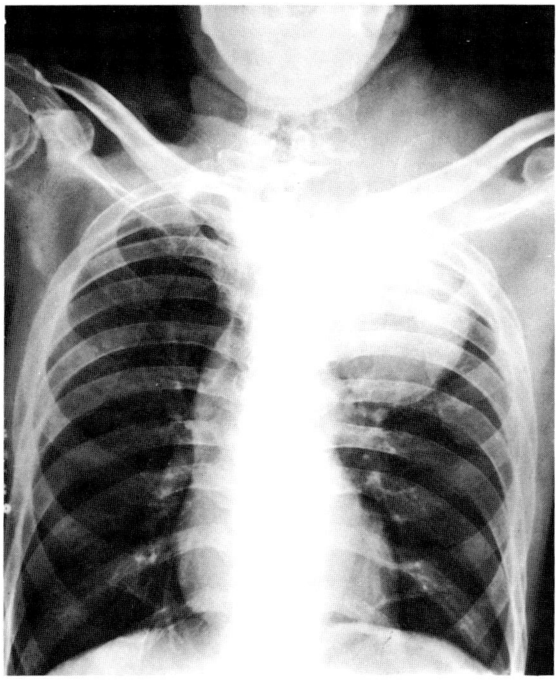

A

Abb. 3-2 A (links). Posteroanteriore Thoraxaufnahme von Herrn B., der mit Husten, Thoraxschmerz, Heiserkeit und einer faustgroßen Schwellung in der linken Supraklavikulargrube in die Klinik kam.

B (unten). Anteroposteriore Detailaufnahme der oberen Thoraxapertur in „Knochentechnik", also mit stärker durchdringenden Strahlen. Der dorsale Anteil der linken ersten Rippe und Teile der ersten beiden Thorakalwirbel sind durch einen Tumor destruiert worden.

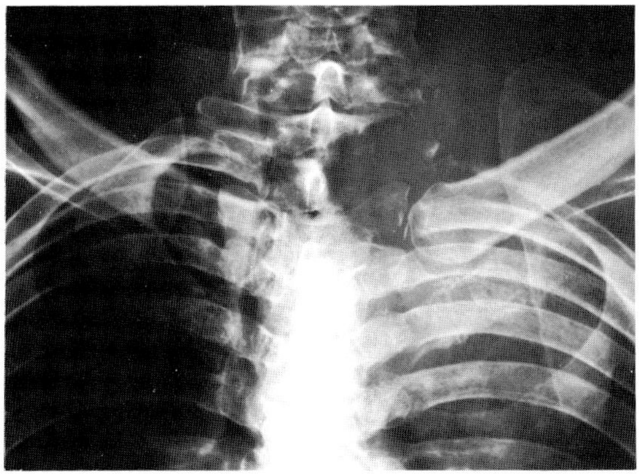

B

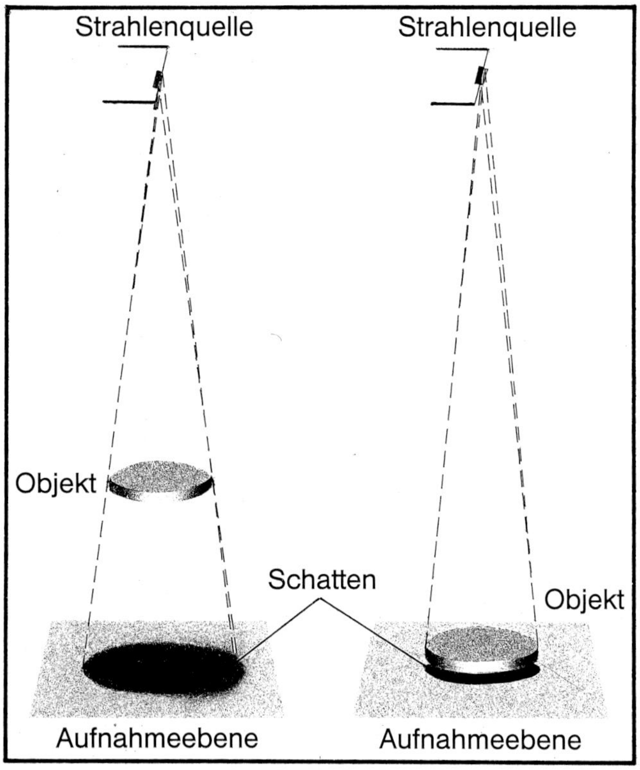

Abb. 3-3. Effekt der Projektion auf die Vergrößerung von Röntgenschatten filmnaher und filmferner Objekte

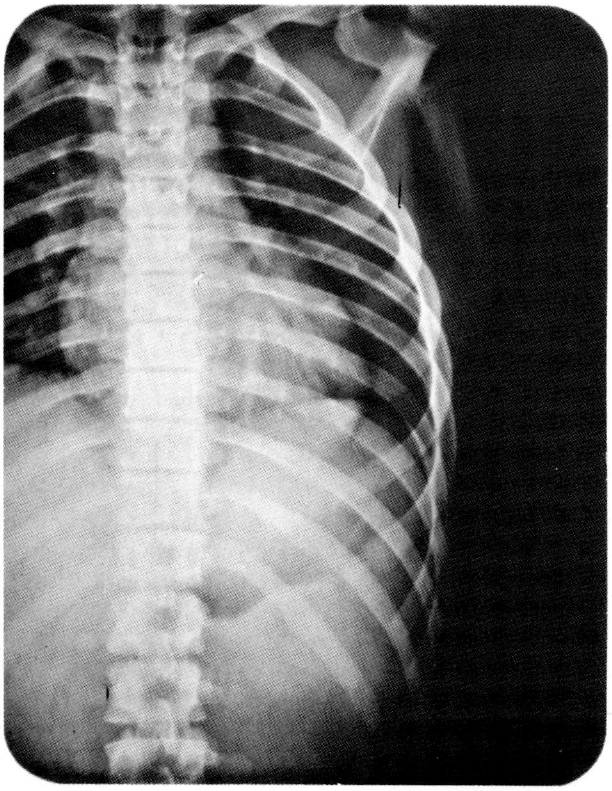

Die Projektion

Unterschätzen Sie nicht die Projektion als einen die Darstellung filmferner Strukturen beeinflussenden Faktor. Wenn Sie jedoch erst einmal mit solchen Einflußmöglichkeiten vertraut sind, werden sie keine Verwirrung mehr stiften. In **Abb. 3-3** finden Sie eine den Projektionseffekt darstellende Zeichnung, in der Sie das „Objekt" mit der Skapula auf einer beliebigen a.p. oder p.a. Thoraxaufnahme gleichsetzen können. Sie können es auch mit dem vorne liegenden Herz auf einer a.p. Aufnahme **(Abb. 3-4)** gleichsetzen. Beachten Sie, daß das Herz auf dieser Aufnahme größer und weniger scharf begrenzt erscheint als Herzen auf p.a. Thoraxaufnahmen, die Sie bisher gesehen haben. Beachten Sie auch die leichten Unterschiede in der Weite und Form der hinteren Zwischenrippenräume, verglichen mit denen üblicher p.a. Aufnahmen.

Die meisten Thoraxaufnahmen haben ein Format von 30 cm × 40 cm, und die Filmkassette wird mit ihrer Längsseite senkrecht positioniert. Bei breit gebauten Personen wird nur wenig von Schultergürtel und Humerus zu sehen sein, bei kleinen und schlanken Individuen können Sie auch einmal die ganze Schulter und einen Großteil des Oberarms abgebildet finden. **Abbildung 3-5** zeigt die a.p. Röntgenaufnahme einer Schulter. Die zum direkten Vergleich daneben angeordnete **Abb. 3-6** ist eine Fotografie der Schulterknochen. Achten Sie darauf, wie Sie den Processus coracoideus durch die Spina scapulae hindurch sehen, weil sich beide in gleicher Weise überlagern wie der Humeruskopf des Akromion.

Der Patient in **Abb. 3-7** fiel vom Pferd und bekam seinen Arm durch einen Gips ruhiggestellt. Sie sehen den Gips jeweils dort dichter, wo ihn die Strahlen tangential trafen. Da mehrere Frakturlinien und Fragmente zu erkennen sind, spricht man von einer **Trümmerfraktur**. Beachten Sie aber auch die Falten und Runzeln des Gipses und die Stelle in der Axilla, wo er endet (b).

Die Frau in **Abb. 3-8** konnte sich nicht mehr ohne stärkste Schulterschmerzen die Haare kämmen oder ihre Schürze binden. Sie hatte eine Schwellung über dem Ansatz der Supraspinatussehne. In diesem Bereich und um das Schultergelenk herum haben sich **Verkalkungen** in Form von dichten weißen Schatten gebil-

Abb. 3-4. Anteroposteriore Aufnahme des Thorax, die hinteren Rippenanteile liegen filmnahe. Durch die relativ filmferne Lage wirkt das Herz größer als normal (vgl. hierzu auch **Abb. 2-4 A** und **B**).

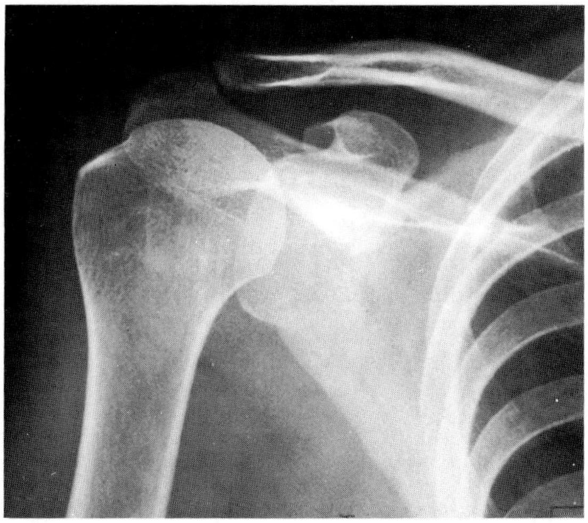

Abb. 3-5. Grenzen Sie die Klavikula, das Akromioklavikulargelenk, den Humeruskopf und das Tuberculum majus, die Cavitas glenoidales, das Akromion und den Processus coracoideus ab.

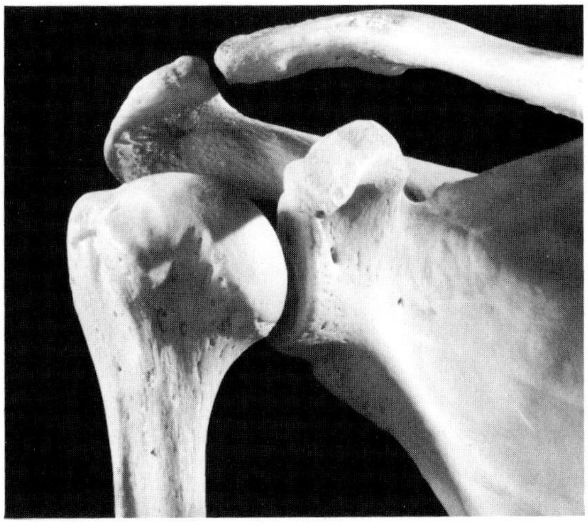

Abb. 3-6. Fotografie des Schulterskeletts

det, die Sie bisher auf noch keiner Röntgenaufnahme der normalen Schulter gesehen haben. Diese Befunde (b) sind typisch für eine kalzifizierende Periarthritis humeroscapularis der Schulter.

Sehen Sie sich bitte auch den weißen dreieckigen Schatten medial des mittleren Humerus (a) in **Abb. 3-8** an. Er wird in der Radiologie häufig gesehen und **Überlappungsschatten** genannt. In diesem Fall wird er durch die summierten Dichten der kräftigen Weichteile von Thorax und Oberarm hervorgerufen. Das Erstaunen über die unerwartete Dichte dieses Schattens (a) wird sich sicherlich legen, wenn Sie sich ins Gedächtnis zurückrufen, daß die Dicke und die Zusammensetzung für die Röntgendichte verantwortlich ist. Obwohl Fettgewebe, Haut und Muskeln weniger röntgendicht als Knochen sein sollten, kann der Röntgenschatten einer dicken Masse doch dem von Knochen gleichkommen, wie Sie

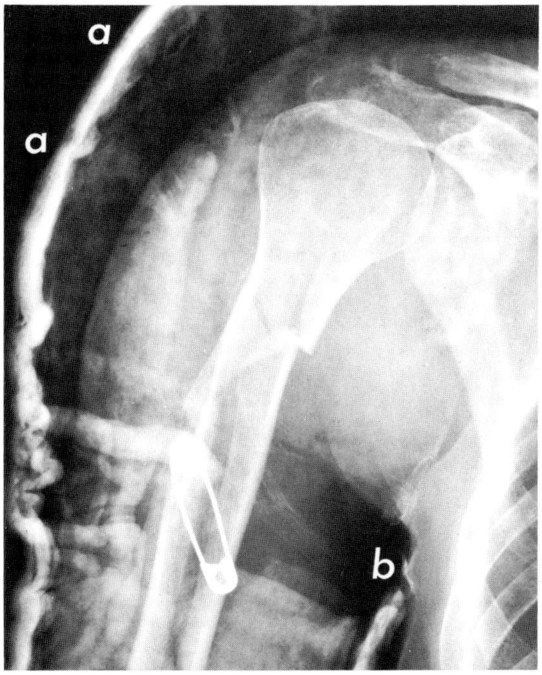

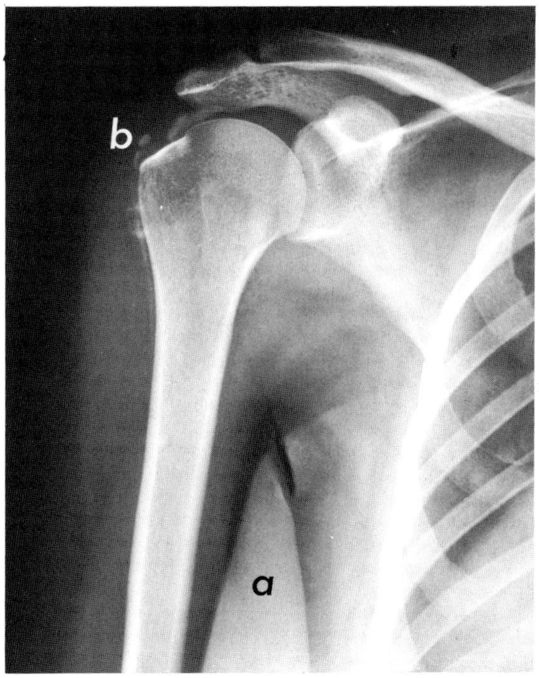

Abb. 3-7 (links) und **3-8** (rechts). Zwei Patienten mit Schulterschmerzen

es in der Abbildung sehen. Sehen Sie aber auch, daß eine kleine, in der Axilla eingeschlossene Luftansammlung auf der Aufnahme schwarz dargestellt ist, wobei es sich wahrscheinlich um eine langgestreckte und in Längsrichtung durchstrahlte Lufttasche handelt.

Abb. 3-9. Die einzelnen Rippen und Zwischenrippenräume abzählen und abgrenzen zu können, ist ein wichtiger Teil der systematischen Analyse von Thoraxaufnahmen (s. Anleitung im Text). Achten Sie nebenbei darauf, daß sich die Brustschatten bei dieser Patientin zu einem großen Teil unter die Zwerchfelle projizieren und somit die Lungenunterfelder weniger überdecken, als dies bei vielen anderen Patientinnen der Fall ist.

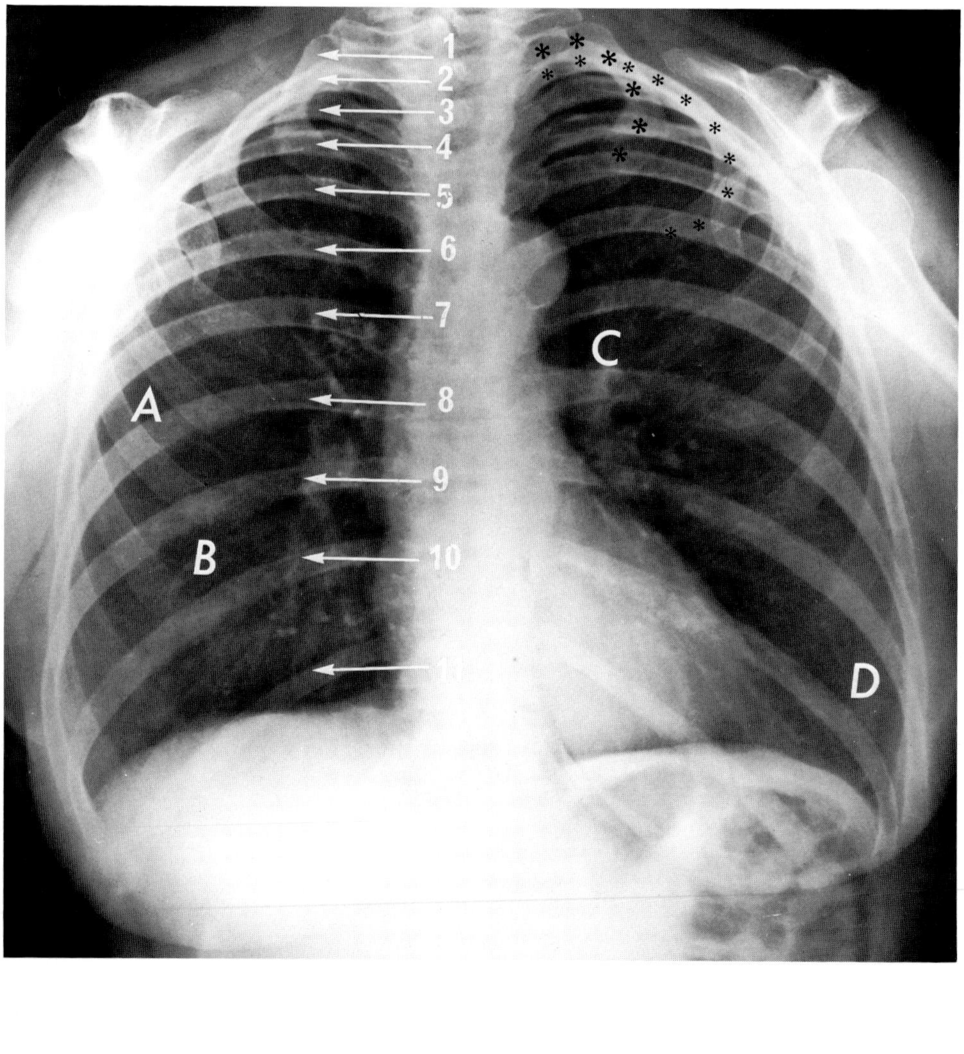

Systematische Analyse des Rippenthorax

Sehen Sie sich die bilaterale Symmetrie jedes Rippenpaares in **Abb. 3-9** an, und beginnen Sie dann, von oben nach unten jede einzelne Rippe in ihrem Verlauf von dorsal nach ventral nachzufahren. Beginnen Sie mit der ersten Rippe bei ihrem Ursprung an der gelenkigen Verbindung zum ersten Thorakalwirbel und gehen Sie über den Angulus weiter nach vorne bis zum Beginn des röntgentransparenten (und daher unsichtbaren) Rippenknorpels. Die Rippen sind deshalb für den Radiologen sehr nützlich, weil er einen pathologischen Schatten oft durch die Nähe zu einer bestimmten Rippe oder zu einem bestimmten Zwischenrippenraum lokalisiert. Auf diese Weise kann jeder, der seinen Befund liest, die beschriebene Verschattung leicht auf dem Bild finden und nachvollziehen. So könnte der Punkt A in **Abb. 3-9** als „im 7. Zwischenrippenraum rechts, nahe der Axilla" beschrieben werden (d. h., er liegt im äußeren Drittel des Zwischenraumes zwischen den dorsalen Hälften der rechten 7. und 8. Rippe). Wenn Sie den Punkt A nicht an

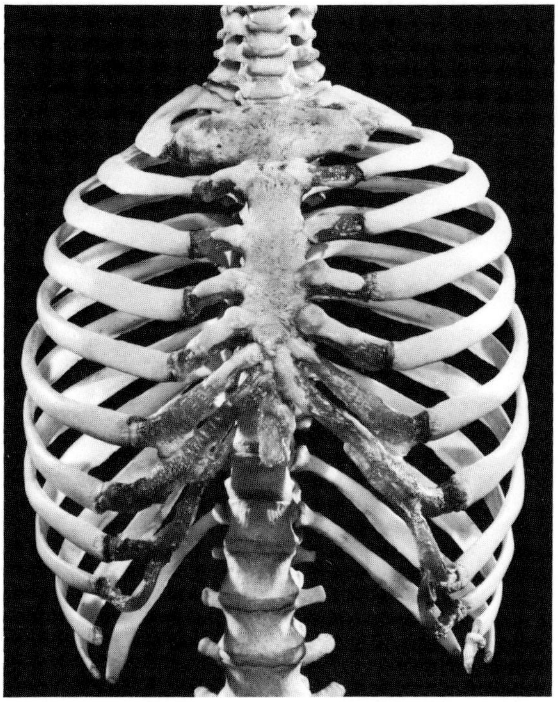
A

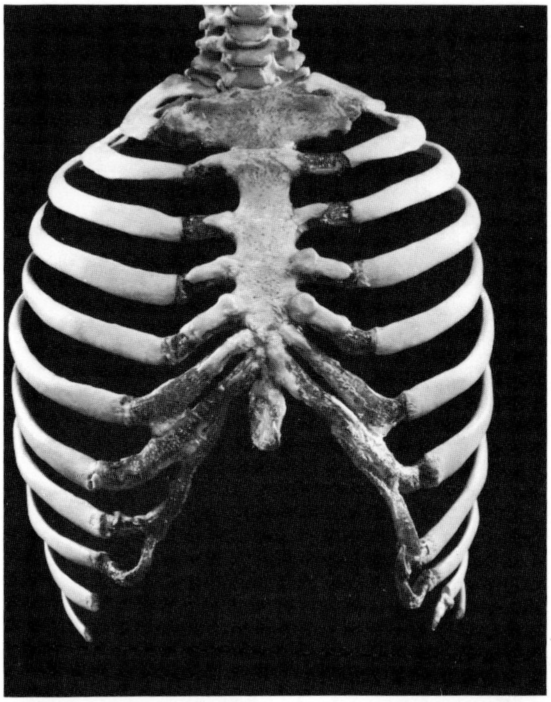
B

dieser Stelle lokalisieren können, zählen Sie einfach noch einmal, denn wahrscheinlich haben Sie sich in dem Überkreuzungs-Wirrwarr der ersten, zweiten und dritten Rippe verzählt. Um so etwas zu vermeiden, vergewissern Sie sich am besten noch einmal der Lage der ersten Rippe, indem Sie ihren sternalen Ansatz am Manubrium aufsuchen und dann die Rippe nach hinten zur Wirbelsäule verfolgen. Zählen Sie dann die Rippen nach unten weiter. Der Punkt B würde entsprechend in den 9. Interkostalraum rechts lokalisiert.

Bitte merken Sie sich, daß mit dem Wort „Interkostalraum" immer der Raum zwischen den posterioren Anteilen zweier benachbarter Rippen gemeint ist, es sei denn, es wäre ausdrücklich Bezug auf die vorderen Rippenanteile genommen worden.

Decken Sie nun einfach einmal die linke Bildhälfte und die Wirbelsäule mit all den Zahlen zu. Versuchen Sie, die Lage der Punkte C und D zu beschreiben. (Haben Sie irgend etwas Merkwürdiges an dieser Röntgenaufnahme bemerkt? Fehlt da irgend etwas? Vergleichen Sie mit **Abb. 3-1.**)

Die Rippen verwirren jeden, der sich die ersten Male Thoraxaufnahmen ansieht. Es ist fast ein Wunder, daß man trotzdem alles Wichtige vom Bereich des Herzens und den Lungen durch dieses kreuz und quere Schattenmuster hindurch erkennen kann. Das räumliche Den-

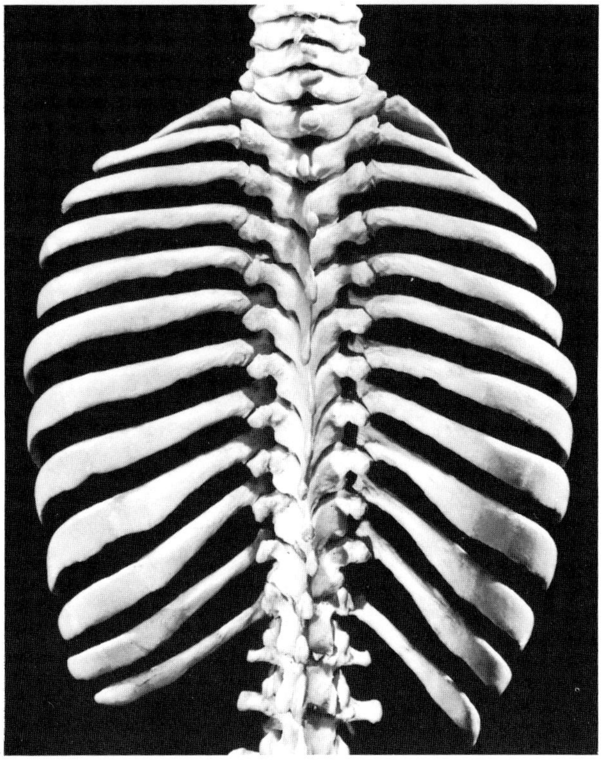
C

Abb. 3-10. Der knöcherne Thorax wurde so fotografiert, daß Sie sich die Thoraxaufnahmen besser räumlich vor Augen führen können. Denken Sie sich das Zwerchfell in jede der Abbildungen hinein. Für die Aufnahmen B und C wurde der Thorax innen mit schwarzem Samt ausgefüllt.
A vordere und hintere Rippenanteile
B die vorderen Rippenanteile allein
C die hinteren Anteile allein

ken wird Ihnen leichter fallen, wenn Sie sich zunächst einmal nur auf die hinteren Hälften der Rippen konzentrieren und erst später auf die vorderen. Die **Abbildungen 3-10 B** und **C** zeigen Ihnen Fotografien des gleichen Thorax in der frontalen und der dorsalen Ansicht. Die Thoraxhöhle wurde dabei mit schwarzem Samt ausgestopft, um ein Bild zu vermitteln, nach dem Sie suchen, wenn Sie sich nur die hinteren oder nur die vorderen Rippenanteile vorstellen.

Achtung: Denken Sie bitte in koronaren Schichten und stellen Sie sich die Summe ihrer Einzelschatten vor, wie bei den Leichenschnitten in Kapitel 2. Auch die axialen (transversalen) Röntgenschatten der CT sind für das räumliche Denken oft hilfreich. Wir werden in Kürze auf sie zurückkommen.

Die Drehung führt zu verwirrenden Schatten

Aufgrund ihrer eigenartig gebogenen Form werden die Schatten der beiden Claviculae auf einer Thoraxaufnahme nur dann symmetrisch dargestellt, wenn der Brustkorb nicht gedreht ist. Bei einer perfekten p.a. Thoraxaufnahme verläuft der Mittelstrahl genau durch die Medianebene. Arme und Schultern des Patienten sind in symmetrischer Position, die Hände dabei entweder in die Hüften gestemmt oder die Arme über den Kopf gestreckt; ein(e) MTRA überprüft noch einmal, ob eine Verdrehung vorliegt und korrigiert diese gegebenenfalls. Schon bei einer nur geringgradigen Drehung stellen sich die Claviculae erstaunlich asymmetrisch dar. Diese Tatsache ist für Sie sehr nützlich, denn ein einziger Blick auf die Schlüsselbeine sagt Ihnen, ob die Strahlen tatsächlich entlang der Sagittalebene verliefen und Sie auf ein entsprechend unverdrehtes p.a. oder a.p. Bild schauen.

Selbst eine geringe Verdrehung der Thoraxaufnahme sollte vermieden werden, da Herz und Mediastinum dann schräg geröntgt werden und ihre Schatten damit vergrößert und verzerrt zur Darstellung kommen.

Wenn Sie sich das Mediastinum als eine Scheibe dichter Strukturen vorstellen, die flach zwischen den beiden luftgefüllten Lungen liegt und normalerweise bei einer p.a. Aufnahme in Längsrichtung durchstrahlt wird, dann können Sie sich leicht vorstellen, daß schon eine kleine Verdrehung dieser flachen Scheibe einen breiteren Schatten entstehen läßt. Würde tatsächlich eine

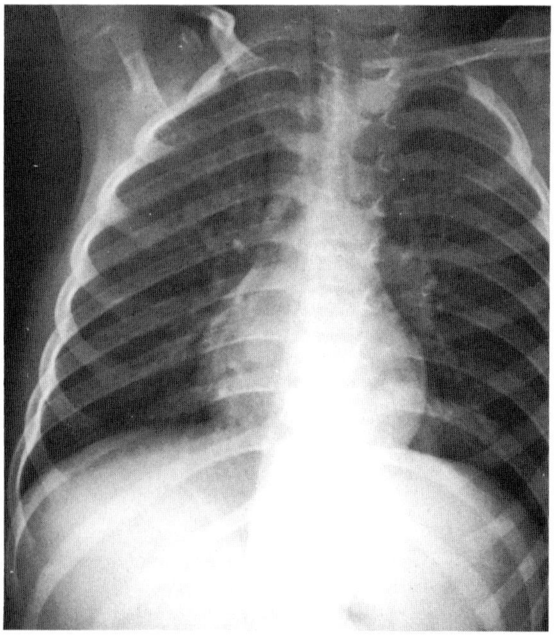

Abb. 3-11. Thoraxaufnahme bei einem aus Versehen etwas gedrehten Patienten. Achten Sie auf die deutliche Asymmetrie der Claviculae.

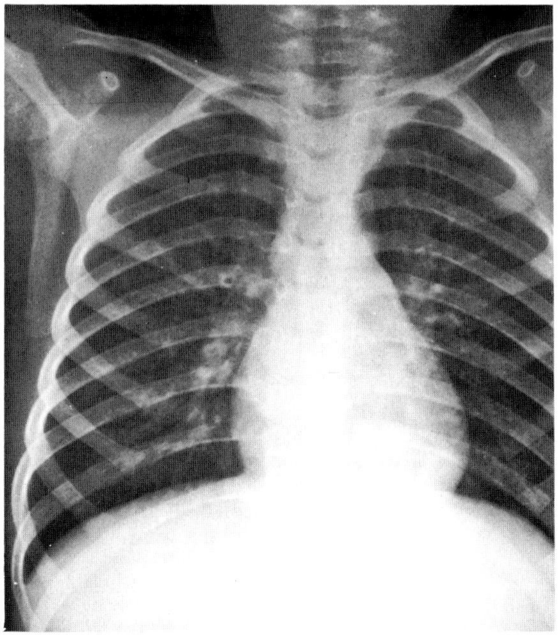

Abb. 3-12. Derselbe Patient, diesmal genau p.a. aufgenommen.

Vergrößerung des Herzens oder eine Erweiterung des Mediastinalschattens vorliegen, so wäre dies natürlich als wichtiges röntgenologisches Krankheitszeichen von großer Bedeutung. Wir müssen also in der Lage sein, eine verdrehungsbedingte, scheinbare Vergrößerung von einer tatsächlichen zu unterscheiden, und der beste Hinweis darauf ist die Asymmetrie der Schlüsselbeine. Prägen Sie sich ein, immer einen Blick auf die Schlüsselbeine zu werfen, und lassen Sie ihre Symmetrie oder Asymmetrie immer in Ihre Beurteilung der Thoraxstrukturen mit eingehen.

Sehen Sie sich jetzt noch einmal **Abb. 3-9** an. Ist Ihnen aufgefallen, daß dort die Schlüsselbeine fehlen? Der Patient wurde ohne sie geboren und ist daher ideal geeignet, um das Rippenzählen zu erlernen. Vergleichen Sie das Bild mit irgendeiner normalen Thoraxaufnahme und schauen Sie, ob Sie den Klavikulaschatten nicht einfach geistig ignorieren können, um die ersten drei Rippenschatten anzusehen oder sie zu zählen.

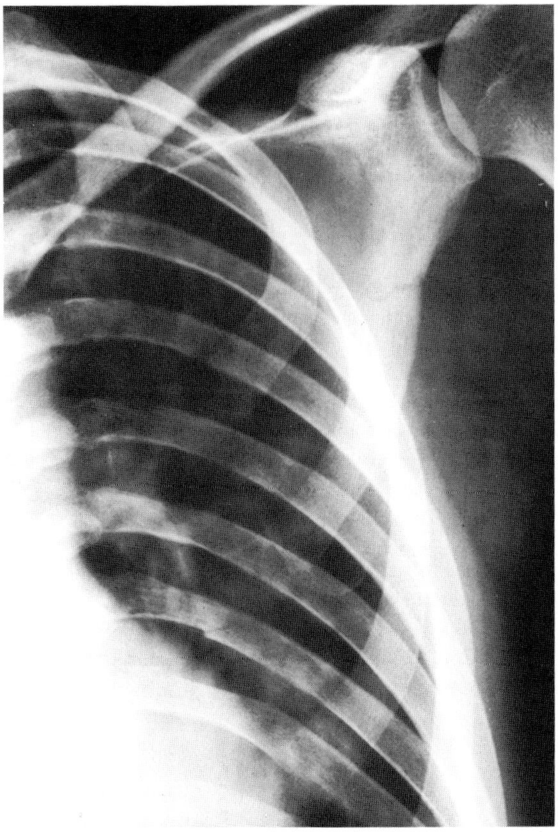

Abb. 3-14 *(Unbekannte 3-2)*. Dieser Patient wurde nach einem Autounfall geröntgt. Welche Rippe ist gebrochen?

Probleme beim Beurteilen von Rippen und Schlüsselbeinen

Abb. 3-13 *(Unbekannte 3-1)*. Wenn Sie der Meinung sind, daß die Rippen korrekt bezeichnet wurden, wie ordnen Sie dann die mit den weißen Pfeilspitzen markierten Strukturen ein?

Abb. 3-15 *(Unbekannte 3-3)*. Hier handelt es sich offensichtlich nicht um eine wirkliche p.a. Aufnahme, und das aus gutem Grund: Der Patient hatte stärkste Schmerzen. Beurteilen Sie die Knochen und ziehen Sie dabei einen normalen Schultergürtel zum Vergleich heran. Untersuchen Sie dann die außerhalb des Thorax gelegenen Weichteile um den Schultergürtel herum. Wie erklären Sie sich die dunklen Streifen?

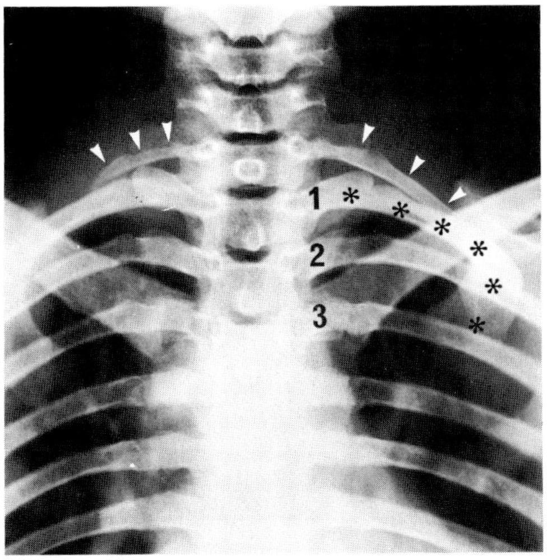

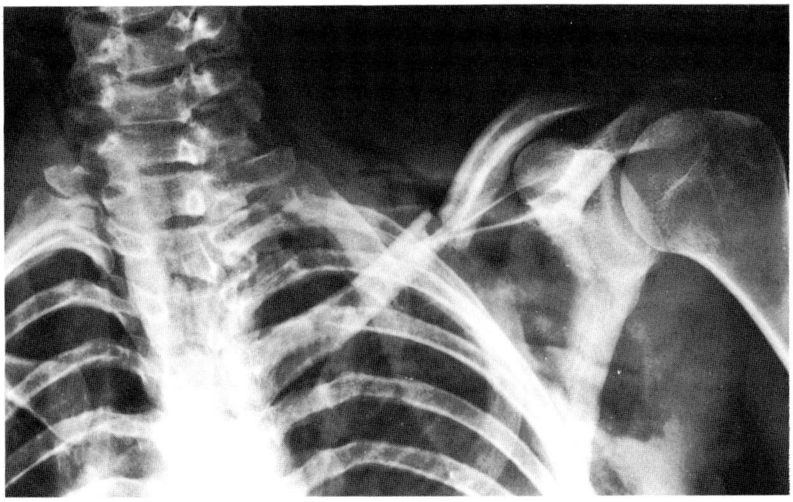

Die Bedeutung der Belichtung

Die Brustwirbelsäule war auf allen Thoraxaufnahmen, die Sie gesehen haben, nicht gut erkennbar, da ihre Dichte zusammen mit der der Mediastinalstrukturen und des Sternums nahezu alle Strahlen absorbiert hat und nur einige wenige den Film erreichen und ihn schwärzen konnten. Dies ist bei allen für Lungenaufnahmen üblichen Techniken der Fall. Um noch Einzelheiten durch sehr dichte Körperteile hindurch erkennen zu können, benötigt man eine andere Aufnahmetechnik. Eine stärkere Strahlenpenetration kann auf verschiedene Weise erreicht werden. Eine Möglichkeit ist es, die Belichtungsfaktoren (kV-Spannung, mAs-Stromfluß und Belichtungszeit) zu erhöhen, um ein Strahlenbündel mit kürzerer Wellenlänge, also sogenannte härtere Strahlen, zu erzeugen. Ein auf diese Weise angefertigtes Bild wird oft als überbelichtetes Bild bezeichnet; es wird absichtlich überbelichtet, um die Penetration dichter Strukturen zu verbessern.

Leider werden aber, wenn Röntgenstrahlen auf irgendeine Materie treffen, sekundäre Röntgenstrahlen erzeugt, die in alle Raumrichtungen strahlen, als würden sie von einer Vielzahl von Quellen ausgehen. Man nennt dies **Streustrahlung**, die, wenn man sie zum primären Strahlenbündel hinzuzählt, natürlich zu einer zusätzlichen Schwärzung des Films führt. Da es durch die Streustrahlung unzählige Strahlenquellen gibt, entsteht ein verschwommenes und verzerrtes Bild. Wenn man nun härtere und damit stärker penetrierende Strahlen benutzt, so erhöht sich gleichzeitig auch der Anteil der Streustrahlen. Somit mangelt es einem einfach überbelichteten Film normalerweise an Kontrast und Bildschärfe.

Streustrahlen können aber durch eine einfallsreiche Erfindung, das sogenannte **Bucky-Raster**, weitgehend eliminiert werden. Dieses wird zwischen den Patienten und den Film gebracht; es ist ein flaches Gitter aus abwechselnden Schichten von sehr dünnen, röntgentransparenten und röntgendichten Materialien (z. B. Holz und Blei). Nur die ganz senkrecht einfallenden Strahlen können die röntgendurchlässigen Holzstreifen passieren. Die schräg eintreffenden Strahlen, zu denen der größte Teil der Streustrahlung gehört, treffen irgendwann auf die Bleistreifen und werden absorbiert **(Abb. 3-18)**.

Wenn dieses zwischengeschaltete Gitter sich nicht bewegt, erscheinen natürlich die Bleistreifen als dünne weiße Linien auf dem Film. Um dies zu vermeiden, muß nur während der Belichtungszeit das Gitter gegenüber dem Film bewegt werden, dann entstehen keine weiße Linien mehr.

Sie werden sehen, daß bei dicken Patienten oder bei Patienten, deren Wirbelsäule, Mediastinum, Schädel oder lange Röhrenknochen zu röntgen sind, von der MTRA ganz automatisch Rasteraufnahmen nach Bucky angefertigt werden. Jedes Röntgenbild des Abdomens, das Sie sehen werden, wurde in gleicher Weise angefertigt.

Die p.a. Thoraxaufnahme in **Abb. 3-16** wurde ausschließlich zur Beurteilung der Lungen angefertigt.

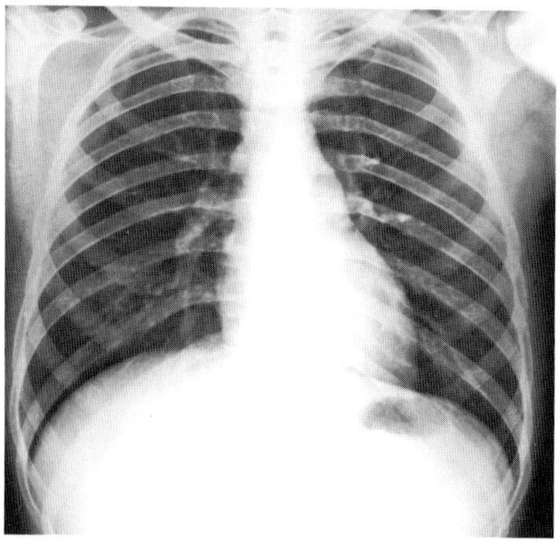

Abb. 3-16 (links). Normale Thoraxaufnahme im p.a. Strahlengang mit einem Fokus-Film-Abstand von etwa 2 m und direkt vor der Filmkassette stehendem Patienten

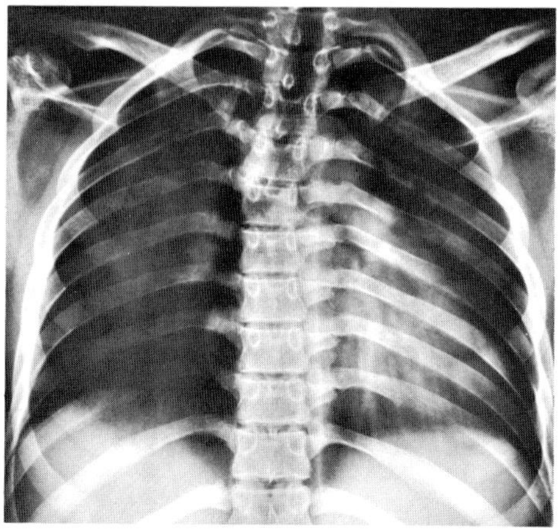

Abb. 3-17 (rechts). Anteroposteriore Aufnahme des Thorax in sogenannter Knochentechnik zur Untersuchung von Wirbelsäule und Rippen. Der Patient lag auf dem Rücken. Es wurde ein Bucky-Raster verwendet.

Abbildung 3-17 wurde im a.p. Strahlengang (so daß die Wirbelsäule, die es hier zu untersuchen galt, nahe am Film war) angefertigt, und darüber hinaus wurden ein Raster und eine entsprechende Belichtungstechnik gewählt. Sehen Sie sich an, wie gut die Struktur der Wirbel und die dazwischenliegenden Bandscheibenräume zu sehen sind, die auf einer normalen Thoraxaufnahme nur eben gerade erkennbar sein sollten. Beachten Sie ebenfalls, daß Sie hier auch die Rippen unterhalb des Zwerchfells sehen können, die Sie auf den meisten Routine-Thoraxaufnahmen kaum noch erkennen können. Diese Aufnahme würde aber zur Beurteilung der Lungen völlig ungeeignet sein, denn alle feinen Details gehen verloren.

Sie sollten also beim Blick auf eine Thoraxaufnahme einzuschätzen versuchen, ob diese korrekt exponiert oder über- beziehungsweise unterbelichtet ist. Die korrekte Belichtung einer normalen p.a. Thoraxaufnahme läßt Sie noch die röntgentransparenteren Zwischenwirbelräume erkennen, aber nicht mehr die genaue Anatomie der Wirbel. Dies ist aus folgenden Gründen wichtig: Wenn ein Bild unterexponiert ist, könnten Sie dazu neigen, vaskuläre Schatten in den Lungen überzuinterpretieren, während bei einem überexponierten Bild kleine, aber wichtige Strukturen von geringer Dichte verloren gehen können, weil sie „ausgebrannt" wurden.

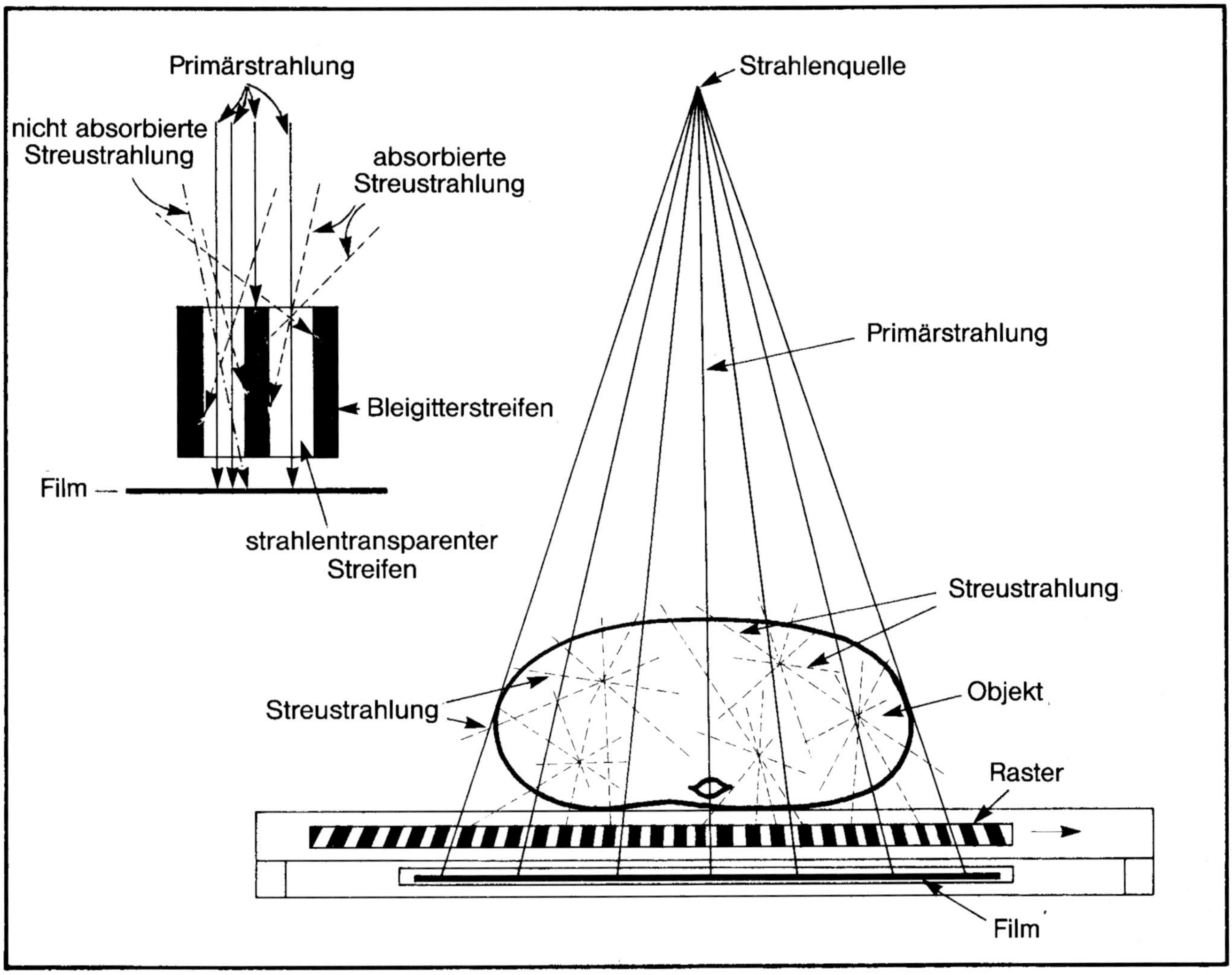

Abb. 3-18. Höhere Röhrenspannung und Belichtungszeit führen bei Verwendung eines Bucky-Rasters zu einer erwünschten höheren Strahlenpenetration und besseren Detailerkennbarkeit auf Röntgenbildern von dicken Körperteilen (s. Text).

Weichteilgewebe

Genauso wie feine Lungenstrukturen ausgebrannt werden können, kann dies auch mit dem Weichteilgewebe passieren, das dem Thoraxskelett außen anliegt. Wenn Sie sich einen genauen Überblick über die Knochen verschafft haben, sollten Sie sich jetzt die Weichteilgewebe ansehen und dabei das Brustgewebe, die Supraklavikularregionen, die Axillae sowie das Subkutangewebe und die Muskeln an den Seiten des Thorax, wo sie tangential getroffen werden, betrachten. Sie können die Weichteilgewebe auf jeder Aufnahme, die mit einer „Lungenbelichtung" angefertigt wurde, beurteilen, und nicht selten können Sie daraus entscheidende Informationen über den Patienten ableiten. Sind die Weichteile mager, und können sie vielleicht darauf hinweisen, daß der Patient Gewicht verloren hat? Sind die normalerweise symmetrischen Dreiecke in der Supraklavikularregion in irgendeiner Weise verändert? Blättern Sie zurück zu **Abb. 3-2 A** und zur *Unbekannten 3-3*. Vergewissern Sie sich immer, daß Sie zwei Brüste sehen. Bei einer Thoraxaufnahme, bei der eine Brust fehlt, geht es oft darum, daß bei der Patientin nach einer sekundären Tumormanifestation gesucht wird, und Sie sollten die Lungen und die Knochen genau nach möglichen Metastasen absuchen. Im Bereich einer fehlenden Brust erscheint die darunterliegende Lunge aufgrund des fehlenden Gewebes etwas dunkler als auf der Gegenseite, und manchmal wurde zugleich mit der Mastektomie auch ein Teil des M. pectoralis entfernt. Blättern Sie einige Seiten weiter, suchen Sie sich die Thoraxaufnahmen von Patientinnen heraus und schauen Sie, ob Sie eine mit fehlender linken Brust finden können.

Die Mammographie

Die Brust selbst kann röntgenologisch durch die Mammographie untersucht werden, eine spezielle Technik, bei der die Brust der einzige zwischen Quelle und Film gebrachte Körperteil ist. Sie ist eine sehr häufig zur Krebsfrüherkennung eingesetzte Untersuchung. Auf einer normalen Thoraxaufnahme könnte man einen Brustkrebs in aller Regel nicht erkennen. Ihr Radiologe wird Sie beraten, wann eine Mammographie für Ihre Patientin (selten auch einmal Ihren Patienten) indiziert ist. Generell gilt die Regel, daß Frauen unter 35 Jahren nicht routinemäßig mammographiert werden, solange sie asymptomatisch sind und kein Verdachtsmoment für eine maligne Raumforderung vorliegt, denn mit der Mammographie ist eine Strahlenbelastung verbunden. Wenn eine Raumforderung tastbar oder bei der palpatorischen Untersuchung fraglich ist oder wenn die Brüste einer Patientin schwierig zu untersuchen sind, legen die meisten Ärzte Wert darauf, daß eine Mammographie durchgeführt wird. Bei älteren Frauen werden oft (z. B. jährlich) Mammographien als routinemäßige Tumorsuchmethode durchgeführt. Dabei macht der verhältnismäßig größere Fettanteil in der Brust die Erkennung bösartiger Knoten sehr viel einfacher, selbst dann, wenn ein normaler Tastbefund vorliegt.

Soviel erst einmal zum ersten Schritt der Beurteilung einer Thoraxaufnahme, nämlich dem systematischen Überblick über die Knochen und Weichteilgewebe. Nun sind Sie sicherlich bereit, hinter die Knochen zu schauen und sich die Schatten der Lunge selbst anzusehen.

Beurteilungsprobleme

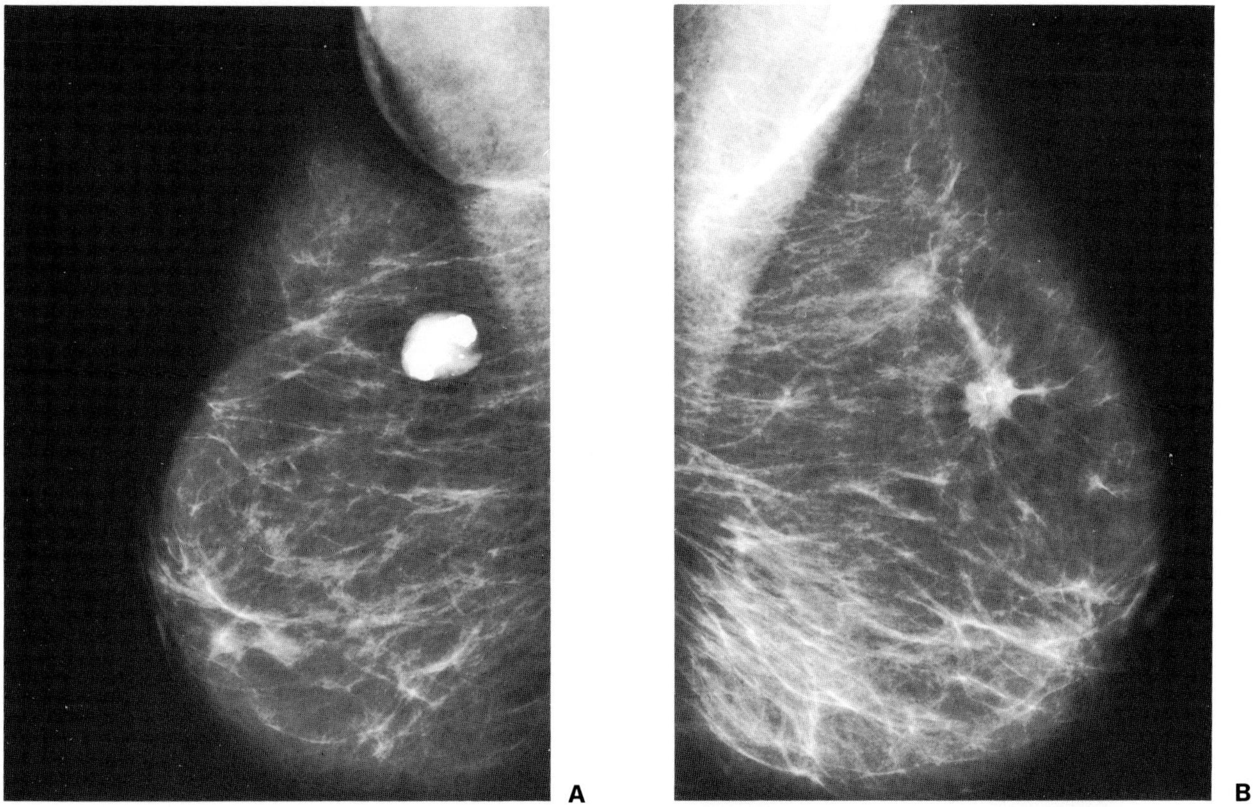

Abb. 3-19 *(Unbekannte 3-4)*. Mammographie der beiden Brüste einer Frau, die in ihrer rechten Brust (Bild links oben) einen Knoten entdeckt hat. Ihr Hausarzt tastete ebenfalls den Knoten und erachtete ihn als karzinomverdächtig (die linke Brust war palpatorisch normal). Suchen Sie den Knoten und beschreiben Sie den Befund telefonisch Ihrem Chef. (Zur Lösung des Falles siehe *Antworten zu den Unbekannten*.)

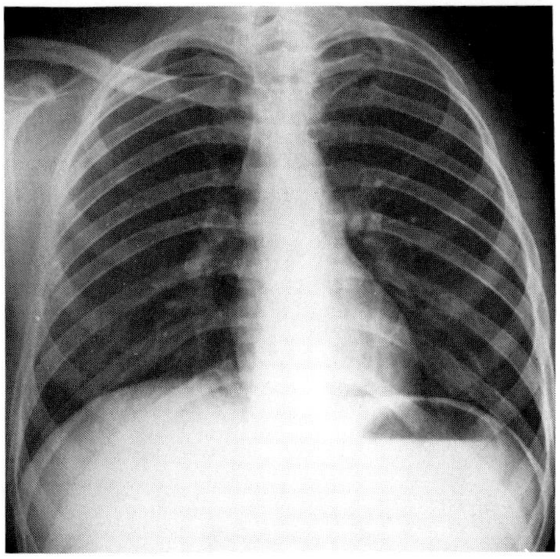

Abb. 3-20 *(Unbekannte 3-5)*. Dieser Patient war asymptomatisch. Ist es eine normale Thoraxaufnahme?

Kapitel 4

Die Lunge

Die normale Lunge

Schauen Sie nun, nachdem Sie all die ablenkenden Schatten von Rippen und Weichteilen kennengelernt haben, auf die Teile des Röntgenbildes, die der Lunge selbst zugehörig sind. Aufgrund ihres Luftgehaltes ist die normal entfaltete Lunge - wie wir schon gesagt haben - weitgehend röntgendurchlässig. Trotzdem sehen Sie in **Abb. 4-1** Hinweise auf sich verzweigende, linienförmige graue Schatten. Wodurch genau entstehen sie? Sie können es selbst herausfinden.

Bedenken Sie zuerst, daß logischerweise jede Struktur höherer Röntgendichte, die inmitten einer röntgendurchlässigen Struktur (wie etwa der Lunge) aufgespannt ist, einen Teil der Röntgenstrahlen absorbiert und somit einen grauen Schatten auf den Film wirft, da im entsprechenden Bereich des Filmes weniger Silber präzipitiert.

Wenn diese Struktur kugelförmig und einheitlich zusammengesetzt ist, verursacht sie einen runden Schatten. Ist die Oberfläche einer Masse jedoch knotig und unregelmäßig, wird auch ein knotiger Röntgenschatten zu sehen sein, wie in **Abb. 4-2** dargestellt. Wenn nun die in einem lufthaltigen Raum aufgespannte dichte Struktur zylindrisch ist, wie etwa ein blutgefülltes Gefäß, das durch das Lungengewebe zieht, so entsteht ein sich zur Peripherie hin verjüngender, linienförmiger grauer Schatten; und wenn sich das Gefäß verzweigt, so verzweigt sich natürlich auch der Röntgenschatten.

Liegt ein durch die Lunge ziehendes Gefäß weitgehend parallel zum Film (und somit rechtwinklig zum Röntgenstrahl), so werden sowohl seine Verzweigungen als auch seine Verjüngung zur Peripherie hin genau auf der p.a. Aufnahme wiedergegeben. Läuft das Gefäß aber in annähernd sagittaler Richtung durch das Lungengewebe und somit in annähernd gleicher Richtung wie das Strahlenbündel, absorbiert es mehr Strahlen. Sein

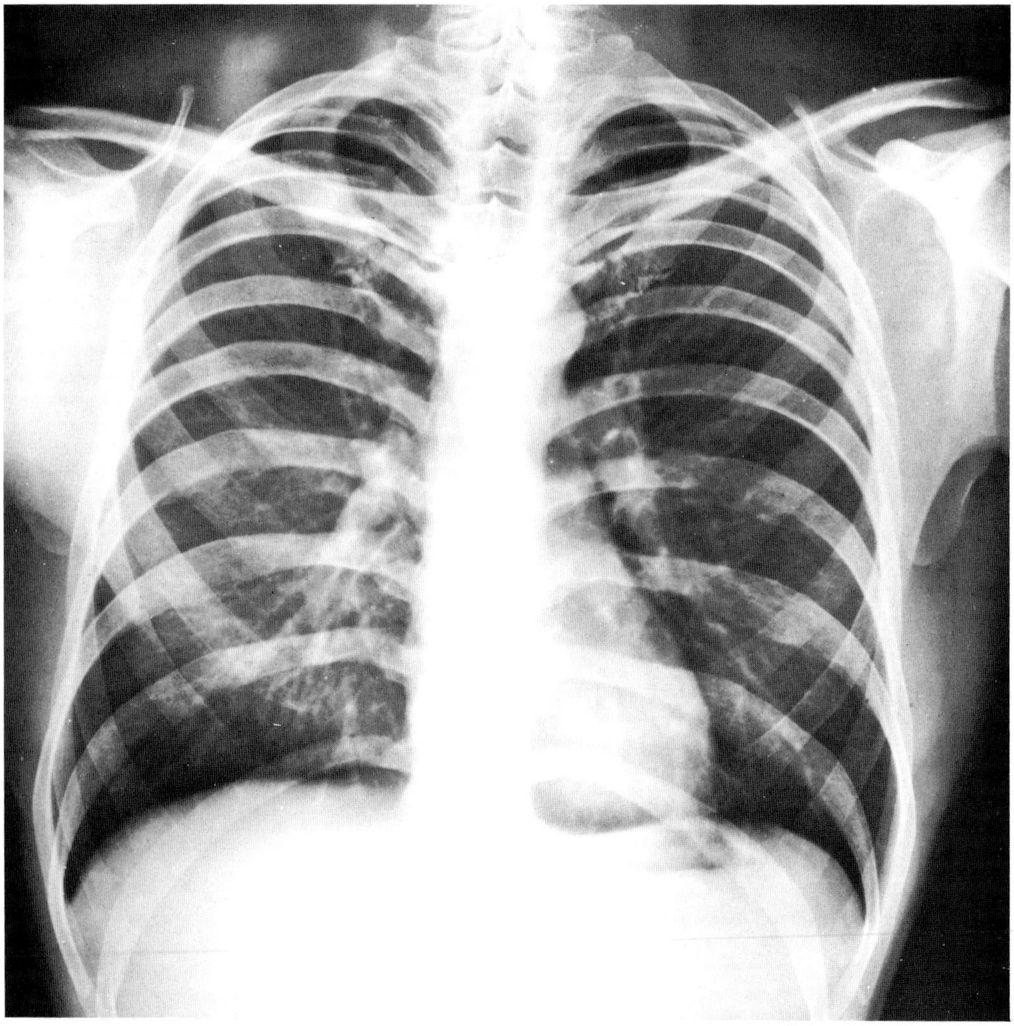

Abb. 4-1. Normale Thoraxaufnahme

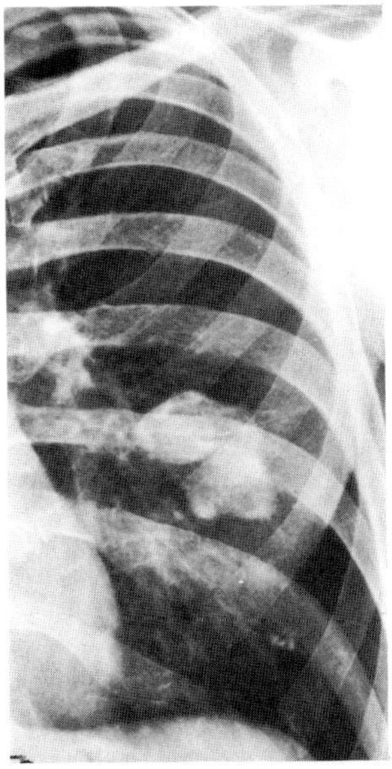

Abb. 4-2

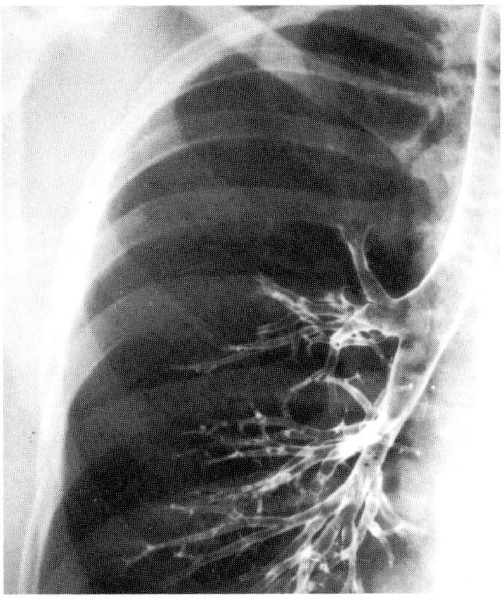

Abb. 4-3 A

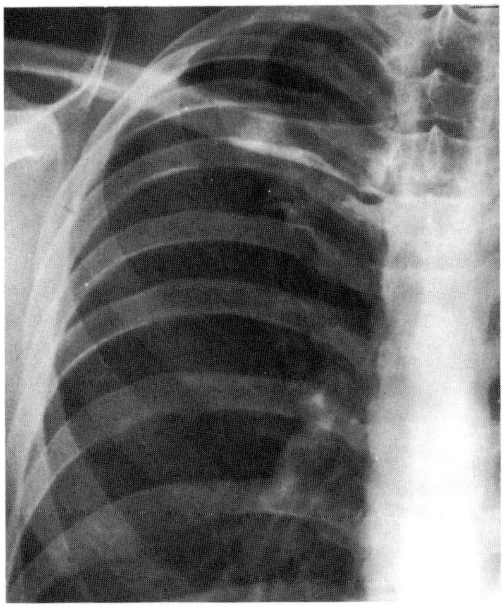

Abb. 4-3 B

Schatten erscheint also als ein dichter runder Fleck. Wir haben hier eine Analogie zu dem seitlich getroffenen Rosenblatt im ersten Kapitel. Sie können solche orthogonal getroffenen Blutgefäße in **Abb. 4-1** oder in jeder anderen Thoraxaufnahme finden.

Es ist ebenfalls logisch, daß die „normale Lungenzeichnung", wie der Radiologe diese linearen Schatten nennt, tatsächlich Gefäße und nicht Bronchien und Bronchiolen sind. Der luftgefüllte und dünnwandige Bronchialbaum verursacht normalerweise nur eine geringe oder gar keine Schattenbildung. Somit kann man sich die normale Lungenzeichnung als ausschließlich vaskulär vorstellen. Der Tracheobronchialbaum kann natürlich auch sichtbar gemacht werden, indem man eine relativ gut verträgliche röntgendichte Flüssigkeit über einen Trachealkatheter in das Bronchialsystem des lebenden Patienten instilliert, wobei das Kontrastmittel später abgehustet oder absorbiert wird. Eine derartige Untersuchung wird **Bronchographie** genannt und möglichst unter Lokalanästhesie der Luftwege durchgeführt, um den Hustenreiz zu unterbinden. Sie wird heutzutage nur noch selten durchgeführt, meist nur noch, um das Ausmaß von Bronchiektasen zu untersuchen.

Weit weniger beeindruckende, aber nichtsdestoweniger wichtige Informationen erhält man aus jeder einfachen p.a. Thoraxaufnahme, indem man sich die Gefäßschatten der Lunge, die nur durch das in ihnen enthaltene Blut zur Darstellung kommen, genauer ansieht. Überzeugen

Abb. 4-2. Die solide Raumforderung in der lufthaltigen Lunge hat eine knotige Begrenzung.

Abb. 4-3 A. Hier ist der Tracheobronchialbaum von einer dünnen Kontrastmittelschicht überzogen, es handelt sich um eine Bronchographie. Die blutgefüllten Gefäße sind nur ganz schwach zu erkennen.

Abb. 4-3 B. Ausschnitt aus einer normalen Thoraxaufnahme. Beachten Sie, daß zwar die Luftsäule der Trachea erkennbar ist, der übrige Tracheobronchialbaum jedoch nicht.

Sie sich zuerst, daß die größten Gefäße am Lungenhilus – so wie Sie es erwarten würden – auch die breitesten und dichtesten Schatten verursachen. Dieses medusenkopfähnliche Wirrwarr aus Arterien und Venen zu beiden Seiten des Herzschattens wird vom Radiologen in seinen Berichten **Hilus** oder Lungenwurzel genannt. Die Gefäße des rechten Hilus erscheinen ausgeprägter als die des linken, ein Phänomen, das aber lediglich dadurch zustande kommt, daß ein Teil des linken Hilus von dem überwiegend linksseitig gelegenen Herzschatten überlagert wird. Von der Mitte der Wirbelsäule aus gemessen sind die Lungengefäße weitgehend symmetrisch, mit Ausnahme der etwas höher abgehenden linken Pulmonalarterie, die auf dem linken Hauptbronchus reitet **(Abb. 4-7)**. Aus diesem Grund steht der linke Hilus auf jeder normalen Thoraxaufnahme etwas höher als der rechte.

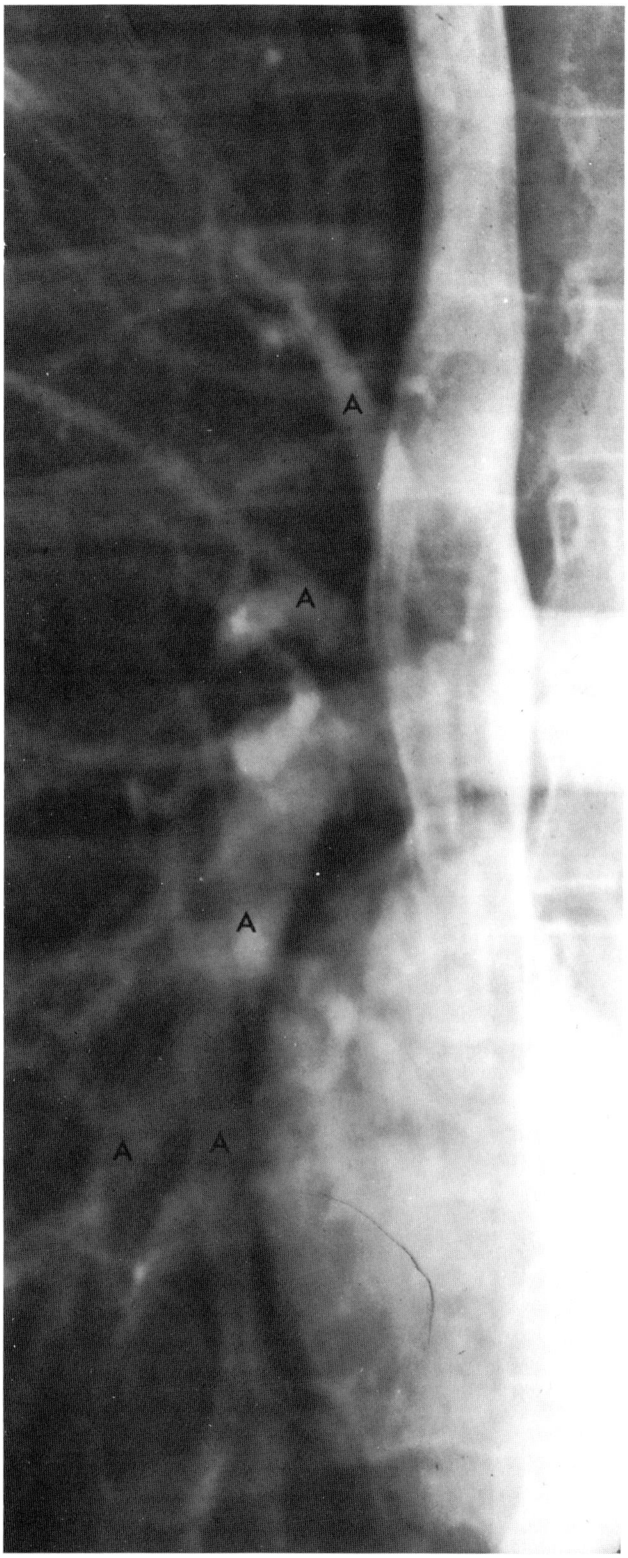

Abb. 4-4

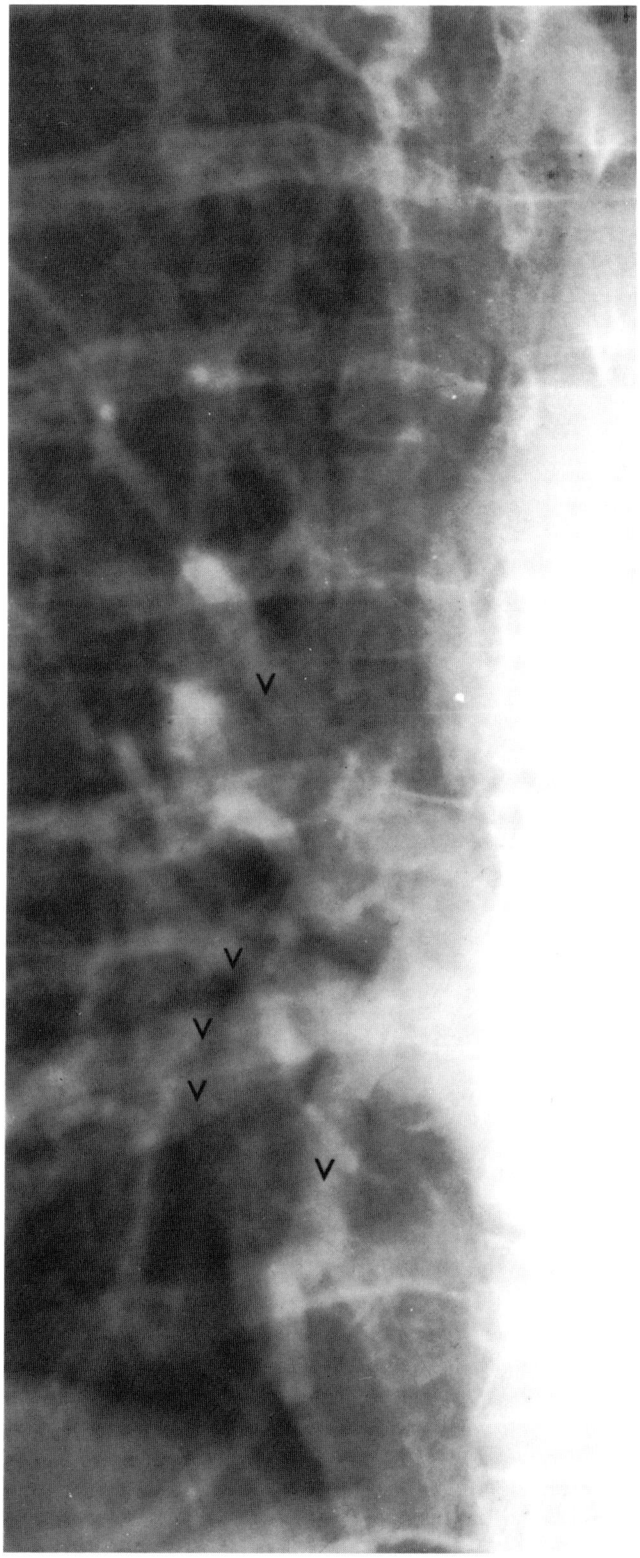

Abb. 4-5

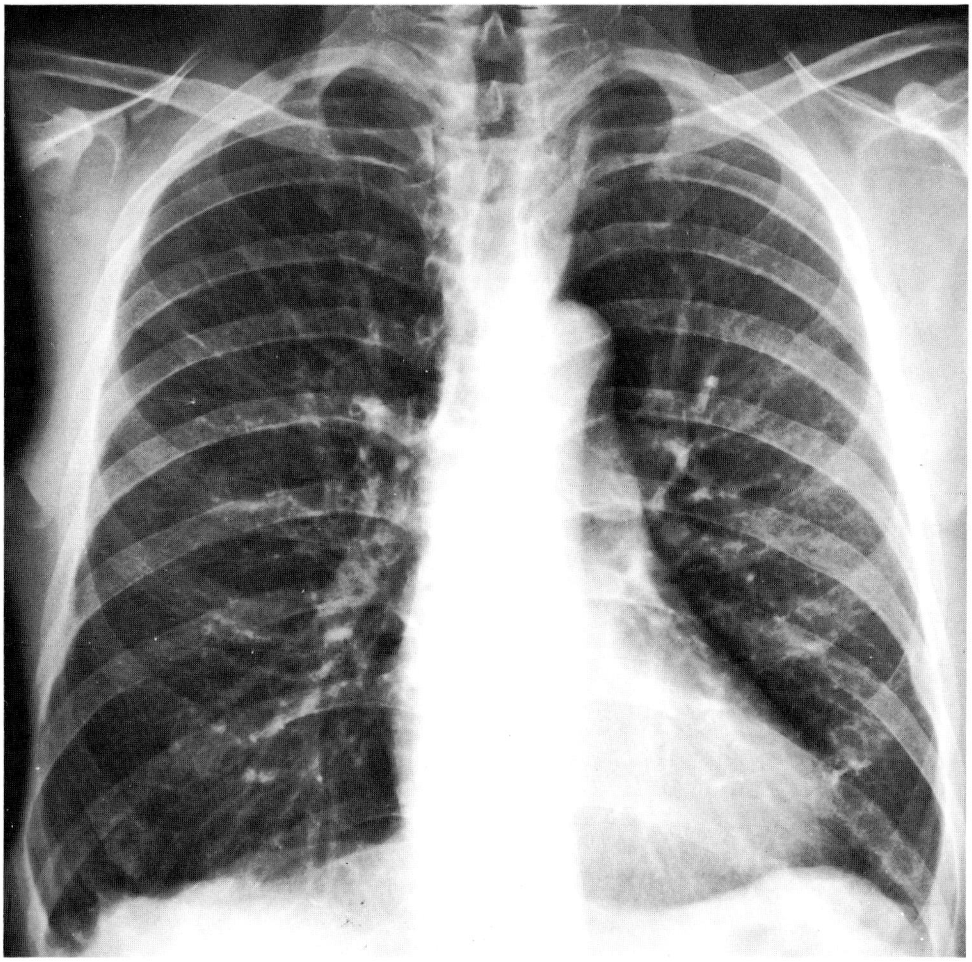

Abb. 4-6 (rechts). Normale Thoraxaufnahme. Beachten Sie, wie schwierig es ist, eine sichere Unterscheidung zwischen Arterien und Venen anhand dieser „Leeraufnahme" ohne Kontrastmittelgabe zu treffen.

Abb. 4-4 und **4-5**. Der Gefäßbaum der Lunge kann beim lebenden Patienten zusätzlich kontrastiert werden, so daß Gefäße klarer als auf einer konventionellen Thoraxaufnahme erkennbar werden. Dazu wird ein sich mit dem Blut vermischendes, röntgendichtes Kontrastmittel bolusartig in eine Kubitalvene oder besser über einen Venenkatheter injiziert, so daß ein bestimmtes Blutvolumen als weißer „Schatten" bei seiner Passage durch das rechte Herz zu den Lungengefäßen zu verfolgen ist. Um die Passage des sichtbaren Blutbolus vom Herzen zu den Lungen, wieder zurück zum Herzen und dann in die arterielle Strombahn des Körpers bildlich festzuhalten, werden entweder Röntgenbilder in sehr schneller Sequenz oder die Röntgenkinematographie eingesetzt. **Abbildung 4-4** zeigt, wie ein kontrastmittelangereicherter Blutbolus von der Vena cava superior in das rechte Herz strömt und von dort über die Pulmonalarterien (A) in die Lunge gepumpt wird. **Abbildung 4-5** zeigt eine 1 bis 2 Sekunden später angefertigte Aufnahme, auf der der Rückfluß des kontrastierten Bluts über die Pulmonalvenen (V) zum linken Vorhof zu erkennen ist.
◄

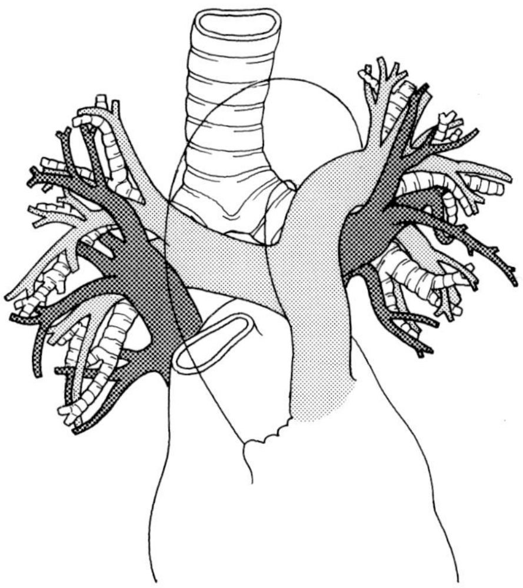

Abb. 4-7 (oben). Die anatomische Zusammensetzung des Hilus. Die Aorta wurde transparent dargestellt. Der Tracheabronchialbaum wird durch die Knorpelspangen angedeutet. Die Arterien sind hell und die Venen dunkel dargestellt.

Veränderungen des pulmonalen Gefäßsystems

Vergleichen Sie die normalen Hili in **Abb. 4-1** mit einigen abnormen Hilusschatten. Die Lungenwurzel kann z. B. durch Erweiterung ihrer **Venen** vergrößert sein, also bei allen Ursachen, die zu einer Behinderung des Rückstromes von oxygeniertem Blut aus den Lungen zum linken Herzen führen. Eine dieser Ursachen ist das akute Linksherzversagen nach einem Myokardinfarkt. Eine weitere Ursache, wenn auch chronischer Natur, kann z. B. die Mitralstenose bei rheumatischen Herzerkrankungen sein, bei der eine Einengung der Mitralklappe zu einem Rückstau in die Pulmonalvenen führt. **Abbildung 4-8** zeigt das Bild der Hili bei leichter Mitralstenose. Beachten Sie die Vergrößerung der Lungenwurzel und der im Vergleich zu den dünnen und geraden Lungengefäßen in Abb. 4-1 offensichtlich dicken und teilweise vermehrt geschlängelten Pulmonalgefäße.

Mit der Erweiterung der **Lungenarterien** des Hilus werden Sie auch vertraut werden, und zwar bei denjenigen kongenitalen Herzfehlern, bei denen eine Öffnung im Septum den Rückstrom von Blut aus der linken in die rechte Herzkammer und damit in den kleinen Kreislauf erlaubt und dadurch zu einer Überlastung des rechten Herzens und der Pulmonalarterien führt. Auch ein offener Ductus arteriosus Botalli mit direktem Blutfluß aus der Aorta in die Pulmonalarterie sowie Vorhofseptumdefekte führen zu einem vergleichbaren Bild. **Abbildung 4-9** zeigt ein Beispiel mit deutlicher arterieller Erweiterung der Hili bei einem derartigen angeborenen Herzfehler. Es kommt nicht selten vor, daß sowohl eine Erweiterung der Lungenvenen als auch der Lungenarterien vorliegt, und Sie werden nicht immer in der Lage sein, aus der Thoraxaufnahme abzuleiten, welche Gefäße überwiegend beteiligt sind. Bei der Beurteilung des Lungenhilus von einem Patienten, dessen Aufnahme Sie das erste Mal sehen, werden Sie zunächst lediglich entscheiden müssen, ob Sie erweiterte Gefäße oder solche mit normalem Kaliber finden. Die Gefäßstämme des Hilus verzweigen und verjüngen sich normalerweise in der Lunge in alle Richtungen. Weit in der Lungenperipherie, also nahe der Thoraxwand, sind sie in der Regel so fein, daß Sie sie nicht mehr sehen können. Wenn Sie sich einmal einen Lungenflügel ansehen und dabei zuerst die laterale Hälfte und dann die mediale Hälfte abdecken, so werden Sie über die stark verringerte Zahl von Gefäßen im lateralen Lungenanteil erstaunt sein.

Jedoch wird Sie dies nicht überraschen, wenn Sie sich wieder vergegenwärtigen, daß die Lunge medial am Rande zum Mediastinum sehr viel dicker ist als lateral thoraxwandnah und daß sich natürlich im Bereich der medialen Lungenhälfte auf dem Röntgenbild sehr viel

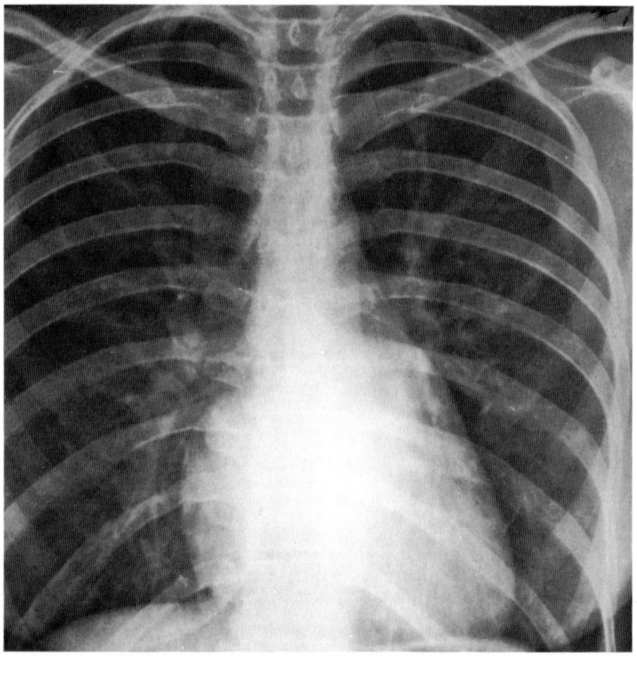

Abb. 4-8. Deutlich verbreiterte Hilusschatten bei Mitralstenose. Achten Sie auf die Oberlappengefäße, die bei Mitralvitien erweitert sind. Vergleichen Sie dieses Bild mit **Abb. 4-1**.

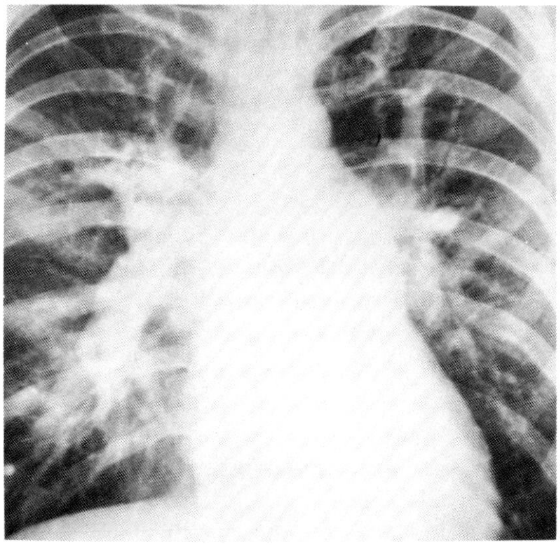

Abb. 4-9. Massive Hilusvergrößerung, überwiegend durch dilatierte Pulmonalarterien bei einem Patienten mit Vorhofseptumdefekt. Zu der normalen, über die Vena cava in den rechten Vorhof zurückfließende Blutmenge kommt noch zusätzlich durch den Defekt Blut aus dem linken Atrium (Shunt-Volumen) hinzu. Dies führt zu einer Rezirkulation von Blut durch die Lungen mit Überladung des Lungenkreislaufes und entsprechend dilatierten Arterien.

mehr Gefäße überlagern. Wenn Sie in gleicher Weise einen Lungenflügel in eine obere und eine untere Hälfte unterteilen, so sehen Sie sofort, daß in der unteren Lungenhälfte sehr viel mehr sich verzweigende Gefäßstrukturen zu finden sind als in der oberen Hälfte. Auch dieses Phänomen ist von der Dicke der Lunge abhängig. Um sich den Gefäßbaum innerhalb der Lunge räumlich vorzustellen, muß man sich einfach die pyramidenartige Form der Lungen mit ihrer breiten Basis im Bereich des Zwerchfells und ihrer Spitze unter dem Bogen der ersten Rippe vor Augen halten.

Von Zeit zu Zeit wird Sie der parakardiale (herznahe) Anteil der unteren rechte Lunge (der rechte phrenikokardiale Winkel) stören. Hier überlappen sich in der p.a. Aufnahme viele Gefäßstämme, da sich die des vorne liegenden Mittellappens mit denen des hinten liegenden Unterlappens überlagern. Man könnte daher leicht annehmen, daß in dieser Region eine Verdichtung vorliegt, die tatsächlich gar nicht vorhanden ist. Sie können sich selbst einmal davon überzeugen, indem Sie sich die Aufnahmen dieser und der vorhergehenden Seiten anschauen und Ihr Augenmerk auf den Teil der rechten Lunge richten, der direkt über dem Zwerchfell und unmittelbar rechts vom Herzschatten liegt. Achten Sie bitte darauf, daß selbst auf einer normalen Aufnahme (s. Abb. 4-1) diese Region von sehr viel mehr Gefäßen durchzogen wird, als Sie zunächst erwarten würden. Ein Teil dieser Schwierigkeit entsteht durch einen visuellen Trick Ihres Auges. Wahrscheinlich vergleichen Sie die Lunge zu beiden Seiten des Herzens. Aber aufgrund der Form des Herzens ist das Lungengewebe in direkter Nachbarschaft des linken Herzrandes gar nicht vergleichbar mit der problematischen Region auf der rechten Seite, die wir besprochen haben. Sie können das ganz einfach überprüfen, indem Sie die Abstände von der Mittellinie messen: Der wirklich vergleichbare Anteil der linken Lunge liegt näher an der Mittellinie und wird durch den Herzschatten verdeckt. In den **Abbildungen 4-10** und **4-11** finden Sie normale und anormale phrenikokardiale Winkel zum Vergleich.

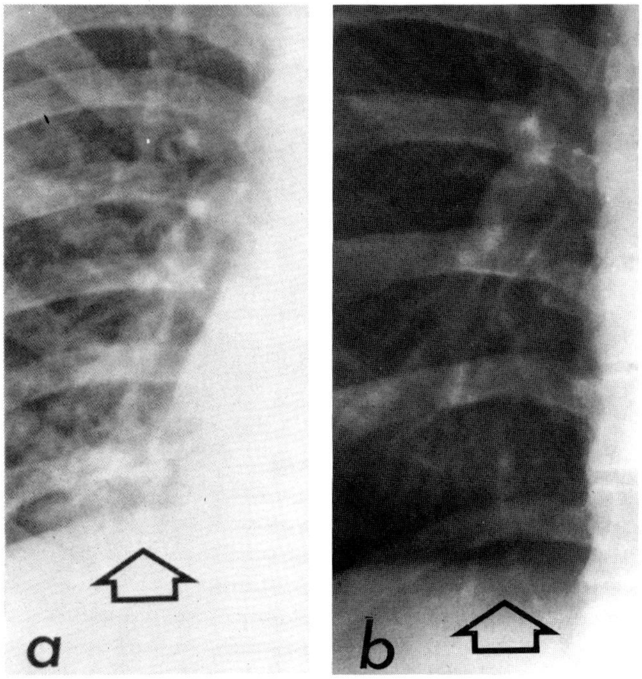

Abb. 4-10. Der rechte kardiophrenische Winkel, ein aufgrund der großen Zahl überlagernder Gefäße oft schwierig zu beurteilender Lungenbereich. In a zeigt sich diese Region unscharf verdichtet, während sie normalerweise transparent erscheint (b). Der Patient in a hatte eine Pneumonie.

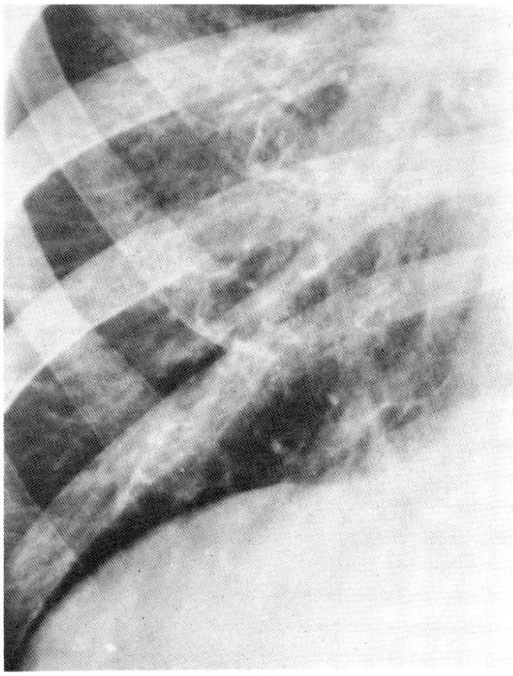

Abb. 4-11. Der kardiophrenische Winkel und das rechte Lungenunterfeld bei einer leichten Herzinsuffizienz. Die Schatten der erweiterten Hilusvenen, die sich mit den Arterienschatten überlagern, führen zu einem unscharf verdichteten Bild des Hilus und des Lungenunterfeldes. Beachten Sie die Kerley-B-Linien – dies sind horizontal verlaufende, lateral erkennbare streifen- oder perlschnurartige Verdichtungen, die erweiterten Lymphgefäßen oder verdickten interlobulären Septen entsprechen, in denen die Lymphgefäße verlaufen.

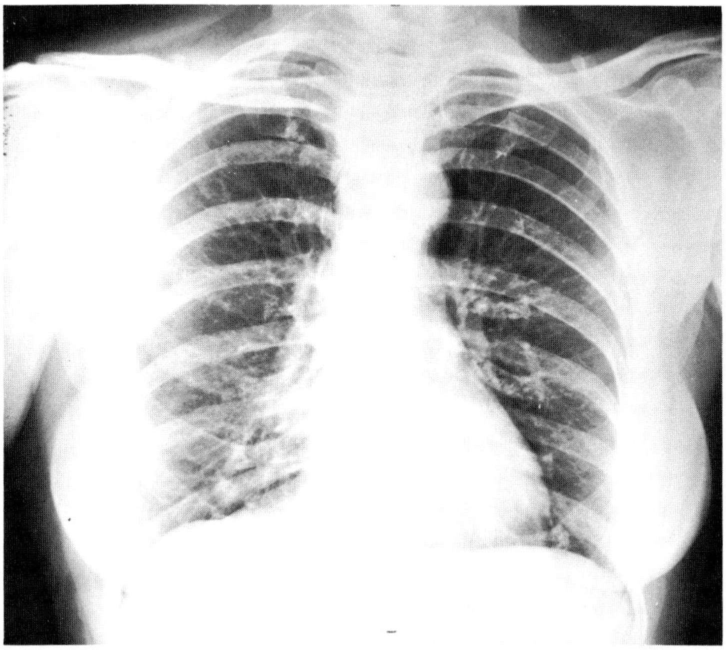

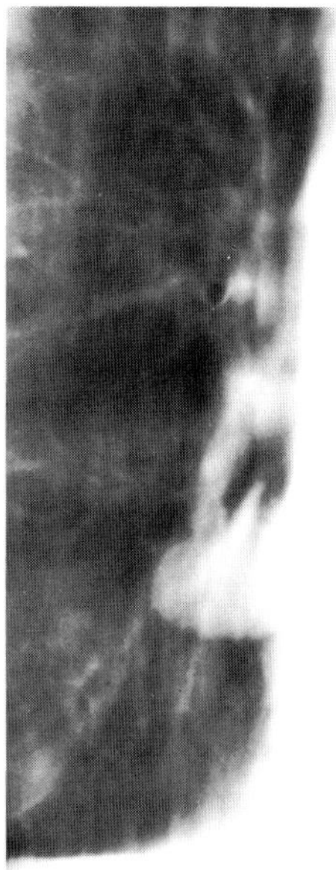

Abb. 4-12. Verdichtung im unteren Teil des rechten Hilus bei einer Patientin mit Husten und blutigem Sputum. Die Tomographie in **Abb. 4-13** (rechts) zeigt eine glatt begrenzte runde Raumforderung unterhalb einer eindeutig normalen rechten Pulmonalarterie. Bei der Operation fand sich ein gutartiger Tumor.

Häufig ist die Vergrößerung des Hilus nicht vaskulärer Natur. Es gibt zahlreiche **Lymphknoten** in der Region des Hilus und des Mediastinums, die zwischen den kräftigen Gefäßschatten verteilt und normalerweise so klein sind, daß sie nicht dargestellt werden. Sie können allerdings, entweder einzeln oder gruppenförmig, vergrößert sein und dadurch sichtbar werden. Dies kann beispielsweise im Rahmen einer Reaktion auf einen entzündlichen Prozeß der Lungen geschehen oder aber durch einen primären oder sekundären Tumorbefall. Sie können dann als überlappende runde Schatten oder, wenn sie miteinander verbacken sind, als ein konfluierender Schatten erscheinen.

Primäre Tumoren, die in der Nähe des Hilus auftreten, sind häufig. Wenn Sie sich die Lungenwurzel auf einem Röntgenbild räumlich vorstellen, werden Sie auch bemerken, daß Tumoren des peripheren Lungengewebes, die vor oder hinter dem Hilus gelegen sind, zu Verschattungen führen, die sich auf den Hilusschatten projizieren. Die **Abbildungen 4-12** und **4-14** zeigen Beispiele eines derartigen Problems. In **Abb. 4-12** liegt der Tumor direkt unterhalb des rechten Hilus und in **Abb. 4-14** liegt er entweder vor oder hinter, in jedem Fall jedoch überlagert von einer reellen Hilusvergrößerung durch **tumorbefallene Lymphknoten**. Verschiedene Spezialuntersuchungen können nun dazu beitragen, die Natur solcher Raumforderungen abzuklären. Dabei sind Tomogramme ausgesprochen nützlich, Sie sollten sich die in den hier verwendeten Abbildungen gezeigten Tomogramme als Röntgenbilder einer koronaren Schicht durch die Hilusregion vorstellen. Die Computertomographie, die Ihnen ein transversales Schichtbild liefert, kann Ihnen zeigen, ob eine solche Raumforderung vor oder hinter dem Hilus liegt. Gelegentlich werden auch konventionelle Tomogramme in schrägen Positionen zu einer genaueren Darstellung der Hili angefertigt.

Tumorbedingte Hilusvergrößerungen sind oft rundlicher und glatter begrenzt und finden sich häufiger unilateral. Raumforderungen, die aus einer Gruppe von vergrößerten Lymphknoten bestehen, sehen – wie Sie feststellen werden – eher wie das Röntgenbild von Trauben aus und zeigen mehrere überlappende rundliche Schatten. Vaskuläre Hilusvergrößerungen hingegen verjüngen sich zur Lunge hin und kommen fast ausschließlich bilateral vor. Natürlich werden Sie auch Ausnahmen kennenlernen, aber diese hier angegebenen groben Verallgemeinerungen geben Ihnen zunächst einmal eine brauchbare Arbeitsgrundlage an die Hand. Denken Sie jedoch andererseits daran, daß Sie auch mit Hilusvergrößerungen rechnen müssen, die aus einer Kombination von Tumor und Lymphknoten (wie in **Abb. 4-14**) bzw. Gefäßen und Lymphknoten bestehen. Der Stellenwert der konventionellen Tomographie und der Computertomographie (CT) für die Diagnostik solcher Raumforderungen wird im Kapitel 8 über das Mediastinum besprochen werden.

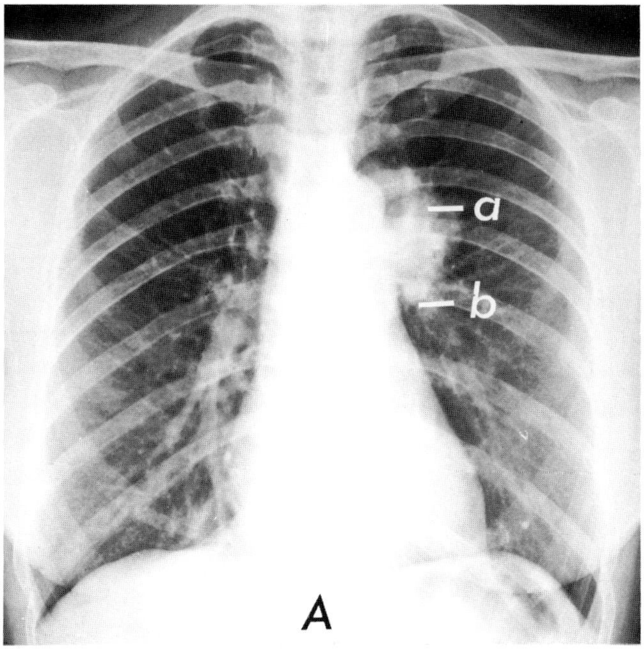

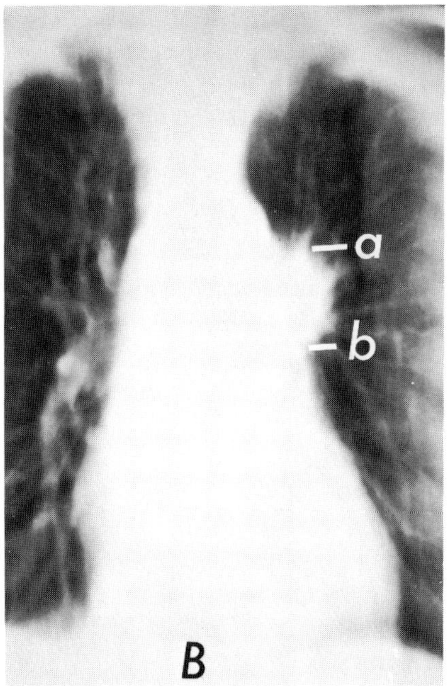

Abb. 4-14. Raumforderung im Bereich des linken Hilus, normaler rechter Hilus. Das in B gezeigte Tomogramm wurde durch den Hilus gelegt: es zeigt ein Konglomerat von vergrößerten Hiluslymphknoten (a-b), aber schließt nicht den oberen Teil der ursprünglichen Verschattungen in A ein, der sich mit den Lymphknoten überlagert und dem vor oder hinter dem Hilus gelegenen Primärtumor entspricht. Die pathologische Verschattung auf der normalen Thoraxaufnahme ist also durch zwei sich überlagernde Verdichtungen zusammengesetzt. Hier könnte die Computertomographie genau zeigen, wo der Primärtumor liegt, wie groß er ist und welche Strukturen er betrifft.

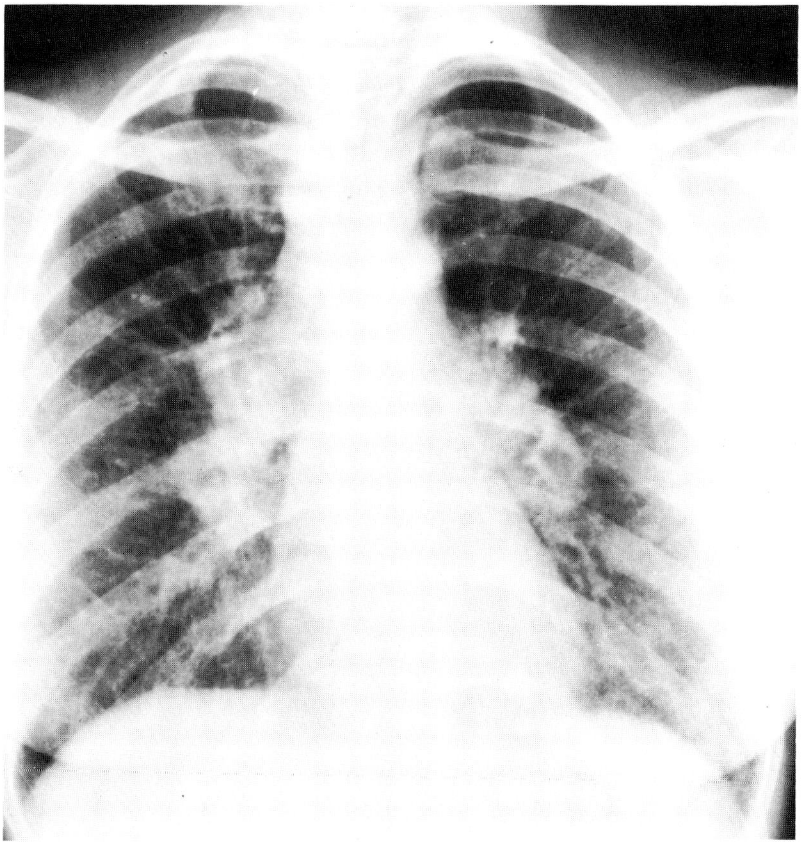

Abb. 4-15. Beidseitige Hiluslymphknotenvergrößerungen bei einem Patienten mit Sarkoidose

Grenzen und Fehlermöglichkeiten

Denken Sie schließlich auch daran, daß gelegentlich ein ganz unschuldig aussehender Hilus tatsächlich gar nicht normal ist und daß sich zwischen seinen Gefäßschatten ein tumorbefallener Lymphknoten verbergen kann, der noch nicht groß genug ist, um auf dem Röntgenbild gesehen zu werden. Retrospektive Auswertungen von Thoraxaufnahmen einer großen Patientengruppe mit im CT nachgewiesenen tumorbefallenen Hiluslymphknoten erbrachten eine nicht unerhebliche Zahl völlig normal aussehender Hilusschatten. Der Radiologe kann an dieser Tatsache nichts ändern, außer im Befund zu schreiben, daß bei Ihrem Patienten auf der Thoraxaufnahme normale Hilusschatten zu sehen sind. Jedoch müssen sowohl er als auch Sie sich immer darüber im klaren sein, daß in der Regel auch das Vorhandensein normal großer, aber tumorbefallener Lymphknoten eine andere Behandlung des Patienten zur Folge haben würde.

Auch die Grenzen anderer Untersuchungsmethoden lernen Sie ständig in Ihrer Ausbildung kennen, und Sie sollen sich darüber im klaren sein, daß die röntgenologische Untersuchung neben ihrem großen Nutzen auch ein paar Einschränkungen aufweist, selbst in den Händen eines sehr erfahrenen Beurteilers. Wenn der Radiologe Ihnen helfen kann, ein bestimmtes Problem zu lösen, so wird er dies tun.

Wenn der Radiologe aber weiß, daß er Ihnen nicht helfen kann oder daß ein negativer Befundbericht leicht als eine ungerechtfertigte „Gesundsprechung“ der zu untersuchenden Struktur mißinterpretiert werden kann, dann ist es seine Pflicht, davor zu warnen und eventuell andere Untersuchungen vorzuschlagen, die zusätzliche Informationen geben können.

Heutzutage wird er beispielsweise bei einem Patienten mit Lungenkarzinom ein CT vorschlagen, um zu klären, ob vergrößerte mediastinale Lymphknoten vorhanden sind. Es geht hier um ein Problem, bei dem von Ihnen gefordert wird, daß Sie sich nicht allein auf den geschriebenen Befund stützen, sondern auch die Besprechung mit dem Radiologen suchen, während Sie sich die Bilder ansehen oder demonstrieren lassen. Ohne ausreichende klinische Informationen kann der Radiologe wirklich nicht den vorrangigen Interessen des Patienten dienen und Ihnen keinen Befund anbieten, der die Schwierigkeiten bei einem bestimmten Patienten mit seinen speziellen Symptomen voll miteinbezieht und ihnen gerecht wird.

Ein Blick auf die pulmonale Mikrozirkulation

In den **Abbildungen 4-4** und **4-5** haben Sie das gesamte pulmonalarterielle und -venöse System durch die Angiographie kennengelernt. Wenn man nun einen pulmonalarteriell liegenden Katheter mit seiner Spitze weiter in die Lungenperipherie vorschiebt, kann man die Mikrozirkulation besser sichtbar machen. Die Abbildungen auf der nächsten Seite zeigen sowohl eine normale Durchblutung mit dem injizierten Kontrastmittel als auch drei abnorme arterielle Bilder. Die abnormen Bilder zeigen schwere Veränderungen in den terminalen arteriellen Ästen. In **Abb. 4-17** sehen Sie das Bild des pulmonalarteriellen Hochdrucks mit Verschluß multipler kleiner terminaler Arterienäste, was zum Bild des „beschnittenen Baumes“ führt. Im Gegensatz dazu sehen Sie in **Abb. 4-18** eine Gefäßvermehrung bei einem Patienten mit einem Links-rechts-Shunt des Herzens und einer im Vergleich zum normalen Angiogramm deutlichen Erweiterung aller terminaler Gefäßäste. Dies ist die Folge des erhöhten Blutvolumens, das durch die Lunge fließt. Sie hätten diese Veränderungen aus Ihrer Kenntnis von Pathologie und Physiologie bereits voraussagen können, genauso wie Sie voraussagen können, daß die Thoraxaufnahme des Patienten in **Abb. 4-17** eine geringere Lungengefäßzeichnung als normal aufweist und daß der Patient in **Abb. 4-18** eine deutlich erhöhte Lungengefäßzeichnung aufweist. In **Abb. 4-19** erkennen Sie multiple kleine Lungenembolien, die die terminalen Arterien einengen oder verschließen.

Veränderungen der pulmonalen Mikrozirkulation

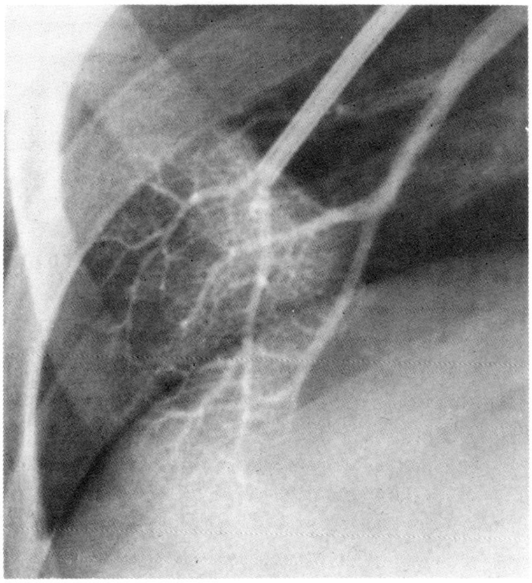

Abb. 4-16. Normale Segmentangiographie mit Darstellung des pulmonalen Kapillarbettes

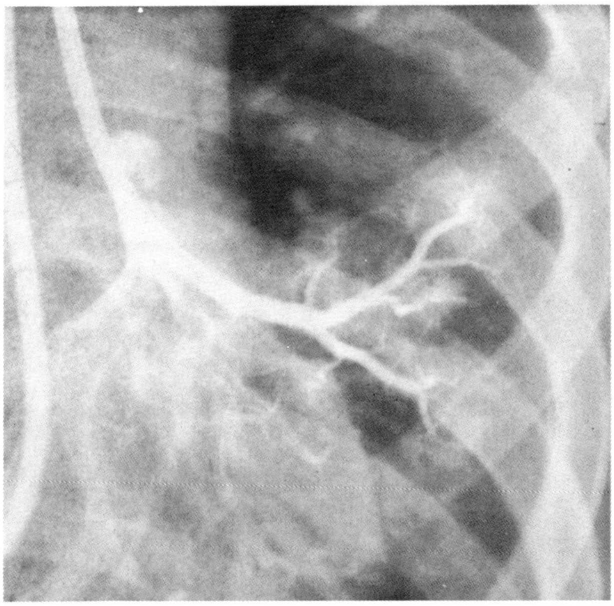

Abb. 4-17. Ein Patient mit pulmonalarterieller Hypertonie. Aufgrund der Verengung der kleinen Endarterien und der spärlichen Verästelung wurde aus dem angiographischen Bild der Begriff des „beschnittenen Baumes" abgeleitet. Der pulmonale Blutfluß ist um ca. 50% reduziert.

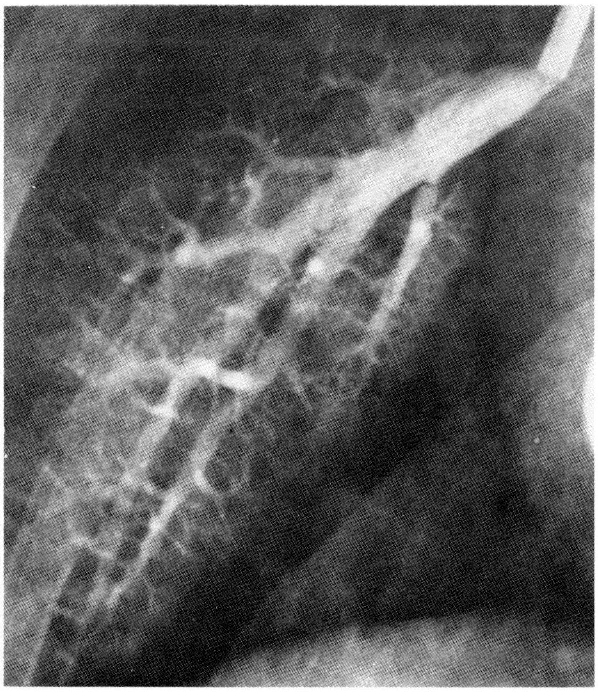

Abb. 4-18. Segmentangiographie bei einem Patienten mit Vorhofseptumdefekt und einem so ausgeprägten Links-rechts-Shunt, daß der pulmonale Blutfluß auf 470% des systemischen Blutflusses angestiegen war.

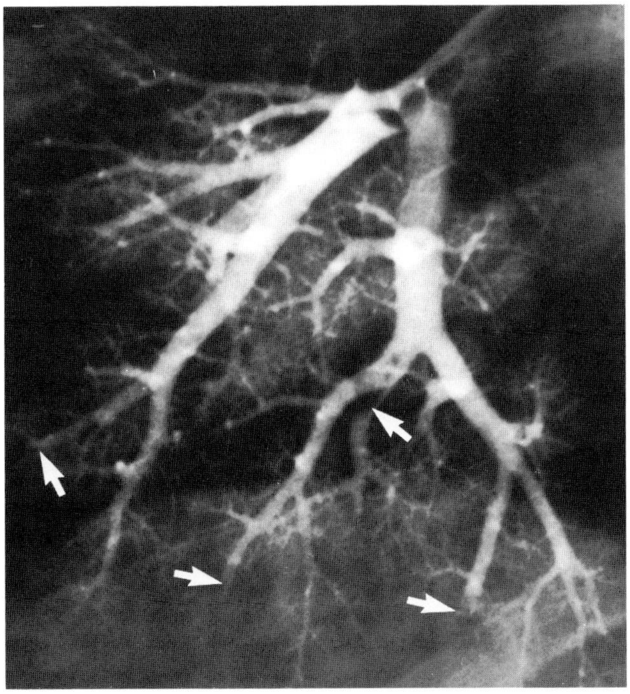

Abb. 4-19. Das Pulmonalisangiogramm in Ballonverschlußtechnik zeigt im Bereich der Lungenbasis multiple kleine Embolien als intraluminale Füllungsdefekte oder scharfe Gefäßabbrüche *(Pfeile)*.

Solitäre und disseminierte Prozesse der Lunge

Stellen Sie sich nun einmal den alveolären Anteil der Lunge wie eine konische Manschette vor, die drei Seiten des Hilus ummantelt. Bisher haben Sie die periphere Lunge nur im normalen Zustand gesehen, in dem sie auf der p.a. Aufnahme in ihrem lateralen Drittel vollständig strahlentransparent erscheint, da sie in diesem Bereich nicht durch größere Gefäßstämme überlagert wird. Aber welcherlei Verschattungen würden dann dazukommen, wenn zwar der Gefäßbaum normal, aber der alveoläre Lungenanteil mit winzigen Knötchen, pneumonischen Flecken oder kleinen kollaptischen Arealen überstreut wäre? Was wäre, wenn die Lunge von Narbengewebe alter Infektionen durchsetzt oder mit interstitieller Flüssigkeit durchtränkt wäre?

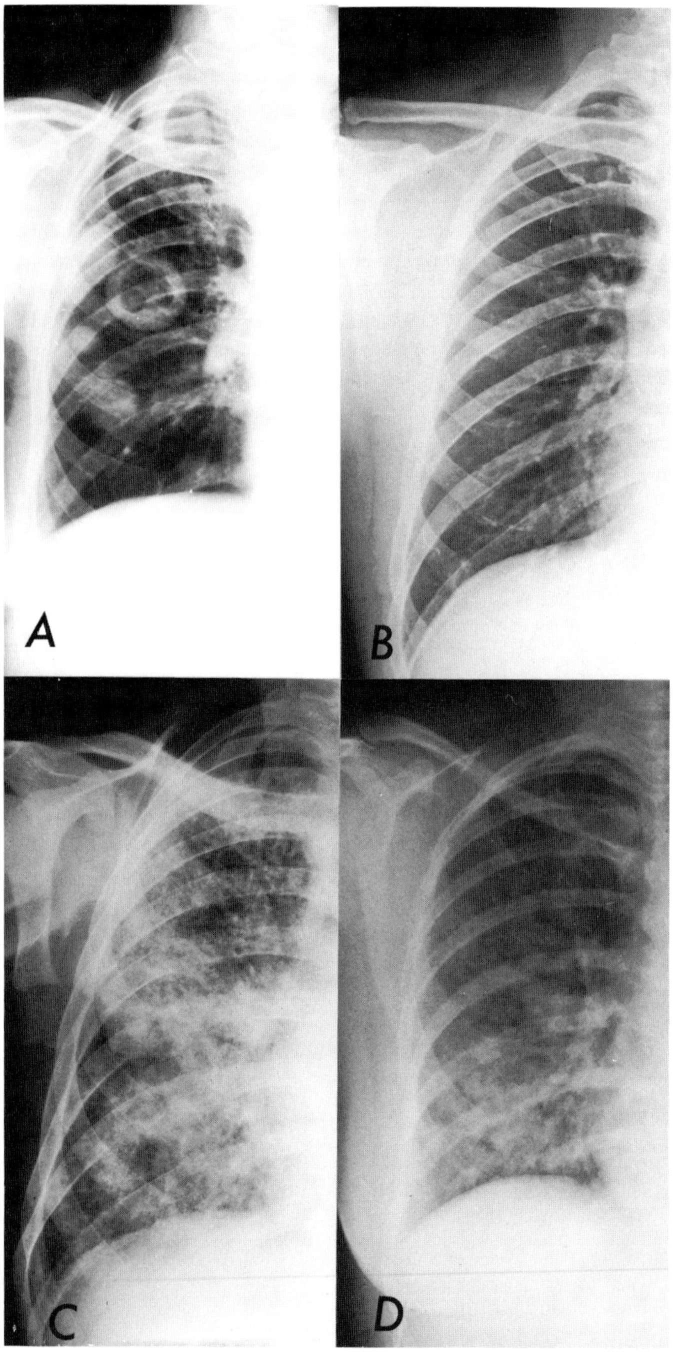

Schauen Sie sich kurz die acht Lungen auf diesen zwei Seiten an und kommen Sie dann wieder zurück zum Text. Sind normale Lungen dabei? Welche scheinen so weit verbreitete Lungenveränderungen zu haben, daß Sie sofort an einen generalisierten Krankheitsprozeß denken, der das gesamte Lungengewebe betrifft? Auf welcher Lungenaufnahme sind weniger als sechs isolierte Regionen mit Veränderungen zu sehen?

Sehen Sie sich nun die Aufnahmen nacheinander an. Auf **Abb. 4-20 A** erkennen Sie mehrere Rundschatten in einer sonst unauffälligen Lunge. Ihre Begrenzungen sind glatt und scharf, da sie auf allen Seiten von gut belüftetem Lungengewebe umgeben sind. Einer der Schatten erscheint an der Außenkontur rund und zeigt zentral eine dunklere Region, da er eine luftgefüllte Höhle aufweist (durch diesen Teil gelangen mehr Röntgenstrahlen als durch die tangential getroffene Wandung). Allein aus dem Bild kann Ihnen der Radiologe nicht unbedingt sagen, ob diese Schatten in der Lunge wachsenden Tumorknoten oder multiplen, teilweise einschmelzenden Abszessen entsprechen. Er kann Ihnen jedoch helfen, die Wahrscheinlichkeit der einen oder anderen Diagnose herauszuarbeiten, indem er die Anamnese und gegebenenfalls die Wachstumsgeschwindigkeit der Prozesse im zeitlichen Verlauf miteinbezieht.

Abbildung 4-20 B zeigt die rechte Lunge desselben Patienten wie in **Abb. 4-21 E**. Sie ist normal und kann zum Vergleich mit den anderen Lungen herangezogen werden.

Die **Abbildungen 4-20 C** und **D** zeigen beide unzählige Flecken erhöhter Dichte, die auf den Originalaufnahmen beide Lungen betrafen (**Abb. 4-21 G** ist die linke Hälfte von **Abb. 4-20 D**). Bedauerlicherweise verursachen viele Erkrankungen ein Bild, das diesen Aufnahmen ähnlich ist. Einige davon sind häufig, andere selten. Allein aus der Aufnahme, also ohne Kenntnis der Akuität der Erkrankung des Patienten, seiner beruflichen Tätigkeit oder sogar der klinischen Verdachtsdiagnose kann man sich schlecht auf die wahrscheinlichste Dia-

Abb. 4-20 siehe Text

gnose festlegen. Man kann die pathologischen Verschattungen beschreiben – aber nicht mehr.

Wenn Sie aber zum Beispiel wissen, daß der Mann in **Abb. 4-20 C** im Rahmen seiner beruflichen Tätigkeit in einer Leuchtstoffröhrenfabrik Beryllium eingeatmet hat, dann können Sie sagen, daß seine Thoraxaufnahme Verschattungen zeigt, wie sie in autoptisch gesicherten Fällen von Berylliose gesehen werden, bei denen unzählige kleine Granulome und ein Netzwerk von Narbengewebe die Lungen durchziehen. Wenn Sie auf der anderen Seite wissen, daß die Frau in **Abb. 4-20 D** und **4-21 G** vor einigen Stunden halb ertrunken aus dem Wasser gezogen wurde, wird die Aufnahme verständlich, da ein solches Bild in derartigen Situationen häufig gesehen wird. Viele kleine, mit inhaliertem Wasser und Bronchialsekret gefüllte Lungenareale führen zu solch fleckigen Verdichtungen. Darüber hinaus entsteht durch den verzweifelten Überlebenskampf im Wasser häufig ein gewisses pulmonales Ödem mit Flüssigkeitsvermehrung um die kleinen Gefäße des Interstitiums herum; zusätzlich kann es auch zu heftigen Blutungen kommen.

Jede Thoraxaufnahme stellt nur einen Punkt auf der Verlaufskurve der Erkrankung eines Patienten dar. Änderungen von Aufnahme zu Aufnahme im Rahmen eines Tages, einer Woche oder auch eines Jahres können häufig das gesamte Spektrum der diagnostischen Wahrscheinlichkeiten gegenüber dem Ausgangsbefund ändern. Eventuell sind Sie sich immer noch nicht sicher, was der Patient wirklich hat, aber Sie können dann eine ganze Menge ausschließen. Zu wissen, daß der Mann in **Abb. 4-20 C** die dort sichtbaren Veränderungen schon einige Monate vor Anfertigung dieser Aufnahme hatte und daß sein Lungenbild sich bis zu seinem Tode nicht wesentlich verändert hat, kann Ihren Verdacht, daß er eine chronische Lungenerkrankung hat, wahrscheinlich im Zusammenhang mit seiner beruflichen Tätigkeit, sehr bekräftigen. Der halbertrunkenen Frau ging es nach einigen Tagen wieder besser; dies hätten Sie voraussagen können. **Abbildung 4-21 H** zeigt ihre linke Lunge zwei Tage nach der Aufnahme in **4-21 G**. Leicht erweiterte Gefäßschatten scheinen die einzig verbliebene Änderung zu sein.

Falls Sie in **Abb. 4-21 E** nichts Auffälliges finden konnten, sehen Sie sich bitte noch einmal den neunten Interkostalraum an. Dieser solitäre Rundschatten hat sich seit der vor einem Jahr angefertigten Thoraxaufnahme nicht verändert. Nach chirurgischer Entfernung stellte sich ein gutartiger Tumor heraus. In **Abb. 4-21 F** ist die gesamte Lunge mit kleinen Fleckschatten überzogen, deren Dichte zu Recht Verkalkungen vermuten läßt. Es sind ausgeheilte Narben einer früheren Infektion, die sich seit vielen Jahren nicht verändert haben. Es wurde einmal ausgerechnet, daß derartige Verschattungen mindestens 2 mm groß sein müssen, um auf Röntgenbildern sichtbar zu sein.

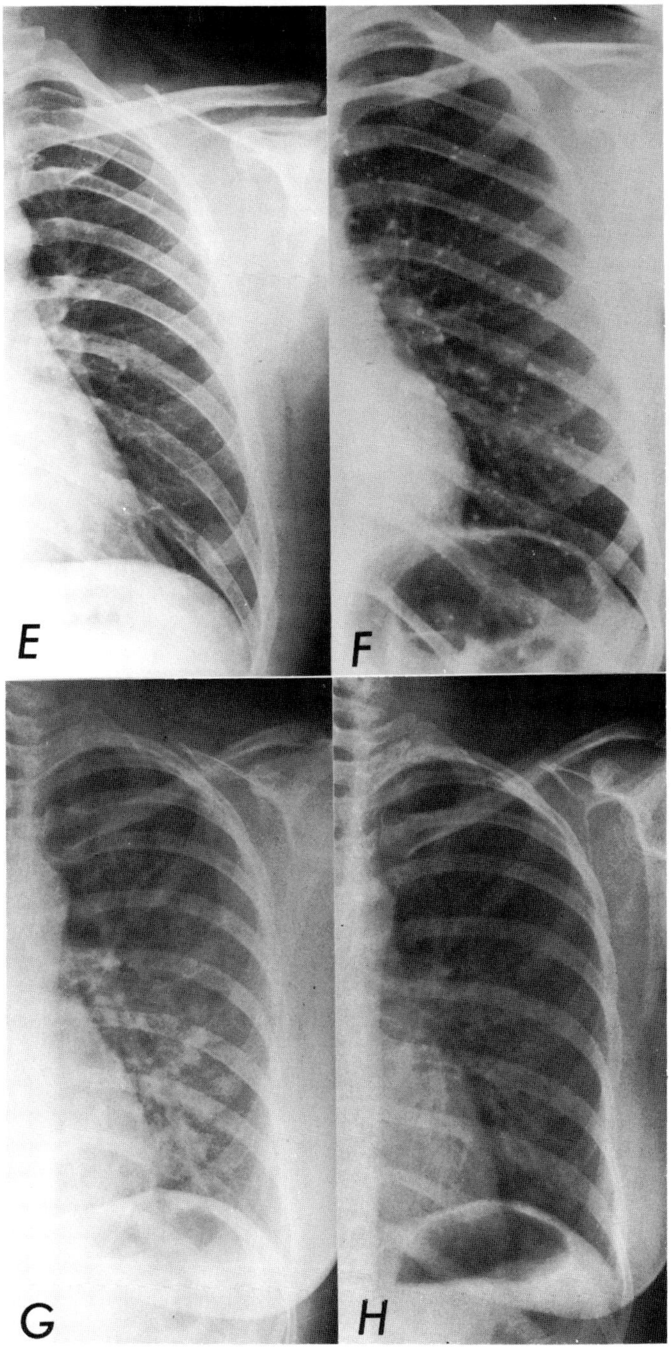

Abb. 4-21 siehe Text

Parenchym- und interstitielle Erkrankungen

Zwei grundlegende Erkrankungsarten der Lungen weichen in ihrem röntgenologischen Erscheinungsbild stark voneinander ab. **Erkrankungen des Parenchyms** betreffen die Alveolen, die sich mit Flüssigkeit oder Exsudat füllen können und die Luft verdrängen. Die so gefüllten alveolären Regionen (egal ob groß und solitär oder multipel und im Verlauf einer Erkrankung konfluierend) erscheinen auf der Thoraxaufnahme röntgenundurchlässig, also dicht und weiß. Verschiedene Arten von Pneumonien zeigen ein Korrelat im Parenchym, was aber keinesfalls als pathognomonisches Bild einer Pneumonie angesehen werden kann, da auch viele andere Krankheitsprozesse dieses Bild verursachen können. Die **interstitielle Erkrankung** ist über Lungengewebe verteilt, welches ansonsten gut belüftet ist. Jeder interstitielle Prozeß führt letztendlich zu Streifen- oder Rundschatten, die klein oder groß sein können und das normale, radiär verlaufende Gefäßbild überlagern. Sie haben schon einige Beispiele interstitieller Lungenerkrankungen in diesem Kapitel gesehen (**Abb. 4-20** und **4-21**), im nächsten Kapitel werden Sie die Erkrankungen des Parenchyms gewissermaßen als Darstellung der Lungenanatomie kennenlernen.

Leider kann kein derartiger Prozeß unabhängig von den klinischen Angaben zum Patienten als ein pathognomonischer Befund angesehen werden, eine positive Diagnose hängt in der Regel noch von anderen Untersuchungsparametern ab. Zusammen mit der Anamnese, dem Befund der körperlichen Untersuchung und den Laborwerten kann eine Verdachts- oder Arbeitsdiagnose mit Hilfe der bestätigenden radiologischen Befundung aufgestellt werden.

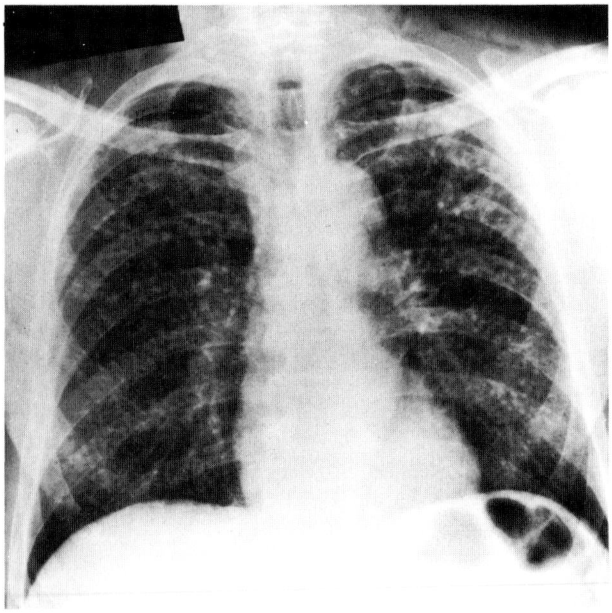

Abb. 4-22

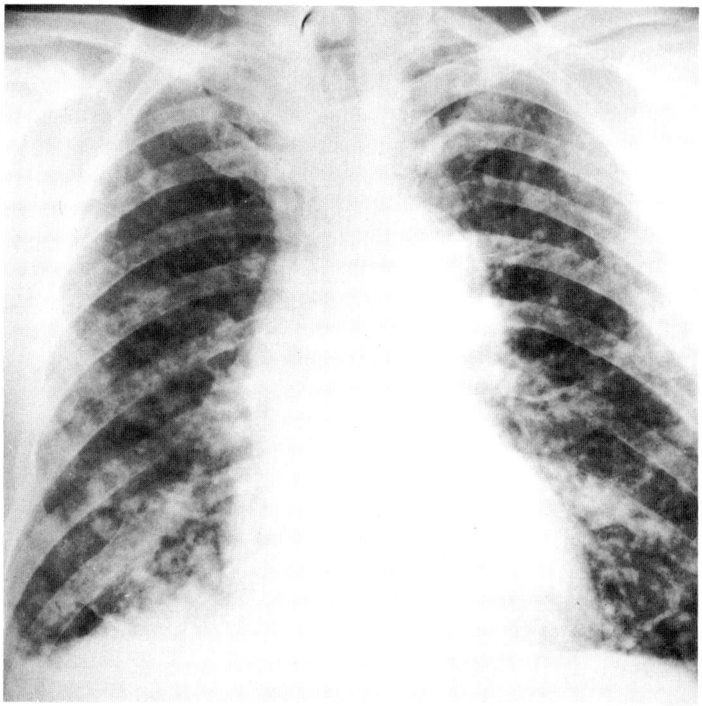

Abb. 4-23

Hüten Sie sich davor, ganz eindeutig entscheiden zu wollen, daß auf einer Thoraxaufnahme entweder pathologische Befunde des Parenchyms oder des Interstitiums zu finden sind, da beide in einer ganzen Reihe von Krankheitsbildern nebeneinander vorkommen können. So werden die abnormen Verdichtungen, die beispielsweise bei einer Herzinsuffizienz mit und ohne Lungenödem vorkommen können, initial durch das Auftreten von interstitiellen Flüssigkeitseinlagerungen um die Gefäße herum hervorgerufen, die sich dann entlang der interstitiellen Areale in die Lunge fortsetzen. Mit der Zeit dringt diese Flüssigkeit in die Alveolen ein und ruft unscharfe Fleckschatten hervor, die in unterschiedlichem Ausmaß konfluieren können. So kommen also bei der Herzinsuffizienz häufig eine Beteiligung des Interstitiums und des Parenchyms gleichzeitig vor.

Bitte merken Sie sich, daß die **bilaterale, disseminierte Erkrankung des Interstitiums** ein sehr unspezifisches Thoraxbild bietet. Es gibt tatsächlich über 100 Krankheitsursachen, die ein solches Bild hervorrufen können. Häufig kann man aber mittels eines solchen Bildes zusammen mit den klinischen Angaben mit einer hohen Wahrscheinlichkeit das Vorliegen eines bestimmten Krankheitsprozesses bestimmen. Der Radiologe benötigt also neben Ihrem Antrag für eine Lungenuntersuchung ein Maximum an klinisch relevanter Information.

Nun versuchen Sie, sich bei den Bildern auf dieser Seite zu einer Wahrscheinlichkeitsdiagnose durchzuringen, bevor Sie auf der nächsten Seite weiterlesen.

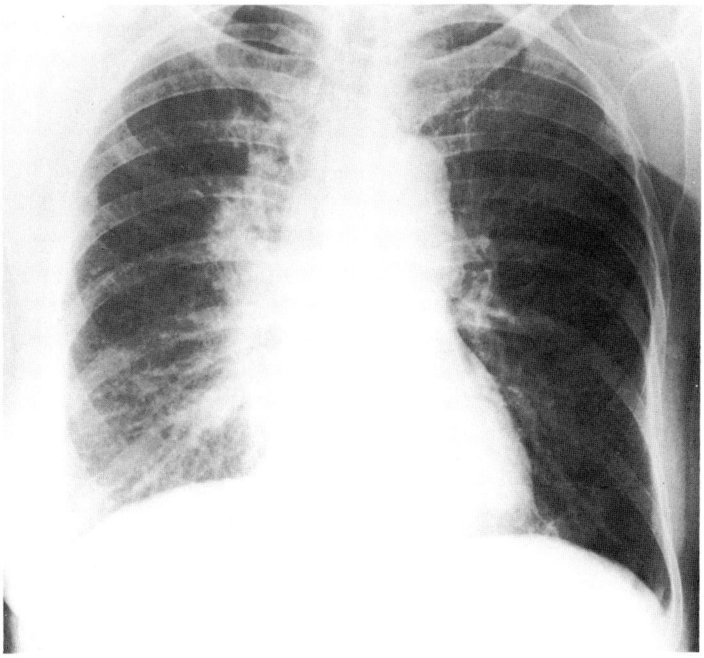

Abb. 4-24

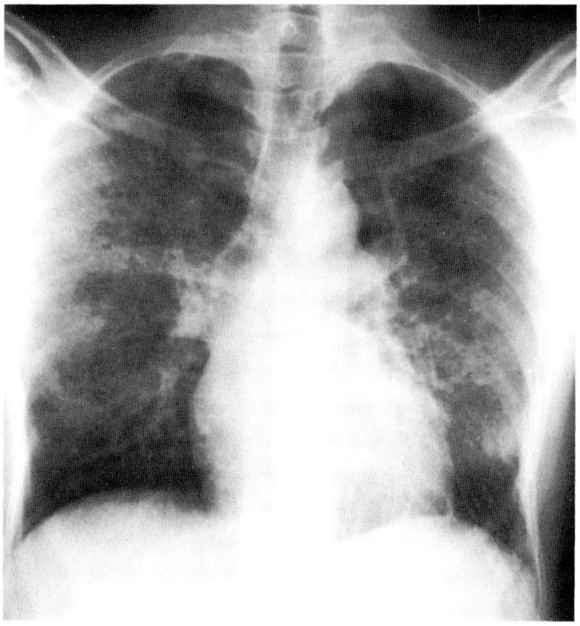

Abb. 4-25

Antworten

Die Anamnese ist der Schlüssel, um die Differentialdiagnose bei bilateral disseminierten Erkrankungen des Interstitiums auf ein oder zwei am wahrscheinlichsten zutreffende Krankheitsbilder zu reduzieren. Alle vier Patienten auf den beiden vorhergehenden Seiten haben eine beidseitige disseminierte interstitielle Lungenerkrankung. Und keines hat, obgleich die Bilder Unterschiede aufweisen, einen pathognomonischen Charakter. Die **Abbildungen 4-22** und **4-25** zeigen ähnliche Streifenschatten; **4-24** zeigt auch streifige Infiltrationen, hauptsächlich vom Hilus nach außen ziehend, und **4-23** zeigt ein mehr noduläres interstitielles Muster. Keine dieser Befundbeschreibungen hilft Ihnen zwangsläufig weiter zu einer Diagnose, und auch der befundende Radiologe kann sie ohne klinische Angaben nur beschreiben.

Wenn Sie ihm jedoch mitteilen, daß der Mann in **Abb. 4-22** ohne Atemschutz über Jahre in einer silikonhaltigen Umgebung gearbeitet hat, wird die Silikose die weitaus wahrscheinlichste Erklärung für sein Lungenbild sein.

Sie hätten dem Radiologen, der das Röntgenbild des Patienten von **Abb. 4-23** befunden muß, auf Ihrem Anforderungszettel auch die Information geben sollen, daß der Patient seit einigen Jahren wegen eines Prostatakarzinoms behandelt wird. Wenn Sie dies wissen (und die früheren Thoraxaufnahmen normal waren), wird die Diagnose von Lungenmetastasen nahezu sicher.

Es gibt auch einen Hinweis zu der Aufnahme der Patientin in **Abb. 4-24**: Sie hat nur eine Brust. Das hier erkennbare strahlenförmige, perihiläre Zeichnungsmuster wird gelegentlich bei lymphogener Ausbreitung von Brustkrebs vom Mediastinum in die Lunge gesehen, wobei die Lymphgefäße dann mit Tumorzellen angefüllt sind. Dies ist aber kein pathognomonisches Bild, da auch Magen- oder Pankreaskarzinome das gleiche Bild verursachen können, wenn sie in das Mediastinum absiedeln und von dort entlang der Lymphgefäße in die Lunge wachsen. Solche Patienten zeigen oft das Bild einer plötzlichen ausgeprägten Dyspnoe. Dies waren auch die im Vordergrund stehenden Beschwerden der Patientin in **Abb. 4-24**, und obwohl sie bereits vor 5 Jahren mastektomiert wurde und keinerlei Symptome hat, die auf ein Magen- oder Pankreaskarzinom hinweisen, wird die sogenannte Lymphangitis carcinomatosa bei einem Brusttumor die wahrscheinlichste Diagnose.

Auch der junge Mann in **Abb. 4-25** hat eine beidseitige disseminierte Erkrankung des Lungeninterstitiums. Er hat keine einschlägige berufliche Expositionsanamnese, er ist Angestellter in einem Immobilienbüro. Er hat keinerlei periphere Knötchen, die an Sarkoidose denken lassen, und auch keine für Sklerodermie typischen Symptome, obwohl beide Krankheitsbilder derartige Lungenveränderungen hervorrufen können. Wenn wir aber im Rahmen der Anamnese erfahren, daß er zu einer Gruppe mit hohem Risiko der HI-Virus-Exposition gehört, wird die Diagnose einer Pneumocystis-carinii-Pneumonie im Rahmen einer AIDS-Erkrankung (Aquired Immune Deficiency Syndrome) sehr wahrscheinlich. Diese Verdachtsdiagnose wurde auch röntgenologisch gestellt und durch eine bakteriologische Untersuchung, später auch durch die Autopsie bestätigt.

Denken Sie also bitte daran, dem Radiologen *alle* verfügbaren wichtigen Informationen zu geben, wenn Sie Ihren Anforderungszettel ausfüllen, so daß er Ihnen den bestmöglichen Befund geben kann.

Beurteilungsprobleme

Unbekannte 4-1
Es ist 23 Uhr. Sie bekommen den telefonischen Befundbericht, daß in der Routine-p.a.-Thoraxuntersuchung einer Patientin, die Sie gerade untersucht haben, der Röntgenschatten einer Nadel in Projektion auf das dunkle Band der luftgefüllten Trachea zu finden ist. Die Patientin, die morgen zu einer elektiven Operation des Fußes ansteht, gab jedoch bei der Anamneseerhebung keine weiteren Beschwerden an. Was sollen Sie machen?

Unbekannte 4-2 **(Abb. 4-26)**
Ein 23jähriger Medizinstudent gibt an, seit zwei Wochen Husten, Fieber, Gewichtsverlust und ein blutiges Sputum zu haben, wobei er aber in der Lage war, heute in die Vorlesungen zu gehen. **Abbildung 4-26** zeigt einen Ausschnitt aus seinem rechten Lungenmittelfeld. Er sagt Ihnen, daß bei einer Aufnahmeuntersuchung für seine Krankenversicherung vor drei Monaten die Lungenaufnahme völlig normal war. Vergleichen Sie das, was Sie hier sehen, mit den acht Lungenbildern, die Sie gerade zuvor betrachtet haben. Welche Art und Konfiguration von abnormen Verschattungen sehen Sie hier? Wie würden Sie sie hinsichtlich pathologischer Änderungen interpretieren, die ihnen zugrundeliegen könnten? Bei Abwägung aller Faktoren (wie Anamnese, mögliche Erkrankung und röntgenologisches Erscheinungsbild): Welche der nachfolgend genannten, sehr allgemeinen Kategorien von Lungenerkrankungen würden Sie bei diesem Patienten als am wahrscheinlichsten ansehen?

1. Akute, einen Tag alte Entzündung
2. Keine Erkrankung
3. Subakute Entzündung, etwa einen Monat alt
4. Chronische Lungenschädigung im Zusammenhang mit der beruflichen Tätigkeit
5. Metastatische Tumorausbreitung in der Lunge (ist dies eine Erkrankung des Interstitiums oder des Luftraumes oder von beiden?)

Unbekannte 4-3 **(Abb. 4-27)**
Ein junger Mann mit bekanntem Drogenabusus (Heroininjektionen) wird mit hohem Fieber, Schweißausbrüchen und Husten eingeliefert. Entspricht dieses Bild einer interstitiellen oder einer Parenchymerkrankung oder beiden?

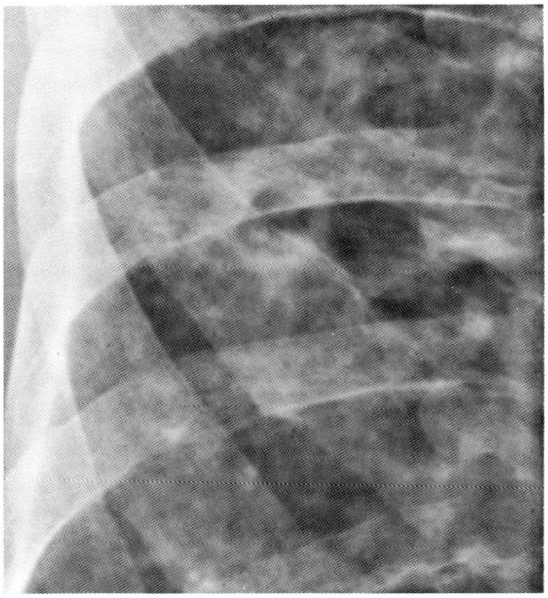

Abb. 4-26 *(Unbekannte 4-2)*

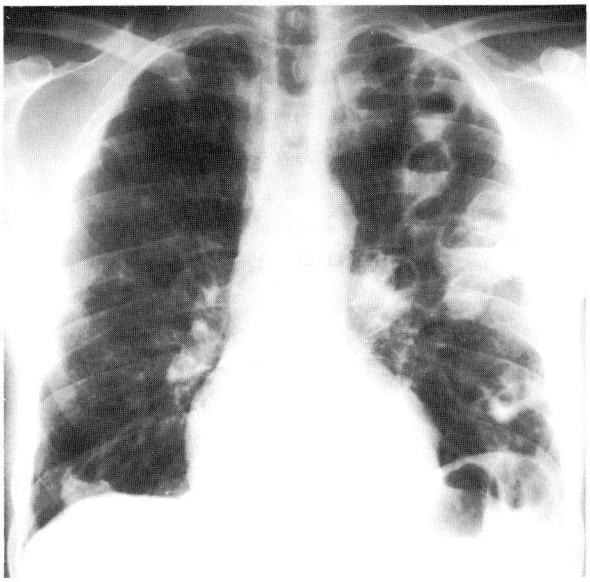

Abb. 4-27 *(Unbekannte 4-3)*. Ein junger Mann, bei dem ein Drogenabusus mit Heroin bekannt ist.

Kapitel 5

Die Röntgenzeichen von Lungenverdichtungen:

Parenchymerkrankungen
Erkrankungen des Interstitiums
Der solitäre Lungenrundherd

Verdichtung eines ganzen Lungenflügels

Wenn wir von einer massiven Lungenverdichtung sprechen, meinen wir aus praktischen Gründen, daß eine ganze Lunge, ein **ganzer Lungenlappen** oder zumindest ein vollständiges bronchopulmonales Segment verdichtet, d. h. nahezu vollständig luftlos ist. Dieser verdichtete Anteil ergibt auf dem Röntgenbild einen einheitlichen Schatten von etwa gleicher Dichte wie das Herz, wobei seine Form natürlich vom erkrankten Lungenanteil abhängig ist. Auch wenn es so klingt, als ob hier über eine theoretische Situation gesprochen wird, sind derartige Verschattungen häufig und gehören zur täglichen Routine des Radiologen. Es vergeht in einem großen Krankenhaus kaum ein Tag, an dem nicht zum Beispiel durch sorgfältige Analyse eines abnormen Schattens auf der Thoraxaufnahme eine lobäre Verdichtung bei einem Patienten mit klinischen Zeichen der Pneumonie gefunden wird. In ähnlicher Weise kann zum Beispiel ein Schatten, der nur einem verdichteten rechten Oberlappen entsprechen kann, bei einem Patienten mit Verdacht auf Lungenkrebs gefunden werden.

Es ist das Anliegen dieses Kapitels, zunächst einmal das röntgenologische Erscheinungsbild einer totalen Lungenverschattung und dann das Bild der Verdichtung nur eines Lungenlappens zu verstehen.

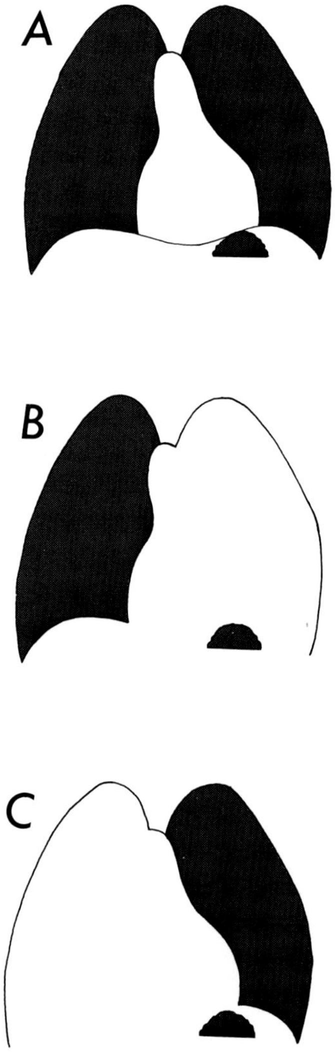

Abb. 5-1

In **Abb. 5-1** haben wir für Sie diejenigen Röntgenbefunde skizziert, die Sie erwarten, wenn ein ganzer Lungenflügel, entweder der rechte oder der linke, verdichtet ist, sich aber in seiner Größe und Ausdehnung nicht ändert. Beginnen Sie mit **Abb. 5-1 A** und vergegenwärtigen Sie sich, daß der normale Herzschatten (weiß) zu beiden Seiten von normal belüftetem Lungengewebe (schwarz) umgeben ist. In gleicher Weise sind die Schatten der beiden Zwerchfellkuppeln, unter denen die Leber und die Milz liegen, im Relief zu erkennen, da über ihnen der lufthaltige Raum der Lunge liegt. Die Magenblase unterhalb der medialen Hälfte des linken Hemidiaphragmas (Zwerchfellhälfte) kann beim stehenden Patienten als Schatten röntgendurchlässiger Luft, die im Magenfundus oberhalb eines horizontalen Flüssigkeitsspiegels eingeschlossen ist, erkennbar sein.

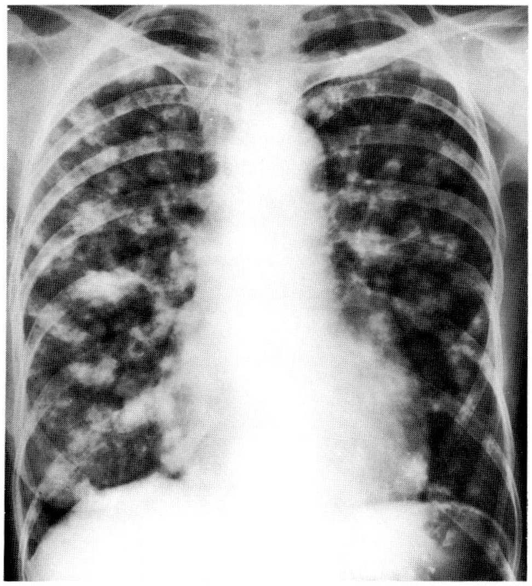

Abb. 5-2

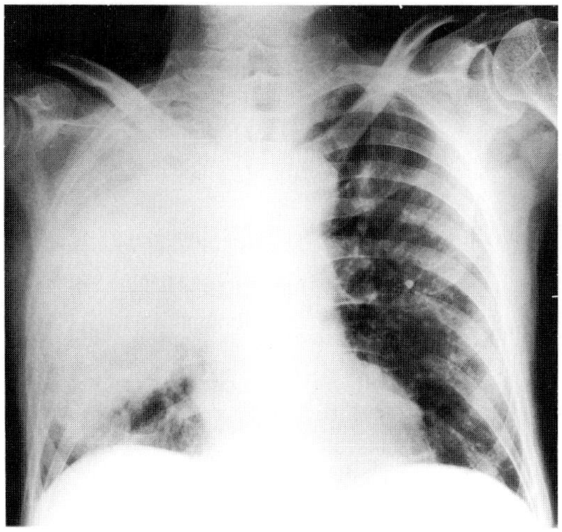

Abb. 5-3

Nehmen Sie nun einmal an, daß die gesamte linke Lunge verdichtet ist, wie in **Abb. 5-1 B**. Das Herz, die mediastinalen Strukturen und die verdichtete Lunge zeigen nun alle die gleiche Dichte (weiß), und ihre einzelnen Schatten gehen in eine einzige Verschattung über, so daß die linke Herzkontur verschwindet. Ihre Schatten verschmelzen aber auch mit den Schatten der Milz und des linken Leberlappens, weshalb die Kontur des linken Zwerchfells verlorengeht. Seine Lage kann dann nur indirekt durch die Strahlen, die den Film durch die Magenluft erreichen, angedeutet werden. Blättern Sie noch einmal zurück zu den Leichenschnitten in Kapitel 2, um diese Lagebeziehungen von Magen, Milz und Zwerchfell zu rekapitulieren.

Wenn die linke Lunge normal bleibt und die rechte sich verdichtet, so entspricht die Thoraxaufnahme der Skizze in **Abb. 5-1 C**. Die Leber, die rechte Lunge und das Herz weisen eine nahezu identische Dichte auf, so daß ihre Schatten fusionieren.

Das Verschwinden von normalerweise sichtbaren Profilen oder Grenzlinien weist bei einem derartigen Thoraxbild auf eine solide Veränderung in der Lunge in deren unmittelbarer Nachbarschaft hin, da die gewohnte röntgenologische Grenzfläche zwischen Luft und dichtem Gewebe nicht mehr existiert. Es ist übrigens ein interessantes Phänomen, daß eine Lunge, selbst wenn sie mit kleinen disseminierten Tumorknötchen übersät ist, immer noch genug Luft enthält, um sich in bezug auf die röntgenologischen Profile wie eine gut belüftete Lunge zu verhalten. Bei dem Patienten in **Abb. 5-2** wurde bei der Autopsie in beiden Lungen eine generalisierte Aussaat interstitieller metastatischer Tumorknoten gefunden. Trotzdem sehen Sie aber den Herzschatten und beide Zwerchfelle aufgrund der noch in den Alveolen befindlichen Luft, die die Knötchen umgibt.

Im Gegensatz dazu steht **Abb. 5-3**, in der pneumonische Infiltrate den gesamten oberen Anteil der rechten Lunge verdichtet haben. Dies führt zu einer Auslöschung des oberen Anteils des Mediastinal- und Herzschattens, wobei jedoch der rechte Zwerchfellschatten und der rechte untere Herzschatten abgrenzbar bleiben.

Jegliche Art von Verdichtung in direkter Nachbarschaft des Mediastinums führt also zum Verlust der Abgrenzbarkeit eines Teils des Mediastinalrandes und jede Verdichtung im Bereich der Lungenbasis löscht einen Teil oder den gesamten Zwerchfellschatten aus. Da das Herz in der vorderen Hälfte des Thorax liegt, muß eine Verdichtung, die den Herzrand auslöscht, natürlich im vorderen Lungenanteil liegen. So werden Sie also nicht überrascht sein, wenn Sie das erste Mal beobachten, daß der Herzschatten durch alle Verdichtungen hindurch klar abgrenzbar ist, obwohl der Zwerchfellschatten auf einer Seite fehlt und der untere Anteil der gleichseitigen Lunge verdichtet ist. Dies kommt durch die an der Grenzfläche zum Herzen liegende, gleichermaßen „zwischengeschaltete" luftgefüllte **vordere** Lunge zustande. Wenn Sie ein solches Phänomen sehen, so werden Sie folgerichtig schließen, daß der **Unterlappen**, der im direkten Kontakt mit dem Zwerchfell steht, verdichtet ist und die restliche Lunge normal.

Verdichtung eines Lungenlappens

Rechte Lunge

In den Zeichnungen der transparent scheinenden Lunge auf dieser Seite können Sie genau erkennen, warum ein verdichteter Unterlappen den Zwerchfellschatten auslöscht und wie sich die **Oberlappen**, die das Zwerchfell nicht berühren, luftgefüllt an das Herz und den vorderen Thoraxteil anlehnen und somit deren Profil auf der p.a. Aufnahme erhalten. Sie können auch auf einen Blick sehen, daß bei einer Verdichtung des rechten Ober- und Mittellappens der rechte Herzrand verschwinden würde, bei jedoch erhaltenem Zwerchfellprofil durch den gut belüfteten Unterlappen.

Es ist wichtig, sich noch einmal an die Lage der schrägen Ebenen der beiden **großen Interlobärspalten** zu erinnern, da sie häufig auf seitlichen Aufnahmen sichtbar sind und als sehr wichtige Leitstrukturen für die örtliche Zuordnung eines pathologischen Befundes dienen. Die Spalten bestehen normalerweise aus zwei in direktem Kontakt stehenden Schichten viszeraler Pleura und sind auf der normalen Thoraxaufnahme nur sichtbar, wenn sie tangential geröntgt werden. Sie erscheinen dann als dünne Linie erhöhter Dichte, die zu beiden Seiten von Lunge begrenzt wird. Den **kleinen Interlobärspalt** der rechten Lunge kann man sich als annähernd horizontal verlaufend vorstellen. Er verläuft etwa von der Mitte des großen Interlobärspaltes nach vorne und bildet den Boden des rechten Oberlappens und gleichzeitig das Dach des (rechten) **Mittellappens**. Auf der p.a. Aufnahme ist er häufig als dünne, vom Hilus nach lateral ziehende Linie zu erkennen.

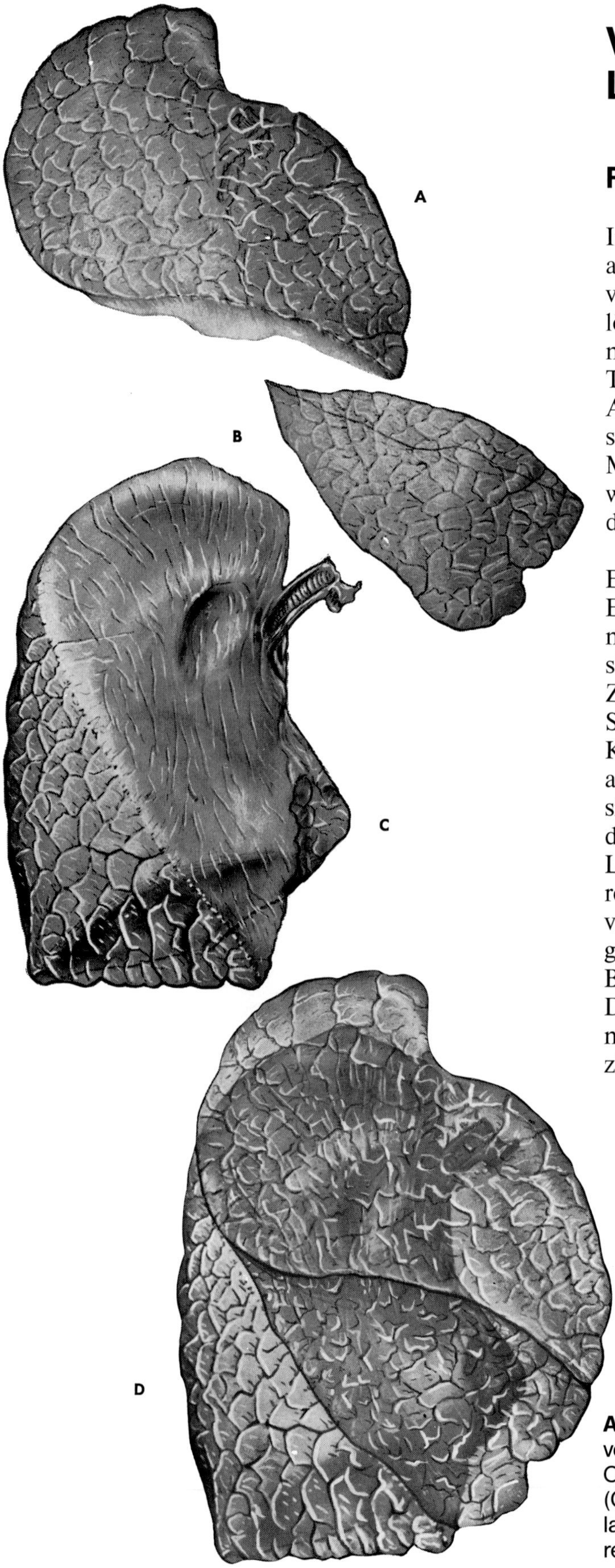

Abb. 5-4. Transparente Zeichnungen der rechten Lunge, von der rechten Seite betrachtet. Einzeldarstellungen des Oberlappens (A), Mittellappens (B) und Unterlappens (C) sowie ein zusammengesetztes Bild aller drei Lungenlappen (D). Der Patient blickt zur rechten Seite. E: siehe rechte Seite

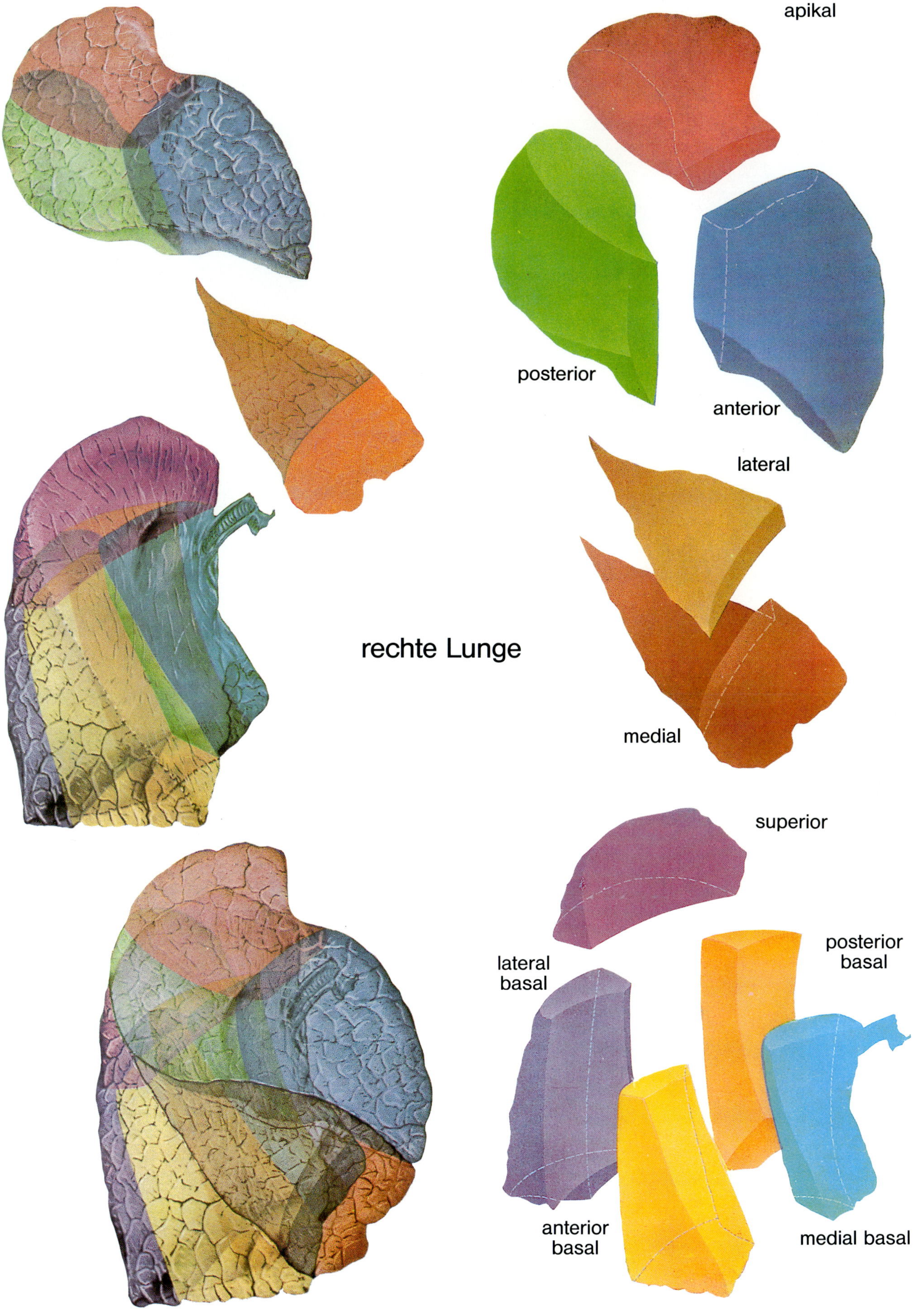
apikal
posterior
anterior
lateral
rechte Lunge
medial
superior
lateral
basal
posterior
basal
anterior
basal
medial basal

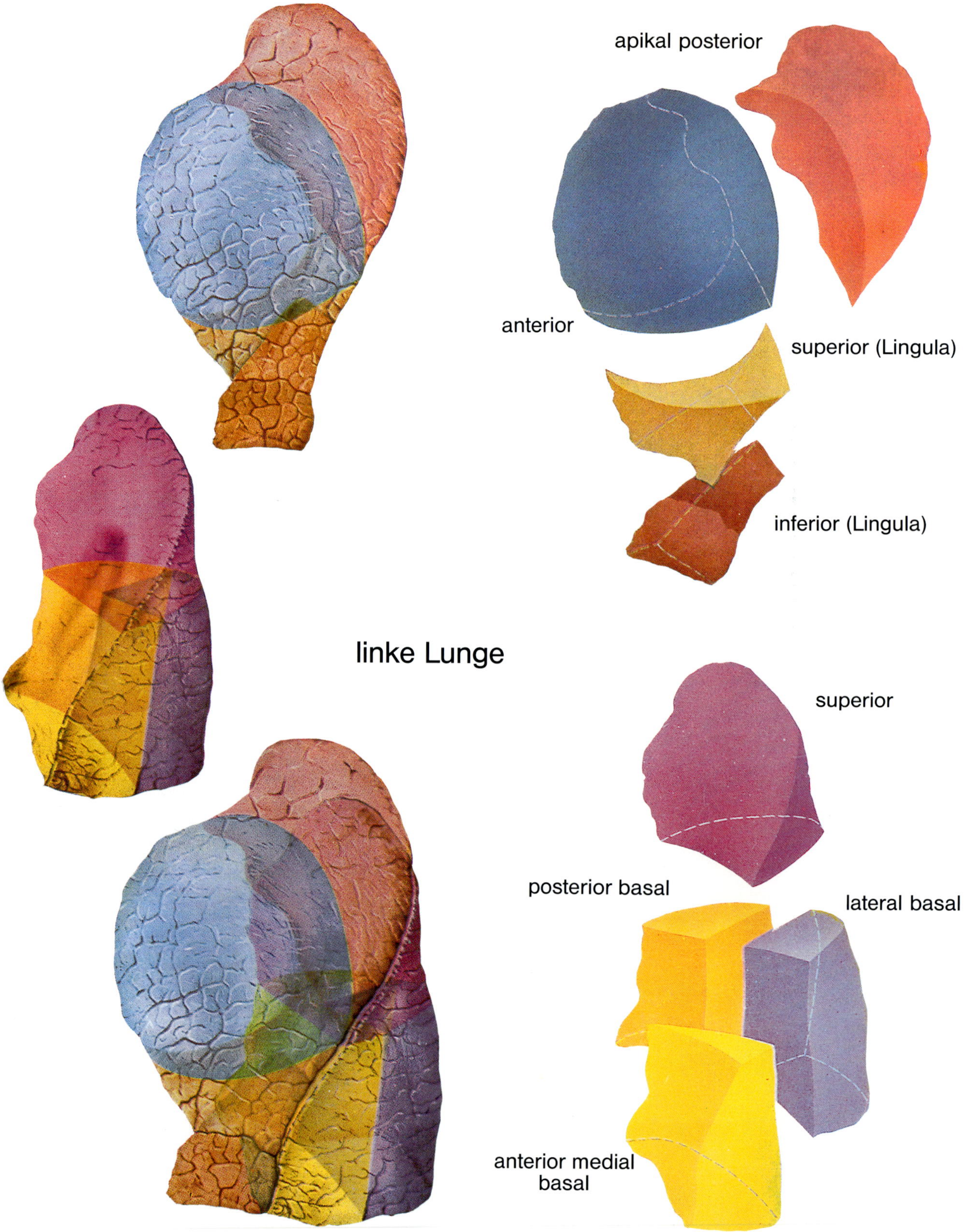
apikal posterior
anterior
superior (Lingula)
inferior (Lingula)
linke Lunge
superior
posterior basal
lateral basal
anterior medial
basal

Übung: Linke Lunge

Nehmen Sie Papier und Bleistift und zeichnen Sie mehrmals den Umriß von **Abb. 5-1 A**. Fertigen Sie nun Skizzen an, in denen Sie die verdichtete Fläche einzeichnen, die Sie auf einer p.a. Aufnahme erwarten würden, wenn jeder einzelne der fünf Lungenlappen verdichtet wäre. Versuchen Sie dann einmal, das Erscheinungsbild der Verdichtungsschatten zu zeichnen, das Sie auf einer entsprechenden Seitaufnahme erwarten würden. Dies dürfte am einfachsten sein, wenn Sie mit dem rechten Oberlappen beginnen und eine Verdichtung einzeichnen, die von der Horizontalebene des kleinen Interlobärspaltes bis hinauf zur Lungenspitze reicht. Arbeiten Sie sich diese vorhersagbaren Schattenprofile selbst aus und überprüfen Sie sie. Sie werden sie nie mehr vergessen. Denken Sie während Ihrer Arbeit auch daran, welche Begrenzungslinien des Herzens, Zwerchfells und Mediastinums bei welcher Art von Verschattung ausgelöscht werden.

Vergegenwärtigen Sie sich bitte, daß sich eine dichte Kugel innerhalb der Lunge sowohl auf der posteroanterioren als auch auf der Seitaufnahme als Kreisschatten darstellt, daß sich aber verschiedenartige asymmetrische Keile sehr unterschiedlich auf ein Röntgenbild projizieren, abhängig davon, wie das Strahlenbündel sie durchdringt. Der Mittellappen ist das beste Beispiel dafür, da er als langer Keil bei einer p.a. Aufnahme in Längsrichtung geröntgt wird und dadurch sehr viel kleiner erscheint, als wenn seine gesamte Länge auf einer seitlichen Thoraxaufnahme zu sehen wäre. Das Röntgenschattenprofil muß für jeden Einzelfall erlernt und erarbeitet werden, am besten im Rahmen einer Übung von Schlußfolgerungen und unabhängig von anatomischen Oberflächenmarkierungen. Entscheiden Sie, ob ein verdichteter Mittellappen auf der posteroanterioren oder der seitlichen Thoraxaufnahme dichter erscheint. Denken Sie dabei sorgsam an Summationsschatten und an die Form und Lage des Lappens.

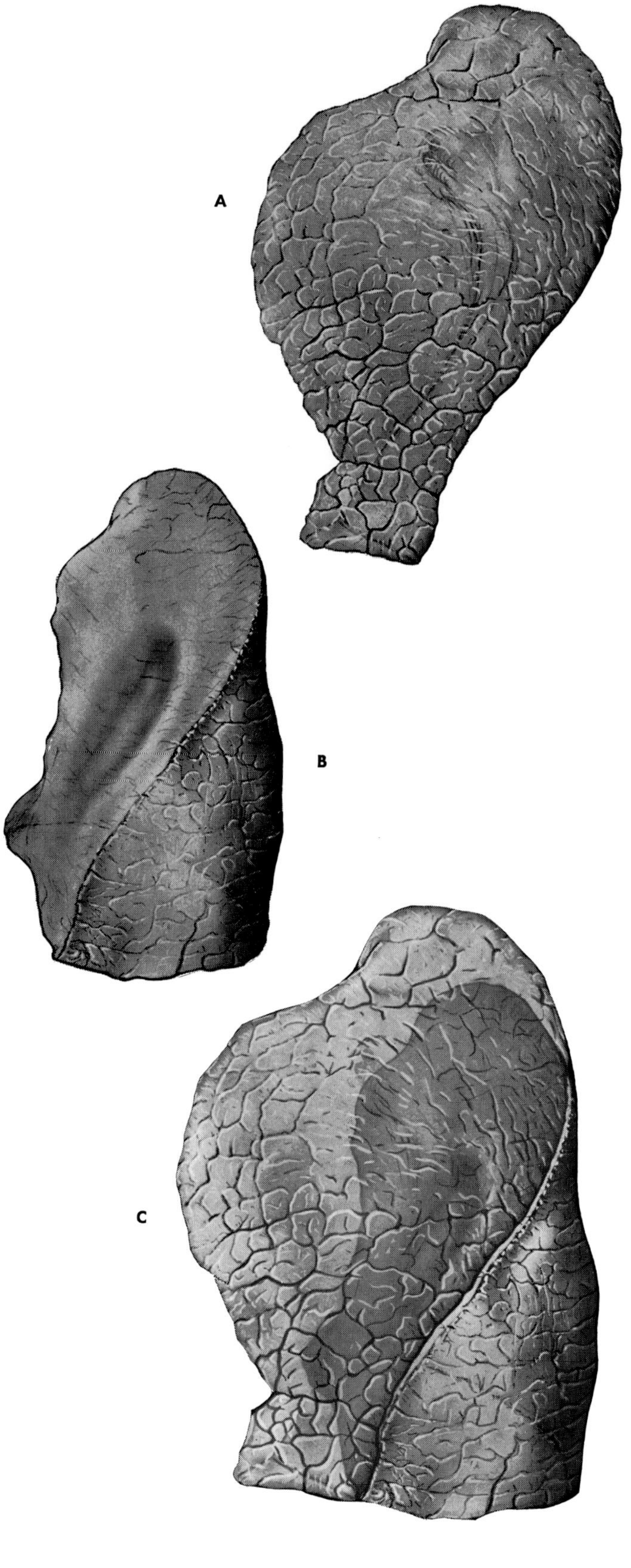

Abb. 5-5. Transparente Zeichnungen der linken Lunge, von der Seite betrachtet. Einzeldarstellungen des Oberlappens (A) und Unterlappens (B) sowie der aus beiden zusammengesetzten linken Lunge. Der Patient blickt nach links. Achten Sie auf die Ähnlichkeiten und Unterschiede zwischen dem (rechten) Mittellappen und der Lingula des linken Oberlappens. Eine Verdichtung dieser analogen Segmente führt zu einer fehlenden Abgrenzbarkeit des unteren Herzrandes auf der entsprechenden Seite in der p.a. Aufnahme.
D: siehe linke Seite

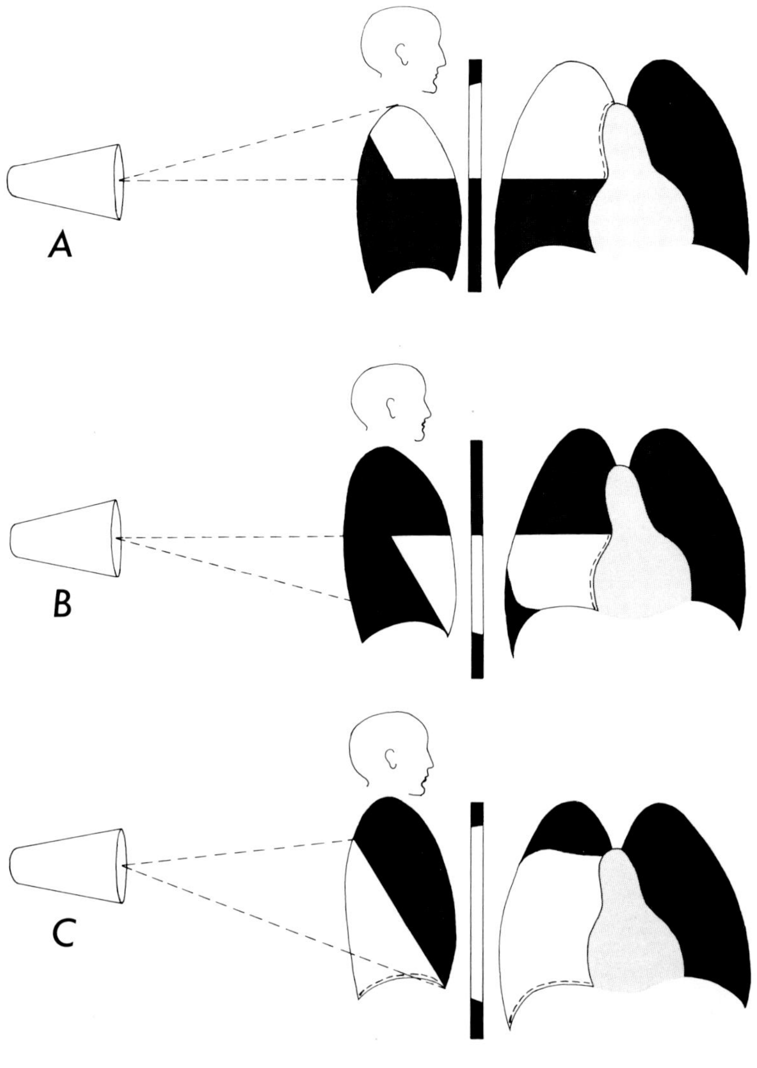

Die Zeichnungen, die Sie von den Lappen der rechten Lunge angefertigt haben sollten

Abb. 5-6. Die jeweiligen Projektionsschatten der drei rechten Lungenlappen. In **A** ist der rechte Lungenoberlappen verschattet, seine untere Begrenzung zeichnet sich gegen den lufthaltigen und direkt unterhalb des kleinen Interlobärspaltes gelegenen Mittellappen ab. In **B** ist nur der Mittellappen verdichtet. Beachten Sie, daß er auf der p.a. Aufnahme nicht bis in den Sinus phrenicocostalis im Bereich des lateralen Zwerchfellansatzes hineinreicht. In **C** hingegen ist das den rechten Sinus phrenicocostalis ausfüllende Lungengewebe verdichtet, da der ganze rechte Unterlappen verdichtet ist. In diesen Zeichnungen wurde der Herzschatten grau dargestellt, um die Form der Lungenlappen klarer darzustellen; in einer Röntgenaufnahme würde sein dichter Schatten jedoch mit dem eines verdichteten Mittellappens (wie in B) verschmelzen. Entsprechend verschwindende Begrenzungslinien sind hier gestrichelt gezeichnet.

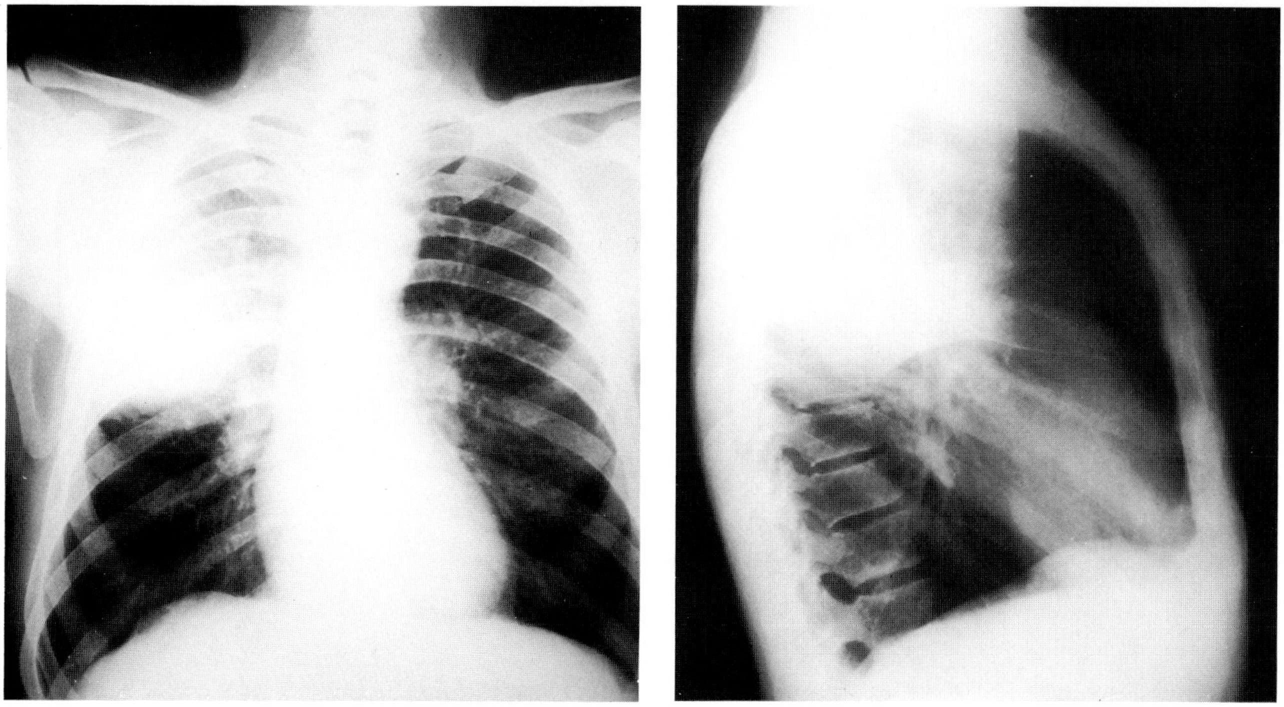

Abb. 5-7. Posteroanteriore und rechtsanliegende Seitaufnahme eines Patienten mit Oberlappenpneumonie rechts. Das anteriore Oberlappensegment ist nur unvollständig verschattet.

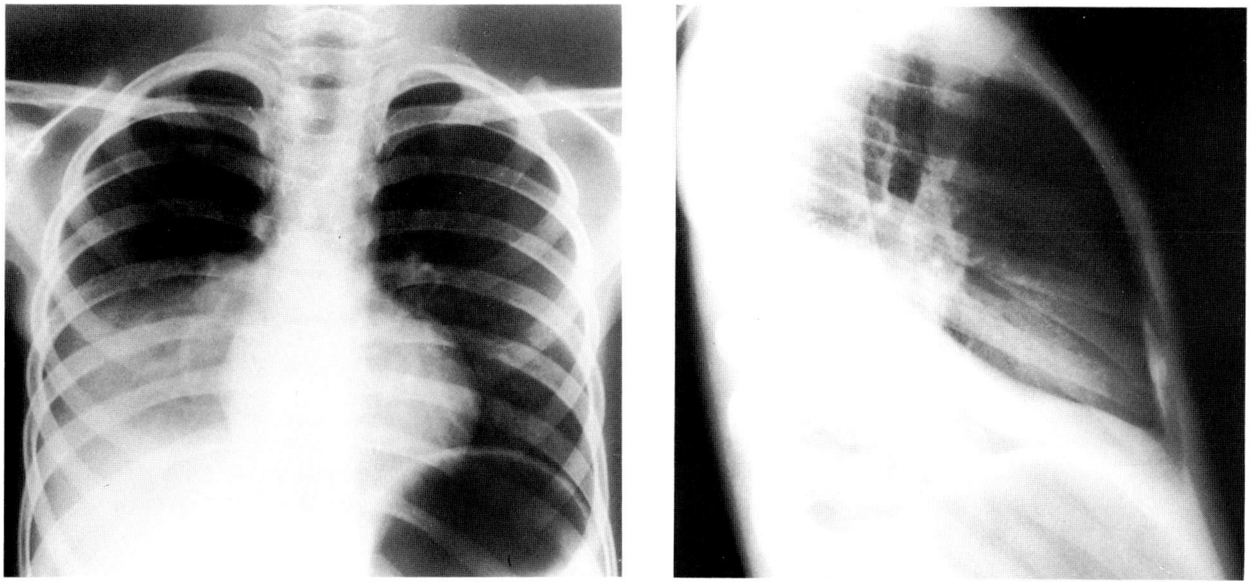

Abb. 5-8. Posteroanteriore und rechtsanliegende Seitaufnahme eines Patienten mit einer Verdichtung des rechten Unterlappens. Achten Sie auf den erhaltenen Herzrand in der p.a. Aufnahme und das fehlende Profil des rechten Zwerchfells in der Seitaufnahme. Die keilförmige Verdichtung in der Seitaufnahme entsteht durch Überlagerung des verschatteten Unterlappens mit dem Herzen.

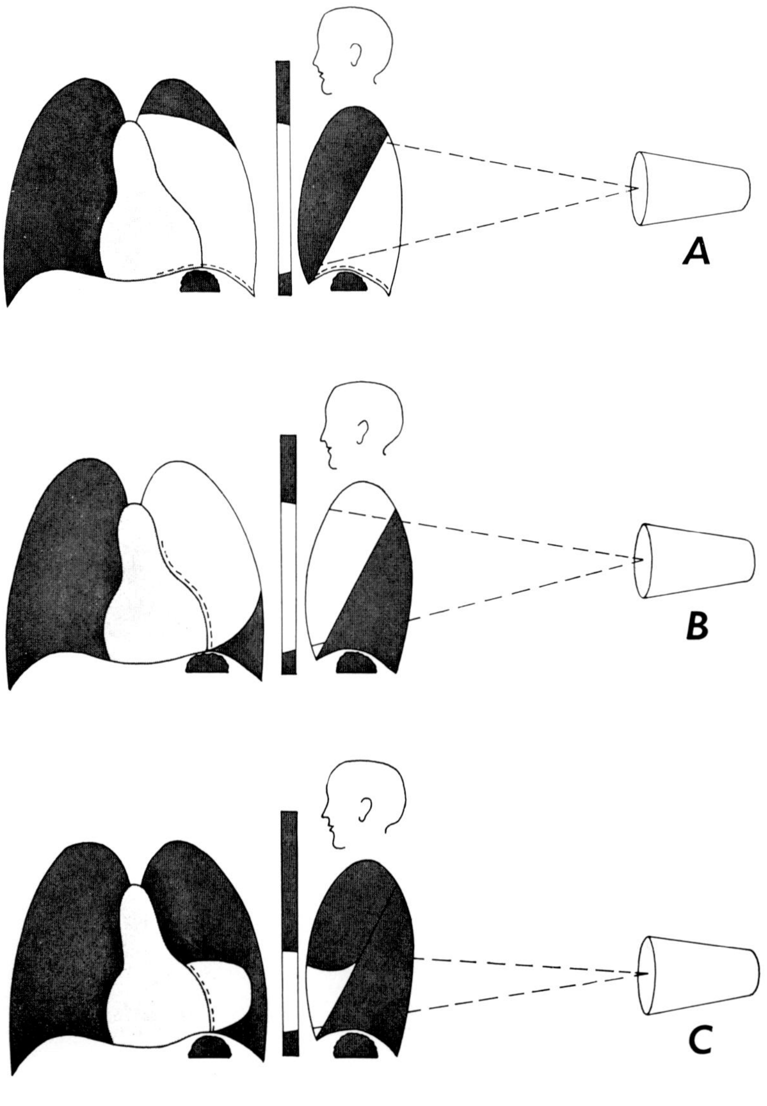

Die Zeichnungen, die Sie von den Lappen der linken Lunge angefertigt haben sollten

Abb. 5-9. Die Projektionsschatten der beiden linken Lungenlappen. In **A** ist der linke Unterlappen verschattet; die Zwerchfellbegrenzung verschwindet *(gestrichelte Linien)*, da die Röntgenschatten von Unterlappen und Milz ineinander übergehen; die Bestimmung der ungefähren Lage des linken Zwerchfells kann, wenn vorhanden, noch durch die Magenblase erfolgen; der linke Herzrand ist nicht verschwunden, sondern durch den verdichteten Unterlappen zu erkennen, da die vorhandene Luft in der Lingula des linken Oberlappens zu einem Randprofil führt. In **B** ist der gesamte linke Oberlappen verschattet, der linke Herzrand ist nicht mehr abgrenzbar, dafür aber das linke Zwerchfell aufgrund der darüberliegenden Luft im Unterlappen. In **C** ist nur die Lingula verschattet und führt zu einer umschriebenen Auslöschung des linken Herzschattens. Zeichnen Sie jetzt noch das röntgenologische Erscheinungsbild einer posteroanterioren und Seitaufnahme bei einer Patientin mit einer Oberlappenverschattung, die die Lingula ausspart.

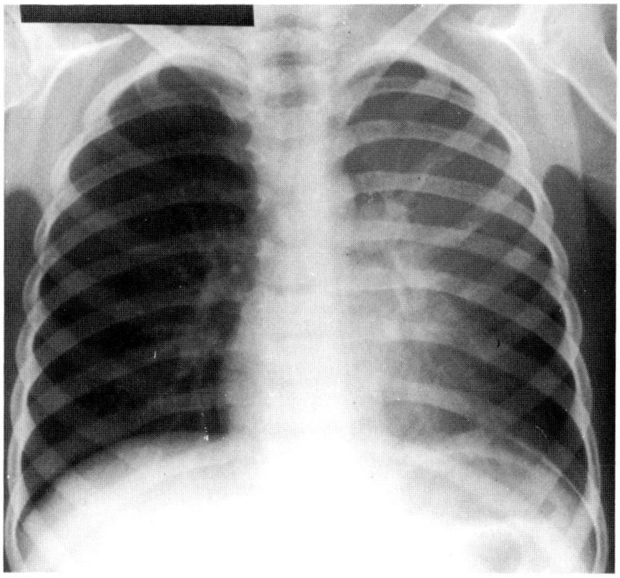

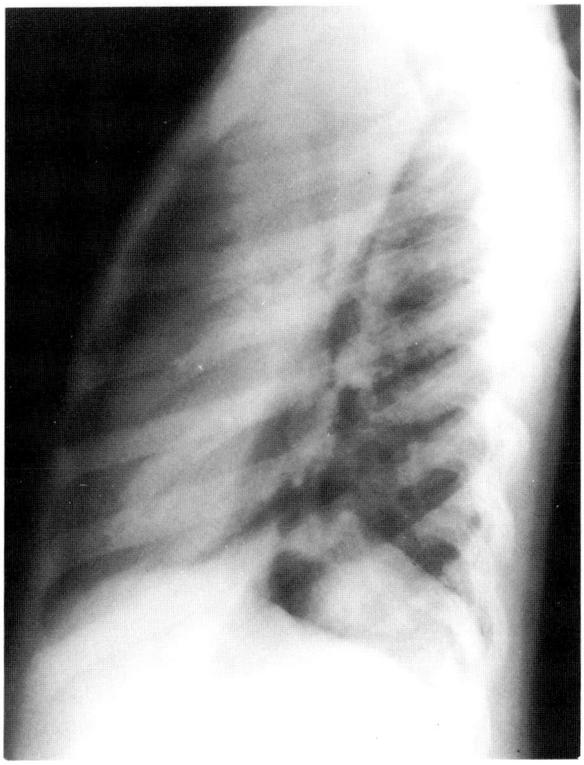

Abb. 5-10. Posteroanteriore und Seitaufnahme eines Patienten mit pneumonischer Verschattung des linken Oberlappens.

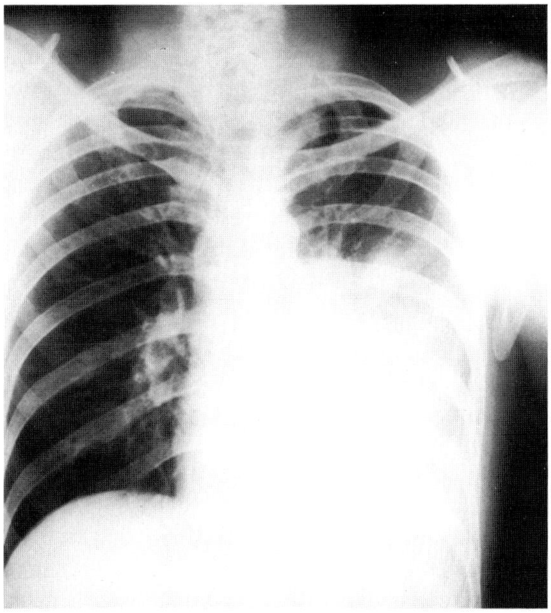

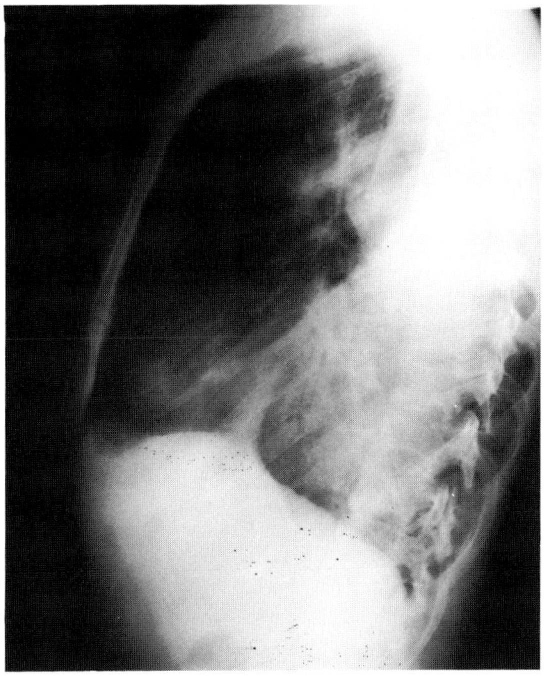

Abb. 5-11. Posteroanteriore und Seitaufnahme eines Patienten mit Verschattung des linken Unterlappens beim klinischen Bild einer Pneumonie. Achten Sie auf die fehlende Abgrenzbarkeit des linken Zwerchfells. Auf der Original-p.a.-Aufnahme konnte der linke Herzrand gerade noch abgegrenzt werden.

Nur teilweise Verdichtung eines Lungenlappens

Wenn massive Verdichtungen eine ganze Lunge oder einen ganzen Lungenlappen betreffen, so haben Sie bestimmte Anhaltspunkte, die Ihnen sagen, wie groß der betroffene Lungenanteil ist. Manchmal werden Ihnen diese gleichen Anhaltspunkte helfen, die genaue Lage eines Verdichtungsherdes zu bestimmen, der nicht einen gesamten Lungenlappen oder ein ganzes bronchopulmonales Segment einnimmt, sondern nur einen Teil davon. Die Verdichtung des gesamten Lungengewebes im Bereich des Zwerchfells verursacht ein völliges Verschwinden des Zwerchfellschattens, aber ein Verdichtungsherd im Bereich der lateralen Hälfte des Zwerchfells verursacht nur die Auslöschung eben dieser lateralen Zwerchfellkontur, während die mediale Hälfte abgrenzbar bleibt.

Morgen werden Sie vielleicht eine Thoraxaufnahme sehen, auf der der linke untere Hemithorax dicht erscheint; wenn Sie aber trotzdem das gesamte Zwerchfellprofil abgrenzen können, so wissen Sie, daß zumindest noch Teile des Unterlappens luftgefüllt sein müssen. Wenn Sie andererseits keinen Anteil des Zwerchfells mehr abgrenzen können, aber dennoch die linke Herzbegrenzung trotz verdichteter Lunge sehen, so wissen Sie, daß der Oberlappen luftgefüllt sein muß. Sie werden also keines der Bilder im Sinne einer Verschattung der gesamten Lunge interpretieren.

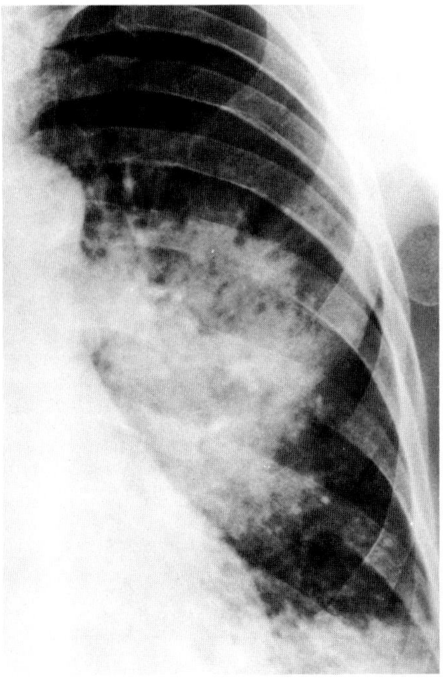

Abb. 5-12. Hier ist nur ein Teil des linken Unterlappens betroffen. Das fleckig-pneumonische Areal liegt nicht in unmittelbarer Nachbarschaft des Zwerchfells, so daß der Zwerchfellrand noch erkennbar ist. Da der Herzrand so gut abgrenzbar ist, können Sie ableiten, daß die Verschattung dorsal liegen muß.

Ebensowenig werden Sie einen Herd mit teilweiser Verdichtung, wie den in **Abb. 5-12**, als Befall eines ganzen Lungenlappens interpretieren, vielmehr werden Sie an die fast vollständige Beteiligung eines **bronchopulmonalen Segments** im hinteren Anteil des Thorax denken, da die Herzkontur so gut erhalten ist.

Da Sie jetzt anatomische Regionen mit massiver Lungenverdichtung erkennen und lokalisieren können, im Gegensatz etwa zu den verstreuten kleinen Verdichtungen, die Sie im vorangegangenen Kapitel gesehen haben, sind Sie wahrscheinlich etwas ungeduldig, zu erfahren, wie man sie nun bezeichnet. Wie wir schon gesagt haben, können Pneumonien und Tumoren dichte Lungenareale hervorrufen, die den oben beschriebenen Befunden entsprechen. Es gehört zu der gängigen Ausdrucksweise, von der „Parenchymerkrankung" im Gegensatz zur „interstitiellen Erkrankung" zu sprechen und zu versuchen, sie auf dem p.a. Thoraxbild voneinander zu differenzieren. Es ist tatsächlich so, daß man sich die Verdichtung im Rahmen einer **Lobärpneumonie** als reine Erkrankung des Parenchyms vorstellen sollte. Es ist ebenso wahr, daß andere Lungenveränderungen, bei denen sich der gesamte pathologische Prozeß interstitiell abspielt, tatsächlich streifig-strähnige Verdichtungen auf dem Röntgenbild hervorrufen. Wenn Sie Radiologie lernen und eisern versuchen, alle Lungenerkrankungen als entweder dem Parenchym oder dem Interstitium zugehörig zu klassifizieren, werden Sie allerdings die sehr enttäuschende und frustrierende Erfahrung machen, daß nur einige Erkrankungen *reine* Veränderungen des Parenchyms oder des Interstitiums aufweisen. Andere pulmonale Prozesse (die Tuberkulose ist einer davon) können sowohl das Interstitium als auch die Alveolen gleichzeitig befallen.

Eine Lunge, die keine Luft enthält, weil sie kollabiert ist, kann ein nahezu gleiches Erscheinungsbild wie eine Lungenverdichtung hervorrufen, jedoch gibt es gleichzeitig Anzeichen für eine Größen- und Formänderung des betroffenen Lungenanteils. Flüssigkeitsansammlungen im Pleuraraum können ebenfalls dichte Areale in der Thoraxhöhle hervorrufen und natürlich durch Ummantelung einer ansonsten gesunden Lunge diese verdecken und gleichzeitig das Verschwinden der Zwerchfellkontur hervorrufen.

Darüber hinaus kommen zusätzlich zu der primären Lungenverdichtung bei der Pneumonie und beim Lungentumor häufig Areale mit Atelektasen und Pleuraerguß vor. Man muß daran denken, daß diese Prozesse pathologischerweise gleichzeitig auftreten, und da sie sehr ähnliche Verschattungen hervorrufen, sind sie oft anhand der ersten Thorax-Röntgenuntersuchung unmöglich voneinander zu unterscheiden. In den nächsten Kapiteln werden Sie lernen, wie man das Vorliegen eines Pleuraergusses bestimmt und wie man die einzelnen Anzeichen, die auf das Kollabieren eines Lungenlappens hinweisen, analysiert. Dann werden Sie diese Anzeichen zu denen der oben besprochenen Lungenverdichtung hinzufügen und Thoraxaufnahmen bezüglich dieser Kriterien systematisch interpretieren.

In Kapitel 3 haben Sie ein System kennengelernt, die Interpretation einer Thoraxaufnahme mit der Analyse der Knochen und Weichteilstrukturen zu beginnen. In Kapitel 4 haben Sie die systematische Untersuchung des Hilus einschließlich der sich verjüngenden Gefäße und des Lungenparenchyms selbst hinzugefügt. In diesem Kapitel haben Sie zu unterscheiden gelernt, ob große Lungenfelder verdichtet erscheinen und ob die Herzränder und beide Zwerchfellbegrenzungen vorhanden sind, kurz, das *Verschwinden normalerweise sichtbarer Konturen* zu prüfen. Sie bauen sich gerade schrittweise eine Art sorgfältige Analyse der Thoraxaufnahme auf, die Ihnen nun hilft, Röntgeninformationen zu nutzen und zum Verständnis von Thoraxaufnahmen Ihr ganzes Leben dienen wird. Seien Sie bitte nicht ungeduldig, weil Sie noch keine diagnostischen Bezeichnungen kennengelernt haben.

Unbekannte: Lungenparenchymerkrankungen

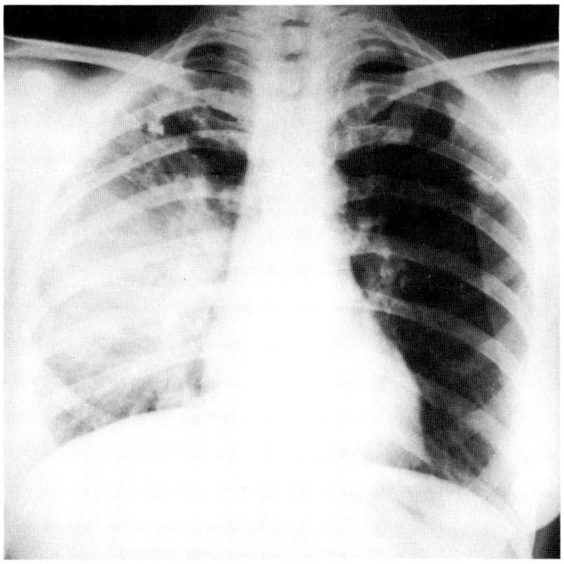

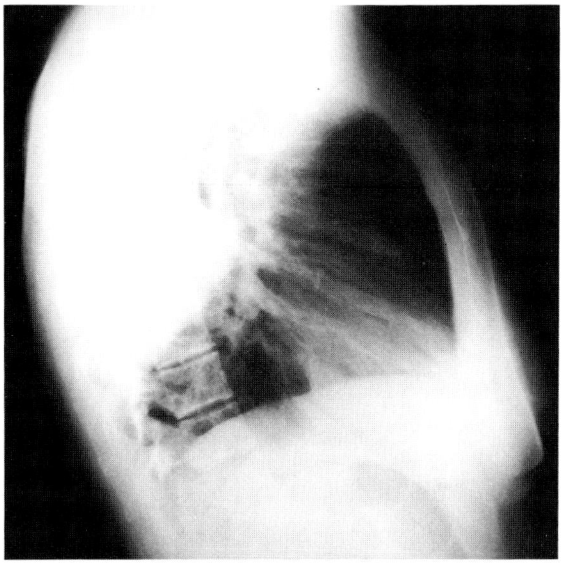

Abb. 5-13 *(Unbekannte 5-1)*. Klinisch hatte diese junge Frau eine Pneumonie. Sagen Sie genau, welcher Teil der rechten Lunge verschattet ist. Handelt es sich um eine Erkrankung des Parenchyms oder des Interstitiums?

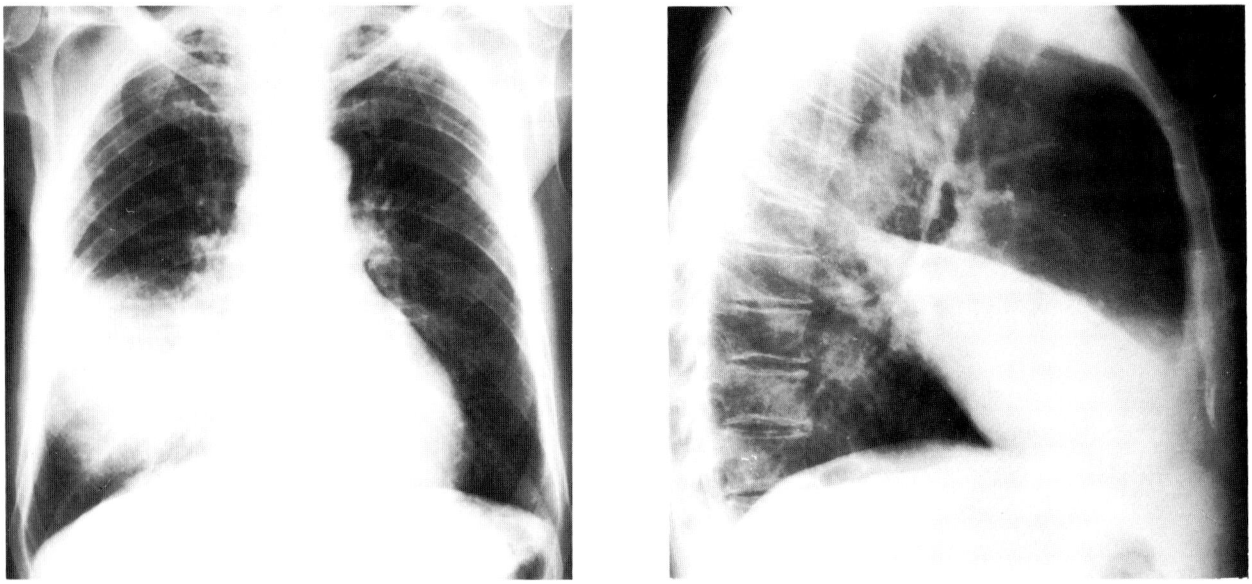

Abb. 5-14 *(Unbekannte 5-2).* Welcher Lungenteil ist hier verschattet?

Der solitäre Lungenrundherd

Ein besonderes Problem in der röntgenologischen Handhabung ergibt sich bei einer kleinen, solitären und dichten Raumforderung in der Lunge. Sie haben eine solche Raumforderung in **Abb. 4-21 E** gesehen, die sich nach Resektion als ein benigner Tumor herausstellte. Jeder derartige Befund auf einer Thoraxaufnahme muß Anlaß zu gewissenhaften Überlegungen und Abwägungen sein, da er sowohl benigne als auch maligne sein kann, etwa ein frühes Karzinom oder eine solitäre Metastase einer ganzen Reihe entfernt gelegener Primärtumoren. Man muß sicher sein, daß es sich tatsächlich um eine pulmonale Raumforderung handelt, indem das Vorhandensein weiterer Herde mit der CT oder konventionellen Schichtaufnahmen des gesamten Thorax ausgeschlossen wird. Ein anderer wichtiger Schritt zur weiteren Klärung ist es, sich jetzt - sofern vorhanden - alle verfügbaren früheren Thoraxaufnahmen sorgfältig anzusehen. Wenn die Raumforderung auf Voraufnahmen nicht vorhanden war oder mittlerweile gewachsen ist, sind weitere Untersuchungen erforderlich. Sie kann dann jedoch immer noch entzündlicher oder neoplastischer Natur sein.

Wenn die Raumforderung andererseits jedoch unverändert ist und dicht gepackte Kalkkrümelchen entweder zentral oder rundherum in der Peripherie des Knotens enthält, so handelt es sich wahrscheinlich um einen benignen Prozeß, der im Rahmen drei- bis sechsmonatiger Verlaufsuntersuchungen kontrolliert werden kann. Wenn die Verkalkung in einem solchen Rundherd jedoch *exzentrisch* liegt, so ist sie eher suspekt und sollte chirurgisch entfernt werden.

Mit der CT können wichtige Zusatzinformationen beim Vorliegen solitärer Lungenrundherde gewonnen werden. Frühe, das heißt kleine Metastasen im Mediastinum können zu einem Zeitpunkt nachgewiesen werden, zu dem sie noch nicht auf den Übersichtsaufnahmen erkennbar sind (s. **Abb. 5-16 A** und **B**). Metastatisch vergrößerte Lymphknoten im Mediastinum (oder auch andernorts) machen die Operation eines Lungenrundherdes natürlich sinnlos und dem Patienten kann eine unnötige Thorakotomie erspart werden. Strahlen- oder Chemotherapie werden dann zum Mittel der Wahl; bei einigen dieser Patienten wird zuvor noch eine perkutane Nadelbiopsie des Knotens unter Durchleuchtungskontrolle entnommen, um eine histologische oder zytologische Sicherung der Diagnose zu gewährleisten.

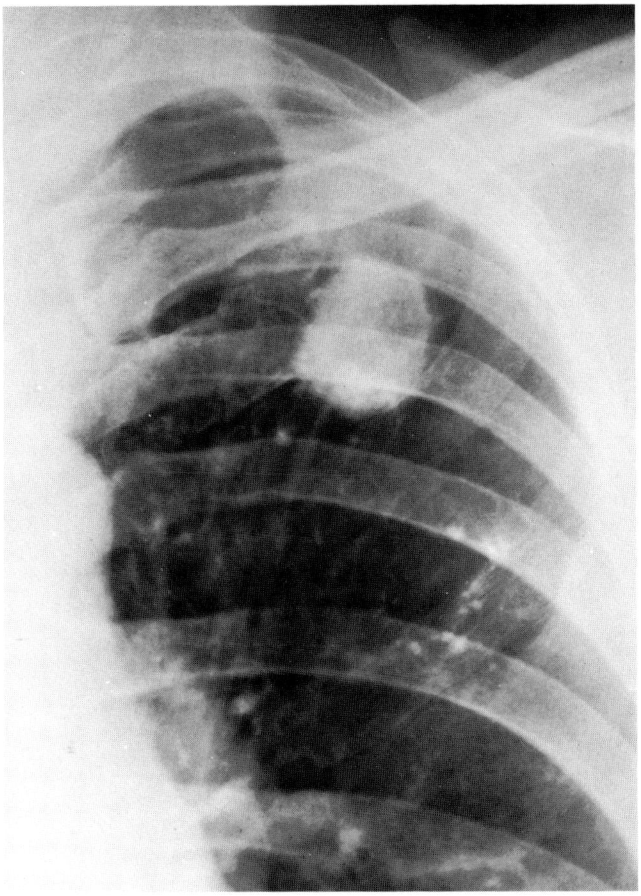

Abb. 5-15 *(rechts)*. Ein dichter, kalkhaltiger Rundherd, der mit großer Wahrscheinlichkeit einem Granulom entspricht und sorgfältig überwacht werden muß. Vergleichen Sie diesen Rundherd mit dem in Abb. 5-16, insbesondere in bezug auf die Dichte.

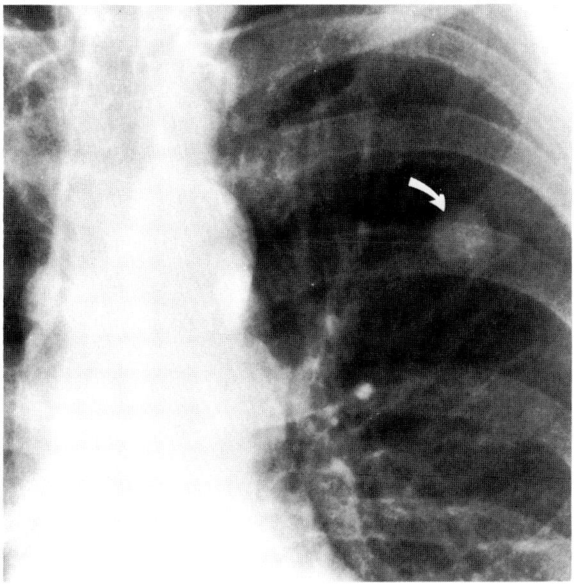

Abb. 5-16 A. Ein Patient, bei dem bei einer routinemäßigen Durchuntersuchung ein solitärer Lungenrundherd gefunden wurde. Eine Aufnahme vom vergangenen Jahr war unauffällig. Der Rundherd erscheint nicht kalkhaltig.

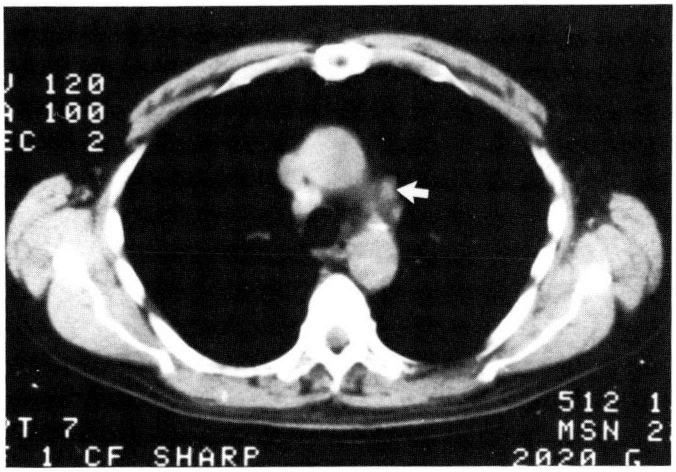

Abb. 5-16 B. Der in einer etwas anderen Höhe angefertigte CT-Schnitt zeigt zwar nicht den Lungenrundherd, dafür jedoch vergrößerte Lymphknoten im linksseitigen Mediastinum zwischen Aorta ascendens und descendens, die hier normalerweise nicht zu finden sind. Bei diesem Patienten stellte sich ein Lungentumor mit mediastinalen Lymphknotenmetastasen heraus.

Kapitel 6

Zwerchfell und Pleuraraum
Pleuraerguß
und Pneumothorax
Lungenembolie

Die Beurteilung der Zwerchfellregion einer Thoraxaufnahme erfordert einige Übung in der Logik von Röntgenschatten. Genauso, wie Sie den Herzschatten dicht zwischen den beiden transparenten Lungen sehen, sehen Sie die Zwerchfellkuppel aufgrund einer Erhöhung der Summe aller überlagerten Dichten. Die Summe der Schatten, die auf dem Röntgenbild direkt unterhalb der Ebene der Zwerchfellkuppel liegen, beinhaltet einen Teil der dahintergelegenen Lunge sowie der dichten Leber oder Milz, die sich der unteren konkaven Fläche des Zwerchfells direkt anlegen. *Oberhalb* der Ebene der Zwerchfellkuppel wird die Summe aller Dichten durch die der Lunge bestimmt, die die Strahlen nur gering schwächt. Dadurch erscheint auf der Thoraxaufnahme das Zwerchfell mit den darunterliegenden Organen als weiße Silhouette gegenüber dem darüber gelegenen dunklen, strahlendurchlässigen Lungenfeld, und das, obwohl sich ihre Schatten zum Lungenanteil, der in den hinteren Zwerchfell-Rippen-Winkel (posteriorer Rezessus) hinreicht, addieren.

Das **Zwerchfell** besteht anatomisch aus einem dünnen Muskelblatt und ist am Xiphoid, den unteren sechs Rippen und Rippenknorpeln und den oberen Lendenwirbeln befestigt. Es trägt selber nur wenig zu dem weißen Schatten auf einer Thoraxaufnahme bei, den wir meinen, wenn wir vom „Zwerchfell" sprechen. Wenn sich freie Luft im Peritonealraum zwischen die Milz und das Zwerchfell schiebt, wie es bei dem Patienten in **Abb. 6-2** der Fall ist, so ist die dünne Muskelschicht alleine zu sehen, umgeben von der darüber- und darunterliegenden Luft. Sie sehen wie üblich, wenn eine gebogene, schalenförmige Struktur geröntgt wird, den Teil des Zwerchfells, der tangential durchstrahlt wird. Obwohl es linear zu sein scheint, denken Sie nun natürlich in Röntgendichten und wissen, daß es sich um eine kuppelförmige Schale handelt, die den Thorax vom Abdomen trennt. Unter Durchleuchtung würde man sehen, wie es sich während der Inspiration nach unten zusammenzieht und abflacht und sich wieder nach oben hin entspannt, sobald der Patient ausatmet.

Bei den meisten Thoraxaufnahmen, die am stehenden Patienten angefertigt werden, ist der Magenfundus oben im Bereich des Diaphragmas zu sehen. Normalerweise enthält er geschluckte Luft und Magensaft (oder das Mittagessen). Eine typische Magenblase **(Abb. 6-1)** weist eine gerade, den Flüssigkeitsspiegel markierende Linie auf, oberhalb derer die geschluckte Luft eine strahlentransparente Tasche bildet. Würde die gleiche Aufnahme in ebenfalls sagittalem Strahlengang am liegenden Patienten gemacht, so würde man diesen Spiegel nicht

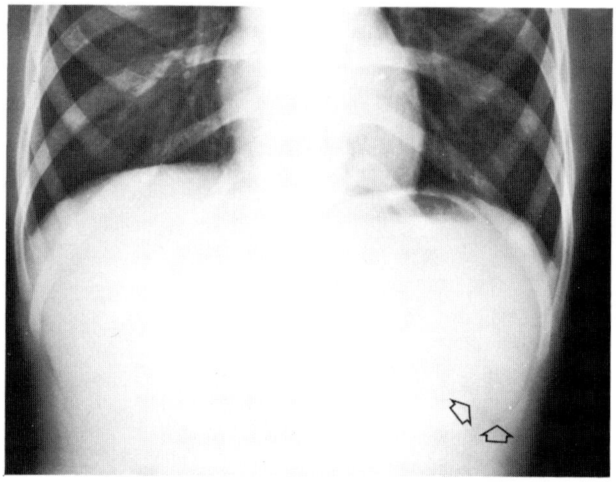

Abb. 6-1. Normale Hemidiaphragmata. Beachten Sie die Magenblase mit einem Flüssigkeitsspiegel unter dem linken Hemidiaphragma. Die Pfeile markieren den unteren Milzpol. Milz und flüssigkeitsgefüllter Magen bilden einen ineinander übergehenden Schatten. Zu sehen ist nur die linke Zwerchfellkuppe, die vom Strahlenbündel tangential getroffen wird. An ihre Unterfläche drückt sich die Wand des Magenfundus. Die nach vorne und hinten unten ziehenden Zwerchfellanteile verlaufen schräg zum Strahlengang und sind daher überhaupt nicht zu sehen. Das rechte Zwerchfell liegt dicht der Leber an, so daß nur seine obere Begrenzung zu sehen ist.

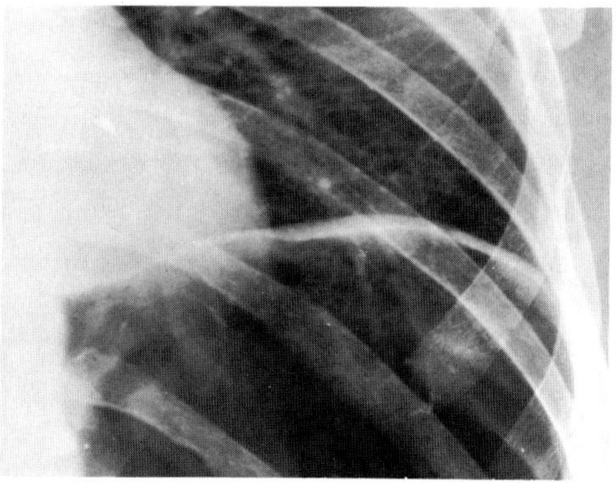

Abb. 6-2. Aufnahme des linken Zwerchfells nach einer Verletzung, bei der große Mengen Luft in den Peritonealraum gerieten. Die Milz und der Magen sind nach unten verlagert. Achten Sie auf die Unterlappengefäße, die dorsal bis unterhalb der Zwerchfellkuppel reichen und sich mit der infradiaphragmalen Luft überlagern. Diese Unterlappengefäße sind in Abb. 6-1 nicht zu sehen, da sie hinter dem Magen und der Milz liegen.

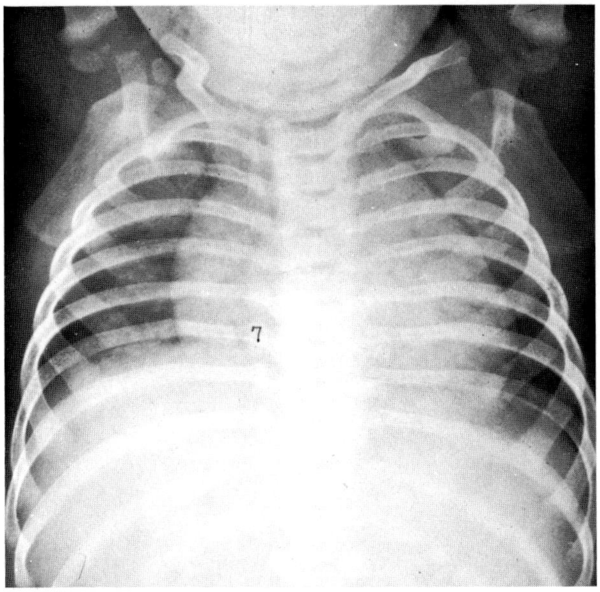

Abb. 6-3 (links). Hier steht das (rechte) Zwerchfell bei Exspiration in Höhe der 7. Rippe.

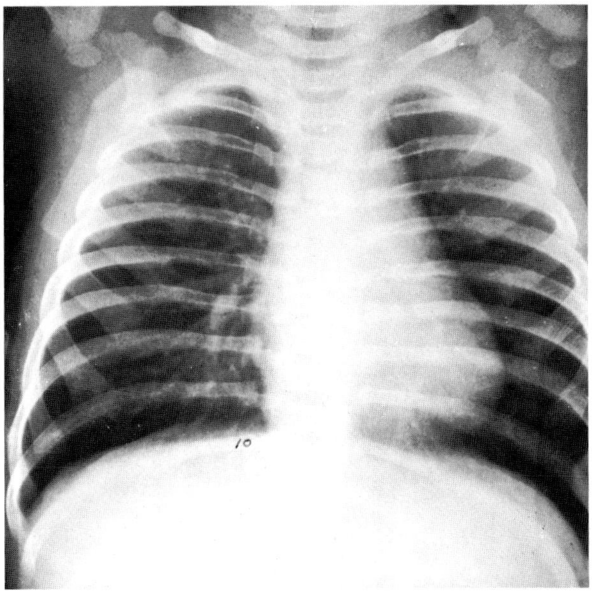

Abb. 6-4 (rechts). Dies ist derselbe Patient bei Inspiration; das (rechte) Zwerchfell steht in Höhe der 10. Rippe. Achten Sie auf die fehlende Magenblase beim liegenden Patienten.

erkennen, da er vom Strahlenbündel senkrecht durchdrungen würde. Achten Sie bitte darauf, daß man in **Abb. 6-1** den Eindruck hat, man könnte die Dicke des Zwerchfells abschätzen, da ober- und unterhalb Luft liegt. Was Sie aber tatsächlich sehen, ist die Dicke des Zwerchfells plus die Dicke der Magenwand.

> Jedes Hohlorgan, das völlig mit Flüssigkeit gefüllt ist und von dichten Eingeweiden umgeben wird, ist röntgenologisch nicht abgrenzbar; jedes luftgefüllte Hohlorgan erscheint dagegen als dunkler Schatten auf dem Film.

Wo Sie gerade dabei sind: Nehmen Sie sich einen Moment Zeit und stellen Sie sich vor, was Sie durch Luft und einen Flüssigkeitsspiegel auf dem Röntgenbild erwarten können. Jede Hohlstruktur, ob normal oder anormal, die sowohl Gas als auch Flüssigkeit enthält, zeigt einen Flüssigkeitsspiegel, sofern das Strahlenbündel in der Ebene dieses Spiegels verläuft. Wenn man nun den Patienten in verschiedene Richtungen neigt und darauf achtet, daß das Strahlenbündel immer horizontal zur Oberfläche des Luft-Flüssigkeits-Spiegels verläuft, so kann der gesamte Binnenraum einer solchen Höhle Schritt für Schritt sichtbar gemacht werden. Dies gilt für das Innere des Magens, einer Abszeßhöhle, der Hirnventrikel oder des Pleuraraumes, sofern sich sowohl Flüssigkeit als auch Luft darin befinden. So wird Luft eine nützliche Kontrastsubstanz, die ein röntgendurchlässiges Abbild der entsprechenden Hohlstruktur hervorruft, so wie umgekehrt Bariumsulfat oder andere sicher inerte Substanzen röntgendichte, flüssige Ausgüsse der Hohlorgane darbieten, in die sie eingebracht werden.

Vergleichen Sie eine Thoraxaufnahme in Exspiration **(Abb. 6-3)** und eine, bei der der Patient tief eingeatmet hat **(Abb. 6-4)**. Schwach belüftete Alveolen und zusammengedrängte Gefäße setzen auf natürliche Weise die Transparenz der Lunge zu einem gewissen Grad herab. Beachten Sie auch, daß das flexible Mediastinum und das flüssigkeitsgefüllte Herz durch das hochstehende Zwerchfell in **Abb. 6-3** zusammengedrückt wurden, so daß sie einen deutlich breiteren Schatten hervorrufen und vergrößert wirken. Dies wird bei jeder Aufnahme in Exspiration der Fall sein und ist ein zusätzlicher Grund, warum es für Sie wichtig ist, die Höhe des Zwerchfells im Verlauf der Betrachtung jeder Thoraxaufnahme festzulegen. Wenn er dazu in der Lage ist, muß der Patient in jedem Fall aufgefordert werden, ganz tief einzuatmen; und bevor Sie beabsichtigen, irgendeinen Rückschluß aus seiner Thoraxaufnahme zu ziehen, müssen Sie die Lage seines Zwerchfells überprüfen und entscheiden, ob er auch wirklich tief eingeatmet hat.

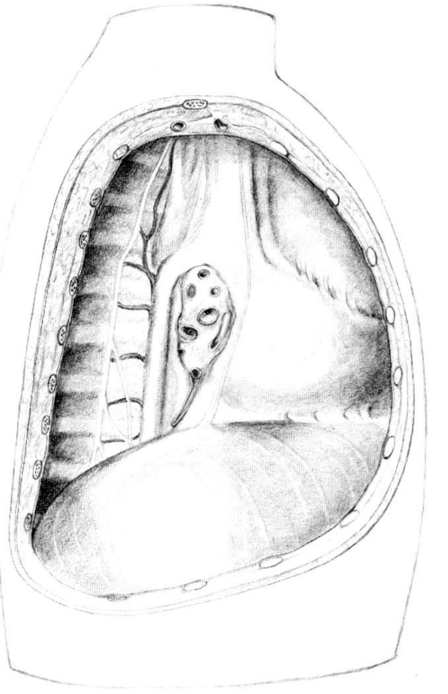

Abb. 6-5. Zwerchfell und Sinus phrenicocostalis bei entfernter Brustwand

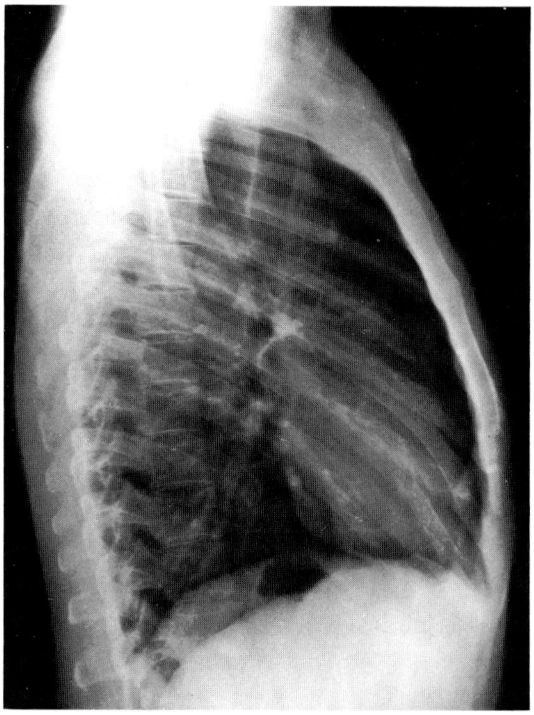

Abb. 6-6. Normale rechtsanliegende Seitaufnahme des Thorax. Beachten Sie die beiden Zwerchfellschatten, die nach hinten unten verlaufen. Welcher entspricht dem linken Zwerchfell? Achten Sie auch auf die Pulmonalgefäße, die dorsal bis unterhalb der Konturen der Zwerchfellkuppeln verlaufen. Hier ist es einfach, herauszufinden, daß das höherstehende Zwerchfell das linke ist, da sich die Magenblase dicht darunter befindet. Den vorderen Teil des linken Zwerchfells sehen Sie jedoch nicht. Das ihm direkt aufliegende Herz läßt seine Grenzkontur verschwinden. Was hier als Fortsetzung des linken Zwerchfells erscheint, ist in Wahrheit das vordere Segment des rechten Zwerchfells, das immer in ganzer Kontinuität von seinem dorsalen Sulcus bis zur vorderen Brustwand zu verfolgen ist.

Da die Magenblase (nur vorhanden, wenn Luft im Magen ist) normalerweise der Unterfläche des linken Zwerchfelles dicht benachbart liegt, sollte sie in Ihre systematischen Betrachtungen einer Thoraxaufnahme mit eingeschlossen werden. Eine Interposition jeglicher Art zwischen Zwerchfell und Magenfundus verlagert die Magenblase nach unten. Sie könnte auch bei Vorliegen eines Tumors im Magen deformiert sein. Sowohl ihr Aussehen als auch ihre Lage sind wichtig.

Ein Beispiel: Wenn eine ausgedehnte Thoraxverdichtung direkt oberhalb des linken Zwerchfells zu einem Verschwinden der normalen Zwerchfellkontur führt, wie Sie es im letzten Kapitel gesehen haben, kann Ihnen die Lage der Magenblase sagen, wo das Zwerchfell liegt. Auf einer lateralen Thoraxaufnahme gibt das Vorhandensein der Magenblase dicht unterhalb eines Zwerchfellschattens an, welches das linke Zwerchfell ist **(Abb. 6-6).**

Obwohl sich der Anatom das Zwerchfell als ein einziges, aus Muskeln und Sehnen bestehendes Blatt vorstellt, welches Thorax und Abdomen voneinander trennt, sieht der Radiologe es auf einer p.a. Thoraxaufnahme und bei der Durchleuchtung als zwei gekrümmte Schatten zu beiden Seiten des Herzens. Er spricht von *„linkem und rechtem Hemidiaphragma“*, obwohl er weiß, daß dies anatomisch und semantisch ungenau ist. Es ist jedoch nützlich, sich in dieser Weise auf die zwei Hälften des Zwerchfells zu beziehen, da sie häufig bei einseitigen Erkrankungen im darüberliegenden Thorax oder dem darunterliegenden Abdomen mitreagieren können.

Die beiden Hemidiaphragmata, wie sie auf p.a. Thoraxaufnahmen von Erwachsenen zu sehen sind, stellen sich als glatte, gekrümmte Linien dar, die in der Mittellinie am Ursprung der zehnten oder elften Rippe beginnen. Sie sollten eine Übung machen und die hinteren Rippenanteile nahe der Wirbelsäule von oben nach unten durchzählen und die Höhe des Zwerchfells bestimmen. Versuchen Sie dies auf ein paar der Thoraxaufnahmen, die Sie schon gesehen haben (vergewissern Sie sich, die erste Rippe zu identifizieren, indem Sie diese vom Sternoklavikulargelenk nach dorsal entlangfahren). Wenn Sie die Höhe des Zwerchfells auf ein paar aktuellen Thoraxaufnahmen von Patienten bestimmen, zum Beispiel im Rahmen eines Praktikums oder der Famulatur, so werden Sie bei hospitalisierten Patienten oft erhebliche Unterschiede in dieser Zwerchfellhöhe finden. Eine gesunde Person, die sich nur durchuntersuchen läßt, befolgt die Aufforderung der MTRAs, tief einzuatmen, gut. Ein ängstlicher, abgeschlagener oder schmerzgeplagter Krankenhauspatient befolgt diese Aufforderung eventuell nicht so gut, obwohl er vielleicht „nur" eine Sprunggelenksfraktur hat und ihm an Brust oder Thorax überhaupt nichts fehlt. Das Ergebnis ist natürlich, daß der untere, zwerchfellnahe Anteil seiner Lungen nur relativ gering belüftet wird und folglich auf der Thoraxaufnahme dichter bleibt und somit möglicherweise das Bild einer Veränderung hervorruft, die tatsächlich gar nicht existiert.

Das Zwerchfell kann durch große Flüssigkeitsansammlungen im Peritonealraum angehoben werden, wie beispielsweise bei Patienten mit Herzinsuffizienz oder Leberzirrhose. Bei der Dilatation vieler Dünn- oder Dickdarmschlingen im Rahmen eines Ileus stehen die Zwerchfelle normalerweise auch hoch und können in ihrer Abwärtsbewegung, als Reflexantwort auf den Bauchschmerz, eingeschränkt sein. Aus dem gleichen Grunde stehen sie nach einer Bauchoperation normalerweise hoch und sind in ihrer Bewegung eingeschränkt. Sie würden die Zwerchfelle im dritten Trimenon einer Schwangerschaft ebenfalls hochstehend erwarten, und sie sind es auch.

Auf der anderen Seite kann das Zwerchfell bei Zuständen, die das Volumen der Strukturen innerhalb des Brustkorbes deutlich vergrößern, herabgedrückt und abgeflacht sein. So sind etwa beim Emphysem mit seinem irreversiblen *„air-trapping"* in den Lungen und der schrittweise zunehmenden Überdehnung die Zwerchfelle tiefstehend und flach. Sie können eine gezähnelte Begrenzung aufweisen, da nun die Insertionsstellen an den unteren Rippen sichtbar werden. In gleicher Weise kann das Zwerchfell durch große Ansammlungen von Pleuraflüssigkeit oder durch große Tumormassen heruntergedrückt werden.

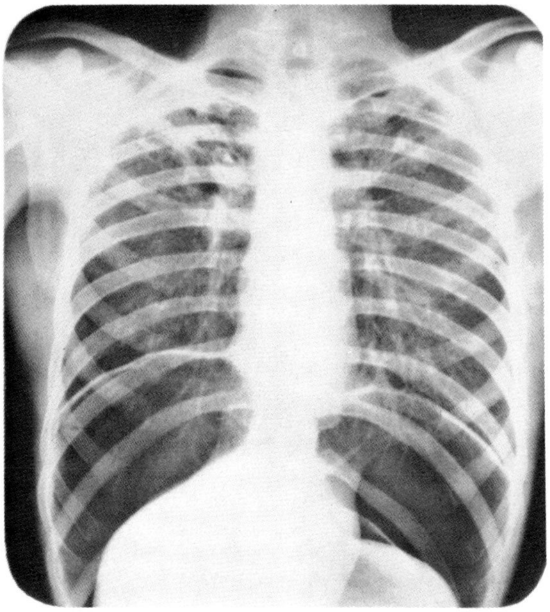

Abb. 6-7 *(Unbekannte 6-1)*. Bestimmen Sie die Höhe der Zwerchfelle bei diesem Patienten mit beidseitiger Oberlappentuberkulose. Hat der Patient tief eingeatmet?

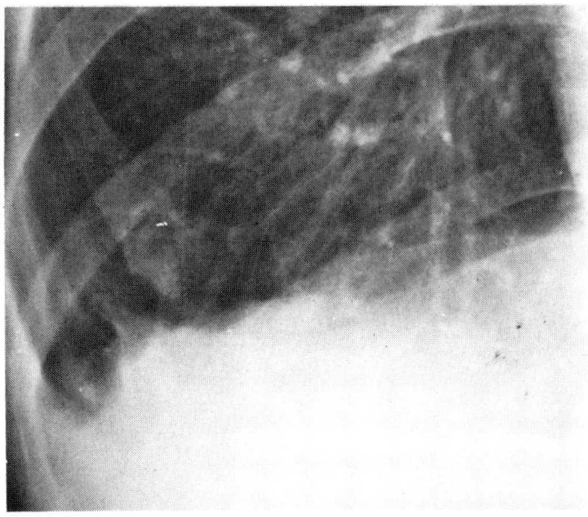

Abb. 6-8. Ein tiefstehendes, abgeflachtes und gezähneltes Zwerchfell wird häufig bei alten Patienten beobachtet, von denen die meisten ein gewisses Emphysem aufweisen.

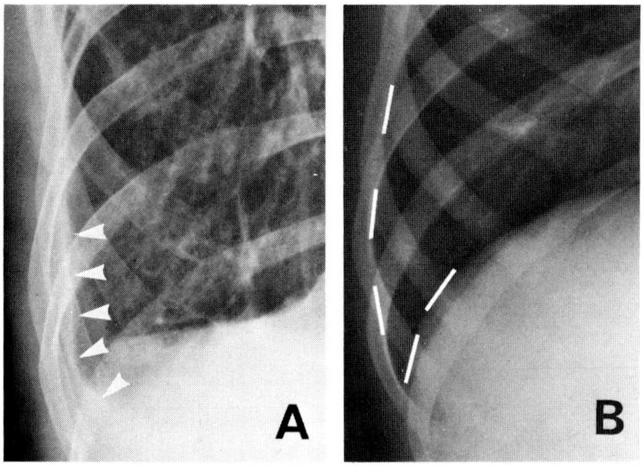

Abb. 6-9 A. Die alte verdickte Pleura, die hier von den Strahlen tangential getroffen wurde, entspricht Narbengewebe an der Lungenoberfläche und beinhaltet die parietale und viszerale Pleura, die dicht miteinander verbacken sind. In dieser Region ist der Pleuraraum und mit ihm der Sinus phrenicocostalis verklebt. Dieser Befund darf nicht mit einem kleinen Pleuraerguß verwechselt werden.
B zeigt zum Vergleich einen normalen Sinus phrenicocostalis.

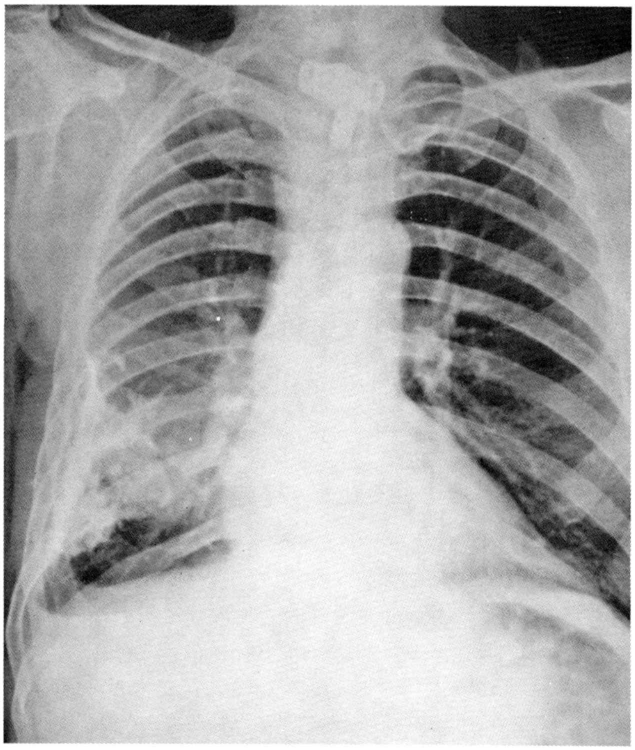

Abb. 6-10. Verkalkung eines ausgedehnten Plaque verdickter Pleura. Achten Sie auf die Luft in den Weichteilen der lateralen Thoraxwand; an dieser Stelle verlief eine Drainage. Der Patient hatte eine chronisch entzündliche Pleuraerkrankung, die auch die Verklebung des Sinus phrenicocostalis erklärt.

Pleuraerguß

Die Pleura ist ein geschlossener, leerer Raum, dessen eine Seite die Oberfläche der Lunge überzieht und sich in die Interlobärspalten hineinzieht. Die andere Seite liegt der inneren Thoraxwand an.

Normalerweise ist die Pleura zu dünn, um auf dem Röntgenbild erkennbar zu sein, aber sie kann sichtbar werden, wenn sie durch eine Entzündung verdickt ist und von Röntgenstrahlen tangential entlang der Thoraxwand getroffen wird. Die zwei Pleuradicken des kleinen Interlobärspaltes (Interlobium) können häufig als eine dünne weiße Linie, die vom rechten Hilus nach lateral zieht, gesehen werden, da der Spalt normalerweise horizontal verläuft. Sowohl das rechte und linke große Interlobium als auch das kleine Interlobium der rechten Seite können auf der Thoraxseitaufnahme gesehen werden, sofern sie in gleicher Ebene mit dem Strahlengang liegen. Die großen Interlobien verlaufen zu schräg, um auf p.a. Thoraxaufnahmen erkennbar zu sein.

Obwohl der Pleuraraum normalerweise leer und kollabiert ist, kann er entweder mit Flüssigkeit oder Luft oder beiden gefüllt sein, was jeweils das Erscheinungsbild einer Thoraxaufnahme verändert.

Eine massive Flüssigkeitsansammlung auf einer Seite kann das Mediastinum zur anderen Seite verlagern, das Zwerchfell hinunterdrücken, teilweise die Lunge kollabieren lassen und einen ganzen Hemithorax dicht und weiß erscheinen lassen. Kleine und größere Luftmengen können durch Ruptur der pleuralen Lungenoberfläche Zugang zum Pleuraraum erhalten, auch nach einem Trauma, wenn die Lunge durch die spitzen Enden von gebrochenen Rippen angestochen wird. Luft kann aber auch absichtlich zu diagnostischen Zwecken nach einer Pleurapunktion in den Pleuraspalt eingebracht werden. Wenn die Luftmenge im Pleuraspalt groß ist, sieht man die Lunge teilweise oder ganz in Richtung auf das Mediastinum zu kollabiert. Jede Luftmenge im Pleuraspalt **(Pneumothorax)** ermöglicht Ihnen, einen Teil der Lungenoberfläche zu beurteilen, den Sie normalerweise auf einer Thoraxaufnahme nicht sehen können, weil die Lunge der Thoraxwand eng anliegt. Das Entdecken eines kleinen Pneumothorax hängt davon ab, ob man die dünne, schleierartige Lungengrenze sieht, jenseits derer keine Lungenstruktur mehr zu finden ist.

Große Mengen von Luft oder Flüssigkeit im Pleuraspalt sind leicht zu erkennen, kleine Mengen jedoch erheblich schwieriger.

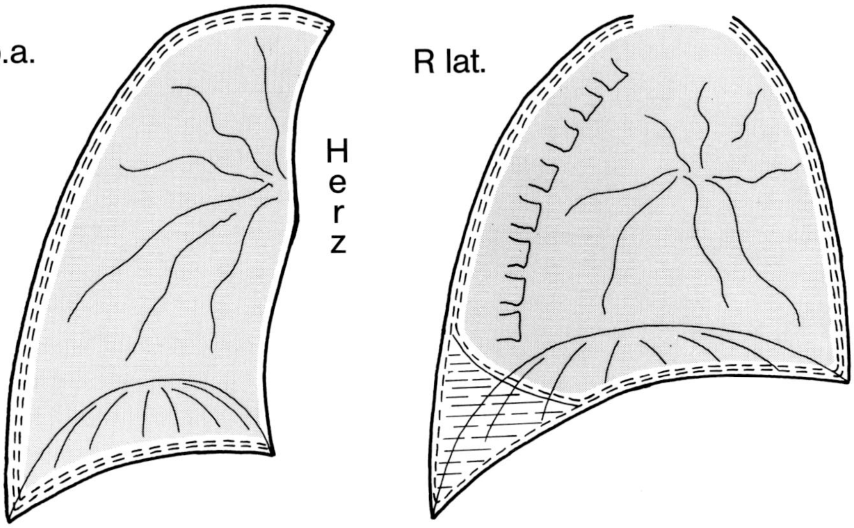

Abb. 6-11. Kleiner Pleuraerguß (Hydrothorax), der auf der p.a. Aufnahme nicht zu erkennen ist. *Die gestrichelten Linien* entsprechen den parietalen und viszeralen Pleurablättern, zwischen denen die Flüssigkeit liegt.

Wenn Sie sich noch einmal einen normalen Zwerchfellschatten in p.a. Projektion anschauen, so sehen Sie, daß er nach lateral unten zieht, um einen spitzen Winkel mit der Thoraxwand zu bilden. Die Basis des Unterlappens, die sich konvex über das Zwerchfell stülpt, legt sich auch in diesen Recessus hinein, sowohl seitlich als auch ganz hinten. Dieser **Recessus** oder **Sinus phrenicocostalis**, von dem man auf einer p.a. Thoraxaufnahme nur den seitlichen Teil sieht, bildet einen kontinuierlichen „Graben" zwischen Thoraxwand und Zwerchfell. Der tiefste Punkt dieses Grabens liegt beim stehenden oder sitzenden Patienten weit dorsal zu beiden Seiten der Wirbelsäule, wie Sie es schon auf den Thoraxseitaufnahmen erkannt haben. In diesen Graben reicht die Basis der Unterlappen entlang des hinteren Zwerchfellsegments hinein, und es ist gleichzeitig der Ort, zu dem ein **Pleuraerguß** normalerweise fließt. Daher sind also die ersten hundert Milliliter Pleuraerguß meistens nicht im lateralen Sinus phrenicocostalis auf der p.a. Thoraxaufnahme eines Erwachsenen zu sehen, sondern vielmehr auf der **Seitaufnahme**, auf der der hinterste Anteil des Zwerchfells dann nicht mehr abgrenzbar ist. Die Bestätigung eines solch kleinen Pleuraergusses wird heutzutage meist mittels **Ultraschall** erreicht, mit dessen Hilfe man gleichzeitig die Lage einer Punktionsnadel steuern kann.

Wenn genug Flüssigkeit vorhanden ist, um den dorsalen Sinus phrenicocostalis zu füllen, beginnt sich auch Flüssigkeit in den lateralen Sinus einzulagern. Dies ist dann auf einer p.a. Thoraxaufnahme als Abstumpfung oder Auslöschung des Sinus auf der entsprechenden Seite zu erkennen.

Problemstellung: Was geschieht mit der Flüssigkeit in **Abb. 6-11,** wenn der Dienstarzt eine diagnostische Pleurapunktion vornehmen will und den Patienten auffordert, sich auf einen Stuhl zu setzen und nach vorne zu lehnen? (Antwort auf der nächsten Seite.)

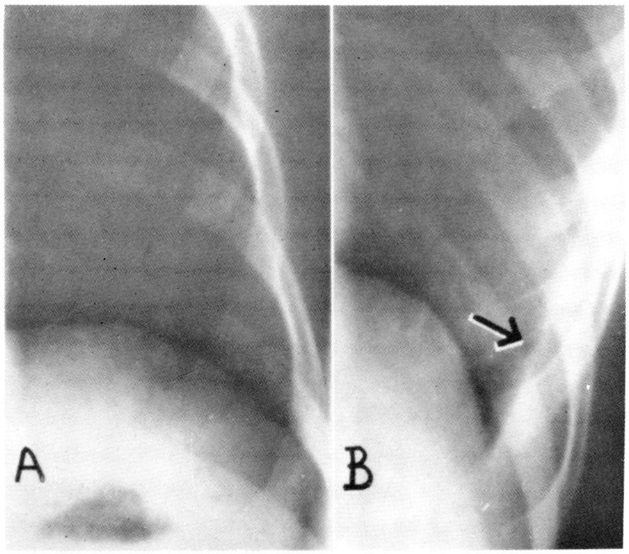

Abb. 6-12 A. Aufrecht stehender Patient
B. Nach links geneigter Patient. Frei im Pleuraraum liegende Flüssigkeit kann grundsätzlich durch Lageänderung in den lateralen Sinus phrenicocostalis gebracht werden, wo sie leicht zu erkennen ist.

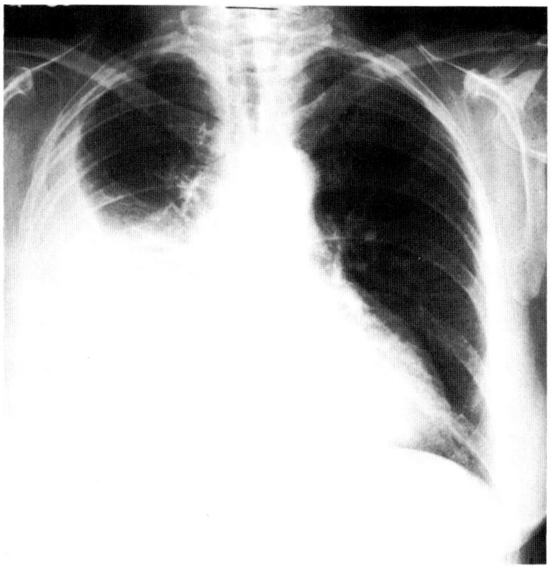

Abb. 6-13. Ein das gesamte rechte Zwerchfell und die Lunge umgebender Pleuraerguß, der den rechten Unter- und Mittellappen zum Hilus hin komprimiert.

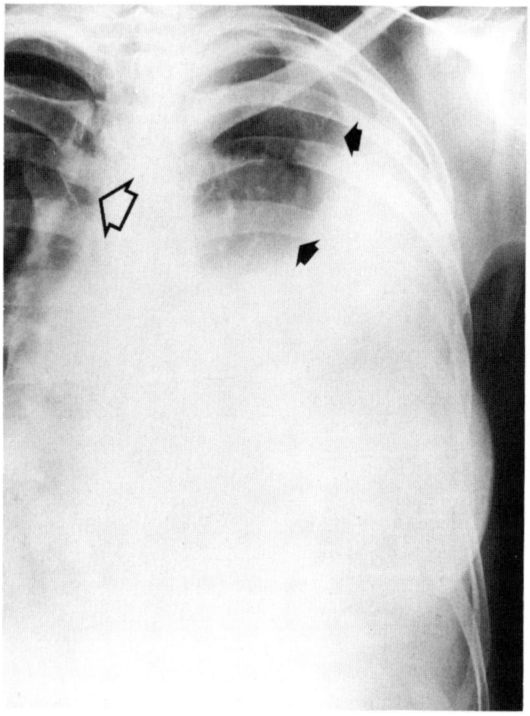

Abb. 6-14. Ein ausgedehnter Pleuraerguß mit einer konkaven, an der lateralen Thoraxwand nach oben ziehenden Begrenzung *(schwarze Pfeile)* in der p.a. Aufnahme. Bedenken Sie, daß sich die gleiche Menge an Flüssigkeit auch an der vorderen und hinteren Thoraxwand nach oben zieht. Achten Sie auf die Verlagerung der Trachea *(offener Pfeil)* zur Gegenseite (Mediastinalverlagerung).

Bei einer noch größeren Flüssigkeitsansammlung löscht deren Verdichtung den rundlichen Zwerchfellschatten vollständig aus und stellt sich als ein zur Thoraxwand ansteigender Konkavschatten dar **(Abb. 6-13).**

> Flüssigkeit bildet niemals einen horizontalen Spiegel, solange nicht auch gleichzeitig Luft im Pleuraspalt vorhanden ist.

Sobald Sie den Zwerchfellschatten ausgelöscht finden, müssen Sie sich fragen, ob Flüssigkeit darüber liegt, und genau nach einer zur lateralen Thoraxwand ansteigenden Verdichtungslinie bzw. einem Flüssigkeitsspiegel Ausschau halten. Bezeichnen Sie keine *gekrümmte* Flüssigkeitslinie im Rahmen eines einfachen Ergusses als „Flüssigkeitsspiegel"! Sobald Sie aber einen wirklich horizontalen Flüssigkeitsspiegel sehen, müssen Sie sorgfältig nach der Lungenbegrenzung suchen, die bei einem Pneumothorax sicherlich vorhanden und immer irgendwo erkennbar ist. Sie dürfen auch nicht vergessen, sich zu fragen, was in diesem Lungenanteil, der sich hinter dem Flüssigkeitsschatten verbirgt, vor sich geht, und sich seine bessere Darstellung überlegen. Massive Ergüsse sind eher malignen Ursprungs **(Abb. 6-14).**

> *Antwort zur Problemstellung der vorigen Seite:* Die Flüssigkeit fließt, sobald sich der Patient vorbeugt, nach vorne in den lateralen Sinus phrenicocostalis. Dies muß vor einer erfolgreichen Punktion unbedingt beachtet werden.

Pneumothorax

Sie haben gelernt, daß sich kleine Flüssigkeitsansammlungen weit dorsal im Bereich des Diaphragmas ansammeln. Kleine Mengen von Luft im Pleuraspalt sammeln sich jedoch oberhalb der Kuppel der Lungenspitze und an der oberen lateralen Thoraxwand an. Sie können dort gelegentlich sehr schwer erkennbar sein, aufgrund des sich überlappenden Wirrwarrs an Knochen. Ein kleiner **Pneumothorax** wird häufig übersehen, wenn man nicht sehr sorgfältig nach ihm sucht. Er wird aber eher zu erkennen sein, wenn die Lunge weniger gut belüftet ist, so daß eine **Aufnahme in Exspiration** die Grenze zwischen der etwas dichteren Lunge und der dunkleren Luft in dem der Thoraxwand benachbarten Pleuraspalt klarer erkennbar machen kann. Einen ähnlichen Effekt hat eine p.a. Aufnahme beim auf der gesunden Seite liegenden Patienten. Die Luft im Pleuraspalt sammelt sich dann zwischen Lunge und Thoraxwand an, wo sie leicht zu sehen ist. Man spricht hier von einer **Aufnahme in Seitenlage (Abb. 6-16).**

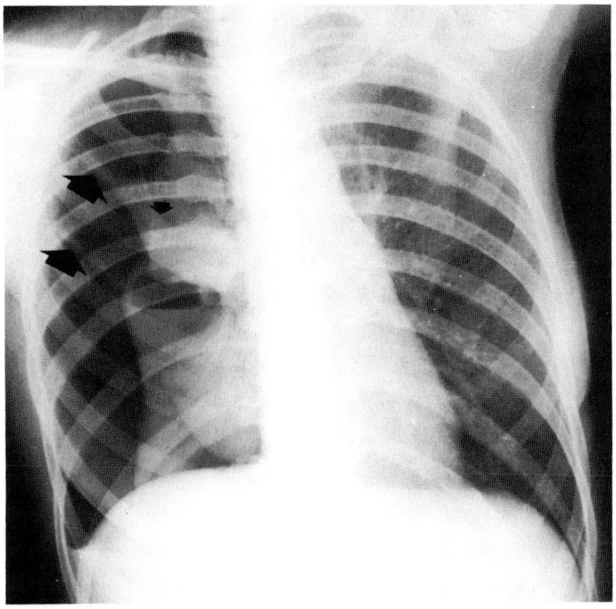

Abb. 6-15. Ausgedehnter Pneumothorax und kleiner Pleuraerguß. Die rechte Lunge ist nur teilweise kollabiert, da sie noch von einer dichten Pleuraadhäsion *(große Pfeile)* gehalten wird. Der *kleine Pfeil* zeigt auf die kleinere von zwei Höhlenbildungen in der erkrankten Lunge. Die größere Höhle weist einen Flüssigkeitsspiegel auf. Sie können die drei Lungenlappen unterschiedlich stark kollabiert erkennen. Achten Sie auf den kleinen Luft-Flüssigkeits-Spiegel im rechten Sinus phrenicocostalis als Hinweis auf einen Hydropneumothorax.

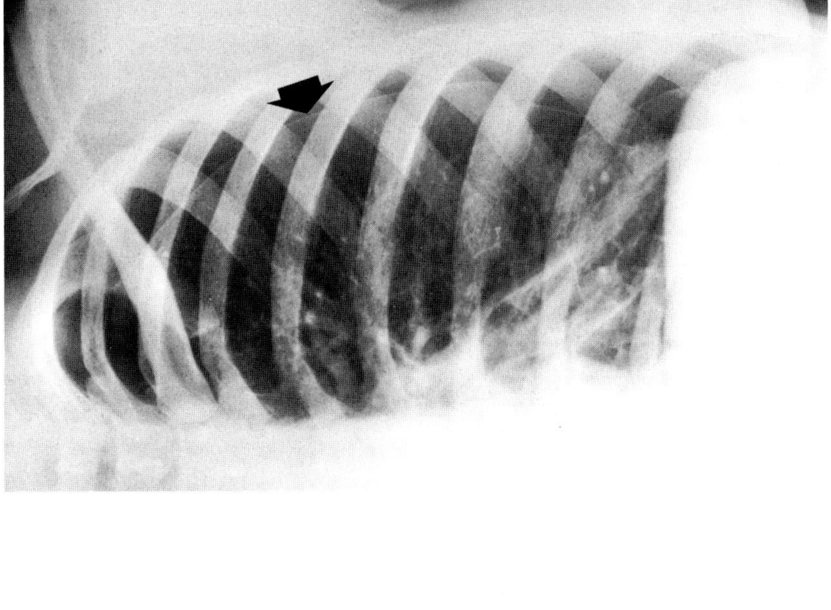

Abb. 6-16. Pneumothorax im p.a. Strahlengang in Rechtsseitenlage (horizontaler Strahlengang). Das Gewicht des Herzens zieht die Lunge von der Thoraxwand weg, so daß ein kleiner Pneumothorax leichter zu sehen ist. Der *Pfeil* weist auf die Lungengrenze (Pleura visceralis).

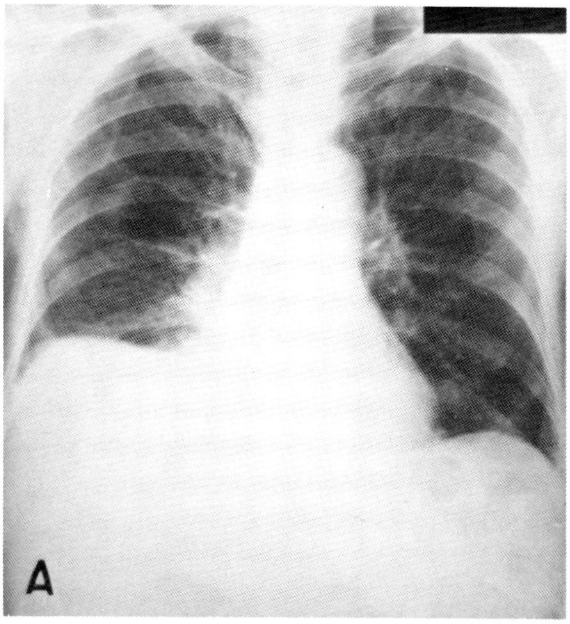

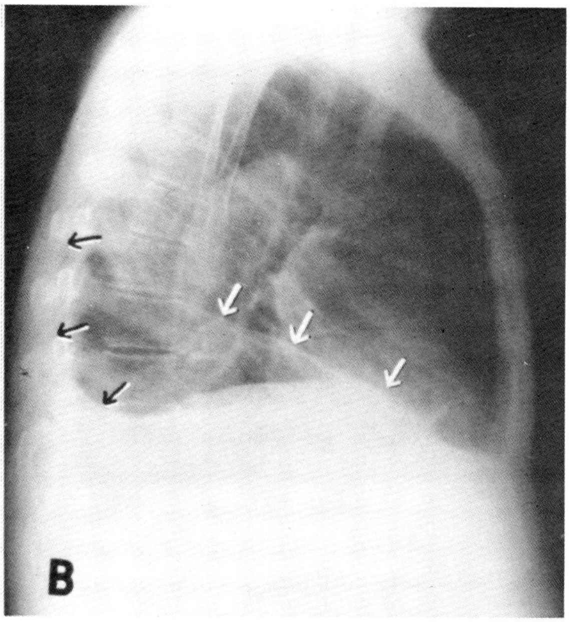

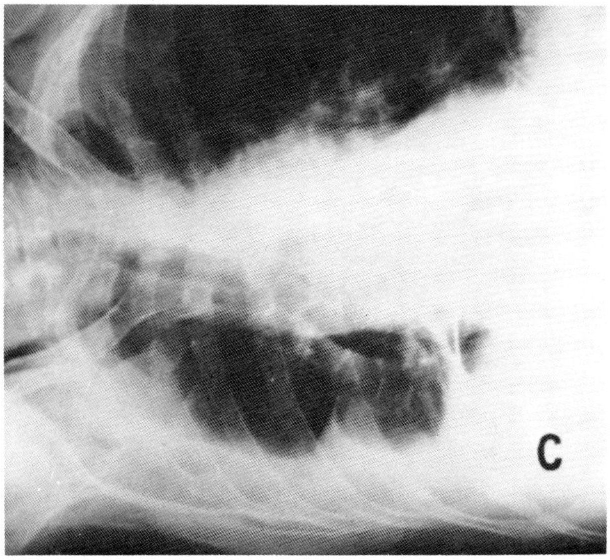

Abb. 6-17 A. Ein subpulmonaler Pleuraerguß täuscht auf der p.a. Aufnahme ein hochstehendes rechtes Zwerchfell vor.
B. Die Seitaufnahme zeigt, wie sich Flüssigkeit entlang der hinteren Thoraxwand nach oben zieht *(schwarze Pfeile)* und auch bis in den großen Interlobärspalt *(weiße Pfeile)* reicht.
C. Auf der Aufnahme in Rechtsseitenlage läuft der Pleuraerguß entlang der lateralen Thoraxwand und reicht bis in den kleinen Interlobärspalt hinein.

Die Thoraxaufnahme in Seitenlage hilft auch, subpulmonale Flüssigkeit zu erkennen. Wenn der Patient auf die betroffene Seite gelegt wird, kann die zwischen Lungenbasis und Zwerchfell eingeschlossene Flüssigkeit, wie in **Abb. 6-17** C zu erkennen, zur lateralen Thoraxwand auslaufen. Ohne dieses Manöver könnte anhand der p.a. Aufnahme ein „Zwerchfellhochstand rechts" beschrieben werden. Die Thoraxaufnahme in Seitenlage ist auch für die Diagnose kleiner Ergüsse bei einem Patienten, der nicht in aufrechter Position geröntgt werden kann, hilfreich.

Flüssigkeit kann auch in den Interlobien gefunden werden. Sie erinnern sich, daß die Ebenen der beiden großen Interlobien von der hinteren oberen Thoraxwand schräg zum vorderen unteren Teil der Thoraxwand verlaufen. Die Ebene des kleinen Interlobiums auf der rechten Seite verläuft normalerweise horizontal und zieht dabei in Höhe des rechten Hilus von etwa der Mitte des großen Interlobiums nach lateral und vorne. Flüssigkeitsansammlungen in den Interlobärspalten liegen in diesen Ebenen, und Sie können an entsprechender Stelle nach ihnen Ausschau halten. Häufig zieht, wenn sich genügend freie Flüssigkeit angesammelt hat, diese sowohl in den großen als auch in den kleinen Interlobärspalt, wie Sie in **Abb. 6-17** B und C sehen können.

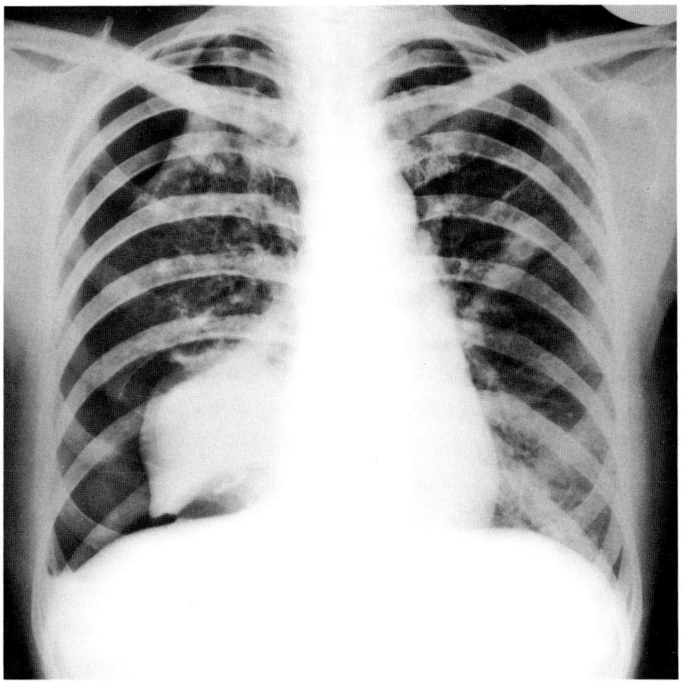

Abb. 6-18 *(Unbekannte 6-2)*. Die klinischen Symptome dieses Patienten bestanden aus seit 6 Monaten bestehendem Fieber und Husten mit Hämoptysen, er hatte jedoch eine ärztliche Betreuung abgelehnt. Die Arbeitsdiagnose war eine Tuberkulose. Analysieren Sie diese Aufnahme.

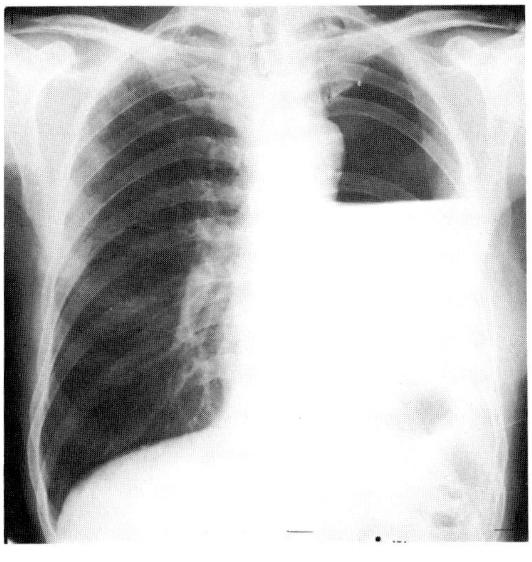

Abb. 6-19 A *(Unbekannte 6-3)*. Lokalisieren Sie den Flüssigkeitsspiegel.

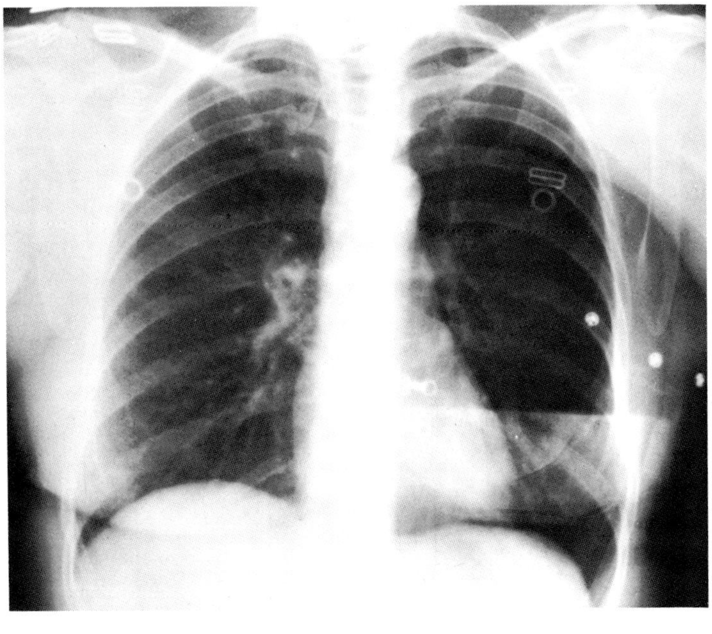

Abb. 6-19 B *(Unbekannte 6-4)*. Lokalisieren Sie den Flüssigkeitsspiegel.

Lungenembolie mit und ohne Infarkt

Eine Ursache für Pleuraergüsse, die häufig von Studenten übersehen wird, ist die **Lungenembolie**, die oft ein Lungenszintigramm und gelegentlich eine Pulmonalisangiographie zur Diagnosestellung nötig macht. Zu Beginn sieht die Thoraxaufnahme meistens normal aus, und die röntgenologischen Veränderungen, die sich dann im Verlauf einer Lungenembolie zeigen können, sind mittlerweile gut bekannt und lassen sich logisch aus dem pathologischen Geschehen ableiten. Man könnte relativ minderdurchblutetes Lungengewebe distal der durch den Embolus verlegten Arterie erwarten, ebenso könnte man voraussagen, daß die Hilusarterie proximal des Verschlusses erweitert ist.

Ein Lungenembolus kann zu einem Lungeninfarkt führen. Da ein Infarkt immer einer Ischämie der pleuranahen Lunge entspricht, könnte man ebenfalls vorhersagen, daß auf der Thoraxaufnahme eine Verdichtung im Bereich der lateralen Lungenperipherie zustandekommen kann, sobald eine intraalveoläre Blutung und später eine bindegewebige Organisation eintritt. Denken Sie aber auch daran, daß ein nicht unerheblicher Anteil der pleuranahen Lunge den Interlobien oder sogar dem Mediastinum anliegt, so daß Infarkte nicht immer nur lateral auf einer Thoraxaufnahme erscheinen. Sie *sind* dort allerdings am häufigsten anzutreffen und zeigen sich als rundliche Verdichtungen (*Hampton's hump*, Hampton-Kegel) in der Nähe des Sinus phrenicocostalis oberhalb eines hochstehenden Zwerchfells. Wenn dieses infarzierte Lungenstück nahe dem Zwerchfell liegt, kann natürlich dessen Schatten durch einen zusätzlichen Pleuraerguß auch noch ausgelöscht werden.

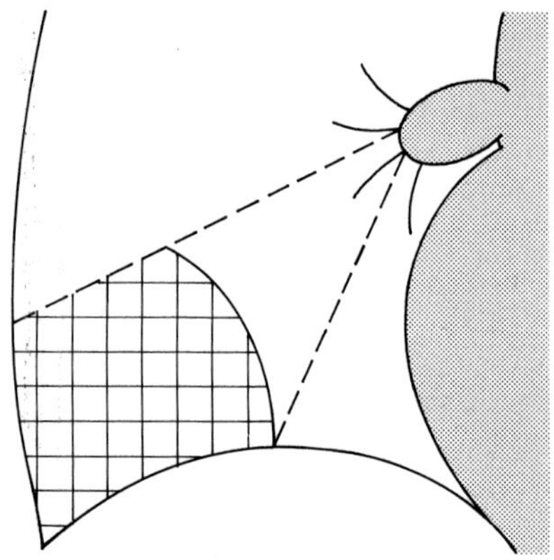

Abb. 6-20. Diese Schemazeichnung veranschaulicht die Entwicklung von Röntgenbefunden beim Lungeninfarkt (abgeschnittene Gefäße hinter dem hilusnahe gelegenen Embolus; keilförmige Verdichtung in einem peripheren Lungenanteil, deren Dichte langsam zunimmt; hochstehendes Hemidiaphragma).

Bei einer Lungenembolie im Frühstadium, bei der sich noch keine Lungeninfarzierung entwickelt hat, sieht man nur geringe oder gar keine Veränderungen auf der Thoraxaufnahme. Bei Patienten mit plötzlichem Thoraxschmerz und Atemnot muß man einen hochgradigen Verdacht auf (häufig multiple) Lungenembolien äußern, selbst wenn die Thoraxaufnahme noch normal ist. Ist die Thoraxaufnahme aufgrund einer akuten Lungenembolie pathologisch, so ist der häufigste Befund eine Verminderung des Lungenvolumens, meistens erkennbar an einem Hochstand einer Zwerchfellhälfte oder an einer Atelektase. Verlaufskontrollen können letztendlich einen oder mehrere Hinweise auf einen Lungeninfarkt zeigen: den Pleuraerguß und die Verdichtung der Lunge (durch den Infarkt selbst). Bei einem Patienten mit Verdacht auf Lungenembolie ist normalerweise ein **Lungenszintigramm** und gelegentlich eine Pulmonalisangiographie erforderlich.

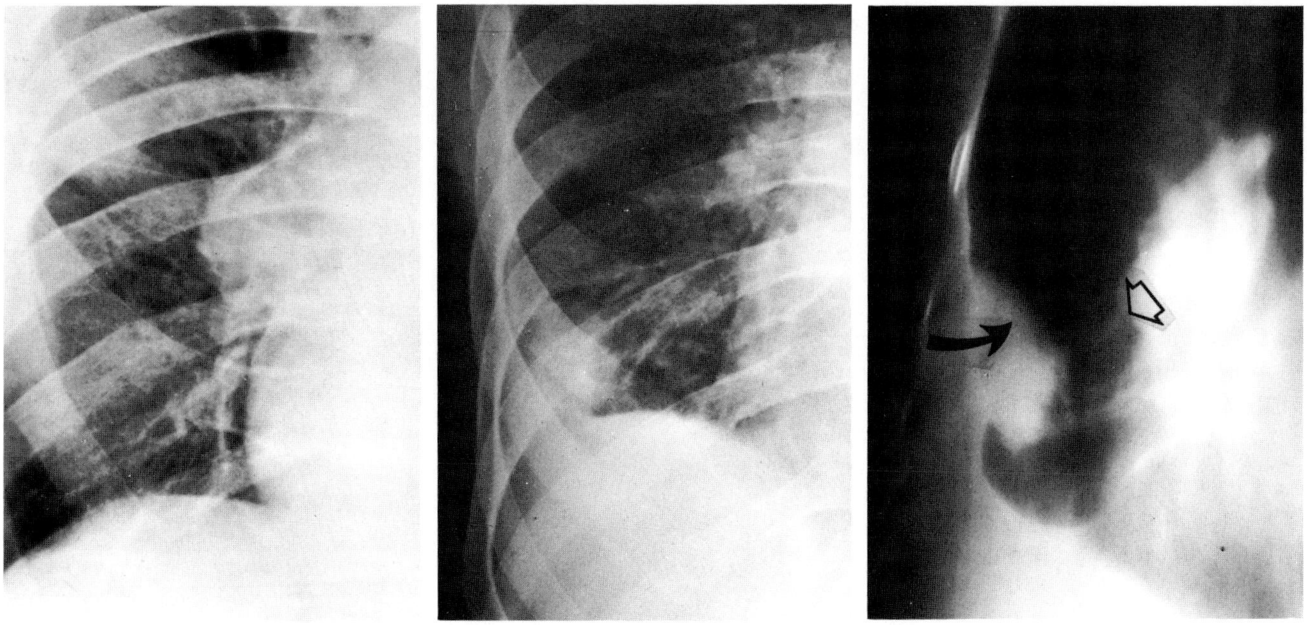

A B C

Nuklearmedizin

Der Einsatz von Szintigrammen bei der Lungenembolie

Um das Gebiet der Radiologie in seinem ganzen Umfang zu erfassen, müssen Sie mit all den verschiedenen bildgebenden Verfahren vertraut sein, die Ihnen sichtbare Informationen über den Körper Ihres Patienten liefern können. Das Gebiet der nuklearmedizinischen Bildgebung ist eine außerordentlich wichtige Hilfe in der diagnostischen Arbeit. Es bezieht die Verwendung von **instabilen Isotopen** (Radionukliden) ein, die durch Zerfall zu einer vorhersagbaren Freisetzung von Gammastrahlen führen. Die Emission dieser Strahlen kann „abgetastet“ werden, um ein Schirmbild und/oder ein fotografisches Bild mit Hilfe einer **Gammakamera** zu erstellen.

Lungen, Knochen, Leber, Milz, Nieren, Herz, Schilddrüse und Gehirn können alle mit Hilfe solcher Verfahren untersucht werden, deren Platz und Wert Sie innerhalb des diagnostischen Procedere bei Patienten mit verschiedenartigen Erkrankungen lernen müssen. Die jeweils gerade nützlichen Verfahren für die verschiedenen Körperregionen werden im Verlauf dieses Buches an entsprechender Stelle kurz diskutiert. Hier ist es nun der Beitrag des Szintigramms zur Diagnose der Lungenembolie, mit der wir uns ja gerade beschäftigen.

Abb. 6-21. A und **B** zeigen ein frühes und spätes Entwicklungsstadium charakteristischer Röntgenbefunde bei einem Lungeninfarkt rechts basal nahe der lateralen Thoraxwand im Unterlappen. Merken Sie sich, daß der Mittellappen nicht bis in den lateralen Sinus phrenicocostalis reicht. **C** zeigt ein Tomogramm; der *gebogene Pfeil* weist auf den keilförmigen Lungeninfarkt (Hampton-Kegel), der *offene Pfeil* auf den Abbruch des Hilusgefäßes. Die kleinen Gefäße, die darunter zu erkennen sind, liegen zweifelsohne im rechten Mittellappen, der noch normal durchblutet wird.

Perfusions- und Ventilationsszintigramme der Lunge

Eine der in der pulmonologischen Nuklearmedizin gebrauchten Substanzen ist „markiertes" (radioaktives) menschliches Serumalbumin. Partikel, die etwas größer als Erythrozyten sind, werden intravenös injiziert. Wenn sie mit dem Blutstrom die Lunge erreichen, bleiben sie in einigen der Kapilläräste des pulmonalarteriellen Gefäßbaumes stecken; dort hält die Emission von Gammastrahlen so lange an, bis ein kompletter Zerfall eingetreten ist. So werden diese Partikel innerhalb von Stunden inaktiv. Die Gammakameras können in diesem Zeitraum ein Bild der Lunge (in bezug auf ihr arterielles System) aufzeichnen. Die Verteilung der steckengebliebenen strahlenden Partikel ist normalerweise uniform über die Lungen verteilt, so daß das entstandene Bild dem zweier schwarzer, lungenförmiger Schatten mit einem dazwischenliegenden, leicht asymmetrischen Herzschatten (der weiß ist, da er keine feststeckenden Partikel enthält) entspricht (s. **Abb. 6-22**).

Dieses Verfahren ist sinnvoll für die Diagnose von Lungenembolien, da der Embolus einen arteriellen Ast verlegt hat. Das peripher von dieser Gefäßunterbrechung gelegene Lungengewebe wird *nicht* perfundiert und somit auch nicht von dem Isotop erreicht, und so entsteht auf dem Szintigramm ein „Speicherdefekt" (ein nicht geschwärztes Areal). Eine derartige Untersuchung wird **Perfusionsszintigramm** genannt.

Wenn bei einem Patienten mit Verdacht auf Lungenembolie kein Speicherdefekt im Lungenszintigramm zu sehen ist, kann man davon ausgehen, daß er keine Lungenembolie hat.

Wenn das Perfusionsszintigramm nicht normal ist, wird gewöhnlich ein Ventilationsszintigramm durchgeführt. Dies wird durch die Inhalation eines radioaktiven Gases (z. B. Xenon) ermöglicht. Auf diese Weise kann der Ventilationsgrad aller Lungenanteile bildlich dargestellt werden. Eine Reihe von Lungenerkrankungen verursacht Veränderungen der Ventilation (Pneumonie, Emphysem, Tumoren), aber eine unkomplizierte Lungenembolie tut dies nicht.

So hat also ein Patient mit klinischem Verdacht auf eine Lungenembolie, der einen Speicherdefekt im Perfusionsszintigramm (wie in **Abb. 6-24**) und ein normales Ventilationsszintigramm aufweist, sehr wahrscheinlich eine Lungenembolie.

Bei älteren Patienten kann das Vorliegen einer chronisch obstruktiven Lungenerkrankung, die häufig auf der Thoraxaufnahme nicht in Erscheinung tritt, besondere Probleme bei der Diagnose einer Lungenembolie aufwerfen. Bei diesen Patienten zeigen beide Szintigramme ein Segment abnormen Lungengewebes mit sowohl verminderter Durchblutung als auch verminderter Belüftung. Ein Infarkt ist dann nicht wahrscheinlich. Aber auch Patienten mit chronisch obstruktiver Lungenerkrankung können Lungenembolien bekommen. Wenn bei solchen Patienten der dringende klinische Verdacht auf eine Embolie und eine lebensbedrohliche Situation vorliegen, muß die Diagnose einer Embolie mittels der **Pulmonalisangiographie** gesichert oder ausgeschlossen werden. Der Embolus kann dann radiologisch als Füllungsdefekt in der betroffenen, kontrastmittelgefüllten Pulmonalarterie nachgewiesen **(Abb. 6-27)** und der Patient entsprechend behandelt werden, um weitere, möglicherweise fatale Embolien zu verhüten.

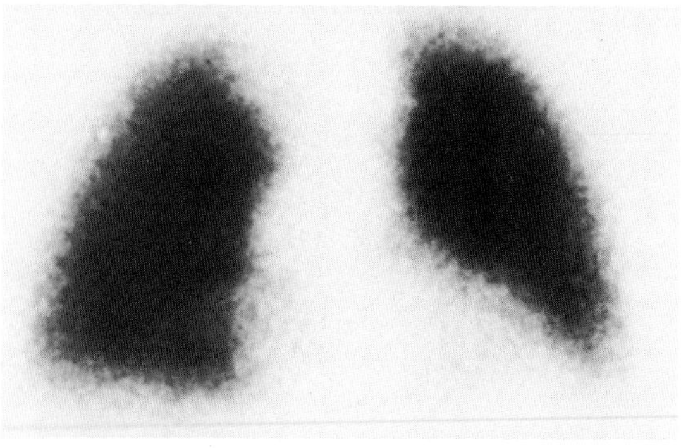

Abb. 6-22. Normales Perfusionsszintigramm der Lungen in frontaler Projektion

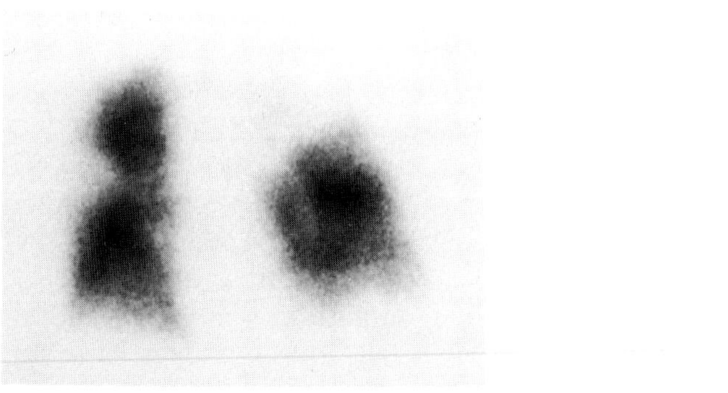

Abb. 6-23. Das Lungenperfusionsszintigramm zeigt multiple Speicherdefekte als Hinweis auf Lungenembolien.

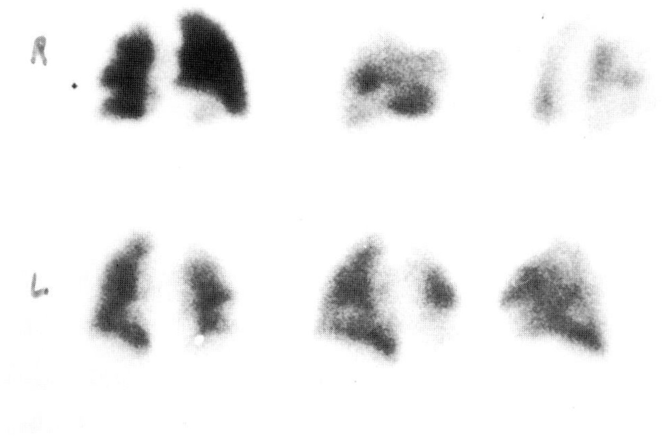

Abb. 6-24. Eine Reihe von Lungenperfusionsszintigrammen (anteriore, posteriore und laterale Projektionen sowie zwei Schrägprojektionen) eines Patienten mit klinischem Verdacht auf Lungenembolie. Beachten Sie die zahlreichen Perfusionsdefekte in der Lungenperipherie.

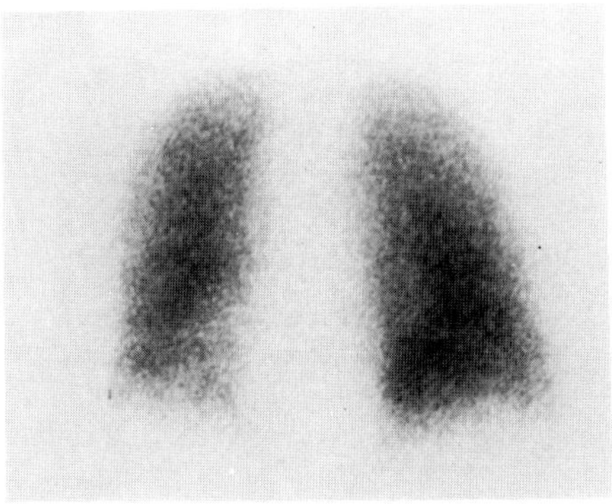

Abb. 6-25. Das Ventilationsszintigramm (posteriore Projektion) des Patienten von Abb. 6-24 ist normal.

Die Pulmonalisangiographie ist eine genauere Methode für die Diagnostik von Lungenembolien als die Lungenszintigraphie, sie ist jedoch auch eine invasivere und teurere Methode. Sie ist heute in der Regel indiziert, wenn

- ▷ die Ergebnisse der Lungenszintigraphie unsicher sind
- ▷ die Lungenszintigraphie bei einem Risikopatienten unter Antikoagenlantientherapie positiv interpretiert wurde
- ▷ die Lungenszintigraphie bei einem Patienten mit klinisch dringendem Verdacht auf Lungenembolie negativ interpretiert wurde.

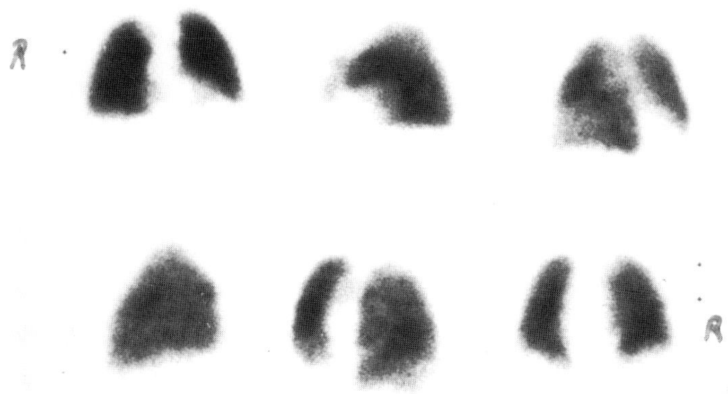

Abb. 6-26. Derselbe Patient nach 16tägiger Antikoagulationstherapie. Das Perfusionsszintigramm ist normal. Die Emboli haben sich aufgelöst.

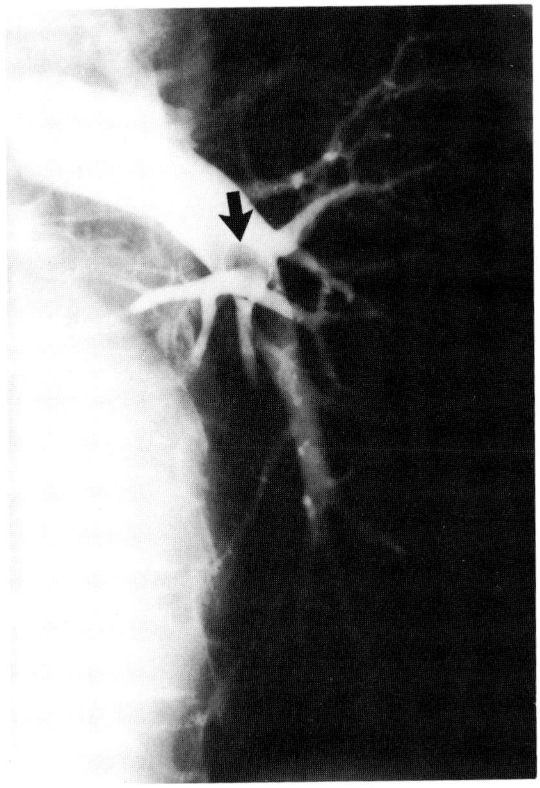

Abb. 6-27. Pulmonales Angiogramm bei einem Patienten mit großem Embolus *(Pfeil)* in der linken Unterlappenarterie. Beachten Sie die gute Füllung der Oberlappengefäße, verglichen mit den Unterlappengefäßen.

Kapitel 7

Überblähung und Kollaps der Lunge

Ursachen einer Mediastinalverlagerung

Wenn Lungengewebe mit mehr als dem normalen Luftgehalt gefüllt ist, wird es röntgenstrahlentransparenter als gewöhnlich. Unabhängig davon, wie deutlich Ihnen die Röntgentransparenz des normalen Gewebes auf einer Thoraxaufnahme gerade erscheint, denken Sie einfach daran, daß ein Würfel reiner Luft röntgentransparenter ist als ein vergleichbarer Würfel, der zusätzlich noch von blutgefüllten Kapillaren durchzogen wird. Entsprechend würden Sie erwarten, daß das röntgenologische Bild einer überblähten Lunge eine insgesamt erhöhte Strahlentransparenz aufweist. Die betroffene Lunge erscheint mit den sonst für Thoraxaufnahmen üblichen Belichtungen zu dunkel. Zusätzlich findet sich die Lungenzeichnung lockerer verteilt, da die Gefäße durch die überblähten Alveolen mehr und mehr auseinandergedrängt werden. Bei einem auf ein Lungensegment beschränkten obstruktiven **Emphysem** kann dieses Erscheinungsbild so ausgeprägt sein, daß es mit einem **Pneumothorax** verwechselt werden kann. Der tatsächliche Stand der Dinge kann in einem solchen Fall dann durch eine sorgfältige Durchleuchtung oder durch Inspirations- und Exspirationsaufnahmen von einem erfahrenen Radiologen geklärt werden.

Auf der anderen Seite verursacht die **Atelektase** eine verminderte Strahlentransparenz, und die Atelektase eines Lungenlappens wird röntgenologisch zuerst durch einen Unterschied in der Dichte der beiden Thoraxhälften erkennbar. Entsprechend werden Sie also nach einer unerklärbaren Lungenverdichtung Ausschau halten. Sie haben bereits eine diffuse Dichteerhöhung gesehen. Sie kommt im Zusammenhang mit einem Zwerchfellhochstand bei einer Aufnahme in maximaler Exspiration vor, und Sie erkennen, daß diese verminderte Strahlentransparenz zu einem bestimmten Zeitpunkt des Atemzyklus mit jedem Einatmen Ihres Patienten wieder verschwindet.

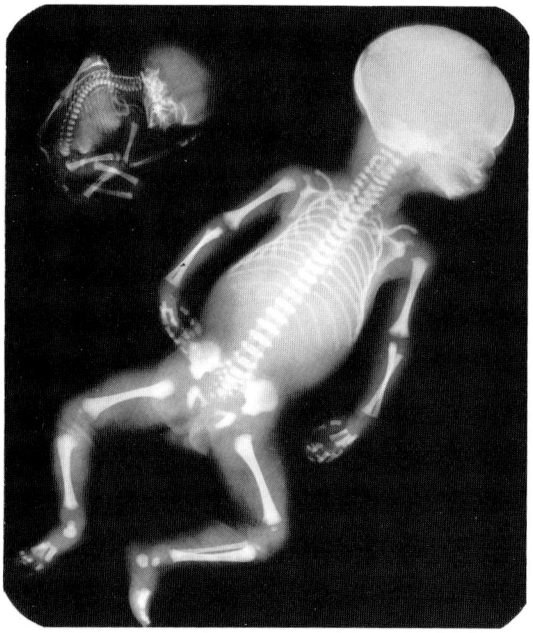

Abb. 7-1. Totgeborene Zwillinge, von denen der eine 3 Monate nach Konzeption, der andere bei der Geburt starb. Beachten Sie, daß die Lungen, das Herz und die Abdominalorgane einen einheitlichen Weichteilschatten bilden.

Sie sehen in **Abb. 7-1** die Aufnahme eines totgeborenen Kindes, das niemals geatmet hat. Seine Lungen und sein knöcherner Thorax liegen zusammengefaltet um das Herz und die Mediastinalstrukturen herum und bilden einen einheitlich dichten Schatten innerhalb des Brustkorbs, der wiederum kontinuierlich in den Schatten der dichten Abdominalstrukturen übergeht. Der Tracheobronchialbaum ist mit Fruchtwasser gefüllt.

In **Abb. 7-2** wurde der arterielle Gefäßbaum eines Lungensegments mit röntgendichter Flüssigkeit gefüllt und anschließend versiegelt, gleichzeitig wurde die Be- und Entlüftung der Lunge mittels eines in den Bronchus eingepaßten Tubus ermöglicht. In **Abb. 7-2** A sehen Sie die um ihren arteriellen Gefäßbaum kollabierte Lunge, ungefähr im gleichen Ausmaß minderbelüftet, das bei vollständiger Exspiration in Zwerchfellnähe vorherrschen würde. In **Abb. 7-2** B wurde das Präparat in einem Maß belüftet, das dem in der Nähe des Zwerchfells gelegenen Lungenanteil bei tiefer Inspiration entspricht.

Darunter, in **Abb. 7-3**, sehen Sie die Lungen eines Kindes in Exspiration und Inspiration (in der Kindheit reicht die Atembeweglichkeit der Zwerchfelle vom dorsalen Anteil der 7. bis zum dorsalen Anteil der 10. Rippe). In diesem Kapitel werden Sie Veränderungen auf Thoraxaufnahmen kennenlernen, die bei verminderter und vermehrter Entfaltung beider Lungen vorkommen. Dann werden wir uns die entsprechenden Veränderungen bei Volumenveränderungen eines Hemithorax überlegen, die eine Verlagerung des Mediastinums aus der Mittellinie verursachen.

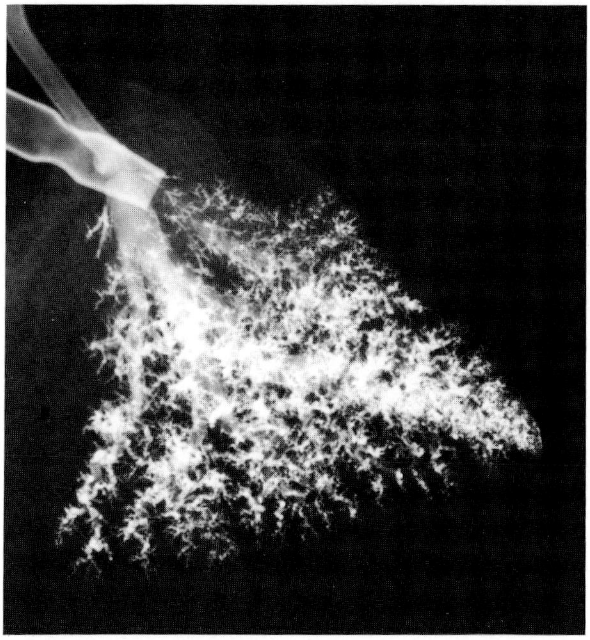

Abb. 7-2 A. Exspiration

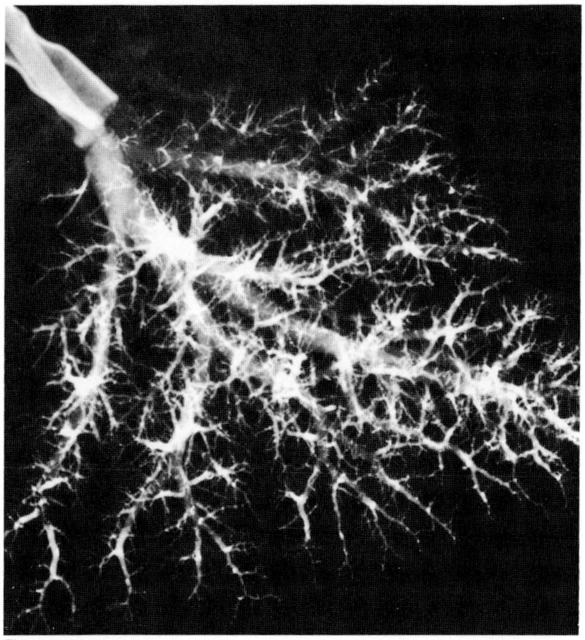

B. Inspiration

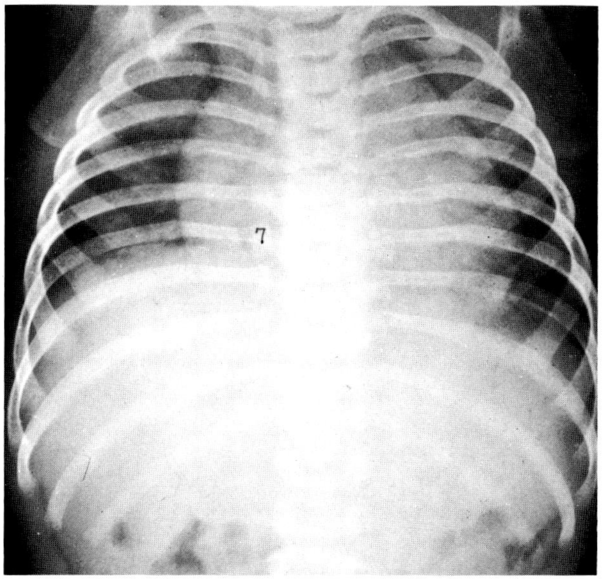

Abb. 7-3 A. Exspiration

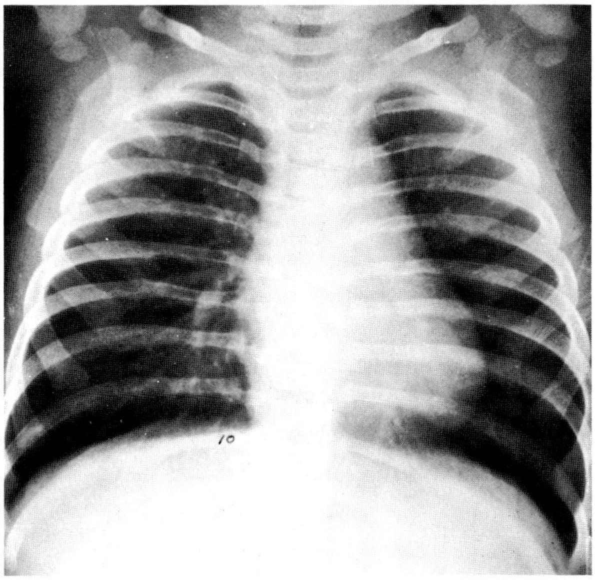

B. Inspiration

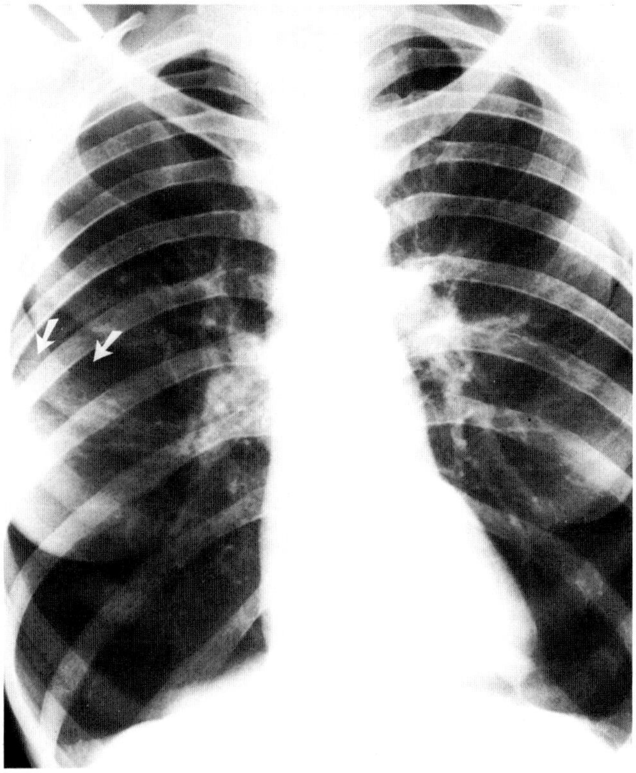

Abb. 7-4. Lungenemphysem in beiden Unterlappen eines starken Rauchers. Das Herz erscheint normal groß. Doch merken Sie sich, daß eine Vergrößerung des rechten Ventrikels (in diesem Fall bei einem Cor pulmonale) schwierig oder manchmal überhaupt nicht allein an Hand einer p.a. Aufnahme erkannt werden kann. In der Seitaufnahme kann jedoch die untere Hälfte des Retrosternalraums durch Ausdehnung des massiven rechten Ventrikels nach vorne eingeengt sein. Das kleine Interlobium *(Pfeile)* ist leicht angehoben und muß von den Wänden der Emphysemblasen in Abb. 7-5 unterschieden werden.

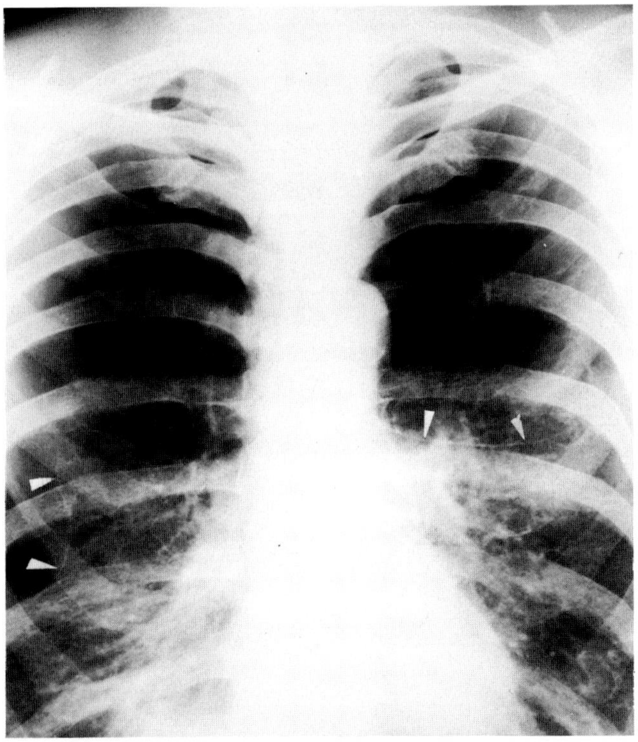

Abb. 7-5. Weit über die Lungen verteiltes panazinäres Emphysem bei einem Patienten mit chronischer Bronchitis. Die *Pfeile* zeigen auf die Wände der Bullae.

Emphysem

Beim chronischen Emphysem sind normalerweise beide Lungen überbläht und das Zwerchfell steht tief, ist abgeflacht und häufig gezähnelt. Einige Fälle mit Emphysem werden Ihnen von vorneherein aufgrund der erhöhten Strahlendurchlässigkeit der Lungen bei normalen Thoraxbelichtungen ins Auge fallen. Geringere Ausprägungsformen eines **generalisierten Emphysems** können jedoch weniger evident erscheinen. Bei solchen Patienten kann der Durchleuchtungsbefund eines sich bei Inspiration nur gering nach unten und bei forcierter Exspiration sich nur langsam zurückbewegenden Zwerchfells zur Diagnose eines Emphysems führen. Bei vielen Patienten mit Emphysem entwickelt sich gleichzeitig eine pulmonale Fibrose, die im Bild als feinfaseriges Netz erhöhter Dichte sichtbar ist. Dieses strahlt vom Hilus in die gesamte Lunge aus. Lokalisierte **emphysematöse Bullae** können überall in der Lunge angetroffen werden und erscheinen als riesige lufthaltige Zysten innerhalb dichter, aber dünner Wandungen. Die Ruptur solcher Bullae, die zu einem Spontanpneumothorax führt, ist nicht ungewöhnlich.

Es ist manchmal schwierig, sich allein durch die Betrachtung einer p.a. Thoraxaufnahme sicher zu werden, daß die Lungen überbläht sind. Wenn man jedoch die Seitaufnahme ansieht, wird die Situation häufig sehr viel überzeugender, und es zeigt sich die Überblähung durch Abflachung des Zwerchfells und Zunahme des anteroposterioren Thoraxdurchmessers. Durch eine CT mit dünnen Schichten kann das Lungenparenchym hervorragend abgegrenzt und somit wichtige Zusatzinformationen, etwa bei der Erkennung von Bullae oder bei der Klassifizierung eines Emphysems, gewonnen werden **(Abb. 7-6 B).**

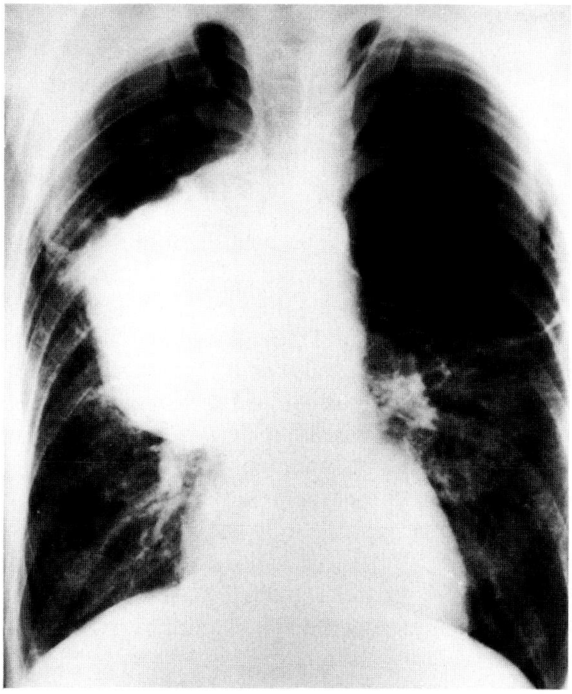

Abb. 7-6 A. Bullöses Emphysem bei einem Patienten, der jahrelang rauchte und nun zusätzlich ein Lungenkarzinom entwickelt hat (die rechtsseitig imponierende Raumforderung).

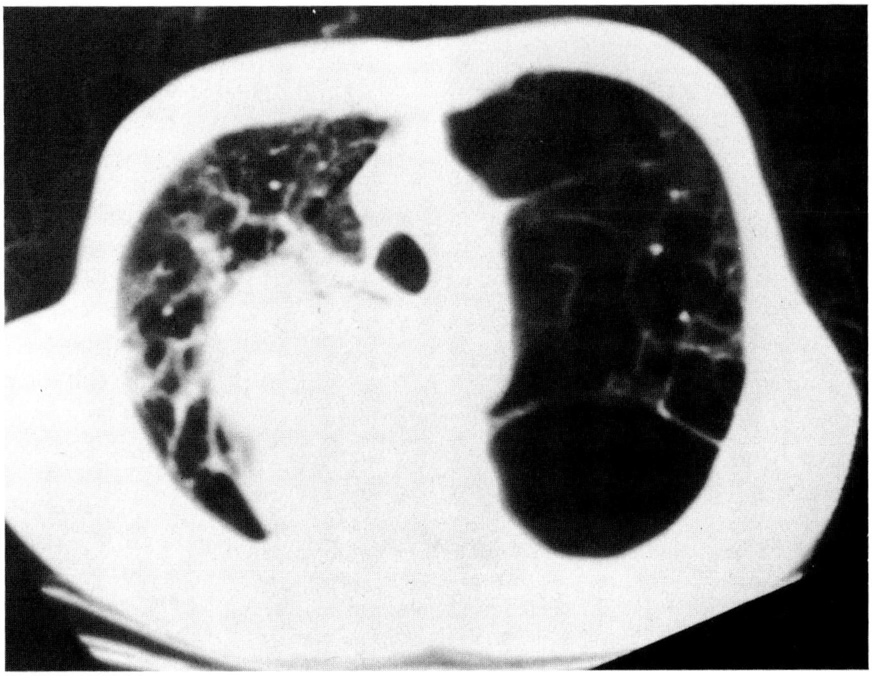

B. Ein CT-Schnitt durch den Thorax desselben Patienten in Lungenfenstertechnik. Achten Sie auf die bullöse Destruktion der linken Lunge, die in diesem Bereich funktionslos ist. Überlegen Sie sich, was auf einem Perfusions- und Ventilationsszintigramm bei diesem Patienten zu erkennen wäre.

Die normale Lage des Mediastinums

Das Mediastinum wird manchmal als eine Region beschrieben. Wir ziehen es allerdings vor, uns das Mediastinum als ein Bündel von Strukturen vorzustellen, das zwischen den beiden luftgefüllten Lungen gelegen ist. Mit Ausnahme der luftgefüllten Trachea und der Hauptbronchien haben all diese Strukturen die gleiche Röntgendichte und verschmelzen zu einem homogenen Schatten, der auf der p.a. Aufnahme dem Wirbelsäulenschatten überlagert ist. So können die Röntgenschatten der einzelnen Mediastinalstrukturen nicht vollständig voneinander abgegrenzt werden, außer mit Hilfe verschiedener Spezialuntersuchungen einschließlich Kontrastmittelgabe sowie Computertomographie (CT), Magnetresonanztomographie (MRT) und bis zu einem gewissen Maß des Ultraschall. Auf einer normalen Thoraxaufnahme können jedoch nur die seitlichen, durch die luftgefüllten Lungen zu beiden Seiten begrenzten Mediastinalränder identifiziert werden.

Bei Veränderungen des Luftgehalts einer Lunge oder bei großen Luft- oder Flüssigkeitsansammlungen im Pleuralspalt „biegt" sich das Mediastinum wie eine elastische Membran zu einer Seite hin. Um eine Mediastinalverlagerung auf einer normalen p.a. Thoraxaufnahme zu erkennen, müssen Sie ein paar anatomische Punkte entlang der Mediastinalschattenbegrenzungen erkennen können und ihre normale Lage verinnerlicht haben. Es gibt drei solcher Signalpunkte, die Sie unbedingt in Ihre systematischen Thoraxbetrachtungen miteinbeziehen sollten.

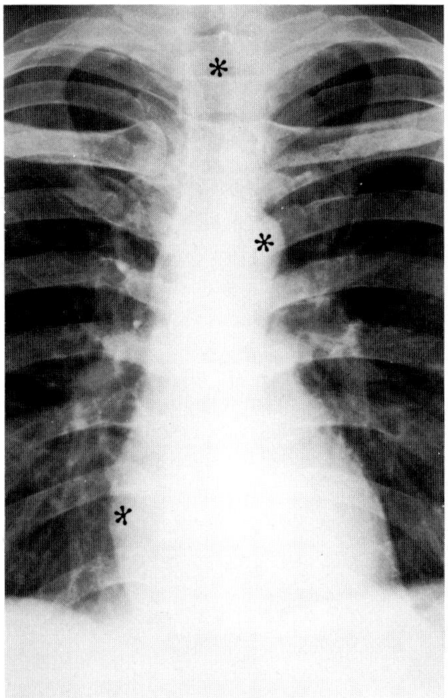

Abb. 7-7. Diese gut belichtete Aufnahme zeigt den proximalen Tracheobronchialbaum. Die Markierungen geben die drei Orientierungspunkte an, mit denen man die Lage des Mediastinums bestimmen kann: die Luftsäule der Trachea, den Aortenbogen und den rechten Herzrand.

- ▷ Der erste ist die **Luftsäule der Trachea**, auf der p.a. Thoraxaufnahme als ein dunkler, senkrechter Schatten erkennbar, der normalerweise dort, wo er die Karina erreicht, leicht rechts von der Mittellinie zu liegen kommt.
- ▷ Der zweite ist der weiße „Knopf", den Sie links der Wirbelsäule etwa in Höhe des fünften dorsalen Rippenanteils sehen. Dieser Knopf ist die **Schattengrenze des Aortenbogens**, der nach dorsal und dann nach unten verläuft, um in die Aorta descendens überzugehen. Sie sehen ihn natürlich nur, weil sich strahlentransparentes Lungengewebe anlagert. Er würde nicht mehr abgrenzbar sein, wenn dieses Lungengewebe luftleer wäre oder wenn eine dichte Raumforderung neben dem Aortenbogen läge. Wenn Sie die Trachea und den Aortenbogen an den üblichen Stellen finden, sagt Ihnen dies, daß das obere Mediastinum dort ist, wo es sein soll. Wenn beispielsweise der Luftgehalt im rechten Oberlappen deutlich herabgesetzt ist, so findet sich in der Regel die Trachea zu dieser Seite verlagert. Der Aortenbogen wird gleichzeitig in Richtung zur Mittellinie gezogen, und sein Schatten verschwindet, wenn er sich mit dem der Wirbelsäule überlagert. In gleicher Weise können die Trachea und der Aortenbogen nach links verlagert sein, wenn der Luftgehalt im linken Oberlappen vermindert ist. Wenn Sie sich noch einmal die anatomischen Lageverhältnisse des Aortenbogens ins Gedächtnis zurückrufen, so werden Sie bemerken, daß ihm normalerweise sowohl der Ober- als auch der Unterlappen anliegen. Aus diesem Grunde kann es sein, daß, obwohl überhaupt keine Luft im linken Oberlappen ist und dieser dicht und deutlich größenvermindert dem vorderen Mediastinum anliegt, die Aorta trotzdem noch zu sehen ist, da sich das apikale Unterlappensegment kompensatorisch überdehnt. Bitte überprüfen Sie die Lage der Trachea und des Aortenbogens auf einigen der Thoraxaufnahmen, die Sie bisher schon gesehen haben.
- ▷ Der dritte, wesentliche Punkt, um die Lage des Mediastinums zu definieren, ist der **Schatten des rechten Herzrandes**. Wesentliche Größenveränderungen von einem der beiden Unterlappen bewegen das Herz soweit zu einer Seite, daß es verlagert aussieht. Vielleicht denken Sie nun, da wir bisher weder

das Herz noch Herzvergrößerungen besprochen haben, Sie seien nicht in der Lage, den rechten Herzrand mit Sicherheit zu definieren, aber seien Sie beruhigt.

Bisher haben wir Ihnen nur sehr wenige abnorme Herzen gezeigt, aber eine ganze Reihe normaler Thoraxaufnahmen. Schauen Sie sich einige davon noch einmal an und achten Sie auf den rechten Herzrand, der in einer Biegung hinunter zum Zwerchfell zieht. Wenn Sie sich etwa ein Dutzend angeschaut haben, sollten Sie davon überzeugt sein, daß der normale Rand des rechten Herzens auf einer Originalthoraxaufnahme ungefähr eine Fingerbreite rechts des Wirbelsäulenrandes liegt (entsprechend weniger auf den hier gezeigten Verkleinerungen). Natürlich ist dies ein relativ grober Anhalt, und Sie werden lernen, ihn bei der Betrachtung von immer mehr Thoraxaufnahmen und beim Erkennen von immer mehr vergrößerten Herzen zu modifizieren.

Natürlich wird ein hochstehendes Zwerchfell, das von unten auf das flüssigkeitsgefüllte Herz drückt, die beiden Herzränder nach lateral drücken. Daher hängt eine genaue Aussage über die Lage des Mediastinums davon ab, ob Sie sich durch Abzählen der Rippen überzeugt haben, daß das Zwerchfell tief genug steht. Es ist natürlich auch klar, daß der rechte Herzrand, wenn der ihm anliegende Mittellappen verschattet ist, verschwindet und nicht als Anhaltspunkt für die Lage des unteren Mediastinums benutzt werden kann. Bei Patienten mit auch nur geringer Skoliose können die Orientierungspunkte für das Mediastinum ebenfalls verlagert sein. Wenn Sie sich jedoch davon überzeugt haben, daß beide Zwerchfelle weit genug unten stehen, die Schlüsselbeine und die Rippen symmetrisch sind und keine Verdrehung anzeigen und daß der rechte Herzrand sich in seiner üblichen Lage befindet, so können Sie die Aussage treffen, daß das untere Mediastinum nicht erkennbar verlagert ist.

Wenn die *ganze Lunge* einer Seite kollabiert ist, zeigen alle drei Orientierungspunkte eine Verschiebung, da sich das ganze Mediastinum zur entsprechenden Seite verlagert. Ist *nur ein Oberlappen* betroffen, so können nur die Trachea und der Aortenbogen verlagert sein, während der rechte Herzrand nicht verlagert ist.

Abb. 7-8 und **7-9.** Die CT-Schnitte dienen zur Veranschaulichung einer Mediastinalverlagerung. **Abbildung 7-8** *(links unten)* zeigt ein normales Bild. Beide Schichten wurden direkt unterhalb des Aortenbogens aufgenommen. Sie können die Aorta ascendens (AA) und die Aorta descendens (DA) erkennen. Die Vena cava superior (SVC) liegt direkt rechts der Aorta ascendens und nimmt das Blut der Vena azygos über den nach vorne verlaufenden Azygosbogen *(Pfeile)* auf. Letzterer umgeht dorsal die lufthaltige und daher strahlentransparente Trachea (T). Die Trachea und die Lungen sind noch weit strahlentransparenter als die fetthaltige Dreieckstruktur des vorderen Mediastinums, die in der Mittellinie bis zum Sternum nach vorne verläuft. Die Gefäßstrukturen wurden alle durch i.v. Kontrastmittelgabe angefärbt.

Achten Sie nun in **Abb. 7-9** *(rechts unten)* darauf, daß die Aorta ascendens und die V. cava superior (hier nicht durch Kontrastmittel angefärbt) bei diesem Patienten mit einem Bronchuskarzinom, das den linken Oberlappen verlegt und zu einer Atelektase geführt hat, nach links verlagert wurden. Die Atelektase des linken Oberlappens hat das Volumen der linken Lunge erheblich vermindert, so daß die Mediastinalstrukturen nach links gezogen wurden und die rechte Lunge sich kompensatorisch ausgeweitet hat. Sie können die rundliche Tumormasse *(Pfeile)* und den konkaven Rand des dahinterliegenden großen Interlobiums erkennen.

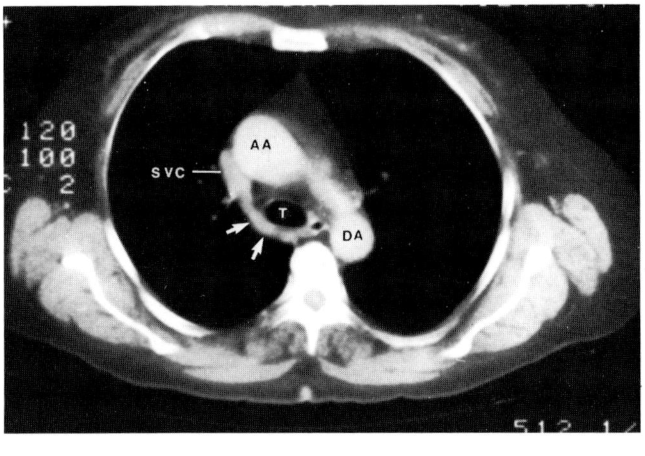

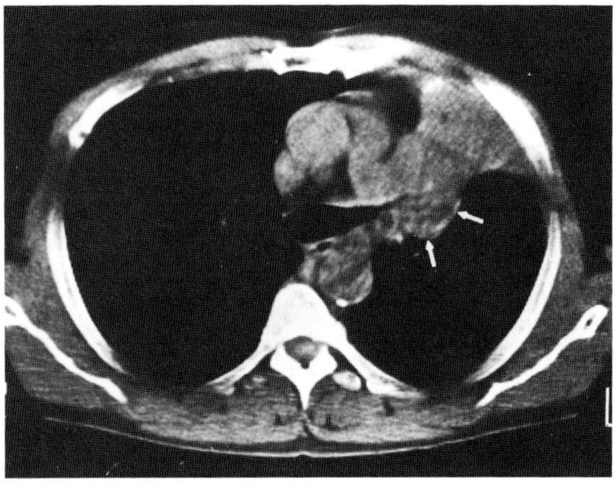

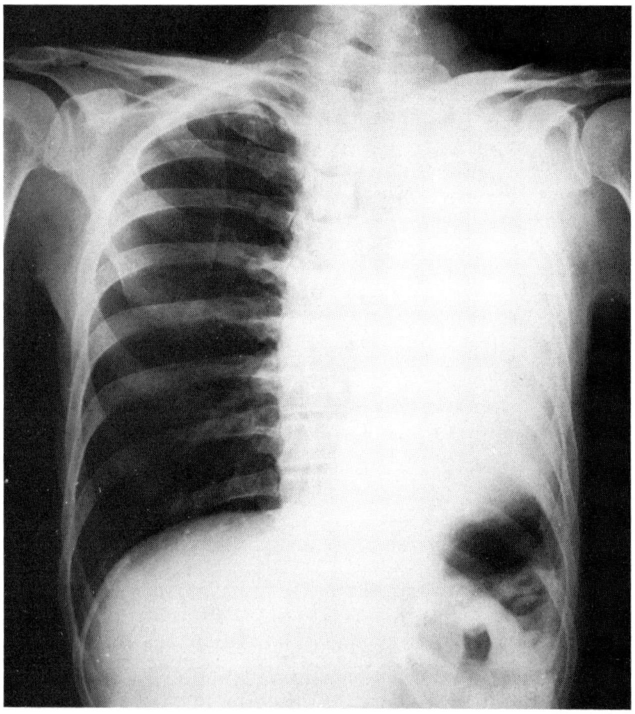

A

Mediastinalverlagerung

Es gibt drei Formen der Mediastinalverlagerung: die *permanente* Verlagerung, etwa durch die chirurgische Entfernung einer ganzen Lunge, die *vorübergehende* Verlagerung, etwa bei einem großen Pleuraerguß, und die *flüchtige* Verlagerung, z. B. wenn ein Fremdkörper in einem großen Bronchus die Be- oder Entlüftung des zugehörigen Lungenteils während der Atmung behindert. Permanente oder vorübergehende Mediastinalverlagerungen sind normalerweise auf der p.a. Thoraxaufnahme zu erkennen; achten Sie jedesmal darauf, wenn Sie die drei Orientierungspunkte bei Ihren systematischen Thoraxaufnahmenbetrachtungen überprüfen.

Da eine einzige Thoraxaufnahme nur den Zustand der Lunge Ihres Patienten während des Bruchteils einer Sekunde wiedergibt, besteht durchaus die Möglichkeit, daß die Aufnahme gerade in Mittelstellung des Mediastinums gemacht wurde, obwohl in einer anderen Atemlage tatsächlich eine Mediastinalverlagerung vorliegt. Die eine, gewöhnlich in Inspiration angefertigte p.a. Aufnahme, die Sie etwas später in Ihren Händen halten, kann möglicherweise keinerlei Hinweis darauf geben, daß während der Exspiration eine flüchtige Mediastinalverlagerung vorlag.

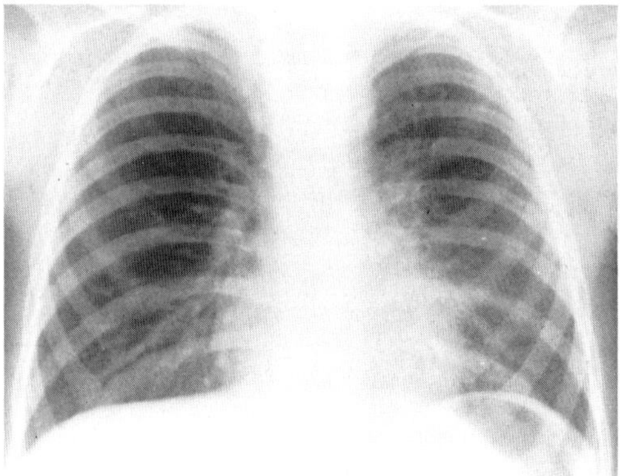

B

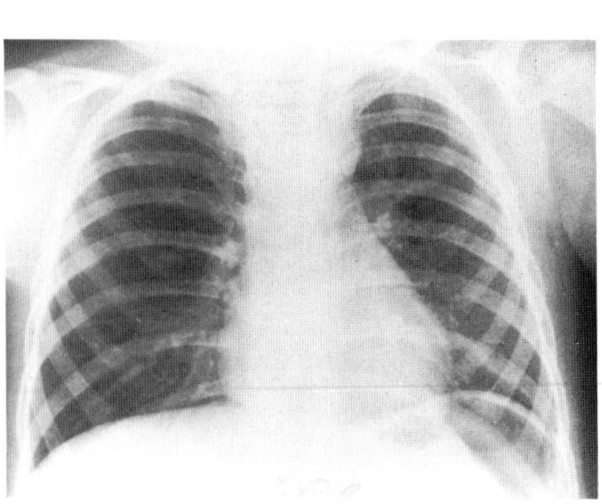

C

Abb. 7-10 A. Ausgedehnter atelektatischer Kollaps der linken Lunge. Achten Sie auf die ausgeprägte Mediastinalverlagerung und das hochstehende Zwerchfell (durch die Luft im darunterliegenden Magen-Darm-Trakt und die dicht beieinanderliegenden linken Rippen angedeutet). Eine Aufnahme nach länger zurückliegender Pneumonektomie würde ganz ähnlich aussehen.
B und **C.** Vorübergehende Mediastinalverlagerung durch einen strahlentransparenten, endobronchial gelegenen Fremdkörper im rechten Hauptbronchus. Bei der Inspiration **(B)** liegt der tracheale Luftschatten normalerweise etwas rechts der Mittellinie vor der Wirbelsäule. Die Aorta und der rechte Herzrand sind in normaler Position. Bei der Exspiration **(C)** kann sich die linke Lunge normal entlüften, so daß sich die Trachea, der Aortenschatten und der rechte Herzrand nach links verlagern, denn in der rechten Lunge wird durch den Fremdkörper die Exspiration verhindert (höhere relative Strahlentransparenz der rechten Lunge). NB: Bronchoskopisch wurde aus dem rechten Hauptbronchus ein Stück Kaugummi entfernt.

Wenn Sie den Verdacht haben, daß eine Mediastinalverlagerung vorliegen könnte, so müssen Sie Wert auf **Inspirations- und Exspirationsaufnahmen** legen, die üblicherweise zum Nachweis einer Mediastinalverlagerung angefertigt werden.

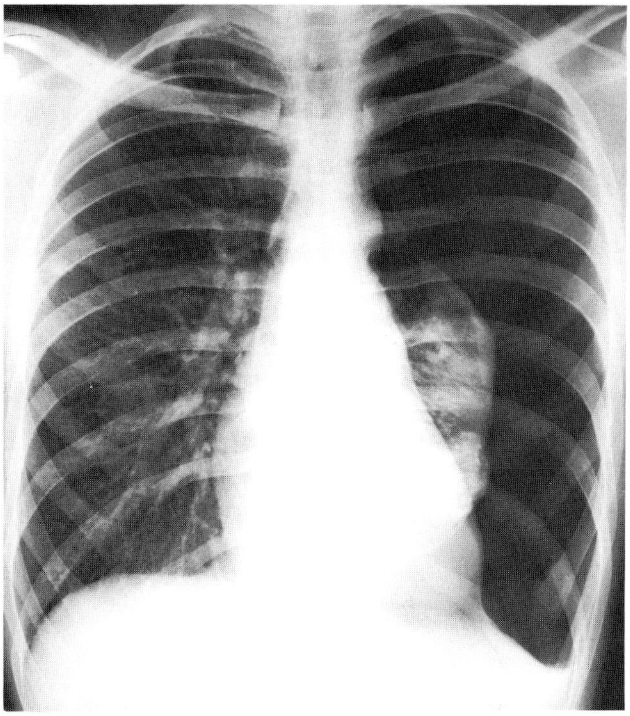

Abb. 7-11. Pneumothorax mit mittelständigem Mediastinum. Die in den linken Pleuraspalt eingedrungene Luft wird durch eine entsprechende Volumenabnahme der linken Lunge kompensiert.

Das Mediastinum kann durch den Druck einer überdehnten Lunge zur Seite gedrängt werden, z. B. beim obstruktiven Emphysem, bei dem mit jedem Atemzug mehr Luft in einen bestimmten Lungenanteil gesogen wird, ohne wieder ganz herauszukönnen. Das gleiche kann durch den Ventilmechanismus bei einem aspirierten Fremdkörper bewirkt werden (s. **Abb. 7-10 B** und **C**).

Ein obstruktives Emphysem kommt wahrscheinlich auch zu einem bestimmten Zeitpunkt der Genese eines endobronchialen Tumors vor, obgleich dieser Zustand schnell beendet sein kann, wenn der Tumor wächst und die dahinterliegende Lunge in zunehmendem Maße kollabiert, weil die Luft absorbiert wird oder in andere Segmente entweicht.

Auf Verlaufsaufnahmen würde man das Mediastinum zuerst von der Seite des Tumors weg verlagert sehen, da die Lunge überbläht ist; etwa eine Woche später würde man es zum Tumor hin verlagert sehen, da der Lappen kollabiert. Dies ist ein weiterer Hinweis auf den Wert von Verlaufsuntersuchungen, korrekter Interpretation sich ändernder Röntgenbefunde und einer ständigen Diskussion mit einem erfahrenen Radiologen.

Wenn Sie sich zur Veranschaulichung noch einmal das Mediastinum als eine flexible Scheibe vorstellen, die immer in der Mittellinie liegt, wenn die Volumina der beiden Thoraxhälften gleich sind, so werden Sie keine Schwierigkeiten haben, das Auftreten von Mediastinalverlagerungen zu verstehen und zu verinnerlichen. Das Mediastinum *muß* immer dann verlagert sein, wenn auf einer der beiden Seiten eine deutliche Volumenänderung eintritt. Ein massiver Pleuraerguß verlagert das

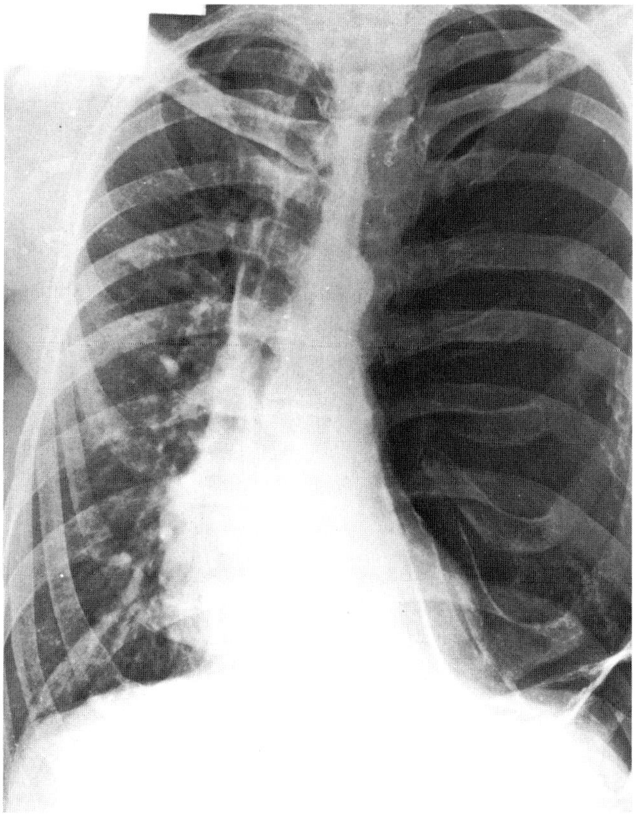

Abb. 7-12. Obstruktiv bullöses Emphysem der linken Lunge, das zu einer Rechtsverlagerung des Mediastinums führt. Es lag kein Pneumothorax vor. Beachten Sie, daß Sie nicht wie in Abb. 7-11 eine Außenkontur der Lunge (Pleura viszeralis) erkennen können.

Mediastinum zur Gegenseite. Nach einer Pneumonektomie oder einem kompletten einseitigen Lungenkollaps tritt ebenfalls eine ausgeprägte Mediastinalverlagerung *(shift)* auf, wie in **Abb. 7-10** A zu sehen. Ein einseitiges bullöses Emphysem kann ebenfalls das Mediastinum verlagern und dabei die gesunde Lunge komprimieren (s. **Abb. 7-12**).

Das Mediastinum kann aber auch *nicht* verlagert sein, wenn sich verschiedene Volumenadditionen und -subtraktionen auf einer Seite gegenseitig aufheben, so daß das Volumen des abnormen Hemithorax gleich dem der normalen Seite ist. In **Abb. 7-11** sehen Sie zum Beispiel einen Patienten mit einem ausgedehnten Pneumothorax. Die im Pleuraraum eingeschlossene Luft ist zu dem Volumen des linken Hemithorax hinzugekommen, aber gleichzeitig ist die linke Lunge bis auf ein Drittel ihres normalen Volumens zusammengefallen. Beachten Sie, daß das Mediastinum in der Mittellinie bleibt. Natürlich würde sich bei einem Spannungspneumothorax das Mediastinum zur anderen Seite verlagern.

Es kann aber auch sein, daß sich das Mediastinum nicht verlagert, weil es infolge einer früheren Entzündung zu Adhäsionen gekommen ist oder weil es durch Tumorinvasion fixiert ist. Darüber hinaus kann es aber auch an seiner Verlagerung gehindert werden, weil zum Beispiel pleurale Adhäsionen einen vollständigen Lungenkollaps verhindern.

Mediastinalverlagerung durch Erkrankung einer ganzen Lunge

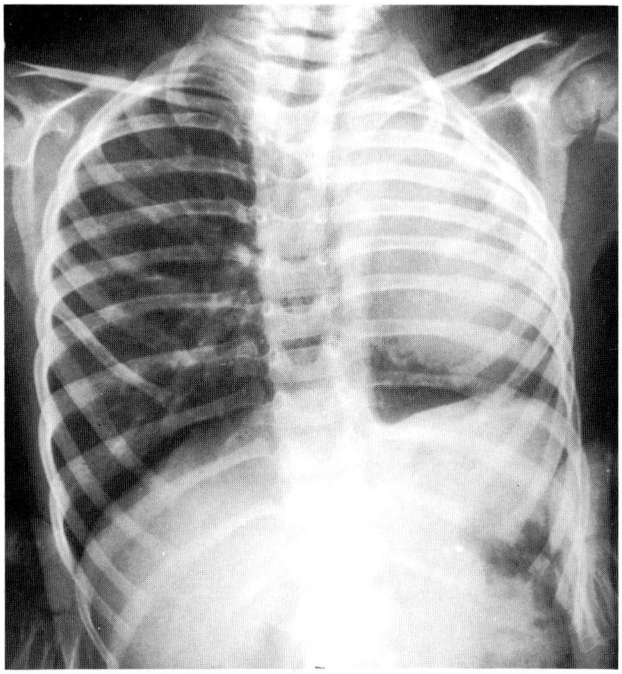

A

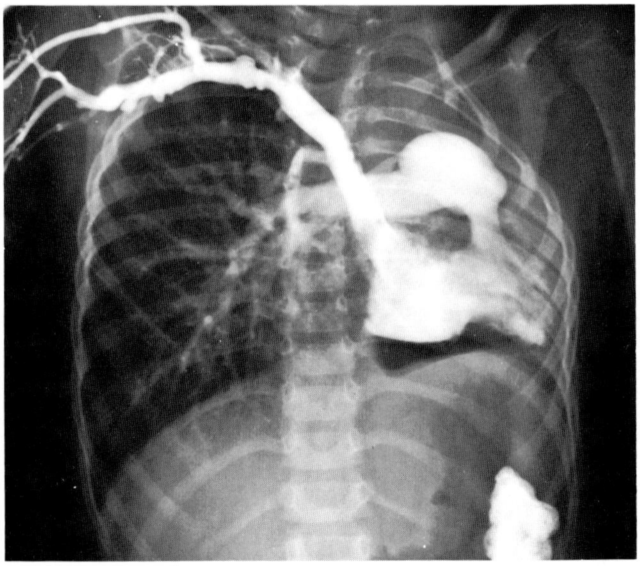

B

Abb. 7-13. Permanent verlagertes Mediastinum bei einem 4jährigen Kind mit Agenesie der linken Lunge und kompensatorischer Überdehnung der rechten Lunge, die ventral über die Mittellinie nach links reicht.

A. Die dichte Struktur im linken Hemithorax ist das Herz.
B. Durch die Angiographie läßt sich das Herz gut abgrenzen. Achten Sie auf die fehlende linke Arteria pulmonalis.

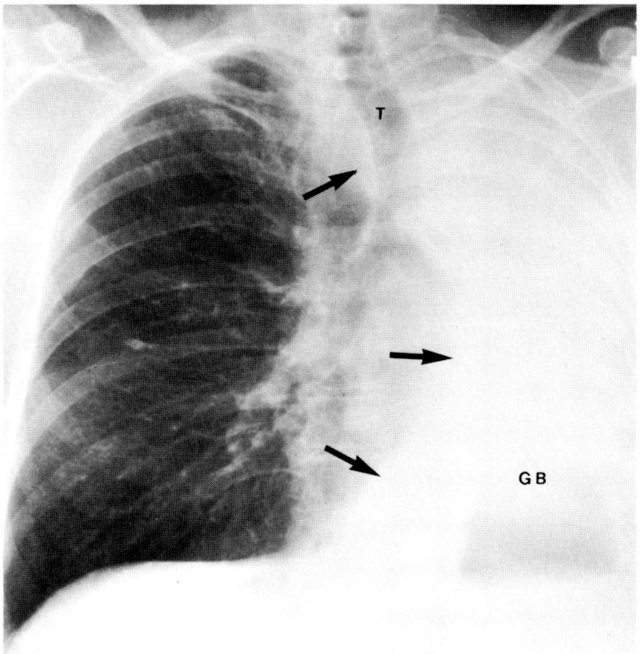

A

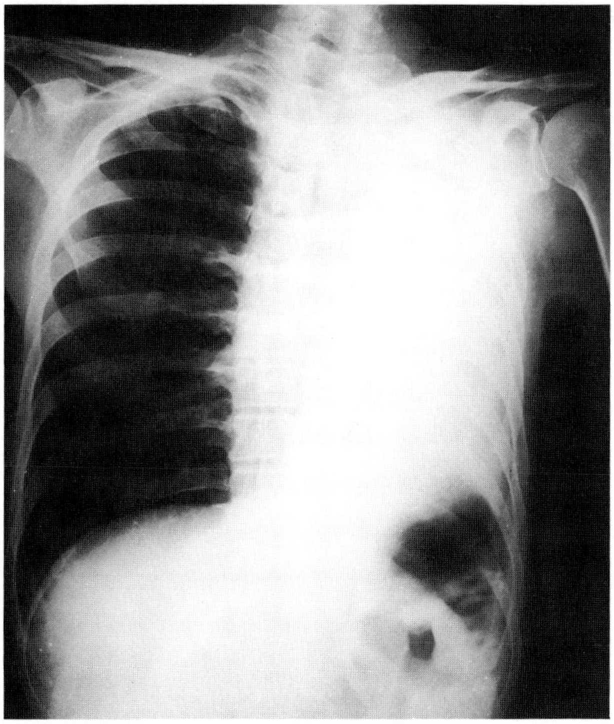

B

Abb. 7-14 A und **B.** Zwei Patienten mit Totalatelektase der gesamten linken Lunge und kompensatorischer Überdehnung der rechten Lunge. Achten Sie auf die angehobene Magenblase (GB), die auf ein hochstehendes (und möglicherweise paralytisches) linkes Hemidiaphragma hinweist. Es liegt eine ausgeprägte Verlagerung aller Mediastinalstrukturen nach links und eine Herniation der rechten Lunge nach links *(Pfeile)* vor. Bei der Bronchoskopie zeigte sich bei beiden Patienten ein jeweils den linken Hauptbronchus verschließendes Karzinom. T = Trachea.

Mediastinalverlagerung durch Kollabieren eines Lappens der rechten Lunge

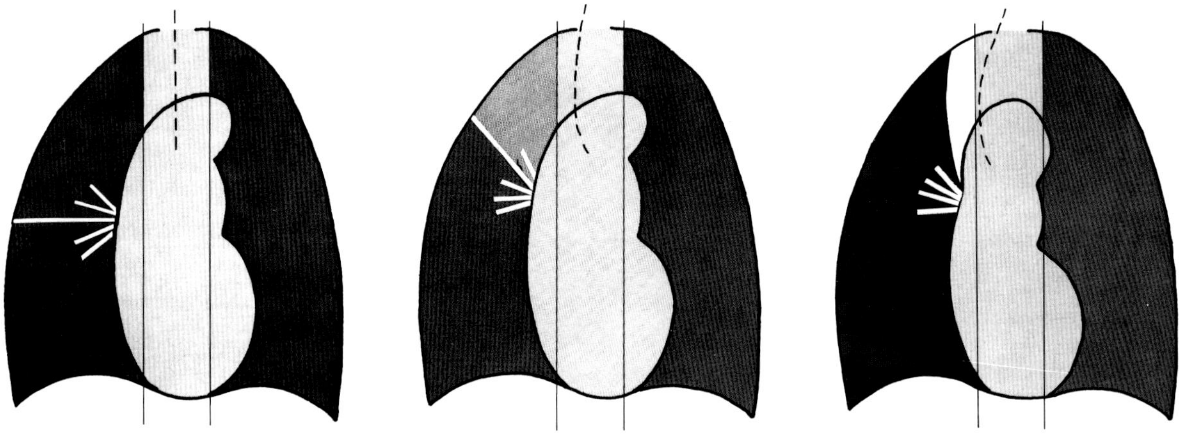

Abb. 7-15. Kollaps des rechten Oberlappens

A. Normaler Thorax mit normaler Lage des kleinen (horizontalen) Interlobiums, des rechten Hilus, der Trachea, des Aortenbogens und des rechten Herzrandes und gleichmäßiger Belüftung aller Lungenlappen

B. Der rechte Oberlappen ist zu etwa 50% kollabiert (Dystelektase). Das kleine Interlobium ist nach oben gezogen, die Trachea leicht nach rechts verlagert. Keine Lageänderung des rechten Herzrandes.

C. Vollständiger Kollaps (Atelektase) des rechten Oberlappens, der jetzt wie ein flacher, verdichteter Keil dem oberen Mediastinum anliegt; die Trachea und der Aortenbogen sind nach rechts verzogen und der rechte Hilus ist nach oben verlagert. Die Überbelüftung im Unter- und Mittellappen ist kompensatorischer Natur. Achten Sie auf die Kranialverlagerung des Hilus.

Ein kollabierender Lungenlappen neigt dazu, charakteristischerweise fächerförmig in Richtung auf das Mediastinum hin zusammenzufallen. Ein dynamisches Konzept dieser Art des Kollapses und der Röntgenzeichen, durch die er erkannt werden kann, verlangt wieder einmal nicht mehr als eine Übung in der Anwendung der Logik der Röntgendichten auf die Anatomie. Sie würden beispielsweise erwarten, daß bei einer Atelektase des rechten Oberlappens die Lage des kleinen Interlobärspaltes, das ihn vom Mittellappen trennt, durch den sich erhöhenden Kontrast zwischen nur gering belüftetem Lungengewebe darüber und gut belüftetem Lungengewebe darunter zunehmend besser zu sehen ist. Da das Interlobium am Hilus fixiert ist, ist es darüber hinaus ganz natürlich, daß es, sobald der Oberlappen schrumpft, von diesem Fixpunkt nach oben außen zieht. Sobald er vollständig atelektatisch geschrumpft ist, legt sich der pfannkuchenflache Oberlappen dem oberen Mediastinum an und sein Schatten verschmilzt mit dem der mediastinalen Strukturen. Der Trachealschatten würde in diesem Fall nach rechts und der Aortenbogen gleichsinnig mitgezogen werden. Der rechte Hilus würde leicht nach oben gezogen werden.

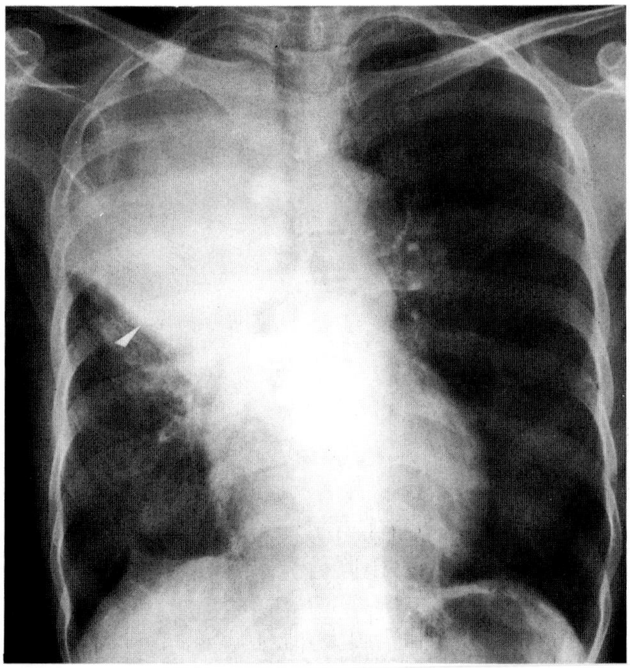

Abb. 7-16. Ein Patient mit rechtsseitiger Oberlappenatelektase distal eines Bronchialkarzinoms. Der *Pfeil* weist auf den angehobenen kleinen Interlobärspalt hin.

Verschiedene kollabierte Lappen der rechten Lunge

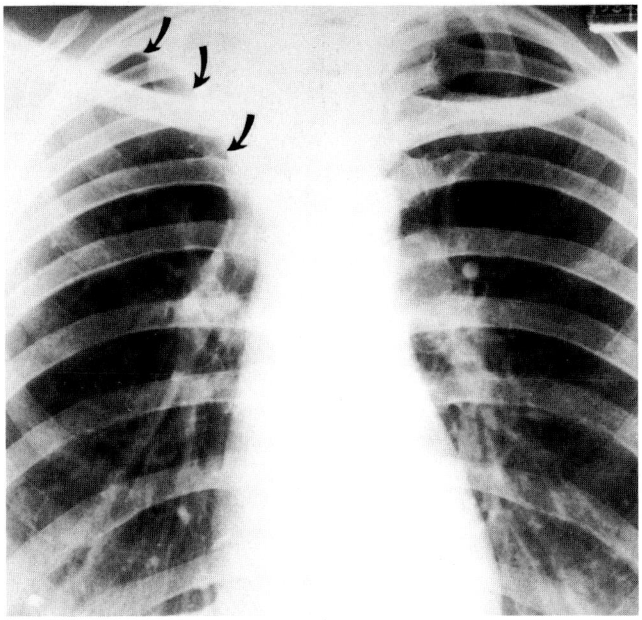

Abb. 7-17 (oben). Fast vollständige Atelektase des rechten Oberlappens bei einem Patienten mit einer 10jährigen Anamnese von Husten und gelegentlichen Hämoptysen. Die *Pfeile* zeigen auf den gebogenen Rand des weit nach oben gezogenen kleinen Interlobiums. Bei der Operation wurde ein den rechten Oberlappenbronchus verlegendes Adenom gefunden und eine Lobektomie des Oberlappens durchgeführt. Achten Sie auf den hochliegenden rechten Hilus und die damit weit oben entspringenden Unterlappengefäße.

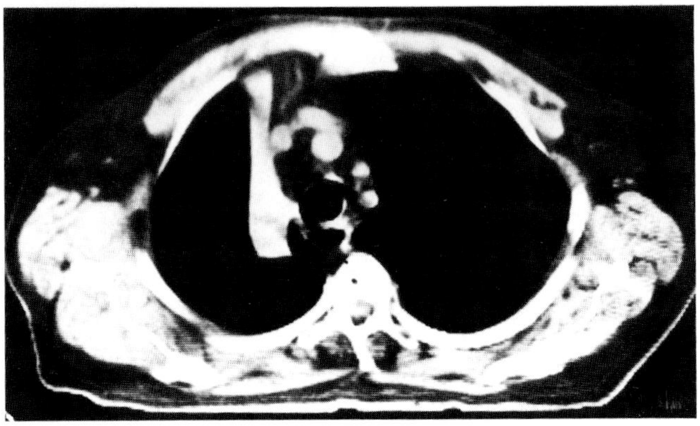

Abb. 7-18. CT-Schicht eines anderen Patienten mit rechtsseitiger Oberlappenatelektase. Die Schicht liegt genau oberhalb des Aortenbogens, Sie können den schmalen flachen Oberlappen direkt den sämtlich nach rechts verlagerten Mediastinalstrukturen anliegend sehen. Suchen Sie die linke und rechte Vena brachiocephalica auf (am weitesten vorne liegend), dann die Trachea und die dazwischen liegende Arteria brachiocephalica. Links der Trachea liegen die Arteria carotis communis und die linke Arteria subclavia. Vergleichen Sie dieses CT-Bild mit Abb. 2-23.

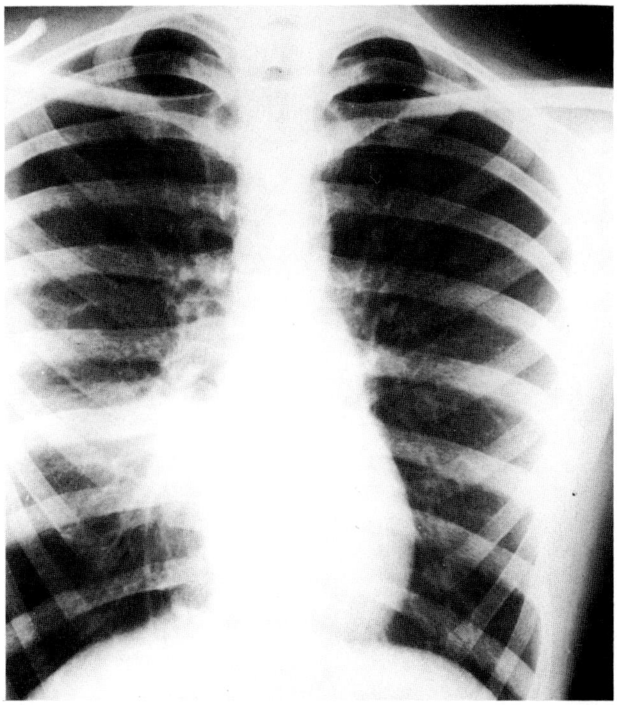

A

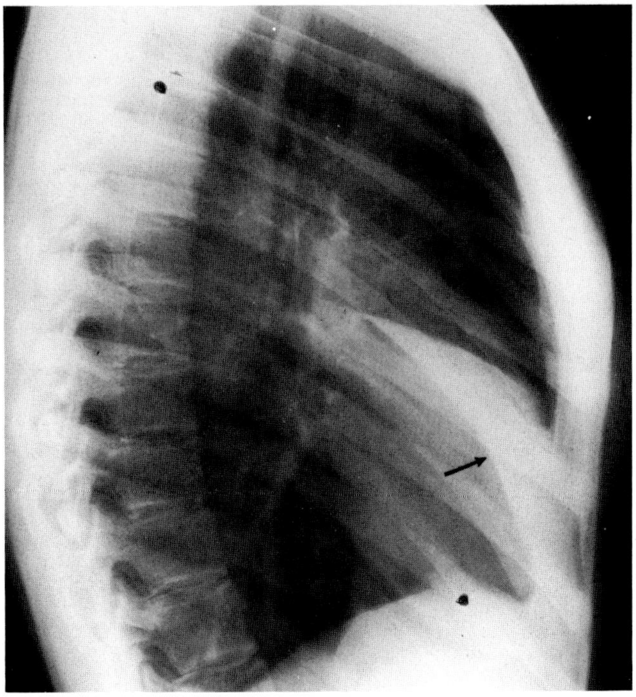

B

Abb. 7-19. Atelektase des (rechten) Mittellappens. Eine zwischen den beiden schwarzen Punkten in der Seitaufnahme **(B)** gezogene Linie deutet die normale Lage des großen (schrägen) Interlobärspaltes an. Der untere Teil des großen Interlobiums muß also nach vorne (Pfeil) und das kleine Interlobium nach unten verzogen sein. Das Mediastinum ist nicht verlagert, dazu ist der Mittellappen zu klein.

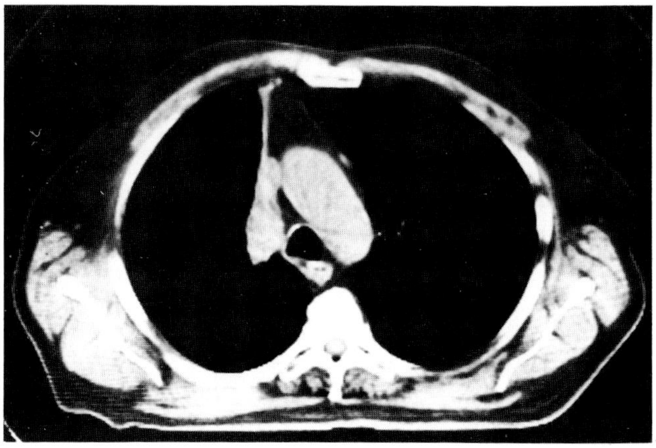

Abb. 7-20. Diese thorakale CT-Schicht zeigt eine Oberlappenatelektase. Die Schicht liegt in Höhe des Aortenbogens, also niedriger als bei Abb. 7-18. Die Aorta und das vordere mediastinale Fettdreieck sind nach rechts verlagert.

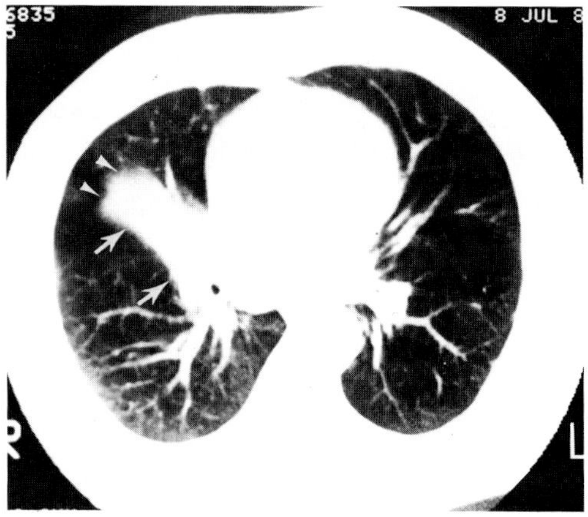

Abb. 7-21. Mittellappenatelektase in einer im Lungenfenster abgebildeten CT-Schicht. Diese Schicht liegt noch weiter unten, in Höhe des Herzens (vgl. mit Abb. 7-18 und 7-20). Auf einer p.a. Aufnahme würde der rechte Herzrand bei dieser Mittellappenatelektase ausgelöscht sein.

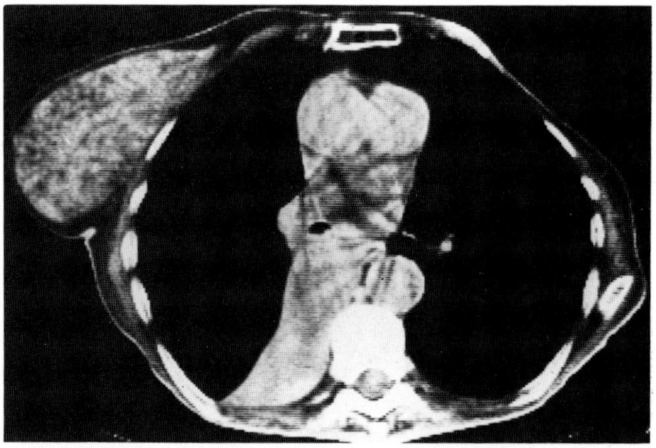

Abb. 7-22. Der atelektatische rechte Unterlappen hat sich der Wirbelsäule und den dorsalen Rippenanteilen angelegt. Bei dieser Patientin wurde eine linksseitige Mastektomie durchgeführt. Achten Sie auf die metastatischen Lymphknoten zwischen Wirbelkörper und dem abgeflachten und nach vorne verlagerten Bronchus intermedius.

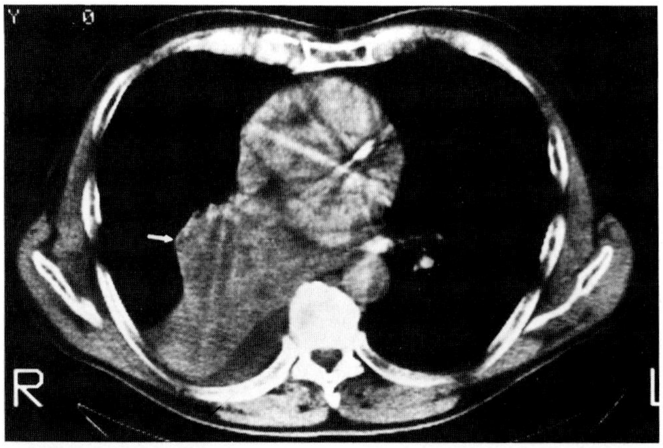

Abb. 7-23. Atelektase des rechten Unterlappens bei obstruierendem Bronchialkarzinom. Achten Sie auf die rundliche Tumormasse (Pfeil) ventral des kollabierten Unterlappens. Beachten Sie auch den (weniger dichten) Pleuraerguß dorsal des kollabierten Lappens.

Mediastinalverlagerung durch Kollabieren eines Lappens der linken Lunge

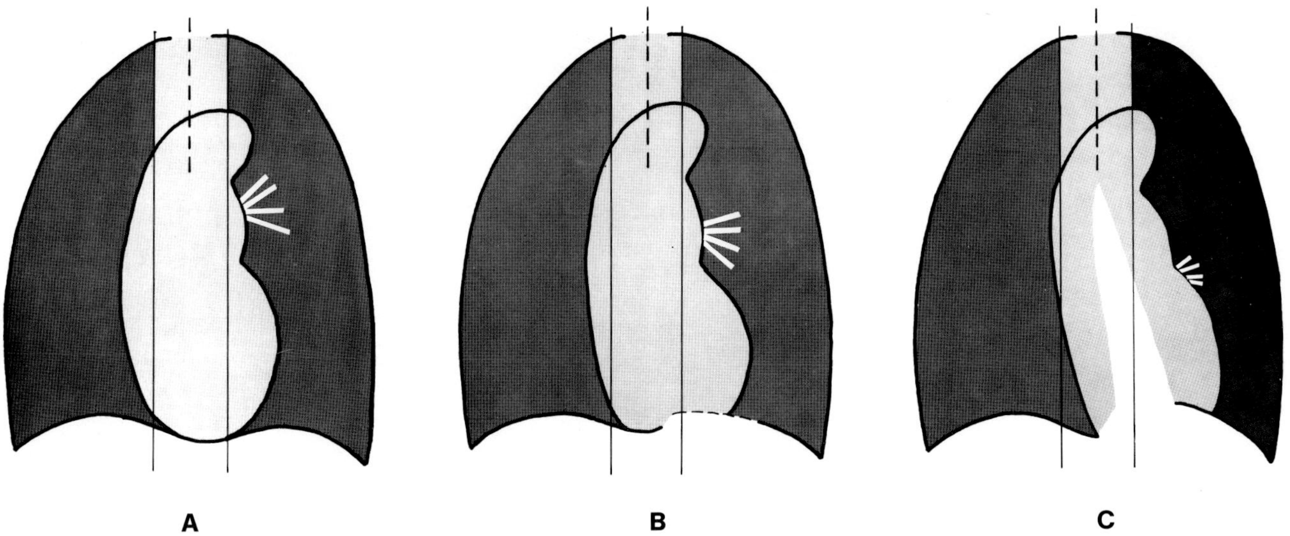

Abb. 7-24. Atelektatischer Kollaps des linken Unterlappens.
A. Normale Mediastinal- und Lungenbegrenzungen und normale Orientierungspunkte
B. Frühzeichen eines linken Lungenunterlappenkollaps (Dystelektase): etwas weniger Herzschatten rechts der Wirbelsäule, angedeutete Verminderung der Strahlentransparenz im linken Lungenunterfeld mit noch erhaltener linker Zwerchfellkontur, die jedoch medial bereits leicht angehoben ist.
C. Atelektase des linken Unterlappens. Rechts der Wirbelsäule ist nur noch wenig oder kein Herzschatten zu erkennen. Die mediale Hälfte der Zwerchfellbegrenzung fehlt und der linke Unterlappen ist nun als dichter, der Wirbelsäule anliegender Keil durch den Herzschatten hindurch zu sehen; der linke Hilus ist nach unten und medial verzogen.

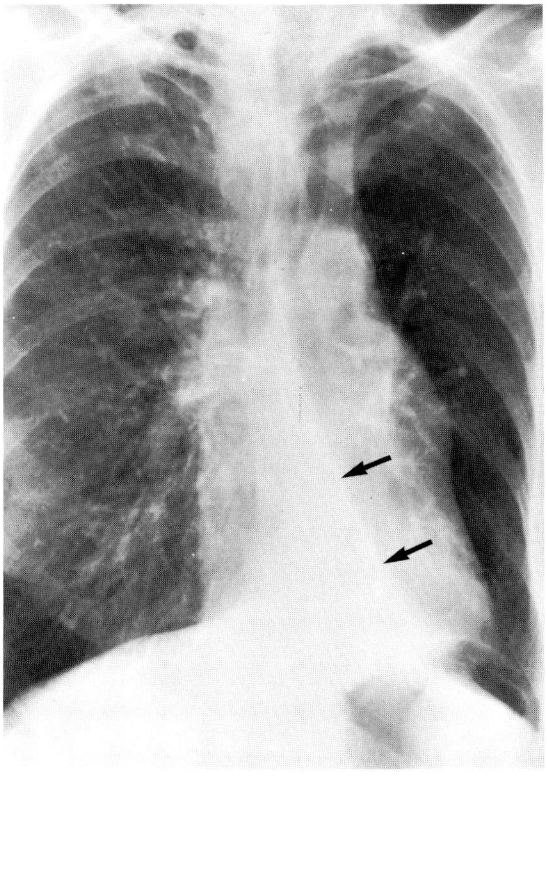

Abb. 7-25 *(links)*. Linksseitige Unterlappenatelektase, die durch den Herzschatten hindurch als keilförmige Verdichtung zu erkennen ist. Die *Pfeile* zeigen auf den Rand des kollabierten Lungenlappens. Der linke Oberlappen ist überbläht, der mediale Anteil des linken Hemidiaphragmas ist nicht abgrenzbar. Aufgrund der Linksverlagerung des Herzens ist die Wirbelsäule besser als normal zu erkennen und der nach unten verzogene linke Hilus wird verdeckt.

Fügen Sie nun die Röntgenbefunde für den Kollaps des *linken* Unterlappens in der gleichen überlegten Weise logisch zusammen. Da das große Interlobium nur bei der Seitaufnahme in Verlaufsrichtung der Strahlen liegt, bei der p.a. Aufnahme jedoch schräg dazu, läßt sich bei einer beginnenden Schrumpfung des linken Unterlappens keine scharf begrenzte Trennungslinie zwischen normalem und atelektatischem Lungengewebe erkennen. Das Herz wird schrittweise nach links verlagert, so daß mit der Zeit ein immer kleinerer Anteil des Herzrandes rechts der Wirbelsäule zu sehen ist. Sie können beobachten, wie sich das linke Zwerchfell etwas anhebt und medial immer weniger klar abzugrenzen ist,

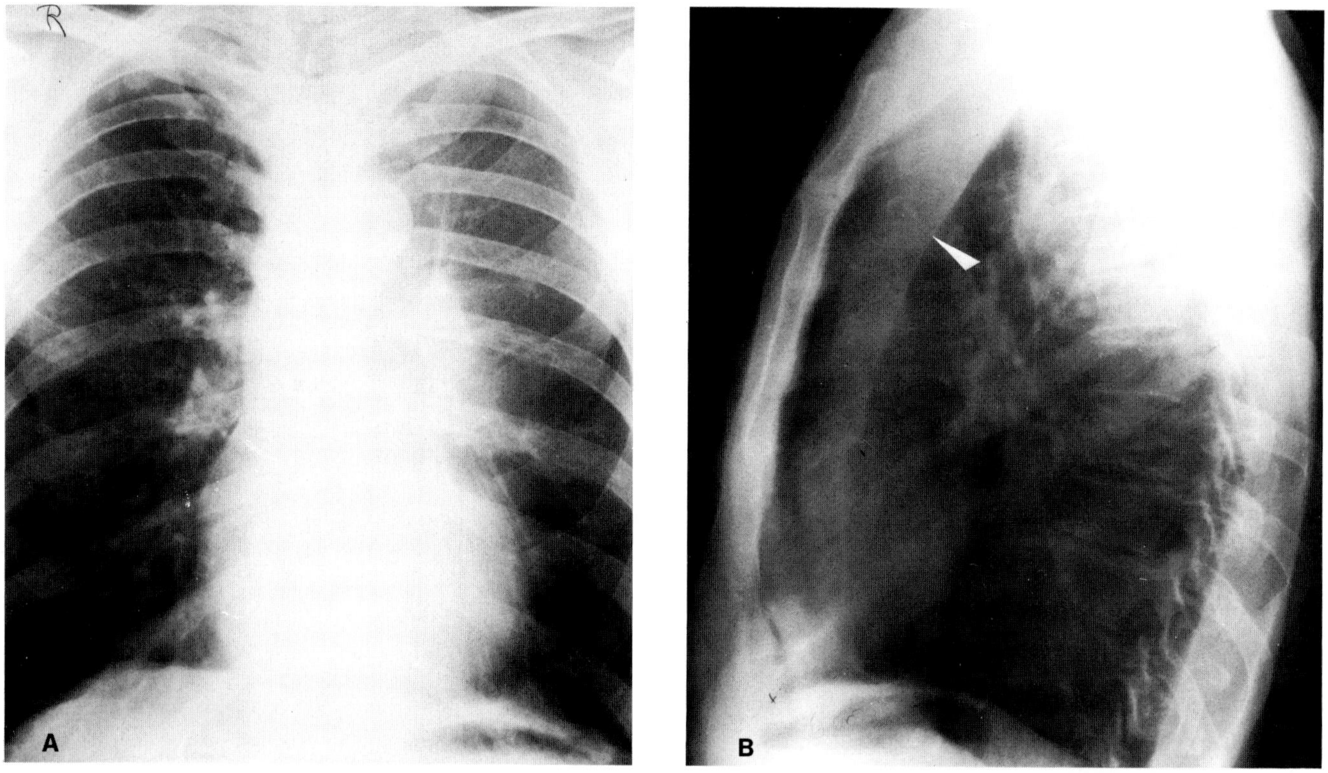

Abb. 7-26 A. Atelektatisch kollabierender linker Oberlappen bei obstruierendem Bronchialkarzinom. Beachten Sie die schleierartige Verdichtung des linken Lungenoberfeldes und den verdeckten linken Herzrand. Die Trachea ist zur Mittellinie hin verzogen und die Aorta sehr prominent, beides ein Hinweis auf Verlagerung des oberen Mediastinums. Die Seitaufnahme **(B)** zeigt das durch die Oberlappenatelektase bogig nach vorne gezogene große Interlobium *(Pfeil)*. Der atelektatische Oberlappen ist hier als schlanker dichter Keil entlang der vorderen Brustwand zu erkennen.

je mehr sich der linke Unterlappen in diese Richtung zusammenzieht. Allerdings bleibt die *laterale* Hälfte des Zwerchfellschattens aufgrund der kompensatorischen Expansion der Lingula des linken Oberlappens, die nun so weit herunterreicht, klar abgrenzbar.

Der linke Hilus wird hinuntergezogen und verschwindet teilweise hinter dem linken Herzrand. Dies ist ein wichtiges und häufig übersehenes Röntgensymptom beim geschrumpften bzw. kollabierten linken Unterlappen. Die Lungenzeichnung des linken Oberlappens erscheint auseinandergezogen, und sein Lungengewebe ist transparenter als das in vergleichbaren Abschnitten der rechten Seite. Der vollständig atelektatische, kollabierte Unterlappen erscheint letztlich als eine keilförmige Verschattung, die direkt dorsal dem Mediastinum anliegt. Ihre äußere Begrenzung ist durch den Herzschatten hindurch sichtbar, da sie mit der Luft im lateral gelegenen, kompensatorisch expandierten Oberlappen kontrastiert **(Abb. 7-25)**. Auf dieser und der nächsten Seite finden Sie CT-Schnitte, die Ihnen helfen sollen, sich vorzustellen, wie der linke Ober- und Unterlappen atelektatisch kollabiert.

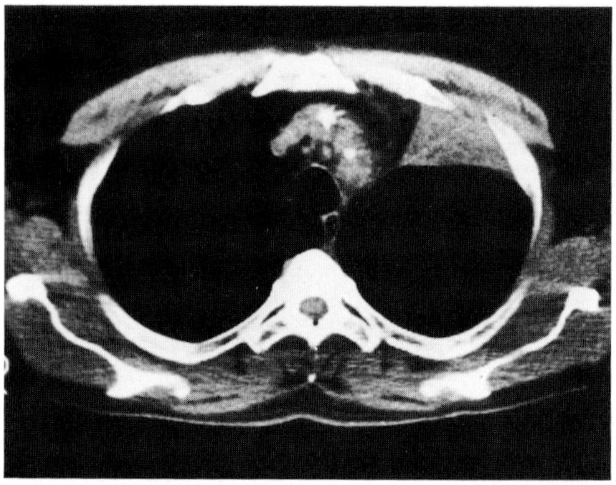

Abb. 7-27. Diese CT-Schicht zeigt eine Oberlappenatelektase bei einem anderen Patienten, der ähnliche Thoraxaufnahmen, wie sie in Abb. 7-26 zu sehen sind, hatte. Achten Sie auf den nach vorne und links gezogenen Aortenbogen und die Verkürzung der Fettdreieckstruktur des vorderen Mediastinums. Der linke Oberlappen liegt als dichter Keil der linken vorderen Brustwand an. Der kompensatorisch überdehnte linke Unterlappen wölbt sich gegen die posteroinferiore Oberfläche des atelektatischen Oberlappens.

CT-Schnitte von drei Patienten mit linksseitiger Lappenatelektase

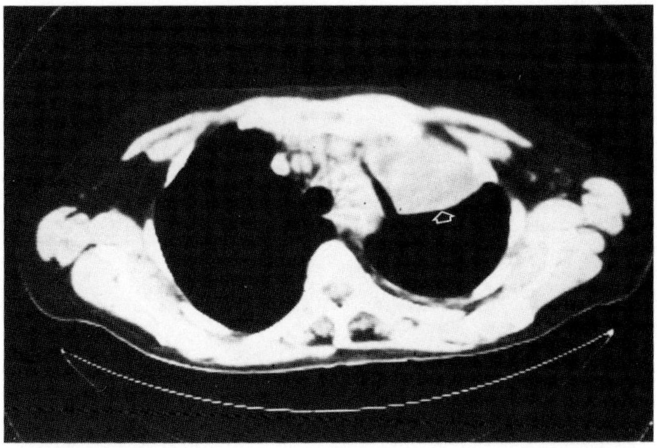

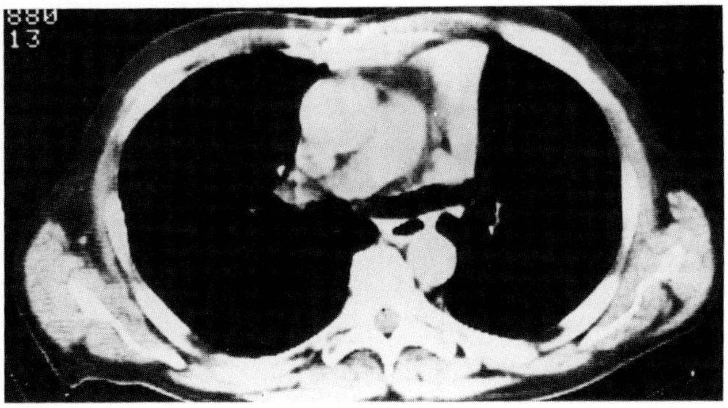

Abb. 7-28. CT-Schicht bei linksseitiger Oberlappenatelektase. Die Schicht liegt in Höhe des Oberrandes des Aortenbogens. Das überdehnte apikale Segment des Unterlappens wölbt sich spanförmig zwischen den atelektatischen linken Oberlappen und das Mediastinum. Bei diesem Patienten wölbt sich die Hinterfläche des linken Oberlappens nach dorsal, da dieser auch Tumormasse enthält.

Abb. 7-29. Atelektase des linken Oberlappens. Derselbe Patient wie in Abb. 7-28; die Schicht liegt jedoch tiefer, in Höhe der Trachealbifurkation. Die abgeflachte atelektatische Lingula hat sich dem Truncus pulmonalis angelegt. Auf einer p.a. Thoraxaufnahme würde dadurch der obere linke Herzrand verschwinden.

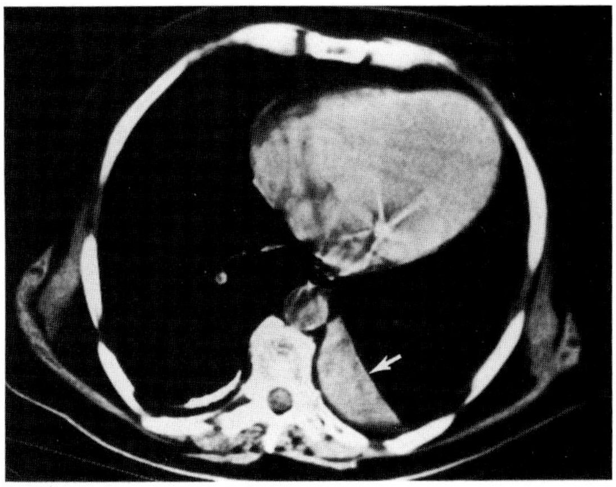

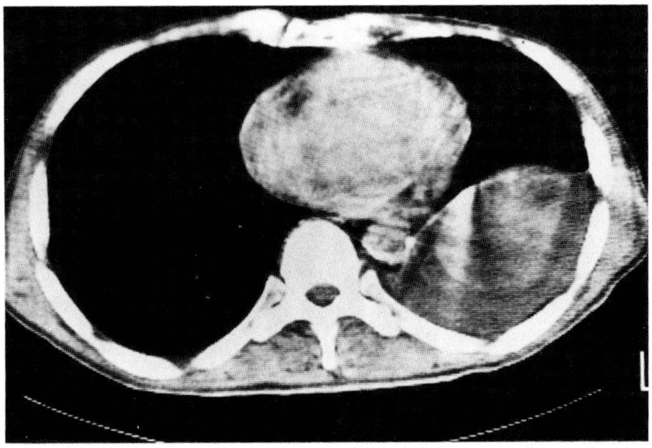

Abb. 7-30. Atelektatischer Kollaps des linken Unterlappens. Achten Sie auf die Mediastinalverlagerung nach links (der CT-Schnitt geht durch die Herzebene). Der kollabierte linke Unterlappen legt sich immer posteromedial der Wirbelsäule und den hinteren Rippenanteilen an.

Abb. 7-31. Atelektase des linken Unterlappens bei einem anderen Patienten. Hier ist die Mediastinalverlagerung sehr viel weniger ausgeprägt, da ein Teil des verlorengegangenen Volumens durch einen den Unterlappen umgebenden Pleuraerguß kompensiert wird. Wenn Sie von den durch Bewegung bedingten Streifenartefakten absehen, so erkennen Sie eine sichelförmige, weniger dichte Pleuraergußansammlung zwischen dem dichteren kollabierten linken Unterlappen und der hinteren Thoraxwand. (Überlegen Sie sich, wie ein CT-Schnitt bei einem Patienten mit vollständiger Atelektase der ganzen linken Lunge aussehen würde.)

Zusammenschau von Röntgensymptomen und klinischen Befunden

Röntgenbefunde, die auf das Vorliegen eines ausgeprägten Emphysems oder einer großen Atelektase hinweisen, lassen Sie an Veränderungen der Lungenarchitektur und Abweichungen der Lungenfunktion denken, die Sie vielleicht sonst bei einem bestimmten Patienten nicht bedacht hätten. Der alte Mann mit seinem chronischen Emphysem ist sehr besorgt über seine Atemnot, doch Sie werden seine überblähten Lungen und fibrösen Streifenschatten nicht anschauen, ohne gleichzeitig an das vermehrte Arbeitspensum zu denken, das sein rechtes Herz leisten muß.

Sie dürfen bei der Betrachtung von Thoraxaufnahmen nicht vergessen, daß Volumenänderungen innerhalb des Thorax als Ausgleich oder Folge anderer Veränderungen auftreten können und diese möglicherweise verdecken. Wenn Sie das Mediastinum in seiner normalen Mittellinienposition finden, obwohl ein ganzes Lungenfeld verdichtet ist, so wissen Sie lediglich, daß die Volumina der beiden Hemithoraces gleich sind. Hinter der hellen Verdichtung kann sich gerade eben genug Atelektase verbergen, um das zusätzliche Volumen eines Tumors oder eines Pleuraergusses auszugleichen. Der erfahrene Radiologe wird Ihnen dann den Hinweis geben, daß pleurale Flüssigkeit mittels Ultraschall oder CT von einem Tumor oder atelektatischem Lungengewebe unterschieden werden kann.

Bedenken Sie, daß das Röntgenbild einem Schattenriß entspricht. Obwohl Sie wissen, daß sowohl Entzündungen als auch Tumoren eine Lungenverdichtung hervorrufen, müssen Sie davon ausgehen, daß bei beiden wahrscheinlich auch ein gewisses Maß an Atelektase vorliegt, die zur weiteren Verdichtung des betroffenen Lungengewebes führt. Sowohl ein Tumor als auch eine Entzündung können zu einer Lappenatelektase führen, auch wenn nicht der ganze Lappen in den primären Krankheitsprozeß einbezogen ist.

Ein im Rahmen einer Pneumonie infiltrierter Lappen bleibt in seiner Größe häufig unverändert, wie Sie in Kapitel 5 gesehen haben, aber genauso häufig kann ein solcher Lappen auch merklich an Größe zunehmen. Bei einer nicht unerheblichen Anzahl von Patienten mit den klinischen Symptomen einer Pneumonie können Sie zusätzlich röntgenologische Hinweise auf eine Atelektase finden, die durch zähes Bronchialsekret im Rahmen einer Minderbelüftung verursacht wird. Mit zunehmender medizinischer Kenntnis werden Sie in der Lage sein, die Röntgenbefunde einer Lappenatelektase in den richtigen klinischen Zusammenhang zu stellen, je nachdem, ob Ihr Patient mit den klaren Zeichen einer Pneumonie eingewiesen wurde oder ob er eine mäßige Temperaturerhöhung und Husten am Tag nach der Operation hat. Im ersten Fall müssen Sie an eine Pneumonie und eine zusätzliche Atelektase denken und für eine entsprechende Behandlung sorgen. Im zweiten Fall müssen Sie in erster Linie an eine Atelektase denken und die Möglichkeit einer sich im kollabierten Lappen entwickelnden Infektion erwägen. Daß beide auf dem Röntgenbild gleich aussehen können, sollte Sie nicht stören, denn die Röntgenbefunde müssen stets als Teil einer umfassenden klinischen Diagnostik gesehen werden und nicht als eine orakelhafte Information. Ein nicht unerheblicher Prozentsatz von Lungentumoren wird zuerst für eine Pneumonie mit Atelektase gehalten, und nur das unerklärliche Ausbleiben einer Normalisierung der Lungen trotz angemessener Behandlung läßt gelegentlich die Frage nach einem Tumor aufkommen.

Die Analyse von Röntgenbefunden, wie Sie sie gelernt haben, ist ungeheuer wichtig. Sie bietet Ihnen zusätzliches Wissen um die dynamischen pathologischen Veränderungen innerhalb des Brustkorbs Ihres Patienten. Das nützt Ihnen viel mehr als jegliche Sammlung diagnostischer Bezeichnungen.

> Wenn Sie auf einer Thoraxaufnahme eine Mediastinalverlagerung sehen, eine vermehrte Strahlentransparenz oder das Verschwinden normaler Randprofile bemerken, so erkennen Sie Röntgenbefunde und keine Diagnosen.

Solche Befunde haben große Bedeutung in bezug auf das, was mit Ihrem Patienten geschieht. Ihr Vorhandensein führt nicht selten auf einen langen Weg in Richtung Bestätigung, Erweiterung oder auch Fallenlassen einer ursprünglichen Arbeitsdiagnose, die anhand von Anamnese und körperlicher Untersuchung erstellt wurde.

Kapitel 8

Untersuchung der Mediastinalstrukturen

Das Herz ist die größte Mediastinalstruktur, und alle Mediastinalanteile, die auf der p.a. Aufnahme zu beiden Seiten über den Wirbelsäulenschatten hinausgehen, sind entweder dem Herzen oder seinen großen Gefäßen zugehörig. Sie können sich die Schattenprofile des Mediastinums als neun sich überschneidende Bögen vorstellen **(Abb. 8-2).** Überprüfen Sie ihre Zugehörigkeit anhand der Angiokardiogramme auf der nächsten Seite. Bedenken Sie dabei, daß einige der schattengebenden Mediastinalstrukturen weiter dorsal im Thorax (6) und einige weiter ventral (2, 7) liegen.

Beachten Sie auch, daß das Schattenbild einer bestimmten Herzkammer, die gerade mit kontrastmittelangereichertem Blut gefüllt ist, Ihnen eine ganz andere Form zeigt, als Sie es anhand der makroskopischen Anatomie des Herzens und seiner Oberflächentopographie erwarten würden. Dort, wo die Kammer den größten Durchmesser hat, wird ihr angiographischer Schatten am dichtesten sein, und dort, wo der Durchmesser sich verjüngt und sehr klein wird, ist der Kontrastschatten sehr viel weniger dicht. Schauen Sie sich dazu zum Beispiel den Schatten des rechten Ventrikels in **Abb. 8-3** an. Der schmale, abgeflachte Teil der rechten Kammer, der sich auf der p.a. Aufnahme entlang des Septum interventriculare weit nach links erstreckt, scheint kaum zu dem massiven, dichten Schatten des übrigen Ventrikels zu gehören. Beachten Sie auch, daß Sie die Lage der Trikuspidalklappe in dieser Projektion nur gerade erahnen können, da sich der rechte Vorhof und der rechte Ventrikel teilweise überlagern. Im Sinistrokardiogramm (Lävokardiogramm) sehen Sie den dichten Oberrand des krabbenförmigen linken Vorhofs durch den Schatten der Aorta ascendens hindurch, und das, obwohl Sie wissen, daß der linke Vorhof an der dorsalen Oberfläche des Herzens liegt und daß die Aorta ascendens ventral entspringt.

Die beiden kontrastgefüllten Hohlräume verursachen natürlich getrennte Schatten, die sich bei entsprechender Projektion auch voneinander abgrenzen lassen, aber in dieser Projektion überlappen sich die beiden.

Die p.a. Thorax-Leeraufnahme zeigt Ihnen einige mediastinale Ausbuchtungen, deren Profile gegen die strahlentransparente Lunge beidseits der Wirbelsäule zu sehen sind.

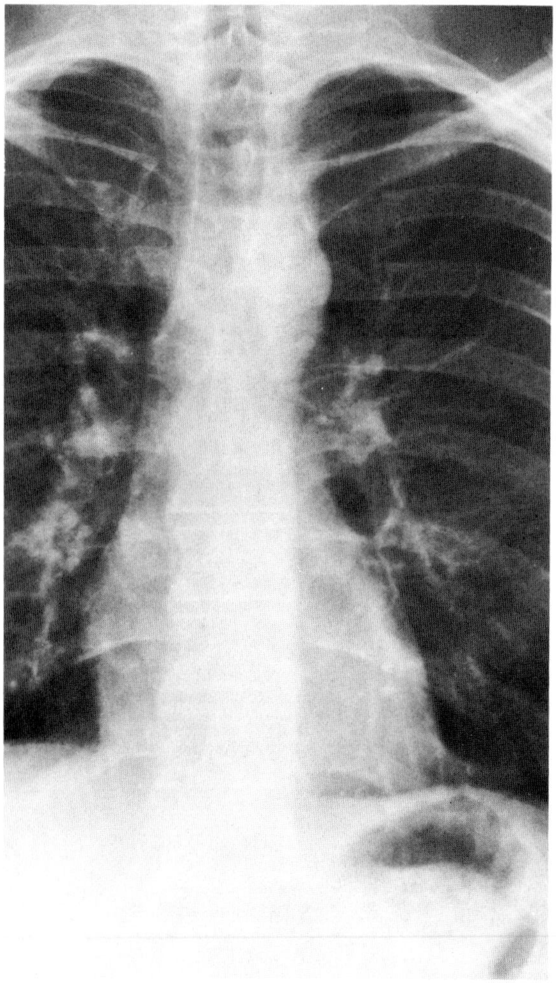

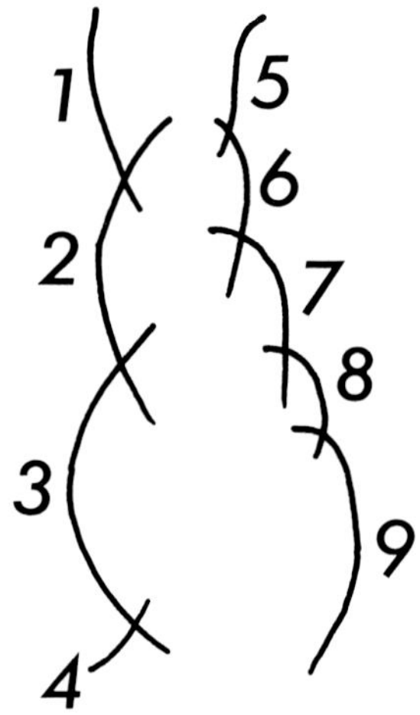

Abb. 8-1 (links). Die normalen mediastinalen Randkonturen sind alle vaskulären Ursprungs und lassen sich in neun sich überschneidende Bögen aufteilen. Diese sind in **Abb. 8-2** *(oben)* skizziert: **(1)** rechtsseitige Vasa brachiocephalica; **(2)** Aorta ascendens und die sich überlagernde Vena cava superior; **(3)** rechter Vorhof; **(4)** Vena cava inferior; **(5)** linksseitige Vasa brachiocephalica; **(6)** Aortenbogen; **(7)** Truncus pulmonalis; **(8)** linker Vorhof (Herzohr); **(9)** linker Ventrikel.

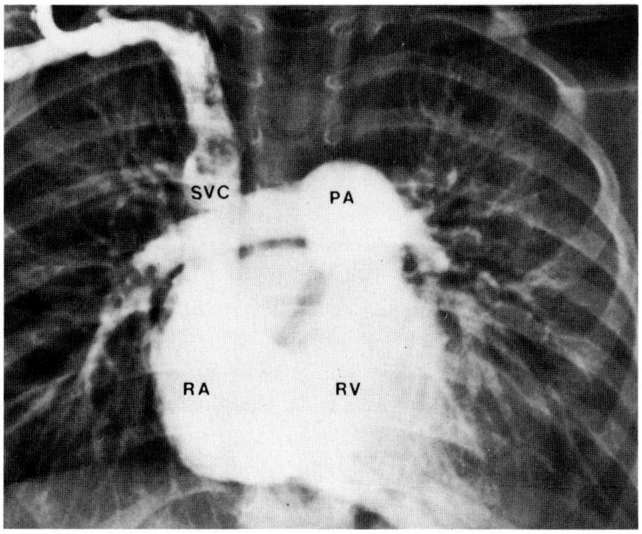

Dextrokardiogramm

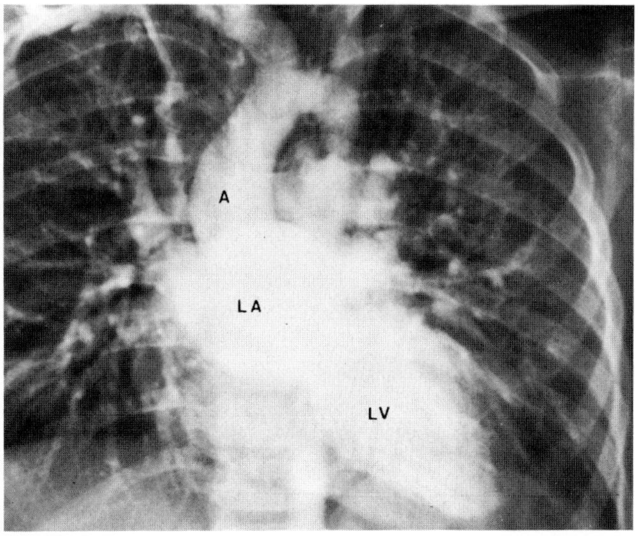

Lävokardiogramm

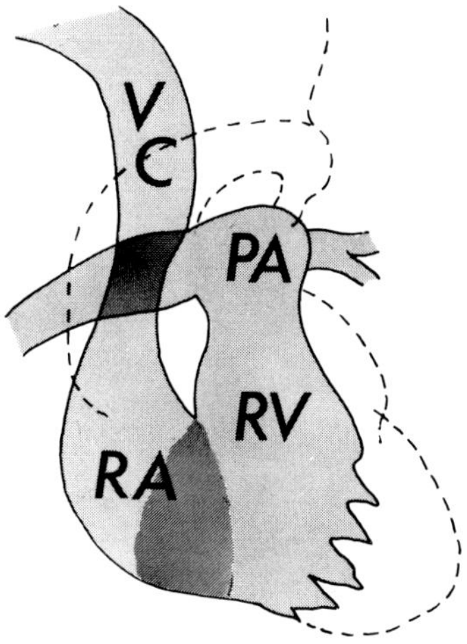

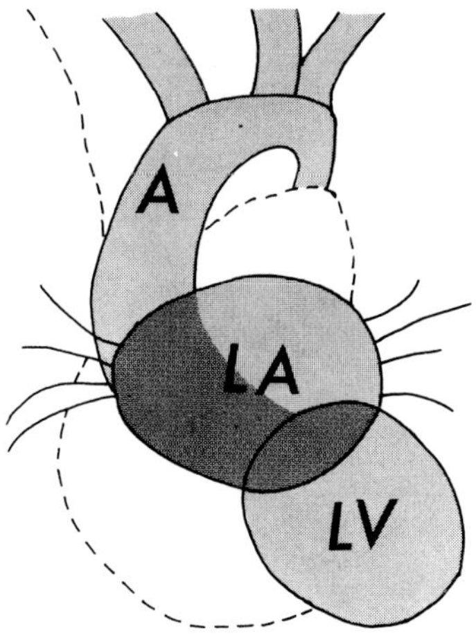

Abb. 8-3 (links oben, zugehörige Skizze darunter). Dextrokardiogramm aus einer Aufnahmeserie während der Kontrastmittelboluspassage durch das rechte Herz. Sie können die beiden rechten Herzkammern (rechter Vorhof, **RA**; rechter Ventrikel, **RV**) sowie den Pulmonalis-Hauptstamm **(PA)** und die Pulmonalarterien erkennen. **SVC** = V. cava superior.

Abb. 8-4 (rechts oben, zugehörige Skizze darunter). Das *Lävokardiogramm oder Sinistrokardiogramm* wurde 3 Sekunden später aufgenommen, der Kontrastmittelbolus ist bereits aus dem rechten Herzen verschwunden. Sie können die linken Herzkammern (linker Vorhof, **LA**; linker Ventrikel, **LV**) sowie die Aorta erkennen. Achten Sie auf die beidseits zum linken Vorhof verlaufenden Lungenvenen. Sie können leicht erkennen, daß der *venöse* Hilus tiefer als der arterielle Hilus liegt. Dieses Kind hat eine Aortenisthmusstenose: Achten Sie auf die Einschnürung distal und unterhalb des Aortenbogens.

Sie sind alle Gefäßschatten. Zusätzlich können Sie normalerweise die Luft in der Trachea sehen, alle anderen mediastinalen Strukturen verschmelzen aber miteinander, und ihre Schatten sind durch die der Wirbelsäule, des Herzens und des Sternums überlagert. Sie können weder mit der Abgrenzbarkeit des Ösophagusschattens rechnen, noch Lymphknoten, Thymus oder Nerven voneinander unterscheiden. Ebenso verschmilzt der Ductus thoracicus mit den Schatten anderer Weichteilgewebe und Gefäße. Mit Ausnahme ihrer Randprofile und der in die strahlendurchlässige Lunge eintretenden Äste gehen sogar die großen Gefäßschatten in andere Schatten über und sind nicht voneinander abgrenzbar.

Auf dieser Doppelseite nutzen Sie die normale dunkle Luftsäule in Trachea und Bronchien als Kontrastmittel, was Sie natürlich bis zu einem gewissen Maß bei jeder gut belichteten Thoraxaufnahme tun können. In den **Abbildungen 8-5** und **8-6** können Sie sich Tomogramme ansehen. Die überlagernden Bilder anderer Strukturen sind weitgehend eliminiert und ermöglichen Ihnen einen genaueren Blick auf die Anatomie des Tracheobronchialbaumes. Identifizieren Sie alle Anteile der oberen Mediastinalstrukturen, die in diesen Tomogrammen sichtbar sind, und wenden Sie das, was Sie nun zu erkennen gelernt haben, auf die gut belichteten Thoraxaufnahmen an, die Sie bei Ihren Patienten sehen werden. Die obere Mediastinalverlagerung ist, wie Sie in Kapitel 7 gelernt haben, an einer Verlagerung der Trachea auf der p.a. Aufnahme zu erkennen. Die Trachea liegt normalerweise leicht rechts der Mittellinie, da sie direkt dem Aortenbogen anliegt. Bei alten Patienten, bei denen der Aortenbogen als Alterserscheinung größer (ektatisch) wird, kann die Trachea oft noch ein wenig weiter rechts liegen, ohne daß dies auf eine Mediastinalverlagerung hinweist.

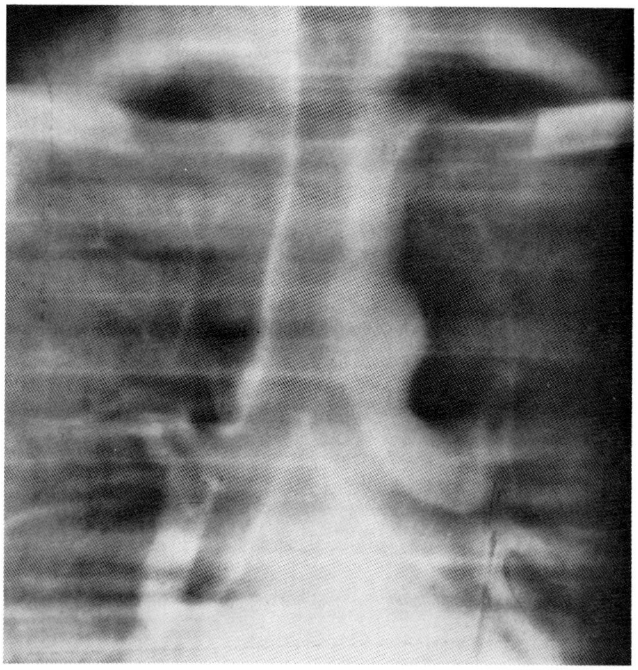

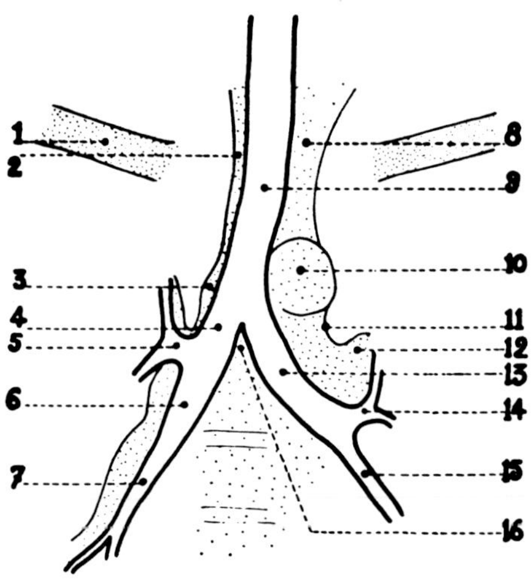

Der Ösophagus und die direkt vor ihm liegende Trachea werden oft zusammen durch Raumforderungen wie das Aortenaneurysma in **Abb. 8-7** (bei der der Ösophagus durch Schlucken von Barium-Kontrastbrei sichtbar gemacht wurde) verdrängt. Beachten Sie, daß auch hier nicht das gesamte obere Mediastinum, sondern nur bestimmte Strukturen (Ösophagus und Trachea) verlagert sind, der Großteil des Aneurysmas sich dagegen nach links ausdehnt. Die Belüftung des rechten und linken Oberlappens ist gleich.

Auch Trachea und Bronchien können durch röntgendichtes Kontrastmittel dargestellt werden, welches zur Unterdrückung des Hustenreflexes in Lokalanästhesie instilliert wird. Diese sogenannte **Bronchographie** ist eine Spezialuntersuchung, die allerdings heute mit Ausnahme bei der Beurteilung von Bronchiektasen kaum mehr angewandt wird. Bei Fragestellungen zur Kompression oder Invasion der Trachea ist die konventionelle **Tomographie** hilfreicher, wie sie bei dem Mann in **Abb. 8-8**, der mit Dyspnoe und Gewichtsverlust eingewiesen wurde und kurz darauf einen Stridor und starke Atemnot entwickelte, zum Einsatz kam. Es ist ein Tumor zu erkennen, der den rechten Hauptbronchus

Abb. 8-5 (links, zugehörige Skizze darunter). Anteroposteriores Tomogramm in koronarer Ebene durch den normalen Tracheobronchialbaum
(1) Klavikula
(2) normaler Schatten der großen Gefäße und der Trachealwand
(3) Vena azygos
(4) rechter Hauptbronchus
(5) rechter Oberlappenbronchus
(6) rechter Bronchus intermedius, hier entspringt der nach vorne ziehende rechte Mittellappenbronchus
(7) rechter Unterlappenbronchus
(8) normaler Gefäß- und Trachealwandschatten
(9) Trachea
(10) Aortenbogen
(11) konkave Begrenzung zwischen Aortenbogen und linker Pulmonalarterie
(12) linke Pulmonalarterie
(13) linker Hauptbronchus
(14) linker Oberlappenbronchus
(15) linker Unterlappenbronchus
(16) Karina

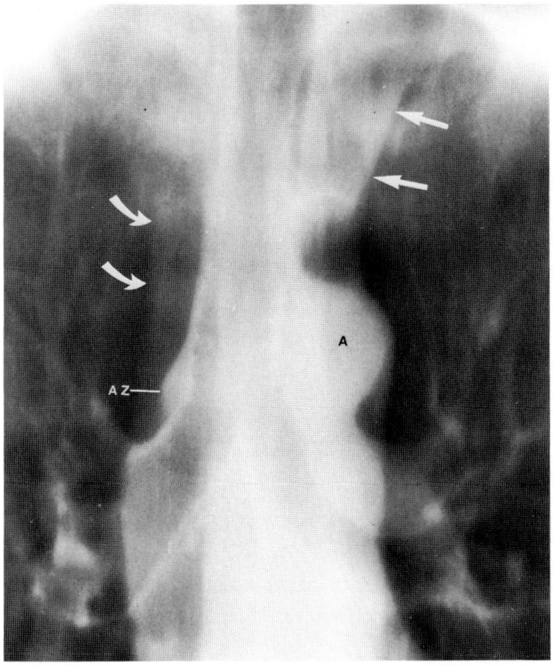

Abb. 8-6. Dieses konventionelle a.p. Tomogramm zeigt viele der gerade von Ihnen in Abb. 8-5 nachvollzogenen Strukturen. Beachten Sie die Vorwölbung im Bereich des rechten Paratrachealschattens, die durch die nach vorne zur Vena cava superior ziehende Vena azygos **(AZ)** bedingt ist. Der Schatten der V. cava superior wird durch die gebogenen Pfeile markiert. Außerdem erkennt man die aus dem Aortenbogen **(A)** entspringende linke Arteria subclavia *(gerade Pfeile)*.

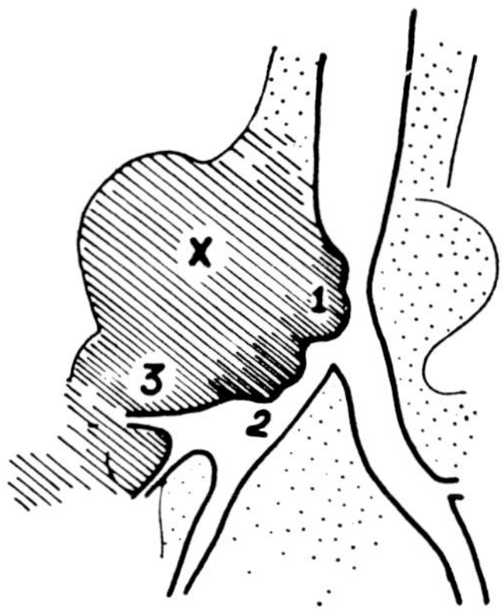

Abb. 8-8 (rechts, zugehörige Skizze oben links). Konventionelles a.p. Tomogramm in koronarer Ebene durch die Thoraxmitte eines 65jährigen Patienten mit Dyspnoe und Gewichtsverlust. Beachten Sie die unregelmäßige Einengung der Trachea **(1)** und des rechten Hauptbronchus **(2)**. Die Raumforderung (X) würde auf einer normalen Thoraxaufnahme als abnorme Vorwölbung des rechten Mediastinalschattens in Höhe des Aortenbogens erscheinen. Achten Sie auch auf die Verdrängung eines Astes des rechten Oberlappenbronchus **(3)** nach unten. Die endgültige Diagnose lautete: bronchogenes Karzinom mit ausgeprägter mediastinaler Lymphknotenmetastasierung.

infiltriert und einengt, so daß bei diesem Patienten selbst eine Strahlentherapie nur noch palliativ sein kann. Sowohl die Raumforderungen der metastatischen Lymphknoten als auch die Einengung der Trachea würden im CT sehr gut erkennbar sein.

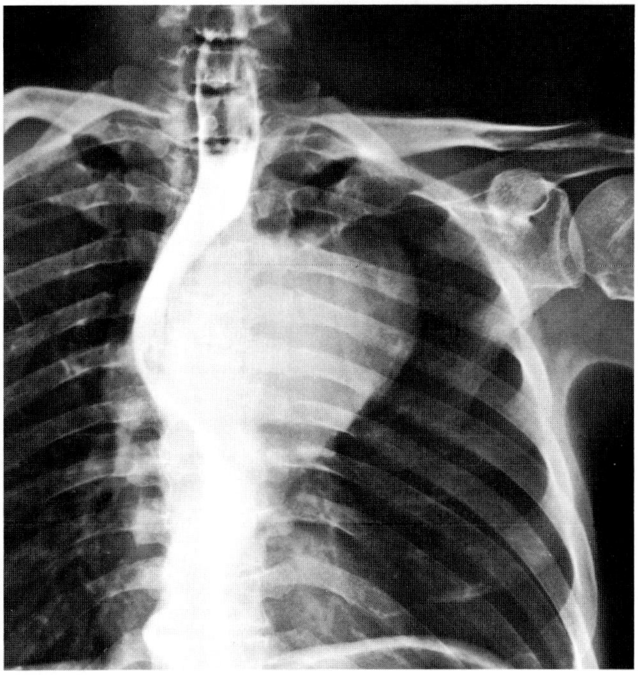

Abb. 8-7. Patient mit einem Aneurysma des Aortenbogens, das zu einer Verlagerung der Trachea und des mit Bariumbrei kontrastierten Ösophagus führt.

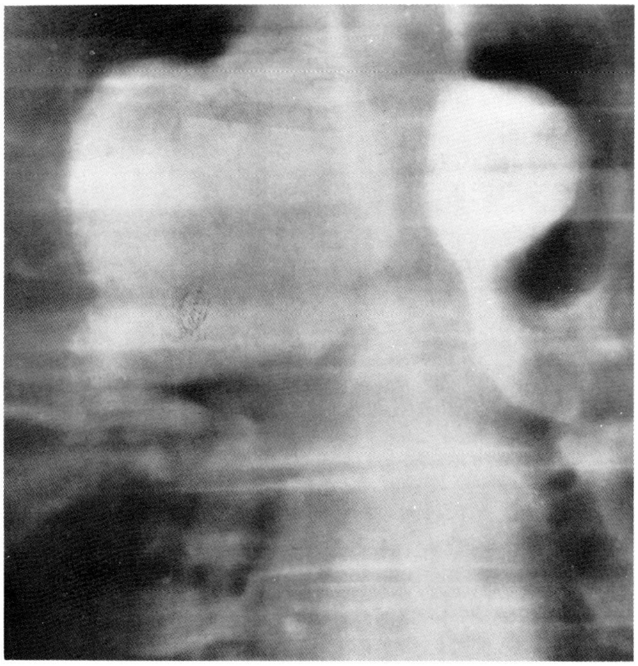

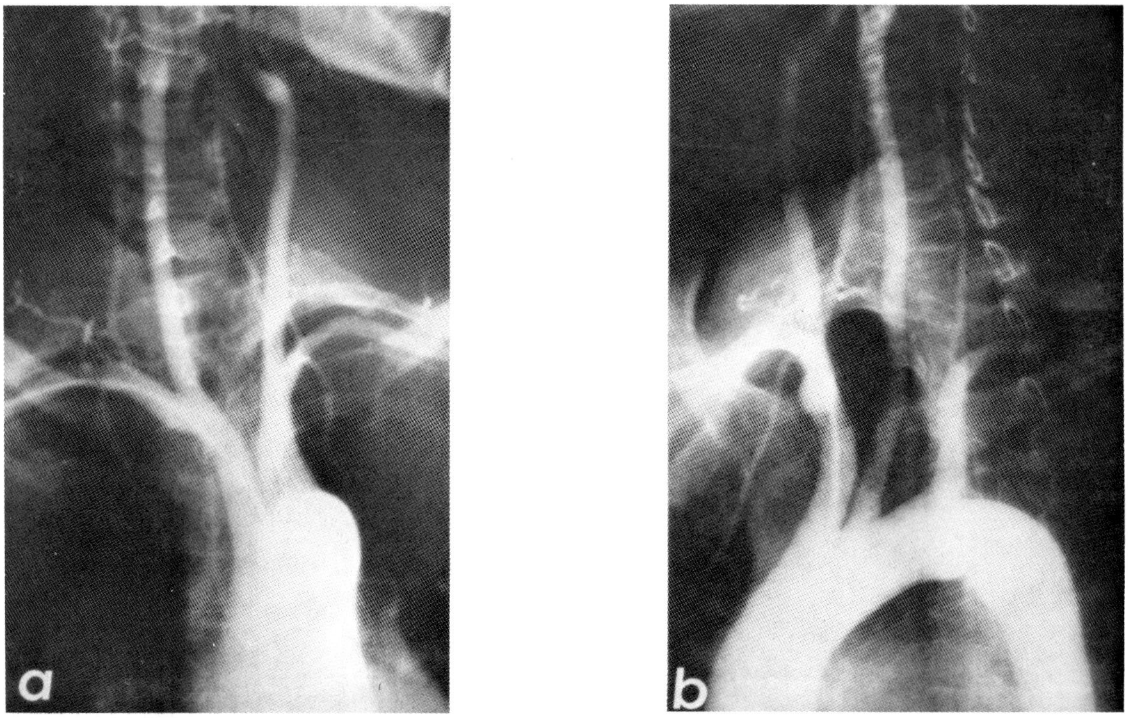

Abb. 8-9. Normaler Aortenbogen und Arteria brachiocephalica. Über einen von der rechten Arteria brachialis in die Aorta ascendens vorgebrachten Katheter wurde Kontrastmittel injiziert. In **a** wurde der Patient nahezu a.p. (mit ganz leichter Linksdrehung) aufgenommen. In **b** wurde er deutlich nach rechts gedreht, so daß der Blick auf den Aortenbogen frei wird und sich seine Gefäßabgänge nicht mehr überlagern. Merken Sie sich, daß sowohl arterielle als auch venöse Strukturen zu den in Abb. 8-2 skizzierten Bögen 1 und 5 beitragen, daß hier aber nur die Arterien kontrastiert sind.

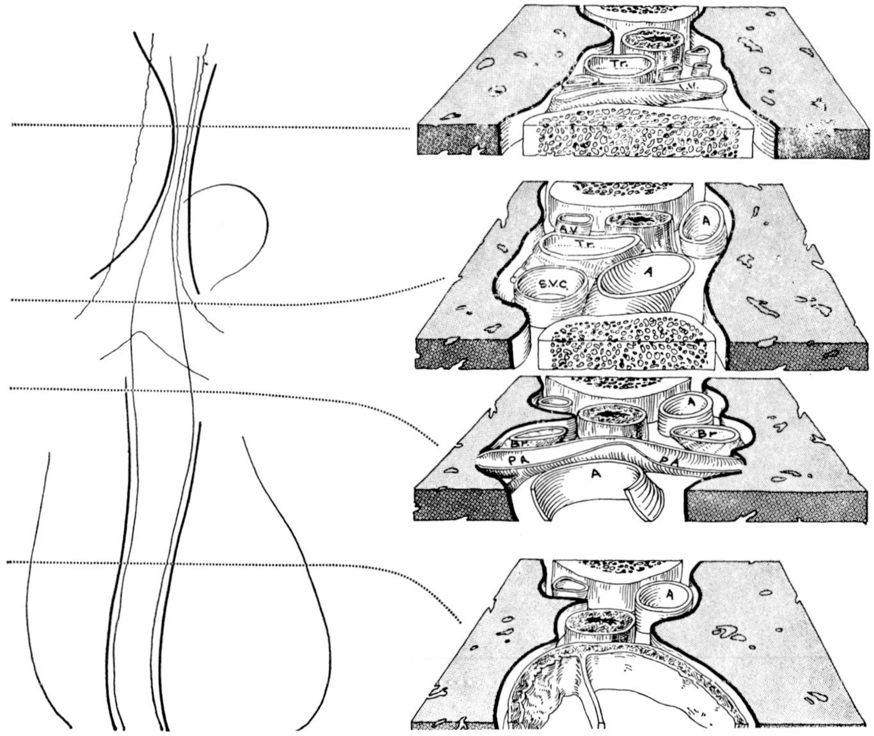

Abb. 8-10. Die mediastinalen Lagebeziehungen im Querschnitt. Tr = Trachea; IV = Vena brachiocephalica (anonyma); AV = Vena azygos; A = Aorta, SVC = Vena cava superior; Br = Bronchus; PA = Arteria pulmonalis

Die dicken Linien entsprechen der Pleura. Bedenken Sie, daß Sie bei dieser Zeichnung von *oben* und vorne auf die Querschnitte schauen, während Sie bei allen CT-Schnitten die Schichten von unten, also von den Füßen des Patienten aus, betrachten.

CT-Schnitte: vier Höhen, vier Patienten

Seit Jahrzehnten ist die **Angiographie** in der Lage, Veränderungen des Herzens und der brachiozephalen Gefäße darzustellen. In **Abb. 8-9** sehen Sie ein thorakales Aortogramm. Hier wurde ein Kontrastmittelbolus über einen von der Arteria brachialis vorgebrachten Katheter injiziert. In **Abb. 8-9 a** liegt der Patient flach auf dem Rücken, in **b** wurde er schräg auf die rechte Seite gelegt. Beachten Sie, daß Sie auf der rechen Aufnahme den Truncus brachiocephalicus erkennen können, der aus dem Aortenbogen entspringt und sich in die rechte Arteria subclavia und die rechte Arteria carotis communis aufzweigt. Danach entspringen hintereinander die linke A. carotis communis und die linke A. subclavia aus dem Aortenbogen.

Die Untersuchung des Mediastinums am lebenden Patienten wurde durch die CT revolutioniert. Sie können die Genauigkeit dieser relativ neuen Entwicklung in der Radiologie erkennen, wenn Sie sich die CT-Schnitte (von verschiedenen Patienten) auf der rechten Seite ansehen. Auf dem Schnitt in **Abb. 8-11,** der gerade oberhalb des Aortenbogens in Höhe der brachiozephalen Gefäße angefertigt wurde, können sie leicht die ventral gelegene rechte und linke Vena brachiocephalica sehen, die sich im Schnitt darunter zur Vena cava superior vereint haben.

Die **Abbildungen 8-9** und **8-10** auf der linken Seite bieten Ihnen eine *frontale* Projektion mit den Wirbeln entfernt vom Betrachter, wohingegen CT-Schnitte vereinbarungsgemäß so abgebildet werden, daß sie von den Füßen des Patienten darauf schauen und auf dem Bild die Wirbel unten liegen.

Schauen Sie nun auf **Abb. 8-12**, in der Sie einen Anschnitt des Aortenbogens **(A)** sehen, und auf **Abb. 8-11**, auf der Sie die von ihm entspringenden Gefäße sehen. Dies sind der Reihe nach der Truncus brachiocephalicus **(BA)**, die linke Arteria carotis communis **(LCC)** und die linke Arteria subclavia **(LS)**. Die Trachea **(T)** liegt in **Abb. 8-12** rechts des Aortenbogens, und ihre Bifurkation **(B)** direkt dorsal des Bogens in **Abb. 8-13**, ebenso wie die sich aufzweigenden Hauptbronchien **(BR)** in **Abb. 8-14**. Der aufsteigende **(AA)** und absteigende **(DA)** Schenkel der Aorta und der Truncus pulmonalis mit seiner Aufzweigung in die linke und rechte Pulmonalarterie sind in **Abb. 8-14** klar zu sehen. Die dichte Struktur im vorderen Mediastinum in **Abb. 8-12** ist der normale Thymus eines Jugendlichen *(Pfeil)*.

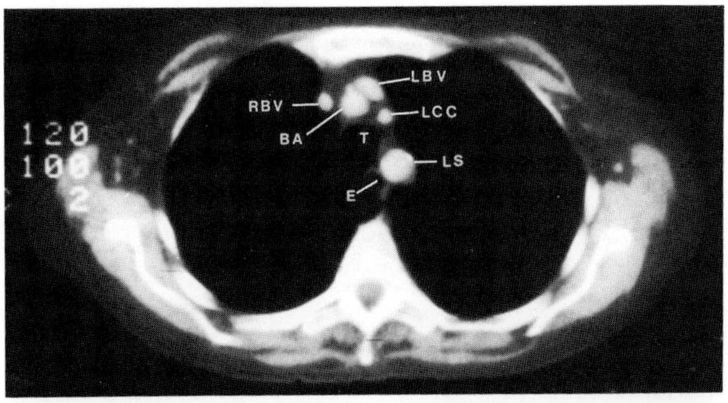

Abb. 8-11

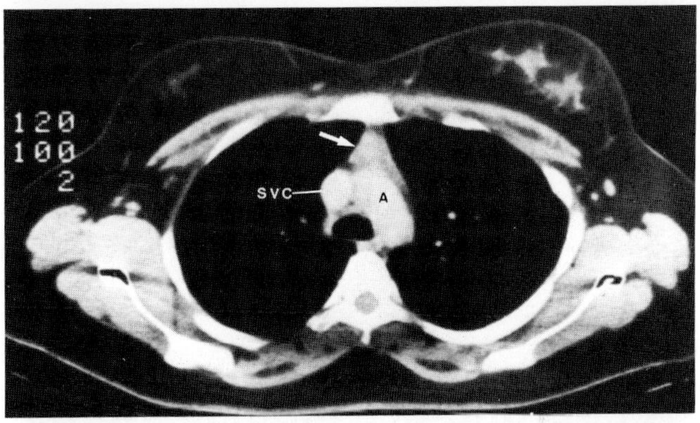

Abb. 8-12

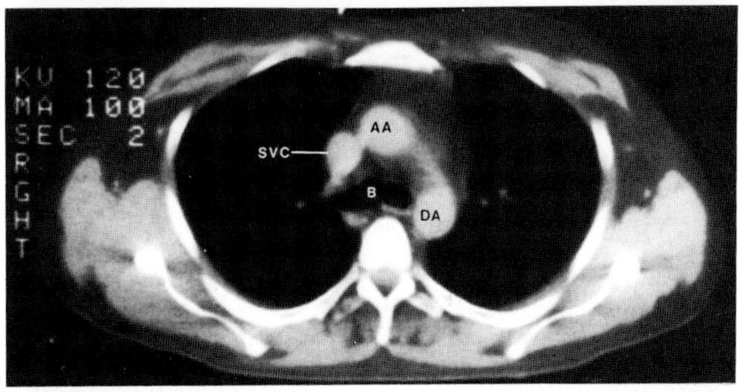

Abb. 8-13

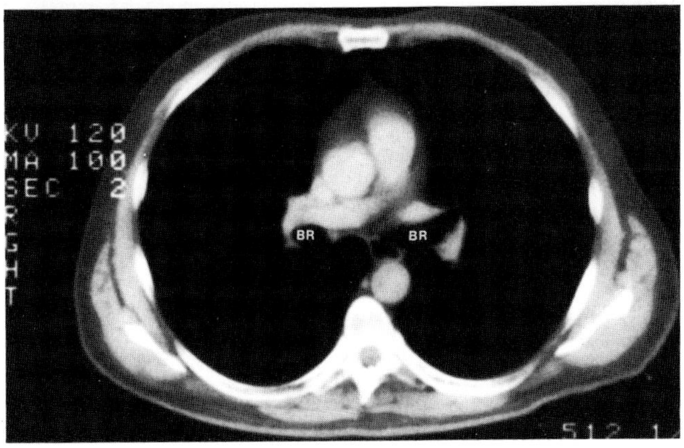

Abb. 8-14

A = Aortenbogen; AA = Aorta ascendens; B = Trachealbifurkation; BA = A. brachiocephalica; BR = Bronchien; DA = Aorta descendens; E = Ösophagus; LBV = linke V. brachiocephalica; LCC = linke A. carotis communis; LS = linke A. subclavia; RBV = rechte V. brachiocephalica; SVC = V. cava superior; T = Trachea

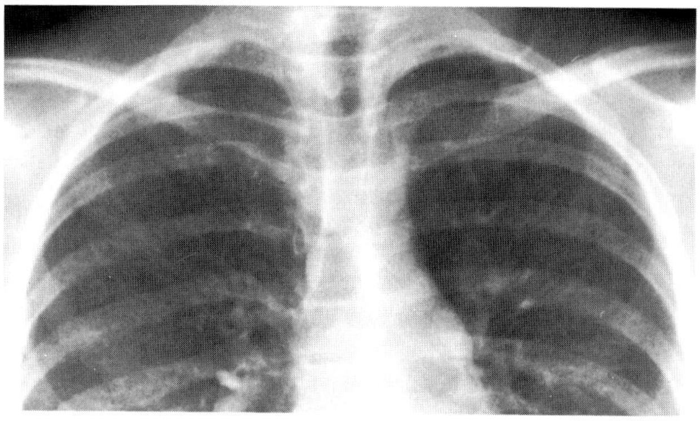

Abb. 8-15. Das normale obere Mediastinum liegt relativ flach zwischen den beiden belüfteten Oberlappen.

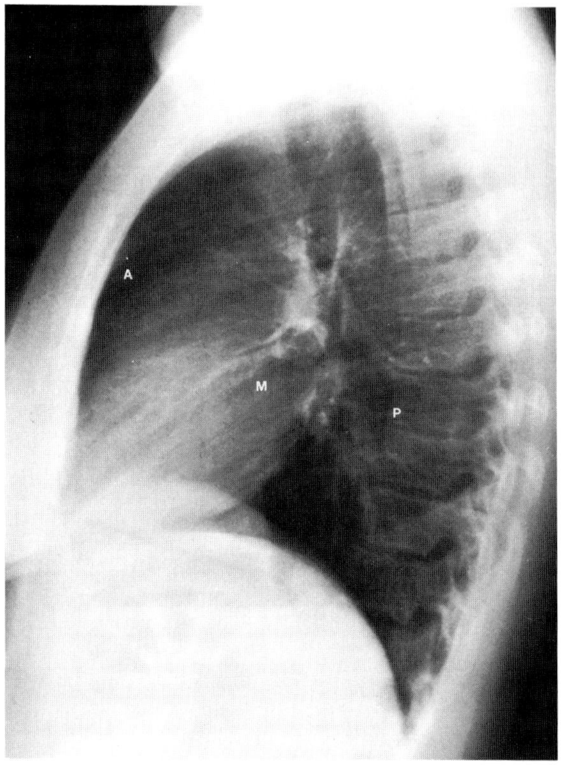

Abb. 8-16. Die mediastinalen Bereiche: A = vorderes (anteriores) Mediastinum; M = mittleres Mediastinum; P = hinteres (posteriores) Mediastinum

Gliederung des Mediastinums und zugehörige Raumforderungen

Das Mediastinum, stellt man es sich auf der p.a. Aufnahme als eine Scheibe aus verschiedenen, zwischen den belüfteten Lungen gebündelten Strukturen vor, wird auf der lateralen Thoraxaufnahme nicht tangential, sondern in Aufsicht dargestellt. Man kann es in das vordere, mittlere und hintere Mediastinum unterteilen und entsprechend die dort jeweils vorhandenen Strukturen und auftretenden Raumforderungen besprechen. Leider gibt es ein paar Meinungsverschiedenheiten bei der Bezeichnung der verschiedenen Mediastinalkompartimente. Einige Autoren plazieren das Herz in das vordere, andere in das mittlere Mediastinum.

Für unsere Zwecke ist es nicht nötig, in dieser Frage zu genau zu sein, da **Raumforderungen des vorderen Mediastinums** grundsätzlich von der Region ventral des Herzens ausgehen und auf der seitlichen Thoraxaufnahme den normalerweise eindeutig strahlentransparenten Raum vor dem Herzen einnehmen. Zu derartigen Raumforderungen gehört die bis in die obere Thoraxapertur hineinreichende Struma, das Thymom, das Teratom und das Lymphom. Letzteres reicht oft so weit nach dorsal, daß es auch das mittlere Mediastinum miteinbezieht, und es kann natürlich auch jeden anderen Anteil des Mediastinums betreffen, da Lymphknoten in allen Kompartimenten vorkommen.

Raumforderungen des mittleren Mediastinums gehen grundsätzlich von den dorsal des Herzens gelegenen Strukturen aus: vom Ösophagus (sowohl das Ösophaguskarzinom als auch eine Dilatation des Ösophagus bei Achalasie oder Sklerodermie), vom Bronchialbaum (bronchogenes Karzinom und bronchogene Zyste) und von Lymphknoten dieser Region.

Raumforderungen des hinteren Mediastinums sind oft neurogenen Ursprungs (Neurome, Neurofibrome), und natürlich gehören auch die Aneurysmata des hinteren Aortenbogens und der Aorta descendens dazu.

In der Nähe des Zwerchfells sieht man häufig auch Raumforderungen durch Herniation abdomineller Strukturen durch das Zwerchfell hindurch (Morgagni- und Bochdalek-Hernien sowie die paraösophagealen Hernien, auch Hiatushernien genannt, die häufig Symptome verursachen). Perikardzysten treten am häufigsten im rechten parakardialen Winkel auf. Daher werden sie auf der p.a. Thoraxaufnahme als Ausbuchtung am rechten Herzrand gesehen und überlagern sich auf der Seitaufnahme mit dem Herzschatten.

Raumforderungen im oberen Teil des Mediastinums oder in der oberen Thoraxapertur entsprechen häufig (aber nicht immer) einer Struma, bei der die vergrößerte Schilddrüse bis retrosternal in das Mediastinum reicht (vgl. **Abb. 8-17** mit dem Bild einer normalen oberen Thoraxapertur in **Abb. 8-15).** Beachten Sie, daß die Trachea in **Abb. 8-17** verlagert wird.

Sehen Sie sich nun **Abb. 8-18** an. Kann dieser CT-Schnitt zu dem Patienten in **Abb. 8-17** gehören? Sie stellen fest, daß die Trachea durch eine große Raumforderung im Mediastinum verlagert ist. Vergleichen Sie das CT-Bild mit **Abb. 8-11** auf der vorigen Doppelseite, indem Sie die Seite so umbiegen, daß Sie **Abb. 8-18** und **8-11** zusammen betrachten können. Ja, der Befund in **Abb. 8-18** stellt sich als eine Struma heraus, es ist jedoch nicht derselbe Patient wie in **Abb. 8-17:** Die Trachea ist nach links verlagert und nicht nach rechts. Außerdem ist sie komprimiert.

Betrachten Sie **Abb. 8-19:** Sie finden eine Raumforderung im oberen Mediastinum, die sich zu beiden Seiten hin ausdehnt. Hier stellte sich aber heraus, daß es sich um tumorbefallene metastatische Lymphknoten eines entfernt gelegenen Primärtumors handelte. Die Lymphknoten reichten hinauf bis zum Jugulum und waren dadurch leicht zu biopsieren.

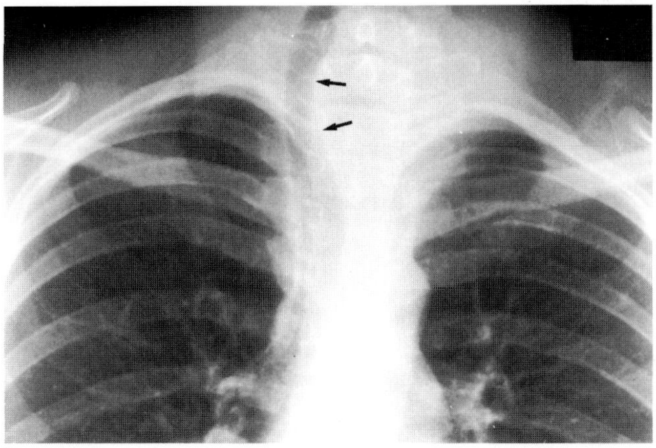

Abb. 8-17

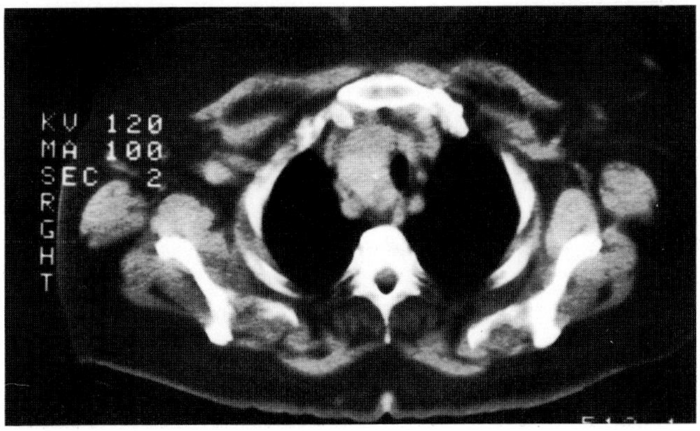

Abb. 8-18

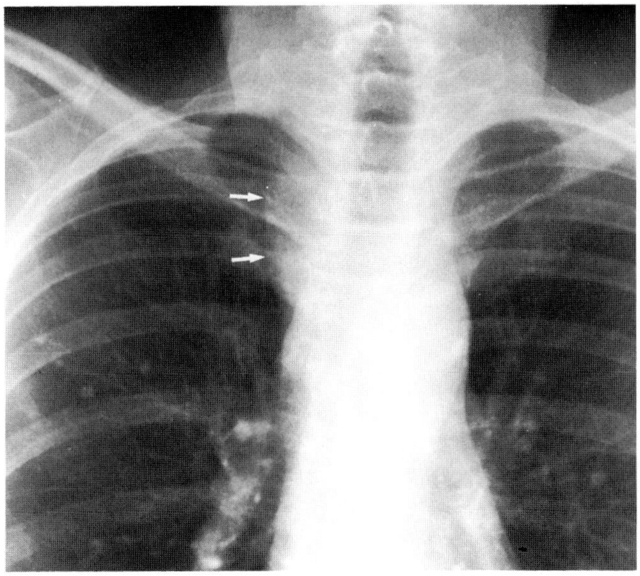

Abb. 8-19

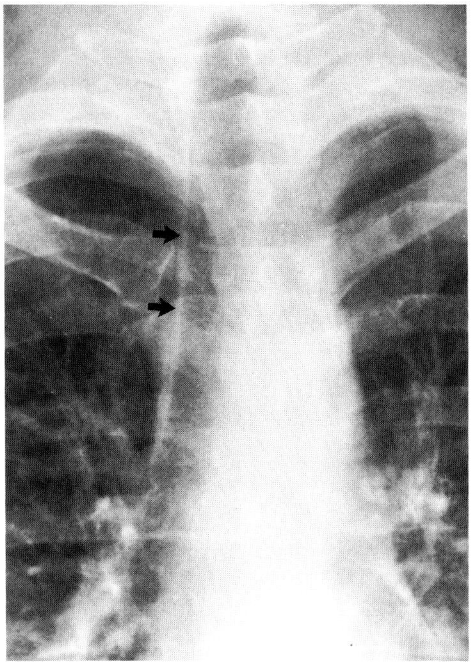

Abb. 8-20. Ein normales Mediastinum zum Vergleich mit den Abb. 8-21 und 8-22. Die *Pfeile* zeigen auf den rechten Paratrachealschatten.

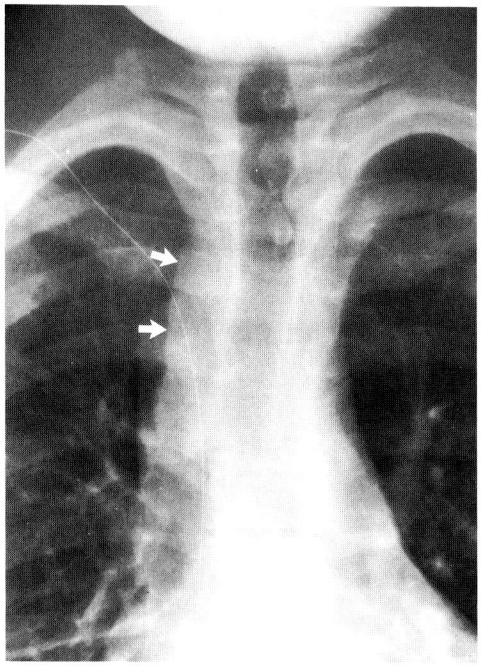

Abb. 8-21. Verbreiterter Mediastinalschatten bei einem Zustand nach traumatischer Blutung (vgl. Text).

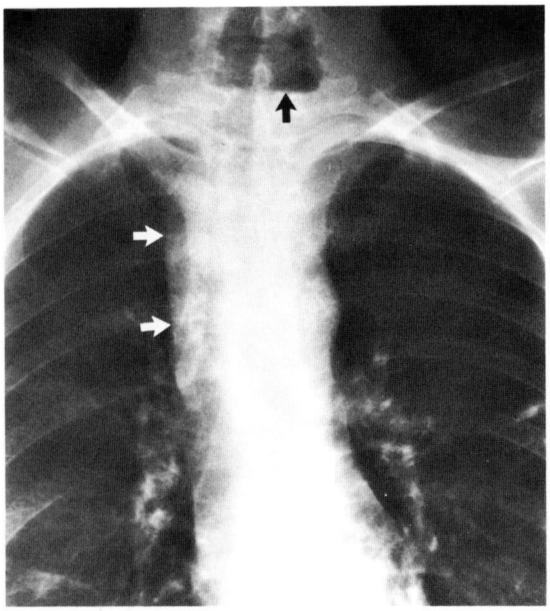

Abb. 8-22. Verbreiterter Schatten des oberen Mediastinums bei einer Mediastinitis (vgl. Text).

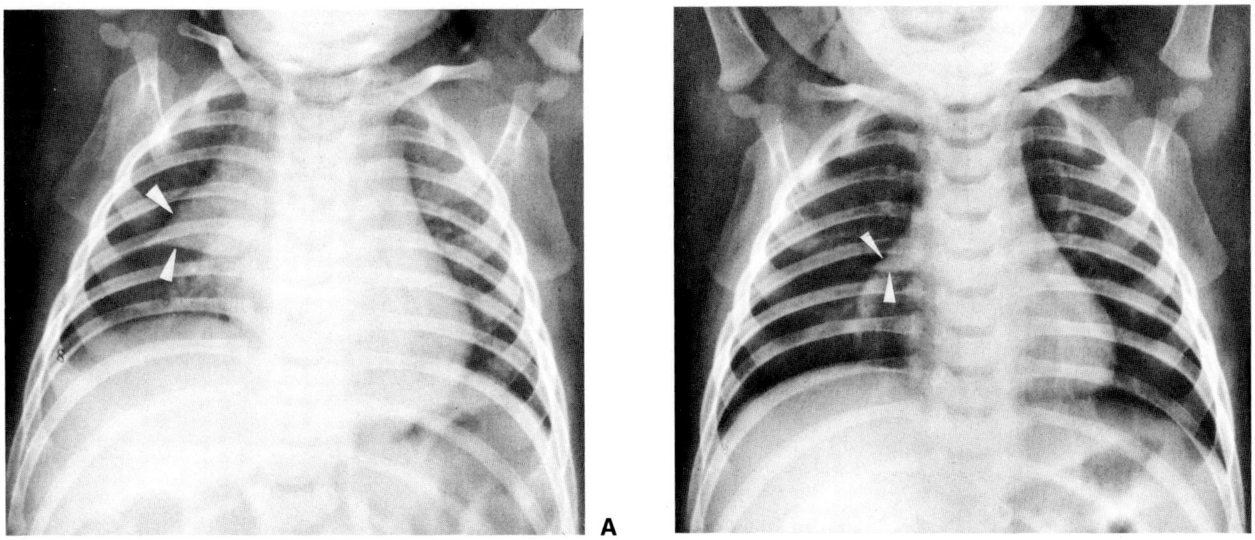

A B

Abb. 8-23. Der normalerweise „vergrößerte" Thymus eines Kindes, als dreieckig-segelförmiger, vom vorderen Mediastinum nach rechts ziehender und den Hilus größtenteils überlagernder Schatten. Der Thymus ist in Exspiration **(A)** besser zu sehen als einen Augenblick später in Inspiration **(B)**.

Es ist keinesfalls so, daß jede offensichtliche Verdickung oder Erweiterung des oberen Mediastinums durch eine tumoröse Raumforderung bedingt sein muß. Vergleichen Sie die drei Abbildungen auf der linken Seite. **Abbildung 8-20** ist normal, sie zeigt die normale Dicke des paratrachealen Schattens und eine leicht rechts der Mittellinie gelegene Trachea, so wie Sie es normalerweise erwarten würden.

Die **Abbildungen 8-21** und **8-22** hingegen zeigen eine definitive Verbreiterung dieser Region. Der Patient in **Abb. 8-21** hat ein mediastinales Hämatom *(Pfeile)*, das im Rahmen einer Vena-subclavia-Punktion beim Legen des Katheters entstanden ist. Dieser Katheter wurde entfernt und durch einen vom rechten Arm aus gelegten Katheter, den Sie in der Abbildung sehen können, ersetzt. Die Patientin in **Abb. 8-22** hatte vor ihrer Einweisung Schluckbeschwerden und hohes Fieber. Sie hat einen retropharyngealen Abszeß (Luft-Flüssigkeits-Spiegel, durch *schwarzen Pfeil* gekennzeichnet) mit Ausläufern bis hinunter in das Mediastinum, wo sich eine Mediastinitis entwickelt hat *(weiße Pfeile)*. Beachten Sie das fleckige Erscheinungsbild und die Ausbuchtung des oberen Mediastinums. Dieser Fall dient als Erinnerung daran, daß das Mediastinum eine Fortsetzung der Halsweichteile darstellt. Infektionen und andere Prozesse können sich in jeder Richtung von der einen zur anderen Region ausbreiten.

Die **Thymusdrüse** ist in der Kindheit normalerweise groß, wird bis zum Erwachsenenalter immer kleiner und letztlich durch Fettgewebe ersetzt. **Abbildung 8-23** zeigt Ihnen, wie sich der normale kindliche Thymus auf einer Thoraxaufnahme darstellt: als segelförmiger Schatten, der vom Mediastinalrand ausgeht und in Exspiration besser zu erkennen ist als in Inspiration. In **Abb. 8-12** haben Sie bereits den normalen, eher dichten Thymus im CT gesehen, der vom Aortenbogen als dreieckiger Keilschatten bis direkt hinter das Sternum reicht. Blättern Sie noch einmal zurück zu dieser Abbildung und vergleichen Sie sie mit dem weniger dichten vorderen Mediastinum eines älteren Patienten in **Abb. 8-13,** bei dem die übliche, durch Fett hervorgerufene niedrige Dichte des vorderen Mediastinum gut zu sehen ist.

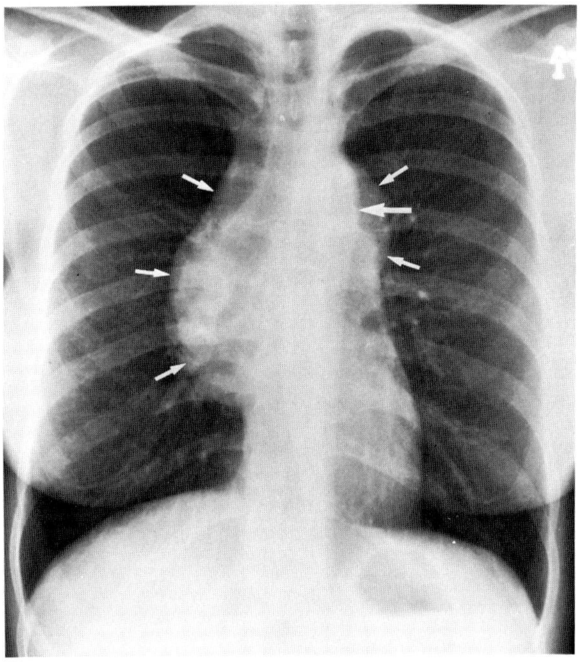

A

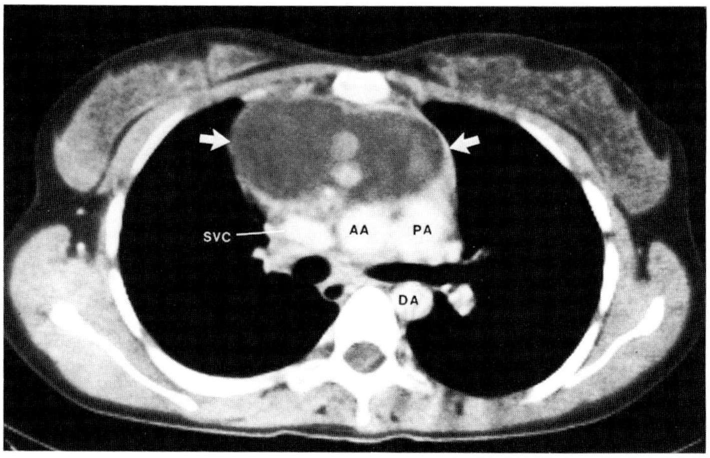

B

Abb. 8-24.
A. Teratom im vorderen Mediastinum (s. Text)
B. Ein CT-Schnitt des gleichen Patienten. SVC = V. cava superior; AA = Aorta ascendens; PA = Pulmonalarterienhauptstamm; DA = Aorta ascendens. *Pfeile* = Teratom

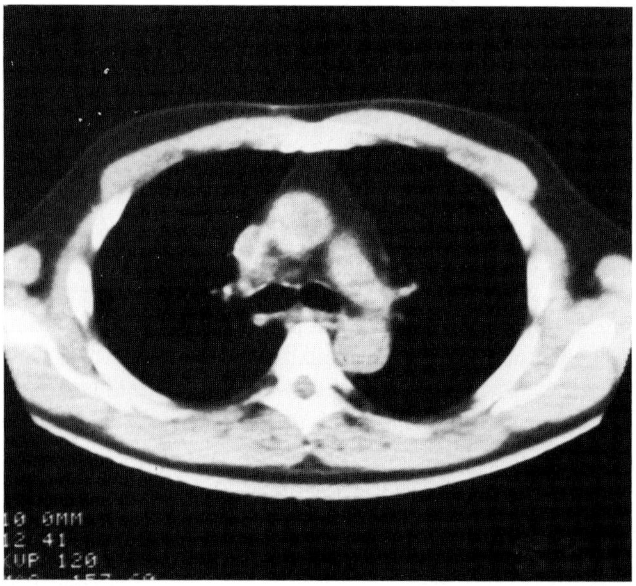

Abb. 8-25. Normale CT-Schnitte zum Vergleich mit den beiden anderen CT-Bildern auf dieser Doppelseite, etwa gleiche Schnitthöhe.

Raumforderungen des vorderen Mediastinums

Grundsätzlich können vier Arten von mediastinalen Raumforderungen, die vor dem Herzen liegen, in Betracht gezogen werden: **Schilddrüsenektopien** (bis nach retrosternal reichende Strumen), **Teratome** (gut- und bösartige), **Thymome** und **Lymphome**. Die Raumforderung auf der Thoraxaufnahme des Patienten in **Abb. 8-24 A** verursachte keine Symptome. Beachten Sie, daß sie gerade an der rechten Seite des Herzens zu kleben scheint und einen Teil der rechten Herzkontur, ganz ähnlich wie bei einer Pneumonie oder dem Kollaps größerer Lungensegmente, auslöscht. Die Raumforderung liegt aber beidseits des kleinen Interlobiums und wölbt sich nach außen, so daß sie schon rein anatomisch keiner dieser zuletzt genannten Diagnosen zugeordnet werden kann. Sie erkennen aus der p.a. Aufnahme bereits, daß die Raumforderung ventral neben dem Herzen liegen muß, da der obere Teil des Herzrandes ausgelöscht ist. Auch können Sie ihren linken Rand von den weiter hinten liegenden Strukturen des Aortenbogens und der Aorta descendens *(langer Pfeil)* abgrenzen. Daher handelt es sich höchstwahrscheinlich um eine der vier oben genannten Raumforderungen.

Sehen Sie sich nun den CT-Schnitt in **Abb. 8-24 B** an und entscheiden Sie, welche Gewebszusammensetzung die Raumforderung zeigt. Die Dichte der Gefäßstruktu-

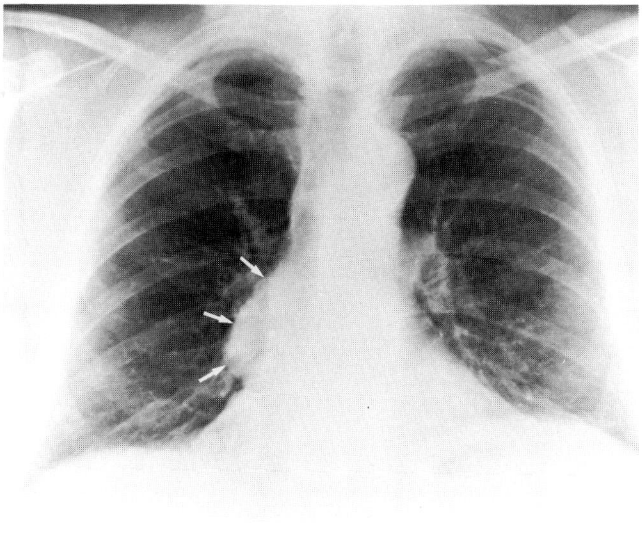

A

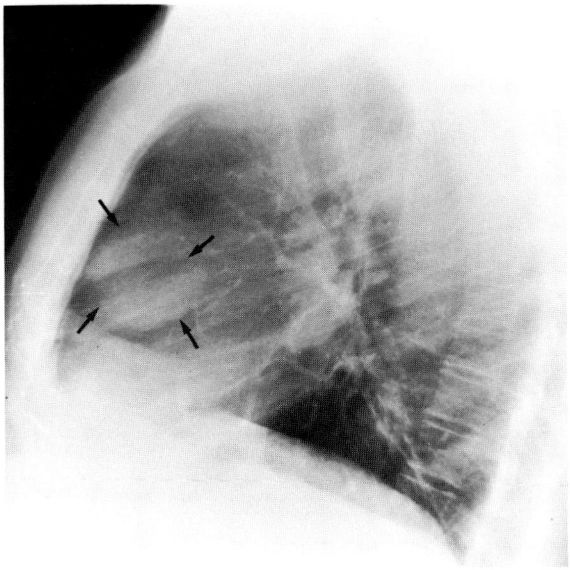

B

Abb. 8-26. Im vorderen Mediastinum gelegenes Thymom. Posteroanteriore und seitliche Thoraxaufnahme (**A** und **B**) sowie CT-Schnitt **(C)** desselben Patienten. M = Thymom, RPA = rechte Pulmonalarterie, PA = Pulmonalarterienhauptstamm, DA = Aorta ascendens.

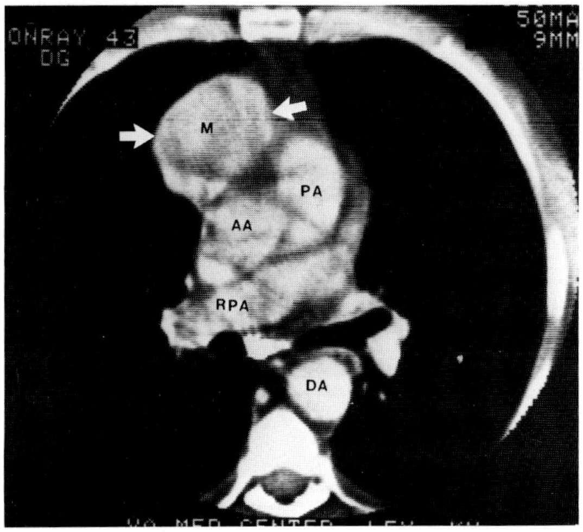

C

ren verrät Ihnen, daß i.v. Kontrastmittel appliziert wurde, das gleichzeitig den Kontrast zur Strahlentransparenz der gut abgekapselten Raumforderung, die offensichtlich zu großen Teilen aus Fett besteht, erhöht. In ihrem Inneren sind jedoch mehrere runde, kalkhaltige Verdichtungen zu sehen, sie besteht also nicht vollständig aus Fett. So muß es sich logischerweise um ein Teratom handeln, als das es sich auch bei der Operation herausstellte. Die dichten Anteile waren teilweise verkalkter Knorpel.

Beachten Sie auch die Dorsalverlagerung der Vena cava superior, der Aorta ascendens und des Truncus pulmonalis (vgl. **Abb. 8-24 B** mit **Abb. 8-25,** einem normalen CT-Schnitt, der, wie Sie an der Trachealbifurkation erkennen können, geringfügig höher liegt). Die Aorta descendens liegt in normaler Position neben dem Wirbelkörper.

Thymome treten ebenfalls als Raumforderungen des vorderen Mediastinums in Erscheinung. Sie sind oft asymptomatisch und treten manchmal in Verbindung mit Symptomen einer Myasthenia gravis auf. Die Raumforderung in **Abb. 8-26 A** *(Pfeile)* verursachte keinerlei Symptome und könnte jeder der vier genannten Entitäten angehören, wenngleich sie für eine Schilddrüse sehr tief intrathorakal sitzt.

Wenn Sie sich beide Ebenen der Thoraxaufnahme ansehen, so stellen Sie fest, daß die Raumforderung kleiner ist als diejenige, die Sie zuvor in **Abb. 8-24** gesehen haben. Daher löscht sie auch den Herzrand nicht vollständig aus, was kleine Raumforderungen ohnehin selten tun. Vergleichen Sie den zugehörigen CT-Schnitt in **Abb. 8-26 C** mit den anderen beiden auf dieser Doppelseite. Die Aorta ascendens und die Vena cava superior werden wiederum nach dorsal gedrängt. Bei der Operation wurde ein Thymom gefunden.

Beachten Sie, daß **Abb. 8-25** einem Schnitt in Höhe der Trachealbifurkation entspricht; die Schnitte der **Abb. 8-24** und **8-26** müssen jedoch etwas tiefer liegen, da die den Hauptbronchien entsprechenden luftgefüllten Strukturen schon weiter voneinander entfernt liegen.

Raumforderungen des vorderen und mittleren Mediastinums

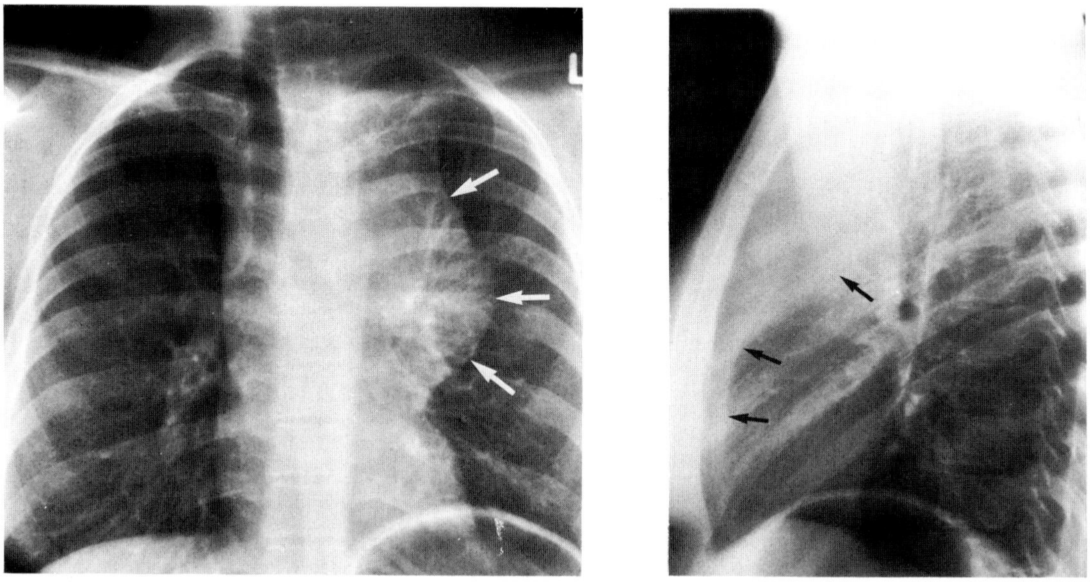

Abb. 8-27. Im vorderen oberen Mediastinum gelegene Raumforderung, die sich als Lymphom herausstellte. Achten Sie auf die komplette dichte Verschattung des Retrosternalraumes in der Seitaufnahme.

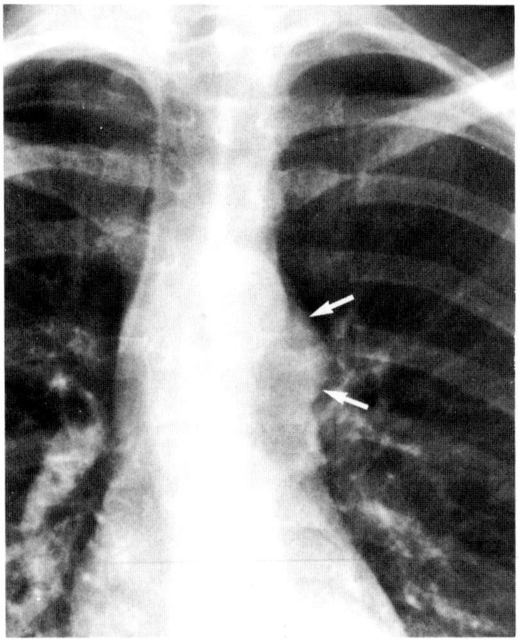

A

B

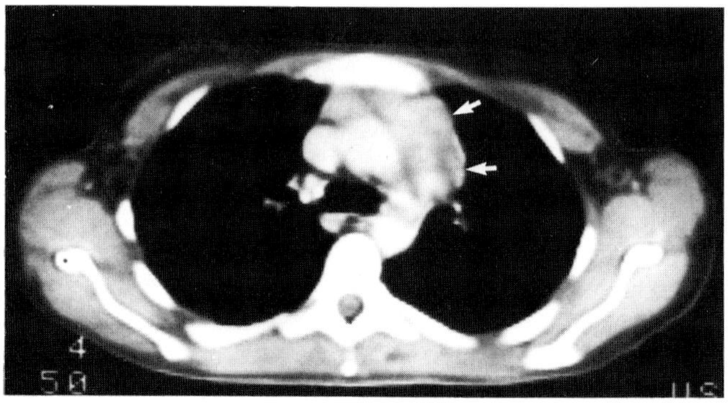

Abb. 8-28. Lymphome eines Morbus Hodgkin. Posteroanteriores Röntgenbild **(A)** und CT-Schnitt **(B)** des Thorax. Die Befunde entsprechen denen bei einer Lymphadenopathie im vorderen Mediastinum.

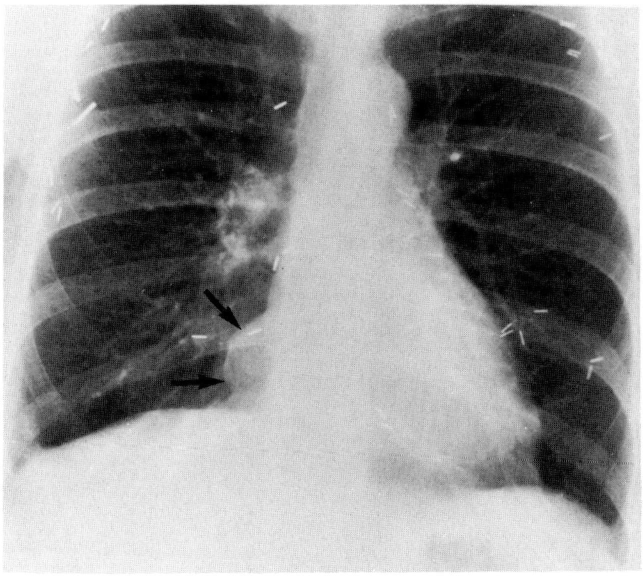

A

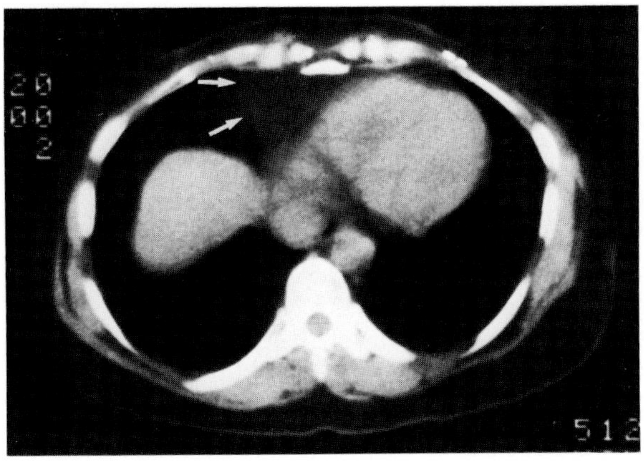

B

Abb. 8-29. Bei dieser Patientin ergab die Anamnese eine beidseitige Mastektomie wegen eines Mammakarzinoms. Bei einer jährlichen Thoraxkontrolluntersuchung war ihr behandelnder Arzt über die rechts parakardiale Raumforderung in **A** beunruhigt. Die CT-Untersuchung **(B)** ergab jedoch, daß die im unteren Thoraxbereich ventral gelegene Raumforderung sehr niedrige Dichtewerte aufweist (–136 Hounsfield-Einheiten) und daher einem parakardialen Fettpolster bzw. Lipom entspricht und nicht einem Tumorrezidiv.

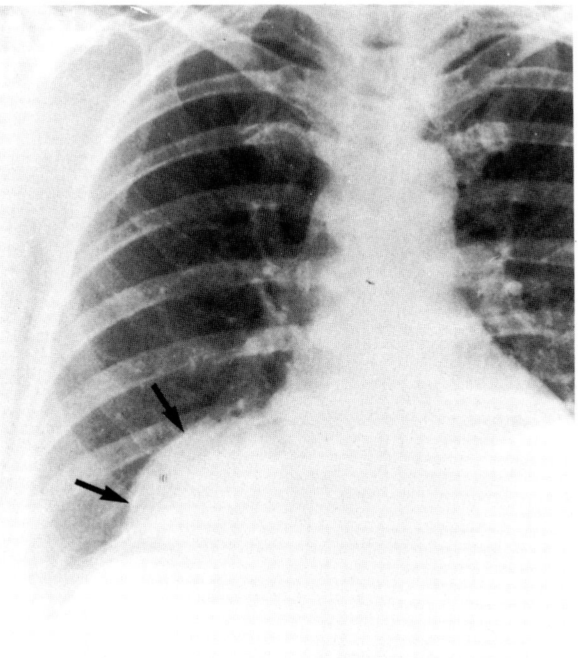

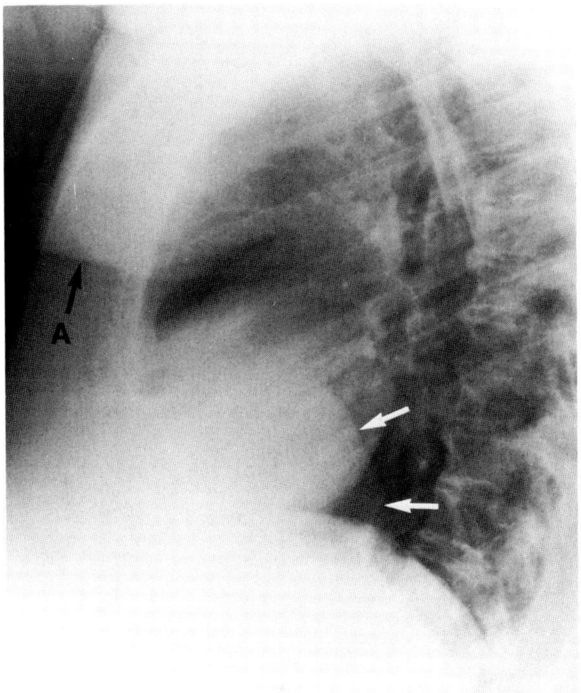

Abb. 8-30. Perikardzyste. Die Thoraxuntersuchung in 2 Ebenen (p.a. und seitlich) zeigt eine rundliche Raumforderung im rechten kardiophrenischen Winkel *(Pfeile)*. Eine CT-Untersuchung würde den zystischen Charakter der Struktur beweisen können. Der Patient war völlig beschwerdefrei. Der mit **A** versehene Pfeil zeigt auf den Unterrand des nach vorne und oben gehaltenen Arms des Patienten.

Raumforderungen des hinteren Mediastinums

Paraspinal oder im hinteren Mediastinum auftretende Raumforderungen sind normalerweise neurogenen Ursprungs und entstehen in den Nerven nahe ihres Abgangs vom Rückenmark. Da sie sich den Rippen und der Wirbelsäule eng anlegen, verursachen sie häufig knöcherne Erosionen und Rückenschmerzen. In **Abb. 8-31** sieht man eine ovale Raumforderung, die sich rechts der Wirbelsäule über vier Rippenräume ausdehnt. Bei genauer Betrachtung sind an den Unterrändern der vierten und fünften Rippe Erosionen mit knöchernen Verdichtungen zu sehen *(weiße Pfeile)*. Der vierte und fünfte Interkostalraum ist im Vergleich zur linken, kontralateralen Seite erweitert. Der Rand der Raumforderung kann auch noch bis hinter das Herz verfolgt werden, wo der bariumgefüllte Ösophagus nach links verlagert wird *(schwarze Pfeile)*. Sie wissen, daß die Raumforderung nicht dem vorderen Mediastinum zugehört, da sie die Herzkontur nicht auslöscht. Es stellte sich ein Ganglionneurom heraus.

Das in **Abb. 8-32** dargestellte CT-Schichtbild eines anderen Patienten zeigt eine teilweise verkalkte Raumforderung, die den linken hinteren Rippenanteilen anliegt. Auch hier handelt es sich um ein Neurom. Benigne Raumforderungen des hinteren Mediastinums sind häufiger als maligne.

Weitere Raumforderungen des hinteren Mediastinums sind die Aneurysmen der Aorta descendens. Sie können auf der p.a. Thoraxaufnahme grundsätzlich durch den Herzschatten hindurch gesehen werden.

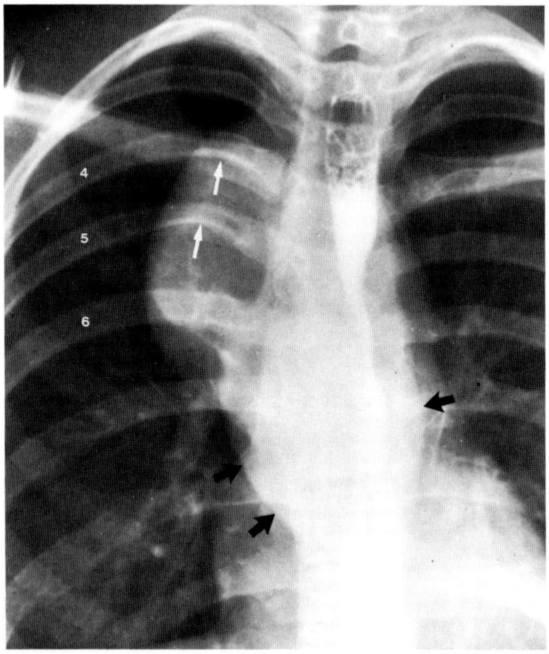

Abb. 8-31. Im hinteren Mediastinum gelegenes Ganglioneurom. Wie würde ein CT-Schnitt durch den Befund aussehen?

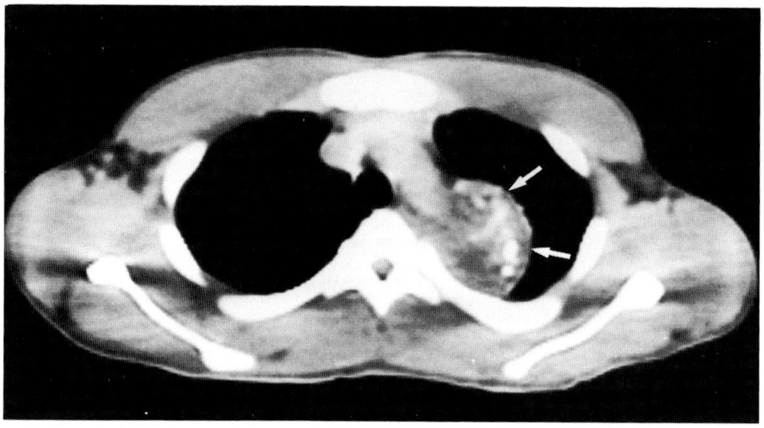

Abb. 8-32. Raumforderung im hinteren Mediastinum bei einem anderen Patienten. Wie würde seine p.a. Thoraxaufnahme aussehen?

Beurteilungsprobleme

Abb. 8-33 *(Unbekannte 8-1)*
Betrachten und analysieren Sie die Aufnahme und entscheiden Sie, ob die Läsion im rechten Oberlappen *(einzelner Pfeil)* im Zusammenhang mit der mediastinalen Raumforderung *(zwei Pfeile)* stehen kann. Der Patient wurde mit einer oberen Einflußstauung eingewiesen.

Abb. 8-35 *(Unbekannte 8-2)*
Beurteilen Sie dieses CT-Schnittbild in Höhe der Sternoklavikulargelenke. Überlegen Sie sich, was Sie bei der körperlichen Untersuchung dieses Patienten finden könnten.

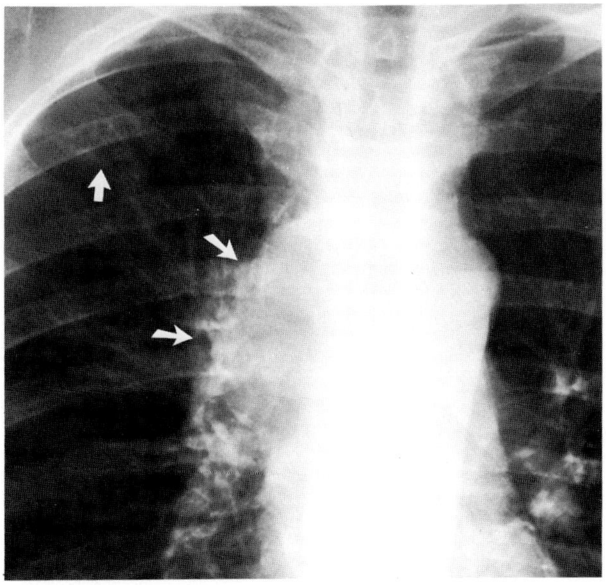

Abb. 8-33 *(Unbekannte 8-1)*

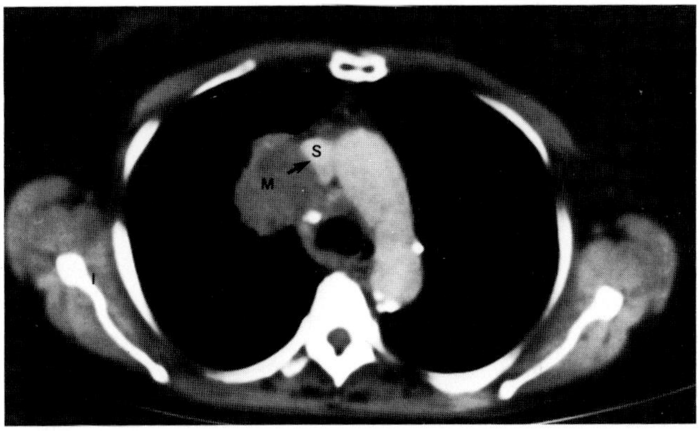

Abb. 8-34

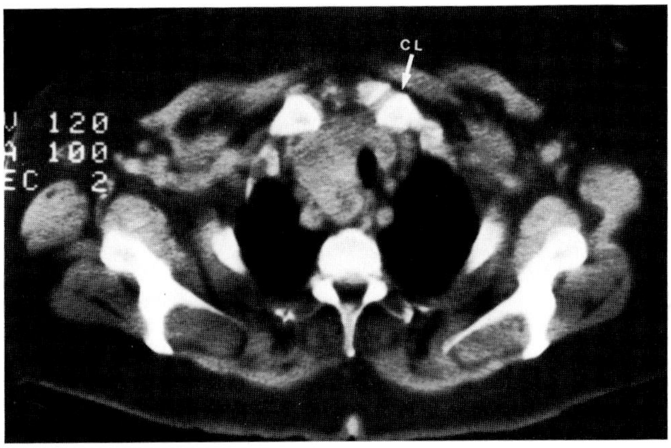

Abb. 8-35 *(Unbekannte 8-2)*

Kapitel 9

Sammeln und Gebrauch von Bildinformationen
(am Beispiel der Tuberkulose)

Sie werden bemerkt haben, daß dieses Buch nicht als ein Nachschlagewerk gedacht ist, dem Sie klassische und pathognomonische radiologische Muster entnehmen können. Es gibt nur sehr wenige solcher Muster.

> Radiologie ist nicht eine Mustererkennung, sondern ein System von Schlußfolgerungen anhand pathologischer Veränderungen, das die klinischen Informationen über den Patienten miteinbezieht.

Röntgenbilder dünner Körperteile, wie der Hand, können mit einer einfachen Untersuchung eines makroskopisch sichtbaren pathologischen Prozesses, der die Knochen- und Weichteilstrukturen verändert hat, verglichen werden. Röntgenaufnahmen dickerer Körperteile geben ebenfalls morphologische Veränderungen wieder, müssen aber als Summationsbild aus der veränderten Morphologie vieler überlagerter Gewebsschichten betrachtet und interpretiert werden. Das CT bringt uns wieder zu einer eher vereinfachten Aufzeichnung der veränderten Morphologie einer bestimmten Schicht des Patienten zurück, und wir können uns durch die nach oben und unten fortgesetzten Schichten eine dreidimensionale Vorstellung einer Veränderung beliebiger Struktur machen.

Radiologen sind also Morphologen, die über eine breite Spanne von Informationen aus der Bildgebung verfügen, die sie in verschiedenster Art miteinander verbinden können, um die jeweils erforderliche Information über die Organe und Gewebe eines Patienten zu erhalten. Es ist sehr wahrscheinlich, daß Sie mit Abschluß Ihres Studiums nur noch wenig oder nichts mehr von der makroskopischen Pathologie sehen oder gesehen haben. Sie werden seltener die Zeit finden, bei Sektionen dabeizusein, und Sie werden auch viele klinisch-pathologische Konferenzen, die Sie eigentlich besuchen wollten, verpassen. Wenn Sie nicht gerade ein chirurgisches Fach wählen, werden Sie wahrscheinlich auch wenig Präparate zu sehen bekommen, die Ihnen helfen könnten, Ihr Wissen über pathologische Veränderungen aufzufrischen, und wenn sich dann noch die Zeit an Ihren Erinnerungen aus dem Studium zu schaffen macht, verdämmert auch das, was Sie über morphologische Veränderungen bei Krankheitsbildern einmal wußten. Sie werden dann feststellen, daß der tägliche Umgang mit Röntgenbildern oder mit Vorlagen anderer bildgebender Verfahren praktisch der einzige zur Verfügung stehende Weg ist, sich das Wissen von der klinischen Pathologie zu erhalten. Aus diesem Grund ist es unabdingbar, beim Durcharbeiten der Abbildungen dieses Buches auf folgendes zu achten: Stellen Sie sich die veränderte Morphologie als durch verschiedene Krankheiten bedingt vor. Machen Sie es sich zur Gewohnheit, bei der Betrachtung verschiedener radiologischer Bilder die Pathologie nicht aus der Sicht der klassischen mikro- und makroskopischen Untersuchung zu beurteilen, sondern durch die neueren bildgebenden Verfahren. Auf diese Weise können Sie die Bildinformation zur Betrachtung der Pathologie und des Krankheitsspektrums nutzen.

> Es ist unbedingt notwendig, sich noch einmal klarzumachen, daß mehrere verschiedene Krankheitsbilder an einem bestimmten Organ die gleichen morphologischen Veränderungen hervorrufen *können*. Sie wissen, daß *eine morphologische Veränderung aus dem Röntgenbild abgeleitet, die tatsächliche Ursache aber nicht immer bezeichnet werden kann.*

Beidseitig disseminierte interstitielle Lungenveränderungen sind hierfür ein gutes Beispiel, das wir schon besprochen haben.

Wenn Sie sich nun in bezug auf die „radiologische Diagnose" verunsichert fühlen, so benötigen Sie einen Anhaltspunkt, wie Sie weiterhin nützliche Informationen sammeln können, ohne aus der Radiologie ein rein kartensortierendes Mittel zu machen, das sie nicht sein kann. Angenommen, Sie sagen sich: „Ich habe gelernt, den knöchernen Thorax, die Weichteile, die Lungen, das Zwerchfell, das Mediastinum usw. zu betrachten, aber ich habe das Gefühl, nicht einmal eine Tuberkulose diagnostizieren zu können. Was für einen Sinn hat es, nur einen Pleuraerguß zu erkennen?" Gerade an diesem Punkt aber sollten Sie beginnen. Halten Sie kurz ein und zählen Sie einmal die morphologischen Veränderungen auf, die der Tuberkelbazillus nur in der Lunge hervorruft. Es sind Veränderungen, die Ihnen vertraut sind und deren Bild Sie auf einer Röntgenaufnahme sehr wohl identifizieren. Sie werden merken, daß Sie bereits eine ziemlich gute Vorstellung vom röntgenologischen Erkennen tuberkulöser Veränderungen haben.

Um es gleich noch einmal zu verdeutlichen: Sie wissen, daß die Identifizierung des ätiologisch wirksamen Faktors der Tuberkulose natürlich nicht durch das Röntgenbild gelingt. Die Tuberkulose ist eine Labordiagnose und keine radiologische, zumal alle ihre morphologischen Veränderungen unter anderem durch Pilzinfektionen in ganz ähnlicher Weise hervorgerufen werden können. Wenn Sie diese Tatsache einmal akzeptiert haben, so können Sie eine ganze Reihe röntgenologischer Veränderungen aufzählen, die Sie bei einem

Patienten mit nachgewiesener Lungentuberkulose finden würden.

Der Pleuraerguß ist eine einfach zu erkennende Manifestation, die sich auch wieder zurückbilden kann, ohne daß erkennbare Lungenveränderungen bestehen. Es kann aber auch bei einem asymptomatischen Patienten, der kürzlich einen positiven Tuberkulintest hatte, eine flaue, unscharf begrenzte Parenchymverschattung in einem Zwischenrippenraum zu sehen sein, die vielleicht nur im direkten Vergleich mit der Gegenseite auffällt. Ein ausgeprägteres Infiltrat mit oder ohne Kavernenbildung kann im Rahmen von Verlaufsuntersuchungen genauso festgestellt werden wie das Ausheilen während der Therapie. Sie haben bereits vergrößerte paratracheale und Hiluslymphknoten gesehen, die, obgleich sie keinesfalls spezifisch für eine Tuberkulose sind, ein Teil der röntgenologischen Dokumentation sind, und Sie wissen auch, daß diese Lymphknoten verkalken können, wenn sie ausheilen.

Eine Tuberkulose kann auch einen Pneumothorax hervorrufen, und Sie wissen, wo Sie nach freier Luft im Pleuraspalt schauen müssen. Eine Miliartuberkulose ist auf der Thoraxaufnahme erkennbar, sobald die winzigen interstitiellen Granulome einen Durchmesser von 2 mm erreichen, aber Sie wissen, daß sie röntgenologisch nicht von einer Miliarkarzinose, die sich entlang des Kapillarbettes in der gleichen Weise im Lungeninterstitium ausbreitet, zu unterscheiden ist.

Diese Röntgenbefunde zeigen sowohl dem Radiologen als auch Ihnen als Kliniker die pathologischen Veränderungen, und obgleich sie Ihnen keinen konkreten Anhalt für den ätiologischen Faktor geben, weisen sie doch auf das Ausmaß der Erkrankung Ihres Patienten hin. Einige Krankheitsbilder verursachen keine röntgenologisch faßbaren Veränderungen, da sie auch ohne makromorphologische Veränderungen vorkommen oder weil sie, bevor solche Veränderungen auftreten, zum Tod oder zur Heilung führen. Beispielsweise geht eine gewöhnliche Grippe in den allermeisten Fällen nicht mit radiologisch faßbaren Befunden einher.

Sie müssen sich aber auch vergegenwärtigen, daß bis zum Zeitpunkt der Röntgenuntersuchung noch nicht genug Zeit verstrichen sein mag, in der die vermutete Erkrankung Veränderungen hervorrufen konnte, die Sie mit ihr in Verbindung bringen würden. Der Radiologe muß auch ein guter Kliniker sein und sich an diese Tatsache von Zeit zu Zeit erinnern. Er muß also auch in der Lage sein, abzuschätzen, wie früh solche Veränderungen zu erwarten sind und wie sie sich im Verlauf der Erkrankung entwickeln.

Sie müssen nun also die Aufgabe übernehmen, den Krankheitsprozeß und die Befunde aus der Bildgebung in Übereinstimmung zu bringen. Wenn Sie die Bildinformation sammeln und sie in Beziehung zur zugrundeliegenden Pathophysiologie setzen, so bringen Sie Ihr gesamtes medizinisches Wissen mit ein und weben daraus ein dichtes Netz von Informationen, das für einen guten Kliniker essentiell ist. Prägen Sie sich typische Bilder in Ihr visuelles Gedächtnis ein und beginnen Sie auf den nächsten Seiten mit den Fällen nachgewiesener Lungentuberkulose.

Das Spektrum radiologischer Informationen bei bakteriologisch nachgewiesener Lungentuberkulose

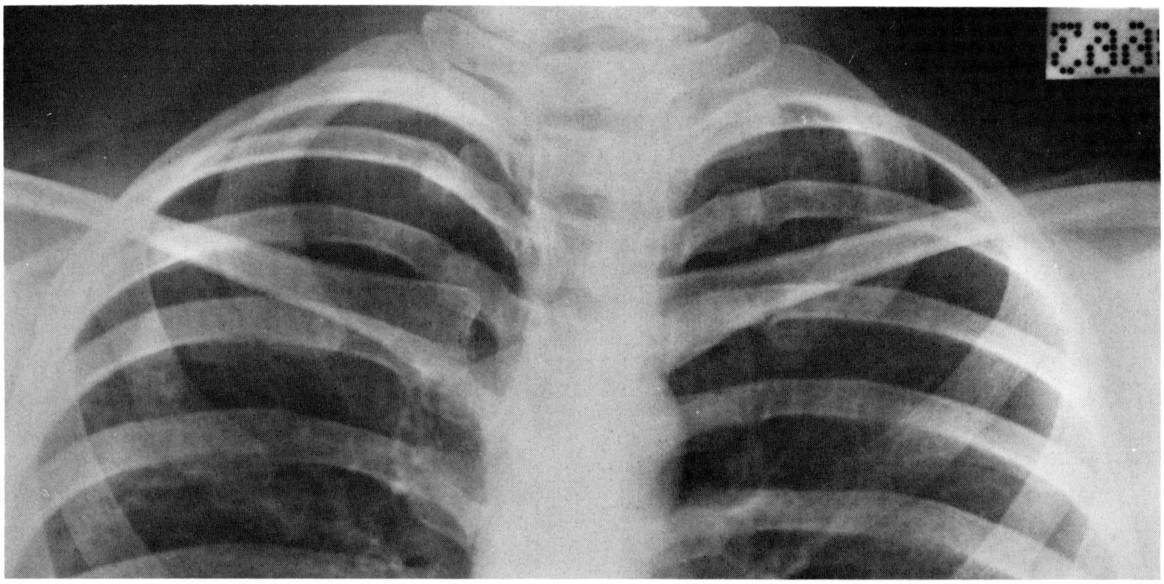

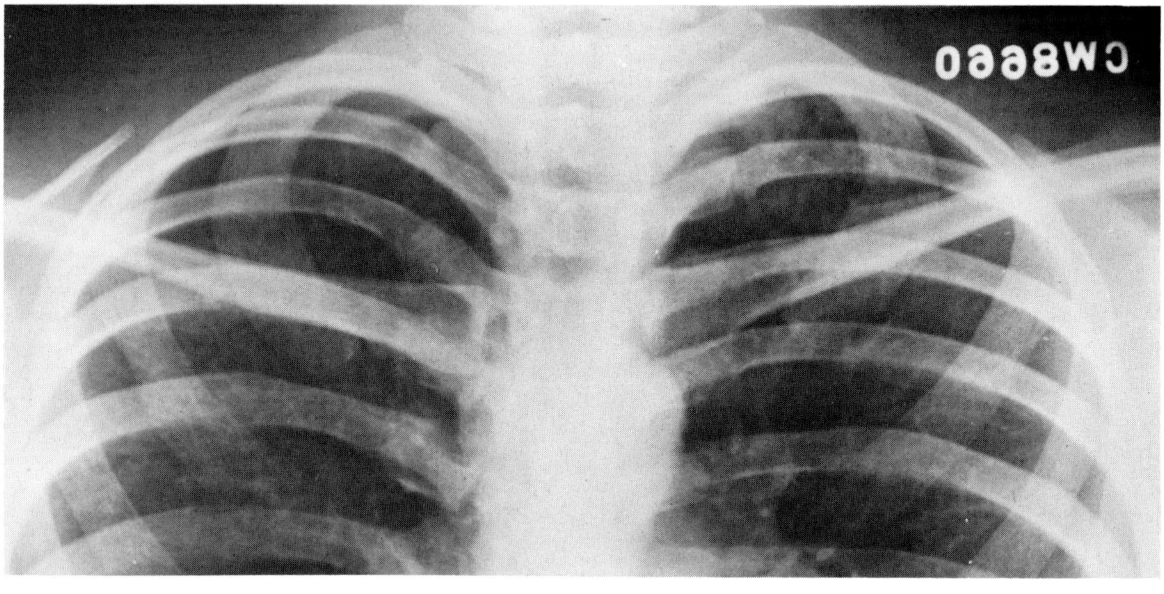

Abb. 9-1 und **9-2.** Beispiel einer **minimalen Lungenspitzentuberkulose**, dargestellt anhand der Ausschnitte zweier Thoraxaufnahmen desselben Patienten. Die in **Abb. 9-1** *(oben)* gezeigte Thoraxaufnahme vom September war unauffällig. Die 5 Monate später angefertigte Aufnahme in **Abb. 9-2** *(unten)* zeigt zahlreiche kleine, unscharf begrenzte Verschattungen der linken Lungenspitze im 2. und 3. Interkostalraum und den ersten drei Rippen überlagert. Vergleichen Sie die Interkostalräume. Sie haben in diesem Buch bisher schon eine Reihe von röntgenologischen Thoraxbefunden gesehen, die durch die Tuberkulose hervorgerufen werden können. Wenn Sie die hier folgenden Tuberkulosefälle hinzufügen, so haben Sie bereits einen Grundstein an Bildern, mit dem Sie Ihre Sammlung beginnen können.

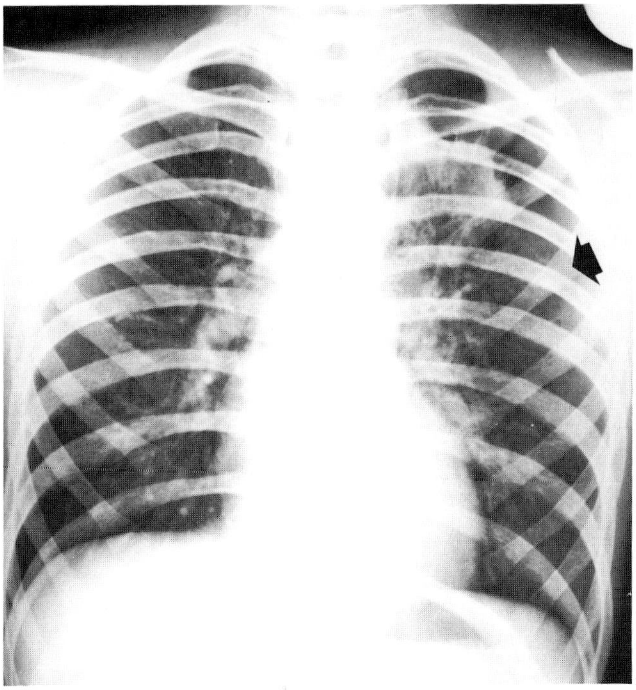

Abb. 9-3. Ausgeprägtere Tuberkulose im linken Oberlappen mit kleinem Pneumothorax *(der Pfeil* zeigt auf die erkennbare Lungengrenze). Die zur Thoraxwand verlaufenden Streifenschatten sind Pleuraadhäsionen im Bereich der Lungenspitze, die den Kollaps des Oberlappens begrenzt halten.

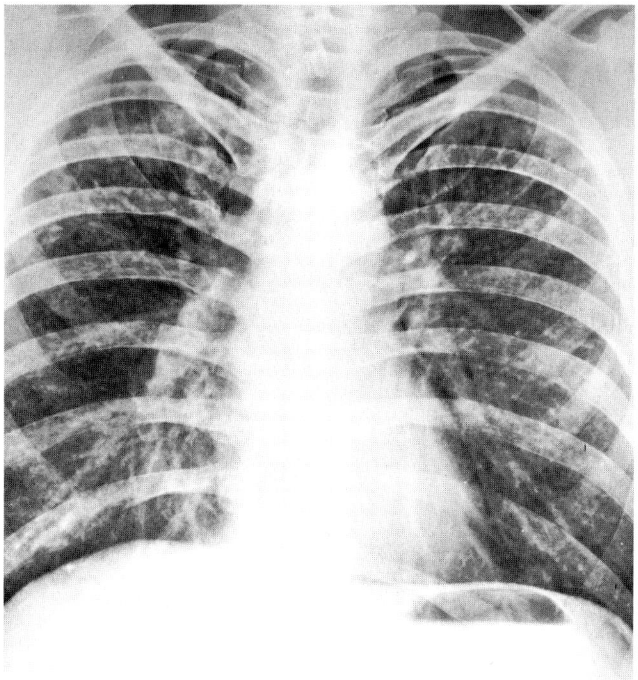

Abb. 9-4. Dieser Minenarbeiter hat eine **Silikose**, jedoch wurden in seinem Sputum zusätzlich säurefeste Stäbchen nachgewiesen. Die meisten dieser unzähligen kleinen Lungenfleckschatten dürften Silikoseknötchen entsprechen, doch sind zumindest einige durch infiltrative Granulome bedingt. Anhand dieser Aufnahme kann natürlich die Diagnose einer Tuberkulose nicht gestellt werden.

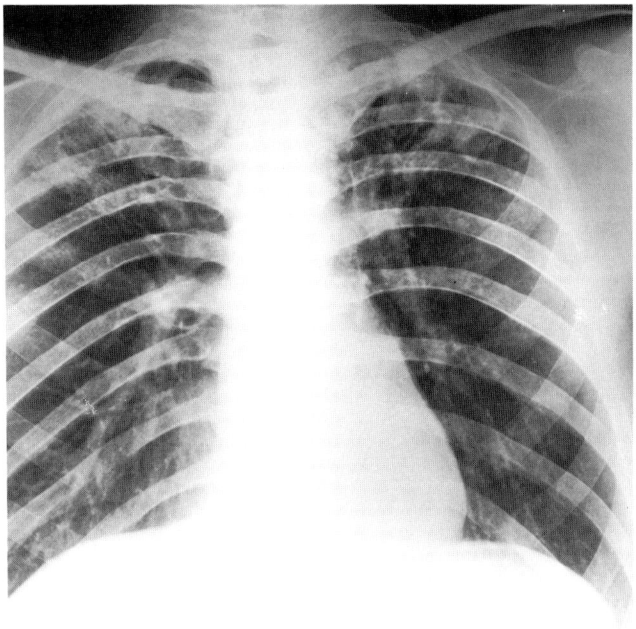

Abb. 9-5. Beidseitige ältere Oberlappentuberkulose. Beachten Sie, daß neben den offensichtlich infiltrativen Parenchymstreifen in beiden Oberlappen auch ringartige Höhlenbildungen zu erkennen sind. Eine Höhle auf der rechten Seite läßt sich oberhalb des medialen Endes der rechten Klavikula erkennen, auf der linken Seite überlagert sich eine Höhle mit der 3. und 4. Rippe nahe der lateralen Thoraxwand. Achten Sie auch auf die sehr charakteristische, von beiden Hili in die Lungenunterfelder ziehende Gefäßzeichnung. Die Gefäße sind länger, gerader und steiler angeordnet, als dies normalerweise der Fall ist, und erinnern an gespannte Zeltleinen. Sie können sich dieses Erscheinungsbild leicht merken, wenn Sie sich klar machen, daß bei dieser Art Tuberkulose durch ausgedehnte Vernarbung und Schrumpfung beide Oberlappen deutlich verkleinert sind und die Hili nach oben ziehen, wodurch die Unterlappengefäße gedehnt und gestreckt werden.

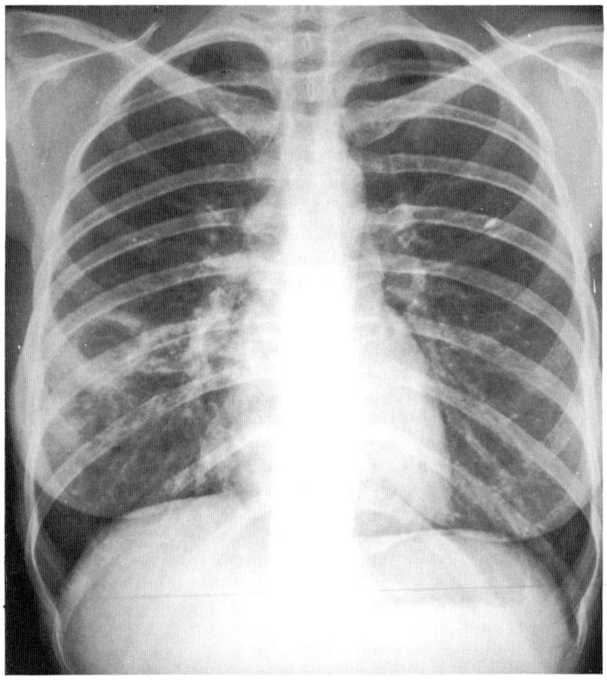

Abb. 9-6. Höhlenbildung bei einer relativ frischen Tuberkulosemanifestation. Betrachtet man die Höhlenbildung, so fällt auf, daß die Parenchymverdichtung weniger ausgeprägt ist, als es bei einer älteren Manifestationsform zu erwarten wäre. Beim sorgfältigen Vergleich der Lungenanteile im Bereich der 7., 8. und 9. Interkostalräume beidseits fällt Ihnen sicherlich auf, daß die linke Seite unauffällig ist, während auf der rechten Seite weiche, verstreute Schatten zu erkennen sind. Denken Sie nun eher an den zugrundeliegenden pathologischen Prozeß als an die röntgenologischen Verschattungen. Das Gleichgewicht zwischen der Widerstandskraft des Patienten und der Virulenz der Erkrankung bestimmt das Ausmaß des Gewebeuntergangs. Daraus folgt, daß aus dem Verhältnis zwischen der Größe einer Einschmelzung und der Art der entzündlichen Verdichtung des betroffenen umgebenden Lungengewebes (wie man es im Röntgenbild erkennen kann) Hinweise auf den Zustand des Gleichgewichts zwischen Wirt und Erkrankung zu erhalten sind. Sind in einem Lungenanteil, der multiple weiche Fleckschatten aufweist, plötzlich auftretende, große dünnwandige Höhlenbildungen zu erkennen, so spricht dies für einen rapiden Gewebsuntergang in einer abwehrschwachen Lunge. Aus einer ähnlichen Höhlenbildung in einem Lungensegment, das seit langer Zeit erkrankt ist und schon dichte, scharf abgrenzbare Streifenschatten ausheilender fibrotischer Veränderungen zeigt, könnten natürlich nicht die gleichen Rückschlüsse gezogen werden. Darüber hinaus lassen sich aus dem Fortschreiten von Veränderungen auf Verlaufsaufnahmen oft wertvolle Hinweise auf den Krankheitsverlauf und das Gleichgewicht zwischen Abwehrkraft und Krankheitsaktivität, ebenso wie auf den Erfolg oder das Versagen einer Therapie erhalten.

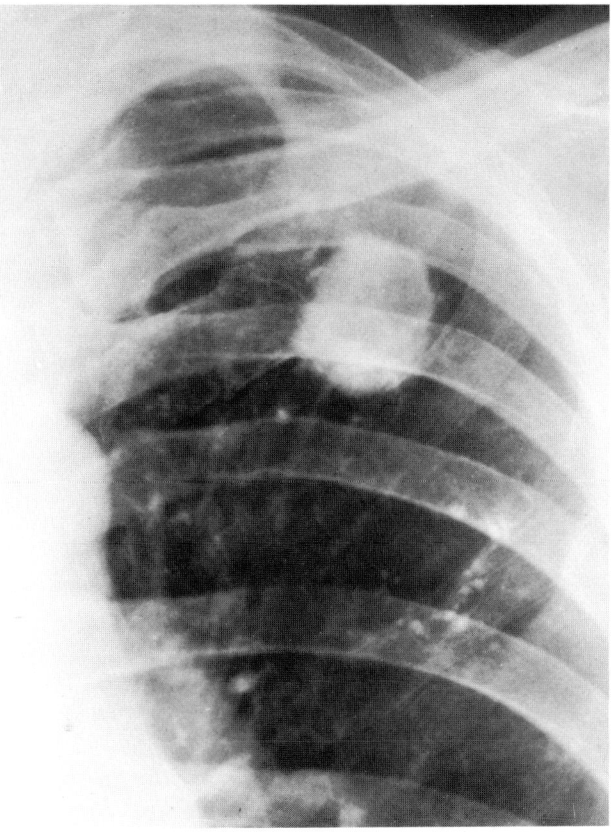

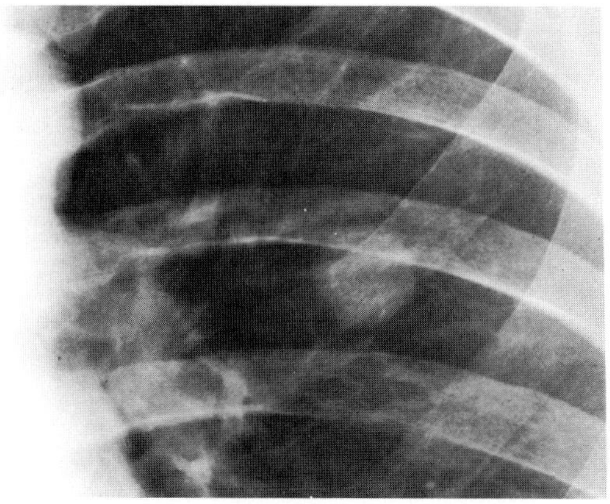

Abb. 9-7 (links) und **9-8** (oben). **Tuberkulome (tuberkulöse Granulome)** der Lunge können ein einem primären oder metastatischen Solitärtumor sehr ähnliches Bild hervorrufen. (Ein Teil dieser Granulome enthält keinerlei Kalk, während andere zentral verkalken oder sich um einen älteren verkalkten Fokus herum lagern.) Es gibt aber auch solche, die peripher verkalken und dadurch eine schalenartige Begrenzung haben.

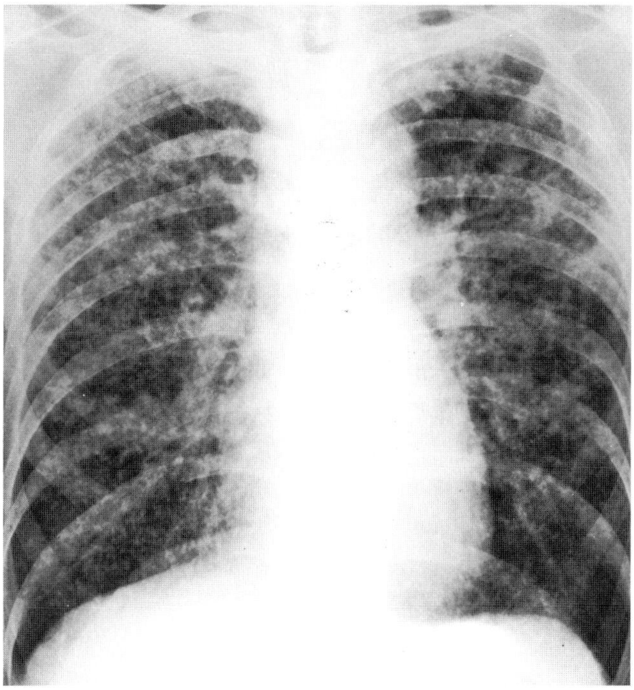

Abb. 9-9. Miliartuberkulose. Die hier erkennbaren unzähligen und über das gesamte Lungenparenchym verteilten unscharfen Verschattungen sind wahrscheinlich durch hämatogene Aussaat, ausgehend von einem primär tuberkulösen Oberlappen, entstanden. Bei der Betrachtung jeder Röntgenaufnahme müssen Sie daran denken, daß die erkennbaren Verschattungen akuten Veränderungen entsprechen können, die sich älteren Befunden überlagern.

Das Fortschreiten einer Tuberkulose über drei Jahre vor der Zeit der tuberkulostatischen Therapie ...

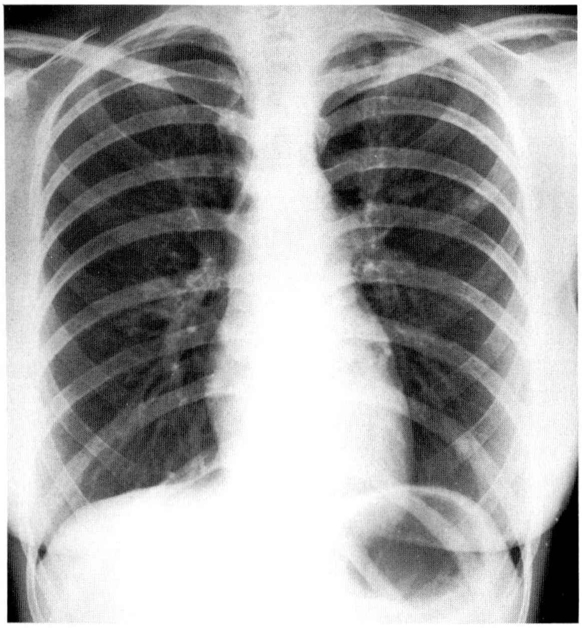

A. Dezember 1943

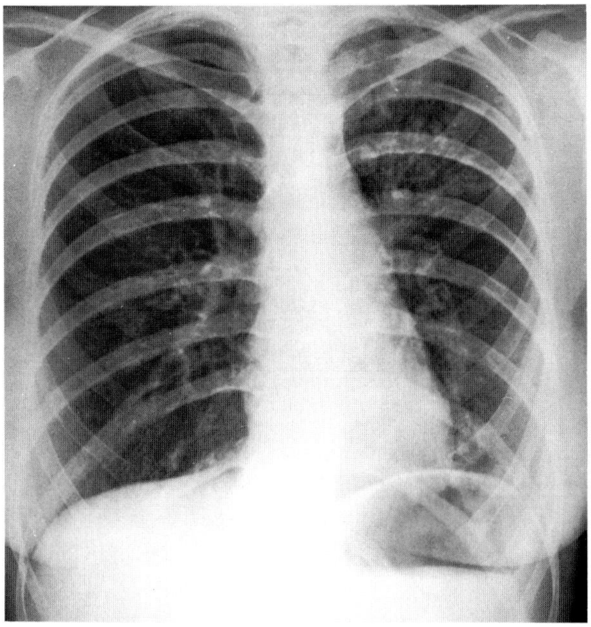

B. August 1944

Abb. 9-10

Verlaufsaufnahmen über einen Zeitraum von 3 Jahren bei einer Patientin mit Tuberkulose. In **A** ist eine weiche Infiltration, die vom linken Hilus bis zur Lungenspitze reicht, zu erkennen. In der 8 Monate später angefertigten Aufnahme **B** zeigen sich eine fortgeschrittene Beteiligung des linken Oberlappens und zusätzlich neue Verdichtungsbereiche, die bis zum linken Zwerchfell reichen und die entweder in der Lingula des Oberlappens oder im Unterlappen lokalisiert sind. In der wiederum 6 Monate später angefertigten Aufnahme **C** zeigt sich eine Beteiligung der gesamten linken Lunge, doch erscheinen die Verschattungen durch die Bildung von Narbengewebe härter, dichter und besser abgrenzbar. Die ein Jahr später angefertigte Aufnahme **D** ergibt die radiologischen Anzeichen für eine sehr viel stärkere Narbenbildung und -schrumpfung als auf den vorherigen Aufnahmen. Beachten Sie, daß die Trachea und das Herz zur linken Seite herübergezogen sind; die Zwerchfellbegrenzung ist noch zu erkennen. Im Oberlappen fällt eine Höhlenbildung auf. In **E** scheint der Oberlappen durch eine riesige Höhle ersetzt worden zu sein (Fehlen der Lungenstruktur). Die Kontur des Zwerchfells und des linken Herzrandes sind verschwunden (Hinweis auf Infiltration). Die Erkrankung hat sich auch auf die rechte Lunge ausgebreitet. Ein Pleuraerguß kann auf der linken Seite nicht ausgeschlossen werden. Das Röntgenbild **F** ist das Post-mortem-Präparat der beiden luftgefüllten Lungen; dabei wurden die Gefäße mit einem Kontrastmittel aufgefüllt.

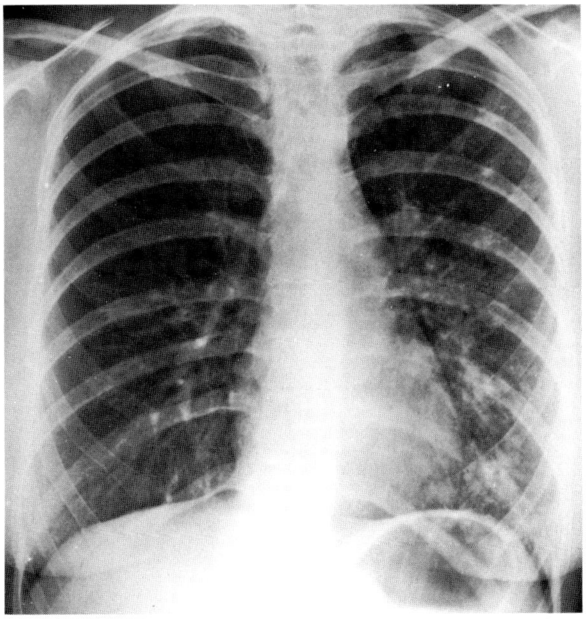

C. Februar 1945

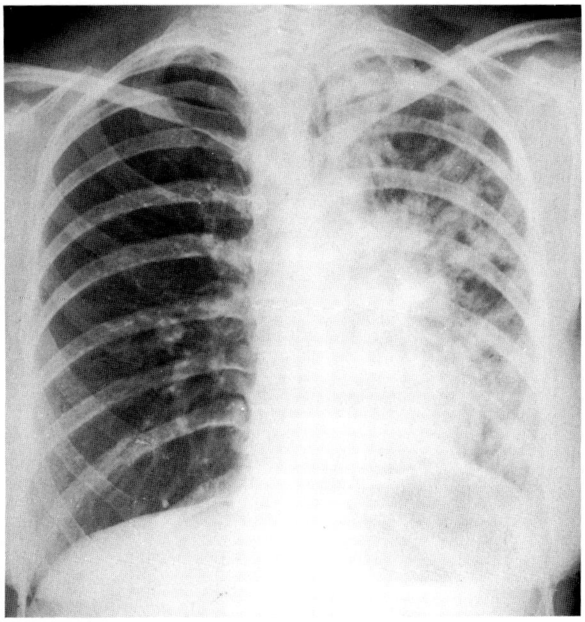

D. Februar 1946

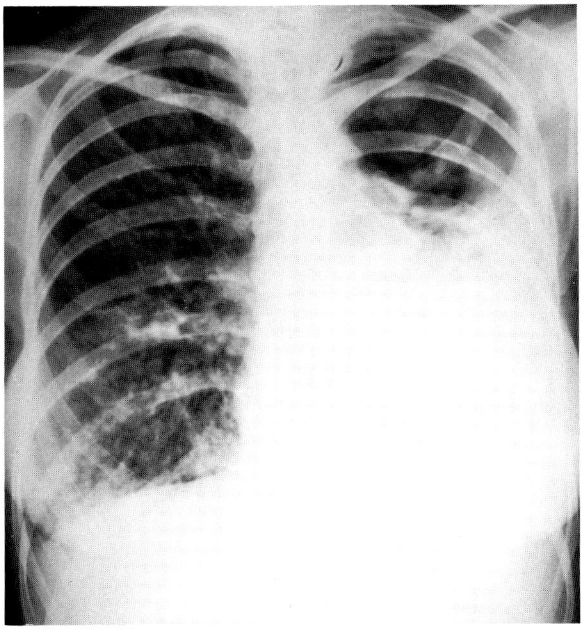

E. August 1946

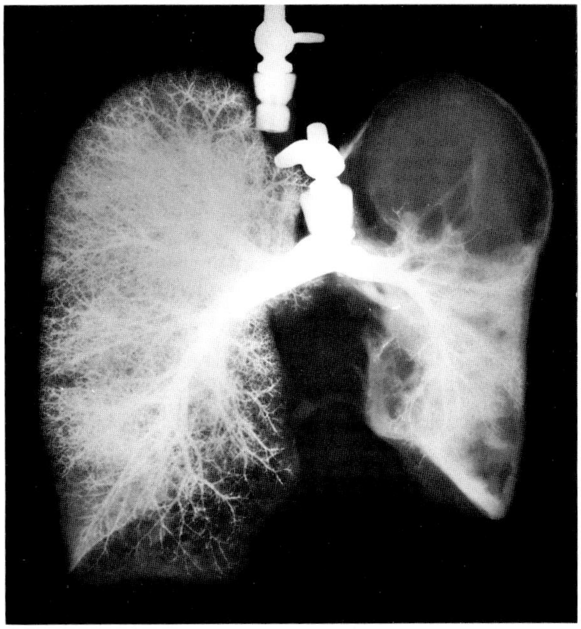

F. Oktober 1946

... und ein Verlauf mit Heilung bei einem Patienten in heutiger Zeit

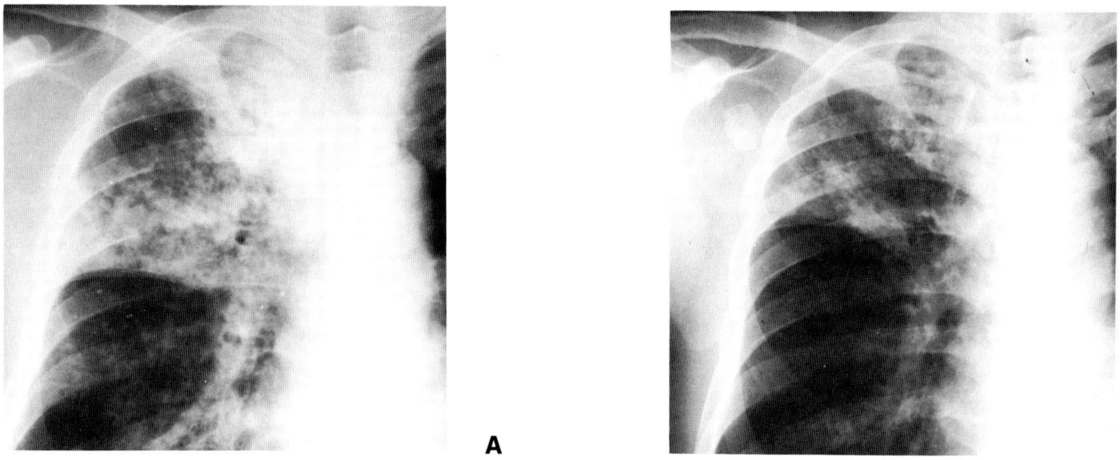

A B

Abb. 9-11. Ausheilung der Tuberkulose. Dies sind die Bilder eines Patienten mit nachgewiesener Tuberkulose des rechten Oberlappens (**A**), die sich unter medikamentöser Therapie zurückbildet (**B**). Achten Sie auf die im Rahmen der Heilung auftretende Kranialverziehung des kleinen Interlobiums. Dieser Patient hatte letztlich keinerlei Symptome mehr, und bei wiederholt negativem Sputumbefund wurde er als geheilt angesehen.

Unbekannte 9-1
(keine Abbildung)

Zählen sie bei dieser Unbekannten, anstatt einen konkreten Fall zu lösen, alle denkbaren röntgenologischen Veränderungen auf, die durch ein Bronchialkarzinom hervorgerufen werden können. Eine ganze Reihe haben Sie in den vorhergehenden Kapiteln schon gesehen, und Sie sind sicherlich in der Lage, sich andere vorzustellen. Stellen Sie sich, um diese Übung etwas lebendiger zu machen, jede Veränderung als einem Patienten zugehörig vor, der an diesem Nachmittag in Ihre Praxis kommt. Auf diese Art bringen Sie gleich röntgenpathologische Veränderungen mit klinischen Befunden und Symptomen in Beziehung und bereiten sich auf die verschiedenen Möglichkeiten der ersten Begegnung mit Patienten vor. Wenn Sie sich die Mühe machen, Ihre Liste aufzuschreiben, so können Sie beim Vergleich mit der zugegebenermaßen unvollständigen Antwortliste am Ende des Buches Ihre Punkte einfach abhaken.

Kapitel 10

Das Herz

Es gibt heutzutage eine ganze Reihe einfacher und komplizierter bildgebender Verfahren, mit deren Hilfe man genaue Informationen über die Struktur und Funktion des Herzens erhalten kann. Dazu gehören die Thoraxaufnahmen, Thoraxdurchleuchtung, Echokardiographie, Computertomographie (CT), Kine-Computertomographie, Szintigramme, Angiokardiographie und die Magnetresonanztomographie (MRT).

Grundsätzlich ist die Beurteilung einer Herzkrankheit anhand eines einfachen Röntgenbildes beschränkt auf die Erkennung einer Herzvergrößerung (des gesamten Herzens oder einer Kammer), auf Veränderungen der Lungengefäße und auf eine kongestive Herzerkrankung. Andere bildgebende Verfahren können genaue Informationen über die Myokarddicke, die Kammergröße und über das Vorliegen einer Herzklappenerkrankung, einer koronaren Herzerkrankung oder einer Erkrankung des Perikards geben. Einige dieser Verfahren liefern auch Angaben zur Herzfunktion.

Wir schlagen vor, in diesem Kapitel zuerst die Befunde von Herzerkrankungen im Röntgenbild zu besprechen und dann anhand von Beispielen zu zeigen, wie komplexere Untersuchungen weiteren Aufschluß geben.

Messen der Herzgröße

Wir sind eine Kaste von Messenden, zum Teil deshalb, weil es einfacher ist, zu messen als zu denken. Aber nur beides zusammen, exaktes Messen und die genaue Analyse der Bedeutung von Befunden, bilden die Grundlage einer guten Wissenschaft. Vor der Entwicklung der Angiokardiographie, die erstmalig die Untersuchung der einzelnen Herzkammern erlaubte, wurde die Gesamtgröße des Herzens in jeder erdenklichen Ebene gemessen, und einige dieser Maße erwiesen sich als nützlich. Seit der Entwicklung spezieller Verfahren zur Darstellung des Herzens verläßt man sich jedoch nicht mehr so stark auf Messungen anhand der Röntgenaufnahmen, insbesondere, wenn es sich um einen herzkranken Patienten handelt. Trotzdem ist die Größenbeurteilung des Herzschattens auf einer Thoraxaufnahme in der täglichen Routine ausgesprochen nützlich. Sie können für den täglichen Gebrauch einen groben Anhaltspunkt für die Herzgröße gewinnen, indem Sie nur eine Messung anhand der p.a. Aufnahme (die das Herz projektionsbedingt um weniger als 5% vergrößert) durchführen. Wenn Sie ein einfach anzuwendendes Meßverfahren kennen und es bei der Beurteilung jeder p.a. Thoraxaufnahme anwenden, so werden Sie sehr schnell die Fähigkeit entwickeln, die Herzgröße abzuschätzen. Eine links anliegende Seitaufnahme, die inzwischen fast immer routinemäßig durchgeführt wird, erhöht die Genauigkeit der Herzgrößenbestimmung anhand der Thorax-Röntgenuntersuchung.

Sie brauchen für diese Art der Herzbeurteilung das Wissen, wie eine Herzvergrößerung erstens vorgetäuscht werden kann (z. B. bei einer Aufnahme mit nur geringer Inspiration) oder zweitens, wie sie maskiert werden kann (z. B. bei einem großen linksseitigen Pleuraerguß). Noch wichtiger ist es jedoch, daß Sie mit den Veränderungen der **Herzform** vertraut sind, wie sie bei Vergrößerungen einzelner Kammern vorkommen, da eine Veränderung der Herzform mit oder ohne Vergrößerung gelegentlich schon einen Hinweis auf die vorliegende Art der Herzerkrankung gibt.

Sie müssen also in der Lage sein, die Herzgröße abzuschätzen und gleichzeitig die wichtigen Limitierungen dieser Schätzung beachten, d. h. Situationen Rechnung tragen, die eine Herzvergrößerung vortäuschen. Sie müssen die Veränderungen der Herzform kennen, die durch verschiedene Krankheitsprozesse hervorgerufen werden. Mit diesen Dingen sollte jeder Arzt gut vertraut sein.

Die einfachste Art, das Herz zu messen, ist, seinen Durchmesser in Beziehung zum größten Durchmesser des Thorax nahe des Zwerchfells zu setzen. Dies ist der sogenannte **Herz-Thorax-Index**, der allein aus der p.a. Aufnahme bestimmt wird. Sie messen dazu zunächst den Abstand zwischen den beiden senkrechten Linien, die tangential zu den am weitesten nach lateral reichenden Punkten des Herzschattens eingezeichnet wurden. Der am weitesten lateral liegende Punkt der Ausbuchtung des rechten Herzrandes liegt normalerweise etwas höher als die Herzspitze am linken Herzrand. Bei Erwachsenen sollte die Breite des Herzens weniger als die Hälfte des größten Thoraxdurchmessers betragen, gemessen von den inneren Rippenbegrenzungen an seiner breitesten Stelle.

Sie benötigen dazu weder ein Lineal, noch müssen Sie sich irgend etwas außer dieser 50-%-Regel merken. Sie können irgendein Blatt Papier mit einem geraden Rand nehmen (das einfachste ist oft die Röntgentüte des Patienten) und die Herzbreite bestimmen. Dann prüfen Sie, ob dieser Durchmesser größer als die Distanz von der Mitte (Wirbelsäule) zum Innenrand des Rippenthorax (halber transthorakaler Durchmesser) ist. Noch einfacher ist es, wenn Sie den Abstand von der Mittellinie zum *rechten* Herzrand messen und schauen, ob dieser Abstand noch zwischen den *linken* Herzrand und die innere Thoraxbegrenzung paßt. Das können Sie häufig sogar aus der hinteren Reihe einer Chefvisite machen! Wenn Sie auf **Abb. 10-1** schauen: Ist hier der Abstand von A zur Mittellinie kleiner oder größer als der von B zu D?

Die links anliegende Seitaufnahme bietet eine exzellente Überprüfung des Erscheinungsbildes des Herzens auf der p.a. Aufnahme. Wenn man eine auf der p.a. Aufnahme deutlich erkennbare linksseitige Vergrößerung des Herzschattens mit der links anliegenden Thoraxaufnahme in Beziehung setzt, so zeigt sich die Vergrößerung des linken Ventrikels als eine den normalen Herzrand nach dorsal und unten, in Richtung zu den Zwerchfellen überschreitende Verschattung; der Retrokardialraum ist eingeengt. Umgekehrt sieht man eine Vergrößerung des rechten Ventrikels auf der Seitenaufnahme als eine den unteren Teil des retrosternalen Raumes ausfüllende Verschattung, die das Herz jedoch nicht nach hinten erweitert.

Zweifellos haben Sie die in **Abb. 10-1** bestimmte Herzgröße normal gefunden. Aber vergleichen Sie die Aufnahme einmal mit fast allen Thoraxaufnahmen der vorangehenden Kapitel, und Sie werden sicherlich auf den flachen, kaum vorhandenen Aortenbogen stoßen. Bei diesem jungen Patienten wurde ein Bluthochdruck entdeckt. Angesichts des nicht bestimmbaren Blutdrucks an seinen Beinen wurde an die Möglichkeit einer **Aortenisthmusstenose** gedacht. Die nochmalige Befundung seiner Thoraxaufnahme zeigte dann auch die **Usuren** an den Unterrändern seiner Rippen, wo sich die Interkostalarterien im Rahmen eines Kollateralkreislaufs deutlich erweitert haben. Die Aortenisthmusstenose wurde erfolgreich chirurgisch behandelt und sichert dem Patienten eine normale Gesundheit und Lebenserwartung. **Abbildung 10-3** (auf der nächsten Seite) zeigt einen Ausschnitt aus der Thoraxaufnahme in **Abb. 10-1.** Radiologisch erkennbare Manifestationen einer Aortenisthmusstenose sind nur selten bei Kindern unter 10 Jahren zu erkennen. Denken Sie aber auch daran, daß einige andere Krankheitsbilder ebenfalls Rippenusuren verursachen können. Die Neurofibromatose ist eine davon.

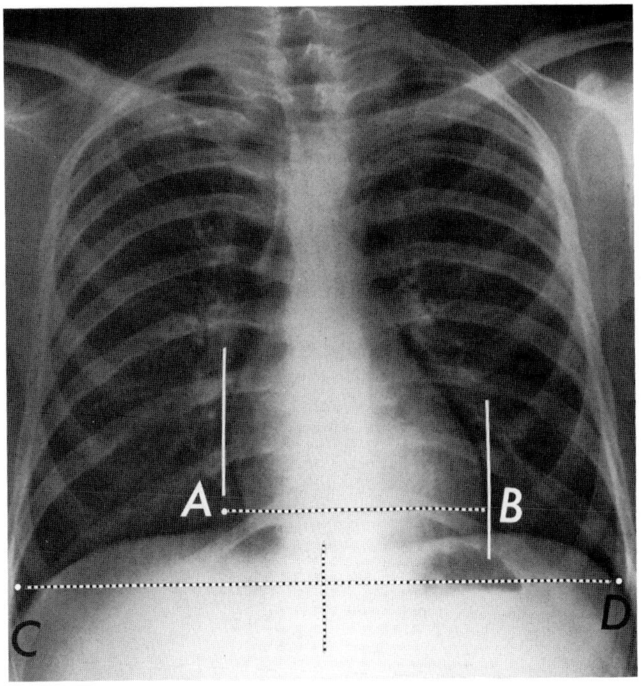

Abb. 10-1. Dieser junge Mann wurde geröntgt, weil bei der körperlichen Untersuchung ein Herzgeräusch aufgefallen war. Ist sein Herz vergrößert?

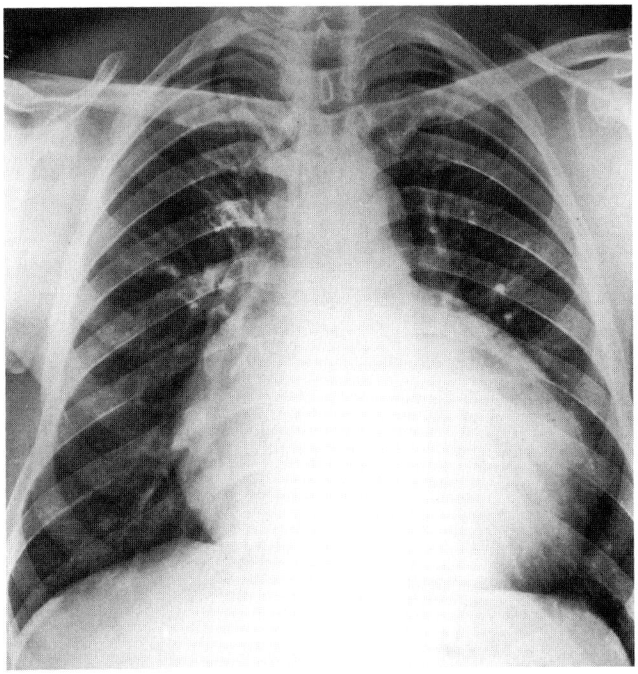

Abb. 10-2. Messen Sie das Herz dieses Patienten zur Beurteilung der Frage nach einer Herzvergrößerung aus.

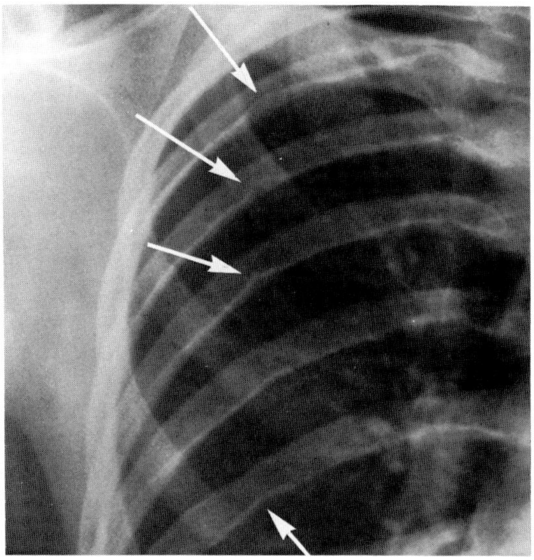

Abb. 10-3. Detailausschnitt aus Abb. 10-1. Die *Pfeile* zeigen auf Rippenusuren.

Faktoren, die durch Messung gewonnene Informationen einschränken

Es ist wichtig zu realisieren, daß Herzschatten eine veränderte Form aufweisen können, obwohl sie eine normale Größe haben. Ebenso können sie mit oder ohne gleichzeitige Formänderungen vergrößert sein. Dekompensierte Herzen können vergrößert und völlig deformiert sein.

Das Herz kann aber auch aus verschiedenen Gründen, die Sie berücksichtigen müssen, nur *scheinbar* vergrößert sein. Sie kennen schon ein paar der Gründe, die eine Herzvergrößerung vortäuschen können, etwa das Anfertigen einer Thoraxaufnahme in Exspiration **(Abb. 10-4 A).** Es ist einleuchtend, daß ein hochstehendes Zwerchfell auch das Herz anhebt und seine Spitze näher an die seitliche Thoraxwand heranbringt. Darüber hinaus stehen die Rippen in Inspiration höher als in Exspiration und beeinflussen dadurch den scheinbaren Herz-Thorax-Index. Jeder Patient, bei dem Sie ein hochstehendes Zwerchfell erwarten, weist auch einen *scheinbar* vergrößerten Herzschatten auf. Bei jeglicher Art von **Überdehnung des Abdomens** (z. B. späte Schwangerschaft, Aszites, Ileus) können Sie daher die Herzgröße möglicherweise nicht richtig abschätzen.

Bedenken Sie auch, daß Thoraxaufnahmen, die aus irgendeinem Grund (z. B. wenn sie mit fahrbaren Bettaufnahmegeräten angefertigt werden) im a.p. Strahlengang aufgenommen wurden, auch zu einer deutlichen Vergrößerung des Herzschattens führen, da das Herz weiter vom Film entfernt ist. Wenn der Patient im Liegen geröntgt wird, steht in der Regel zusätzlich das Zwerchfell höher. Eine sogenannte Bettaufnahme kann oft sehr wichtige Informationen über einen schwerkranken Patienten liefern, doch gehört die Bestimmung der Herzgröße nicht dazu.

Ein weiterer wichtiger Punkt, den Sie beachten müssen: Der Patient ist *nicht gedreht.* Sie haben bereits in einem der vorigen Kapitel gesehen, in welchem Maß eine solche Drehung eine Erweiterung des Herz- und Mediastinalschattens vortäuschen kann, und Sie wissen auch, daß Ihnen die Symmetrie der Schlüsselbeine und Rippen versichert, daß der Patient nicht gedreht ist. Später werden wir Schrägaufnahmen, bei denen der Patient bewußt gedreht wurde, ausführlich besprechen, und Sie werden dann die Auswirkungen der Drehung auf die Projektion des Herzschattens genauer kennenlernen.

Thoraxdeformitäten werden natürlich jeden Versuch, die Herzgröße zu messen, unmöglich machen, ebenso wie Sie es beispielsweise bei einer schweren Skoliose erwarten würden. Die solitäre, aber symmetrische Deformität des nach innen gedrückten Sternums (bei der Trichterbrust) verlagert das Herz normalerweise nach links. Ihr Verdacht wird bekräftigt, wenn Sie keinen rechten Herzrand finden, von dem aus Sie messen können. Die Seitaufnahme zeigt Ihnen den Grund.

Sie werden sich vielleicht fragen, ob der Herzschatten bei einer Aufnahme in der Enddiastole vergrößert und in der Endsystole verkleinert ist. Tatsächlich ist er in seiner Größe geringfügig verändert, doch ist dieser Unterschied normalerweise nicht so ausgeprägt, als daß sich ein so grober Anhaltspunkt wie der Herz-Thorax-Index, zumindest bei Erwachsenen, dadurch ändert.

Es ist unerläßlich, daß Sie im Hinblick auf Aussagen über anscheinende Vergrößerungen des **kindlichen Herzens** auf einer Thoraxaufnahme ganz besonders vorsichtig sind. Dies trifft besonders für Kinder im Alter von unter einem Jahr zu. Da von einem solchen Kind nicht verlangt werden kann, „tief einzuatmen", und wegen des grundsätzlichen Unterschieds in den Proportionen von Thorax- und Abdominalgröße, stehen die Zwerchfelle beim Kind normalerweise höher als beim Erwachsenen. Es wird gewöhnlich im a.p. Strahlengang geröntgt. Das Kind windet sich und ist schwer ruhigzuhalten, wodurch Verdrehungen entstehen. Es hat noch nicht das für den Erwachsenen oder das ältere Kind charakteristische

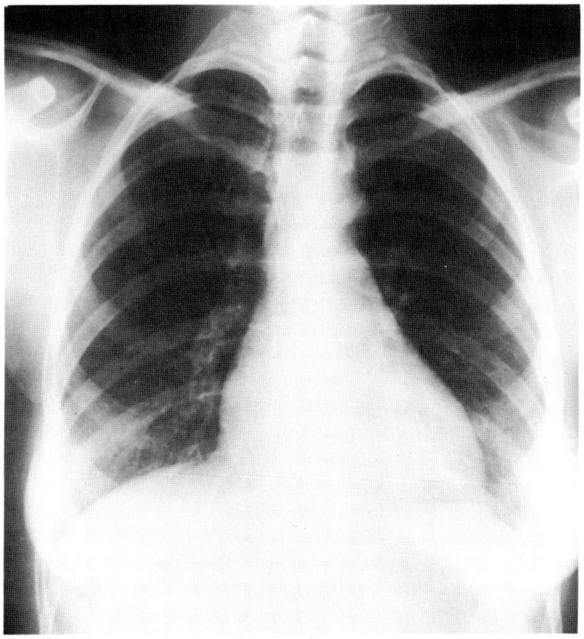

Abb. 10-4 A. Dieses Herz ist scheinbar vergrößert, es ist jedoch ein normalgroßes Herz bei Exspiration.

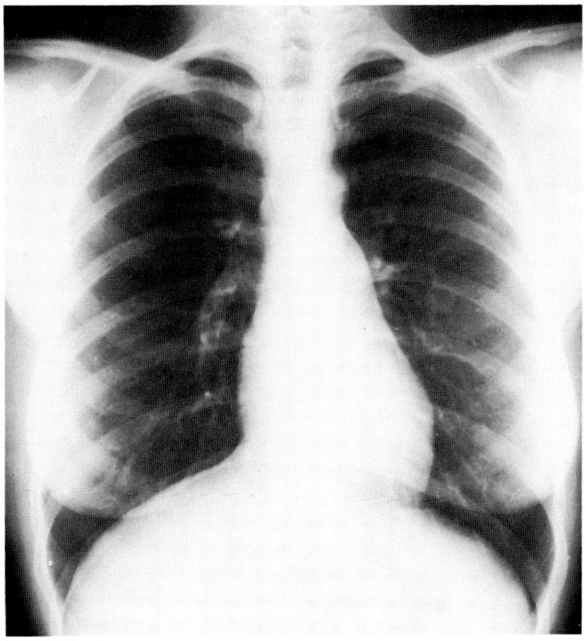

Abb. 10-4 B. Dasselbe Herz in Inspiration

Größenverhältnis zwischen Lunge und Herz entwickelt. Und Sie erinnern sich, daß auch der vor dem Herzen gelegene Thymus eine Herzvergrößerung vortäuschen kann.

> Hüten Sie sich daher, bei einem Kind unter einem Jahr eine Herzvergrößerung auf dem Röntgenbild zu beschreiben, ohne nicht gleichzeitig auch einen klinischen Anhalt dafür zu haben.

Denken Sie andererseits aber auch immer daran, daß eine **Überblähung der Lungen**, welcher Ursache auch immer, das Herz und die Mediastinalstrukturen von beiden Seiten zusammengedrückt und ihren Röntgenschatten im p.a. Bild relativ verschmälert. Beim dyspnoischen Patienten mit tiefstehenden Zwerchfellen und bei einem Patienten mit Emphysem kann die anhand einer p.a. Thoraxaufnahme gemessene Herzgröße trügerisch klein sein und Sie keinesfalls zuverlässig über den kardialen Status informieren. Bei Patienten mit einem chronischen Emphysem wird bei der Autopsie oft ein vergrößertes, schwereres Herz aufgrund einer rechtsventrikulären Hypertrophie **(Cor pulmonale)** gefunden, obwohl radiologisch niemals eine Herzvergrößerung beschrieben wurde.

Erkrankungen in der Umgebung des Herzens können eine Herzvergrößerung verdecken. Wenn Sie sich an die früheren Kapitel erinnern, so haben Sie bestimmt keine Schwierigkeiten, das Ausmaß zu erkennen, in welchem mediastinale oder pulmonale Erkrankungen die Abgrenzung des Herzens verhindern. Jede Verdichtung, die den Herzrand auslöscht, macht alle Versuche sinnlos, die Herzgröße zu bestimmen. So kann bei Patienten mit ausgedehntem Pleuraerguß, Infiltration im vorderen Anteil der Lunge oder einer großen Raumforderung im vorderen Mediastinum weder die Größe noch die Form des Herzens korrekt aus einer Thoraxaufnahme abgeleitet werden.

Eine manifeste Mediastinalverlagerung ist gewöhnlich das Resultat einer wesentlichen Veränderung der intrathorakalen Dynamik und kann die Lage des Herzens derart verändern, daß Messungen völlig bedeutungslos werden, z. B. beim Kollabieren einer ganzen Lunge.

Beispiele: Offensichtliche Veränderung der Herzgröße und Schwierigkeiten bei der Herzgrößenmessung

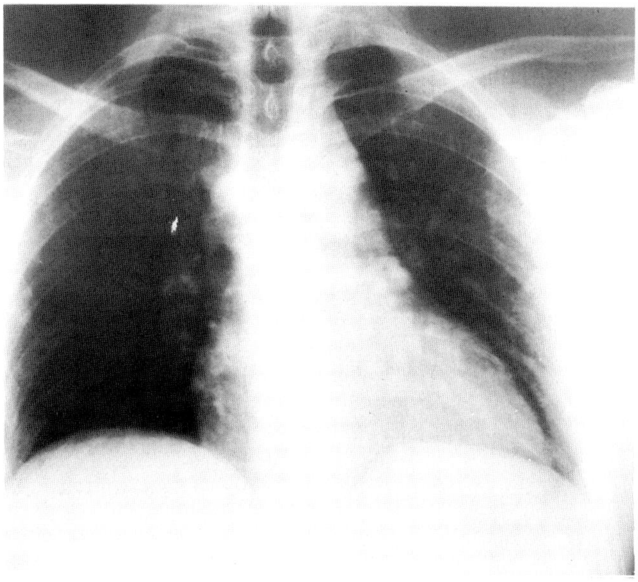

Abb. 10-5. Bei dieser in a.p. Projektion im Liegen angefertigten Aufnahme wird eine Herzvergrößerung (Kardiomegalie) vorgetäuscht.

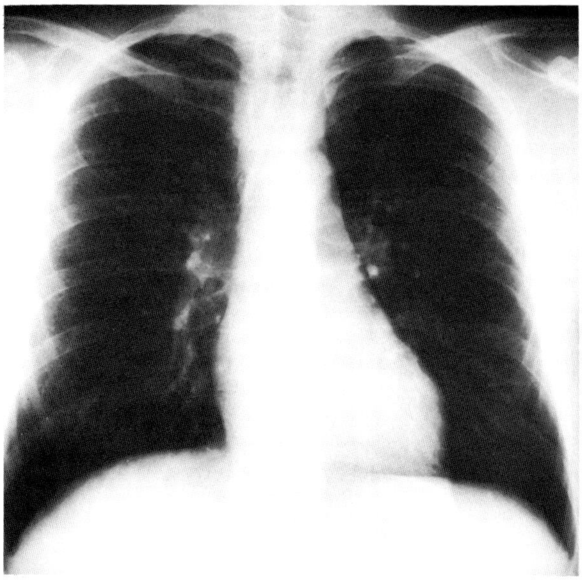

Abb. 10-6. Posteroanteriore Aufnahme desselben Patienten im Stehen

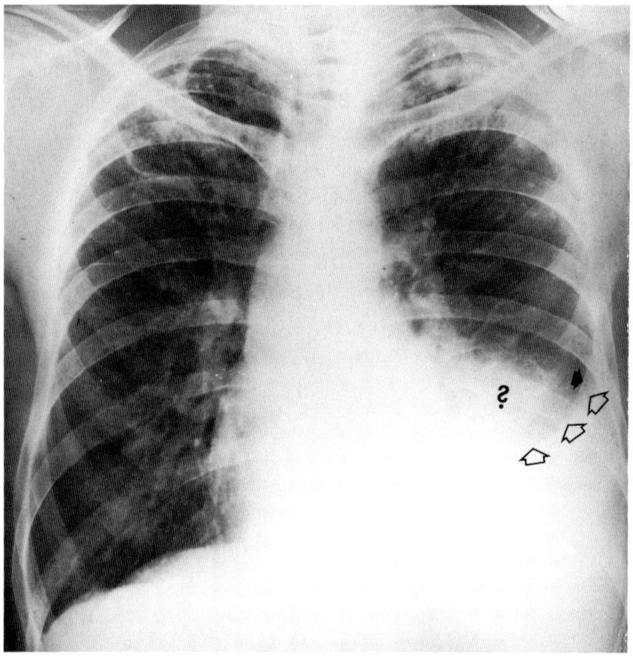

Abb. 10-7. Wegen einer pleuralen und pulmonalen Pathologie kann hier die Herzgröße nicht bestimmt werden. Die *offenen Pfeile* weisen auf eine Flüssigkeitslinie, die eine mit *schwarzem Pfeil* gekennzeichnete Rippengrenze kreuzt. Das *Fragezeichen* weist auf eine wahrscheinliche Infiltration der Lingula hin, die den linken Herzrand bei diesem Patienten mit bekannter Oberlappentuberkulose auslöscht.

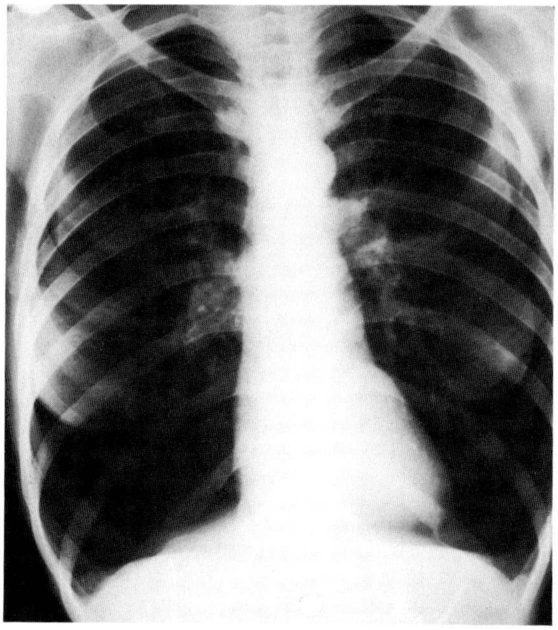

Abb. 10-8. Hier wirkt das Herz zwar nicht vergrößert, bei diesem Patienten mit Emphysem und überblähten Lungen liegt jedoch ein Cor pulmonale vor.

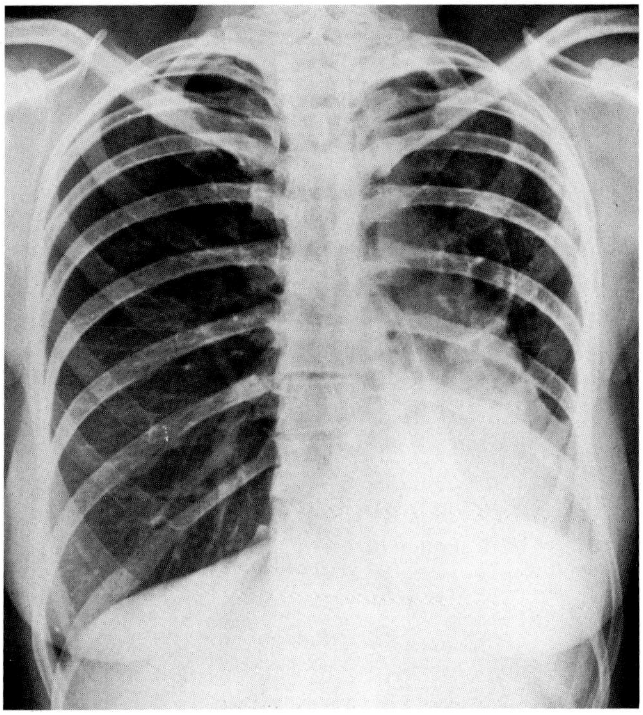

Abb. 10-9. Bei einer Atelektase des linken Unterlappens (oder der gesamten linken Lunge) ist das Herz nicht gut zu erkennen.

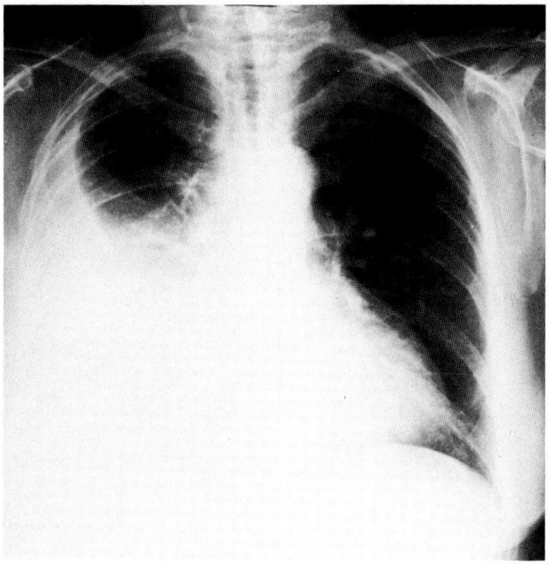

Abb. 10-10. Bei ausgedehntem Pleuraerguß kann die Herzgröße nicht bestimmt werden.

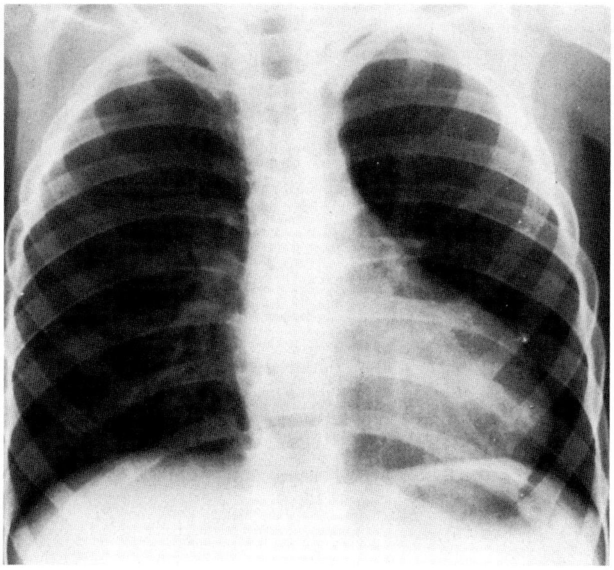

Abb. 10-11 A. Pectus excavatum (Trichterbrust). Das Herz ist leicht nach links verlagert.

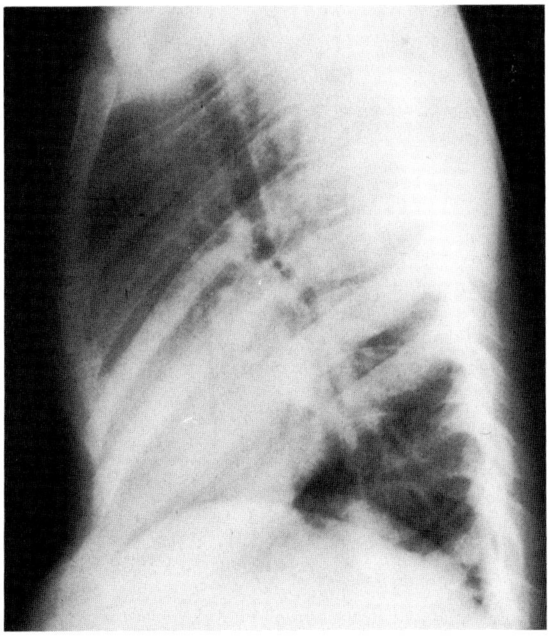

Abb. 10-11 B. Die Seitaufnahme desselben Patienten zeigt den eingedrückten Anteil des unteren Sternums und den verminderten sternovertebralen Durchmesser.

Die Interpretation des meßbar vergrößerten Herzschattens

Stellen Sie sich nun eine Thoraxaufnahme vor, bei der Sie, auch nach Überprüfung aller möglichen einschränkenden Faktoren, zu dem Ergebnis kommen, daß die gemessenen Herzgrößen die erlaubten 50% des transthorakalen Durchmessers überschreiten. Wie können Sie nun zwischen einer Hypertrophie des Herzens, einer Dilatation und einem Perikarderguß um das Herz herum unterscheiden?

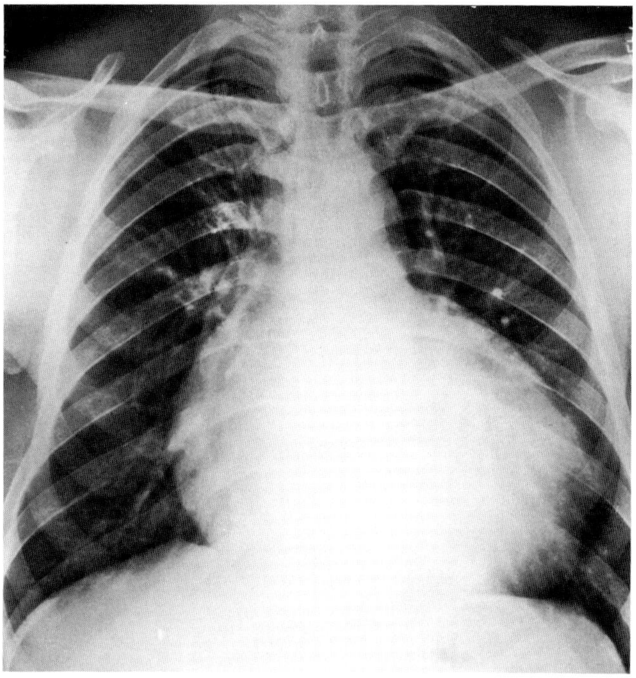

Abb. 10-12 siehe Text

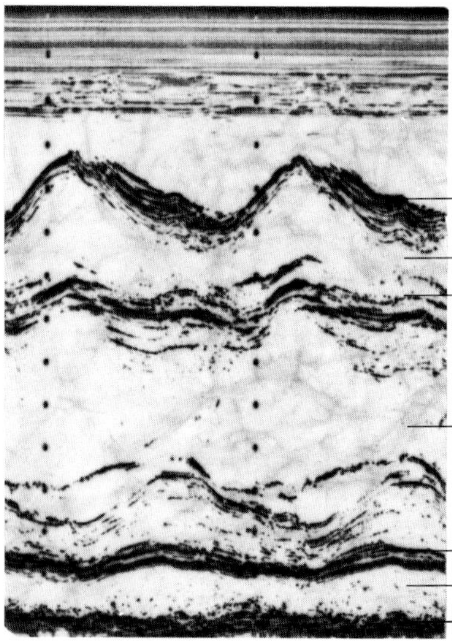

Abb. 10-13. Das Echokardiogramm zeigt einen Perikarderguß zwischen hinterer Herzwand und Perikard, die normalerweise direkt aneinanderliegen.

Abbildung 10-12 gibt Ihnen ein Beispiel: Der Patient mit akutem rheumatischem Fieber und einer Pankarditis zeigt eine offensichtliche Vergrößerung seines Herzschattens. Sie wissen aus dem Studium der Pathologie, daß hier sowohl die Herzklappen betroffen sein können als auch eine Myokardschädigung und eine Perkarditis mit Erguß vorliegen können. Die Herzerkrankung wird zutreffend Pankarditis genannt; so kann die Dilatation der Herzkammern, bedingt durch eingeschränkte Klappenfunktion und entzündlich verändertes, ineffizientes Myokard, aber auch das Vorliegen perikardialer Flüssigkeit zum Entstehen eines derart vergrößerten Herzschattens beitragen. Und in der Tat, bei der Autopsie lagen all diese Veränderungen vor.

Wenn Sie auf die posteroanteriore und die Seitaufnahmen eines Patienten mit Herzvergrößerung schauen, so gibt es eine Reihe von Befunden, die hilfreich für Sie sein können. Vielleicht können Sie eine vorwiegend linksventrikuläre Erweiterung an der Ausdehnung des Herzschattens in der p.a. Aufnahme nach links und in der Seitaufnahme nach dorsal erkennen. Eine rechtsventrikuläre Herzvergrößerung zeigt auf der Seitaufnahme nicht diese dorsale Ausdehnung, dafür aber eine Einengung des unteren Retrosternalraums. Machen Sie sich klar, daß normale Thoraxaufnahmen zwar eine Ventrikelvergrößerung anzeigen, aber keine sichere Unterscheidung zwischen **Hypertrophie** und **Dilatation** ermöglichen.

Dekompensiert das Herz, zeigt es eine Tendenz zur Formlosigkeit und weitet sich in der p.a. Aufnahme nach links und rechts aus. Dies ist ein Hinweis auf die **Insuffizienz** oder einen **Perikarderguß**. Der Erguß wird heutzutage normalerweise durch die **Echokardiographie** nachgewiesen, bei der die von der Herzwand und vom Perikard reflektierten Schallwellen, die durch eine Flüssigkeitsschicht voneinander getrennt sind **(Abb. 10-13)**, aufgezeichnet werden. Für die klinische Routine ist der Vergleich mit früheren Thoraxaufnahmen des Patienten wahrscheinlich die beste Art, um eine Herzvergrößerung, mit oder ohne Insuffizienz, festzustellen. Plötzlicher Formverlust und Größenzunahme des Herzschattens sollten Sie an einen Perikarderguß denken lassen.

Vergrößerung des linken oder rechten Ventrikels – die Seitaufnahme hilft

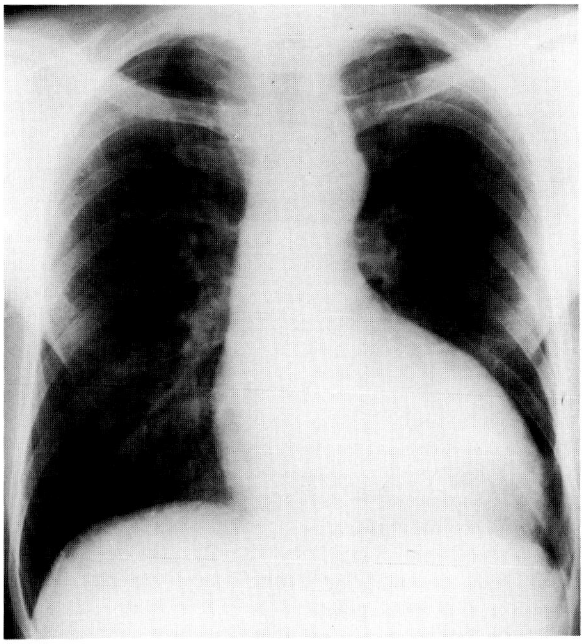

Abb. 10-14 A. Linksventrikuläre Vergrößerung mit charakteristischer Herzform

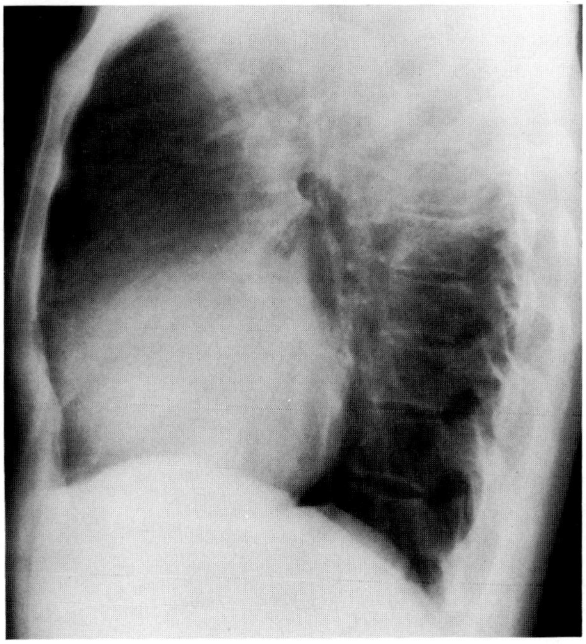

Abb. 10-14 B. Seitaufnahme desselben Patienten. Beachten Sie den weit nach hinten reichenden linken Ventrikel und die damit verbundene Einengung des Retrokardialraums.

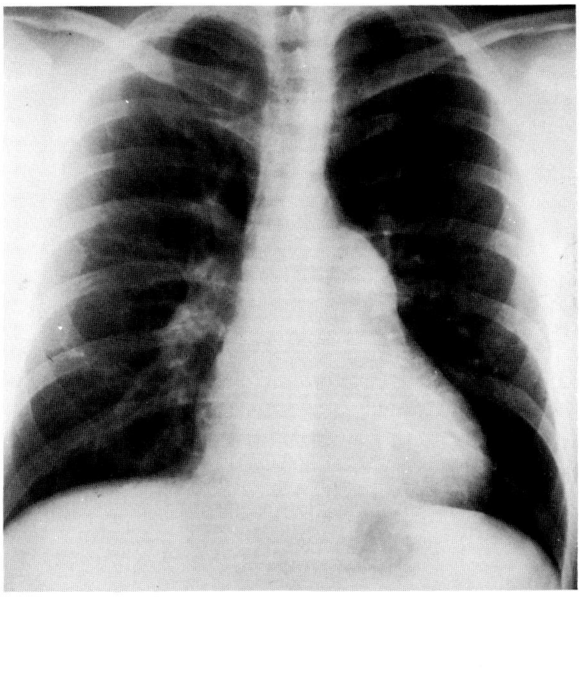

Abb. 10-15 A. Posteroanteriore Aufnahme eines Patienten mit Vergrößerung des rechten Ventrikels. Beachten Sie, daß diese Projektion nur eine allgemeine Herzvergrößerung zeigt. Der linke Herzrand ist sehr gerade begrenzt, der Truncus pulmonalis vergrößert.

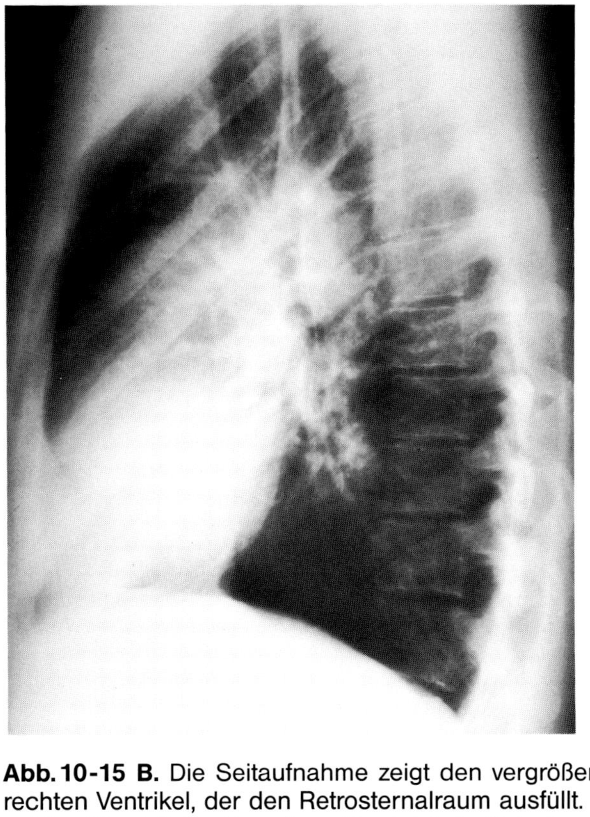

Abb. 10-15 B. Die Seitaufnahme zeigt den vergrößerten rechten Ventrikel, der den Retrosternalraum ausfüllt. Beachten Sie, daß das Herz dorsal flach ist, der Retrokardialraum ist nicht eingeengt.

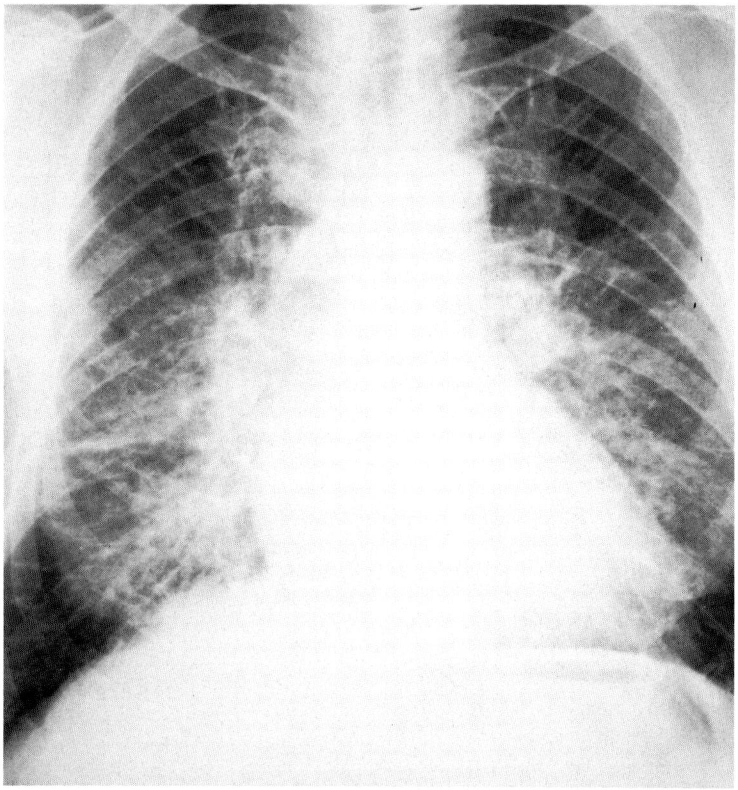

Abb. 10-16. Deutliche Herzinsuffizienz mit konsekutiver Lungenstauung. Achten Sie auf die allgemein vermehrte Gefäßzeichnung, die deutlich erweiterten und unscharf gezeichneten Hili, die Kerley-B-Linien und die Flüssigkeitsansammlung im kleinen Interlobärspalt.

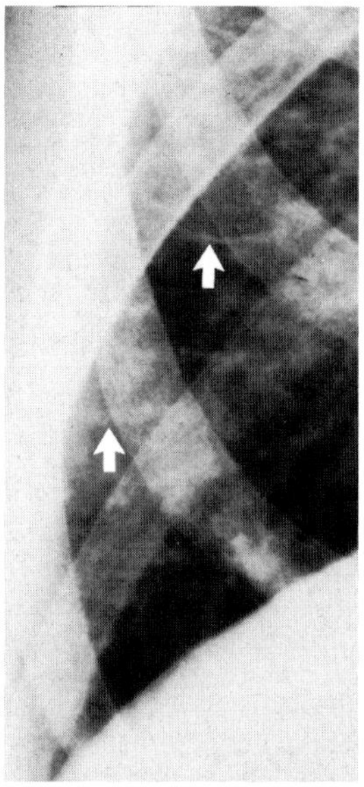

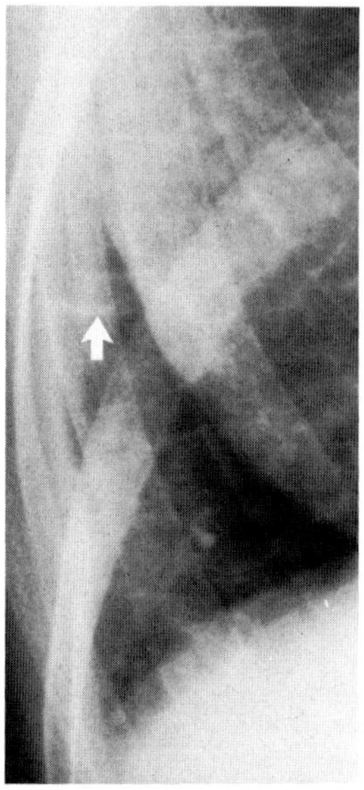

Abb. 10-17 A (oben links). Die Kerley-B-Linien *(Pfeile)* entstehen durch tangential getroffene, nahe der Thoraxwand gelegene, verdickte Interlobulärsepten. Dieser Patient hatte keine Herzinsuffizienz, sondern eine lymphatische Karzinomausbreitung.

Abb. 10-17 B (oben rechts). Kerley-B-Linien *(Pfeil)* bei einem Patienten mit Mitralklappenvitium und wiederholten Episoden deutlicher Lungenstauung in der Anamnese.

Das insuffiziente Herz

Wichtige Anzeichen für den Zustand der **Herzinsuffizienz** findet man bei sorgfältiger Betrachtung der Hilus- und Pulmonalgefäße. Neben Vergrößerung und Formverlust des Herzschattens sollten Sie darauf achten, ob eine Überfüllung der Pulmonalvenen vorliegt. Man kann die Gefäße dann weiter bis in die Lungenperipherie hinein verfolgen. Die normalerweise dünnwandigen und daher nicht abgrenzbaren Bronchi werden durch die sich um sie herum ansammelnde interstitielle Flüssigkeit „eingerahmt“. Wenn man sie orthogonal getroffen sieht, erscheinen sie als weiße Ringe **(Abb. 10-18 A).** Diese oft auch als peribronchiale Manschette bezeichnete Erscheinung kann man wieder verschwinden sehen, sobald sich der Zustand des Patienten unter Therapie bessert, und das Lungeninterstitium vom eingelagerten Wasser befreit wird **(Abb. 10-18 B).** Die häufig bei Herzinsuffizienz auftretenden Pleuraergüsse können ein- und beidseitig vorkommen, am häufigsten jedoch auf der rechten Seite. Zunächst erscheinen die Lungen aufgrund des eingelagerten Wassers etwas verschwommen und weniger strahlentransparent als normal, und häufig zeigen sich bald darauf sogenannte Kerley-B-Linien (nach ihrem Erstbeschreiber benannt). Sie erscheinen als kurze, waagerecht ausgerichtete streifige Verdichtungen in unmittelbarer Nachbarschaft zur peripheren Lungenbegrenzung. Sie entsprechen den verdickten interlobulären Septen mit ihren erweiterten Lymphgefäßen und können bei Patienten mit häufigen Phasen von Herzinsuffizienz sogar irreversibel bestehen bleiben.

Bei schneller Einlagerung interstitieller Flüssigkeit dringt diese nicht selten auch in die Alveolen ein, und man beobachtet die Entwicklung eines alveolären **Lun-**

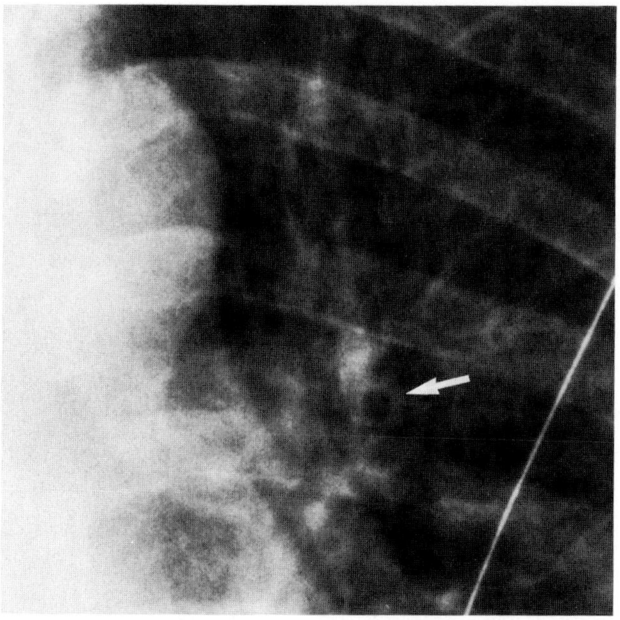

Abb. 10-18 A. Detailaufnahme der linken Hilusregion bei einem Patienten mit Lungenstauung. Achten Sie auf die verstärkte Gefäßzeichnung mit Ansammlung interstitieller Flüssigkeit um alle Hilusstrukturen herum, die zu einer verwaschenen Zeichnung der Gefäße und peribronchialen Verdichtungen *(Pfeil)* führt.

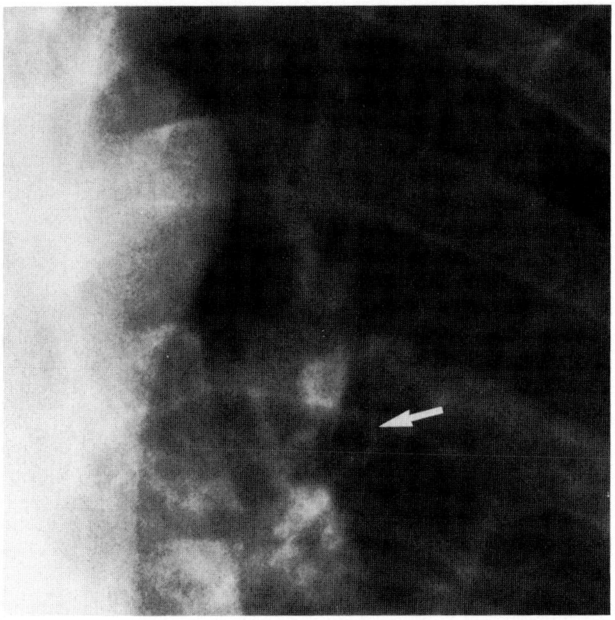

Abb. 10-18 B. Rückbildung der Stauungszeichen nach Therapie

genödems wie bei dem Patienten in **Abb. 10-19,** dessen linker Ventrikel aufgrund eines massiven Myokardinfarkts plötzlich insuffizient wurde. Ein Lungenödem kann aber auch durch andere Ursachen bedingt sein (z. B. durch „Überwässerung", Niereninsuffizienz, Herointoxitation, Rauchvergiftung oder Verbrennungen).

Ein Lungenödem kann einseitig oder beidseitig in unterschiedlicher Ausprägung vorkommen, führt aber in der Regel zu dem Ihnen wahrscheinlich bekannten schmetterlingsförmigen Bild mit symmetrischer Verteilung um die beiden Lungenhili. Bei plötzlicher Linksherzinsuffizienz kann es sehr schnell auftreten, es kann sich aber auch mit schon vorbestehenden, leichter ausgeprägten Röntgenbefunden einer Herzinsuffizienz überlagern. Schauen Sie sich an, wie die Hilusgefäße, die geradezu in interstitieller Flüssigkeit baden, in **Abb. 10-19** in den überlagerten Verdichtungen unzähliger flüssigkeitsgefüllter Alveolen verschwinden. Vergleichen Sie dazu die Hilusgefäße in **Abb. 10-16,** die unscharf und verschwommen geworden sind. Ein vergleichbarer, frühzeitiger Verlust der Randschärfe von Hilusgefäßen ist bei dem Patienten in **Abb. 10-18 A** zu erkennen. In **Abb. 10-18 B** sind die Gefäße nach gutem Ansprechen auf die Therapie aus ihrem Flüssigkeitsbett wieder hervorgetreten.

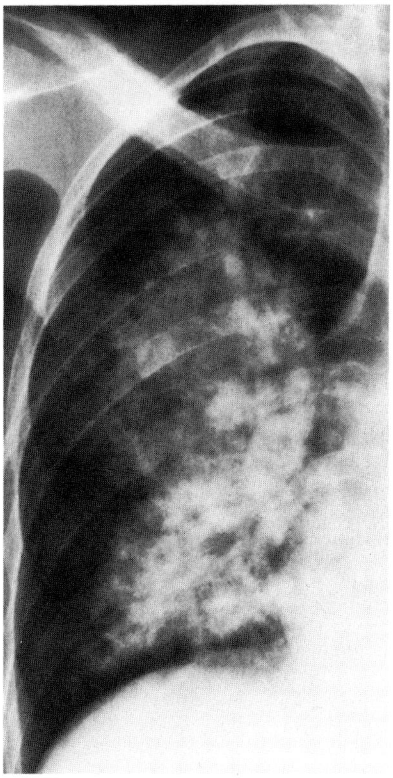

Abb. 10-19. Alveoläres Lungenödem mit typischer perihilärer Verteilung

Serienaufnahmen des Thorax sind ausgezeichnet geeignet, um den Verlauf einer Herzinsuffizienz zu verfolgen, und Sie werden sehen, daß die Aufnahmen sehr gut mit anderen klinischen Befunden übereinstimmen. Eine wichtige Voraussetzung ist jedoch eine gute Bildqualität.

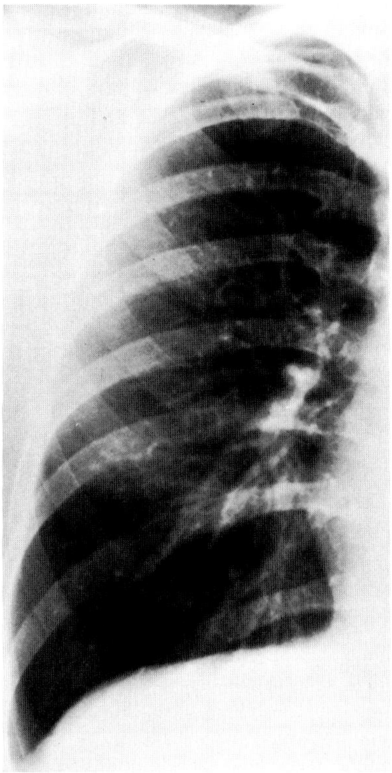

Abb. 10-20 A. Normale Lungengefäßzeichnung

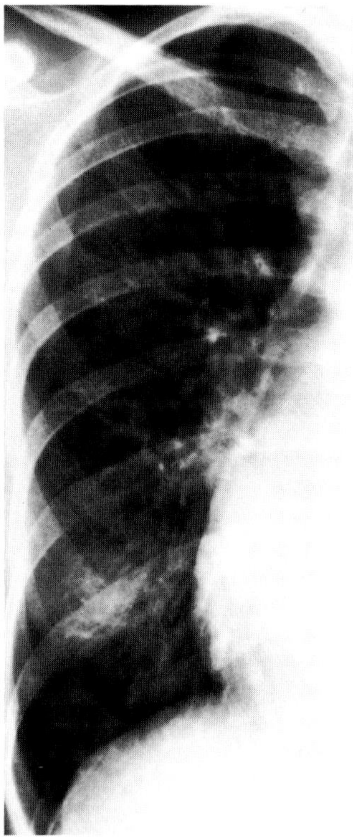

Abb. 10-20 B. Pulmonalvenöser Hochdruck

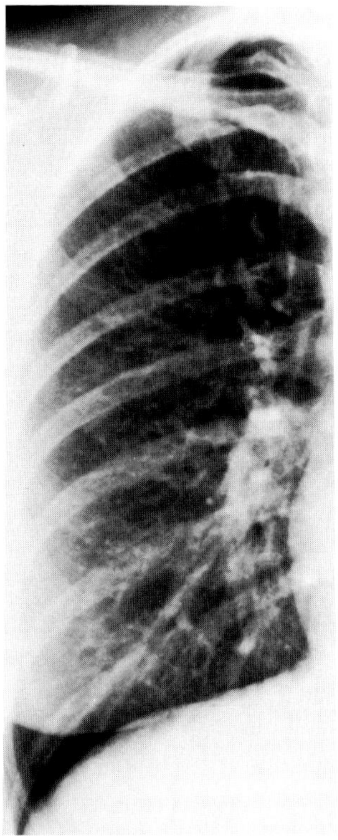

Abb. 10-20 C. Vermehrte pulmonale Durchblutung (bei Links-rechts-Shunt)

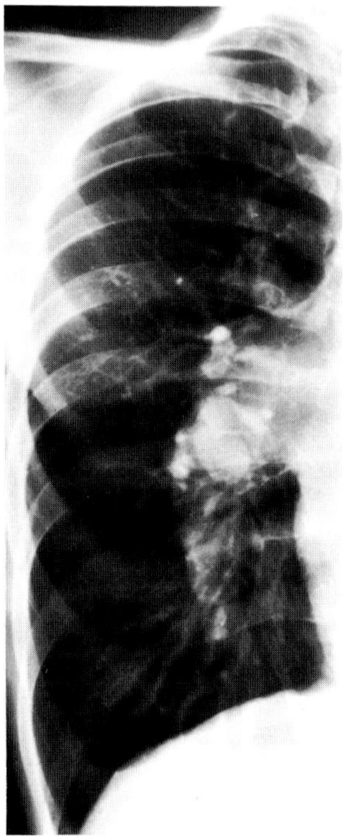

Abb. 10-20 D. Pulmonalarterieller Hochdruck

Veränderungen der pulmonalen Durchblutung

Normale pulmonale Durchblutung

Die pulmonale Durchblutung ist beim stehenden Patienten an der Lungenbasis sehr viel stärker ausgeprägt als in der Lungenspitze. Dies ist auch auf normalen Thoraxaufnahmen zu erkennen und teilweise dadurch bedingt, daß die Lunge kegelförmig ist und sich in dem größeren Gewebsvolumen an der Lungenbasis auch mehr Gefäße überlagern **(Abb. 10-20 A).**

Pulmonalvenöser Hochdruck

Das Bild der pulmonalvenösen Hypertonie wird gewöhnlich bei Patienten gesehen, bei denen eine linksventrikuläre Insuffizienz oder eine Behinderung in der Ausflußbahn des linken Vorhofs, etwa bei der Mitralstenose, vorliegt. Es zeichnet sich auf der Thoraxaufnahme durch eine Betonung der Oberlappengefäße bei gleichzeitig verminderter Prominenz der Unterlappengefäße (**pulmonale Umverteilung**) und verwaschene Hilusgefäße aus **(Abb. 10-20 B).** Bei einer kongestiven Herzerkrankung zeigt sich dieses Bild im Zusammenhang mit unterschiedlich ausgeprägtem interstitiellem oder alveolärem Lungenödem.

Vermehrte pulmonale Durchblutung

Eine erhöhte Lungendurchblutung kann bei Herz- und anderen Erkrankungen beobachtet werden. Bei Patienten mit angeborenem Herzfehler und einem Links-rechts-Shunt wird der kleine (Lungen-)Kreislauf ständig mit zusätzlichem Blut überladen, das aus den linken Herzkammern in die rechten zurückfließt. Gewöhnlich kommt dies beim Vorhof- oder Ventrikelseptumdefekt vor. Weniger häufig ist der zentrale Links-rechts-Shunt durch einen offenen Ductus arteriosus Botalli bedingt. Als Beispiel für eine nicht durch einen Herzfehler hervorgerufene vermehrte Lungendurchblutung sei eine arteriovenöse Fistel oder eine Mißbildung an irgendeiner anderen Körperstelle genannt.

Pulmonalarterieller Hochdruck

Die pulmonalarterielle Hypertonie wird durch Veränderungen hervorgerufen, die den Blutfluß durch das Kapillarbett der Lungen vermindern. Einige dieser Veränderungen sind selten (die Trikuspidalatresie), andere dagegen häufig (das Emphysem). Ein verengter Querschnitt des peripheren Gefäßbetts kann durch wiederholte Lungenembolien, Veränderungen mit Vasokonstriktion und durch länger vorhandene Shunts entstehen. Sie haben das Bildbeispiel des „beschnittenen Baums", das sich bei einem konstringierten arteriellen Gefäßbett findet, bereits in der Segmentarteriographie **(Abb. 4-17)** gesehen. Wie Sie erwarten würden, zeigen die Lungen bei solchen Patienten eine verminderte Durchblutung, die Sie exemplarisch in **Abb. 10-20 D** dargestellt sehen. Beachten Sie, daß die Gefäßstämme des Hilus als Folge des zusammengeschrumpften peripherarteriellen Gefäßbettes enorm erweitert sind.

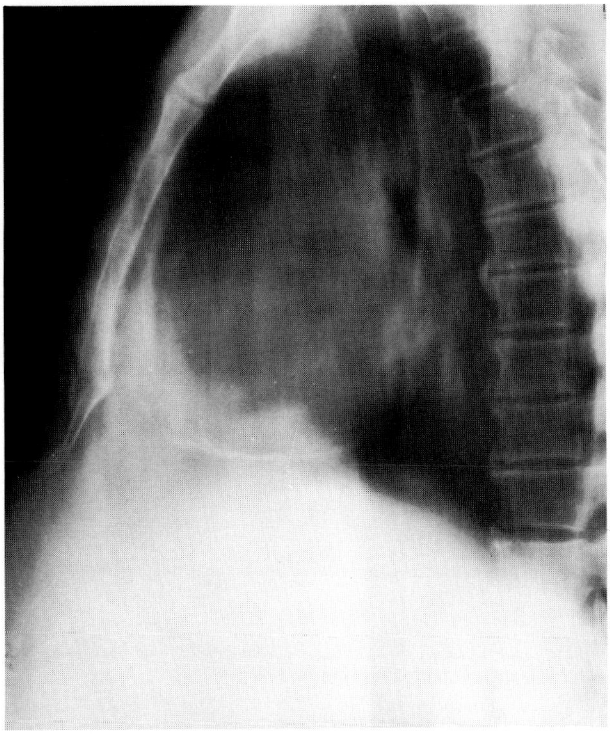

Abb. 10-21. Seitliches Tomogramm durch den Thorax mit Perikardverkalkungen bei einem Patienten mit Pericarditis constrictiva.

Verkalkungen des Herzens

Verschiedene Teile des Herzens können verkalken, darunter die Klappensegel, die Klappenringe, die Koronararterien, Ventrikelaneurysmen und das Perikard. Ebenso können Thromben des linken Vorhofs und Herztumoren verkalken. Große Verkalkungszonen können häufig auf Leeraufnahmen gesehen werden, aber die meisten Verkalkungen sind klein und können am sich bewegenden Herzen nur mit der Durchleuchtung oder anderen Techniken entdeckt werden. **Abbildung 10-21** zeigt eine um das Herz gelegene schalenförmige Verkalkung bei einem Patienten mit konstriktiver Perikarditis. Die Herzdurchleuchtung ist heutzutage weitgehend durch die **Echokardiographie** abgelöst worden, die genauere Information über das Innere des schlagenden Herzens bietet, ohne ionisierende Strahlen zu benutzen.

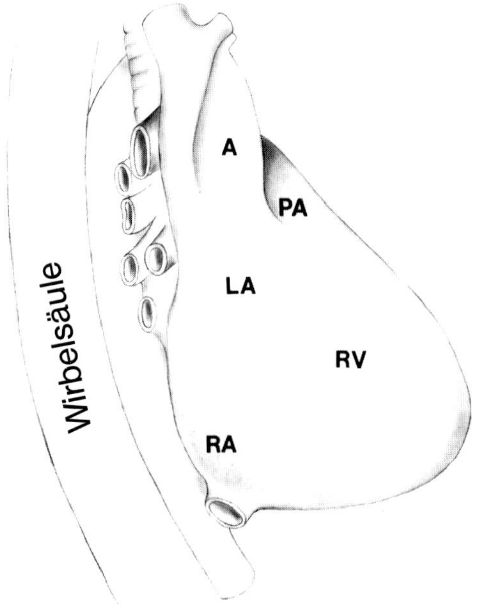

Abb. 10-22 A. Lage des Herzens bei einer rechtsanliegenden Schrägaufnahme (RAO) (A = Aorta; PA = Pulmonalarterie; LA = linker Vorhof; RA = rechter Vorhof; RV = rechter Ventrikel). Die **Abb. 10-23** und **10-24** *(unten)* zeigen Ihnen die Position des Patienten, wie er mit seiner rechten ventrolateralen Thoraxfläche der Filmkassette anliegt.

Die Anatomie der Herzoberfläche

Rechts- und linksanliegende Schrägaufnahmen

Die rechts- und linksanliegenden Schrägaufnahmen des Thorax werden immer noch gebraucht, so daß es erforderlich ist, sich mit ihnen auszukennen. Übrigens werden im üblichen Sprachgebrauch häufig die englischen Begriffe *right anterior oblique* (RAO) und *left anterior oblique* (LAO) verwendet. Versuchen Sie, die Aussagekraft der beiden Projektionen anhand dieser und der auf den nächsten beiden Doppelseiten wiedergegebenen Abbildungen nachzuvollziehen. Betrachten Sie die Angiokardiogramme (nächste Doppelseite) und machen Sie sich klar, wie sich die verschiedenen kontrastmittelgefüllten Kammern in der frontalen Aufsicht darstellen, zunächst zu einem Zeitpunkt, an dem der dichte Kontrastmittelbolus die rechten Herzhöhlen und den Truncus pulmonalis passiert, und später, wenn er aus den Lungen zurückströmt und die linken Herzhöhlen und die Aorta füllt.

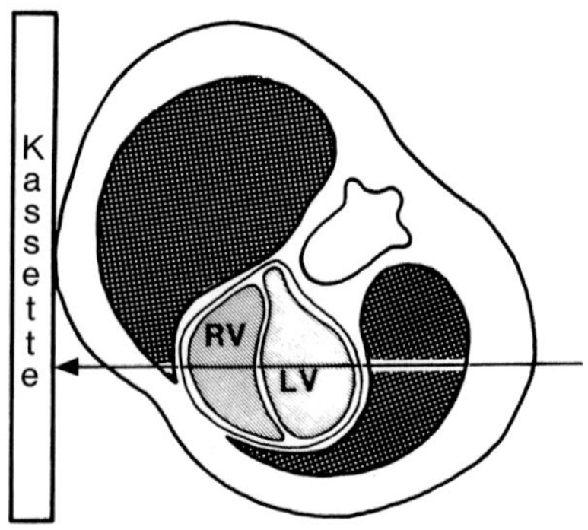

Abb. 10-23

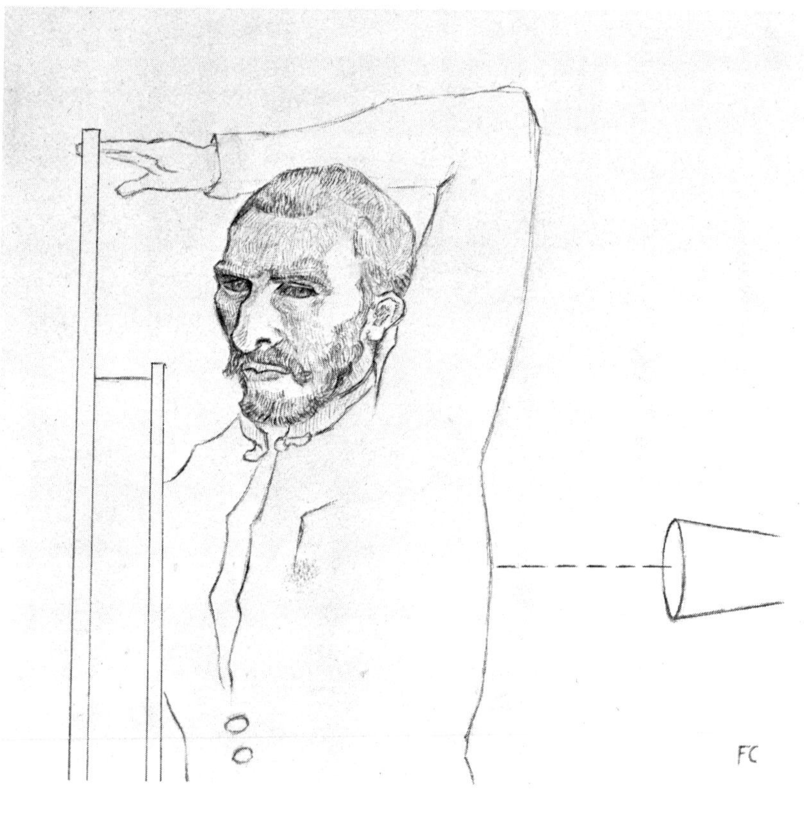

Abb. 10-24

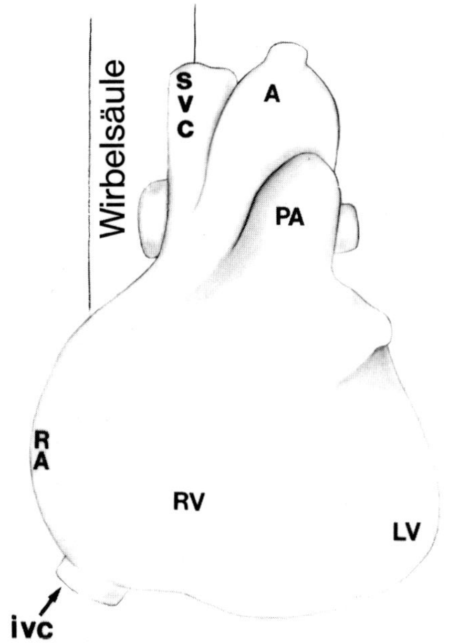

Abb. 10-22 B. Die Herzoberfläche, wie sie bei einer normalen Thoraxaufnahme erscheinen würde (leicht perspektivisch). A = Aorta; PA = Arteria pulmonalis; SVC = Vena cava superior; RA = rechter Vorhof; RV = rechter Ventrikel; LV = linker Ventrikel; IVC = Vena cava inferior

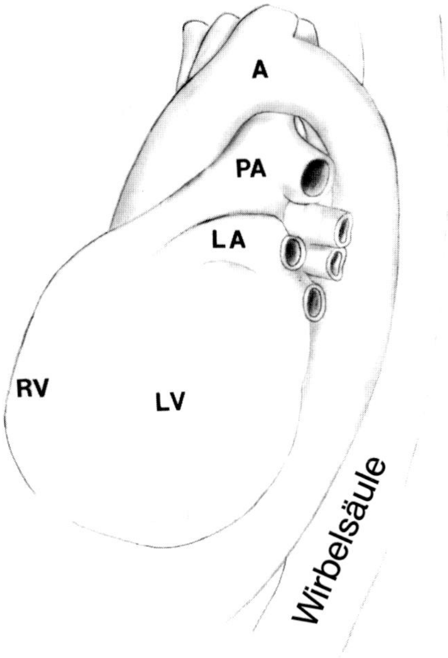

Abb. 10-22 C. Die Lage des Herzens bei einer linksanliegenden Schrägaufnahme (LAO)

Abb. 10-25 und **10-26** *(unten)* demonstrieren die Position der Patienten bei dieser Aufnahme. Seine linke ventrolaterale Thoraxfläche liegt der Filmkassette am nächsten.

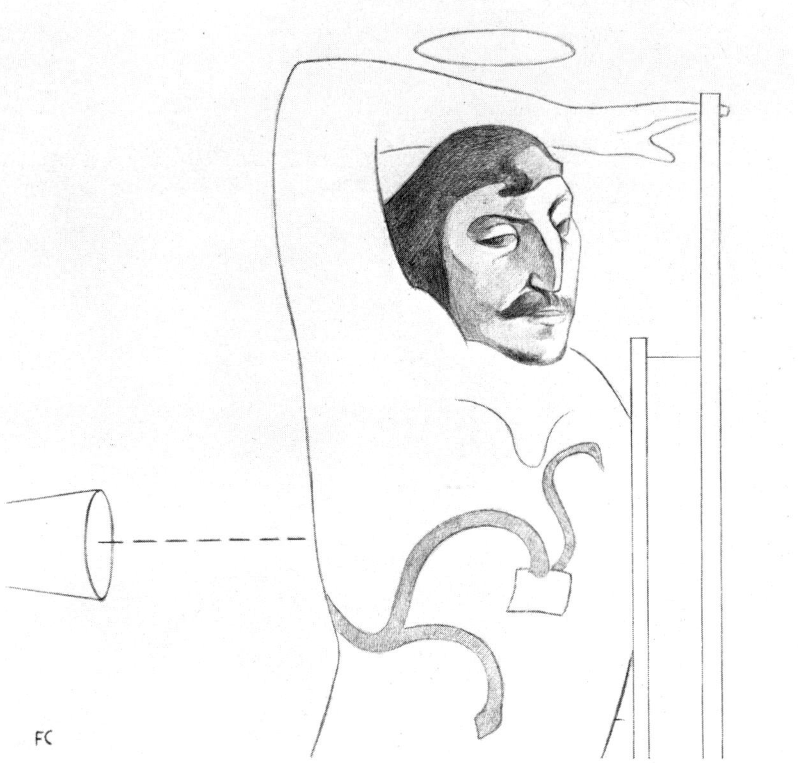

Abb. 10-25

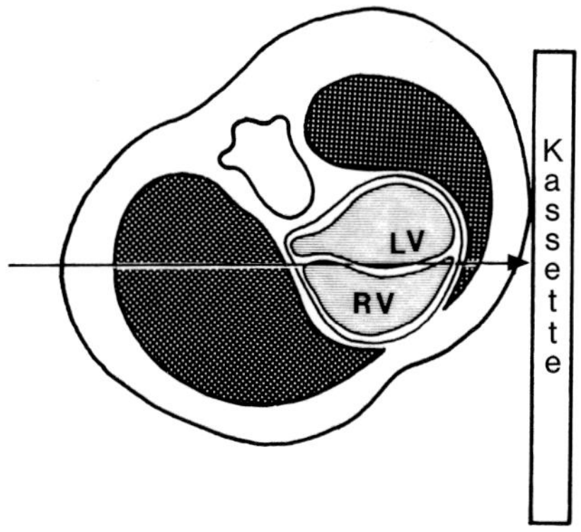

Abb. 10-26

Wie man rechts- und linksanliegende Schrägaufnahmen erkennt

Auf einer normalen rechtsanliegenden Schrägaufnahme (RAO) liegt das Herz (von Ihnen aus gesehen) auf der rechten Seite der Wirbelsäule und wirkt dreieckig mit einer flachen hinteren Oberfläche. Auf der linksanliegenden Schrägaufnahme (LAO) liegt das Herz umgekehrt linksseitig der Wirbelsäule und wirkt eher zwiebelförmig mit einer rundlichen hinteren Oberfläche.

Drei Projektionen beim selben Patienten

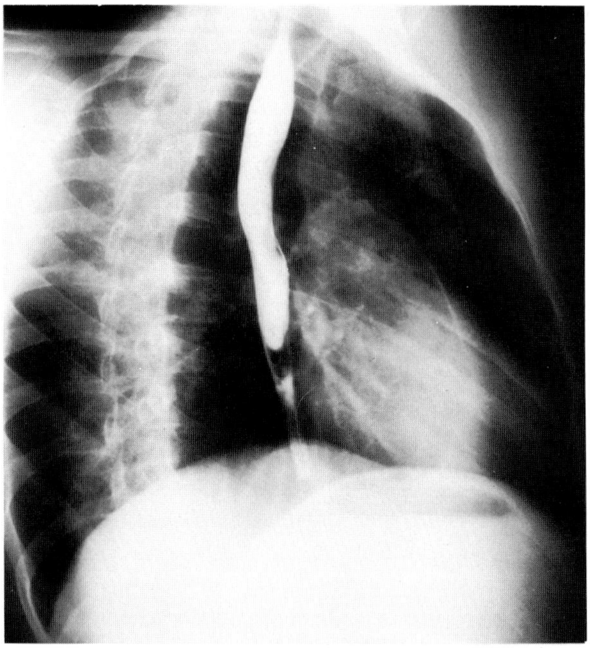

Abb. 10-27 A. Rechtsanliegende Schrägaufnahme (RAO)

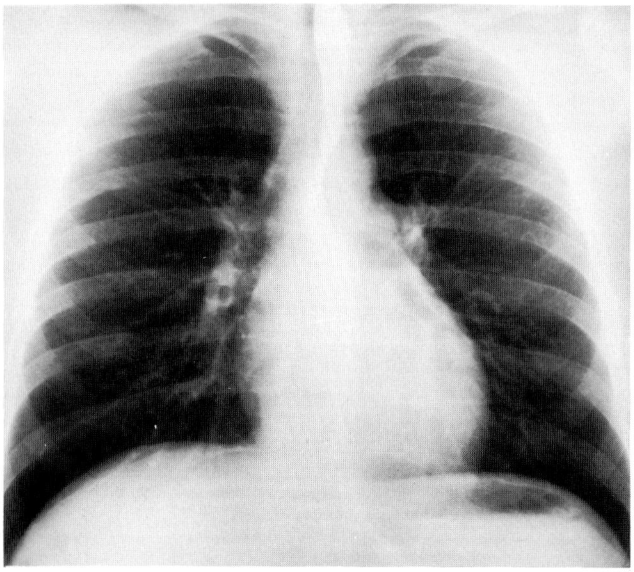

Abb. 10-27 B. Posteroanteriore Aufnahme

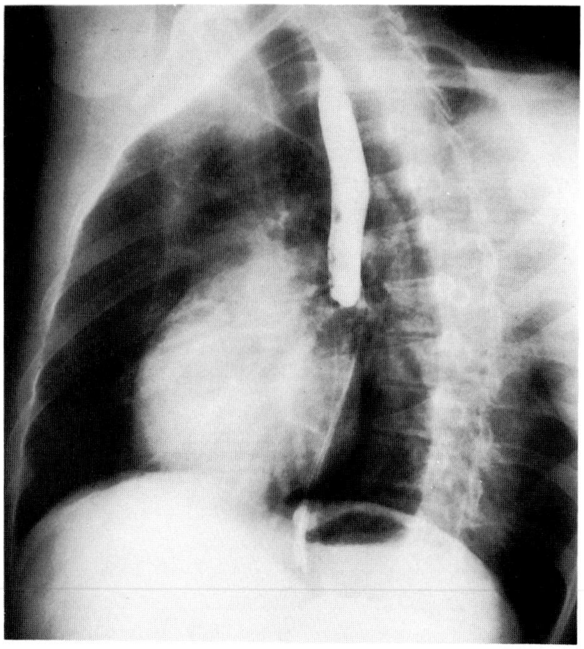

Abb. 10-27 C. Linksanliegende Schrägaufnahme (LAO)

Angiokardiogramme zeigen das Innere des Herzens

Das Innere der vier Herzkammern kann röntgenologisch durch die Angiokardiographie dargestellt werden. Bei dieser Untersuchung wird ein Katheter perkutan entweder über die Vena femoralis oder eine Armvene eingeführt und soweit vorgeschoben, daß seine Spitze im rechten Vorhof liegt. Dann werden ein Kontrastmittelbolus injiziert und gleichzeitig in schneller Folge Röntgenaufnahmen angefertigt, normalerweise im p.a. Strahlengang. Wenn das Kontrastmittel die rechte Herzseite anfärbt, spricht man von der Dextrophase, und ein zu dieser Zeit aufgenommenes Bild ist ein **Dextrokardiogramm (Abb. 10-28 A).** Der Pfeil zeigt auf die linke Unterlappenarterie. Beachten Sie, daß der dünnwandige rechte Vorhof den größten Teil des rechten Herzrandes bildet. Die Einkerbungen an der Begrenzung des rechten Ventrikels sind Herzmuskeltrabekeln. Erinnern Sie sich noch, daß der rechte Ventrikel stärker trabekuliert ist als der linke? Vergleichen Sie beide Ventrikel auf diesen Bildern. Wenn Sie sorgfältig hinsehen, können Sie die Lage der Pulmonalklappe erkennen.

Das **Lävakardiogramm** oder **Sinistrokardiogramm** in **Abb. 10-28 B** wurde aufgenommen, nachdem der Kontrastmittelbolus den pulmonalen Kreislauf passiert hat und wieder zum linken Herzen zurückgekommen ist, wo er die linken Herzbinnenräume anfärbt. Der Pfeil deutet auf die den linken Unterlappen drainierende Vene, die direkt in den linken Vorhof führt. Zu diesem Zeitpunkt ist die Aorta nur relativ schwach kontrastiert. Achten Sie darauf, daß der linke Ventrikel den linken Herzrand bildet.

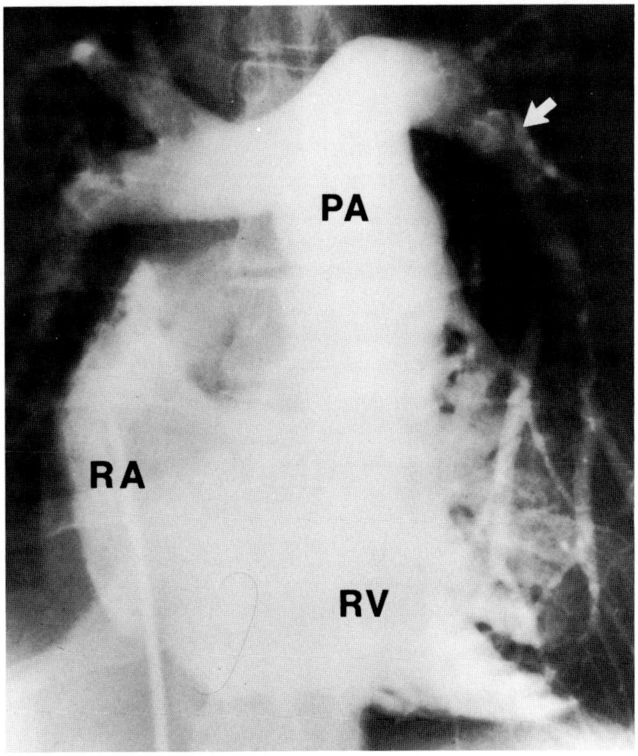

Abb. 10-28 A. Dextrokardiogramm. PA = Arteria pulmonalis; RA = rechter Vorhof; RV = rechter Ventrikel

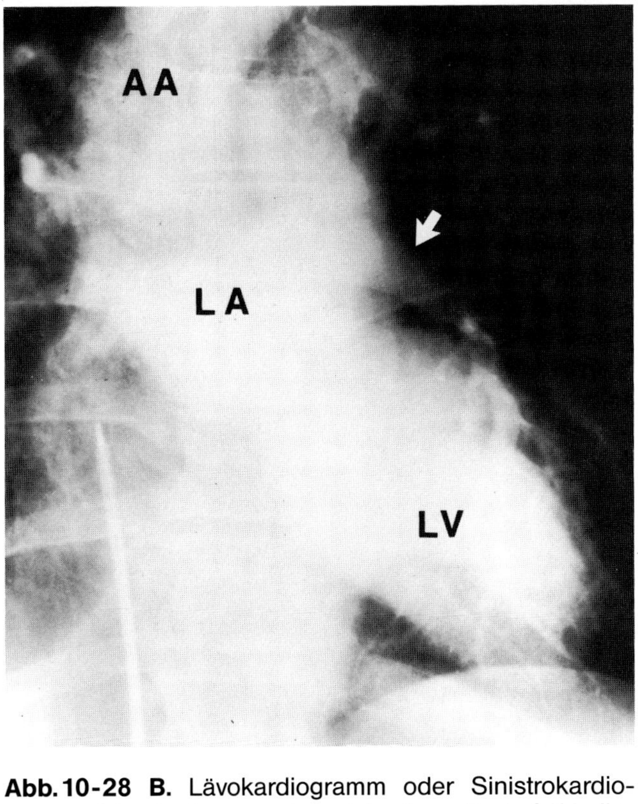

Abb. 10-28 B. Lävokardiogramm oder Sinistrokardiogramm. AA = Aorta ascendens; LA = linker Vorhof; LV = linker Ventrikel; Pfeil = linke Unterlappenvene

Die Koronarangiographie

Die Koronarangiographie wird gewöhnlich bei Patienten mit Symptomen einer Myokardischämie durchgeführt. Über die Arteria femoralis oder die Arteria brachialis wird unter Durchleuchtungskontrolle ein Katheter so geführt, daß seine Spitze im Ostium des rechten oder linken Koronararterien-Hauptstamms zu liegen kommt. Gleichzeitig mit der Kontrastmittelinjektion in die Arterie wird in den Standardprojektionen ein Röntgenfilm mit hoher Bildfrequenz aufgenommen. Wenn nötig, werden zur besseren Darstellung des Arterienverlaufs auch noch zusätzliche Projektionen angefertigt. Durch Arteriosklerose hervorgerufene Stenosen und Verschlüsse werden auf diese Weise präzise erkannt und lokalisiert.

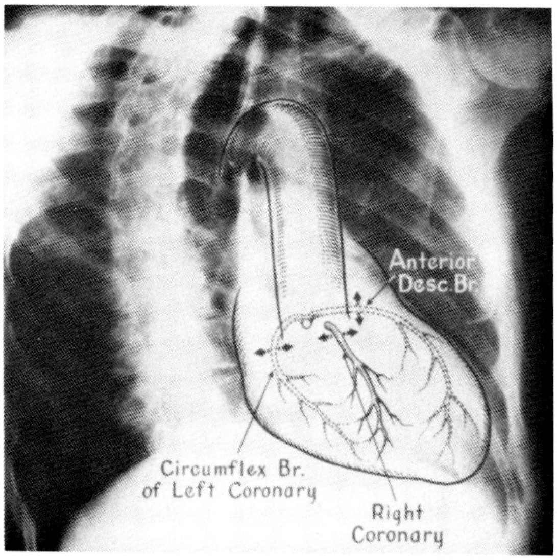

Abb. 10-29 A. Anatomie der Koronararterien in rechtsanliegender Schrägaufnahme (RAO)

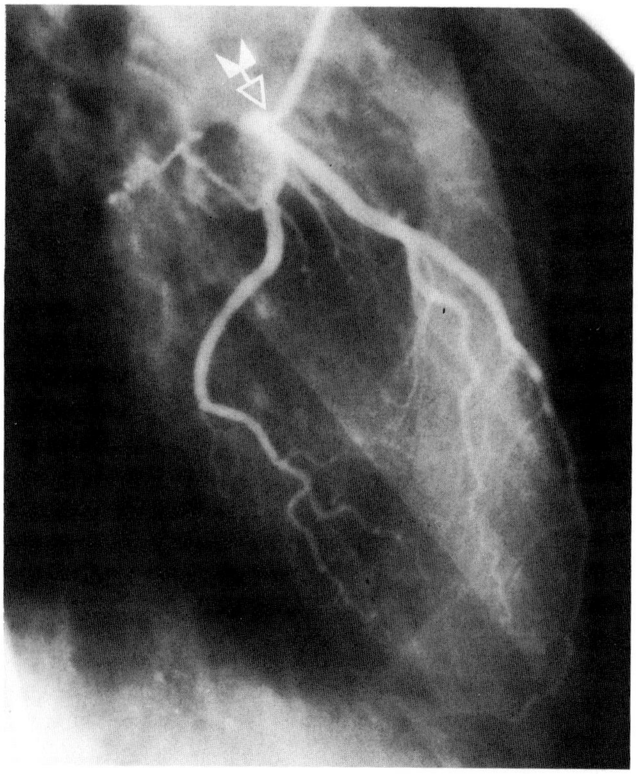

Abb. 10-30. Normale linksseitige Koronarangiographie (in rechtsanliegender Schrägprojektion, RAO). Bei diesen Aufnahmen zeigt der *offene Pfeil* auf die Katheterspitze im Ostium der linken Koronararterie.

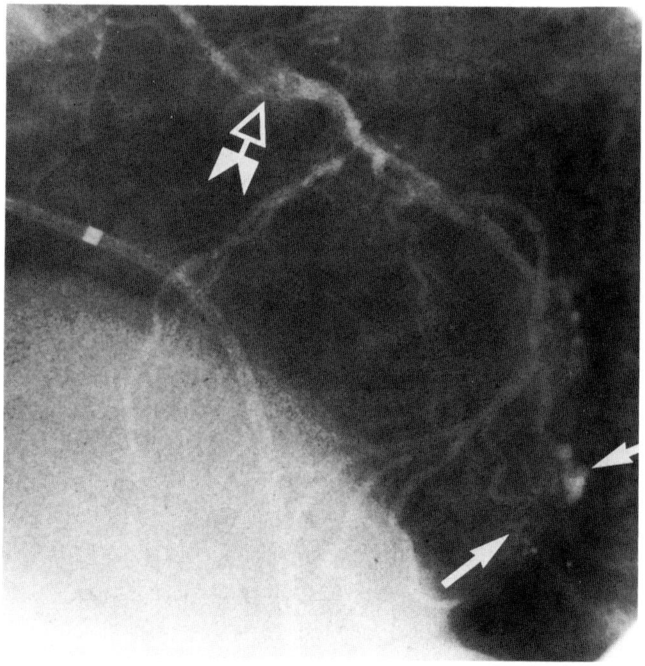

Abb. 10-31. Diffus arteriosklerotisch veränderte linke Koronararterie. Achten Sie auf die Lumeneinengung des gesamten Gefäßbaums, die multiplen Stenosen und die Ausbildung von geschlängelten Kollateralästen (*Pfeile*).

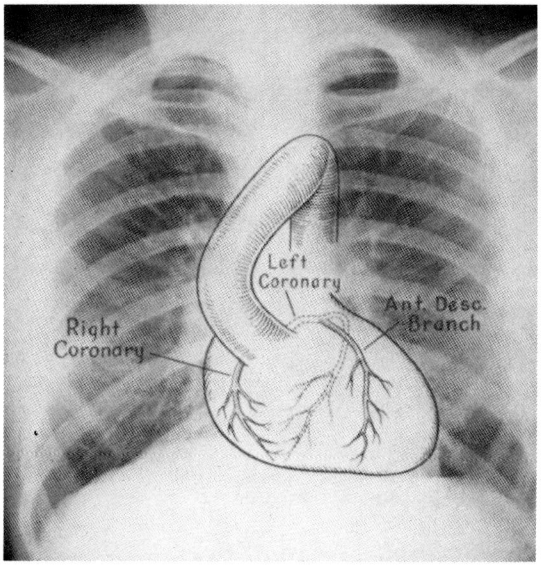

Abb. 10-29 B. Anatomie der Koronararterien in p.a. Projektion

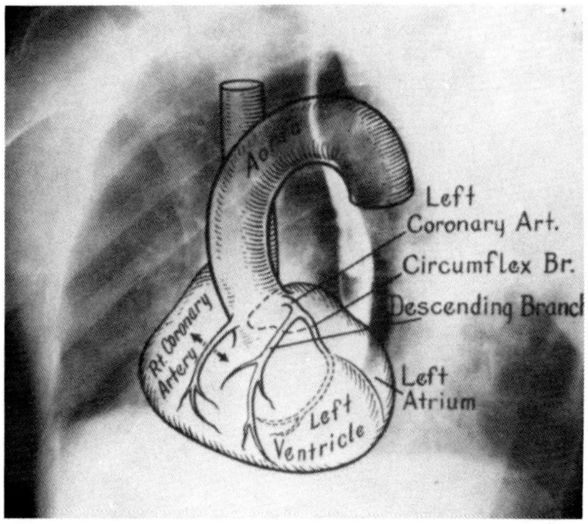

Abb. 10-29 C. Anatomie der Koronararterien in linksanliegender Schrägaufnahme (LAO)
Left Coronary Art. = A. coronaria sinistra; Circumflex Br. = Ramus circumflexus; Left Ventricle = linker Ventrikel; Left Atrium = linker Vorhof; Rt. (Right) Coronary Artery = A. coronaria dextra; Anterior (Ant.) Descending (Desc.) Branch (Br.) = Ramus descendens anterior (Ramus interventricularis)

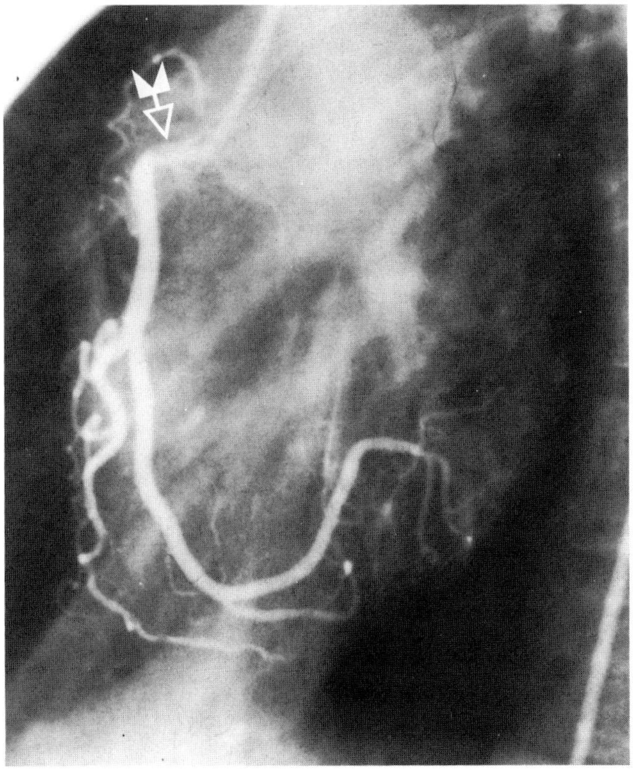

Abb. 10-32. Normale rechtsseitige Koronarangiographie (in linksanliegender Schrägprojektion, LAO)

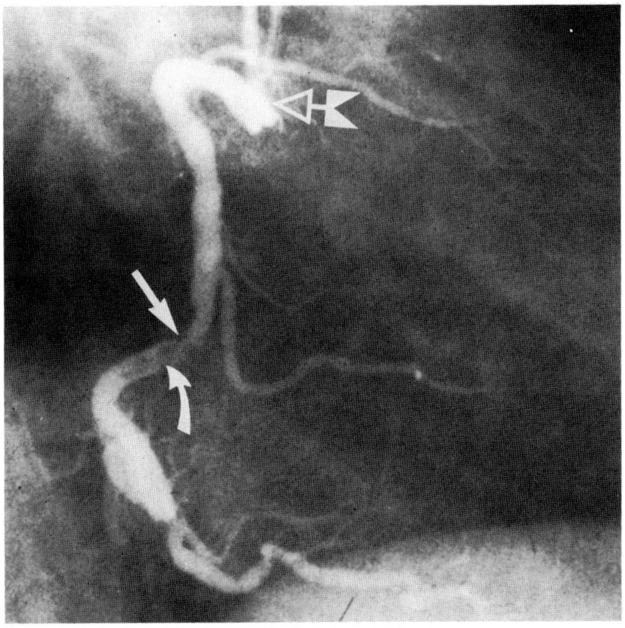

Abb. 10-33. Arteriosklerotisch veränderte rechte Koronararterie bei einem Patienten mit akutem Myokardinfarkt. Beachten Sie die enge Stenose *(gerader Pfeil)* mit intraluminalem Thrombus *(gebogener Pfeil)* direkt distal der Stenose.

Klassische Formveränderungen bei Vergrößerung von Herzkammern

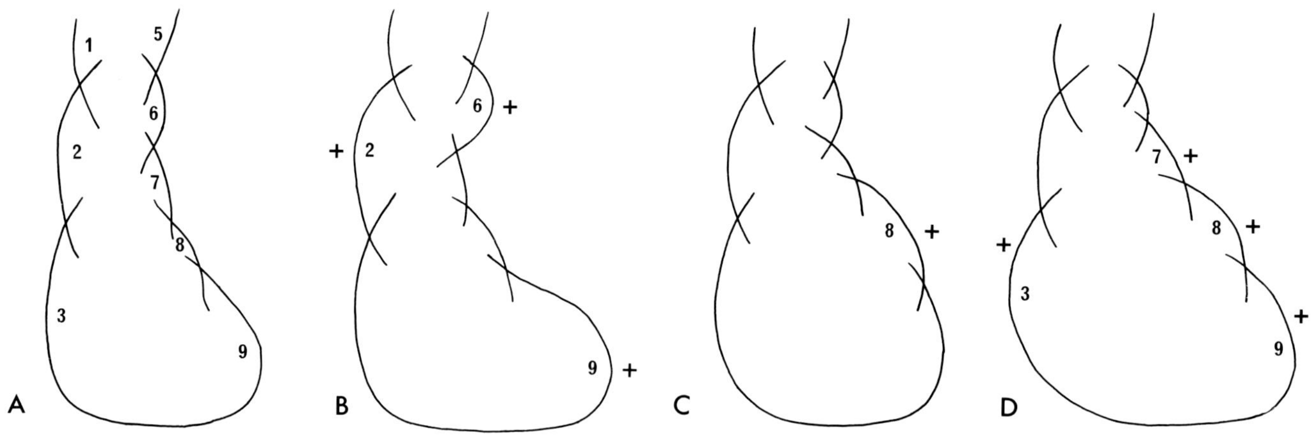

Abb. 10-34. Veränderungen der Herzform bei verschiedenen Kammervergrößerungen. Die Formveränderungen sind bezogen auf die neun sich überschneidenden Bögen, die die Kontur des Herzens und der großen Gefäße in der p.a. Projektion ausmachen (vgl. mit Abb. 8-2). Hinweis: Die normalerweise sehr schlanke Portion zwischen den Bögen 6 und 9 wird oft auch als Herztaille bezeichnet.

Bei Ihrem Blick auf die Herzschatten in **Abb. 10-29** auf der vorhergehenden Seite haben Sie die Tatsache akzeptiert, daß sowohl die Herzgröße als auch die Herzform normal waren.

Versuchen Sie sich nun einmal vorzustellen, welche Größen- und Formveränderungen des Herzens sich bei zunehmender Vergrößerung des linken Ventrikels einstellen würden. Beschreiben Sie die zu erwartende Formveränderung des Herzens bei schon lange bestehender Widerstandserhöhung in der Ausflußbahn des linken Ventrikels, wie etwa bei der valvulären Aortenstenose, der Aortenisthmusstenose oder einem systemischen Hypertonus. Die röntgenologisch erkennbaren Veränderungen sind ein ausladender linker Ventrikel auf der p.a. Aufnahme nach links **(Abb. 10-34 B)** und auf der Seitaufnahme nach dorsal. Die dorsale Oberfläche des Herzens sollte auf der Seitaufnahme normalerweise nicht die Wirbelsäule erreichen; bei fortgeschrittener Herzerkrankung mit Vergrößerung des linken Ventrikels, insbesondere bei kardialer Dekompensation, überlagert sich die dorsale Herzoberfläche häufig bis zu einem gewissen Grad mit der Wirbelsäule.

Stellen Sie sich nun vor, daß der linke Vorhof vergrößert ist, wie es bei einem Patienten mit Mitralklappenfehler, sei es Stenose oder Insuffizienz, zu erwarten ist. Welche Veränderungen des Herzschattens würden Sie auf der p.a. Aufnahme erwarten? Berücksichtigen Sie, daß der linke Vorhof dorsal eben unterhalb der Karina und höher als die Hauptkammern liegt. Wenn er größer wird, verursacht er eine Erweiterung des Herzens in Höhe der sogenannten Herztaille und führt zu der in **Abb. 10-34 C** skizzierten Form mit Vergrößerung des Bogen 8. Im links schräganliegenden Bild wird das normalerweise offene Aortenfenster zwischen der aszendierenden und deszendierenden Aorta durch den vergrößerten Vorhof ausgefüllt. Eine gut belichtete p.a. Aufnahme läßt eine Aufspreizung der luftgefüllten Trachealbifurkation erkennen, wobei die Vergrößerung des subkarinalen Winkels normalerweise durch Anhebung des auf dem erweiterten linken Vorhof reitenden linken Hauptbronchus zustandekommt.

Auf der rechtsanliegenden Schrägaufnahme wird die Verlagerung des Ösophagus nach dorsal erkennbar (s. **Abb. 10-35 B**). Dem Patienten wurde eine Bariumpaste zu schlucken gegeben, die den direkt der dorsalen Herzoberfläche anliegenden Ösophagus sichtbar macht. Normalerweise liegt der Ösophagus direkt vor der Wirbelsäule, nahe der Mittellinie.

Wenn sich der linke Vorhof bei einem **Mitralvitium** vergrößert, so wölbt er sich auf der p.a. Aufnahme in Höhe

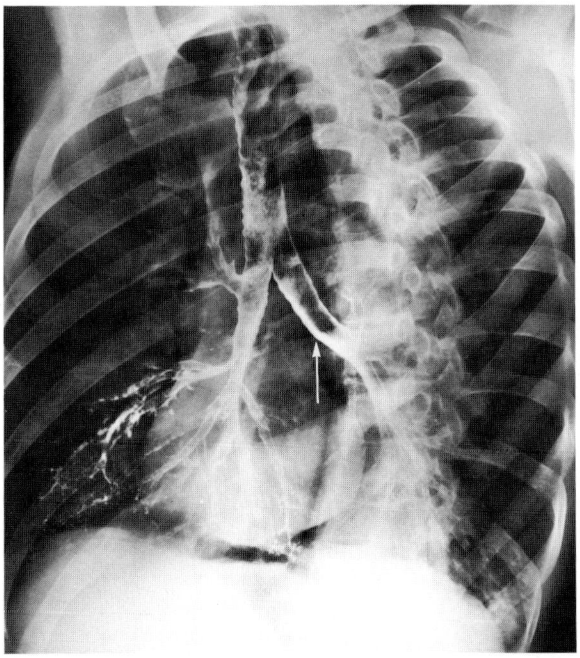

Abb. 10-35 A. Linksanliegende Schrägaufnahme (LAO), angefertigt bei einer Bronchographie: normaler subkarinaler Winkel. Die Karina sitzt direkt dem linken Vorhof auf, und wenn dieser dilatiert, wird der linke Hauptbronchus *(Pfeil)* angehoben, der subkarinale Winkel vergrößert sich.

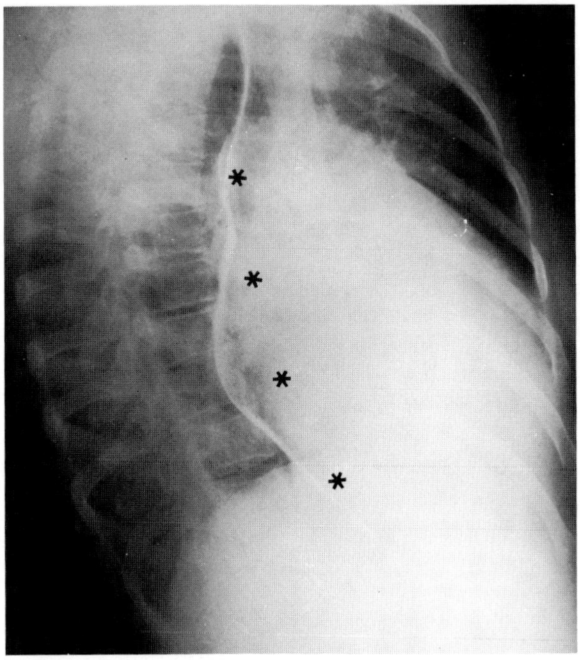

Abb. 10-35 B. Rechtsanliegende Schrägaufnahme (RAO) bei einem Patienten mit Mitralklappenvitium und Herzinsuffizienz. Dorsalverlagerung des bariumgefüllten Ösophagus durch den dilatierten linken Vorhof. Die *Sterne* geben den normalen Verlauf des Ösophagus an.

der linken Herztaille nach lateral vor, so daß die linke Herzkontur an dieser normalerweise oft konkaven Stelle konvex wird. Der Vorhof dehnt sich aber auch zur rechten Seite aus, so daß seine Begrenzung am *rechten* Herzrand sichtbar wird, teilweise oberhalb des rechten Vorhofschattens und teilweise diesen überlappend, so daß sich eine Doppelkontur (auch Vorhofschlagschatten genannt) abzeichnet, die häufig als klassisches Zeichen einer linken Vorhofvergrößerung genannt wird **(Abb. 10-35 C).**

Beachten Sie bei dieser Abbildung auch, daß außer der linken Vorhofvergrößerung eine Ausdehnung des linken Ventrikels nach links zu erkennen ist (s. dazu auch **Abb. 10-34 D**), die einer Vergrößerung des linken Ventrikels bei lange bestehendem Mitralvitium (vor allem bei Mitralinsuffizienz) entspricht. Sie ist in der Regel Folge einer Überlastung des linken Ventrikels, der bei einer schlecht oder gar nicht schließenden Mitralklappe den Rückfluß von Blut in den linken Vorhof zu kompensieren versucht. Vergrößerungen des linken Ventrikels findet man aber auch bei Patienten mit **kombinierten Aorten- und Mitralvitien**, bei denen der erhöhte Widerstand und/oder die Insuffizienz einer deformierten Aortenklappe eine zusätzliche Belastung des linken Ventrikels darstellen.

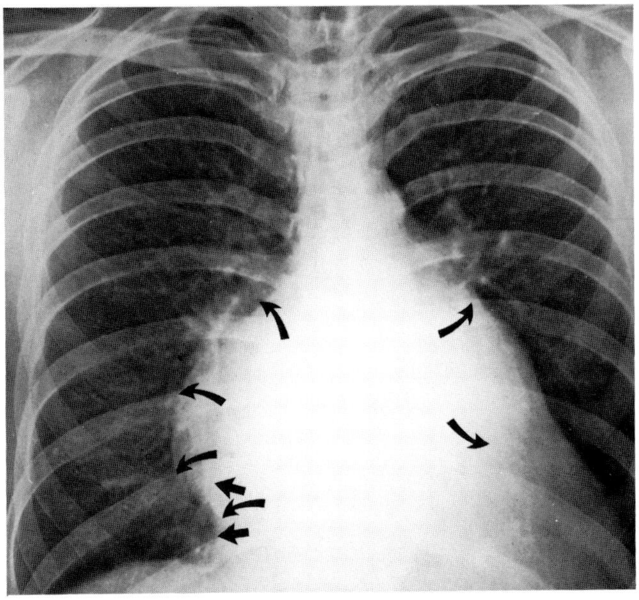

Abb. 10-35 C. Posteroanteriore Aufnahme eines Patienten mit Mitralinsuffizienz und riesigem linken Vorhof (durch die *gebogenen Pfeile* gekennzeichnet), der links- und rechtsseitig zu erkennen ist. Der Rand des rechten Vorhofs wird durch zwei *gerade Pfeile* gekennzeichnet. So entsteht die typische Doppelkontur im Bereich des rechten Herzrandes, die bei fortgeschrittenen Mitralvitien häufig beobachtet wird.

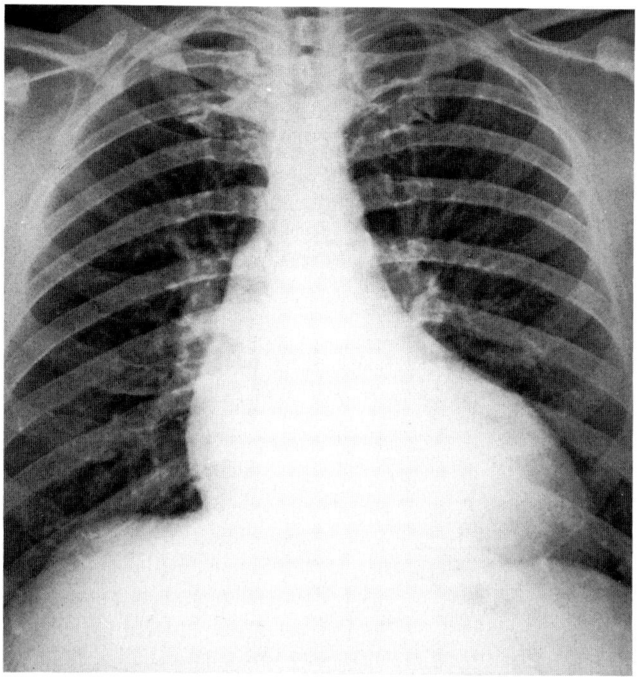

Abb. 10-36

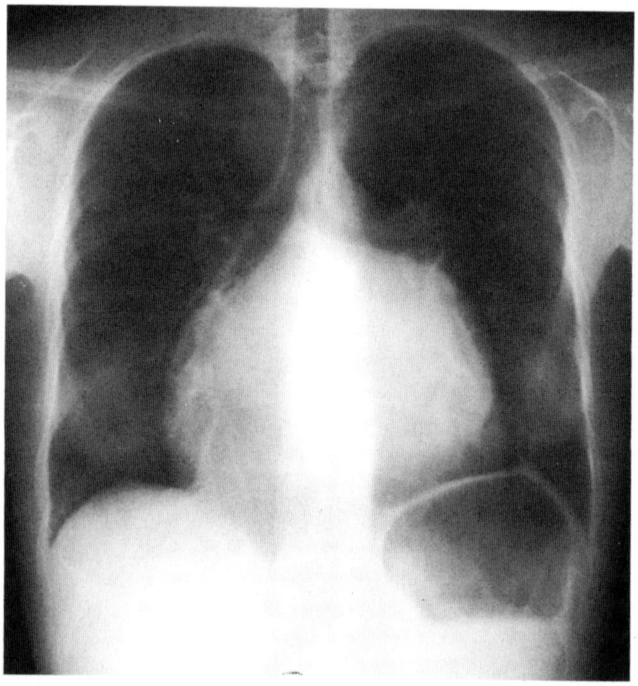

Abb. 10-37

Beurteilungsprobleme

Versuchen Sie, vor dem Lesen des Textes die vier Herzen auf dieser Doppelseite zu analysieren.

Sie bekommen nun langsam ein Gefühl für die grundsätzlichen Formunterschiede bei Herzen mit überwiegend linksventrikulärer Vergrößerung und solchen mit erweitertem linkem Vorhof. Dies sind die wichtigsten Herzkammervergrößerungen, die Sie erkennen müssen. Wenn Sie anhand der p.a. Aufnahme den Verdacht haben, daß eine dieser Kammervergrößerungen vorliegt, so müssen Sie sich anhand von Seitaufnahme und eventuell Schrägaufnahmen vergewissern.

Der Patient in **Abb. 10-36** weist eine meßbare Vergrößerung des Herzens mit einer Form auf, die Sie an eine linksventrikuläre Vergrößerung denken läßt. Sie haben die schmale, konkave Herztaille ebenso beachtet wie die weit nach links reichende Herzspitze, was auf der Seitaufnahme mit einem Ausladen des linken Ventrikels nach dorsal einhergehen würde. Dieser Patient hat den klassischen Auskultationsbefund eines kombinierten **Aortenvitiums** (mit Stenose und Insuffizienz), wahrscheinlich rheumatischer Genese. Beachten Sie die flache Kontur des Aortenbogens.

Formveränderungen des Herzens durch Vergrößerung der *rechten* Herzhöhlen sind sehr viel schwieriger zu erkennen. Der rechte Vorhof wird, wie Sie erwarten können, bei einer Trikuspidalatresie enorm dilatiert sein. Wir geben Ihnen hierzu kein Bildbeispiel, da diese Erkrankung außerordentlich selten ist. Der rechte Ventrikel ist beim **Cor pulmonale** und bei der **Pulmonalklappenstenose** vergrößert. Wenn dies der Fall ist (wie Sie bereits in **Abb. 10-15** gesehen haben), kann das Herz auf der p.a. Aufnahme trügerisch normal aussehen, oder der normale linke Ventrikel wird nach links verlagert (da der rechte Ventrikel vorne liegt, sieht man ihn in der p.a. Aufnahme meist nicht randbildend). Bei der Betrachtung der Seitaufnahme werden Ihnen jedoch der ausgefüllte (normalerweise transparente) untere Retrosternalraum und die flache dorsale Kontur des Herzens auffallen, die sich deutlich von der rundlichen dorsalen Vorwölbung bei Vergrößerung des linken Ventrikels unterscheidet. Natürlich beschränkt man sich heutzutage in der Radiologie nicht auf die Informationen einer normalen Thoraxaufnahme. CT und MRT haben neue Maßstäbe für die Genauigkeit gesetzt, mit der man die Größe der Herzbinnenräume, die Dicke der Herzwände und Veränderungen der Herz- und Klappenfunktion beurteilen kann, wie Sie auf den folgenden Seiten noch sehen werden.

Der Patient in **Abb. 10-37,** dessen p.a. Aufnahme mit sehr hoher Anodenspannung angefertigt wurde, weist eine eindeutig meßbare Herzvergrößerung auf, und darüber hinaus können Sie die Luft in Karina und Hauptbronchien und damit den durch Anheben des linken Hauptbronchus deutlich vergrößerten subkarinalen Winkel erkennen. Bei diesem Patienten mit deutlich dilatiertem linken Vorhof wurden auskultatorisch die typischen Geräusche für eine Mitralstenose und -insuffizienz gefunden. Es ist das klassische Beispiel eines **Mitralherzens**.

Der linke Herzrand kann bei jungen Menschen manchmal eine begradigte oder sogar gering konvexe Herztaille aufweisen, so daß Sie sich davor in acht nehmen müssen, eine Begradigung des linken Herzrandes immer als Zeichen einer Vergrößerung des linken Vorhofs anzusehen. Denken Sie auch daran, daß das Ausfüllen der normalerweise konkaven Taille sowohl durch eine eher dorsal gelegene Struktur (wie bei der Erweiterung des linken Vorhofs) als auch durch eine mehr ventral gelegene Struktur (wie bei allen Krankheitsbildern, die eine Erweiterung des linken Pulmonalarterienhauptstammes hervorrufen, etwa die poststenotische Dilatation bei der Pulmonalklappenstenose oder die Dilatation bei einem offenen Ductus arteriosus Botalli) bedingt sein kann.

Die Patientin in **Abb. 10-38** hat eine **Mitralstenose** und **-insuffizienz**, also ein kombiniertes Mitralvitium. Sie weist eine meßbare Herzvergrößerung, eine Anhebung des linken Hauptbronchus direkt oberhalb der linken achten Rippe und eine Doppelkontur am rechten Herzrand auf, also alle klassischen Zeichen des vergrößerten linken Vorhofs bei einem Mitralvitium. Sie war dyspnoisch wegen einer beginnenden Dekompensation des Kreislaufs. Die Patientin in **Abb. 10-39** hingegen war wegen eines beginnenden Asthmaanfalls kurzatmig; es bestand eine lange Asthmaanamnese. Sie hat sicherlich eine verstrichene Herztaille, jedoch keinen Hinweis auf eine Herzvergrößerung und keinen klinischen Anhalt für eine Herzerkrankung. Die verstrichene Herztaille wird in diesem Fall wahrscheinlich durch die Erweiterung des linken Pulmonalarterienhauptstammes infolge eines während der Asthmaanfälle erhöhten Gefäßwiderstands der peripheren Lungengefäße hervorgerufen. Dieses Bild ist bei Patienten mit Lungenemphysem jeglicher Ursache zu finden.

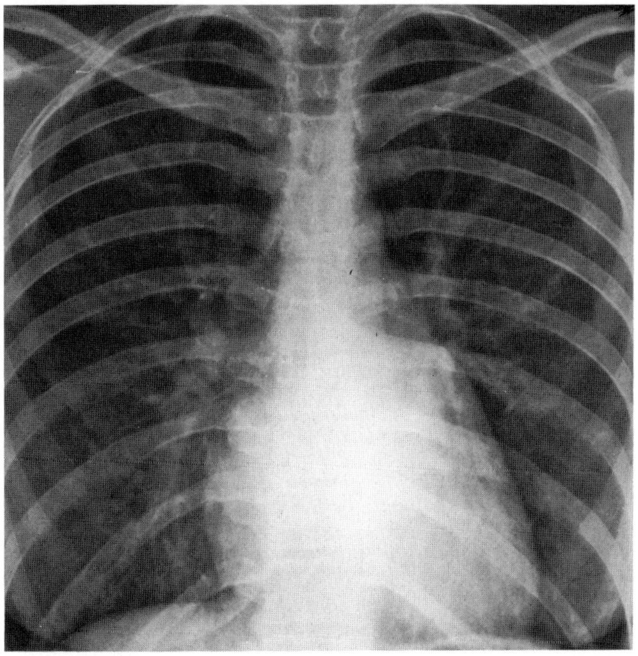

Abb. 10-38

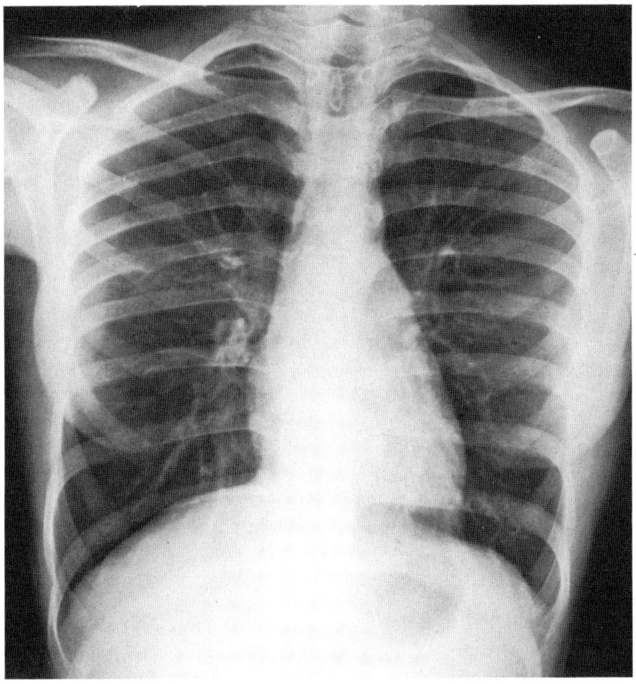

Abb. 10-39

Die Szintigraphie und das Herz

Sie werden bemerkt haben, daß wir die Begriffe „Hypertrophie“ und „Dilatation“ bisher kaum gebraucht haben, dafür aber die „Vergrößerung“ bestimmter Herzkammern. Es ist schwierig, wenn nicht gar unmöglich, anhand normaler Thoraxaufnahmen zwischen Hypertrophie und Dilatation des Herzens sicher zu unterscheiden. Natürlich können beide durch alle bildgebenden Verfahren (also die Angiographie, die Echokardiographie, CT und MRT) differenziert und durch diese Verfahren auch die Wanddicke des Herzens dargestellt werden. Wie Sie in diesem Abschnitt lernen, gab es in den vergangenen 10 bis 15 Jahren eine explosionsartige Entwicklung von Techniken zur Bildgebung des Herzens. Derzeit ist aber nur die Koronarangiographie, die Sie bereits in den **Abbildungen 10-31** und **10-33** kennengelernt haben, in der Lage, die Lokalisation arteriosklerotischer Plaques im Koronarkreislauf, die zu Stenosen und Verschlüssen führen, eindeutig sichtbar zu machen. Sie ist jedoch eine invasive Untersuchung, die das Legen eines arteriellen Katheters und die Injektion von Kontrastmittel erfordert.

Gegenwärtig werden drei nichtinvasive szintigraphische Verfahren in der Diagnostik von Herzerkrankungen eingesetzt.

▷ Das erste dient dazu, den Myokardinfarkt mit Hilfe von **Technetiumpyrophosphat** oder anderer Nuklide darzustellen. Diese werden in nekrotischem und absterbendem Gewebe angereichert und können im Bereich der betroffenen Anteile des Herzens 1 bis 5 Tage nach Einsetzen des Myokardinfarkts nachgewiesen werden.

▷ Das zweite Verfahren bedient sich des Einsatzes von **radioaktivem Thallium**, um die koronararterielle Perfusion zu beurteilen. Thallium wird wie Kalium in gut durchbluteten und gut oxygenierten Muskelzellen innerhalb weniger Minuten nach intravenöser Injektion angereichert. Ein normales Herz zeigt eine einheitliche Verteilung des radioaktiven Thalliums über das gesamte Myokard, während ischämische Areale des Herzens eine verminderte Thalliumaktivität aufweisen.

▷ Das dritte Verfahren, die **Radionuklidventrikulographie**, wird zur Beurteilung der Ventrikelfunktion eingesetzt, indem radioaktive Substanzen, wie Technetium, an Erythrozyten oder an menschliches Serumalbumin gekoppelt werden. Nach Injektion des so gekoppelten Isotops wird das Herz des Patienten durch eine mit einem Computer verbundene Gammakamera aufgenommen. Die Bildinformation kann dann zur Berechnung des Herzschlagvolumens und der Auswurffraktion analysiert werden. Das markierte Blut innerhalb der Herzhöhlen kann entweder als Summationsbild dargestellt werden oder durch eine Kine-Technik, um die Größe und Form der Kammern, die Lage der großen Gefäße, die Dicke der Ventrikelwände, Füllungsdefekte innerhalb der Kammern, die Wandbewegung und möglicherweise dyskinetische Segmente erkennbar zu machen.

In **Abb. 10-40** sehen Sie ein Beispiel für das erste Verfahren, die Darstellung des Myokardinfarkts. Hier wurde das 3 Stunden zuvor injizierte Isotop Technetiumpyrophosphat von den Rippen und vom Sternum aufgenommen, aber von keinem Teil des Myokards. Dies ist eine normale Untersuchung bei einem Patienten, für dessen Thoraxschmerz sich später auch eine andere Ursache fand. In **Abb. 10-41** (bei einem anderen Patienten mit Thoraxschmerzen) findet sich außer den sichtbaren Rippen ein zusätzlicher Aktivitäts-„spot“, der dem geschädigten Myokard entspricht. Hier stellte sich ein frischer Myokardinfarkt heraus, und das Technetiumpyrophosphat hat sich über einen Zeitraum von 2 Tagen zunehmend im untergehenden Muskelgewebe angereichert.

Bei der überwiegenden Mehrheit der Patienten wird die Diagnose des Myokardinfarkts auch ohne den Einsatz einer Technetiumpyrophosphat-Szintigraphie gestellt. Die Untersuchung ist aber hilfreich, wenn EKG und Enzymuntersuchungen keine eindeutige Aussage zulassen, wenn sie wegen einer um mehrere Tage verzögerten Abklärung der Beschwerden als nicht mehr verläßlich anzusehen sind oder wenn ein Infarkt nach elektrischer Kardioversion oder einer Herzoperation auftritt. Die Nachteile dieser Methode sind, daß sich Technetium neben einer leichten bis mäßigen homogenen Anreicherung im Skelett auch vermehrt in Mammatumoren, Kallus von Rippenfrakturen und Aneurysmen anreichert. Bei transmuralen Myokardinfarkten ist die Sensitivität des Verfahrens aber hoch.

In den **Abbildungen 10-42** und **10-43** sehen Sie Beispiele für das zweite Verfahren, die Thallium-Perfusionsszintigraphie. Beim ruhenden Patienten ist die Myokardperfusion distal einer Stenose im allgemeinen normal oder nahezu normal. Bei körperlicher Anstrengung spiegeln sich die erhöhten Anforderungen an das Myokard aber in einem erhöhten Sauerstoff- und Perfusionsbedarf wieder. Unter diesen Bedingungen kann die verminderte koronare Durchblutungsreserve distal der Stenose am besten dargestellt werden. Entsprechend wird die Thalliumszintigraphie während körperlicher Belastung, meistens mittels eines Tretergometers, durchgeführt. Bei den beiden hier dargestellten Szintigrammen wurde das Thallium während der maximalen Anstrengung gespritzt, und die Bilder wurden kurz danach mit einer Gammakamera aufgenommen. Bei einem gesunden Patienten **(Abb. 10-42)** zeigt sich das Ion bereits in normaler Konzentration im gut funktionierenden Myokard, so daß das in links anliegender Schrägprojektion aufgenommene Bild einen dickwandigen Ring, der dem Ventrikelmyokard entspricht, zeigt.

In **Abb. 10-43** findet sich dagegen ein Speicherdefekt (Pfeil) im Septum und in der unteren Myokardwand, da bisher noch kein Thallium die Muskelzellen erreicht hat, denn dieser Myokardanteil wird vermindert durchblutet und ungenügend mit Sauerstoff versorgt. Die später durchgeführte Koranarangiographie zeigt eine hochgradige Stenose der linken Koronararterie.

Die Thallium-Belastungsszintigraphie hat sich als hochempfindliche und spezifische Untersuchung zur Erkennung der koronaren Gefäßerkrankung erwiesen, die noch sensitiver als das Belastungs-EKG ist. Dennoch kann das Thalliumszintigramm bei Patienten mit Verdacht auf koronare Gefäßerkrankung nicht als Ersatz für das Belastungs-EKG angesehen werden. Es sollte vielmehr denjenigen Patienten vorbehalten bleiben, deren EKG keine eindeutige Aussage zuläßt. Die Thalliumuntersuchung ist wesentlich kostspieliger und darüber hinaus nicht immer verfügbar.

Natürlich kann diese kurze Erklärung nur einen Hinweis auf die Komplexität des ganzen Themas geben, aber sie kann Ihnen zumindest ein Basisverständnis für die zugrundeliegenden Funktionsprinzipien geben und Ihr Interesse an der oft sehr großen Hilfe, die diese Isotopenuntersuchungen in der Diagnostik einiger Herzerkrankungen bieten, wecken.

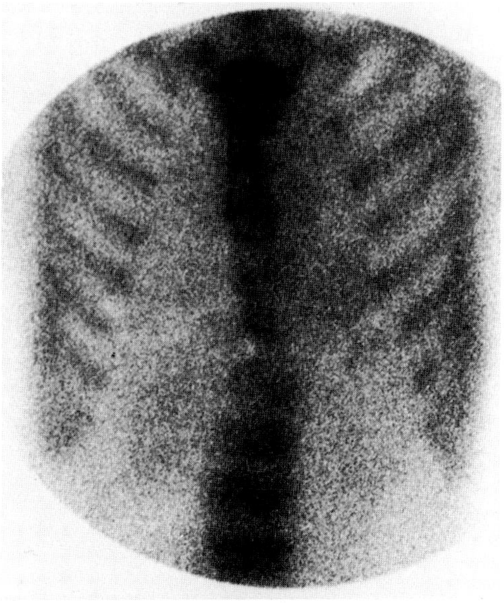

Abb. 10-40. Normales Technetiumszintigramm

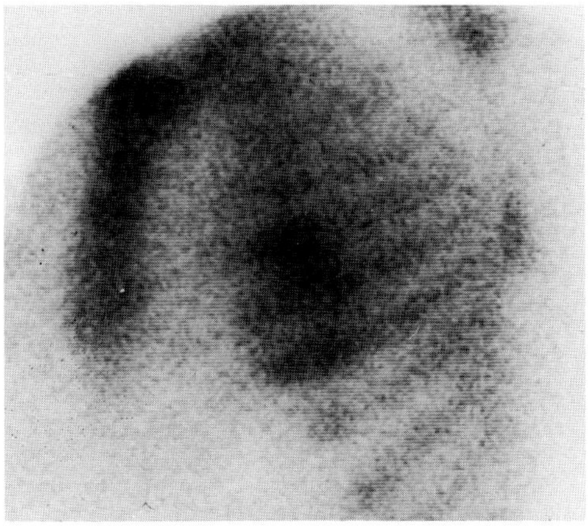

Abb. 10-41. Technetiumpyrophosphat-Szintigramm bei einem Myokardinfarkt

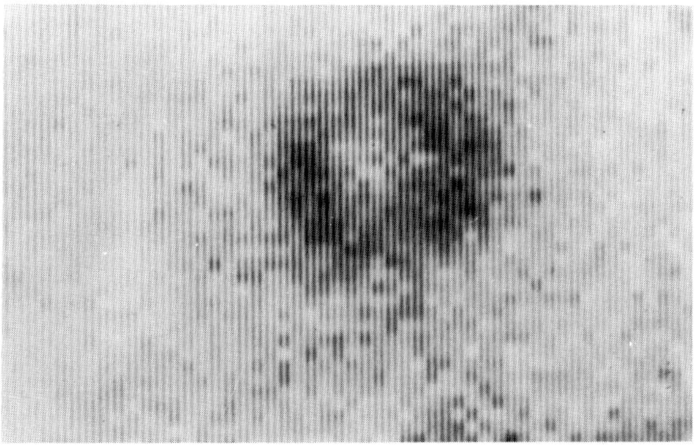

Abb. 10-42. Normales Thalliumszintigramm bei körperlicher Belastung

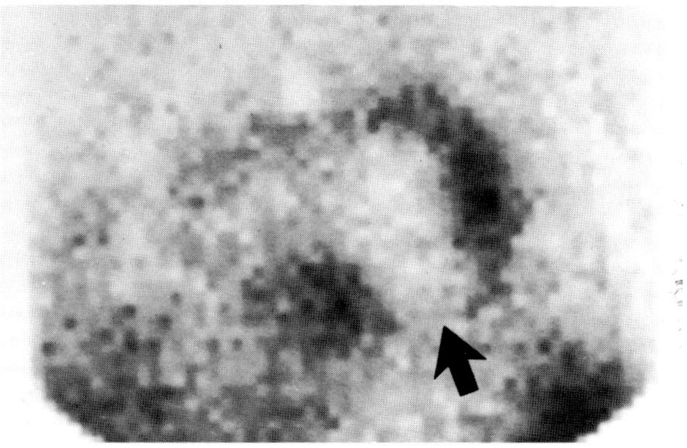

Abb. 10-43. Thalliumszintigramm während körperlicher Belastung bei einem Patienten mit Koronararterienstenose

Die Magnetresonanztomographie des Herzens in der koronaren Ebene

Als Hilfestellung für das Verständnis der dreidimensionalen Anatomie der vier Herzkammern und der zugehörigen großen Gefäße schlagen wir vor, daß Sie sich die bezeichneten anatomischen Strukturen dieser koronaren MRT-Bildserie des Thorax einer jungen Frau genau ansehen. **Abbildung 10-44** entspricht dem am weitesten anterior gelegenen Schnitt durch die Herzspitze. **Abbildung 10-48** gibt die am weitesten posterior gelegene Schicht durch den linken Vorhof wieder. Vergleichen Sie die Bilder auch mit den Röntgenaufnahmen der koronaren Gefrierschnitte durch den Körper in Kapitel 2.

Vergegenwärtigen Sie sich noch einmal, daß schnell fließendes Blut in den Herzkammern und den Gefäßen auf MRT-Bildern schwarz erscheint. Achten Sie bitte auf die dicke Muskelwand des linken Ventrikels und auch auf die Karina und die rechte Pulmonalarterie direkt oberhalb des linken Vorhofes in **Abb. 10-48.**

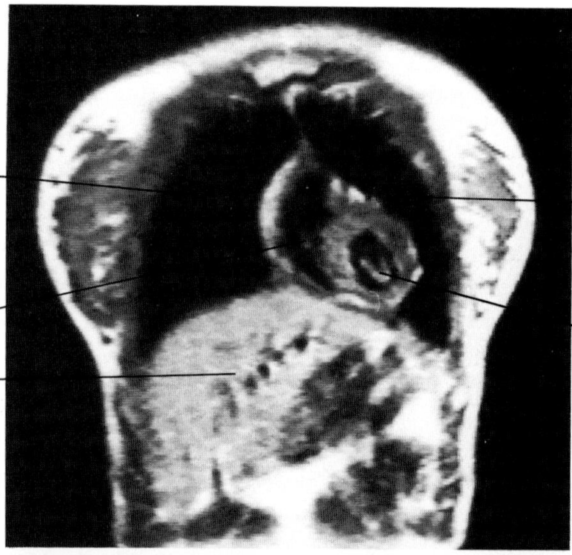

Abb. 10-44. Koronare MRT-Schicht in der Ebene der Herzspitze

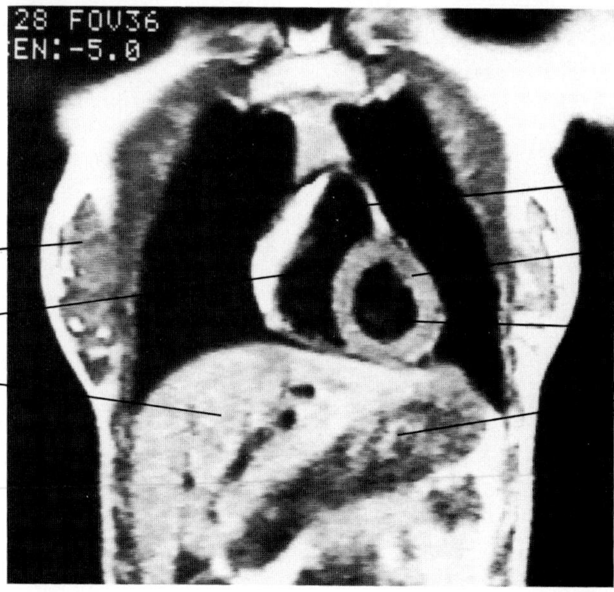

Abb. 10-45. Koronare MRT-Schicht in der Ebene des Truncus pulmonalis

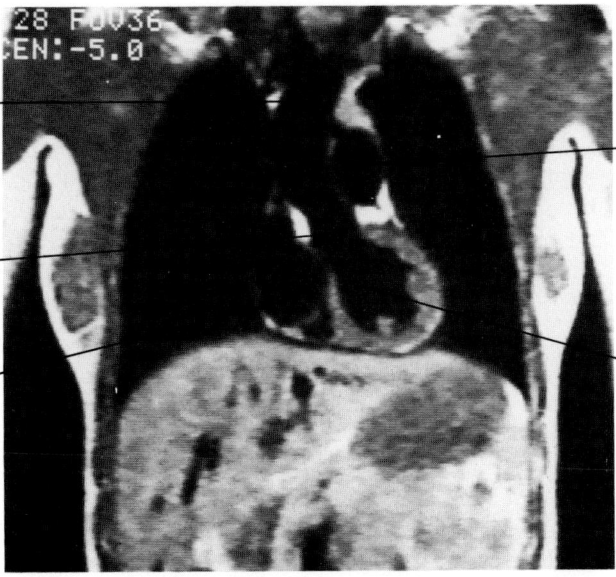

Abb. 10-46. Koronare MRT-Schicht in der Ebene der Aortenklappe

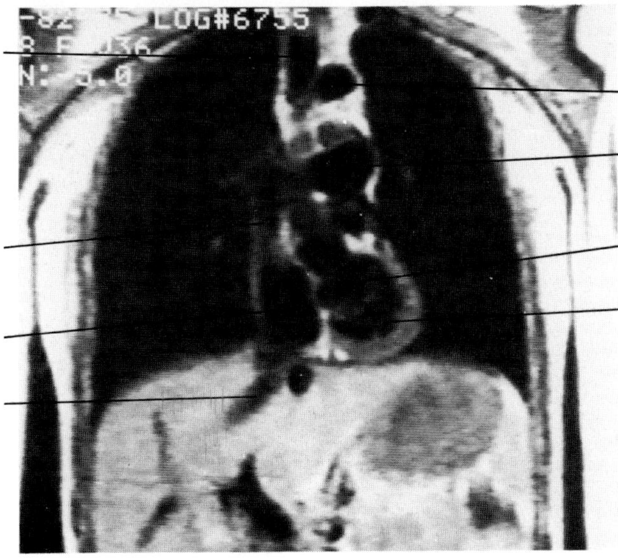

Abb. 10-47. Koronare MRT-Schicht in der Ebene der Mitralklappe

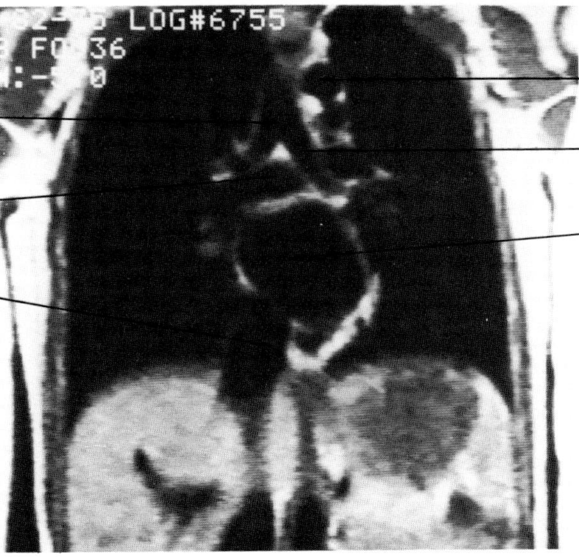

Abb. 10-48. Koronare MRT-Schicht in der Ebene des linken Vorhofs

Die Computertomographie des Herzens in der axialen Ebene

Diese Serie axialer CT-Bilder zeigt die Anatomie des Herzens und der großen Gefäße von der Aufteilung des Truncus pulmonalis in Schicht 1 bis hinunter zur Kuppe des rechten Zwerchfells. Diese Bilder wurden unmittelbar nach i.v. Injektion eines Kontrastmittelbolus mit einem ultraschnellen CT-Gerät, bei dem durch Herzbewegung hervorgerufene Bildartefakte ausgeschaltet werden, aufgenommen.

Untersucht wurde ein Mann mittleren Alters nach einer koronaren Bypass-Operation, bei dem die Durchgängigkeit der verschiedenen Bypass-Venenbrücken nachgewiesen werden sollte. Wie Sie wahrscheinlich wissen, werden bei dieser Operation Venentransplantate (meist von oberflächlichen Unterschenkelvenen) von der Aortenwurzel zu den peripher von Stenosen liegenden Anteilen der Koronararterien geführt, um minderdurchblutete Bereiche des Ventrikelmyokards ausreichend mit Blut zu versorgen.

In Schnitt 1 **(Abb. 10-49)** läßt sich die ventrale Lage der Aorta ascendens und die dorsale Lage der Aorta descendens gut ausmachen. Zusätzlich können sogenannte Metallclips im Bereich der durchgeführten Bypass-Operation in Schnitt 1 und 2 erkannt werden. Die am höchsten gelegene Herzkammer, der linke Vorhof, ist in Schnitt 3 zu erkennen. Beachten Sie bitte die durchgängigen (mit Kontrastmittel angefärbten) Bypasses in den Schnitten 4 bis 8.

Auf Schnitt 5 sieht man zum ersten Mal den rechten Vorhof, den rechten Ventrikel und einen Teil des linken Ventrikels. Dieser Schnitt liegt in Höhe der Aortenklappe. Die Klappensegel der Mitralis sind in Schnitt 6 gut zwischen linkem Vorhof und linkem Ventrikel zu erkennen. Die Trikuspidalklappe ist in Schnitt 7 zwischen dem rechten Vorhof und dem rechten Ventrikel zu sehen. Beachten Sie auch die verkalkten arteriosklerotischen Plaques in der deszendierten Aorta. Der linke Vorhof kann nicht mehr abgegrenzt werden, da der Schnitt 7 bereits unterhalb liegt. Das Schnittbild 8 zeigt das Septum interventriculare zwischen rechtem und linkem Ventrikel am besten. Achten Sie noch einmal auf die im Vergleich zum rechten Ventrikel dicke Wand des linksventrikulären Myokards und auf die in die linke Ventrikelhöhle hineinreichenden Papillarmuskeln.

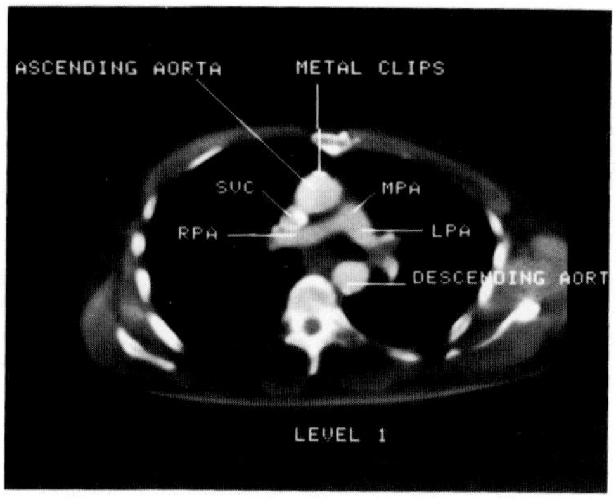

Abb. 10-49. CT-Schicht 1
MPA = Truncus pulmonalis; RPA = rechte Pulmonalarterie; LPA = linke Pulmonalarterie; MPA = Pulmonalarterienhauptstamm; SVC = V. cava superior; Ascending Aorta = Aorta ascendens; Descending Aorta = Aorta descendens

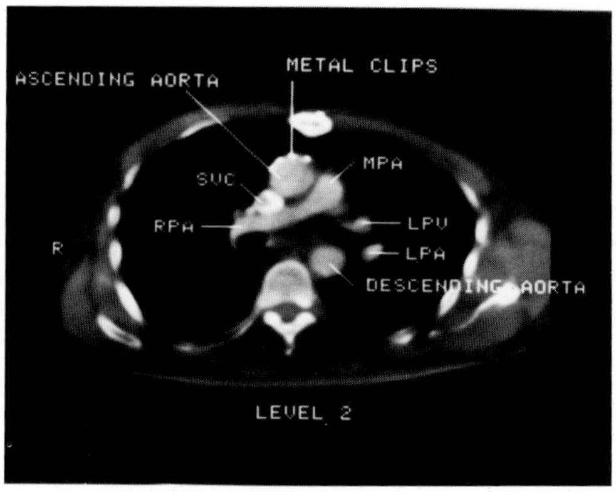

Abb. 10-50. CT-Schicht 2

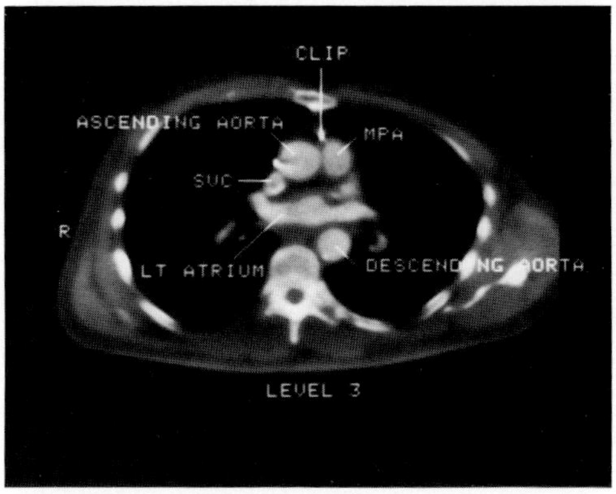

Abb. 10-51. CT-Schicht 3

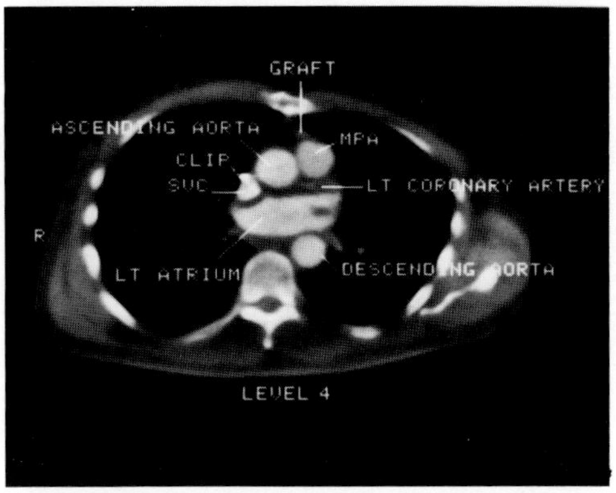

Abb. 10-52. CT-Schicht 4

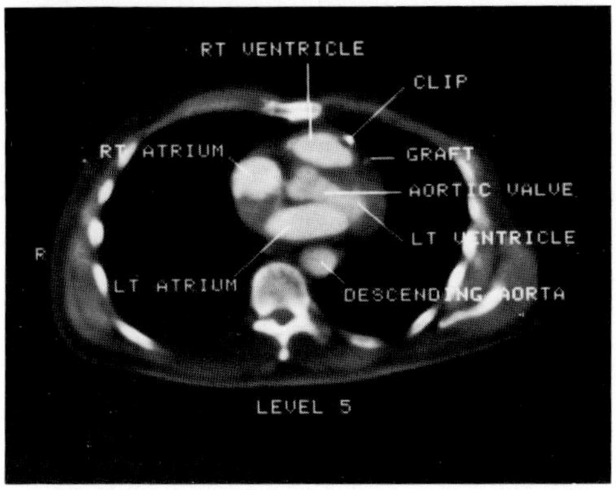

Abb. 10-53. CT-Schicht 5

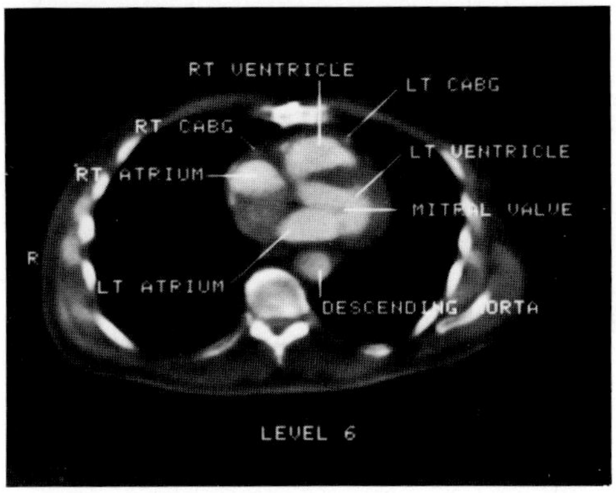

Abb. 10-54. CT-Schicht 6

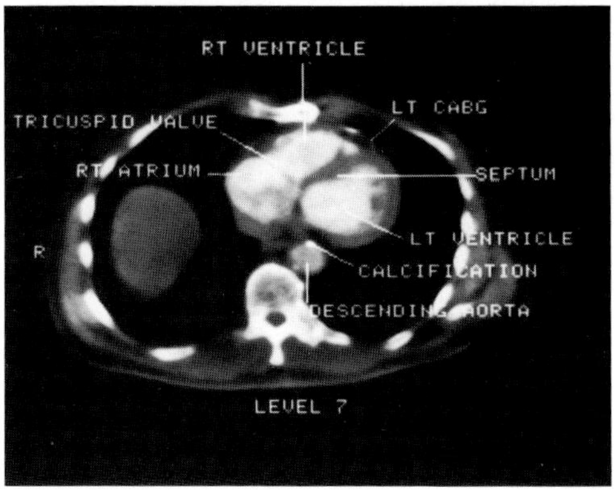

Abb. 10-55. CT-Schicht 7

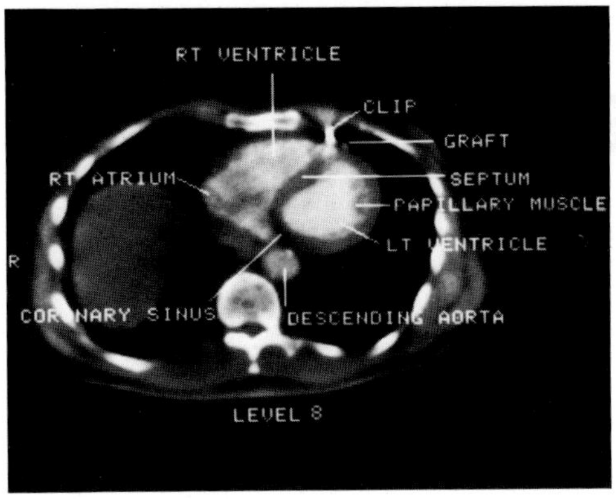

Abb. 10-56. CT-Schicht 8

Kapitel 11

Das Abdomen

Wie man die Leeraufnahme, die abdominelle CT und die Sonographie beurteilt

Die Röntgenuntersuchung der Abdominalregion ist auf ihre Weise vielleicht ein bißchen schwieriger und erfordert noch ein bißchen mehr Aufmerksamkeit als die des Thorax. Aus der Sicht der Möglichkeiten, die sie Ihnen bei der Entdeckung wichtiger radiologischer Informationen bietet, ist sie jedoch gleichermaßen interessant. Eine Materie, die Sie durch logische Ableitung aus dem Erscheinungsbild lernen, geht Ihnen nicht verloren, weil sie immer wieder nachvollzogen werden kann, falls Sie sie vergessen haben sollten. Die radiologische Beurteilung von Untersuchungen des Abdomens besteht im wesentlichen aus logischen Schlußfolgerungen. In diesem Kapitel werden wir zuerst die Vorgehensweise besprechen, mit Hilfe derer Sie die sogenannten Leeraufnahmen des Abdomens betrachten und beurteilen sollten. Anschließend folgt ein Abschnitt über die normale CT des Abdomens und zum Schluß ein Abschnitt über die Sonographie, deren Domäne gerade im Bereich des Bauches liegt.

Die Leeraufnahme

Die großen Dichteunterschiede der Thoraxstrukturen führen zu leicht sicht- und interpretierbaren Konturen und Randlinien, die auch für einen radiologischen Anfänger gut zu erkennen sind. Im Bereich des Abdomens können die Organe und großen Gefäße jedoch zu einem grauen Schatten konflurieren, so daß ihre Begrenzungslinien und Konturen verschwinden.

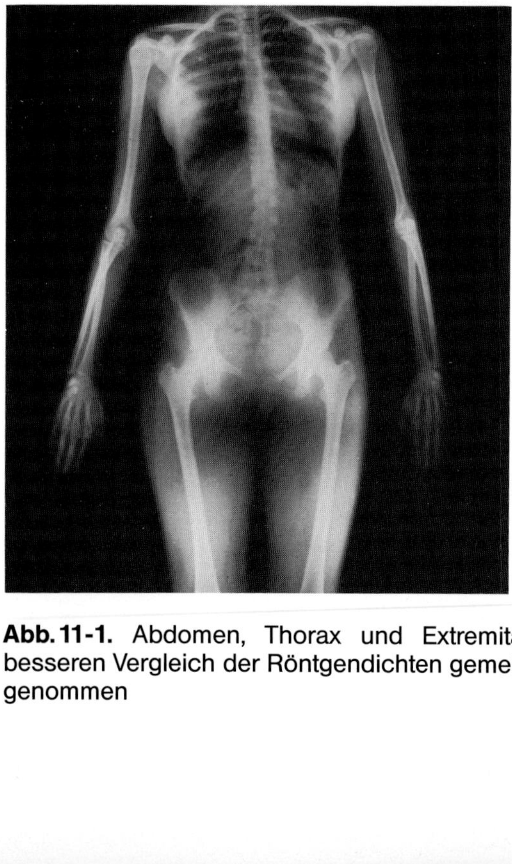

Abb. 11-1. Abdomen, Thorax und Extremitäten, zum besseren Vergleich der Röntgendichten gemeinsam aufgenommen

Nur wenn eine Struktur anderer Dichte neben derjenigen liegt, über die Sie etwas wissen wollen, sehen Sie ihre Begrenzung – häufig dann aber auch nur einen kleinen Bereich dieser Begrenzung, aus dem Sie eventuell Rückschlüsse auf die Größe und Form des fraglichen Organs ziehen können.

Im Zusammenhang mit der ausgeprägten Strahlentransparenz der im Darm befindlichen Luft wird Ihnen gleich auffallen, daß diese zumindest schon einen Teil der benötigten Begrenzungen und Außenkonturen liefert. Sie werden diese Hilfe immer wieder brauchen, wenn Sie aus Leeraufnahmen die Größe und Form von Abdominalorganen und -strukturen ablesen sollen. So können z. B. alle lufthaltigen Strukturen durch eine massiv vergrößerte Leber auf die linke Seite des Abdomens oder nach unten geschoben werden, wobei die Leber zwar als großer grauer Schatten erscheint, der *Rand* aber oft nur durch die Luft im direkt anliegenden Kolon erkennbar ist **(Abb. 11-3).** Wenn der Magen flüssigkeitsgefüllt ist und direkt der Milz anliegt, geht sein Schatten unsichtbar in den der Milz über, so daß keine Information über deren Größe gewonnen werden kann. Ist der Magen luftgefüllt, kann bei einer vergrößerten Milz jedoch eine klare Eindellung des Magens von links und dessen Medialverlagerung erkannt werden. Alle lufthaltigen Strukturen des Beckens können durch eine große Ovarialzyste oder eine überdehnte Blase nach oben verlagert werden. Einzelne luftgefüllte Dünn- oder Dickdarmschlingen lassen dann deren kraniale Oberfläche durch einen Halbkreis schwarzer Luft-„Perlen“ erkennen.

So unterschiedlich der Luftgehalt des Darms auch sein kann, wird er sich Ihnen doch als ausgesprochen hilfreich für die Erkennung von Form- und Größenveränderungen der anderen Organe erweisen, und Sie werden sich bald eine visuelle Basis in bezug auf die Menge und Lage der Darmluft, die Sie erwarten können, gebildet haben. Normalerweise ist zumindest ein bißchen Luft im Magen zu erkennen, und eine ganz ordentliche Menge findet sich über das Kolon verteilt. Beim gesunden, mobilen Erwachsenen enthält der Dünndarm normalerweise nur wenig oder gar keine Luft, während bei gesunden Kindern und bettlägerigen Erwachsenen häufig beachtliche Mengen an Dünndarmluft zu finden sind, ohne daß dafür ein pathologisches Geschehen im Abdomen verantwortlich gemacht werden könnte.

Definitionsgemäß wird eine „Leeraufnahme" ohne Verwendung irgendeines Kontrastmittels angefertigt. Auch wenn wir in diesem Kapitel eigentlich zuerst die Leeraufnahme des Abdomens besprechen wollten, werden Sie uns sicher zustimmen, daß Lage und Erscheinungsbild des lufthaltigen Darms besser einzuordnen sind, wenn Sie alle Abschnitte des Gastrointestinaltrakts schon einmal mit Barium gefüllt gesehen haben.

> Bei Untersuchungen mit Barium ist das Lumen des Gastrointestinaltrakts durchgehend sichtbar, während Sie bei der Leeraufnahme zur Gewinnung von Informationen allein auf den gerade vorhandenen, unterschiedlichen Luftgehalt angewiesen sind.

Sie werden bemerken, daß viele Teile des Darms normalerweise unsichtbar sind, da sie Flüssigkeit, Nahrungsmittel oder Fäzes enthalten oder einfach leer sind. Manchmal werden Teile des Kolons durch ihren Gehalt an halbfestem Stuhl, der sich mit Luftblasen vermischt hat, erkennbar. Dies führt zu einer charakteristischen, sprenkeligen Verschattung, die genauso nützlich für die Lagebestimmung benachbarter Strukturen oder von Teilen des Kolon selbst sein kann wie eine Luftfüllung des Darms. Diese typischen gesprenkelten Schatten weisen immer auf das Kolon hin und werden im Dünndarm nicht gefunden.

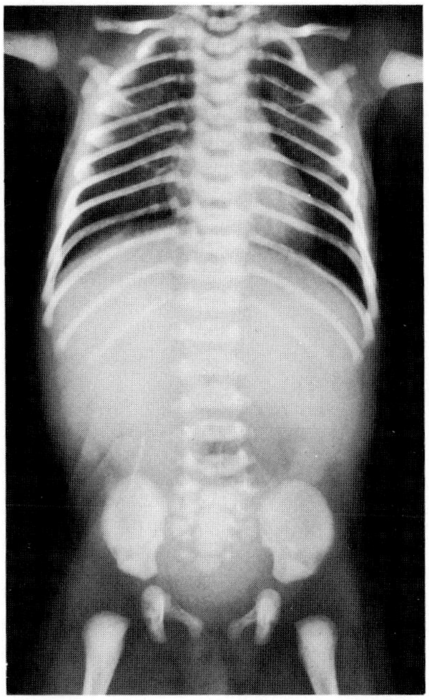

A

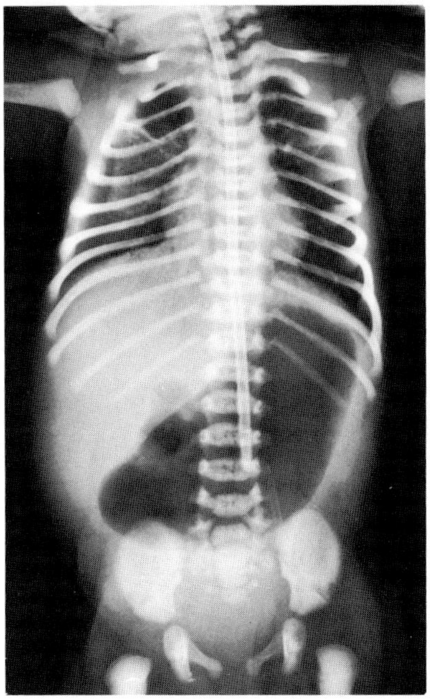

B

Abb. 11-2 A. Luftfreies Abdomen eines 4 Tage alten Mädchens, das von Geburt an erbrach. Alle Bauchorgane fließen zu einem einzigen grauen Schatten zusammen.
B. Dasselbe Mädchen, dessen Magen jetzt über eine Sonde mit Luft gefüllt ist. Die rechte Seite des Magens liegt der Leber an. Beachten Sie auch die Dichte der Sonde.

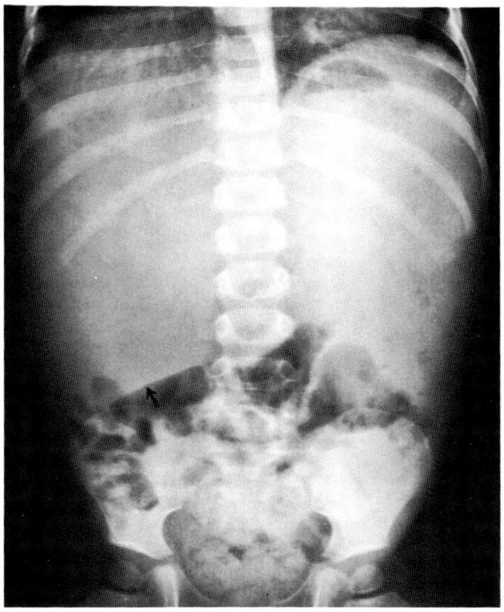

Abb. 11-3 *(links)*. Die Begrenzungen der Leber *(Pfeil)* und der Milz werden durch den Luftgehalt des Darms erkennbar. Sie wissen, daß diese Aufnahme im Stehen gemacht wurde, da sich in der Magenfundusblase ein Flüssigkeitsspiegel erkennen läßt. Bei diesem kleinen Jungen waren Leber und Milz durch ein Lymphom massiv vergrößert.

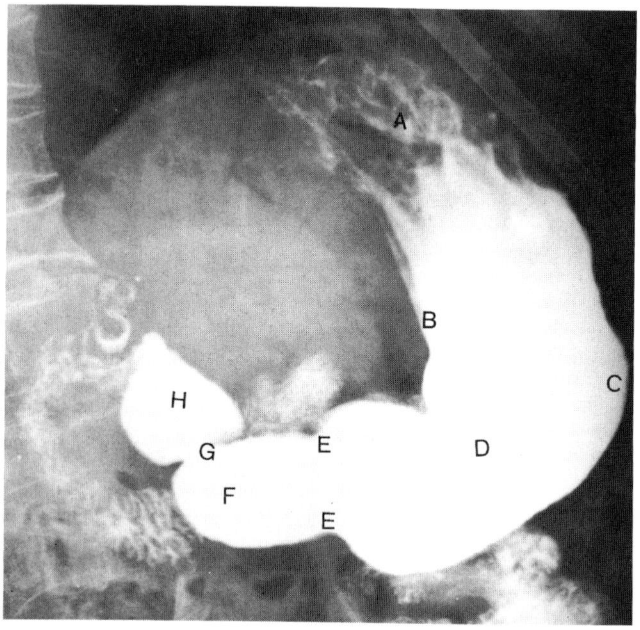

Abb. 11-4. Hier ist der Magen zu erkennen, da er mit Bariumsulfat gefüllt ist.
A = Fundus; B = kleine Kurvatur; C = große Kurvatur; D = Magenkorpus; E = Einziehungen durch eine persistaltische Welle; F = präpylorisches Antrum; G = Pylorus; H = Pars superior des Duodenum (mit dem Bulbus duodeni).

Die Identifizierung verschiedener Abschnitte des Gastrointestinaltrakts anhand intraluminaler Bariumfüllung oder des Luftgehalts

Eine Bariumfüllung der verschiedenen Darmanteile führt zu weißen Verschattungen im Röntgenbild, deren Begrenzungslinien bezeichnend den Charakter des jeweiligen Schleimhautbildes wiedergeben. Die Magenfalten unterscheiden sich deutlich von den Plicae des Dünndarms und von den glatteren, weiter auseinanderliegenden Einziehungen der Haustren des Kolons. - Daß man dieses unterschiedliche Erscheinungsbild bei der Bariumfüllung erkennen kann, bedeutet natürlich gleichzeitig, daß sich auch auf der Leeraufnahme, bei der Luft das „Kontrastmittel" ist, die unterschiedliche Schleimhautbeschaffenheit differenzieren läßt.

Die Verteilung der Darmluft über das Abdomen wird in gewissem Maß durch den Grad der Fixierung der verschiedenen Strukturen bestimmt. So kann der Magen eine sehr unterschiedliche Größe aufweisen, aber er ist am Zwerchfell und am teilweise retroperitoneal gelegenen Duodenum fixiert. Der Dünndarm erfreut sich der Freiheit seines weitreichenden Mesenteriums, das gefaltet im Mittelbauch liegt. Das Querkolon, das an seinem relativ frei beweglichen Mesokolon hängt, kann unterschiedliche Lagen einnehmen, während Colon ascendens und Colon descendens in ihrer lateralen

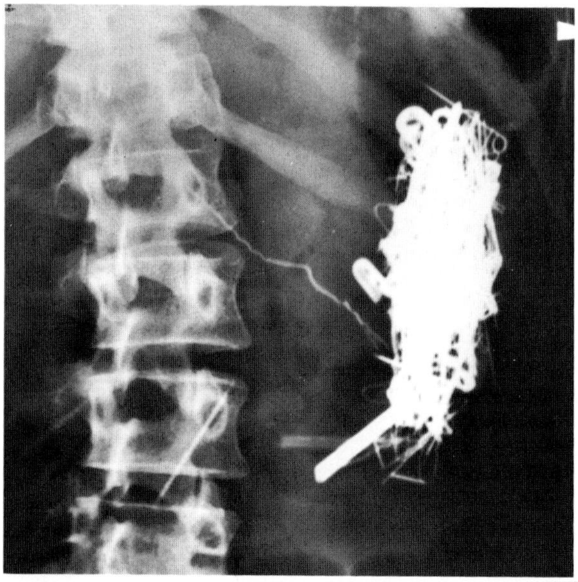

Abb. 11-5 A. Hier wird die Lage des Magens durch einen besonders dichten Inhalt markiert. Dieser psychiatrische Patient klagte über Bauchbeschwerden.

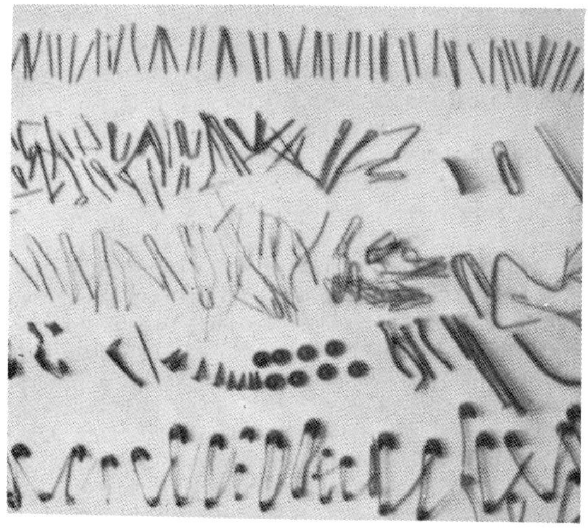

B. Bei der Gastrotomie wurden 278 Metall- und Glasobjekte entfernt.

Anordnung innerhalb des vorderen Anteils des Retroperitoneums relativ fest fixiert liegen. Innerhalb dieser Spielbreite werden Sie die verschiedenen Abschnitte des lufthaltigen Darms anhand der Lage und des charakteristischen Schleimhautbildes erkennen lernen.

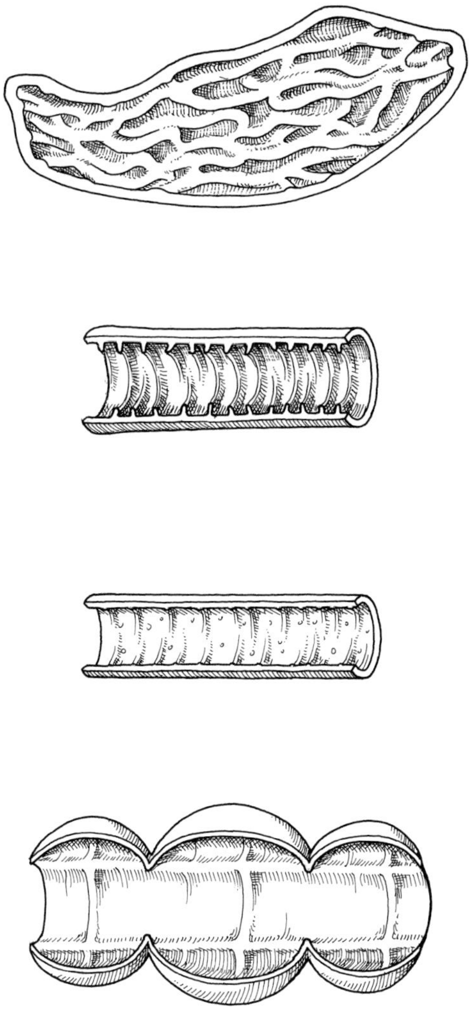

A

B

C

D

Abb. 11-6. Die ausschnittweise wiedergegebenen Schleimhautanordnungen und -profile lassen erkennen, daß sich die Schleimhautfalten der Magenhinterwand **(A)**, des Jejunums **(B)**, des Ileums **(C)**, und des Kolons **(D)** anatomisch ausreichend unterscheiden, um anhand ihres jeweiligen Erscheinungsbildes schon bei Luftfüllung erkannt zu werden. Merken Sie sich aber, daß prall mit Barium gefüllte Hohlorgane (wie in Abb. 11-4) ein ziemlich unterschiedliches Bild im Vergleich zu den gleichen luftgefüllten oder nur mit einer dünnen Bariumschicht überzogenen Organen ergeben.

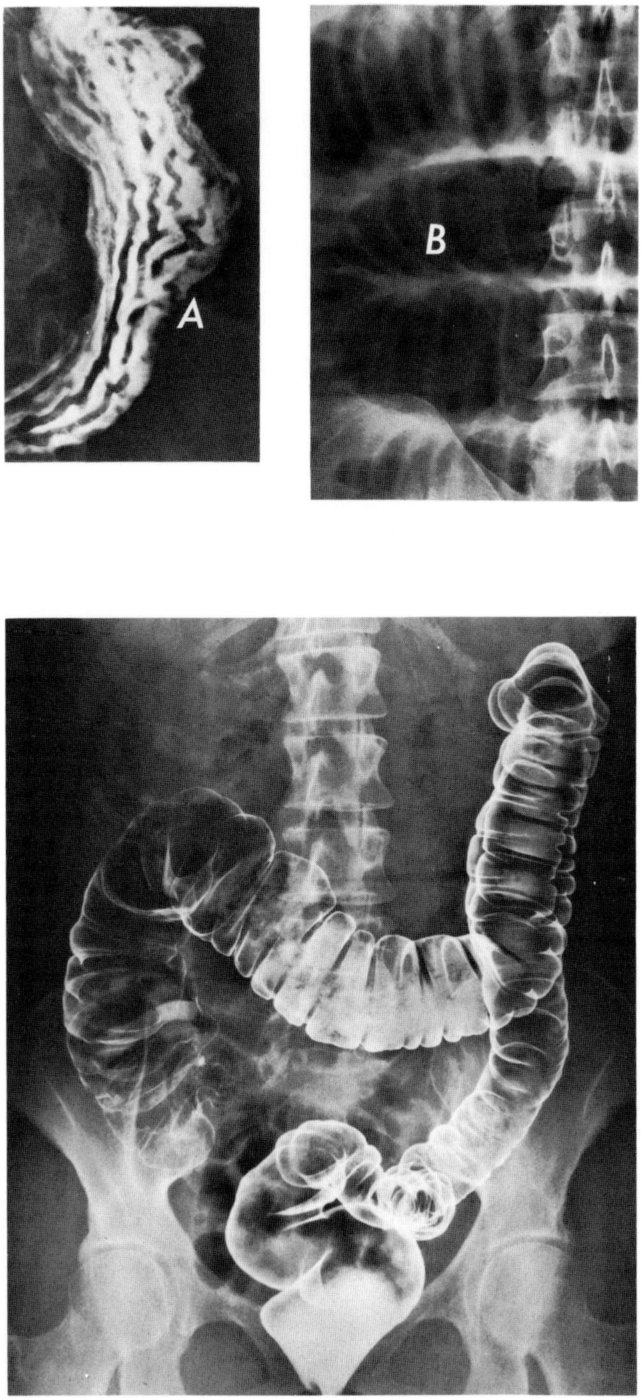

Abb. 11-7. Drei Beispiele zur Veranschaulichung: **A.** Die Schleimhautfalten des Magens sind als relativ dicke, dunkle und wellig verlaufende Strukturen zu erkennen, die zwischen ihnen liegenden Schleimhauttäler sind mit dichtem Barium gefüllt. **B.** Die charakteristischen Plicae circulares (Kerckring-Schleimhautfalten) des Jejunum erscheinen als quer zur Längsachse des Lumens verlaufende Kämme mit dazwischenliegender Luft (hier im überblähten Dünndarm eines Patienten mit Darmverschluß). **C.** Ein normales Kolon mit bariumüberzogener Schleimhaut und Luftfüllung.

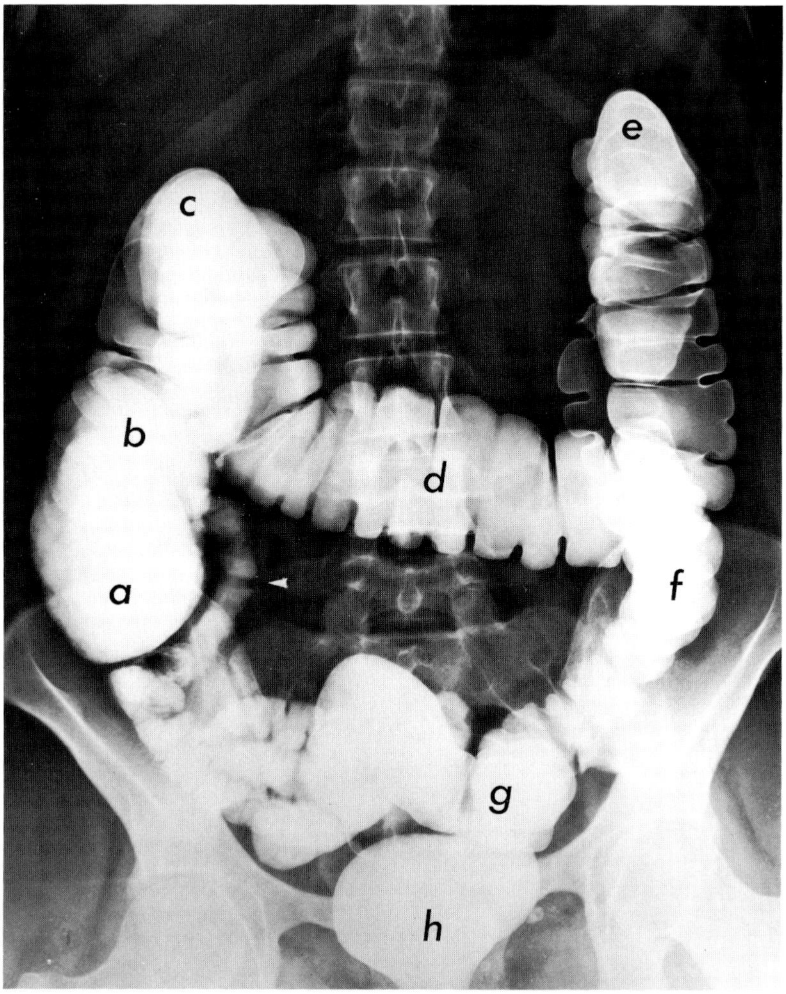

Abb. 11-8. Normale Lage und Verteilung der Kolonsegmente
a = Zäkum; b = Colon ascendens; c = rechte Flexur (Flexura hepatica); d = Colon transversum; e = linke Flexur (Flexura lienalis); f = Colon descendens ; g = Colon sigmoideum; h = Rektum.
Achten Sie auf die im a.p. Bild deutlichen Überlagerungen von Kolonanteilen im Bereich der Flexuren und des Colon sigmoideum. Durch Drehen des Patienten lassen sich die überlagerten Darmabschnitte jedoch frei projizieren. Die *kleine Pfeilspitze* zeigt auf das terminale Ileum, das sich bei einem Kolon-Kontrasteinlauf häufig retrograd mitfüllt.

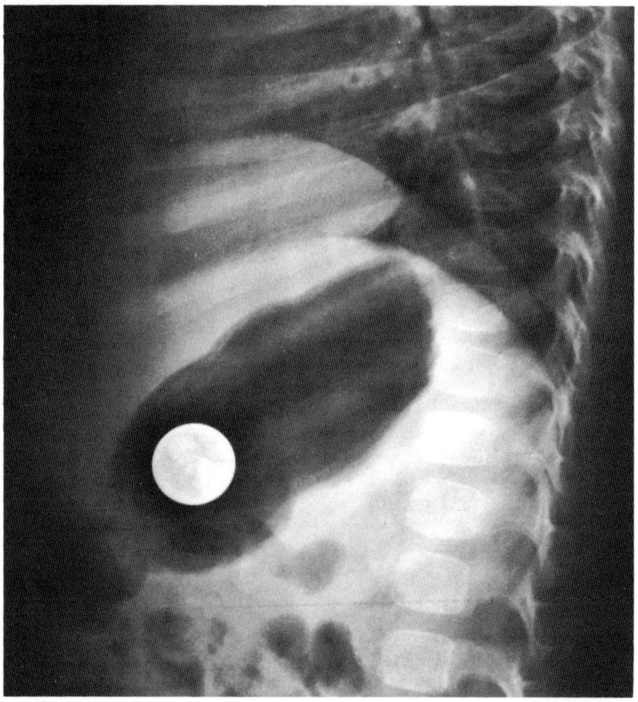

Abb. 11-9. Seitaufnahme eines luftgefüllten Magens, in dem sich eine Münze befindet. Es handelt sich um einen amerikanischen Penny, man kann die Umrisse des Lincoln-Portraits erkennen.

Das Erkennen tangential durchstrahlter Fettschichten als normale Orientierungspunkte

Im Abdomen verteiltes Fettgewebe kann Ihnen auch helfen, die von ihm umgebenen Strukturen zu beurteilen. Die weite Schürze des Omentum wird Ihnen allerdings nicht helfen, da sie über das gesamte Abdomen ausgebreitet ist und niemals tangential dargestellt werden kann. Das perirenale Fettlager liefert hingegen eine tangentiale strahlendurchlässigere Schicht, die die Kontur des dichteren Nierenschattens dadurch erkennbar werden läßt, daß sie mehr Röntgenstrahlen durchläßt und dadurch zu einer stärkeren Filmschwärzung führt.

Auf genau die gleiche Weise ist die Fettschicht der Bauchwand direkt neben dem Peritoneum zu sehen, dort, wo sie bei der a.p. Aufnahme durch den sagittal ausgerichteten Strahlengang getroffen wird und die laterale Begrenzung der Peritonealhöhle anzeigt. Wo die Fettschicht sich an beiden Seiten nach hinten in Richtung des Rückens des Patienten zieht, wird sie vom Strahl tangential getroffen. Die auf dem Röntgenbild erkennbare, unterschiedlich breite dunkle Linie wird **Flankenstreifen** genannt.

Der Flankenstreifen verschwindet, wenn die Flanke ödematös wird. Dies ist ganz logisch: Wenn zunehmend Flüssigkeit das Fettgewebe infiltriert, wird dieses ähnlich röntgendicht wie das direkt benachbarte Muskelgewebe der Bauchdecke. Bei einem der Flanke benachbarten Entzündungsprozeß (wie z. B. bei einem vom Blinddarm ausgehenden Abszeß) kann der Flankenstreifen auf der entsprechenden Seite verschwinden und auf der Gegenseite normal bleiben. In gleicher Weise kann eine perirenale Entzündung den perirenalen Fettstreifen auslöschen.

Konzentrierte Fettansammlungen, wie beispielsweise in einer Dermoidzyste, können auf dem Röntgenbild zu runden, strahlentransparenten Schatten führen, die durch ihre Lage in unmittelbarer Nachbarschaft mit Strukturen höherer Röntgendichte sichtbar werden.

Wie Sie im nächsten Kapitel sehen werden, ist es das umgebende Fettgewebe, das Abdominalorgane und Raumforderungen in den Querschnittsbildern der CT so gut erkennbar macht. Adipöse Patienten sind klinisch schwer zu untersuchen und nicht selten Anlaß zu suboptimaler Bildqualität bei Leeraufnahmen, aber sie können, sofern sie in die Gantry passen, einfach und gut mit der CT untersucht werden.

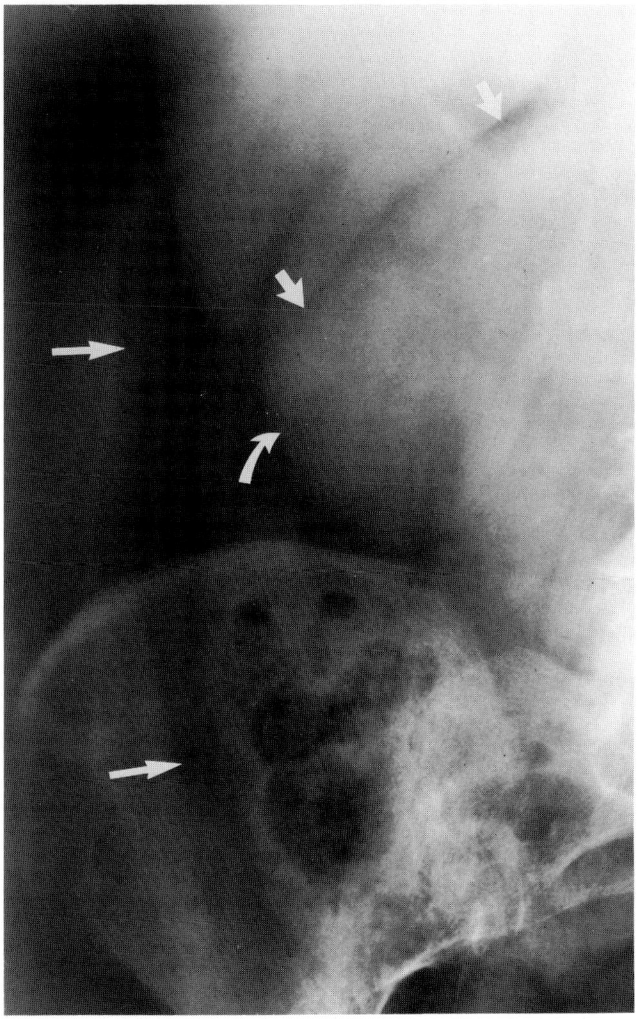

Abb. 11-10. Rechtsseitiger Flankenstreifen *(lange gerade Pfeile)*, dem das Colon ascendens dicht benachbart liegt; dieses ist, wie sehr häufig auf Leeraufnahmen, durch eine charakteristische, sprenklige Verschattung (mit Luft gemischte Stuhlanteile) zu erkennen. Der Unterrand der Leber ist klar abzugrenzen *(kurze gerade Pfeile)* und der *gebogene Pfeil* zeigt auf das tangential getroffene perirenale Fettgewebe.

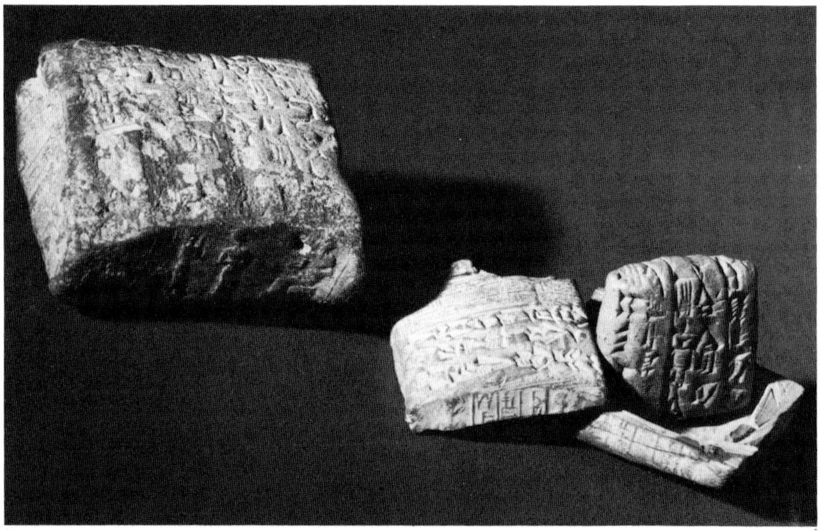

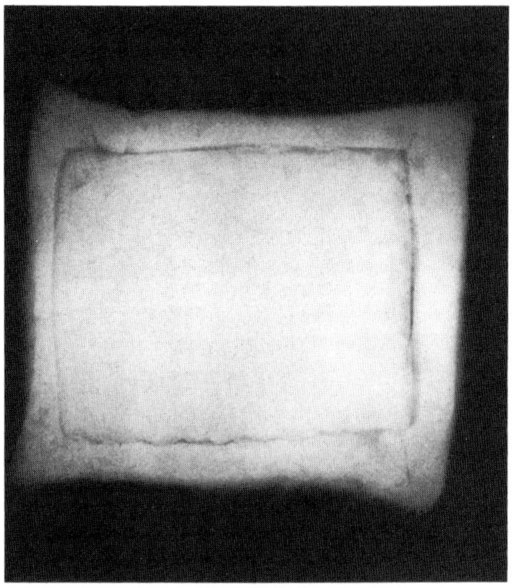

Abb. 11-11 A. Tontafel aus der historischen sumerischen Stadt Ur. Auf diese Weise wurden Geschäftsabschlüsse niedergeschrieben und aufbewahrt. Da die Tafeln zerbrechlich und die Aufzeichnungen wertvoll waren, wurde ein äußerer Tonmantel, der noch einmal die gleiche Information enthielt, hinzugefügt.

B. Der dünne Luftraum zwischen der inneren und äußeren Schicht des gebrannten Tons läßt sich auf diesem Röntgenbild einer intakten Tontafel sehr gut erkennen. Die Parallele zwischen dieser Luftschicht und jeder von einer Fett- oder Luftschicht umschlossenen anatomischen Struktur höherer Dichte ist offensichtlich.

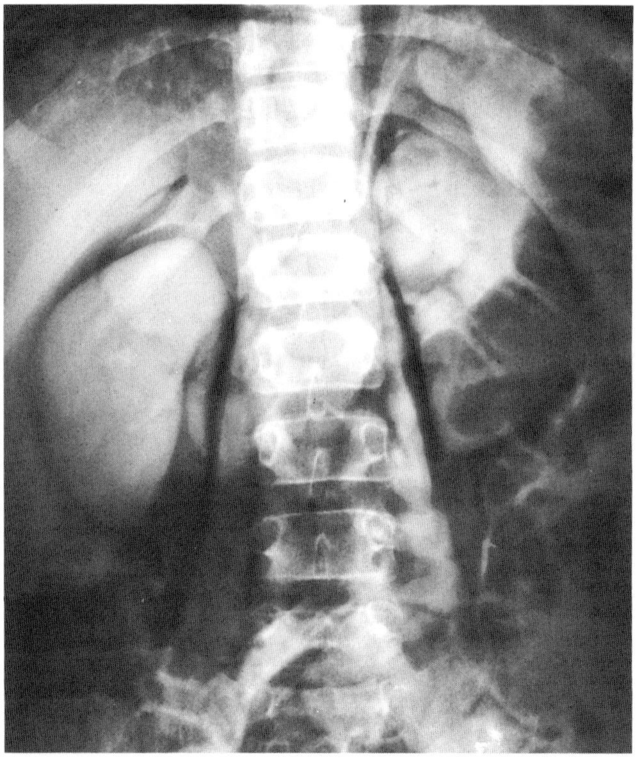

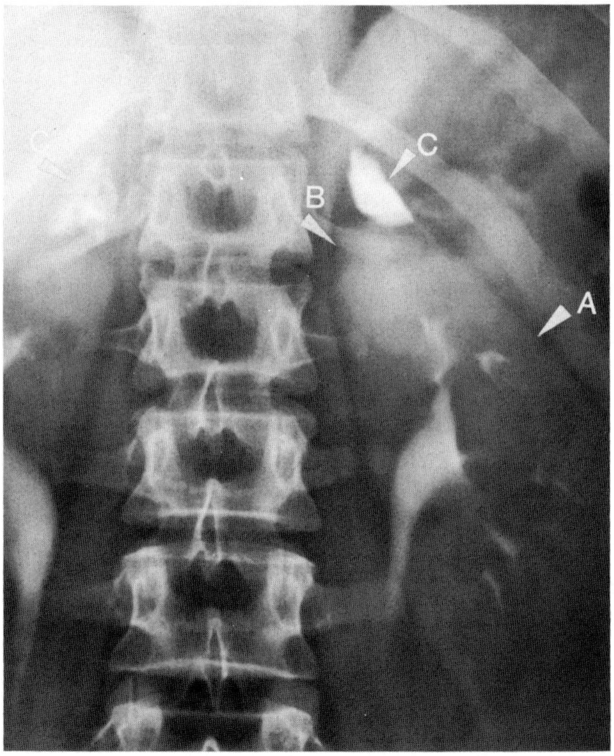

Abb. 11-12 *(links)*. Hier ist Gas in den Retroperitonealraum insuffliert worden, wodurch die Nieren noch sehr viel deutlicher als durch die Fetthülle, die Ihnen normalerweise bei der Lokalisierung auf der Leeraufnahme hilft, erkennbar sind. Vergleichen Sie dieses Bild mit **Abb. 11-13** *(rechts)*, in der **A** den Parenchymrand der Niere, **B** ihren oberen Pol und **C** die verkalkte Nebenniere anzeigt. (Dieser Patient hatte eine Addison-Krankheit.) Da vor dieser Aufnahme ein renal ausgeschiedenes Kontrastmittel intravenös verabreicht wurde (Ausscheidungsurogramm, i.v. Urogramm), sind die Nierenkelche und das Nierenbecken erkennbar.

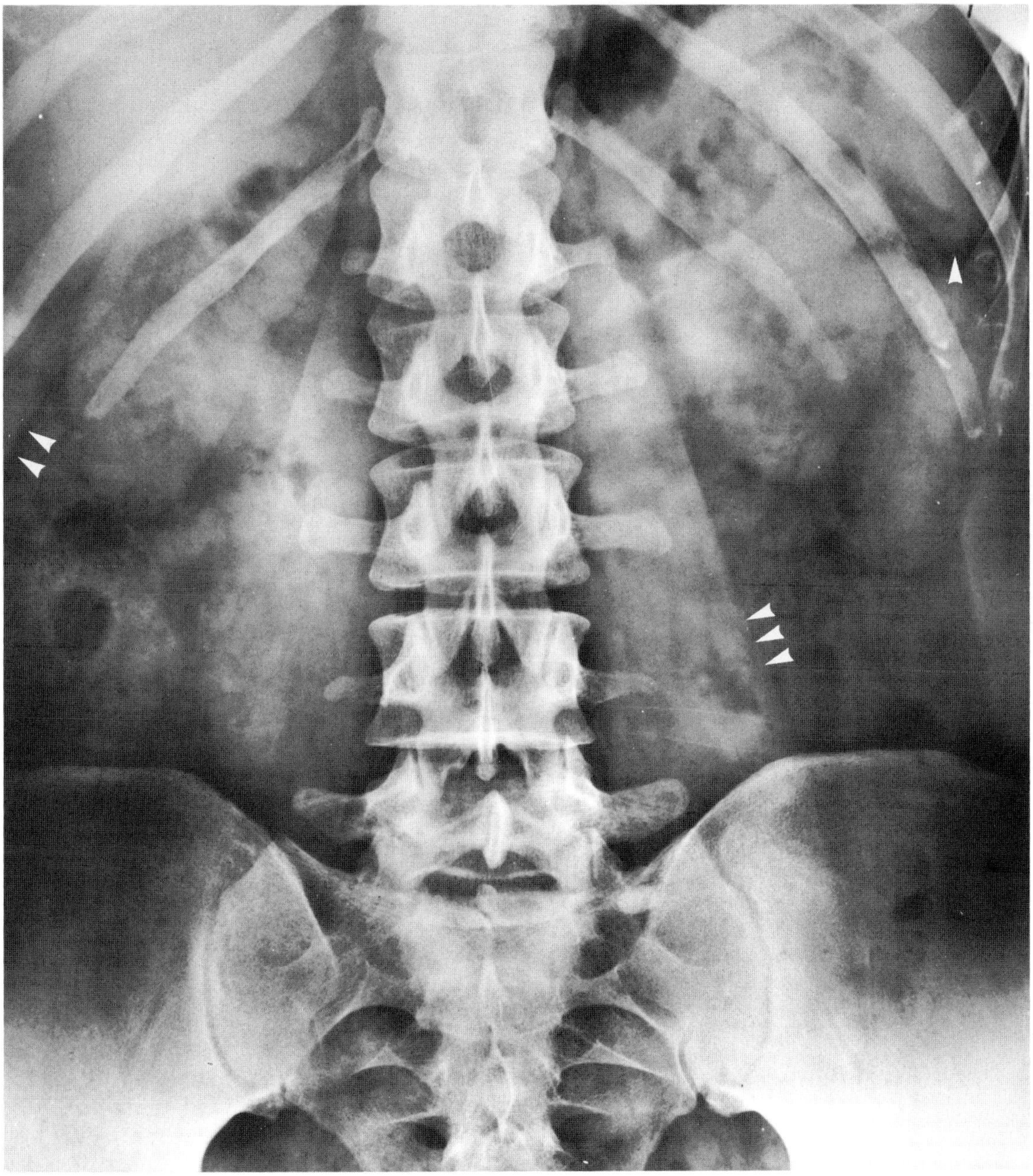

Abb. 11-14. Abdomenleeraufnahme mit ungewöhnlich gut erkennbaren Weichteilstrukturen. Der *einzelne Pfeilkopf* weist auf den Unterpol der Milz. Die *beiden Pfeilköpfe* markieren den Unterrand der Leber, den Sie über einen Teil des Nierenschattens schräg nach oben weiterverfolgen können. Die *drei Pfeilköpfe* zeigen auf die laterale Begrenzung des linken Psoasmuskels. Die Psoasschatten sind normalerweise symmetrisch und scharf begrenzt, da sich in der Psoasscheide Fettgewebe befindet. Hier ist der untere Teil des rechten Psoas durch irgendetwas verschleiert, das ihm direkt anliegt und gleiche Dichte aufweist. Beachten Sie die dunkle Luft im Magen, die den Oberpol der linken Niere überlagert und auf das haustrierte, luftgefüllte Querkolon, das sich über die Mitte der linken Niere legt. Die rechte Niere ist vollständig abzugrenzen. Achten Sie auch auf den linken Flankenstreifen.

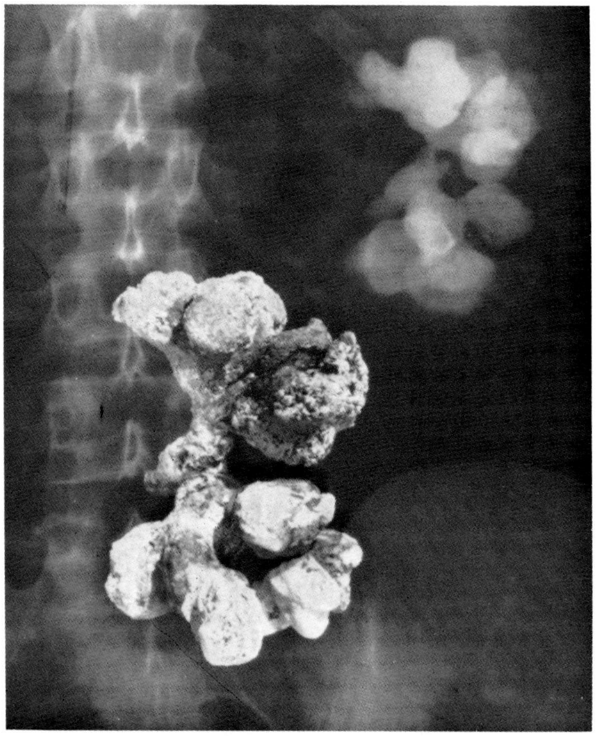

Abb. 11-15. Hirschgeweihförmiger, kalkhaltiger Ausgußstein in der linken Niere. Für diese Aufnahme wurde das chirurgische Präparat fotografisch mit der Abdomenleeraufnahme überlagert.

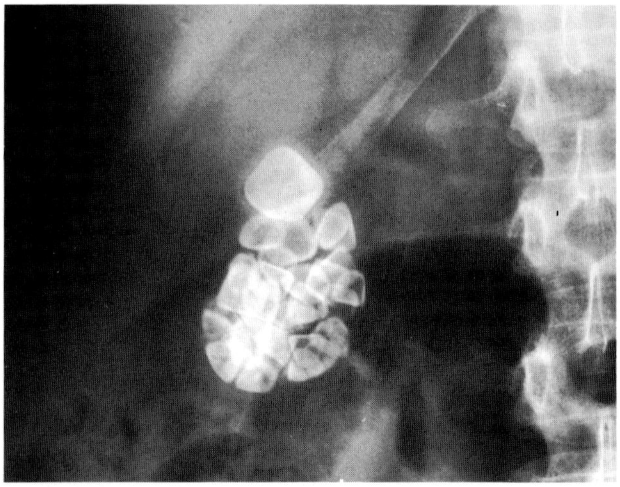

Abb. 11-16. Eine Ansammlung facettierter kalkhaltiger Konkremente in der Gallenblase. Beachten Sie, daß die Gallensteine so aufgebaut sind, daß sie an der Oberfläche mehr Kalk enthalten. Sehen Sie noch etwas genauer hin. Der große, quadratisch geformte und am weitesten oben liegende Stein weist eine neue Schicht geringerer Dichte auf. Dies veranschaulicht, wie bei großen, seit langer Zeit bestehenden Gallensteinen eine Schichtbildung entsteht.

Das Erkennen verschiedener abnormer Verdichtungen im Abdomen

Abnorme Verdichtungen können durch jede **Verkalkungsregion** hervorgerufen werden, die groß genug ist, um einen Teil der Strahlen zu absorbieren. So können beispielsweise Phleboliten (verkalkte Venenthromben) als dichte weiße Klumpen auf dem Röntgenbild gesehen werden. Gallensteine verkalken gewöhnlich viel seltener als Nierensteine, beide haben aber eine charakteristische Lage und zeigen häufig eine jeweils typische röntgenologische Struktur. Verkalkte Gallensteine weisen häufig eine Schicht- und Facettenbildung auf. Gallensteine bilden häufiger als Nierensteine über eine lange Zeitspanne einen Flüssigkeitspool mit sich nur langsam verändernder metabolischer Zusammensetzung, daher die röntgenologisch erkennbare Schichtbildung. Sie kommen ebenfalls häufiger multipel vor und reiben bei Kontraktion der Gallenblase aneinander, daher ihre Facettenbildung. Die sehr charakteristischen, manchmal hirschhornartigen Nierenverkalkungen **(Abb. 11-15)** füllen oft das gesamte Nierenbecken und die Kelche aus und ähneln daher dem Kontrastmittelschatten, den Sie bei einem Urogramm sehen.

Kapselverkalkungen eines Organs ähneln häufig dem Röntgenbild einer Eierschale mit erhöhter Dichte in der Peripherie, wo sie vom Strahl tangential getroffen werden **(Abb. 11-18)**. Verkalkungen in der Wand eines Hohlorgans sehen sehr ähnlich aus, und Sie werden diese Art von Verkalkung oft in der Aortenwand älterer Patienten sehen. Manchmal wird sie, wie in **Abb. 11-20,** auch auf das Vorliegen eines Aortenaneurysmas hinweisen. Verkalkte Plaques, die von den Strahlen tangential getroffen werden, führen erwartungsgemäß zu einer unterbrochenen weißen Kontur. Eine kleinkalibrige Arterie zeigt bei einer Wandverkalkung lineare weiße Ränder, ähnlich dem Rosenstiel im ersten Kapitel, die allerdings bei einer geschlängelten Arterie auch einen gewundenen und parallelen Verlauf aufweisen **(Abb. 11-19)**. In Aufsicht getroffen, erkennen Sie sie an der Charakteristik eines Zylinders mit einer dichten Schicht um einen strahlentransparenteren Hof.

Abb. 11-19 *(rechts)*. Verkalkte und starke geschlängelte Milzarterie. Achten Sie auf den parallelen Verlauf der gewundenen weißen Linien. Der *Pfeil* weist auf einen a.p. verlaufenden Arterienanteil, der in Aufsicht getroffen ist und daher als weißer Ring imponiert.

▶

Abb. 11-20 *(rechts)*. Seitaufnahme eines großen abdominellen Aortenaneurysmas mit verkalkter Wand

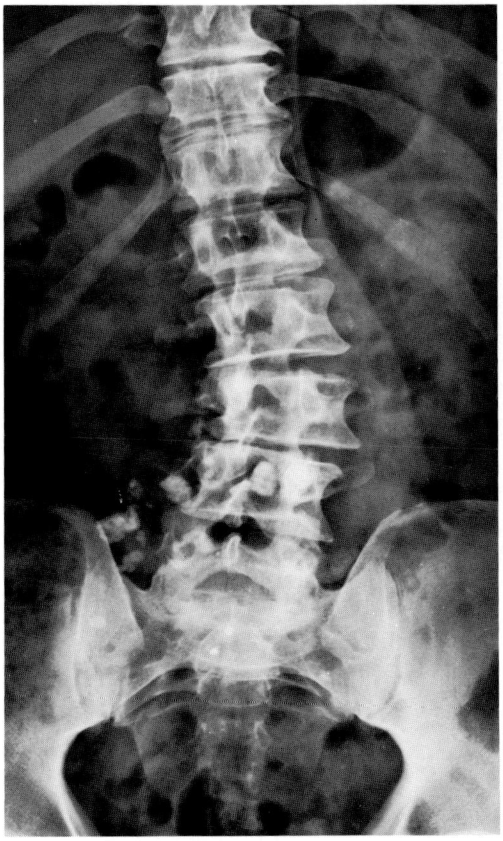

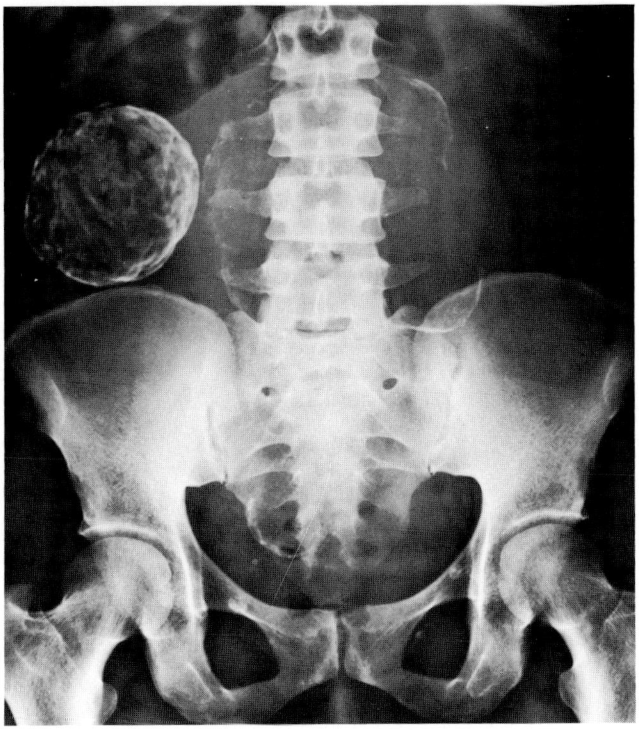

Abb. 11-17 (oben). Eine Reihe verkalkter mesenterialer Lymphknoten überlagert den Verlauf des rechten Ureters im Bereich des Ileosakralgelenk-Oberrandes. Dieser Patient wurde in Rückenlage so gerade wie möglich gelagert. Achten Sie auf die skoliotisch bedingte Schrägprojektion der mittleren Lendenwirbelsäule. Die Psoasschatten sind unter Berücksichtigung der durch die Skoliose veränderten Anatomie weitgehend symmetrisch.

Abb. 11-18 (oben). Multiple riesige Leiomyome des Uterus bei einer 42jährigen Patientin, die über Obstipation und dysurische Beschwerden klagte. Die Patientin lebte seit ihrer Geburt in einem entlegenen Gebiet auf dem Land und hatte niemals zuvor einen Arzt aufgesucht. Nach chirurgischem Eingriff zeigt das Präparat viele intramurale, gestielte und submukös gelegene, fibrosierte Myome mit unterschiedlich ausgeprägten Verkalkungen. Achten Sie auf die Verlagerung des Darms.

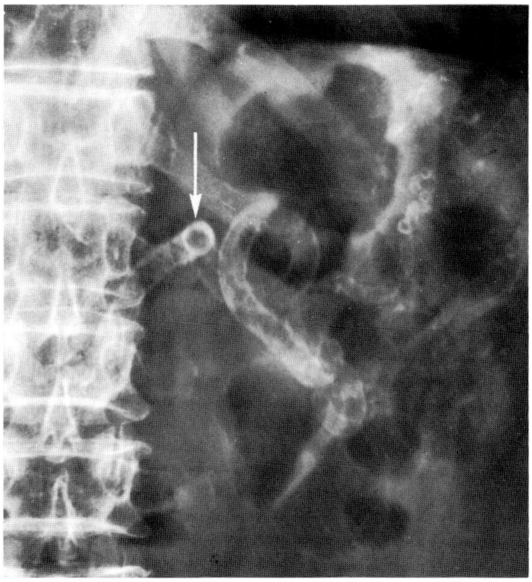

Abb. 11-19

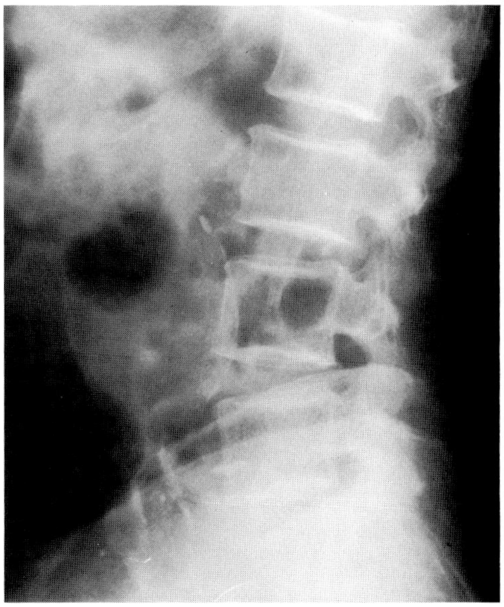

Abb. 11-20

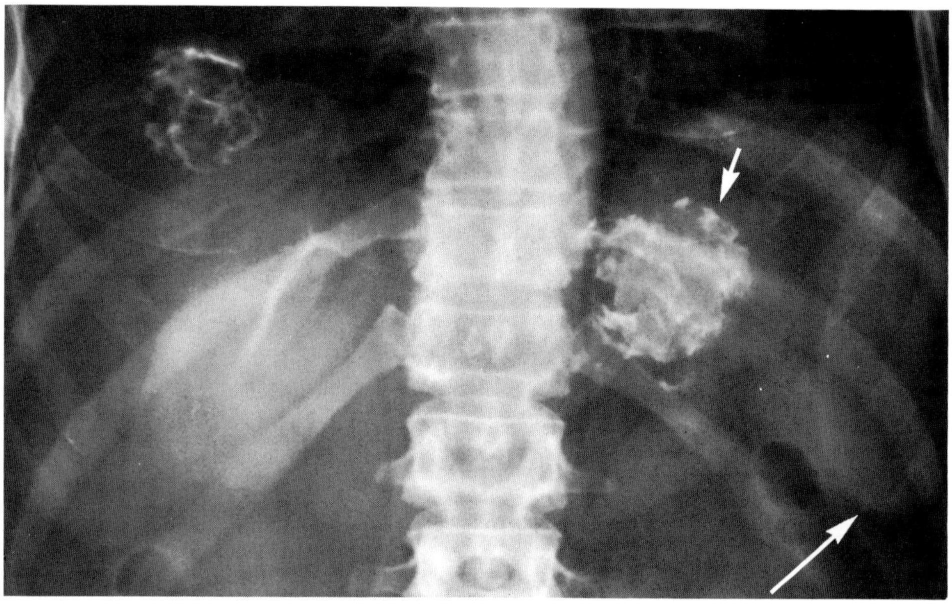

Abb. 11-21. Verkalkter Amöbenabszeß in der Leber. Der *lange Pfeil* zeigt auf den Unterpol der Milz, die nicht vergrößert ist. Der *kurze Pfeil* deutet auf einen alten Abszeß im linken Leberlappen.

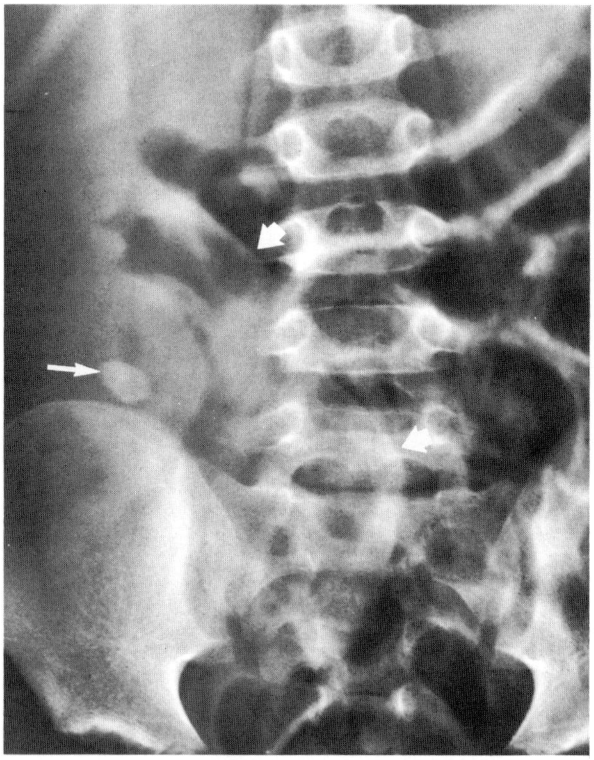

Abb. 11-22. Abdomenleeraufnahme eines 5jährigen Jungen. Die lufthaltigen Darmstrukturen werden von der rechten Flanke durch eine große Weichteilmasse *(Pfeile)*, in der eine dichte ovale Verschattung Kalk vermuten läßt, weggedrängt. Hier stellte sich ein Appendolith innerhalb eines großen Appendixabszesses heraus. Achten Sie auf die zum Abszeß hin konkave skoliotische Fehlhaltung der Lendenwirbelsäule.

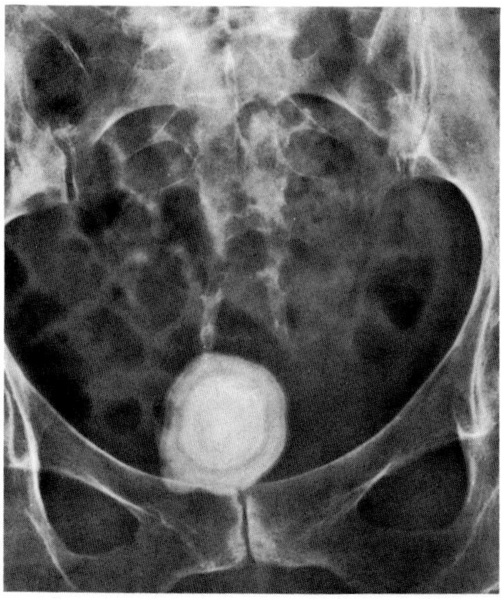

Abb. 11-23. Dieser sicher schon seit einiger Zeit bestehende Blasenstein wurde über einen suprapubischen Zugang entfernt. Achten Sie auf seine Schichtenbildung.

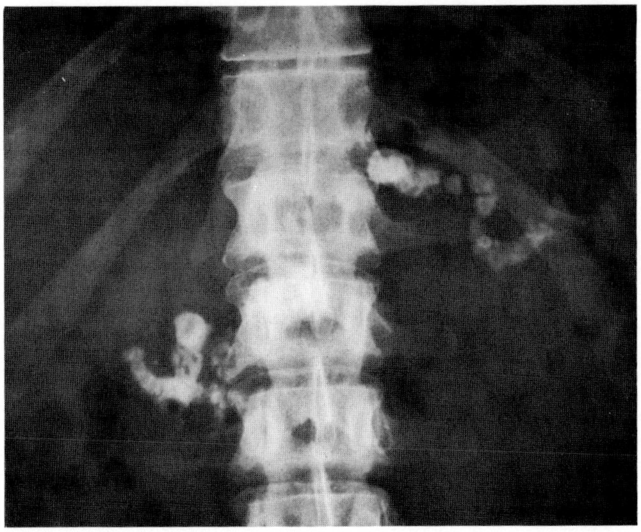

A

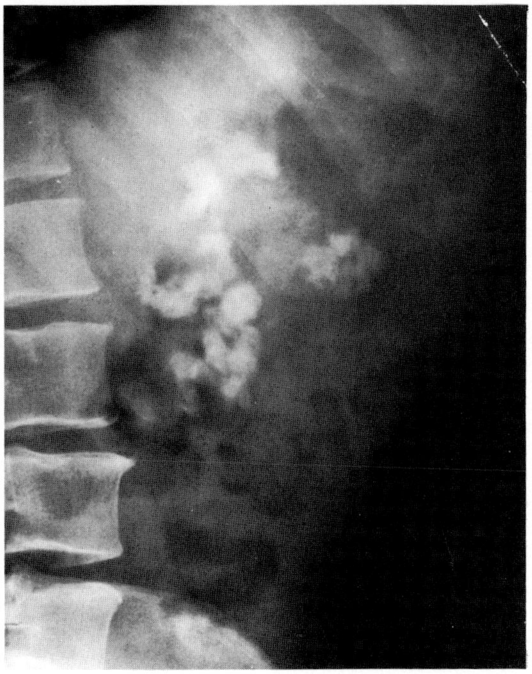

B

Abb. 11-24 A und **B.** Anteroposteriore und Seitaufnahme eines Alkoholikers mit chronischer Pankreatitis. Beachten Sie die unregelmäßigen Verkalkungen im Pankreas, die sich auf der a.p. Aufnahme teilweise dem luftgefüllten Magen überlagern und auf der Seitaufnahme ventral der verkalkten, arteriosklerotischen Aortenwand zu sehen sind.

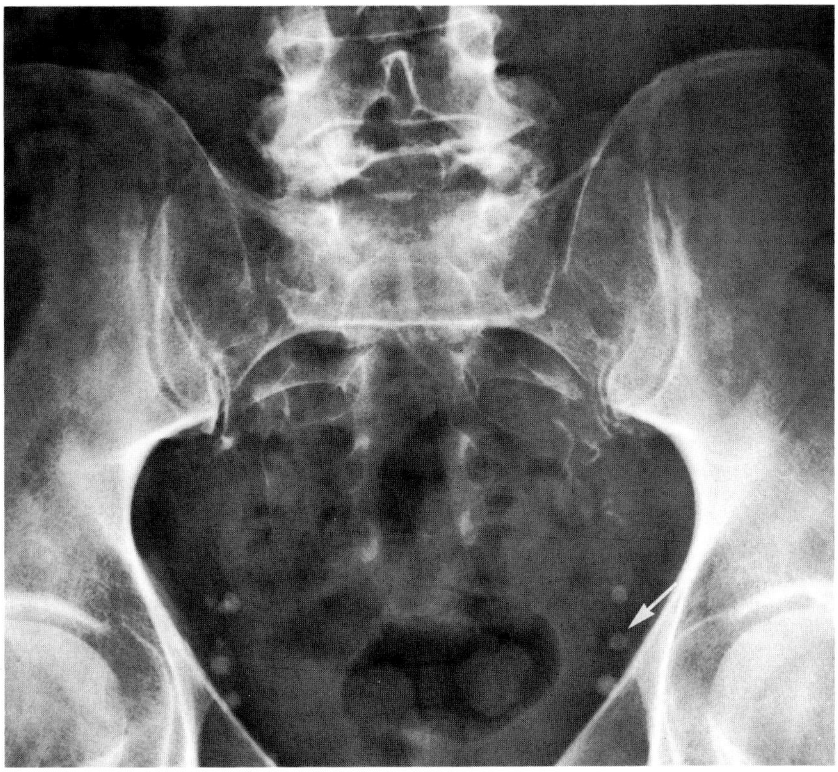

Abb. 11-25. Die Leeraufnahme des Beckens zeigt beidseitig eine Reihe von Phlebolithen. Der durch den *Pfeil* gekennzeichnete Phlebolith weist eine zentrale Aufhellung als typischen Hinweis auf eine Rekanalisierung auf. Diese Steine sind zu rund und zu glatt, als daß sie Ureterkonkrementen entsprechen könnten.

Anleitung zur systematischen Betrachtung einer Leeraufnahme

Die Abdomenleeraufnahme ist deshalb so wichtig, weil sie einfach anzufertigen ist, keine Gefahr oder Belästigung für den Patienten darstellt und ungeheuer aufschlußreich sein kann. Es können tatsächlich aus Abdomenleeraufnahmen eine Vielzahl von Informationen bei verschiedenartigsten Erkrankungen gezogen werden, so daß jeder Arzt mit ihnen so vertraut sein sollte, daß er die Aufnahmen seiner Patienten intelligent analysieren und einige der häufigeren Veränderungen erkennen kann.

Es gibt bei der Beurteilung von Abdomenleeraufnahmen sicherlich viele Feinheiten zu berücksichtigen, und Sie können am Anfang das Gefühl bekommen, daß Sie wichtige und offensichtliche Veränderungen übersehen. In Ihrem Stadium des Lernens ist eine klar gegliederte Vorgehensweise bei der Analyse der Abdomenleeraufnahme unbedingt zu empfehlen. Wir schlagen daher zunächst eine Übung im Betrachten der **Knochen** (Wirbelsäule, untere Rippenanteile, Becken) auf der Abdomenleeraufnahme vor, bei der Sie zunächst alle anderen Strukturen ausklammern. (Wenn Sie sich die Knochen nicht zuerst ansehen, werden Sie sie fast mit Sicherheit später vergessen!)

Untersuchen Sie dann sorgfältig die **Weichteile** anhand mehrerer kleiner Regionen, die den linken oberen Quadranten, den rechten oberen Quadranten, beide Flanken, den Mittelbauch und das Becken in dieser Reihenfolge berücksichtigen. In jeder dieser Weichteilzonen überprüfen Sie die Begrenzungslinien, die Organschatten und die Fettlinien, achten auf Verkalkungen und jegliche Lage- oder Formveränderungen der Strukturen, die Sie sehen und identifizieren.

Prüfen Sie dann den **Gastrointestinal**-(GI-)**Trakt** unter Berücksichtigung all seiner Anteile in entsprechender Reihenfolge, ob er durch Gas überdehnt ist oder nur kleine Mengen davon enthält und ob Teile des Kolons durch Füllung mit soliden oder halbfesten Fäzes erkennbar sind.

Zum Schluß müssen Sie entscheiden, ob Sie noch weitere graue Weichteilschatten oder Regionen erhöhter Strahlentransparenz sehen, die Sie bei Ihrer bisherigen Durchmusterung noch nicht berücksichtigt haben. Wenn es solche gibt, müssen Sie versuchen, sie mit der Anamnese und der körperlichen Untersuchung des Patienten in Einklang zu bringen.

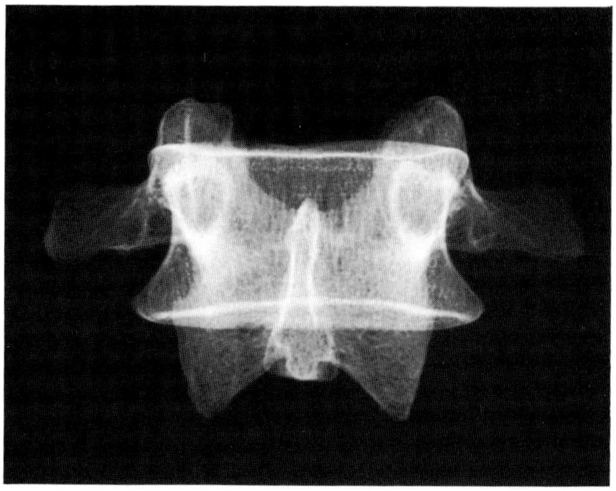

Abb. 11-26. Anteroposteriore Röntgenaufnahme eines disartikulierten Wirbels

Beginnen Sie mit der Wirbelsäule ...

Die Schatten der **Lendenwirbel** erscheinen Ihnen beim ersten Anblick vielleicht etwas verwirrend, aber sie sind leicht zu verstehen und nachzuvollziehen, wenn man sie einmal Stück für Stück analysiert hat. Beginnen Sie mit dem schachtelartigen Wirbelkörper, der eine sehr einfache Röntgenstruktur hätte, wenn er für sich betrachtet werden könnte und nicht durch die komplexen hinteren Gelenkfortsätze überlagert wäre. Da er eigentlich eine flache zylindrische Schachtel aus dichtem kompaktem Knochen darstellt, die mit schwammartigem (spongiösem) Knochen gefüllt ist, würden Sie seine röntgenologische Abbildung als überwiegend tangential durchstrahlte und daher außen dichtere Knochenschale erwarten, mit einer Innenstruktur aus vielen sich überlagernden, schmalen weißen Knochentrabekeln, die dunkle Markräume einschließt.

Fügen Sie nun zu dieser Schachtelkontur in der a.p. Projektion die beiden Bogenwurzeln hinzu, welche gerade nach dorsal ziehenden Zylindern aus kompakten Knochen entsprechen, die zu beiden Seiten des Spinalkanals verlaufen. Da sie ebenfalls mit spongiösem Knochen gefüllt sind, stellen sie sich im Röntgenbild wie in Aufsicht betrachtete Zylinder dar und entsprechen auf dem Bild – wie Sie sich bereits vorgestellt haben – zwei weißen Kreisen. Wenn Sie nun also die Wirbel auf einer Leeraufnahme des Abdomens betrachten, erkennen Sie diese beiden „Augen" in Überlagerung mit dem oberen Teil jedes Wirbelkörpers.

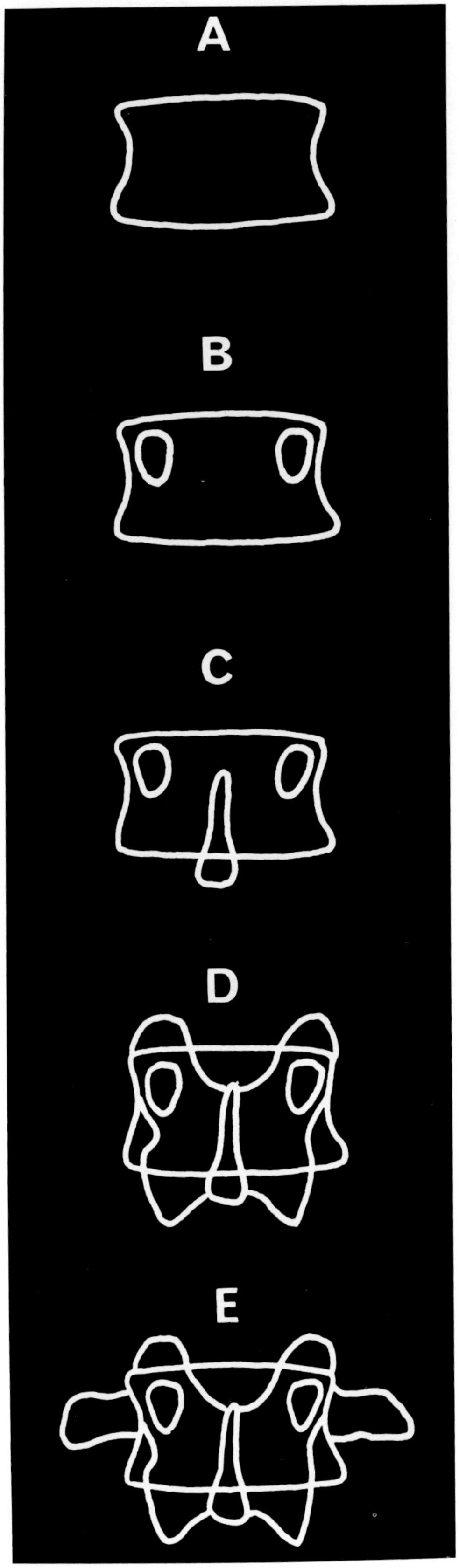

Abb. 11-27

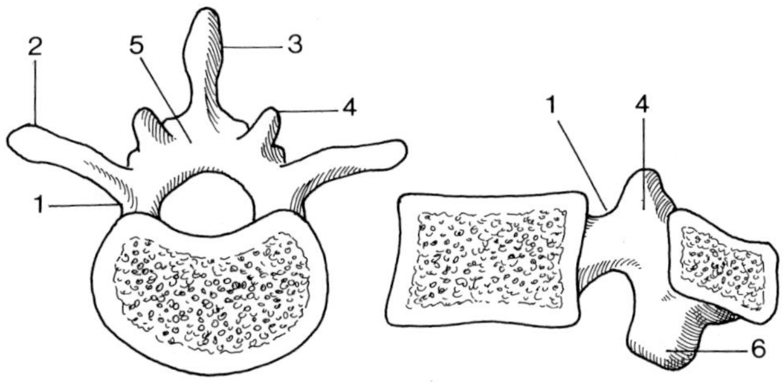

Abb. 11-28. Ein einzelner Wirbel in Ansicht von oben und von der Seite. 1 = Bogenwurzel (Pediculus); 2 = Querfortsatz; 3 = Dornfortsatz; 4 = oberer Gelenkfortsatz; 5 = Lamina des Wirbelbogens; 6 = unterer Gelenkfortsatz

Der zentral gelegene weiße „Tropfen" entspricht dem kompakten Knochen des Dornfortsatzes, der ebenfalls spongiösen Knochen enthält. Die Paare der oberen und unteren Gelenkfortsätze sind als knöcherne, von jedem Wirbelkörper nach oben und unten reichende Flügel zu erkennen, die einen Schmetterlingsschatten hinter dem Wirbelkörper bilden. Und letztlich können Sie auch die zu beiden Seiten ausladenden Querfortsätze erkennen, die sich von Wirbel zu Wirbel in ihrer Form etwas unterscheiden **(Abb. 11-27 A-E)**.

Wenn Sie bei der Betrachtung der Wirbelsäule auf einer Abdomenaufnahme immer zuerst die Kontur des Wirbelkörpers ausmachen und sich dann Schritt für Schritt die posterioren Konturen vornehmen, wird Sie das Durcheinander der sich überlagernden knöchernen Anteile nicht mehr verwirren. Ein pathologischer Prozeß, der einen Teil dieser Knochenstrukturen zerstört, führt zum Verschwinden einer von Ihnen erwarteten Kontur und kann normalerweise leicht dadurch ausfindig gemacht werden, daß sich aufgrund der Symmetrie die entsprechende Struktur auf der Gegenseite oder bei darüber- bzw. darunterliegenden Wirbeln in ihrer normalen Form findet.

Die bilaterale Symmetrie der mit dem Wirbelkörper überlagerten hinteren Strukturen kann Ihnen noch auf andere Weise nützlich sein, denn sie verrät Ihnen, daß das Strahlenbündel den Patienten in sagittaler Richtung passiert hat. Leeraufnahmen des Abdomens werden routinemäßig im a.p. Strahlengang bei auf dem Rücken liegenden Patienten angefertigt, allerdings werden manche Barium-Untersuchungen im p.a. Strahlengang bei auf dem Bauch liegenden Patienten durchgeführt (warum?). Viele Spezialuntersuchungen bedienen sich festgelegter Schrägprojektionen, wobei sie aus dem Erscheinungsbild der Wirbel die Schrägheit des Strahlengangs ablesen können.

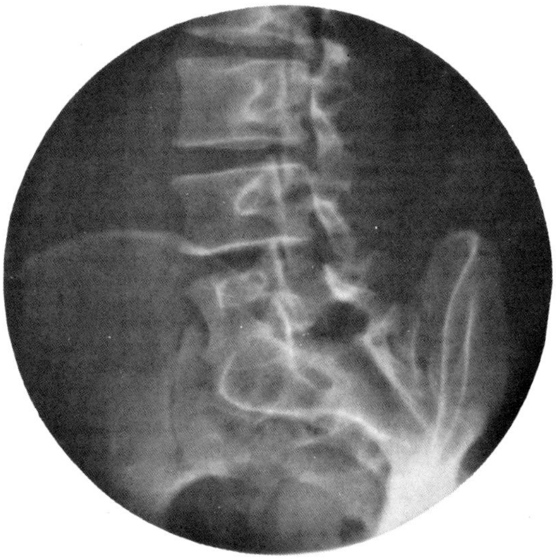

Abb. 11-29. Schrägaufnahme der unteren Lendenwirbel

Wenn Sie also die schachtelförmigen Wirbelkörper säuberlich von den dorsalen Wirbelstrukturen abgrenzen können, wissen Sie, daß Sie es mit einer **Seitaufnahme** zu tun haben. Wenn die Wirbelkörper und die hinteren Wirbelstrukturen sich genau und symmetrisch überlagern, dann schauen Sie auf eine im **sagittalen Strahlengang** angefertigte Aufnahme. Schrägaufnahmen zeigen Ihnen die Wirbel etwa so, wie Sie es in **Abb. 10-29** sehen können. Achten Sie darauf, daß Sie nun in die schräg verlaufende Gelenkebene der hinteren Wirbelgelenke hineinsehen können.

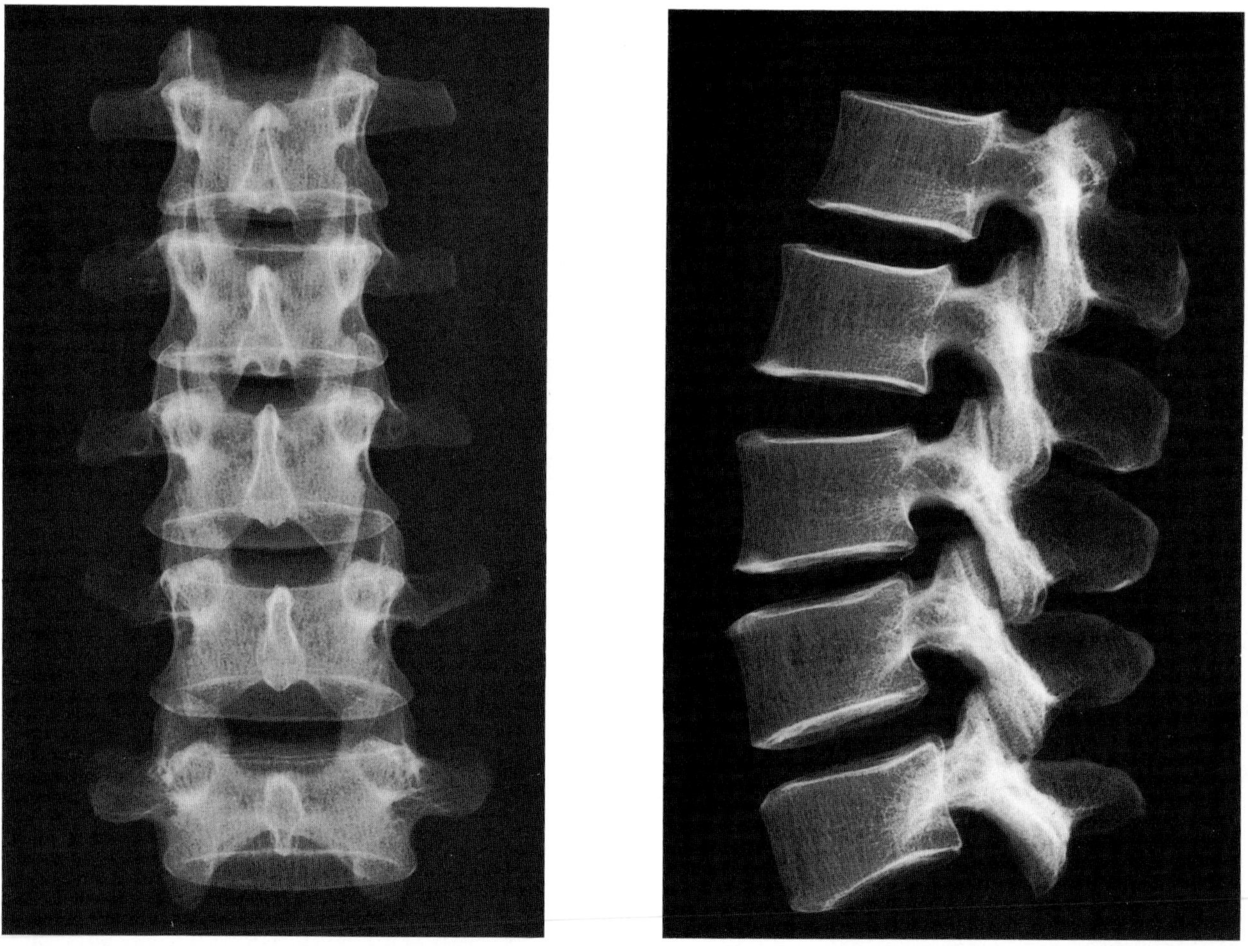

Abb. 11-30. Anteroposteriore und Seitaufnahme eines Präparates der Lendenwirbelsäule. Bezeichnen Sie die verschiedenen Anteile der Wirbel, ohne zurückzublättern.

... betrachten Sie dann die Rippen ...

Nahezu alle Abdomenaufnahmen (mit Ausnahme mancher Bettaufnahmen), die Sie sehen werden, sind mit einem Bucky-Raster gemacht worden, und Sie werden die Rippen unterhalb des Zwerchfells sehr viel besser als auf Thoraxaufnahmen erkennen.

Verkalkungen der normalerweise strahlentransparenten und unsichtbaren Rippenknorpel können manchmal Verwirrung stiften, wenn sie sich mit intraabdominellen Verkalkungen in Gallenblase, Niere oder Nebenniere überlagern oder solche vortäuschen. Normalerweise können Rippenverkalkungen aber leicht abgegrenzt werden, indem man dem erwarteten Verlauf der vorderen Rippenanteile nachgeht.

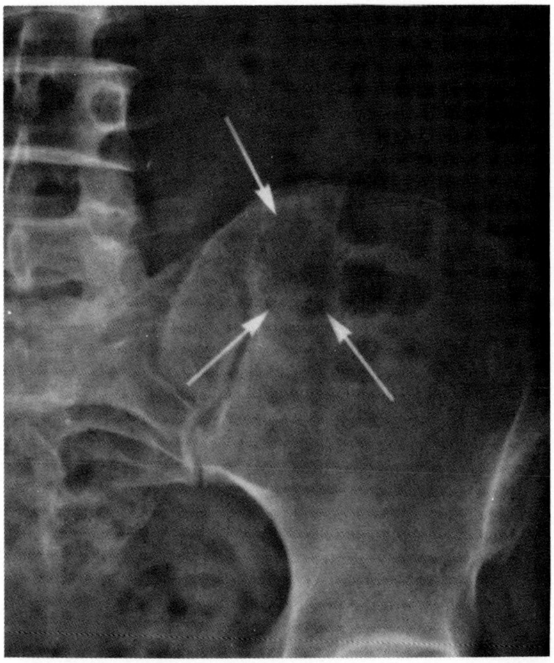

Abb. 11-31. Die radioluzente Region *(Pfeile)* der Knochendestruktion veränderte sich in ihrer Beziehung zum Rand des Iliosakralgelenks bei verschiedenen Aufnahmen nicht; die lateral davon gelegenen dunklen Darmgasanteile zeigten jedoch eine Veränderung.

... das Becken und die oberen Femura ...

Die Form der Knochenkonturen des Beckens unterscheidet sich im posteroanterioren und anteroposterioren Strahlengang, wie Sie es sich bei der Vorstellung der ausladenden und gebogenen Iliumschaufeln sicherlich schon gedacht haben. Diese erscheinen bei filmnaher Lage flacher und schmäler, bei der Leeraufnahme in Rückenlage hingegen breit und gerundet und bei einer in Bauchlage angefertigten Kolonkontrastuntersuchung darüber hinaus mehr vertikal ausgerichtet und schmäler. Dies ist dadurch bedingt, daß das den Patienten p.a. durchdringende Strahlenbündel die Oberfläche der Beckenschaufeln eher tangential berührt, so daß sie annähernd in Aufsicht getroffen werden.

Das Strahlenbündel wird für die Abdomenleeraufnahme normalerweise auf den Bauchnabel zentriert, so daß ungefähr die Hälfte der Darmluftschatten unterhalb dieses Punktes liegt. Sie können daher die Luft in Zäkum, Sigma, Rektum und auch, sofern sie Luft enthalten, in den Dünndarmschlingen in Überlagerung mit den Knochen des Beckens und des Os sacrum erwarten. Häufig ist eine die Beckenschaufel überlagernde luftgefüllte Darmschlinge auf der in Rückenlage angefertigten Leeraufnahme schwierig von einer runden Knochendestruktion zu unterscheiden, so daß man sich gegebenenfalls mehrere Aufnahmen dieser Region ansieht.

Dünndarmluft ändert sich von Aufnahme zu Aufnahme in Form und Lage, während sich eine Knochendestruktion immer in der exakt gleichen Beziehung zu den entsprechenden Knochengrenzen befindet **(Abb. 11-31).**

Beachten Sie, daß Sie durch den knorpeligen Anteil der vorderen Hälfte des Ileosakralgelenks und durch die Symphyse hindurchsehen können. Suchen Sie die Spinae ischiadicae und die Sitzbeinhöcker auf und überzeugen Sie sich, daß das Hüftgelenk „sichtbar" ist, da es zu beiden Seiten durch den tangential getroffenen kortikalen Knochen des Acetabulum und des Femurkopfs begrenzt wird **(Abb. 11-32).** Später, wenn Sie das Kapitel über die Knochen gelesen haben, werden Sie auch die Knochen auf einer Abdomenleeraufnahme mit einem für Unregelmäßigkeiten geschulteren Auge betrachten, aber lassen Sie uns erst einmal weitergehen und uns den verschiedenen Weichteilregionen widmen.

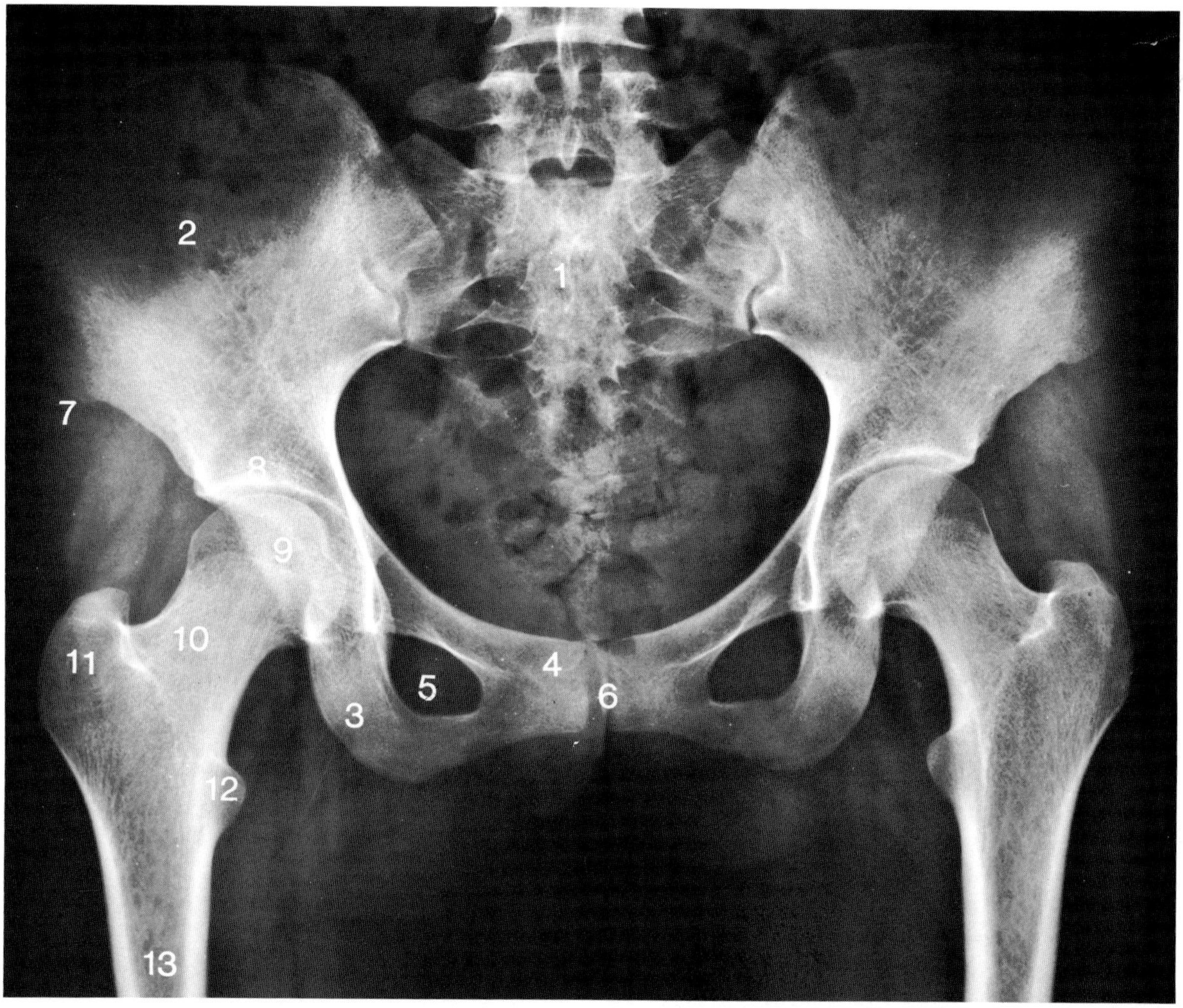

Abb. 11-32. Anteroposteriore Röntgenaufnahme des Beckens und der proximalen Femura
(1) Os sacrum
(2) Os ileum
(3) Os ischii
(4) Os pubis
(5) Foramen obturatum
(6) Symphysis pubis
(7) Spina iliaca anterior superior
(8) Acetabulum
(9) Caput femoris
(10) Collum ossis femoris
(11) Trochanter major
(12) Trochanter minor
(13) Femurschaft

... suchen Sie die oberen Quadranten und den Mittelbauch nach Organschatten, Raumforderungen und Verkalkungen ab ...

Veränderungen der Größe und Form eines Organs sind häufig allein aus der Leeraufnahme erkennbar, doch gibt es Unterschiede in der Genauigkeit, mit der die Größe anhand von Röntgenaufnahmen beurteilt werden kann. Der Röntgenschatten der Leber kann beispielsweise als Größenindikator sehr irreführend sein, und die Leber muß schon sehr deutlich vergrößert sein, ehe man aufgrund einer Leeraufnahme von einer Hepatomegalie ausgehen kann. Was eine Leververgrößerung betrifft, sind Aussagen anhand der Leeraufnahme also mit einem Risiko verbunden. Dies ist teilweise durch die Form der Leber bedingt und teilweise durch ihre unterschiedlich schräge Lage innerhalb der Bauchhöhle. Tatsächlich ist die althergebrachte Leberpalpation eine verläßlichere Methode, um einen Anhaltspunkt für die Lebergröße zu bekommen.

Die **Leber**, die sehr viel größer ist als die Milz, neigt dazu, auf die anderen Organe in diesem Quadranten zu drükken. Ihr Rand kann entweder als untere Grenze einer grauen Masse oder als eine durch Luft im Querkolon und in der rechten Kolonflexur herausgehobene Begrenzungslinie erkennbar sein. Die rechte Kolonflexur steht normalerweise niedriger als die linke, doch kann sie gelegentlich einen Teil des Leberschattens überlagern. Szintigraphische Verfahren, CT und Ultraschalluntersuchung, mit denen Metastasen im Leberparenchym relativ einfach gefunden werden können, gewinnen für die Untersuchung der Leber zunehmend an Bedeutung. Auch lassen sich mit diesen Verfahren die charakteristischen Befunde einer Leberzirrhose erkennen.

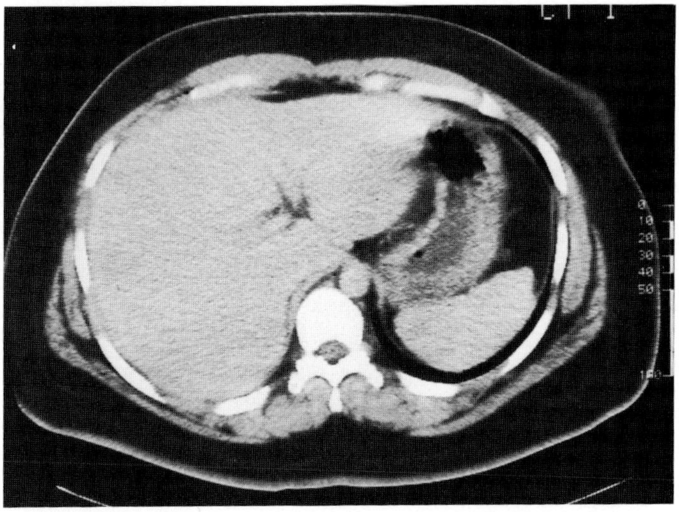

Abb. 11-33. Die CT-Schicht durch Leber und Milz zeigt normalgroße Organe. (Am Ende dieses Kapitels finden Sie eine Einführung in die normale CT des Abdomens.)

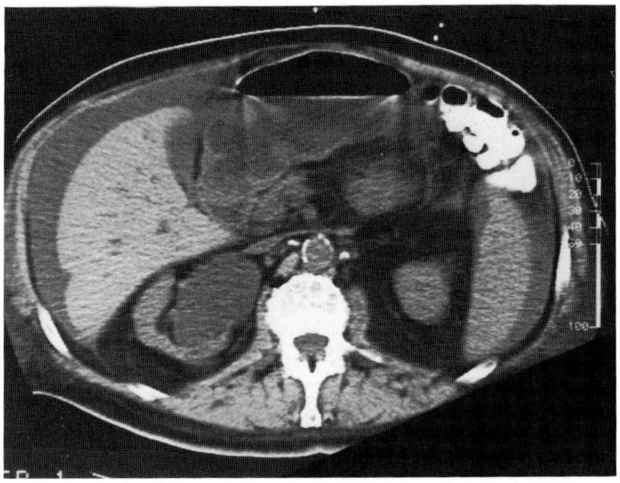

Abb. 11-34. Eine tieferliegende CT-Schicht durch die Nieren zeigt, daß der rechte Leberlappen nach unten hin in seiner Größe abnimmt. Haben Sie die Flüssigkeit um die Leber und um die Milz bemerkt? Dieser Patient hatte einen malignen Aszites.

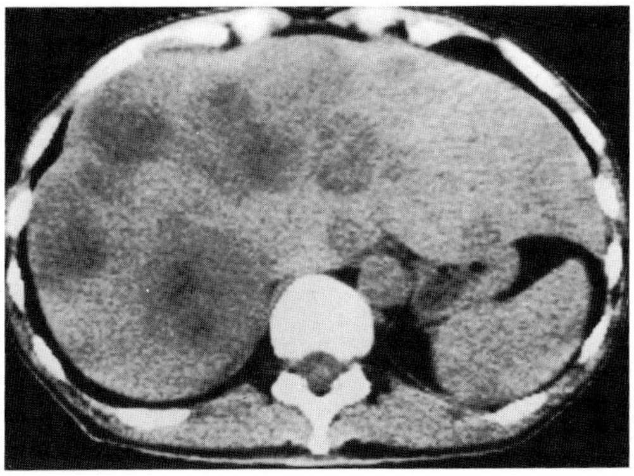

Abb. 11-35. CT-Bild einer massiv vergrößerten Leber. Es sind zahlreiche Metastasen eines Prostatakarzinoms als irregulär begrenzte Areale erniedrigter Dichte zu erkennen.

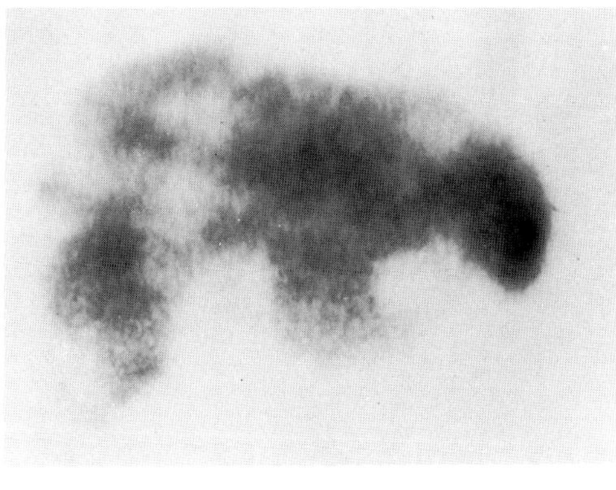

Abb. 11-36. Ein Schwefelkolloidszintigramm, das ebenfalls metastatische Herde in der Leber zeigt

Die **Milz** dagegen kann auf der Leeraufnahme eine Verschattung verursachen, die zweifelsfrei auf ihre Vergrößerung hinweist, obwohl diese bei der bimanuellen Palpation nicht getastet werden konnte. Das radiologische Erscheinungsbild der Splenomegalie ist sehr verläßlich. Es ist nicht schwer, eine sehr große Milz zu erkennen, die vielleicht sogar bis unterhalb des Beckenkamms und über die Mittellinie reicht. Der Hinweis auf eine Splenomegalie in der Leeraufnahme kann heutzutage durch CT, Sonographie oder andere bildgebende Verfahren, die auch zusätzliche pathologische Veränderungen wie Milzruptur, Tumorgewebe, Abszesse oder Zysten aufzeigen, bestätigt werden.

Die **linke Kolonflexur** ist in ihrer Lage recht variabel. Sie kann durch den unteren Pol der Milz eingedellt sein, diesen teilweise überlagern oder vor der Milz bis hoch zum Zwerchfell reichen. Es sollte Ihnen keine Schwierigkeiten bereiten, die linke Flexur und ihre verschiedenen Lagemöglichkeiten zu erkennen, da Sie die charakteristischen glatten Einziehungen der Kolonhaustren aufweist, im Gegensatz zur stärkeren Fältelung der Magenwand.

Der **Magen** ist fast nie schwierig zu identifizieren. Bei der in Rückenlage angefertigten Aufnahme verlagert sich die Magenluft in den mehr ventral gelegenen Magenkorpus und läßt die kräftigen Falten der Magenschleimhaut erkennen. In Bauchlage sammelt sich alle vorhandene Luft im mehr dorsal gelegenen Fundus an, so daß die Luftblase im Magen bei einer Aufnahme im sagittalen Strahlengang als runder dunkler Schatten mit faltiger Begrenzung in Zwerchfellnähe erscheint. Diese Unterschiede können Ihnen übrigens auch bei der Überprüfung helfen, ob eine Aufnahme in Rücken- oder Bauchlage gemacht wurde. Die gleichen Prinzipien gelten auch für die Untersuchung des Magens mit Bariumbrei, wie Sie später noch sehen werden.

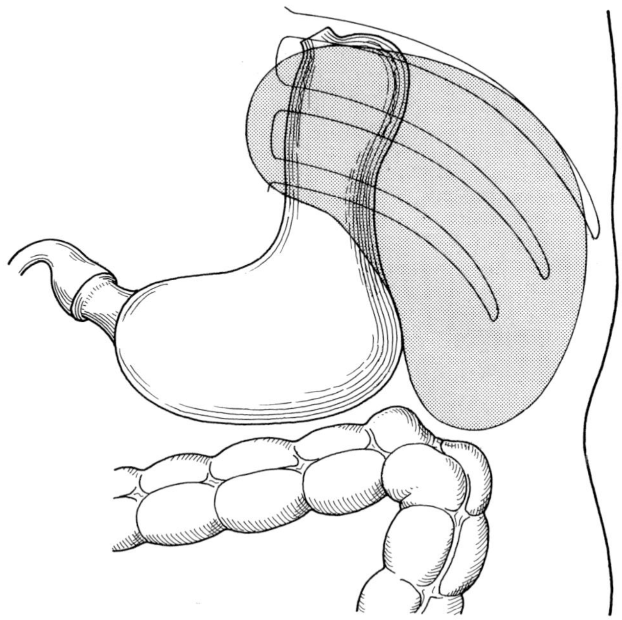

Abb. 11-37. Der normale Magen wird durch eine vergrößerte Milz, die auch die linke Kolonflexur nach unten drückt, eingedellt. In dieser Darstellung sieht es so aus, als könnten Sie alle drei Strukturen erkennen.

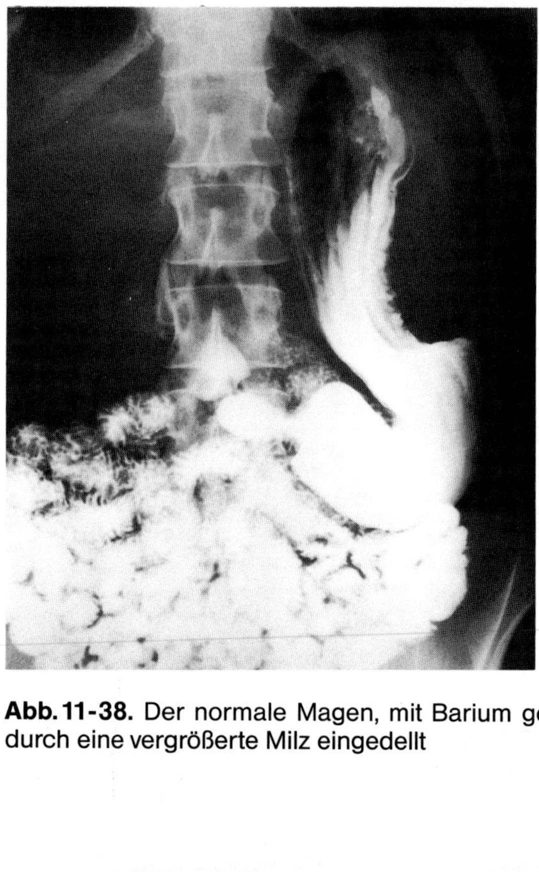

Abb. 11-38. Der normale Magen, mit Barium gefüllt und durch eine vergrößerte Milz eingedellt

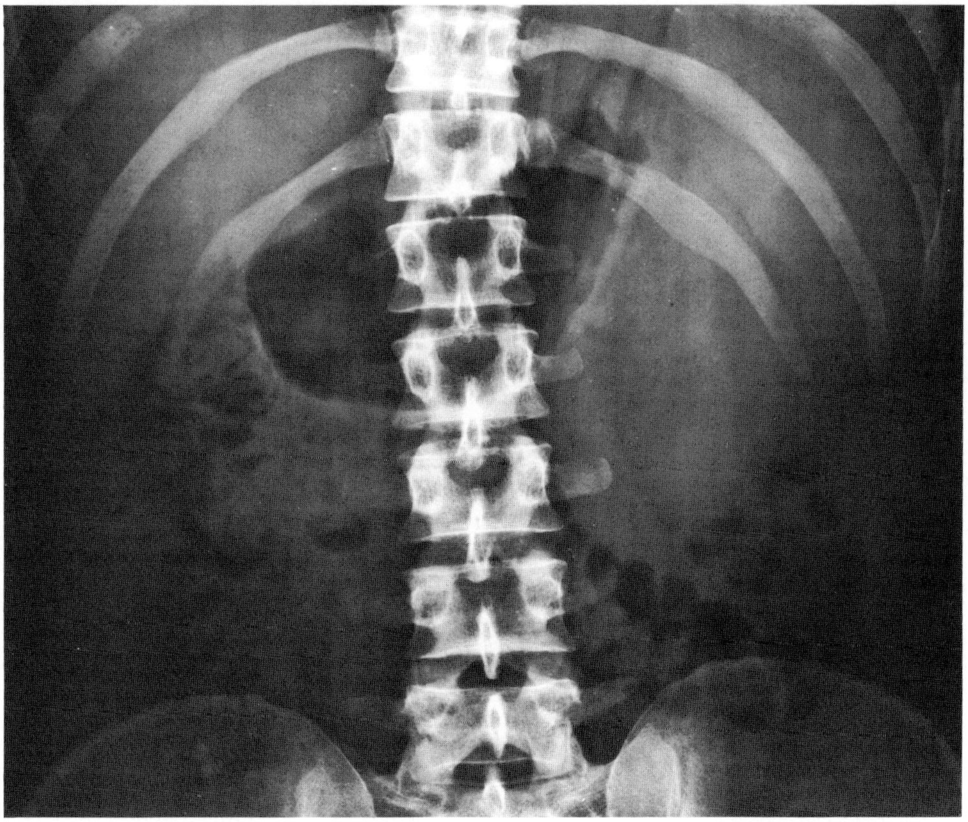

Abb. 11-39. Hier liegt eine rupturierte Milz vor, die deutlich verdickt ist, den normalen Magen nach rechts verdrängt und nach unten bis in die linke Flanke reicht. Beachten Sie auch die groben, geschwollenen Schleimhautfalten des Magens, der vermutlich auch bei dem Trauma betroffen war. Ist diese Aufnahme in Rücken- oder Bauchlage angefertigt?

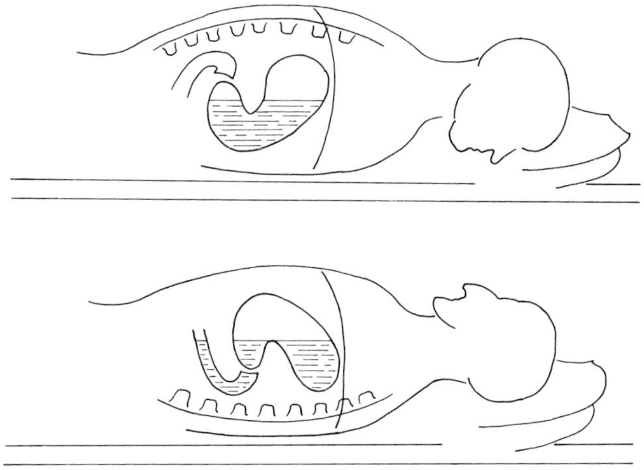

Abb. 11-40. Erklärung für die unterschiedlich gelegene Magenluft bei Leeraufnahmen von Patienten in Bauchlage (oben) und Rückenlage (unten). Die **Abbildungen 11-38** und **11-41** wurden in Bauchlage angefertigt, da der Magenfundus luftgefüllt ist. **Abbildung 11-39** wurde dagegen in Rückenlage angefertigt.

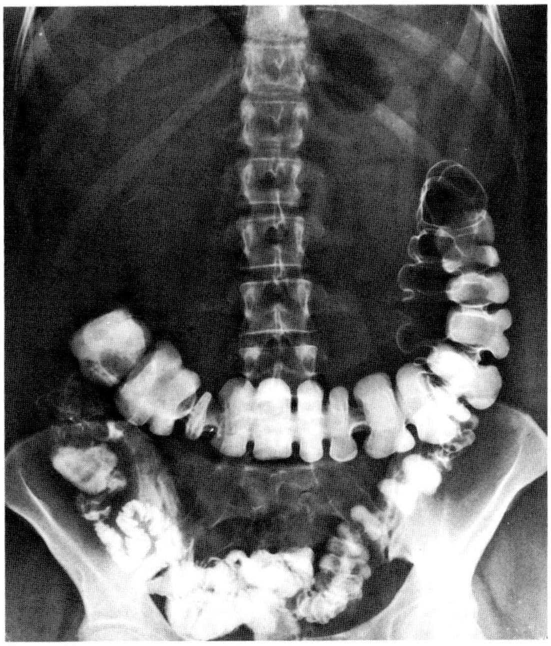

Abb. 11-41. Suchen Sie die rechte und linke Kolonflexur (Flexura hepatica und Flexura lienalis) sowie die Unterpole von Leber und Milz auf. Weder die Leber noch die Milz waren palpatorisch vergrößert diagnostiziert worden.

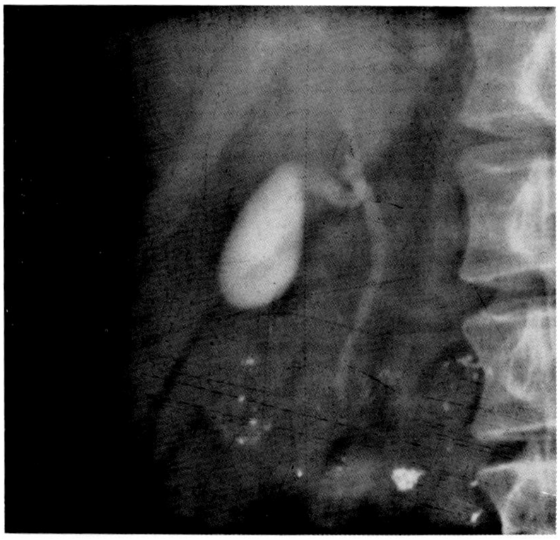

Abb. 11-42. Die normale Gallenblase, gefüllt mit physiologisch konzentriertem Kontrastmittel (orale Cholezystographie). Direkt vor dieser Aufnahme wurde eine fetthaltige Reizmahlzeit gegeben, so daß die Gallenblase sich gerade kontrahiert und dadurch der Ductus cysticus, der Choledochus und durch Reflux ein Teil des Ductus hepaticus kontrastmittelgefüllt dargestellt werden. Die verteilt liegenden dichten Flecken sind Kontrastmittelreste im Darm.

Der Schatten der **Gallenblase** kann gelegentlich auf Leeraufnahmen als rundliche, den Leberrand und die rechte Niere überlagernde Struktur sichtbar sein. Bereits seit vielen Jahren kann man die Galle durch oral verabreichte und von der Leber ausgeschiedene Kontrastsubstanzen sichtbar machen. Von den Leberzellen werden diese Substanzen nicht ausreichend konzentriert, um die Leber selbst sichtbar zu machen. Von einer normalen Gallenblase dagegen werden sowohl der Gallensaft als auch die in ihm befindliche Kontrastsubstanz durch Wasserresorption konzentriert, so daß auf diesem Weg eine Kontrastdarstellung der Gallenblase möglich ist. Man nennt sie die **orale Cholezystographie**.

Nur etwa 15% der Gallensteine sind auf der Leeraufnahme schattengebend. *Alle übrigen sind strahlentransparent und dadurch auf der Leeraufnahme unsichtbar, eine wichtige Tatsache, die Sie sich merken sollten.*

In der Kontrastdarstellung von Gallenblasen, die noch in der Lage sind, die von der Leber ausgeschiedene Kontrastsubstanz zu konzentrieren, erscheinen diese Steine als „Füllungsdefekte", also sehr strahlentransparent im Vergleich zur kontrastierten Galle. Leider hat die nur geringe Konzentrierungsfähigkeit der Gallenblase bei chronischer Cholezystitis in der Vergangenheit die Erkennung solcher Steine häufig schwierig oder unmöglich gemacht.

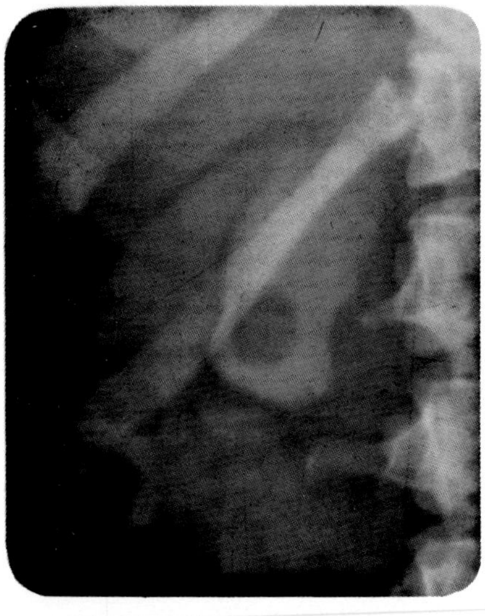

Abb. 11-43. Dieses Cholezystogramm zeigt dichtes Kontrastmittel und einen strahlentransparenten Stein in der Gallenblase, der auf der Leeraufnahme nicht zu sehen war.

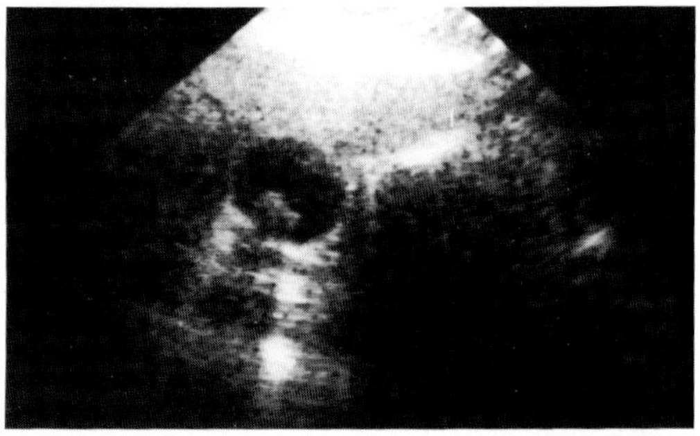

Abb. 11-44. Die Sonographie zeigt eine flüssigkeitsgefüllte Gallenblase; der unteren Hinterwand liegen zwei Steine auf. Die Schallwellen treten durch die vordere Bauchwand (oben) in den Patienten ein. Von der Galle werden keine Schallwellen (Echos) reflektiert, so daß diese schwarz erscheint. Von den Steinen werden aber Echos reflektiert, daher erscheinen sie im Ultraschallbild weiß. Achten Sie auf die deutlichen „Schallschatten", die von den Steinen nach dorsal ziehen. Sie entsprechen Gebieten, aus denen wenig Schall reflektiert wird, da der Großteil der Schallwellen bereits von den beiden Steinen gestoppt und reflektiert wurde.

In jüngster Zeit hat die Untersuchung der Gallenblase und des Gallengangsystems mit der Sonographie und der CT so gute Ergebnisse gezeigt, daß die Cholezystographie nicht mehr häufig durchgeführt wird, obwohl sie in vielen Fällen eine wertvolle Methode zur Erkennung einer Gallenblasenfunktionsstörung darstellt. Die Ultraschalluntersuchung der Gallenblase und der Gallengänge wird in Kapitel 14 besprochen. Merken Sie sich bitte zunächst einmal nur, daß sich mit ihr Gallensteine gut darstellen lassen, die Gallenblasenfunktion aber nicht ausreichend beurteilt werden kann.

Weiter dorsal liegen zu beiden Seiten der Wirbelsäule im Retroperitoneum die **Nieren**; die linke befindet sich bei den meisten Patienten etwas weiter oben als die rechte. Die oberen Pole beider Nieren sind in Richtung auf die Mittellinie den beiden Psoasmuskeln zugeneigt. Sie sollten ihre Konturen so vollständig wie möglich nachfahren. Bei einer ganzen Reihe von Abdomenaufnahmen werden Sie dabei gewisse Schwierigkeiten haben, da Teile der Nieren fast immer von unterschiedlichen Mengen an Darmgas oder Darminhalt überlagert werden. Wenn Sie auf einer qualitativ guten Aufnahme ohne übermäßige Darmgasüberlagerung keinen Nierenschatten abgrenzen können, kann dies bedeuten, daß die Niere fehlt, sehr klein ist oder daß beispielsweise wenig oder kein perirenales Fettgewebe vorhanden ist.

Die beim auf dem Rücken liegenden Patienten filmnah lokalisierten und durch das umgebende Fettgewebe abgegrenzten Nieren können mit der Leeraufnahme sehr viel besser beurteilt werden als etwa mit der körperlichen Untersuchung, und Sie werden erleben, daß eine Größendifferenz beider Nieren oder beispielsweise eine Buckelung der Nierenkontur vom erfahrenen Radiologen immer wieder entdeckt wird. Eine unterschiedliche Länge der Nieren kann ein Indikator für eine ungleiche Nierenfunktion sein. Normalerweise sollte die Nierenlänge 3,7 × die Höhe des Wirbelkörpers L2 betragen (das entspricht etwa 11–14 cm). Eine Zyste oder ein Tumor des Nierenparenchyms vergrößert die Niere durch Auftreibung des entsprechenden Nierenpols und durch Verdrängung des umgebenden perirenalen Fett-

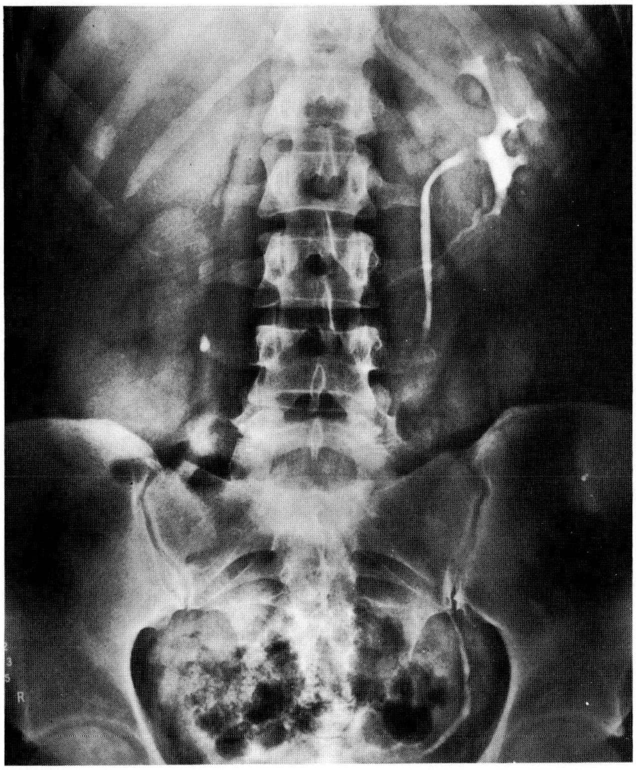

Abb. 11-45. Ausscheidungsurogramm bei einem Patienten mit rechtsseitigem Flankenschmerz, Hämaturie und anamnestisch Steinabgang bei der Miktion. Das Parenchym der rechten Niere ist etwas dichter als das der linken, da der Flüssigkeits- und Kontrastmittelfluß aufgrund des den rechten Harnleiter verschließenden Uretersteins verzögert ist. Darüber hinaus zeigt die rechte Niere eine Ptose. Achten Sie auf die nicht kontinuierliche Kontrastierung des linken Ureters. Dies ist völlig normal, da auch über die Ureteren peristaltische Wellen hinweglaufen.

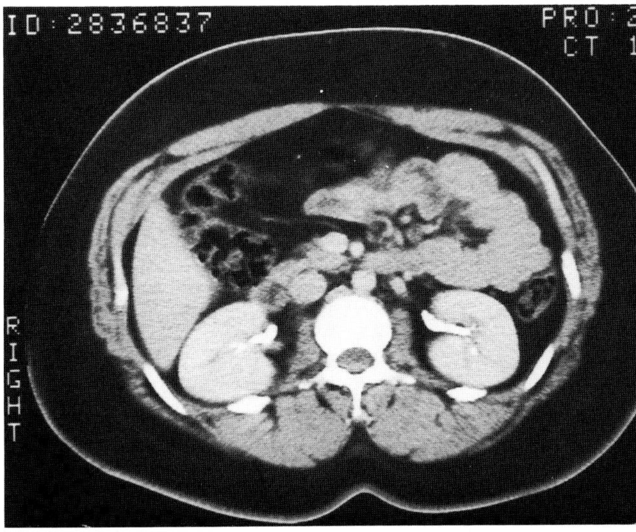

Abb. 11-46 *(rechts)*. CT-Schnitt in Höhe der Nierenmitte (bei einem anderen Patienten) nach i.v. Kontrastmittelgabe. Beachten Sie die erhöhte Dichte des Nierenparenchyms und die starke Kontrastmittelkonzentrierung in den Nierenbecken, die aus dem Nierenhilusbereich nach anteromedial ziehen. Sie liegen natürlich im Retroperitonealraum und sind vom strahlentransparenten perirenalen Fettgewebe umgeben. Achten Sie auf die dem Wirbelkörper seitlich anliegenden Psoasmuskeln und die vor dem Wirbelkörper liegende Aorta.

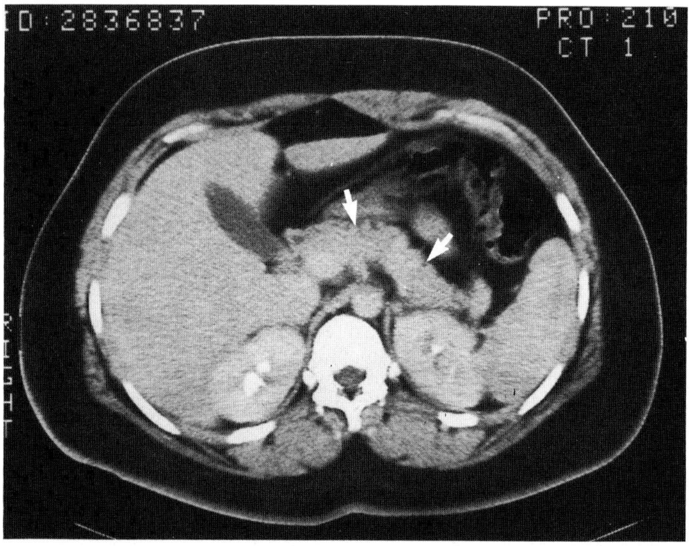

Abb. 11-47. CT-Schnitt durch das Pankreas *(Pfeil)*. Die Nieren sind hier im Bereich der Oberpolkelche angeschnitten, also oberhalb der Parenchymeinziehung im Bereich des Nierenhilus (vgl. mit **Abb. 11-46** auf der vorhergehenden Seite). Die Aorta wird von den schlanken Zwerchfellschenkeln umgeben. Die Gallenblase ist als weitgehend von Leberparenchym umgebene Struktur mit relativ niedriger Dichte zu erkennen.

gewebes. Eine Senkniere (Nephroptose) kann auf der Leeraufnahme häufig und ganz einfach dadurch erkannt werden, daß die Niere neben der unteren Hälfte des Psoasschattens zu finden ist. Eine Rotation der Niere um ihre Längsachse verändert die Form des Nierenschattens.

Man kann die Nieren durch Einsatz von renal ausgeschiedenem Röntgenkontrastmittel (i.v. Urogramm oder Ausscheidungsurogramm) oder durch Injektion ähnlicher Substanzen durch einen im Rahmen einer Zystokopie in die Ureteren eingeführten Katheter (retrogrades Pyelogramm) besser darstellen. Die radiologische Untersuchung der Nieren wurde durch die Sonographie, die CT und andere Spezialuntersuchungen, die eingehender in Kapitel 14 besprochen werden, revolutioniert. Hier sollte Ihr Anliegen zunächst der Morphologie gelten: der Interpretation von Veränderungen der Größe, Form und Lage aller auf der Leeraufnahme erkennbaren Organe.

Das **Pankreas** mit seinem von der Duodenalschleife eingefaßten Kopf liegt unterhalb und hinter dem Magenantrum und -korpus und überlagert die dahinterliegende obere Lendenwirbelsäule. Es liegt natürlich retroperitoneal und ist auf der Leeraufnahme noch schlechter als die Nieren zu erkennen, es sei denn, es enthält Verkalkungen oder Steine, die seine Position markieren (wie in **Abb. 11-24**). Es kann gelegentlich indirekt durch seine enge Nachbarschaft zu anderen Organen dargestellt werden. So kann eine Raumforderung des Pankreaskopfes beispielsweise die duodenale C-Schleife aufweiten und die Pylorus- und Antrumregion des Magens nach vorne verlagern. Das Pankreas selbst kann, wie Sie später noch sehen werden, mit der Sonographie, der CT, der endoskopischen retrograden Cholangiopankreatikographie (ERCP), der Angiographie oder der MRT dargestellt werden.

Ihr besonderes Augenmerk bei der Betrachtung des **mittleren Abdomens** richtet sich auf einige Strukturen, nach denen Sie schon gesehen haben. Denn nur eine willkürliche Einteilung könnte eine genaue Separierung der Strukturen des oberen rechten und linken Quadranten von solchen, die teilweise auch im mittleren Abdomen liegen, ermöglichen. Stellen Sie sich alle Strukturen des Mittelbauches dreidimensional vor und beginnen Sie mit den am weitesten vorne liegenden. Der **Magenkorpus** mit seiner J-förmigen Luftfüllung beim auf dem Rücken liegenden Patienten befindet sich gerade oberhalb des Bogens des lufthaltigen **Querkolons** und ventral der Bauchwand. Das Magenantrum, vor allem aber der Pylorus und der Bulbus duodeni ziehen von dort nach dorsal, so daß man sie am besten auf der Seitaufnahme erkennen kann. Der Bulbus und der absteigende Schenkel der **Duodenalschleife**, der zum Teil retroperitoneal liegt, ziehen dem Pankreaskopf innen anliegend nach unten, und von dort zieht das Duodenum wieder nach links und aufwärts zum Treitz-Band, wo es ins Jejunum übergeht. Das Duodenum ist in der Regel mit Flüssigkeit gefüllt; sein Schatten ist daher auf der Leeraufnahme meist nicht von denen anderer, benachbarter solider oder flüssigkeitsgefüllter Strukturen zu trennen. Sie können die Duodenalschleife aber regelmäßig bei Untersuchungen mit Barium sehen und daraus die Lage des normalerweise unsichtbaren Pankreas ableiten. Die Barium-Untersuchungen werden in Kapitel 13 abgehandelt.

. . . und untersuchen Sie zum Schluß die Flanken und den Unterbauch

Untersuchen Sie als nächstes die beidseits des Abdomen gelegenen **Flanken**. Die Flankenstreifen können durch die intensive Schwärzung, die durch eine für diesen schmalen Bereich zu starke Belichtung der auf die Penetration des gesamten Abdomens (einschließlich Wirbelsäule und Beckenknochen) berechneten Aufnahme hervorgerufen wird, schwer zu beurteilen sind. Dennoch können die Flankenstreifen meistens noch durch eine sogenannte Grellampe, die der Radiologe stets zur Ausleuchtung sehr dunkler Bereiche von Röntgenaufnahmen zur Hand hat, sichtbar gemacht werden. Die Flankenstreifen sind bei einem dünnen, sorgsam gelagerten Patienten normalerweise bilateral symmetrisch zu erkennen. Das dunkle, haustrierte Kolon sollte in dichter Nachbarschaft zu den Flankenstreifen liegen. Freie Flüssigkeit oder Blut in der Peritonealhöhle kann die Flankentaille zum Verschwinden bringen und das Kolon erkennbar vom Flankenstreifen wegdrängen. Beim Vorliegen einer in der Nähe gelegenen Entzündung verwischt sich der Flankenstreifen durch ödematöse Einlagerungen ins Fettgewebe, so daß er von anderen Weichteilen mit Wasserdichte, wie z. B. Muskelgewebe, nicht mehr abgegrenzt werden kann.

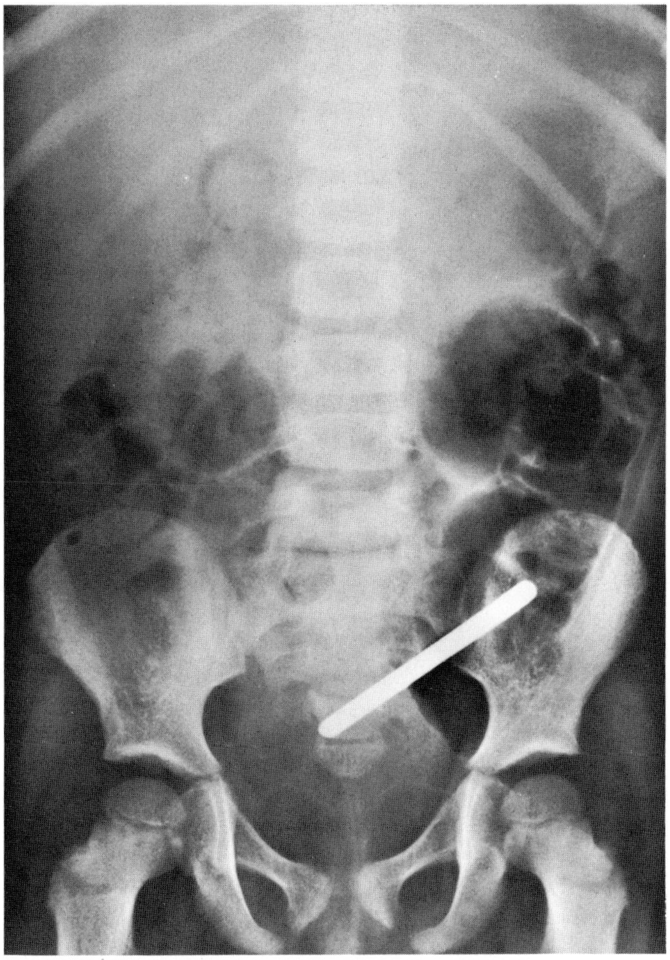

Abb. 11-48. Abdomenleeraufnahme eines Kindes, das mit Fieber, Obstipation, periumbilikalen Schmerzen und erhöhten Leukozytenwerten eingeliefert wurde. Die Arbeitsdiagnose war eine Appendizitis. Bei der Operation wurde eine perforierte, retrozäkal gelegene Appendix gefunden. In der rechten parakolischen Rinne und der rechten Flanke war das Gewebe entzündet und ödematös durchsetzt. Beachten Sie den gut erkennbaren linken und den fehlenden rechten Flankenstreifen (der weiße Riegel ist ein Artefakt).

Schauen Sie sich nun den **unteren Mittelbauch** an. Folgen Sie dem bekannten Verlauf der Ureteren entlang der Psoasschatten hinunter bis zur Blase und halten Sie nach Kalkschatten Ausschau. Die Ureteren sind auf der Leeraufnahme unsichtbar, doch hilft Ihnen zunächst die Kontrastfüllung bei einem Urogramm, ihre verschiedenen Lagevarianten zu erlernen. Auf vielen Leeraufnahmen sehen sie kleine runde, kalkdichte Verschattungen im Eingangsbereich des knöchernen Beckens. Sie entsprechen verkalkten Thromben in den Beckenvenen (Phlebolithen) und liegen gewöhnlich näher am Beckenrand als am Ureter. Ihre Lage hilft Ihnen also, sie von Kalkkonkrementen im Ureter abzugrenzen, wobei Sie durch die Tatsache unterstützt werden, daß Kalkkonkremente jede nur denkbare Form haben können und oft zerklüftete, zackige Anteile in ihrem Profil aufweisen, wohingegen Phlebolithen stets glatt und rund sind und gelegentlich eine zentrale Aufhellungszone aufweisen **(Abb. 11-25).**

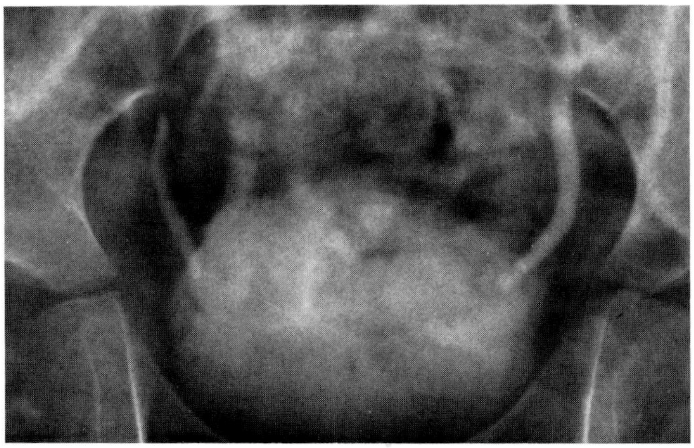

Abb. 11-49 *(rechts).* Die Kontrastmittelfüllung der Blase soll Ihnen helfen, später auch den Schatten der uringefüllten Blase auf Leeraufnahmen zu erkennen. Achten Sie auf die Lage der Ureteren bei ihrem Eintritt in die Blase.

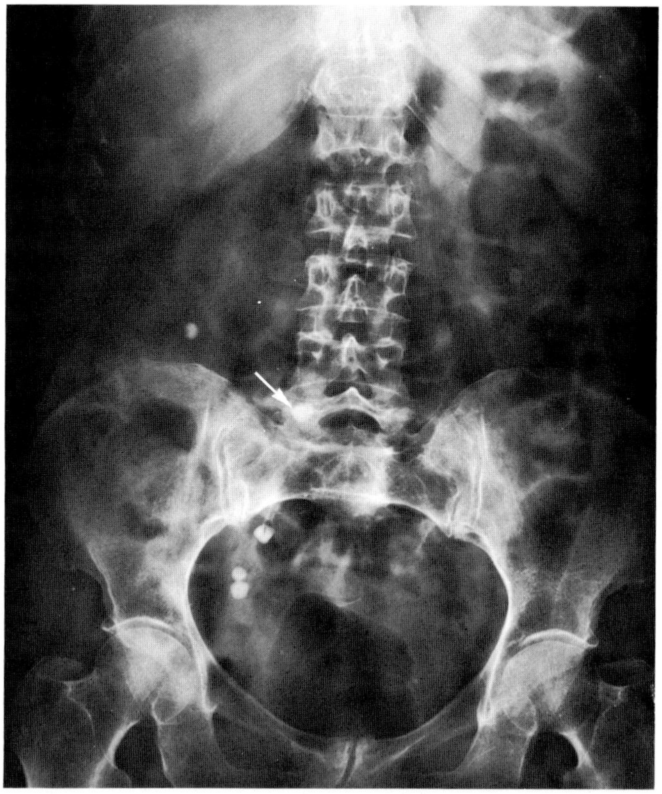

Abb. 11-50. Diese Leeraufnahme zeigt mehrere Steine im rechten unteren Ureter (der *Pfeil* zeigt auf den am höchsten gelegenen) und weiter lateral einen verkalkten Mesenteriallymphknoten oberhalb der Beckenschaufel. Beachten Sie das der Blase überlagerte luftgefüllte Rektum.

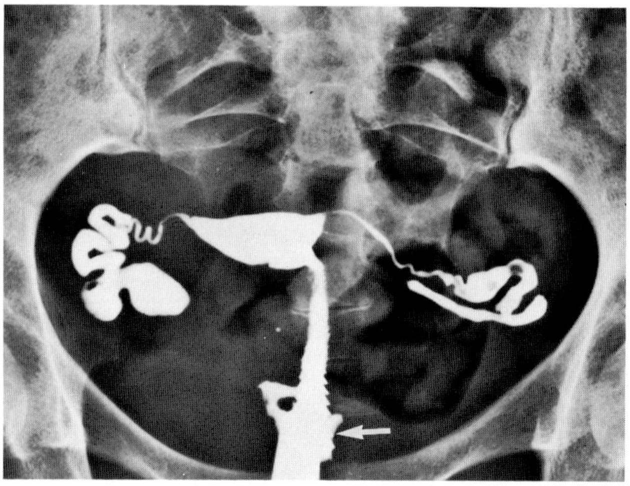

Abb. 11-51. Hier handelt es sich um eine Hysterosalpingographie. Bei der Suche nach einer Sterilitätsursache wurden der Uterus und die Tuben mit Kontrastmittel gefüllt. Normalerweise fließt bei dieser Untersuchung Kontrastmittel aus den Tuben in die Peritonealhöhle, was hier jedoch nicht erkennbar ist. Daraus läßt sich schließen, daß die äußeren Enden der Tuben verschlossen sind. Der *Pfeil* zeigt auf die Injektionskanüle.

Im unteren Mittelbauch finden Sie recht häufig verkalkte Mesenteriallymphknoten. Gewöhnlich können diese nicht mit Uretersteinen verwechselt werden, da sie eher wie eine Gruppe kleiner, zusammengewachsener Konkremente aussehen und etwas dichter als die meisten Uretersteine sind. Sie können von Aufnahme zu Aufnahme eine relativ unterschiedliche Lage aufweisen, da sie die Bewegungen des Dünndarmmesenteriums mitmachen. Häufig überlagern sie die knöchernen Strukturen der Wirbelsäule und des Sakrums. Die vielen Dünndarmschlingen liegen zum größten Teil im unteren Mittelbauch und im Becken. Beim normalen Erwachsenen enthalten sie, wie wir schon festgehalten haben, Flüssigkeit und nur wenig oder gar keine Luft. Da Sie aber meistens Abdomenleeraufnahmen von kranken, bereits hospitalisierten Patienten zu sehen bekommen, werden Sie sich auf das Vorkommen einiger luftmarkierter Dünndarmschlingen einstellen, die die unteren Lendenwirbel und das Becken überlagern.

Zu den Weichteilen, die innerhalb der Beckenschaufeln liegen, gehören die Harnblase und unteren Urethraanteile, das Colon sigmoideum und das Rektum, bei Frauen der Uterus und die Adnexe sowie bei Männern die Prostata und die Samenblasen. Wenn die Blase eine mittlere Menge Harn enthält, ist sie auf der Leeraufnahme meistens als etwas abgeflachter, ovaler Schatten innerhalb des Beckens zu erkennen. Wenn sie sehr stark gefüllt ist, kann der einheitlich graue, runde Schatten bis hin zum Nabel reichen und wird nicht selten für eine pathologische Raumforderung gehalten. Das Rektum ist in aller Regel als ein durch Luft- oder Fäkalinhalt gekennzeichneter Schatten, der sich mit der Blase überlagert, zu erkennen. Uterus, Adnexe, Samenblasen und Prostata sind normalerweise nicht sichtbar, es sei denn, sie werden im Rahmen verschiedener Spezialuntersuchungen gezielt dargestellt. Sie können alle durch Einsatz von Kontrastmittel direkt oder indirekt sichtbar gemacht werden. Heutzutage werden aber vor allem die Sonographie, die CT und die MRT zur Untersuchung von Beckenstrukturen und Raumforderungen des Beckens eingesetzt.

Die Computertomographie des Abdomens

Wie Sie in Kapitel 2 entdeckt haben, liefert Ihnen ein Computertomogramm ein Schema von *Dichtewerten* für eine bestimmte Schicht. Sie werden lernen, die CT auf der Basis der entsprechenden Querschnittsanatomie zu interpretieren. Es hilft Ihnen bei der Betrachtung von CT-Bildern, sich der relativen Schwächung verschiedener Gewebe und Organe bewußt zu sein, ebenso wie deren Abgrenzung, insbesondere durch Fettschichten. Wenn Sie dies berücksichtigen, haben Sie es leichter, die anatomischen Beziehungen und Größenverhältnisse zu verstehen, die Sie ja im CT in *lebenden* Dimensionen kennenlernen und nicht in veränderter oder verzerrter Weise, wie es bei der Sektion unvermeidlich ist. Einige Beobachtungen, die Sie mit CT-Serienschnitten machen können, beinhalten auch physiologische Aussagen. Beispielsweise kann man bei Schnitten durch den Oberbauch die Vena cava bis zum doppelten ihres normalen Durchmessers vergrößert sehen, wenn das Valsalva-Manöver durchgeführt wird (bei dem der Patient den Atem gegen die verschlossene Glottis preßt und dadurch einen erhöhten intrathorakalen Druck erzeugt, der zum Rückstau in der V. cava führt). CT-Aufnahmen können in Rücken-, Bauch- oder Seitenlage des Patienten angefertigt werden. Normalerweise liegt der Patient jedoch auf dem Rücken in möglichst bequemer und entspannter Position, so daß er sich möglichst ruhighalten kann. Denken Sie bitte immer daran:

> Bei der Betrachtung von CT-Schnitten schauen Sie immer von unten auf den Querschnitt des Patienten.

Es ist wichtig, sich darüber klarzuwerden, daß die CT in den meisten Fällen eine **Zusatzuntersuchung** zur Beantwortung spezieller Fragestellungen ist und keine Screeningmethode zur Reihenuntersuchung darstellt. In der Regel sollten zuerst weniger teure Untersuchungen wie die Leeraufnahme oder die Sonographie durchgeführt werden, so daß die CT bei Vorliegen einer entsprechenden Indikation gezielter und ökonomischer eingesetzt werden kann. Aufgrund der ionisierenden Strahlung sollte die CT bei Frauen im gebärfähigen Alter eher zurückhaltend eingesetzt und der Ultraschalluntersuchung nach Möglichkeit der Vorrang gegeben werden.

Der Einsatz von Kontrastmitteln

Für die CT-Untersuchung werden aus zwei Gründen Kontrastmittel fast routinemäßig eingesetzt:

▷ Der Gastrointestinaltrakt kann durch orale Applikation eines verdünnten Kontrastmittels gut markiert und dadurch von den benachbarten Strukturen und gegebenenfalls Raumforderungen abgegrenzt werden.

▷ Die intravenöse Applikation von wasserlöslichem Kontrastmittel führt zu einer temporären Dichteerhöhung der Arterien, des kapillär durchbluteten Parenchyms und anschließend auch der Venen während der CT-Untersuchung.
Diese sogenannte **Dichteanhebung** (engl.: enhancement) ist ausgesprochen nützlich. Erweiterte, sich aufzweigende Kanäle von niedriger Dichte im homogenen Leberparenchym bei einer ersten CT-Untersuchung ohne Kontrastmittel können beispielsweise flüssigkeitsgefüllten Gallengängen oder Blutgefäßen entsprechen. Wenn wir nun im Blutgefäßsystem durch Kontrastmittel eine Dichteanhebung bewirken und die beobachteten Kanäle in den anschließend durchgeführten CT-Schnitten unverändert erscheinen, so sind sie Gallengänge und keine Blutgefäße.

Ebenso können von der Niere ausgeschiedene Kontrastmittel eingesetzt werden, so daß Nieren und Ureter als dichte weiße Regionen in typischer Form in den entsprechenden Lokalisationen erkannt werden. Zum anderen kann aber auch die Verlagerung dieser Strukturen, die selbst ganz normal sind, Zusatzinformationen in bezug auf Raumforderungen in der Umgebung liefern.

Wie Sie weiter vorne schon gesehen haben, ist der Einsatz der CT im Bereich des Thorax oft sehr wichtig, da mediastinale Raumforderungen wesentlich besser von normalen Strukturen abgegrenzt werden können als mit der konventionellen Tomographie. Darüber hinaus können kleine metastatische Knötchen, insbesondere in der Nähe der Thoraxwand, erkannt werden, auch wenn sie auf der normalen Thoraxaufnahme oder mit anderen Methoden nicht zu finden sind.

Normalerweise wird die CT des Abdomens in transaxialen Schnitten von 0,8 bis 1 cm Dicke beim auf dem Rücken liegenden Patienten durchgeführt. Allerdings muß jede CT-Untersuchung genau der jeweiligen Fragestellung angepaßt und dadurch gegebenenfalls variiert werden.

Suchen Sie in **Abb. 11-52 A** die Leber. Die Leber liegt, da Sie von unten (von der Position der Füße des Patienten) schauen, auf Ihrer linken Seite und ventral. Beachten Sie zunächst einmal nichts anderes und verfolgen Sie die Größen- und Formveränderungen der Leber durch alle sechs Schnitte (die bei diesem Patienten in 1-cm-Abständen angefertigt wurden). Achten Sie auch auf die Formveränderungen der dichten Wirbel in Abhängigkeit davon, ob der Schnitt durch die Querfortsätze (**D** und **E**) beziehungsweise darüber oder darunter verläuft. Sie können den Vertebralkanal ebenso wie das darin enthaltene Rückenmark sehen.

Suchen Sie die direkt vor den Wirbelkörpern und etwas links der Mittellinie gelegene Aorta auf, die in ihrer Peripherie dichte weiße Areale zeigt, die verkalkten Plaques in der Aortenwand entsprechen. In **Abb. 11-52 E** und **F** sehen Sie nahezu unverkalkte atheromatöse Plaques der Aortenintima als relativ strahlentransparente Füllungsdefekte, die einen Teil des kontrastmittelangereicherten Blutes verlagern. Da die hier gezeigte Bildserie nach intravenöser Infusion von Kontrastmittel angefertigt wurde, erscheinen die durchbluteten Strukturen und Gefäße etwas weißer (dichteangehoben). Beachten Sie die sich verzweigenden weißen Gefäßäste im homogenen Leberparenchym **(Abb. 11-52 A),** die in den darunter folgenden Schnitten weniger werden. Das angewandte intravenöse Kontrastmittel wird von den Nieren ausgeschieden, daher sehen Sie das Nierenparenchym und die Kelche heller als andere Organe. Die sich aufzweigenden länglichen Strukturen in der Nähe des Nierenhilus entsprechen Gefäßen.

Der Magen in A enthält Flüssigkeit und wahrscheinlich das Mittagessen. Diesem Patienten wurde kein orales Kontrastmittel gegeben. Sie erkennen, daß die (durchblutete) Magenwand dichter als der Flüssigkeitsinhalt des Magens erscheint, und wenn Sie von Schnitt zu Schnitt weiter nach unten gehen, so sehen Sie zunächst den Querschnitt des Magenkorpus und dann den der Antrum- und Pylorusregion. Selbst der Pylorusmuskel und eine peristaltische Welle proximal davon sind zu sehen **(Abb. 11-52 E).**

Die ausgedehnten schwarzen Regionen niedriger Dichte zu beiden Seiten der Wirbelsäule und dorsal der Leber und Milz (in **A**) enthalten nichts anderes als retroperitoneales Fett. Verfolgen Sie diese Regionen Schnitt für Schnitt nach unten, und schauen Sie sich die Nieren an. Beachten Sie deren erstes Erscheinen mit den beiden oberen Polen in **B** und dann das ringförmige Nierenparenchym um die oberen Kelche herum, in einer Höhe noch oberhalb der Hilusregion (in **C**). Bei diesen Patienten liegen die Nieren auf exakt gleicher Höhe, jedoch steht normalerweise die linke Niere höher. Die beiden Nierenhili werden in **Abb. 11-52 E** angeschnitten; dort legt sich das Nierenparenchym sichelförmig um die nach vorne gerichteten Hili. Im dorsalen Parenchymanteil der rechten Niere ist eine kleine Zyste zu erkennen **(F).**

Suchen Sie nun die Vena cava inferior im untersten Schnitt, wo sie direkt vor dem Wirbel und etwas rechts von der Mittellinie liegt. Wenn Sie sie weiter nach oben verfolgen, können Sie in **Abb. 11-52 C** und **D** das Einmünden der linken Nierenvene erkennen, die normalerweise in dieser Höhe vor der Aorta von links nach rechts verläuft. Wir sind hier gerade oberhalb des Pankreas. Achten Sie auf die direkt ventral der linken Nierenvene verlaufende Milzvene, die von ebenfalls in die Vena porta drainierenden Magenvenen begleitet wird **(D).**

In den Schnitten **A** und **B** verläuft die Vena cava näher zum Leberhilus hin. Das Pankreas mit dem zum Milzhilus verlaufenden Schwanz sieht man das erstemal in **Abb. 11-52 E.** Da der Schwanz leicht nach oben verläuft, sieht das Pankreas kürzer als im Schnitt **F** aus. Vielleicht können Sie herausfinden, um was es sich bei den beiden (Gefäß-)Strukturen direkt medial und dorsal des Pankreaskopfes in **E** und **F** handelt. (Auf der nächsten Doppelseite finden Sie die zugehörigen bezeichneten Skizzen, mit denen Sie Ihre Beobachtungen überprüfen können.)

Die beiden weißen Strukturen in **E** und **F** sind die Arteria und Vena mesenterica superior, wobei die kleinere Struktur der Arterie entspricht.

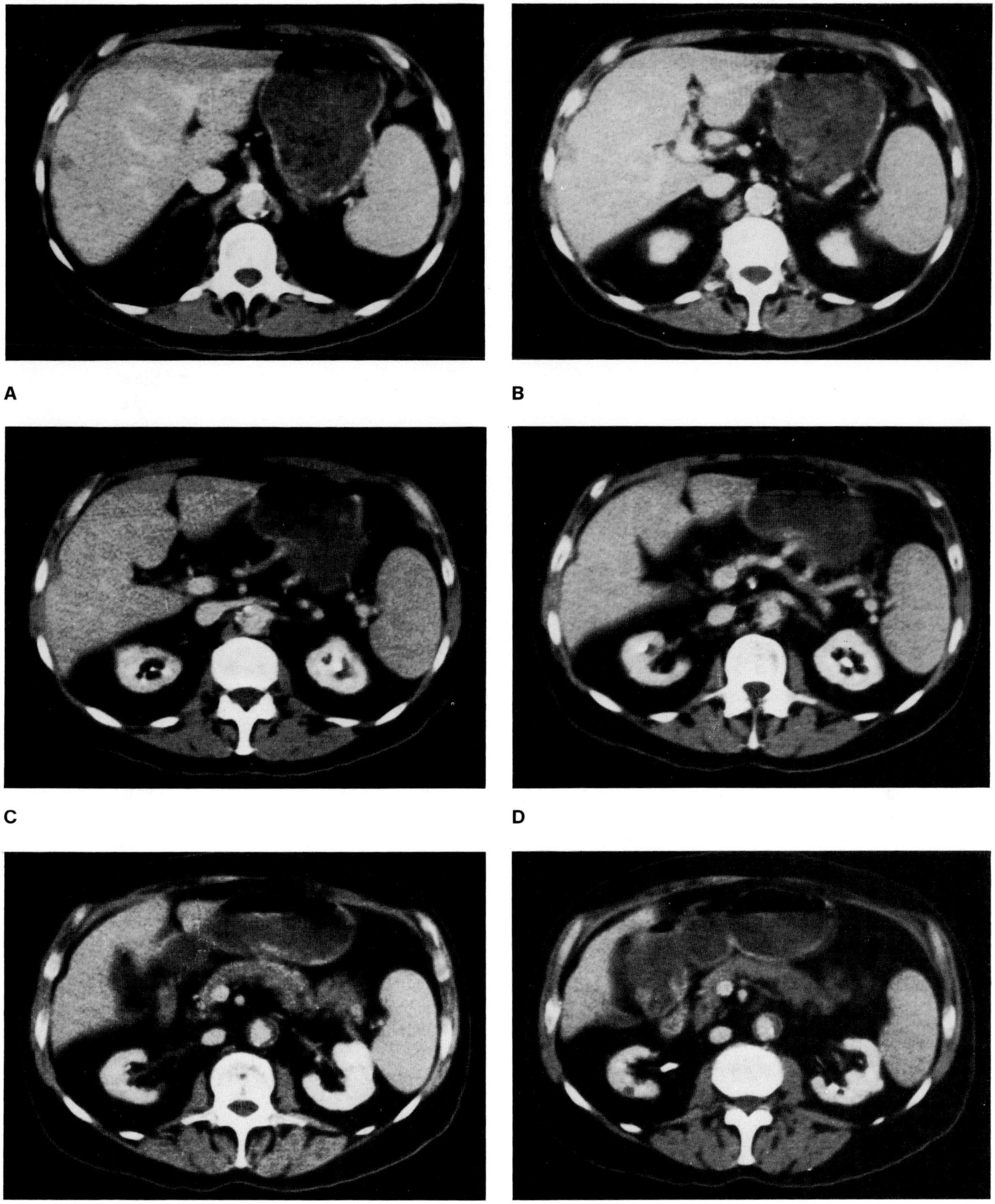

A B C D E F

Abb. 11-52. Normale Computertomogramme durch den Oberbauch

Zeichnungen zum Vergleich mit den CT-Schnitten in Abbildung 11-52
(auf der nächsten Seite noch einmal wiedergegeben)

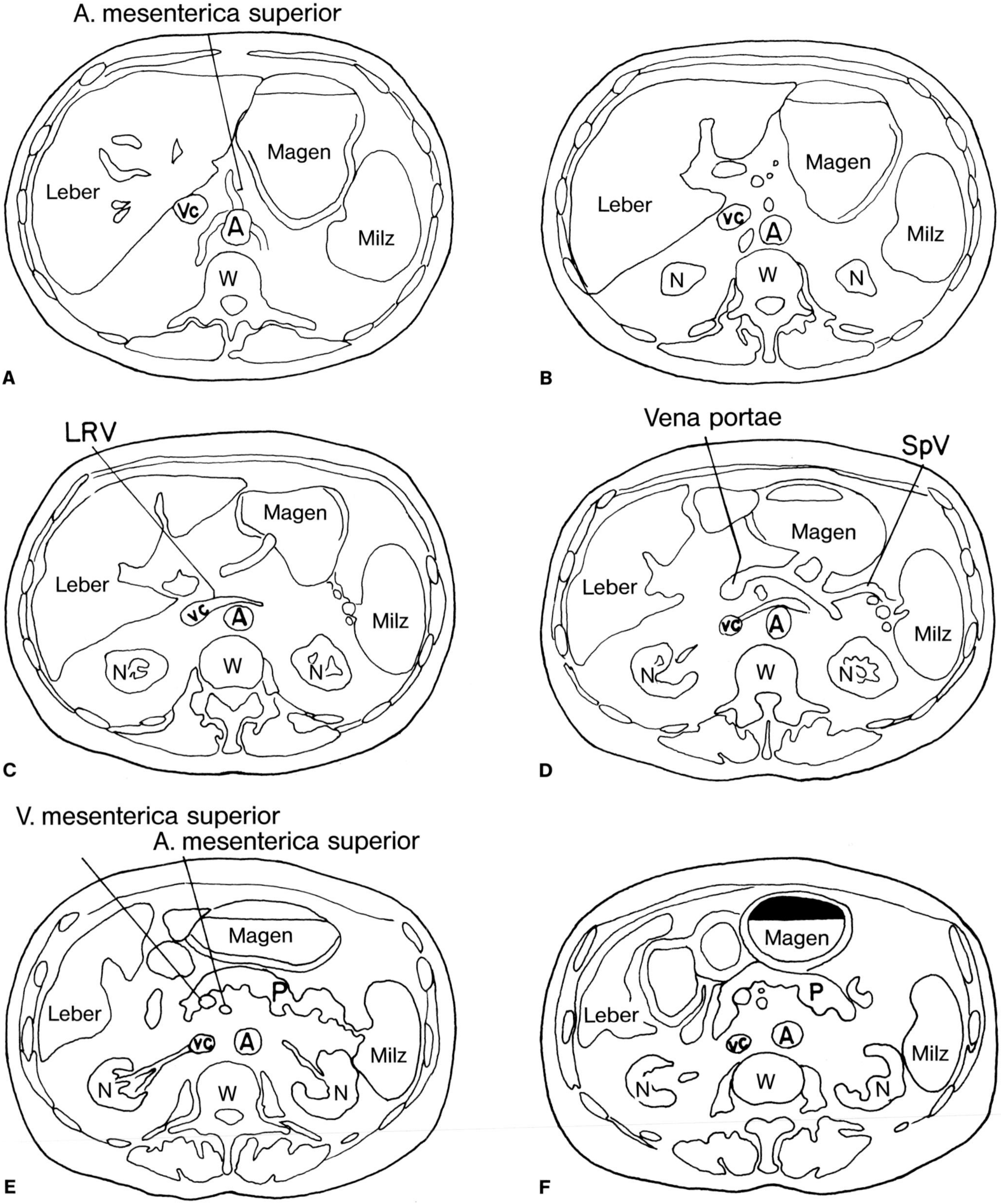

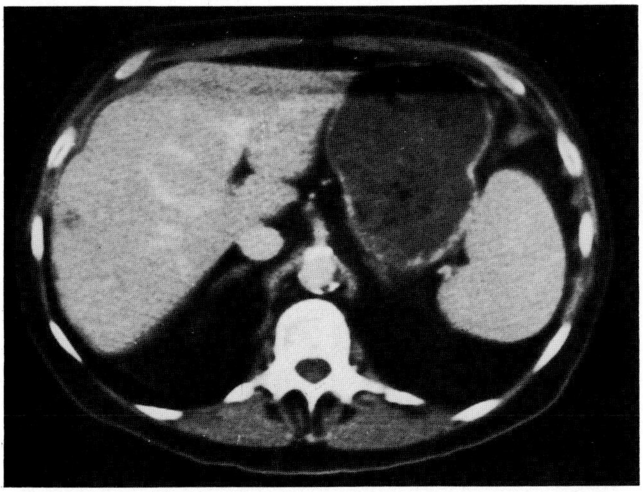
A

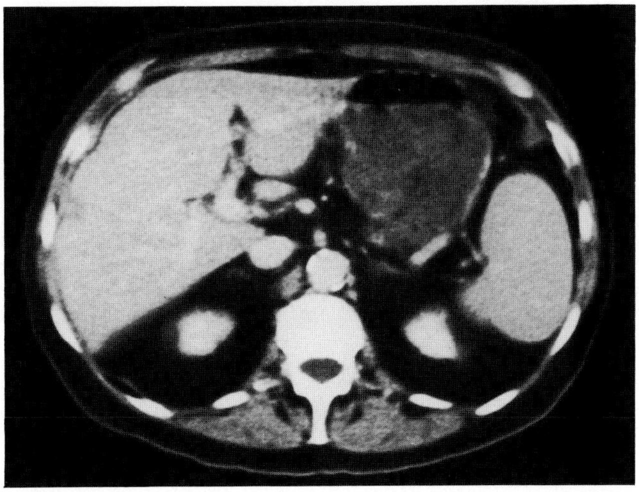
B

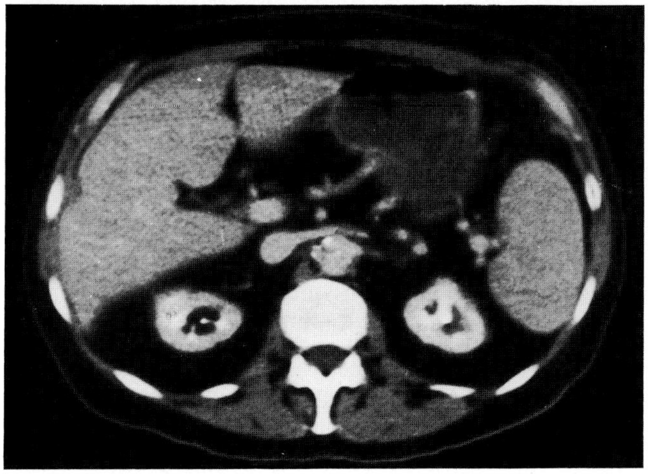
C

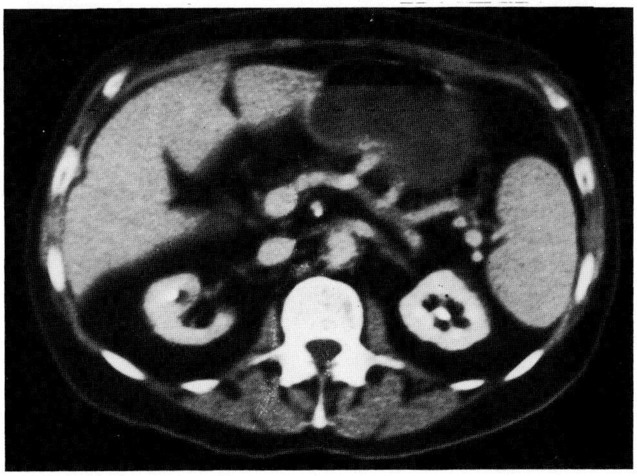
D

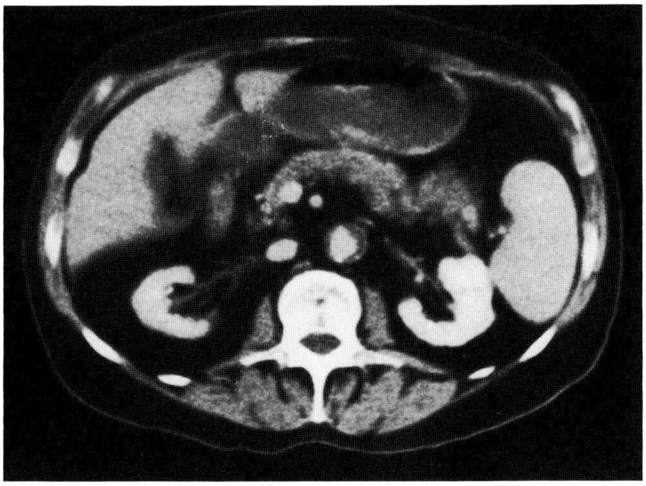
E

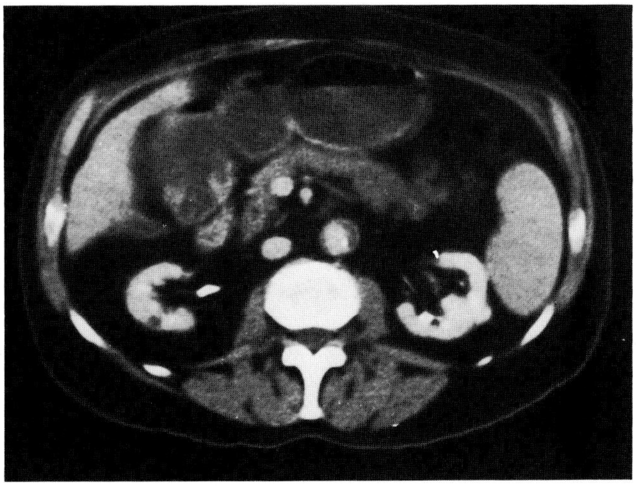
F

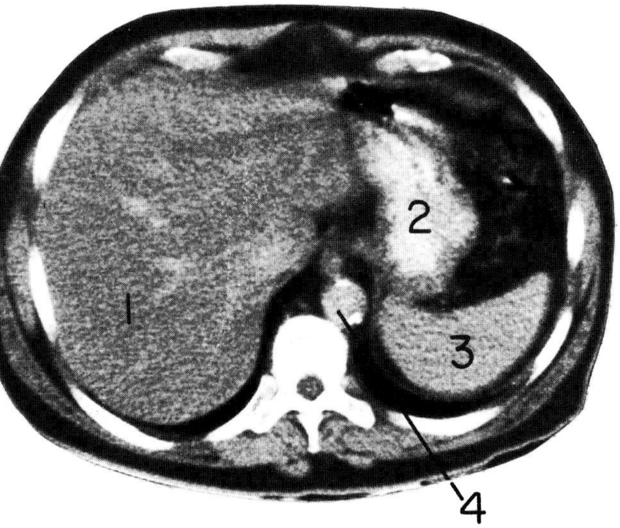

A

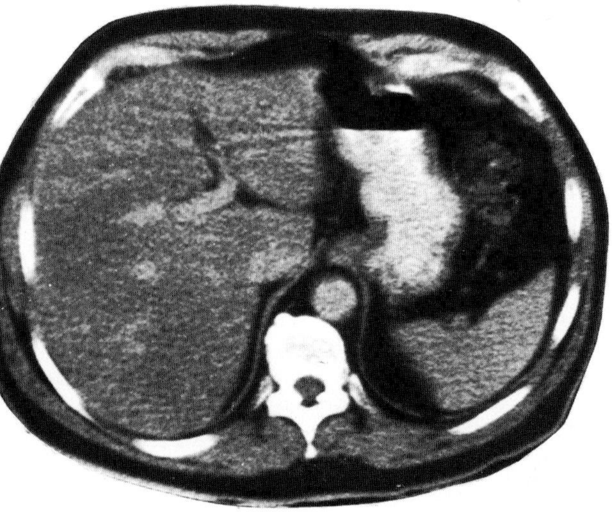

B

Hier finden Sie eine weitere Folge normaler CT-Schichten durch das Abdomen, anhand derer Sie Ihre Fähigkeiten in der Zuordnung von Strukturen noch weiter üben können. Sehen Sie sich alle sechs Schnitte an und identifizieren Sie nacheinander Leber, Milz, Nieren und deren Kelche, Aorta, Vena cava inferior, linke Nierenvene und Pankreas. Vergleichen Sie jede Struktur mit der entsprechenden des Patienten in **Abb. 11-52.**

Entscheiden Sie, ob bei diesen Patienten intravenöses bzw. orales Kontrastmittel gegeben wurde, indem Sie sich die Dichte der Nierenkelche und des Mageninhalts ansehen. Können Sie den Pankreaskopf vom deszendierenden zweiten Teil des Duodenums in **Abb. 11-53 D** abgrenzen? Die Arteria mesenterica superior verläßt die Aorta gerade oberhalb der Stelle, wo die linke Nierenvene nach rechts kreuzt, nach vorne. Können Sie die beiden finden? Wiederholen Sie noch einmal die Reihenfolge, in der Truncus coeliacus, Arteria mesenterica superior, die Nierenarterien und die Arteria mesenterica inferior die Aorta verlassen.

Bei diesem Patienten können Sie die Nebennieren in den Schnitten **C** und **D** in Fett eingebettet sehen. Die linke Nebenniere sieht wie ein fliegender Vogel aus und liegt bei diesem Patienten links der Aorta und dorsal des Pankreasschwanzes. Die rechte Nebenniere findet man immer direkt dorsal der Vena cava inferior.

Abb. 11-53. Eine Reihe von Computertomogrammen eines anderen Patienten. Nehmen Sie diese Bilder zur Überprüfung Ihrer Fortschritte. Wenn Sie sich bei der Identifizierung einer dargestellten Struktur nicht sicher sind, schauen Sie in der unten aufgeführten Liste nach.
(1) Leber
(2) Magen, mit wasserlöslichem Kontrastmittel gefüllt
(3) Milz
(4) Aorta, kontrastiert
(5) Nieren, kontrastiert
(6) Duodenum
(7) Pankreaskopf
(8) linke Nebenniere
(9) rechte Nebenniere
(10) Arteria mesenterica superior
(11) linke Nierenvene
(12) Vena cava inferior
(13) Zwerchfellschenkel

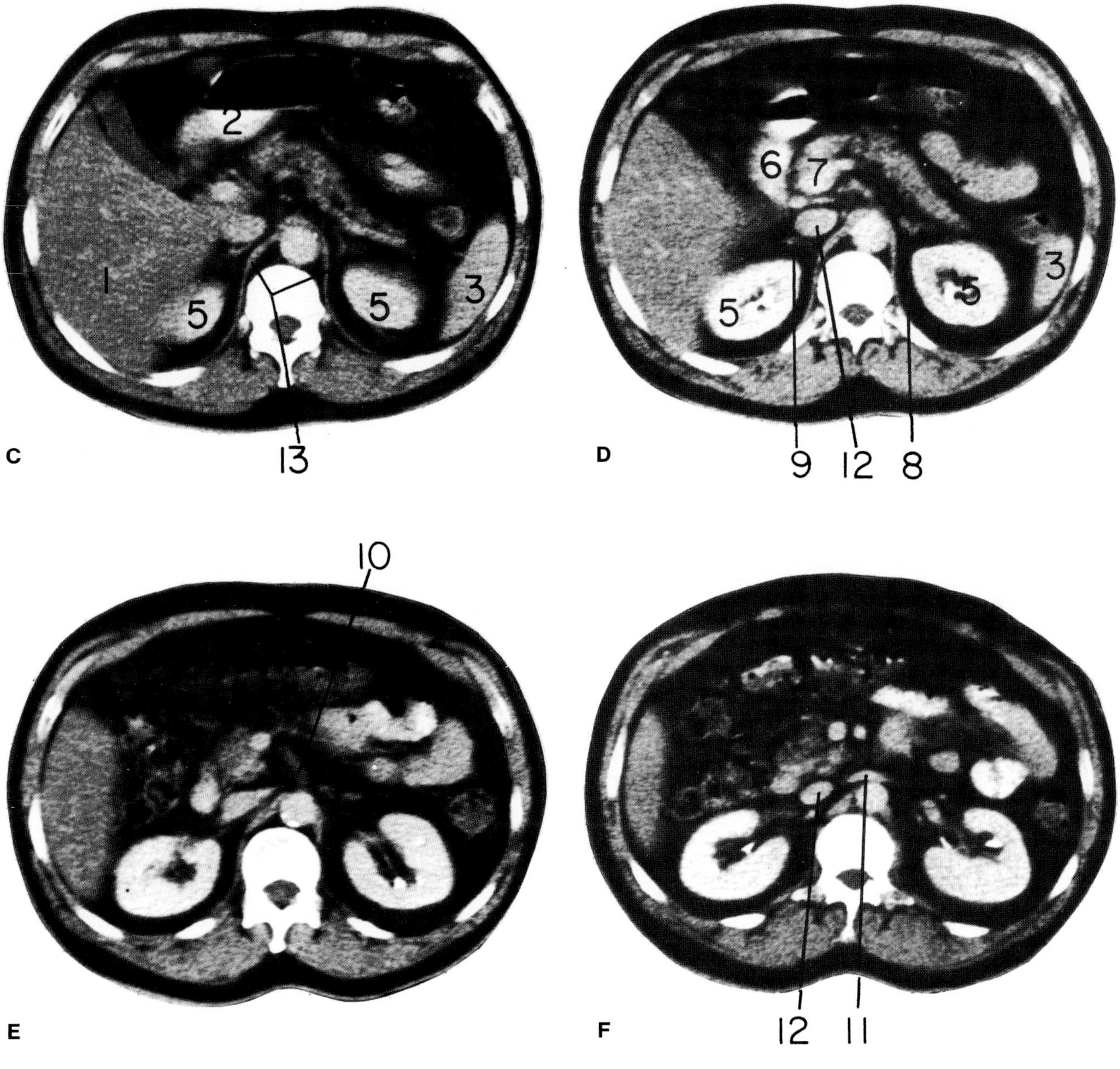
C
2
1
5
5
3
13
D
6
7
5
5
3
9
12
8
10
E
F
12
11

Die Sonographie

Da Sie sich nun bereits der Betrachtung der Leeraufnahme gewidmet haben und die intellektuelle Disziplin trainierten, CT-Serienschnitte des Abdomen zu verstehen, haben Sie sicherlich schon ein sehr gutes räumliches Gefühl entwickelt, um sich die Strukturen und Organe des Körpers immer dreidimensional vorzustellen. Selbst wenn Sie blind wären und daher niemals zuvor einen Apfel gesehen hätten, oder wenn Sie wüßten, daß eine derartige Form existiert, wären Sie doch von seiten des Verstandes in der Lage, seine dreidimensionale Form aus seinen Einzelschichten, die Sie mit Ihren Fingern abtasten konnten, wiederherzustellen. Nun müssen wir Sie mit dem Informationsgehalt vertraut machen, den Sie der Sonographie entnehmen können.

Es ist bemerkenswert, daß hochenergetische, oberhalb der Hörschwelle des menschlichen Ohrs gelegene Schallwellen zum erstenmal experimentell etwa 15 Jahre vor Röntgens Entdeckung der X-Strahlen produziert wurden. Allerdings wurde keinerlei Versuch unternommen, den Ultraschall im Bereich der Medizin zu nutzen; erst der Einsatz des Ultraschalls im Zweiten Weltkrieg für die Unterwasserortung von U-Booten gab dafür die Anregung. Seit den 50er Jahren hat die Sonographie jedoch einen sehr wichtigen Stellenwert für die medizinische Diagnostik erworben und wird heutzutage von vielen Ärzten praktisch täglich eingesetzt.

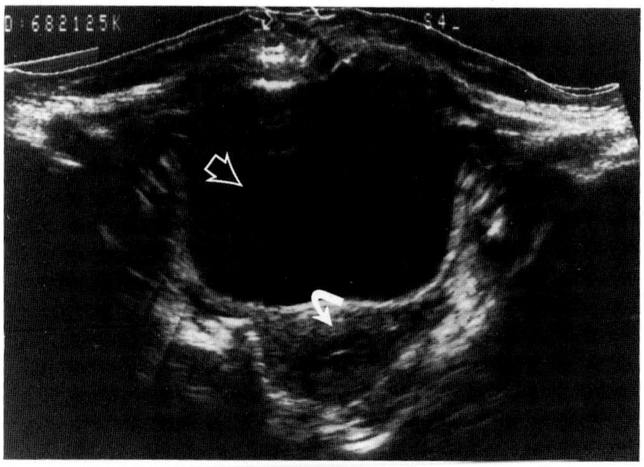

Abb. 11-54. Normales transversales Sonogramm durch das weibliche Becken (siehe Text)

Die Tatsache, daß Schallwellen von vielen soliden Substanzen reflektiert werden, jedoch Flüssigkeiten problemlos durchdringen, bedeutete zunächst, daß ein Schallwellenbündel durch Wasser hindurch in Richtung auf ein U-Boot gerichtet werden konnte, um durch die Reflexion an dessen Oberfläche Standort und Entfernung festzustellen.

In den medizinischen Gebrauch übertragen bedeutet dies, daß ein von der Hautoberfläche in den Körper gerichtetes Schallwellenbündel eine Transmission durch **schalldurchlässige** (flüssige) **Substanzen** erfährt, wobei ein Teil des Bündels an der Grenzfläche von Substanzen oder Strukturen unterschiedlichen **akustischen Charakters** reflektiert wird. Die für die Schallrückkehr benötigte Zeit gibt die Tiefe der Grenzfläche an, von der er reflektiert wurde. Der andere Teil des primär ausgesandten Strahlenbündels setzt seinen Weg in bzw. durch die in seinem Verlauf liegenden Organe oder Raumforderungen fort, wobei immer mehr Anteile des Schallbündels von anderen, in meßbaren Abständen gelegenen Grenzflächen reflektiert werden, bis letztendlich der Rest der Wellen absorbiert wird.

Sobald die Schallwellen eine im Körper gelegene, flüssigkeitsgefüllte (zystische) Struktur erreichen, werden sie (abgesehen von einer zu vernachlässigenden Absorption) ungehindert hindurchgelassen, bis sie die Grenzfläche der vom Schallkopf entfernten Wand der zystischen Struktur erreichen, von der sie reflektiert werden. Schall wird von allen Flüssigkeiten gut übertragen, von Knochen, Luft oder Barium aber kaum oder überhaupt nicht.

Das Schallwellenbündel wird in Pulsen oder periodischen Stößen von sehr kurzer Dauer erzeugt, und der gleiche Schallkopf „lauscht" dann so lange nach den zurückkehrenden Echos, bis der nächste Schallstoß ausgesandt wird.

Die empfangenen Echos werden elektronisch zu einem Videobild konvertiert, wobei die Echos bei den in diesem Buch gewählten Abbildungen als weiße Flecken auf schwarzem Grund dargestellt werden (gelegentlich wird auch die umgekehrte Technik verwandt, so daß die empfangenen Echos schwarz auf weißem Hintergrund dargestellt werden). Das Ergebnis ist also das Bild eines keilförmigen Schnitts durch den Patienten. Aufgrund der Vielzahl unterschiedlicher Schrägheitsgrade der verwendeten Bildebene ist es manchmal nicht so einfach, sich, allein mit dem Werkzeug der Querschnittsanatomie

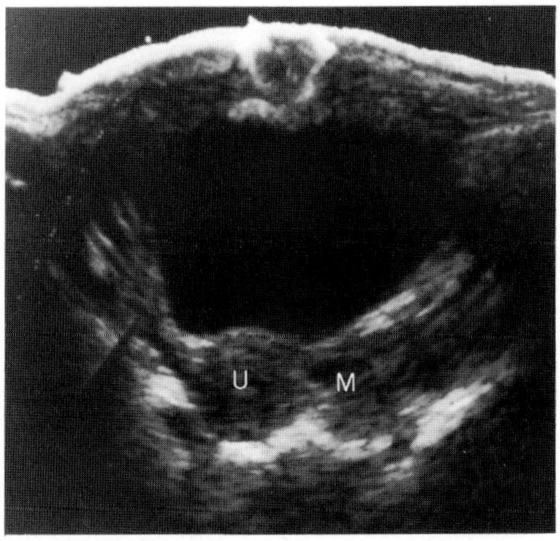

Abb. 11-55. Transversales Sonogramm des Beckens bei einer Patientin mit Unterbauchschmerzen und transvaginaler Blutung. **U** = Uterus; **M** ist eine Raumforderung.

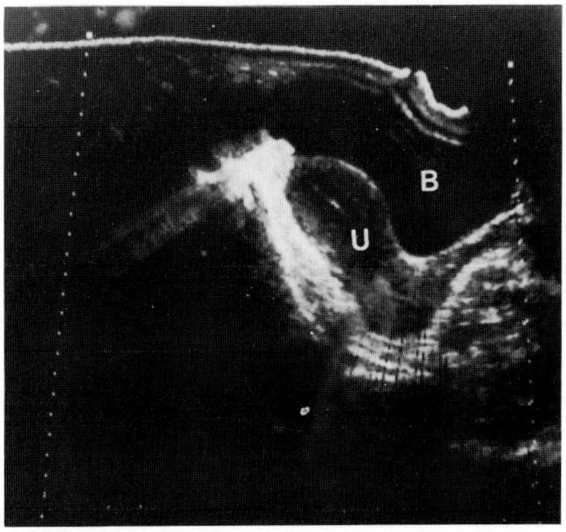

Abb. 11-56. Normale Längsschnittsonographie in der Sagittalebene; die vordere Bauchwand liegt oben. **B** entspricht der Blase, **U** dem Uterus. Die Vagina verläuft auf dem Bild nach rechts, anatomisch nach unten.

in Standardschichten ausgerüstet, mit diesen Bildern auszukennen. So sollte jeder Ultraschall-Untersucher das betreffende anatomische Segment und die dabei benutzte Schichtebene auf jedem Bild vermerken, so daß sich ein späterer Befunder orientieren kann.

Im Unterschied zu der zu beachtenden potentiellen Gewebeschädigung durch ionisierende Strahlung, die beim Entschluß zu einer röntgenologischen Untersuchung (einschließlich CT) immer wieder bedacht werden muß, sind für den diagnostischen Einsatz von Ultraschall (im Rahmen der in der Medizin gebräuchlichen Technologie) keine gewebsschädigenden Effekte bekannt. Dies macht den Ultraschall zu einer besonders wertvollen Methode, insbesondere, wenn es um die Untersuchung der Beckenstrukturen in der gynäkologischen und geburtshilflichen Routine geht. Daher werden wir auch die ersten praktischen Grundlagen der Ultraschalluntersuchung aus diesem Buch wählen. Eine Patientin, die im Bereich des Beckens mit Ultraschall untersucht werden soll, wird rechtzeitig vorher aufgefordert, mit einer vollen Blase zur Untersuchung zu kommen, da diese eine große schalldurchlässige Struktur (Fenster) im Unterbauch darstellt, die die unerwünschten lufthaltigen Darmschlingen aus dem Becken heraus nach oben verlagert, so daß der größte Teil des durch die Blase geschickten Schallwellenbündels die dahinterliegenden Beckenorgane erreicht.

Abbildung 11-54 gibt einen sonographischen Querschnitt durch das Becken wieder, direkt oberhalb der Symphyse aufgenommen. Die Schallwellen haben zunächst die vordere Bauchwand durchdrungen (oben in der Abbildung). Sie schauen auf dieses Schichtbild aus Richtung der Füße des Patienten. Die große, einheitlich schwarze Struktur (offener Pfeil) ist die uringefüllte, schalldurchlässige Blase. Dahinter ist eine ovale Struktur zu erkennen (gebogener Pfeil), die dem normalen Uterus entspricht. Bitte beachten Sie noch einmal:

> *Echogene* Strukturen erscheinen weiß und *echoarme* Strukturen (Flüssigkeitsansammlungen) erscheinen schwarz.

Fetthaltige Gewebe sind generell sehr echogen, und Sie können ihre weißen Echos um die Blase und den Uterus herum sehen. Achten Sie auch auf die vielen Echos entsprechenden Punkte innerhalb der Muskelwand des Uterus und das schlitzförmige Cavum uteri mit dem dunkleren Ring des Endometriums.

Vergleichen Sie **Abb. 11-54** mit **Abb. 11-55,** die lateral des Uterus eine Raumforderung zeigt. Diese Raumforderung stellte sich als extrauterine Schwangerschaft in der linken Tube heraus. **Abbildung 11-56** zeigt den Uterus im in der Mittellinie aufgenommenen **longitudinalen** (sagittalen) **Sonogramm**. Vereinbarungsgemäß ist der Kopf der Patientin (des Patienten) beim (longitudinalen) Sonogramm im Längsschnitt immer links. Sehen Sie sich hier bitte die echogene hintere Blasenwand und das echogene Cavum uteri an.

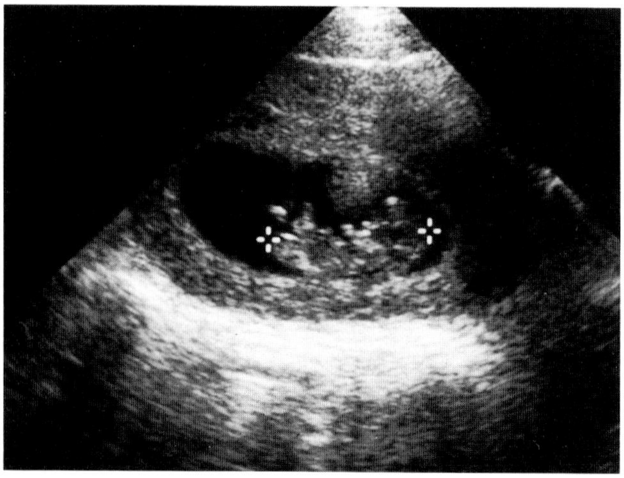

Abb. 11-57. Ultraschallbild eines 10 Wochen alten intrauterinen Fetus. Die Kreuze markieren die Länge des Fetus zwischen Kalotte und Steiß.

In **Abb. 11-56** ist der Uterus leer. Vergleichen Sie ihn mit dem vergrößerten Uterussonogramm in **Abb. 11-57,** auf dem Sie einen 10 Wochen alten Fetus erkennen. Die beiden kreuzförmigen Markierungen sind sogenannte *Cursors*, die vom untersuchenden Radiologen zur Distanzmessung in das Bild eingespielt wurden. Nach dem Setzen der Cursors berechnet das Ultraschallgerät per Knopfdruck die Entfernung zwischen beiden. In diesem Falle beträgt die Länge des Fetus zwischen Kalotte und Steiß 39,5 mm, ein für dieses Fetalalter normaler Wert. Der echogene Fetus wird von schalldurchlässiger (schwarzer) Amnionflüssigkeit umgeben, die ihrerseits durch die Muskelwände des Uterus begrenzt ist.

In **Abb. 11-58** erkennt man einen Fetus im zweiten Trimester, direkt benachbart zu einer großen Raumforderung, der Plazenta. Achten Sie auf das Gesicht, den Rumpf und die gewinkelten Beine des Fetus. **Abbildung 11-59** zeigt einen (vergrößerten) sonographischen Blick auf den Kopf eines 24 Wochen alten Fetus. Die oft sehr gute Detaildarstellung des Fetus läßt bereits in den verschiedenen Stadien der Schwangerschaft die Erkennung von Anomalien oder krankhaften Veränderungen zu.

Für den Ultraschall gibt es viele andere nützliche Anwendungsmöglichkeiten, auch wenn bestimmte Körperregionen sonographisch nicht erfaßt werden können, da sie von typischen Ultraschallbarrieren, wie Luft und Knochen, umgeben sind. Das Gehirn des Erwachsenen beispielsweise kann aufgrund der Schädelkalotte nicht durch den Ultraschall dargestellt wer-

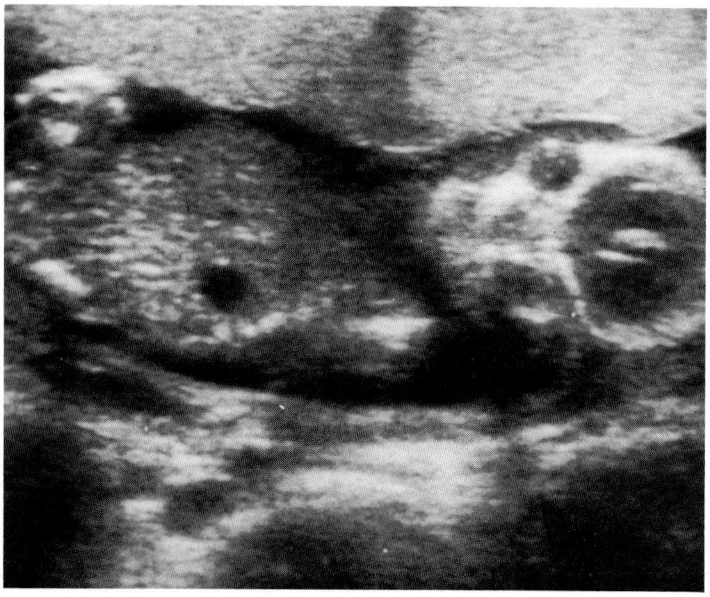

Abb. 11-58. Sonogramm eines Fetus im zweiten Trimester, der direkt unterhalb der vorderen Plazentawand liegt

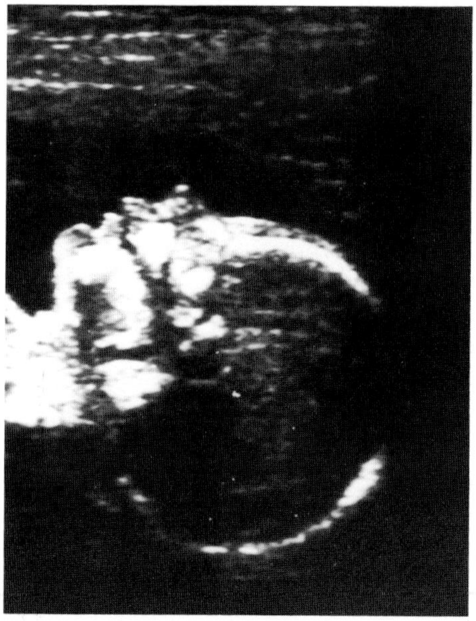

Abb. 11-59. Das Profil dieses Fetus ist im vergrößerten sonographischen Bild klar zu erkennen.

den. Das Gehirn eines Neugeborenen kann jedoch durch die offenen Fontanellen sonographisch erfaßt und somit traumatische Veränderungen, ein Hydrozephalus oder andere Befunde des Zentralnervensystems diagnostiziert werden.

Im Halsbereich wird der Ultraschall häufig in der Diagnostik von arteriosklerotischen Veränderungen der Arteria carotis bei Patienten mit zerebrovaskulären Erkrankungen eingesetzt. Mit Ultraschall lassen sich Schilddrüsenzysten von -tumoren unterscheiden, und es können sogar Vergrößerungen der Nebenschilddrüse festgestellt werden.

Es ist jedoch nicht möglich, Lungenknötchen oder andere Raumforderungen der Lungen mit dem Ultraschall darzustellen, da die umgebende Luft Schallwellen nur sehr schlecht überträgt. Das Mediastinum kann jedoch immer dargestellt werden. Sie haben bereits ein Beispiel der Echokardiographie bei einem Patienten mit Perikarderguß im Kapitel 10 (Herz) gesehen. Es lassen sich jedoch auch die großen Gefäße des Mediastinum über ein suprasternal im Bereich des Jugulum liegendes Schallfenster beurteilen.

Das Hauptanwendungsgebiet des Ultraschalls liegt jedoch im Bereich des Abdomens und Beckens. In **Abb. 11-60,** einem **longitudinalen** (parasagittalen) **Schnitt**, sieht man die linke Niere hinter einer vergrößerten Milz liegen. Achten Sie auf die zentralen Echos, hervorgerufen durch das peripelvine Fettgewebe in der Niere. Die kleinen schwarzen Areale entsprechen dem Harn in den Nierenkelchen. Das Nierenparenchym wird von echogenem (weißem) perirenalen Fett umgeben. Achten sie auch auf das homogene Echomuster der Milz. Die winzig kleinen echoarmen Areale entsprechen den Blutgefäßen der Milz.

Abbildung 11-61 zeigt ein vergrößertes **transversales** (Querschnitts-) **Sonogramm** der rechten Niere *(zwischen den schwarzen Pfeilen).* Ventral davon sieht man die Leber (L), und direkt medial davon ist die Gallenblase als schalldurchlässige (echofreie) flüssigkeitsgefüllte ovale Struktur zu erkennen *(gebogener weißer Pfeil).* Die dunkle, echoarme viereckige Struktur, die die Niere von medial her einkerbt *(offener Pfeil)*, ist das Nierenbecken. Im Bereich der Nieren wird der Ultraschall zur Diagnosestellung von Hydronephrose, Nierenzysten, Konkrementen und Tumoren eingesetzt.

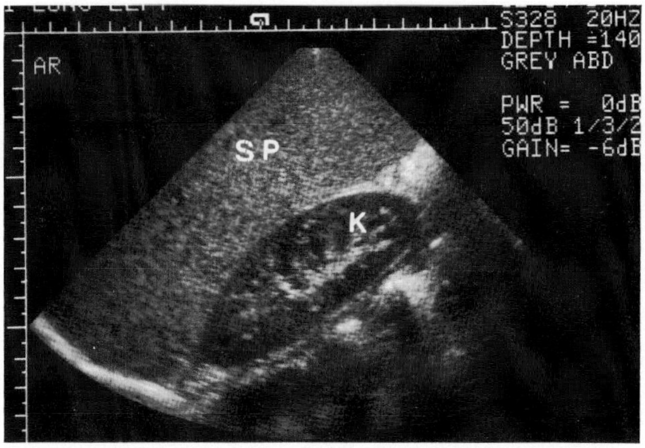

Abb. 11-60. Normaler sonographischer Längsschnitt durch die linke Niere. **SP** = Milz, **K** = Niere

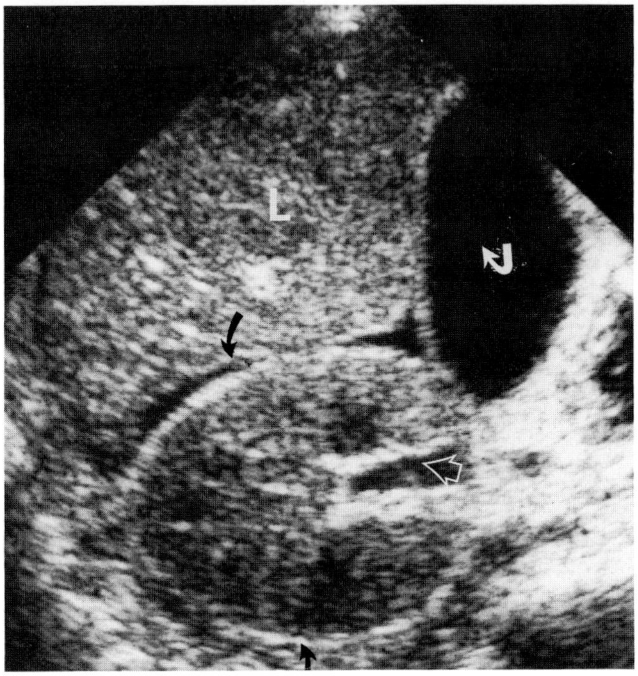

Abb. 11-61. Normales sonographisches Querschnittsbild der rechten Niere. **L** = Leber

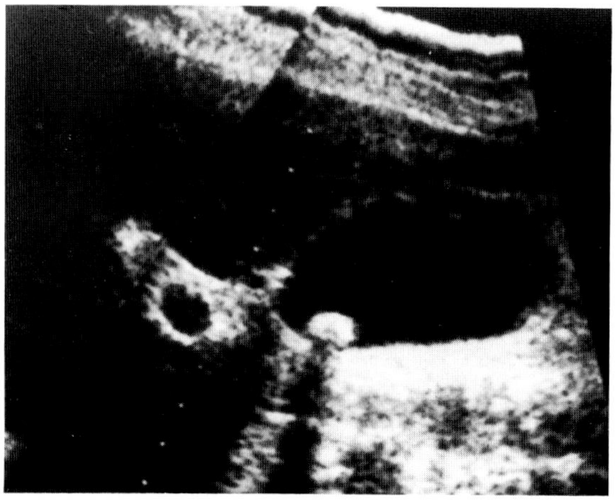

Abb. 11-62 A. Sonogramm der Gallenblase, die ein solitäres Konkrement enthält. Achten Sie auf den Schallschatten hinter dem Stein, der einer Region entspricht, aus der keine Echos zum Empfänger zurückkommen.

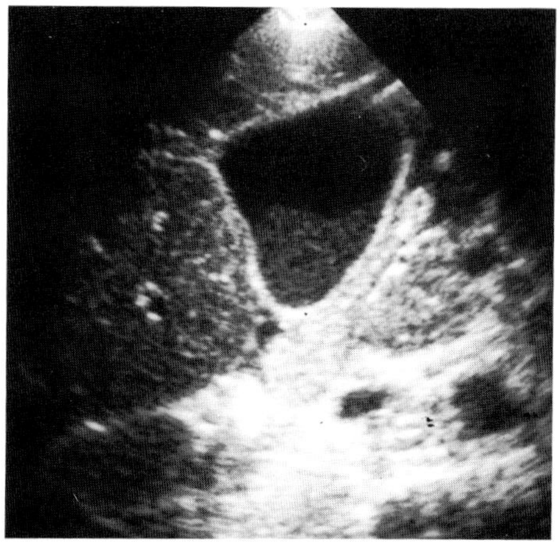

Abb. 11-62 B. Sonogramm einer Gallenblase, in der sich an der abhängigen Hinterwand nur leicht echogener Gallenschlamm abgelagert hat. Hier kommt es nicht zu einer Schallschattenbildung, das dahinterliegende Gewebe ist überwiegend echoreich.

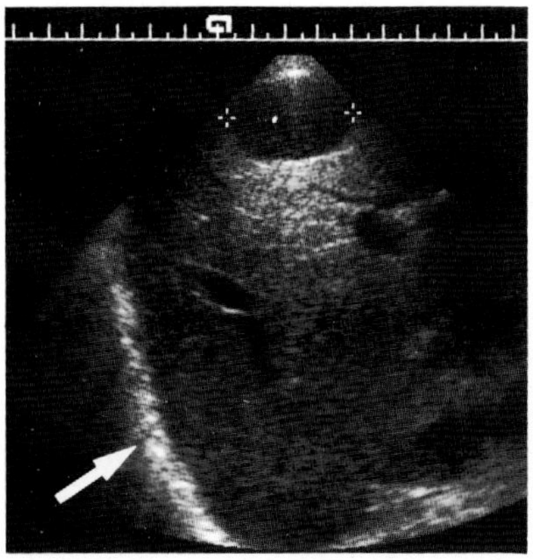

Abb. 11-63. Sonogramm von Leber und Zwerchfell (siehe Text)

In Kapitel 2 haben Sie ein Sonogramm der Gallenblase mit einem Solitärstein gesehen. Hinter dem Stein war ein Schatten zu sehen, da die Schallwellen den Stein nicht durchdringen konnten. Dieses Sonogramm wird hier noch einmal in **Abb. 11-62 A** dargestellt. In **Abb. 11-62 B** sehen Sie eine andere krankhaft veränderte Gallenblase, die zur Hälfte mit leicht echogenem Gallenschlamm oder Gallengries gefüllt ist, der sich an der Hinterwand abgesetzt hat. (Hier wird dahinter kein echoarmer Schallschatten hervorgerufen, wie es bei einem Stein der Fall wäre.) Eine akute Cholezystitis und ein Gallengangsverschluß können auch mit Hilfe der Sonographie erkannt werden. So stellt der Ultraschall häufig die erste Untersuchung bei Patienten mit neu aufgetretenem Ikterus dar.

Abbildung 11-63 zeigt einen Längsschnitt durch die Leber. Der Kopf des Patienten ist auf Ihrer linken Seite und der echoreiche Bogen *(Pfeil)* entspricht dem direkt der Leberoberfläche anliegenden Zwerchfell. Die oberhalb des Zwerchfells gelegene Lunge ist nicht gut zu erkennen, ein Pleuraerguß hingegen würde gut zu sehen sein. Der Ultraschall wird häufig in der Diagnostik kleiner Pleuraergüsse eingesetzt und ist für deren Lokalisation zur diagnostischen Pleurapunktion sehr hilfreich. Ventral (also im Bild oben) sehen Sie eine relativ echoarme, runde Neoplasie im Leberparenchym, die durch Cursor für die Größenmessung markiert ist. Die anderen echoarmen Strukturen sind, wie Sie erwarten würden, die Blutgefäße und Gallengänge der Leber. Mit der Lebersonographie lassen sich sehr einfach Metastasen, solitäre Primärtumoren, Leberzysten und andere Erkrankungen erfassen.

In Kapitel 14 werden Sie sehen, daß die Sonographie auch bei einer Vielzahl von anderen Erkrankungen des Abdomens für die Diagnosestellung sehr hilfreich sein kann. So ist beispielsweise, wie in **Abb. 11-64**, eine Aufweitung der flüssigkeitsgefüllten Aorta als abdominelles Aortenaneurysma zu erkennen. Im Bereich des übrigen Körpers kann der Ultraschall zur Untersuchung verschiedener Krankheitsbilder, wie z. B. Hodentumoren, Poplitealarterienaneurysmen oder Rotatorenmanschettenrupturen der Schulter, eingesetzt werden.

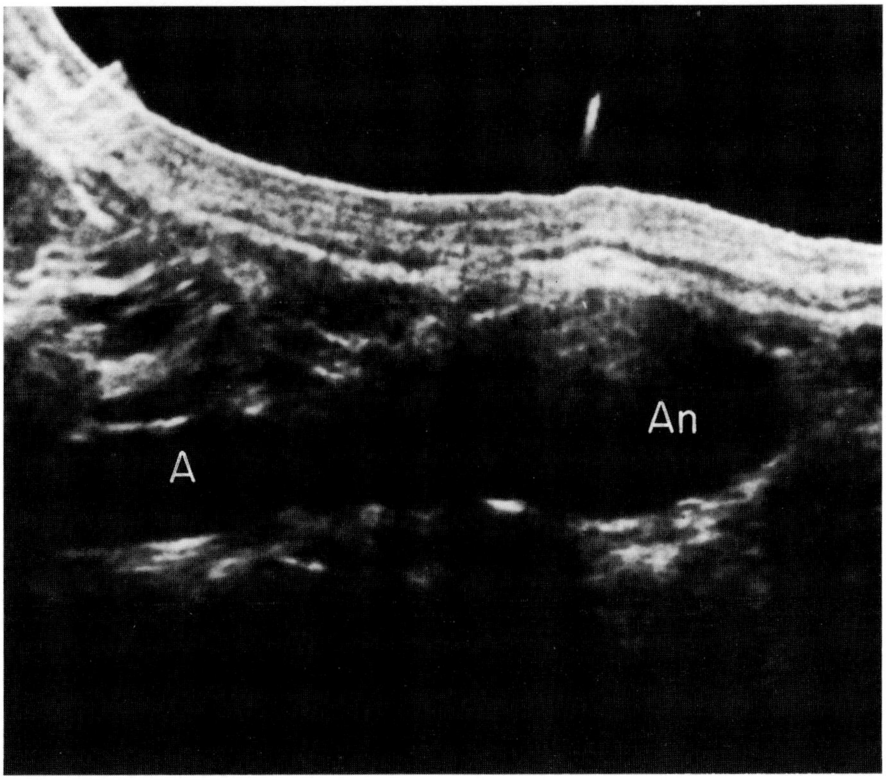

Abb. 11-64. Sonographischer Längsschnitt durch die Aorta **(A)**, die sich zu einem Aneurysma **(An)** aufweitet

Kapitel 12

Die Abdomenleeraufnahme:

Überblähung von Magen
Dünndarm und Kolon
Freie Flüssigkeit und freie Luft

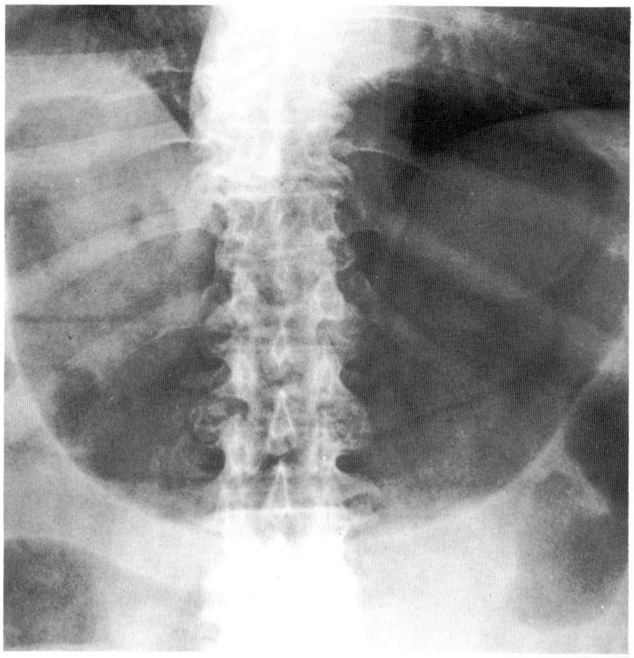

Abb. 12-1. Luftüberblähter Magen beim diabetischen Koma

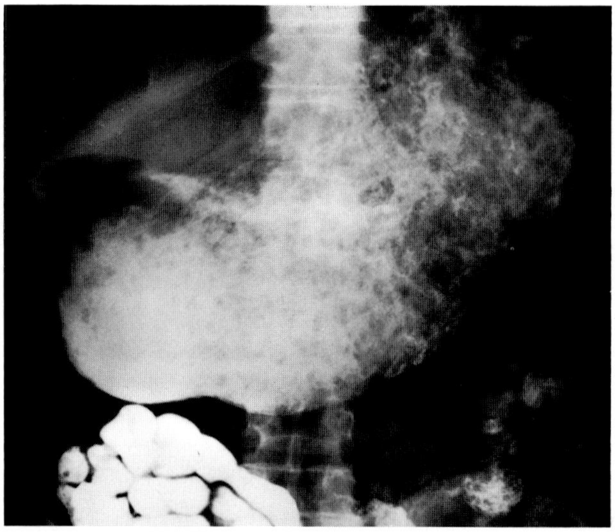

Abb. 12-2. Hier ist der Magen durch ein Gemisch von Speiseresten und Barium überdehnt. Der Patient hatte eine Magenausgangsstenose, durch Vernarbung im Rahmen einer langjährigen Ulcus-duodeni-Erkrankung entstanden. Die Aufnahme wurde 4 Stunden nach Bariumingestion gemacht, und ein Teil des Bariums ist schon durch die Stenose in den Dünndarm gelangt. Dieser Patient hätte erst nach Absaugen des Mageninhalts und anschließender Magenspülung zum Röntgen geschickt werden sollen.

Heutzutage besteht wahrscheinlich der größte Nutzen der Abdomenleeraufnahme darin, eine mechanische Darmobstruktion und einen paralytischen Ileus zu erkennen. Beides sind Themen dieses Kapitels.

Der überblähte Magen

Nachdem Sie die Knochen- und Weichteilzonen und -profile untersucht haben und die Frage nach Organvergrößerungen oder -verlagerungen beantwortet ist, sollten Sie *die gesamte Aufnahme auf einmal betrachten und Ihre ganze Aufmerksamkeit dem Gasgehalt und seiner Verteilung widmen.*

Normalerweise reicht die Luft im Magen von einer kleinen, runden und etwas runzligen Fundusblase bei der Aufnahme in Bauchlage bis zu einigen schräg verlaufenden Luftstreifen im Magenkorpus, die Sie bei einer Aufnahme in Rückenlage sehen. Es ist nicht die Regel, daß das gesamte Organ durch geschluckte Luft abgrenzbar wird. In **Abb. 12-1** sehen Sie den immens dilatierten Magen eines Patienten im diabetischen Koma. Bei Pylorusstenosen kann der Magen natürlich auch sehr stark dilatiert sein, er enthält dabei große Mengen von Magensekret und nicht weitertransportierter Nahrungsmittel. Auf der Leeraufnahme erscheint ein solcher Magen als ausgedehnte pathologische Verdichtung, die sich über den ganzen Oberbauch erstreckt; wenn der Radiologe versucht, ihn unter Durchleuchtung zu untersuchen, scheint das geschluckte Barium in einen Sumpf zu versinken **(Abb. 12-2).** Der Versuch der Barium-Untersuchung ist bei einem solchen Magen sinnlos, solange er nicht vollständig entleert ist, da nur eine saubere Mukosa mit Barium dargestellt werden kann. Ein **luftüberblähter Magen** findet sich häufig bei

- ▷ paralytischem Ileus
- ▷ diabetischem Koma
- ▷ krankhaftem Luftverschlucken
- ▷ liegender nasogastraler Sonde.

Das überblähte Kolon

Abdomenleeraufnahmen hospitalisierter Patienten weisen häufig eine gewisse Menge Luft im Dünndarm, insbesondere im Ileum auf ohne klinischen Hinweis auf einen adynamischen (paralytischen) Ileus oder eine mechanische Obstruktion.

Sie werden bemerken, daß der intestinale Luftgehalt bei Aufnahmen, die im Anschluß an irgendeinen schmerzhaften Eingriff gemacht wurden, erhöht ist (paralytischer Ileus). Dies ist insofern ungünstig, als diese Luft normalerweise auch die Nieren überlagert und die sich überkreuzenden Linien der Wände des luftgefüllten Darmes die genaue Abgrenzung der Nieren und ihrer ableitenden Strukturen verbergen.

Wirklich **überblähte Dünndarmschlingen** können das Ausmaß des normalen Kolons erreichen und sogar überschreiten. Wenn sie luftgefüllt sind, kann man sie normalerweise aufgrund ihrer typischen Mukosastruktur erkennen. Sind sie aber flüssigkeitsgefüllt, so rufen sie eher verschwommene, konfluierende oder wurstförmige graue Schatten im Bereich des Mittelbauchs hervor. Häufig sind bei der Aufnahme in Rückenlage diesen Schatten Luftblasen überlagert. Das **Kolon** und insbesondere seine distale Hälfte enthält gewöhnlich einige Luft. Nicht selten sieht man dort auch von Luft umgebene Skybala (eingedickte Stuhlballen) im Lumen. Zäkum und Colon ascendens enthalten oft semisolide Stuhlanteile **(Abb. 12-3),** die charakteristische fleckige Schatten hervorrufen.

Bei mäßiger obstruktiver **Überdehnung des Kolons** werden die Haustren flacher, bleiben aber noch sichtbar; dabei werden größere Bereiche des Kolons als gewöhnlich durch kontinuierliche Luftfüllung erkennbar **(Abb. 12-4).** Wenn z. B. eine Tumorobstruktion in Höhe des Sigmas vorliegt, wird häufig eine luftbedingte Überdehnung des gesamten, proximal der Stenose liegenden Kolons beobachtet (**Abb. 12-3** und **12-4**). Bei einer Tumorstenose im mittleren Colon transversum zeigt sich eine Luftüberblähung des Zäkums, des Colon ascendens und der rechten Kolonflexur, und die linke Kolonhälfte bleibt leer und unsichtbar. Bei einer Obstruktion des distalen Kolons kann sich gelegentlich das Zäkum bis zu einem enormen Ausmaß aufblähen. In einem solchen Fall geht die gesamte Haustrenstruktur verloren, und das Zäkum ist als riesige luftgefüllte Struktur zu erkennen, die die gesamte rechte Seite des Abdomens einnimmt. In bezug auf den Vorwärtstransport von Gas und Stuhl können noch unvollständige Obstruktionen vorübergehend durch retrograde Flüssigkeitsspülungen (Säuberungseinläufe) behoben wer-

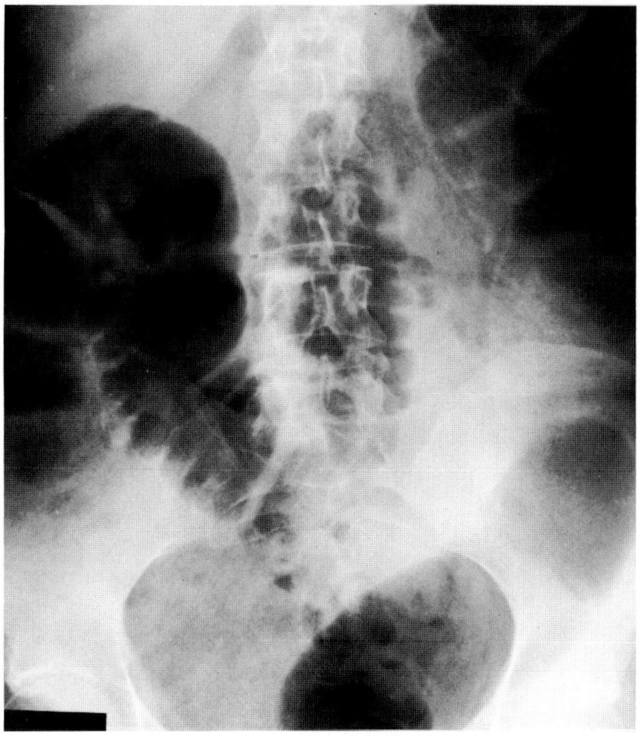

Abb. 12-3 *(oben)*. Dickdarmverschluß bei einem Sigmakarzinom. Achten Sie auf die Stuhlreste.

Abb. 12-4 *(unten)*. Nach Reinigungseinläufen zeigt sich das Kolon desselben Patienten jetzt frei von Stuhlresten, aber deutlich luftüberbläht. Die Ileozäkalklappe ist dicht, es befindet sich keine Luft im Dünndarm.

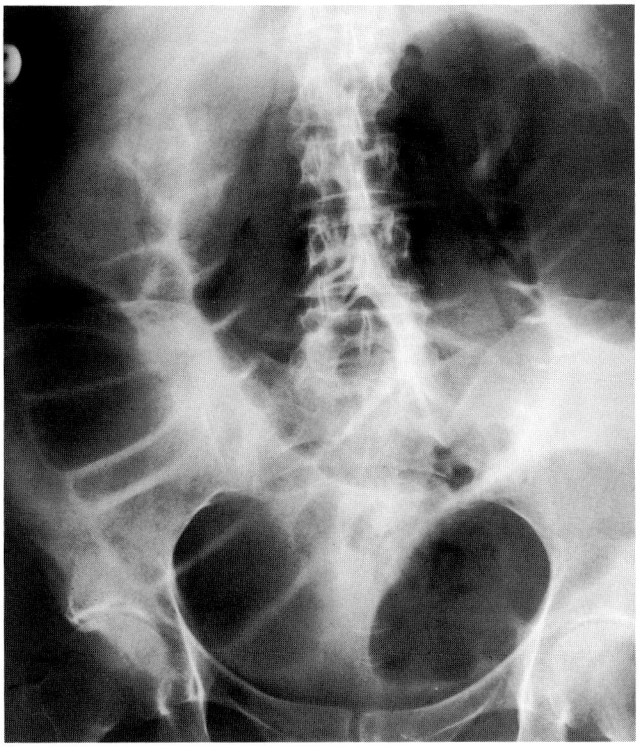

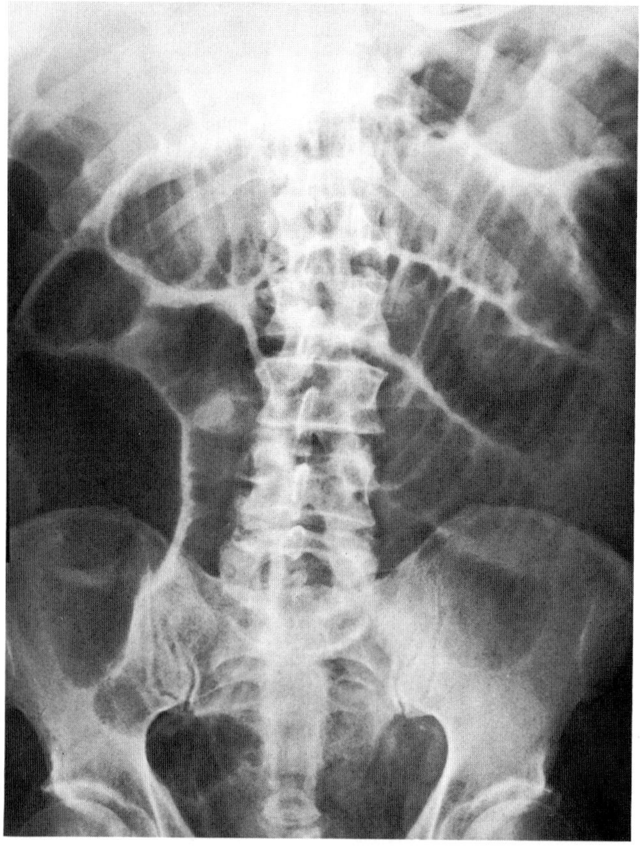

Abb. 12-5. Dickdarmverschluß in Höhe der linken Flexur. Teile der Luft aus dem überblähten prästenotischen Kolonanteil sind durch die offene Ileozäkalklappe retrograd in den Dünndarm gelangt. Beachten Sie, daß Colon descendens, Sigma und Rektum luftleer sind.

den, wie Sie beim Patienten in den **Abbildungen 12-3** und **12-4** sehen. Die erste Leeraufnahme zeigt bei solchen Patienten eine Gas- und Stuhlansammlung oberhalb des lumeneinengenden Tumors. Nach dem Reinigungseinlauf sieht man dann ein durchgehend luftgefülltes, überblähtes Kolon.

Es ist ein wichtiger Punkt für die Diagnostik der verschiedenen mechanischen Darmverschlüsse, daß sich die kompensatorisch vermehrte Peristaltik bis hinter die Stelle der Obstruktion fortsetzt und somit einen Abtransport der distal dieses Punktes gelegenen Luft bewirkt. So können Sie etwa bei einer mechanischen Stenose in der linken Kolonflexur gelegentlich ein vollständig leeres und daher röntgenologisch nicht sichtbares Colon descendens und Sigma vorfinden **(Abb. 12-5).** Es ist also durchaus nicht unmöglich, allein aus einer Leeraufnahme eine harte Verdachtsdiagnose zu stellen, die natürlich als nächsten Schritt einen Kolonkontrasteinlauf und damit die beweisende Darstellung der Veränderung von ihrer distalen Seite her erfordert.

Bei einem Verschluß des unteren Dickdarms ist der größte Teil des Kolons luftgefüllt. Wenn der Patient Glück hat, wird seine Ileozäkalklappe durchgängig und erlaubt eine retrograde Dekompression des Kolons in den Dünndarm hinein **(Abb. 12-5).**

Der überblähte Dünndarm

Abbildung 12-6 zeigt Ihnen das Kaliber des bariumgefüllten Dünndarms bei einem Gesunden und kann mit **Abb. 12-7** verglichen werden, bei der ein verschlossener und proximal davon überdehnter Dünndarm durch die Kontrastdarstellung mit Barium und Luft erkennbar ist. Der *Pfeil* weist auf den Verschluß, hinter den kein Barium mehr gelangt ist.

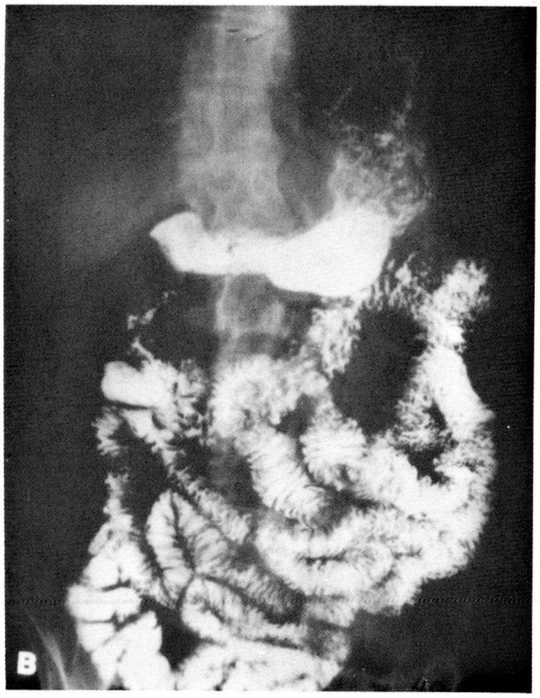

Abb. 12-6. Normaler Dünndarm bei einer Monokontrastdarstellung nach oraler Bariumapplikation

Durch oral verabreichtes Barium kann bei einem Patienten mit einem **Kolonverschluß** ein gefährlicher Bariumverhalt ausgelöst werden. Bei allen Patienten mit Verdacht auf Verschluß oder hochgradige Stenose des Kolons sollte dieser entweder durch einen retrograden Kolonkontrasteinlauf oder durch die Koloskopie ausgeschlossen bzw. bestätigt werden.

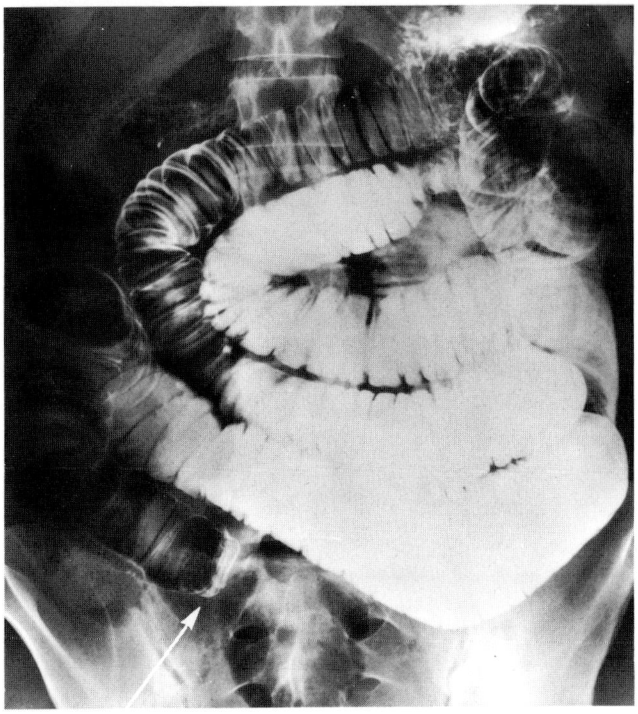

Abb. 12-7. Überdehnter Dünndarm oberhalb eines mechanischen Dünndarmileus *(Pfeil)*. Achten Sie auf das luftarme (und daher kaum sichtbare) Kolon.

Beim Dünndarmverschluß ist dieses Problem nicht in gleichem Maße existent, da der Dünndarminhalt proximal der Stenose flüssig bleibt. Die Untersuchung einer Kolonstenose oder eines Verschlusses durch den Bariumkontrasteinlauf von *distal* her ist eine ganz andere Sache, da das Barium sehr schnell wieder abgeführt wird. Häufig wird bei der Untersuchung einer Kolonobstruktion statt Barium ein wasserlösliches Kontrastmittel genommen, insbesondere wenn im Anschluß noch eine Koloskopie geplant ist.

Abbildung 12-7 zeigt Ihnen das Ausmaß von mäßig gedehnten Jejunumschlingen mit ihren charakteristischen Querstreifen, die den Kerckring-Falten entsprechen. Sie werden vielleicht sagen, daß diese den Einziehungen der Haustren im Kolon ähnlich sehen - und zumindest oberflächlich tun sie dies auch. Sie unterscheiden sich jedoch in ihrer Periodizität, da sie selbst beim überdehnten Dünndarm zahlreicher und enger beieinanderliegen als die Einziehungen der Kolonhaustren. Außerdem queren sie das Darmlumen von einer Seite zur anderen, im Gegensatz zu den Haustreneinziehungen, die das Kolon zwar einkerben, aber normalerweise nicht über das ganze Lumen reichen und sich daher auch nicht genau gegenüberliegen. Zusätzlich hilft Ihnen bei der Unterscheidung zwischen einem Dünn- und Dickdarmverschluß, daß sich Dünndarmschlingen häufig in Reihen von drei oder vier parallelen, dicht beieinanderliegenden Schlingen anordnen (**Abb. 12-7** und **12-8**). Ein überblähtes oder überdehntes Kolon führt nahezu nie zu einer derartigen Anordnung.

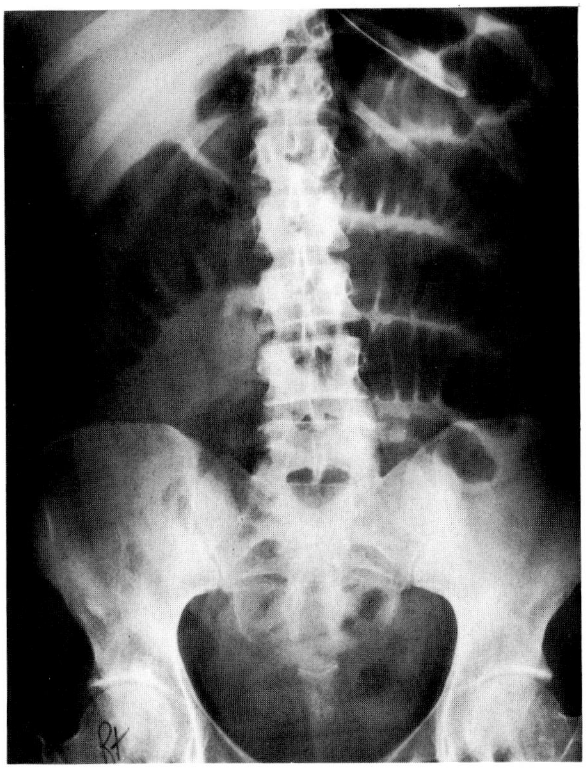

Abb. 12-8. Dünndarmverschluß bei einem Patienten mit entzündlicher Darmerkrankung und Striktur des terminalen Ileums. Achten Sie auch hier auf das sehr luftarme Kolon.

Für den mechanischen Dünndarmverschluß gelten im Prinzip die gleichen Regeln, die für den Dickdarm beschrieben wurden: Hinter der Obstruktion ist fast der gesamte Darm entleert und kollabiert, also auch nicht sichtbar **(Abb. 12-8).**

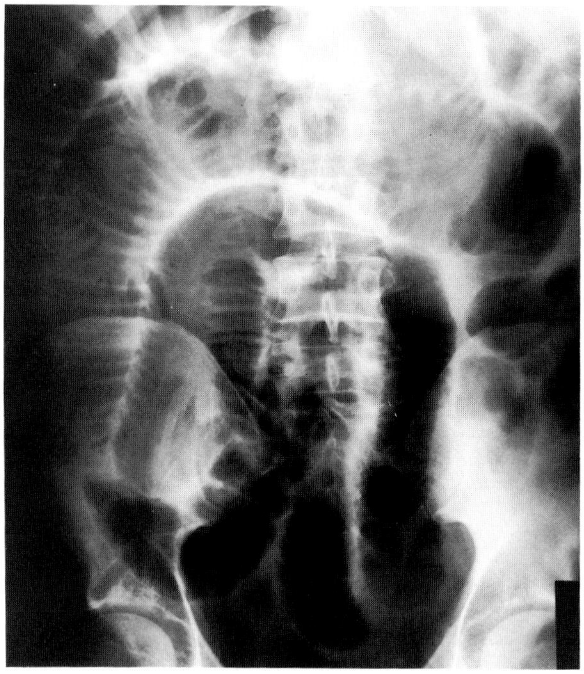

Abb. 12-9. Hier finden sich viele durch Darmgas überblähte Dünndarmschlingen und ein fast vollständig luftleeres Kolon. Bei der Laparatomie mußte eine Verwachsung gelöst werden. Der Patient erholte sich anschließend schnell wieder.

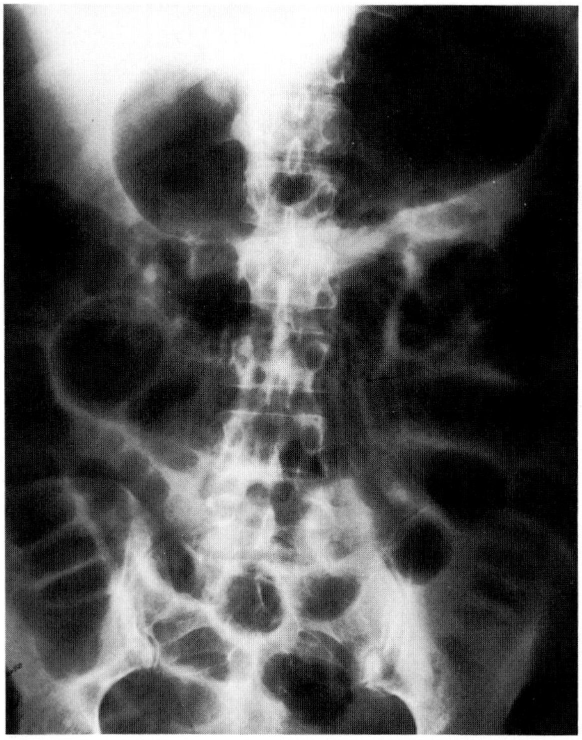

Abb. 12-10. Paralytischer Ileus bei einem Patienten nach Autounfall (zur Befundbeschreibung siehe Text). Das Bild änderte sich bei Verlaufsaufnahmen nach 1 und 2 Stunden nicht.

Wenn Sie es sich zur Regel machen, auch auf das Kolon zu achten, wenn Sie eine Dünndarmüberblähung sehen, werden Sie irgendwann einmal mit einer unklaren Leeraufnahme konfrontiert, auf der Sie keine haustrierten Luftansammlungen und somit auch keinen Teil des Kolons abgrenzen können. Sie werden dann merken, daß Sie es mit dem Röntgenbefund eines mechanischen Dünndarmverschlusses zu tun haben *müssen*, bei dem das gesamte Kolon distal des Verschlusses durch die Peristaltik leergefegt wurde und keinerlei Gas und Stuhl mehr enthält.

Beim paralytischen Ileus hingegen sieht man sowohl den Dickdarm als auch den Dünndarm mit Luft überbläht, da die Peristaltik insgesamt vermindert ist.

Dies ist jedoch ein weit weniger charakteristisches Bild als bei der mechanischen Obstruktion und führt gelegentlich zu Unschlüssigkeit und gewisser Konfusion beim Versuch, Leeraufnahmen von Patienten mit abdomineller Symptomatik zu interpretieren. Und doch werden Sie, wenn Sie das Bild der mechanischen Obstruktion zu erkennen gelernt haben, ein besseres Gefühl bei der Analyse mehrdeutiger Befunde, die Sie so häufig auf Leeraufnahmen sehen, haben.

Die **Zeit** ist ein wichtiger Faktor, den wir bei der Betrachtung einer einzigen Aufnahme oft zu berücksichtigen vergessen. Es passiert nur allzuleicht, daß man in seiner Sorge um den Patienten und bei der Suche nach der richtigen Diagnose sich klarzumachen vergißt: eine einzelne Untersuchung ist nicht mehr als ein Punkt auf einer Kurve. Wie lange besteht die Obstruktion im mittleren Colon transversum schon? Ist sie schon lange genug ein kompletter Verschluß, so daß der dahinterliegende Darm bereits frei von Luft sein kann? Wenn das nicht der Fall ist, kann das Vorhandensein von Luft sowohl im Dünn- als auch im Dickdarm radiologisch manchmal schwer vom paralytischen Ileus zu unterscheiden sein.

Verlaufsaufnahmen sind bei Patienten mit abdominellen Problemen häufig sehr informativ, sie zeigen die Entwicklung der Veränderungen meist klarer als irgendeine andere Untersuchungsmethode.

In **Abb. 12-9** sind die Schlingen des überblähten Dünndarms sehr leicht zu erkennen, es ist jedoch keine Luft im Kolon zu sehen. Dieser Patient hat einen mechanischen Dünndarmileus durch eine Verwachsung im rechten unteren Quadranten.

Der Patient in **Abb. 12-10** hat einen **paralytischen Ileus**. Sie können Luft im Magen, Dünndarm und im Dickdarm erkennen. Beachten Sie jedoch, daß die Luft den Darm nicht wirklich überdehnt; es liegen unterschiedliche Luftmengen im Kolon und Dünndarm vor, die beide nur diskontinuierlich Luft enthalten. Manche Anteile des Kolons weisen eine ausgeprägte Haustrierung auf, die dem aufgeblähten, überdehnten Erscheinungsbild in **Abb. 12-3** nur wenig entsprechen. Halten Sie das kontinuierlich überdehnte und elongierte Kolon, das Sie beim obstruktiven Verschluß erwarten würden, dagegen.

Unterscheidung der Dickdarm- und Dünndarmobstruktion vom paralytischen Ileus

Ein Zuviel an Luft in Kolon oder Dünndarm, aber keine Luft im jeweiligen anderen Darmanteil
ist entweder:

▷ ein **Dünndarmverschluß**, der so lange besteht, daß das Kolon luftleer geworden ist

oder:
▷ ein **Dickdarmverschluß** bei einer gut funktionierenden (d. h. dichten) Ileozäkalklappe.

Ein Zuviel an Luft in beiden Anteilen des Darms
weist auf einen der folgenden Zustände hin:

▷ paralytischer Ileus
▷ Dickdarmverschluß mit undichter Ileozäkalklappe, die eine Dekompression des geblähten Kolons retrograd in den Dünndarm erlaubt
▷ Dünndarmverschluß
- der im Frühstadium besteht (das Kolon konnte noch nicht luftfrei werden)

oder
- intermittierend auftritt (eine Dünndarmschlinge ist von Zeit zu Zeit in einer Hernie oder in einem Adhäsionsstrang eingeklemmt).

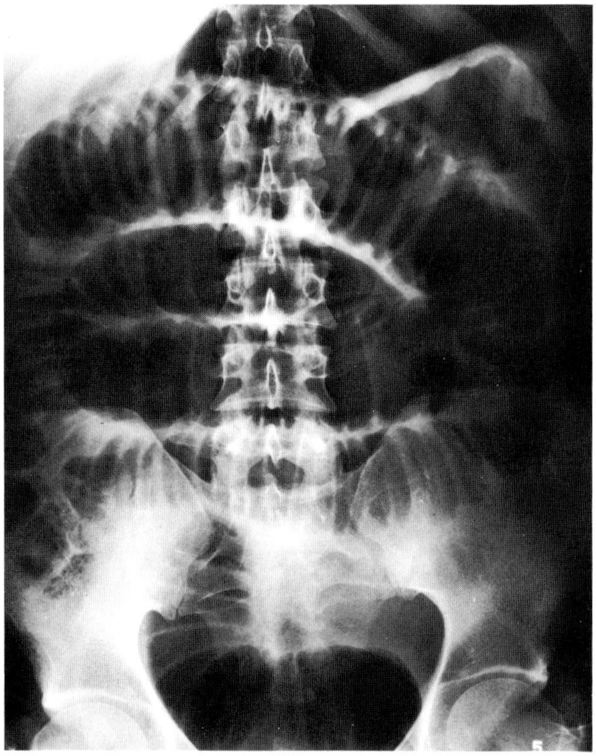

Abb. 12-11 *(oben)* siehe Text

Abb. 12-12 *(unten)* siehe Text

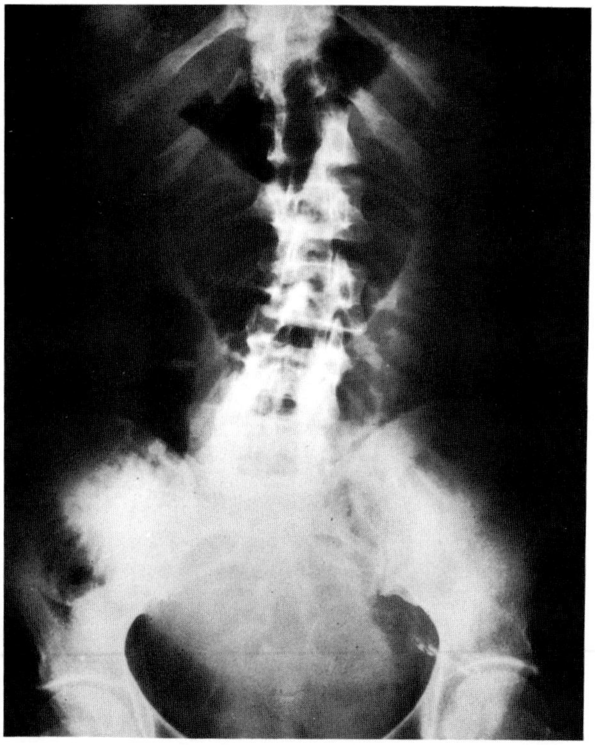

Dünn- oder Dickdarm? Mechanischer Verschluß oder paralytischer Ileus?

Betrachten und beurteilen Sie die Abbildungen 12-11 und 12-12, bevor Sie weiterlesen

Wenn ein Patient mit Bauchschmerzen ins Krankenhaus eingewiesen wird und die erste Abdomenleeraufnahme einen überblähten Dick- und Dünndarm zeigt, so sind - wie wir gesagt haben - diese Befunde noch relativ unspezifisch, da sie sowohl einem paralytischen Ileus als auch einem frühen oder einem intermittierenden mechanischen Ileus entsprechen können. Die wiederholt über eine gewisse Zeitspanne beobachteten Darmgeräusche können manchmal bei der Beantwortung der Frage weiterhelfen, manchmal aber auch nicht. Verlaufsaufnahmen zeigen nicht selten Veränderungen der radiologischen Befunde und geben damit oft hilfreiche Hinweise.

Der Dünndarm enthält stets Flüssigkeit. Bei einem Verschluß oder einer Paralyse sammeln sich noch zusätzliche Flüssigkeit und Luft an. Auf einer im Stehen aufgenommenen Leeraufnahme **(Abb. 12-13)** erscheinen die Luft-Flüssigkeits-Grenzen innerhalb der überdehnten Darmschlingen als Flüssigkeitsspiegel, die in ihrer Ausdehnung entsprechend dem Darmkaliber und den jeweiligen Mengen von Luft und Flüssigkeit variieren. Vollständig mit Flüssigkeit gefüllte Darmschlingen erscheinen als graue, mehr oder weniger gut abgrenzbare Verschattungen. Darmschlingen, die wenig Flüssigkeit und große Mengen Luft enthalten, stellen sich bei der Leeraufnahme in Rückenlage wie in **Abb. 12-11** dar. Etwa zu drei Viertel mit Flüssigkeit und relativ geringen Luftmengen gefüllte Schlingen können bei Leeraufnahme in Rückenlage manchmal irreführend sein. Diese Aufnahmen zeigen dann eher wenig eindrucksvolle Luftblasen, die die nicht gut begrenzten grauen Verschattungen der Flüssigkeit überlagern. Nur Aufnahmen im Stehen oder in Seitenlage weisen kleine Flüssigkeitsspiegel auf.

Abbildung 12-14 zeigt eine Aufnahme in Linksseitenlage von derselben Patientin wie in **Abb. 12-12.** Sie werden sicherlich erkennen, daß diese Patientin nicht unbedingt eine sehr alarmierende erste Leeraufnahme zeigt, sich aber trotzdem in einem akuteren Stadium des Darmverschlusses befindet als der Patient in **Abb. 12-11.** Denken Sie immer daran, daß eine Leeraufnahme mit Hinweisen auf einen Darmverschluß und deutlich flüssigkeitshaltigen Darmschlingen mit nur geringem Luftgehalt immer auch ein Anzeichen dafür ist, daß der Patient möglicherweise erheblich dehydriert ist und eine ausgeprägte Elektrolytverschiebung aufweisen kann. Die in den **Abbildungen 12-12** und **12-14** gezeigte Patientin hatte einen schon länger bestehenden, durch Verwachsungen in Nähe der Ileozäkalklappe bedingten Darmverschluß mit ausgeprägter Elektrolytverschiebung. Sie starb auf dem Operationstisch während eines Eingriffs, der – zu einem früheren Zeitpunkt durchgeführt – sehr einfach gewesen wäre.

Von Ausnahmen abgesehen, haben sich die Leeraufnahmen des Abdomens im Stehen für die Differenzierung zwischen mechanischem und paralytischem Ileus als unbedeutend erwiesen. Es ist zwar richtig, daß Ihnen die Höhe der Flüssigkeitsspiegel einen Eindruck vom Kaliber der überdehnten Darmschlingen gibt, doch hat sich die relative Höhe dieser Spiegel als nicht verläßlich zur Unterscheidung zwischen mechanischem und paralytischem Ileus erwiesen. Manchmal können auch gesunde Menschen ohne jegliche abdominellen Symptome bei einer Aufnahme im Stehen Flüssigkeitsspiegel zeigen, da stets Darmflüssigkeit und nicht selten geschluckte Luft vorliegen.

Eine entscheidende Diagnose, die bei einem Patienten mit akuten Bauchbeschwerden auf keinen Fall übersehen werden darf, ist die **Darmperforation** mit freier intraperitonealer Luft. Sie kann durchaus als Komplikation eines Darmverschlusses auftreten.

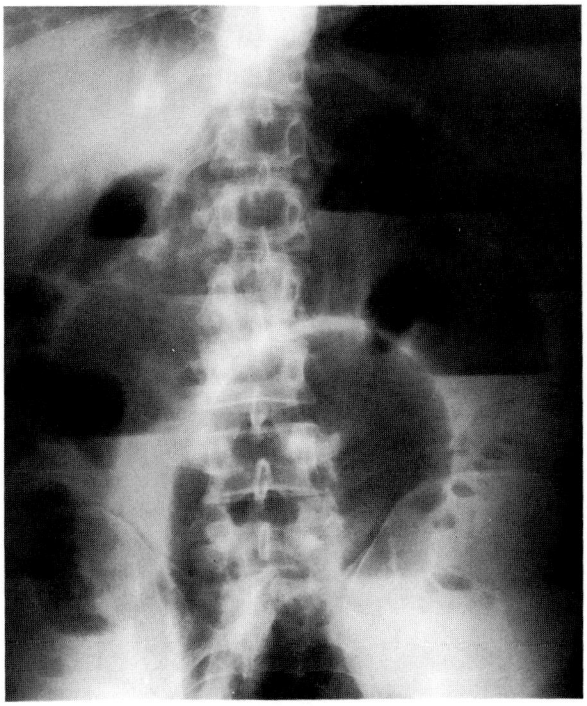

Abb. 12-13. Luft-Flüssigkeits-Spiegel im Dünndarm helfen selten bei der Differenzierung zwischen mechanischem und paralytischem Ileus. Sie werden beim stehenden Patienten bei beiden Krankheitsbildern (und manchmal sogar bei gesunden Patienten) beobachtet.

> Ob kleine Mengen freier Luft im Abdomen vorhanden sind, kann nicht anhand einer Leeraufnahme in Rückenlage beurteilt werden: die Blase der freien Luft sammelt sich ventral unter der Bauchwand an und kann (wenn sie überhaupt registriert wird) wie eine Darmschlinge aussehen.

Bei einer Aufnahme im Stehen ist sie in der Regel einfach als zwischen Leber und rechter Zwerchfellkuppel gelegene freie Luft zu erkennen, doch sind solche Patienten häufig so schwer erkrankt, daß sie nicht stehen können. Bei einer Aufnahme in Linksseitenlage (in a.p. Richtung mit horizontalem Strahlengang) ist die Luft ebenfalls sehr leicht (und noch zuverlässiger als bei der Aufnahme im Stehen) zwischen dem rechten Leberlappen und dem lateralen Zwerchfellanteil bzw. direkt unterhalb des oberen Anteils der rechten lateralen Bauchwand zu erkennen. Die ausführliche Besprechung der freien intraperitonealen Luft folgt später, doch merken Sie sich jetzt schon einmal, daß die Diagnosen „mechanischer Darmverschluß" und „freie intraperitoneale Luft" radiologisch gestellt werden.

(Antworten zu Abb. 12-11 und 12-12 s. Seite 228)

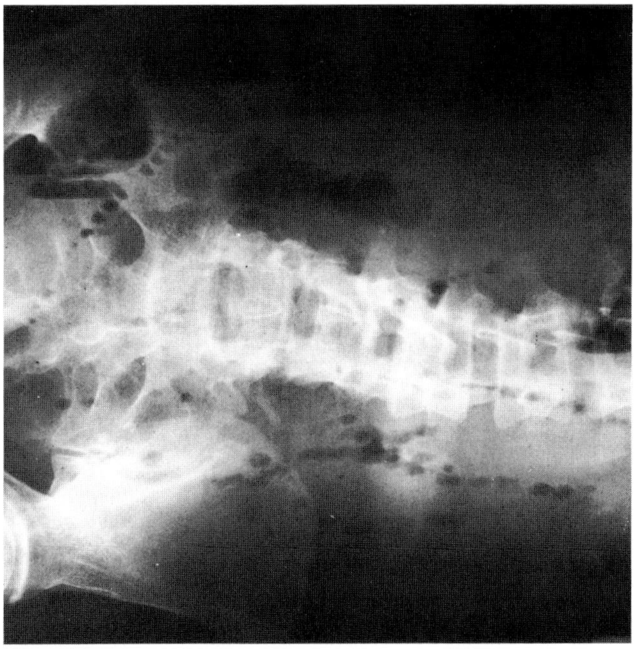

Abb. 12-14. Aufnahme in Linksseitenlage beim selben Patienten wie in Abb. 12-12. Beachten Sie die kleinen Luftblasen entlang der Wandstruktur des Dünndarms, der fast vollständig flüssigkeitsgefüllt ist.

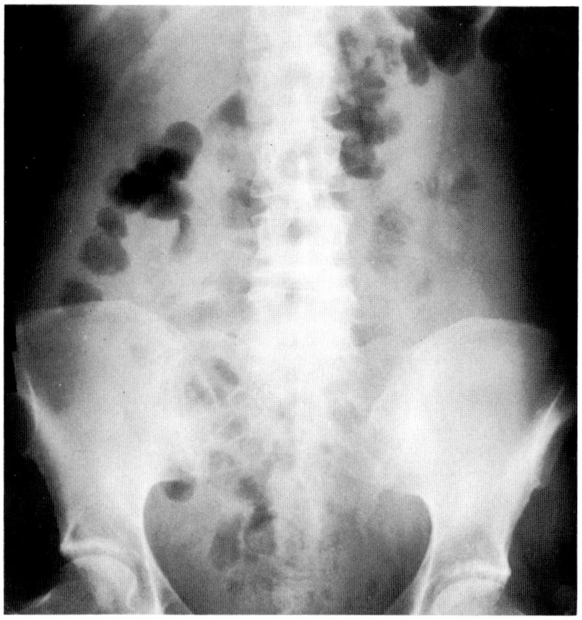

Abb. 12-15. Generalisierte Verdichtung des Abdominalbereichs durch Aszites. Da sich der Patient in Rückenlage befindet, schwimmen die Schlingen des lufthaltigen Dünn- und Dickdarms relativ zentral unter der vorderen Bauchwand.

Freie peritoneale Flüssigkeit

Richten Sie Ihre Aufmerksamkeit nun auf die allgemeine Dichte der Leeraufnahme. Zu Beginn sollen, wie Sie es schon kennen, die beiden Extrembeispiele genannt werden. Große Mengen von *freier Luft* im Peritonealraum erhöhen erwartungsgemäß die Transparenz des Abdomens, und die Aufnahme wirkt dunkler. Eine große Menge *freier Flüssigkeit* bringt eine zusätzliche Verdichtung des Abdomens, und die Aufnahme erscheint grauer als gewöhnlich. Diese Aussagen stimmen natürlich nur für die zur Röntgenaufnahme des Abdomens angewandte konventionelle Belichtungstechnik. Beachten Sie aber auch, daß bei stark flüssigkeitsgefüllten Darmschlingen praktisch eine „Verdickung" des Patienten vorliegt und bei unveränderten Aufnahmeparametern das Röntgenbild ebenfalls grau und unscharf wird.

Liegt eine kleinere Menge an freier Flüssigkeit in der Peritonealhöhle vor, so sammelt sie sich am tiefsten Punkt, der bei Rückenlage des Patienten im Becken liegt (s. Zeichnungen in den **Abb. 12-17** und **12-18**). Solche relativ geringen Mengen freier Flüssigkeit bleiben wahrscheinlich häufig unbemerkt, da wir schon bei einer gefüllten Blase gewohnt sind, eine mehr oder weniger stark ausgeprägte Dichte im Beckenbereich zu sehen. Natürlich können kleine Mengen freier Peritonealflüssigkeit mit dem Ultraschall erkannt und nachgewiesen werden.

Größere Mengen freier Peritonealflüssigkeit verteilen sich in der ganzen Bauchhöhle, zunächst aber in den Bereichen beider Flanken **(Abb. 12-19).** Flüssigkeitsansammlungen im Flankenbereich verlagern das Kolon weg vom Flankenstreifen nach medial **(Abb. 12-21),** und bei noch größeren Flüssigkeitsansammlungen schwimmen die luftgefüllten Darmschlingen auf dieser Flüssigkeit direkt unter der vorderen Bauchwand. Man erkennt sie dann auf der Leeraufnahme in Rückenlage als eine Ansammlung strahlentransparenter Schatten im Zentrum des Abdomens, umgeben von der einheitlich grauen Dichte der Peritonealflüssigkeit **(Abb. 12-15).**

Es läßt sich also feststellen, daß große Mengen freier Flüssigkeit (z. B. Aszites) auf Leeraufnahmen leicht zu erkennen sind, durch die CT und den Ultraschall können jedoch sehr viel kleinere Flüssigkeitsmengen nachgewiesen werden. Schauen Sie sich die Peritonealflüssigkeit auf dem CT-Bild in **Abb. 12-20** an, wo die Leber in einem malignen Aszites badet.

Die in **Abb. 12-16** erkennbare Verdichtung kann kein Aszites sein, da der lufthaltige Darm durch eine runde Raumforderung (die sich als großes Uterusmyom herausstellte) nach oben und lateral in Richtung zu den Flanken verdrängt wird.

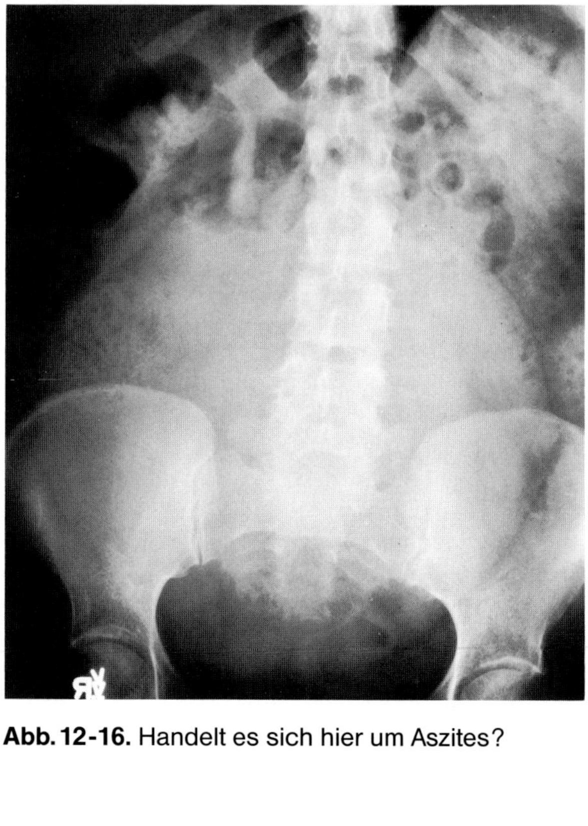

Abb. 12-16. Handelt es sich hier um Aszites?

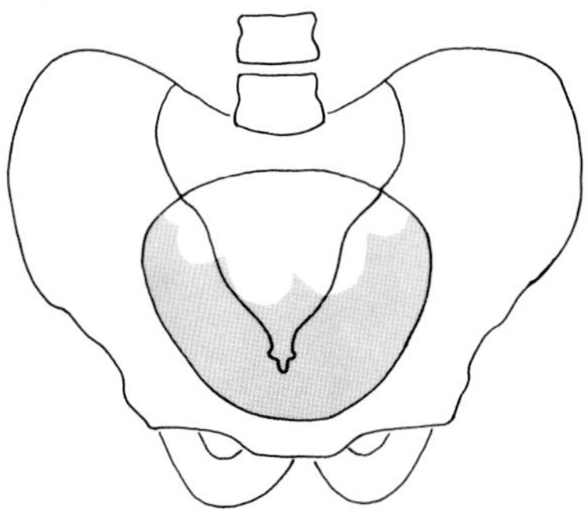

Abb. 12-17. Halbmondförmige Anordung freier Peritonealflüssigkeit im Becken, die häufig auch die Blase umgibt. Die konkave, bogige obere Begrenzung kommt durch Ileumschlingen zustande, die teilweise in die Flüssigkeit eintauchen.

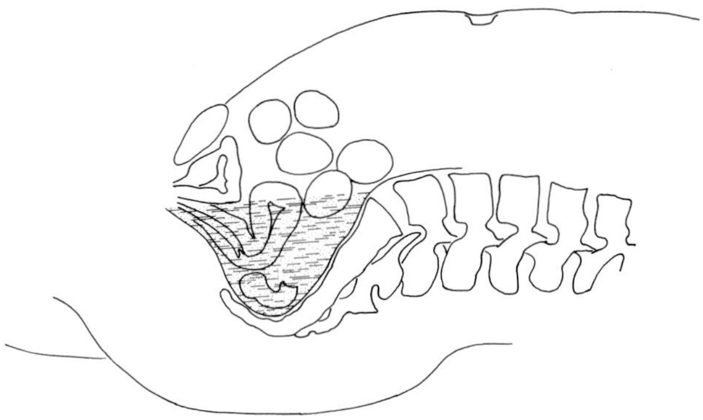

Abb. 12-18. Zeichnung eines Sagittalschnittes durch eine Patientin mit freier Peritonealflüssigkeit, die sich im abhängigsten Teil der Abdominalhöhle ansammelt

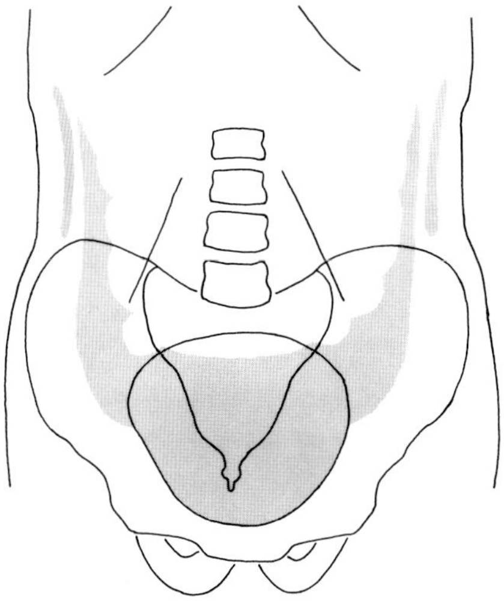

Abb. 12-19. Bei zunehmenden Flüssigkeitsmengen fließen diese in den Flankenbereich aus und verlagern das Kolon nach medial (wie in Abb. 12-21, unten).

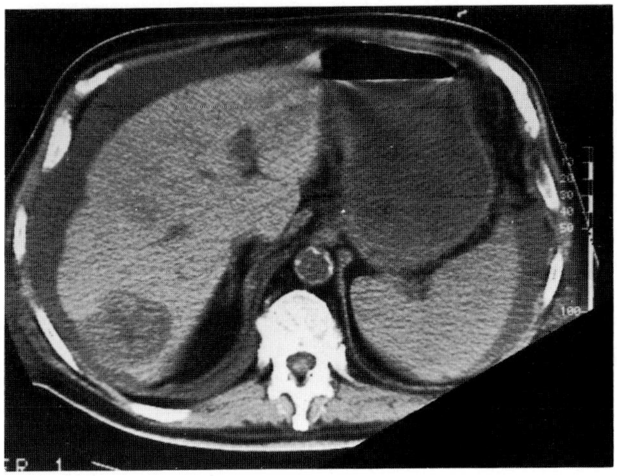

Abb. 12-20. Dieses CT zeigt Lebermetastasen bei einem Kolonkarzinom. Achten Sie auf die Aszitesflüssigkeit um die Leber und die Milz. Das Peritoneum war mit Metastasen übersät.

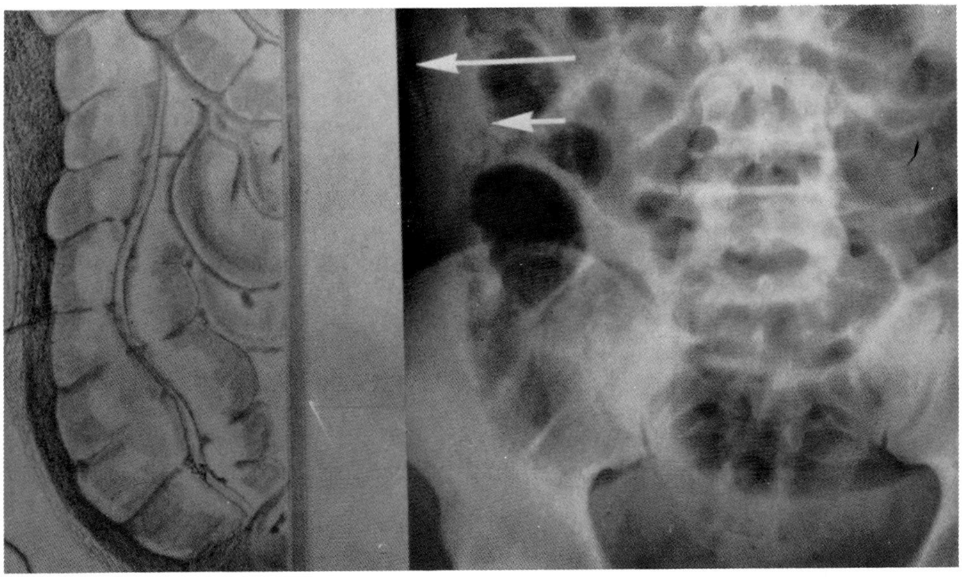

Abb. 12-21. Bei diesem Patienten führte eine traumatische Leberruptur (durch einen Autounfall) zu einer anfangs nicht vermuteten Sickerblutung. Achten Sie auf die in der Zeichnung dargestellte und auf der Leeraufnahme erkennbare Flüssigkeitseinlagerung (in diesem Falle Blut) zwischen dem rechten Flankenstreifen *(langer Pfeil)* und der nach medial verlagerten Luft im Kolon *(kurzer Pfeil)*.

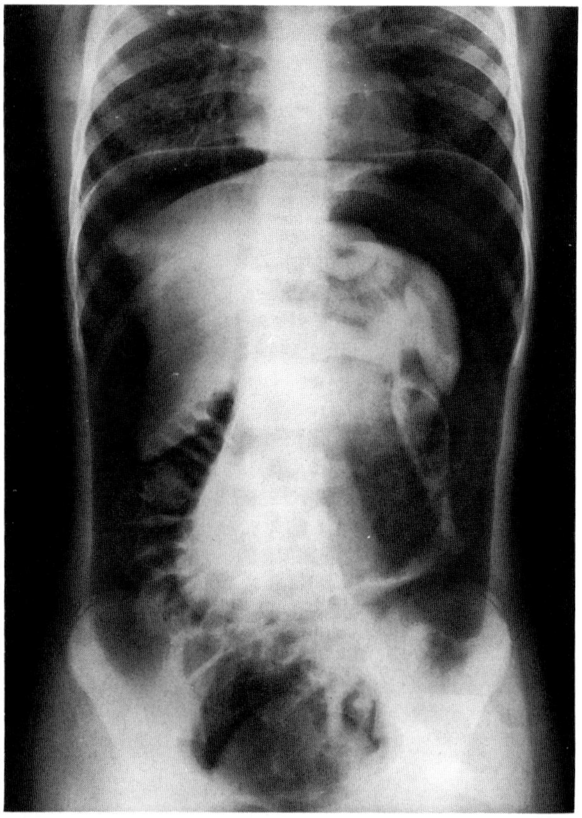

Abb. 12-22. Eine große Ansammlung freier peritonealer Luft nach traumatischer Ruptur des Magens

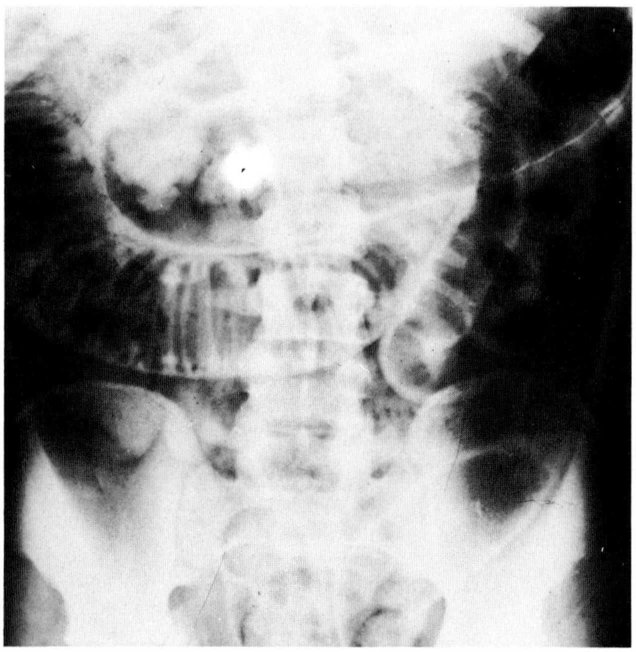

Abb. 12-23. Freie, auf der Leeraufnahme in Rückenlage erkennbare Luft. Hier sind sowohl die Schleimhaut- als auch die Serosaoberfläche des Darms durch Luft begrenzt.

Freie peritoneale Luft

Eine große Ansammlung freier peritonealer Luft führt zu einer ausgezeichneten Abgrenzung der Leber und der Milz einschließlich ihrer lateralen und kranialen (dem Zwerchfell zugewandten) Oberflächen **(Abb. 12-22).**

Kleine Mengen freier Luft müssen jedoch ebenfalls unbedingt erkannt werden. Sie treten am häufigsten im Zusammenhang mit einer kleinen oder frühen Perforation eines Hohlorgans auf und können auf einer routinemäßig durchgeführten Abdomenleeraufnahme leicht übersehen werden. Bei einem Patienten mit entsprechenden Symptomen, der im Stehen geröntgt werden kann, läßt sich eine sichelförmige Ansammlung strahlentransparenter Luft zwischen der kranialen Leberoberfläche und dem Zwerchfell abgrenzen.

Gar nicht selten wird ein derartiger Befund auch schon auf der Thoraxaufnahme gesehen.

Oft ist aber ein Patient mit einer Hohlorganperforation in einem Zustand, in dem er kaum noch stehen kann. Deshalb sollte er keinesfalls mehr als zur Diagnosestellung unbedingt nötig strapaziert werden.

Aus diesem Grund und wegen einer noch höheren Sensitivität sollte bei der Suche nach freier Luft eine Abdomenaufnahme in Linksseitenlage im horizontal verlaufenden, anteroposterioren Strahlengang durchgeführt werden. Bei dieser Aufnahme sieht man selbst kleinste Ansammlungen freier Luft lateral der Leber **(Abb. 12-26).**
Es ist nicht möglich, kleine Ansammlungen freier peritonealer Luft auf einer Leeraufnahme in Rückenlage des Patienten zu erkennen.

Im horizontalen Strahlengang können selbst bei Patienten, die nicht einmal mehr auf die Seite gelagert werden können, Aufnahmen zum Nachweis freier Luft angefertigt werden **(Abb. 12-24).** Der Patient liegt also auf dem Rücken und wird von der Seite geröntgt, wobei die Filmkassette senkrecht an der gegenüberliegenden Flanke positioniert wird. Mit dieser Technik sieht man die freie Luft an der Unterseite der vorderen Bauchwand, selbst wenn es sich nur um eine kleine Menge handelt. **Abbildung 12-25** gibt eine derartige Seitaufnahme im horizontalen Strahlengang bei einem Patienten mit einer großen Menge freier peritonealer Luft wieder.

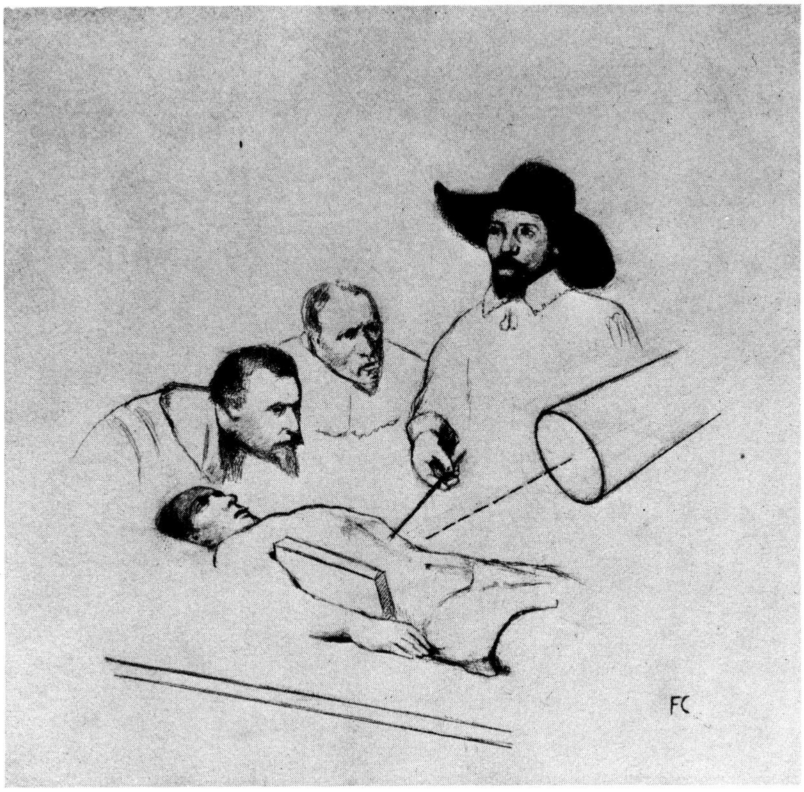

Abb. 12-24. Anfertigung einer Seitaufnahme des Abdomens bei auf dem Rücken liegenden Patienten (sogenannte „cross-table"-Seitaufnahme). Dr. Tulpe erklärt zwei eifrigen Assistenzärzten den Nutzen und die Einstelltechnik dieser Aufnahme.

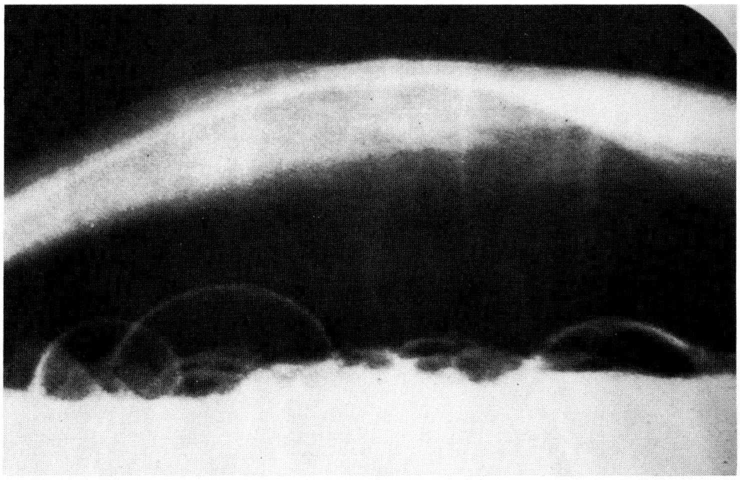

Abb. 12-25. Seitaufnahme im horizontalen Strahlengang bei auf dem Rücken liegenden Patienten (wie in Abb. 12-24). Durch die ausgedehnte Ansammlung freier Luft unter der vorderen Bauchwand läßt sich auch die Serosaoberfläche der lufthaltigen Darmschlingen gut abgrenzen.

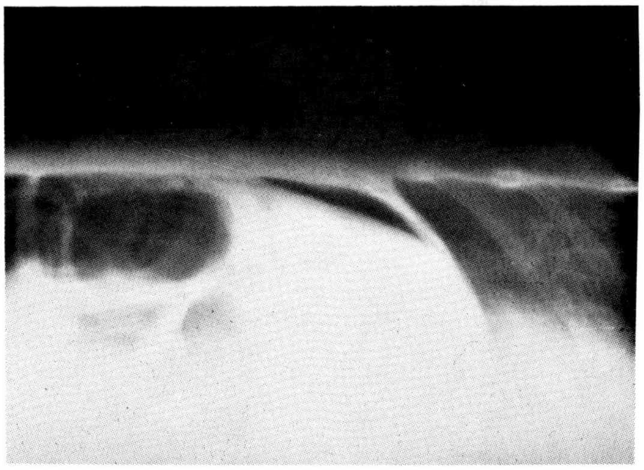

Abb. 12-26. Diese Aufnahme in Linksseitenlage bei einem Patienten mit Verdacht auf eine Ulcus-duodeni-Perforation zeigt freie Luft lateral der Leber.

Ist viel freie Luft in der Bauchhöhle vorhanden, so kann man häufig sowohl die Mukosa als auch die seröse äußere Darmoberfläche sehen. Dies läßt sich leicht vorstellen, wenn man an eine größere Menge freier Luft denkt, in die wiederum luftgefüllte Darmschlingen hineinragen. Die *beiden* Oberflächen der Darmwand können dann schon auf einer regulären Leeraufnahme in Rückenlage gesehen werden **(Abb. 12-23).** Dieses Phänomen findet man jedoch nicht auf einer normalen Aufnahme.

Bitte merken Sie sich, daß die freie Luft bei jeder Aufnahme im horizontalen Strahlengang (im Stehen, in Linksseitenlage oder bei der Seitaufnahme beim auf dem Rücken liegenden Patienten) deshalb sichtbar ist, weil sie sich an eine Struktur anlagert, die normalerweise nicht durch Luft abgegrenzt ist (die untere Zwerchfellfläche, die rechte Seite der Bauchwand bzw. die laterale Oberfläche der Leber, die vordere Bauchwand). Vergessen Sie nie, daß selbst eine mittelgroße Ansammlung freier Luft unter der vorderen Bauchwand in der Regel auf einer gewöhnlichen Leeraufnahme in Rückenlage (bei vertikalem Strahlengang) nicht erkannt werden kann, da die Luftblase(n) der Luft in Darmschlingen ganz ähnlich sehen.

> Fordern Sie niemals ausschließlich eine Abdomenleeraufnahme in Rückenlage an, um „freie Luft" auszuschließen.

Anworten

Abbildung 12-11 zeigt die Leeraufnahme eines Patienten mit mechanischem Dünndarmileus mit luftgefüllten, dilatierten Jejunumschlingen und einem luftleeren Kolon. Im Gegensatz dazu zeigt **Abb. 12-12** (Leeraufnahme) einen Patienten mit mechanischem Dünndarmileus, bei dem nur eine minimale Luftfüllung, aber deutlich flüssigkeitsgefüllte distale Jejunumschlingen vorliegen.

Kapitel 13

Kontrastuntersuchungen des Gastrointestinaltrakts

Abb. 13-1. Magen, Duodenum und Anteile des Jejunums beim stehenden Patienten. Beachten Sie den Barium-Luft-Spiegel und die peristaltische Welle im Magen, den Pylorus *(schwarzer Pfeil)* und den duodenojejunalen Übergang in Höhe des Treitz-Bandes *(weißer Pfeil)*.

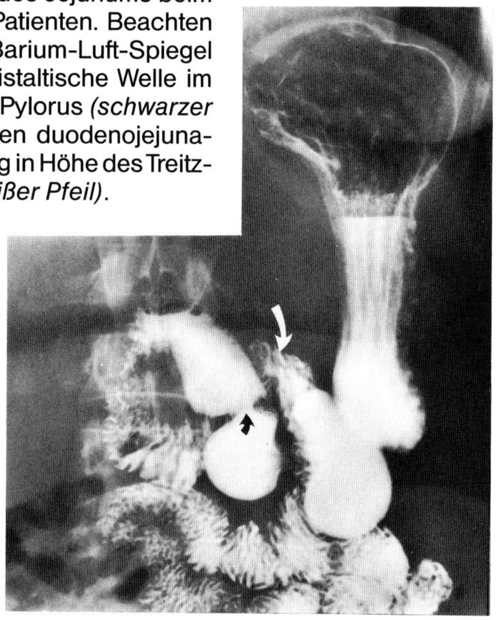

Grundlagen für die Untersuchung mit Bariumsulfat

Die radiologische Diagnostik lebt von den Dichtekontrasten benachbarter Strukturen. Die Bariumuntersuchungen des Gastrointestinaltrakts erfordern nicht nur die Interpretation von Schatten, die durch eine Prallfüllung von Hohlstrukturen mit Barium entstehen, sondern genauso die Interpretation der weitaus komplexeren Schattengebung dünner, die Mukosa und ihre Veränderungen überziehender Kontrastmittelschichten, die die innere Darmoberfläche auskleiden. Solche **Reliefuntersuchungen der Mukosa**, wie sie oft genannt werden, werden unter Verwendung kleiner Mengen röntgendichten Kontrastmittels durchgeführt, das unter Durchleuchtung und oft unter Anwendung von verschiedenen Kunstgriffen über die gesamte Oberfläche der gesäuberten Mukosa verteilt wird. Dabei werden während der Durchleuchtung häufig **Zielaufnahmen** der interessierenden Region durchgeführt, indem statt des zur Durchleuchtung verwendeten Bildwandlers für einen kurzen Moment eine Kassette belichtet wird.

In bestimmten Fällen wird, wenn es dem Radiologen vorteilhaft erscheint, Luft in den Magen oder das Kolon eingebracht und eine sogenannte **Untersuchung im Doppelkontrast** durchgeführt, die insbesondere bei der Beurteilung oberflächlicher Läsionen häufig wichtige Zusatzinformationen liefert. Das für diese Untersuchungen erforderliche technische Können sowie die nötige Erfahrung und das Urteilsvermögen für die korrekte Interpretation verlangen vom Radiologen umfangreiches Fachwissen.

Dennoch sind die Schlüsse, die er aus einer solchen Kontrastmitteluntersuchung zieht, nicht weniger logisch als das, was Sie bisher auf radiologischem Gebiet kennengelernt haben. Und um die Verläßlichkeit der aus Barium-Untersuchungen gewonnenen röntgenologischen Informationen zu erkennen und zu verstehen, sollten Sie einige der grundlegenden Bedeutungen der verschiedenen, bei derartigen Untersuchungen auftretenden röntgenologischen Beobachtungen verstehen lernen.

Sehen Sie sich dazu einmal die Zeichnungen in **Abb. 13-2** an. Im Prinzip handelt es sich beim Gastrointestinaltrakt immer nur um einen Schlauch, und die röntgenologischen Prinzipien seiner Untersuchung unterscheiden sich nur gering. Dies gilt auch für den Magen, das Zäkum und das Rektum, bei denen die schlauchartige Konfiguration von der Natur mehr oder weniger abgewandelt wurde. Der in **Abb. 13-2 A** dargestellte einfache Schlauch, der nach Kontrastmittelfüllung geröntgt wird, läßt einen Schatten, wie Sie ihn in **Abb. 13-2 a** sehen, entstehen: glatt begrenzt und einheitlich dicht. Ein wie in **B** in das Lumen hineinragender gestielter Polyp würde nach Bariumfüllung einen Röntgenschatten wie in **b** hervorrufen. Ein in der Wand wachsender, solider Tumor wie der in **C** gezeigte, der sich von einer breiten Basis ausgehend ins Lumen vorwölbt, führt zu der in **c** dargestellten röntgenologischen Konfiguration.

Die hier gezeigten beiden Veränderungen des ursprünglich schlauchförmigen Schattenbildes werden **Füllungsdefekte** genannt. Ein Teil des erwarteten intraluminalen Bariumschattens fehlt hier, da das Barium an den entsprechenden Stellen durch vergleichsweise strahlentransparentes Weichteilgewebe verlagert wurde.

Die in **D** dargestellte Wachstumsform hat die zu untersuchende Darmstruktur vollständig umschlossen, so daß eine deutliche Lumeneinengung entsteht. Man nennt diese oft einen **zirkulären** oder **anulären Füllungsdefekt**. Sobald Sie einen Bariumschatten wie den in **d** sehen, müssen Sie sich vor Ihrem geistigen Auge eine starre, zirkuläre Läsion als Ursache vorstellen, wobei das Barium entweder durch einen Tumor oder durch anderes Weichgewebe verdrängt wurde. Ein abrupter, oft gewinkelter Übergang zwischen normaler Darmwand und Tumorschatten wird häufig und zutref-

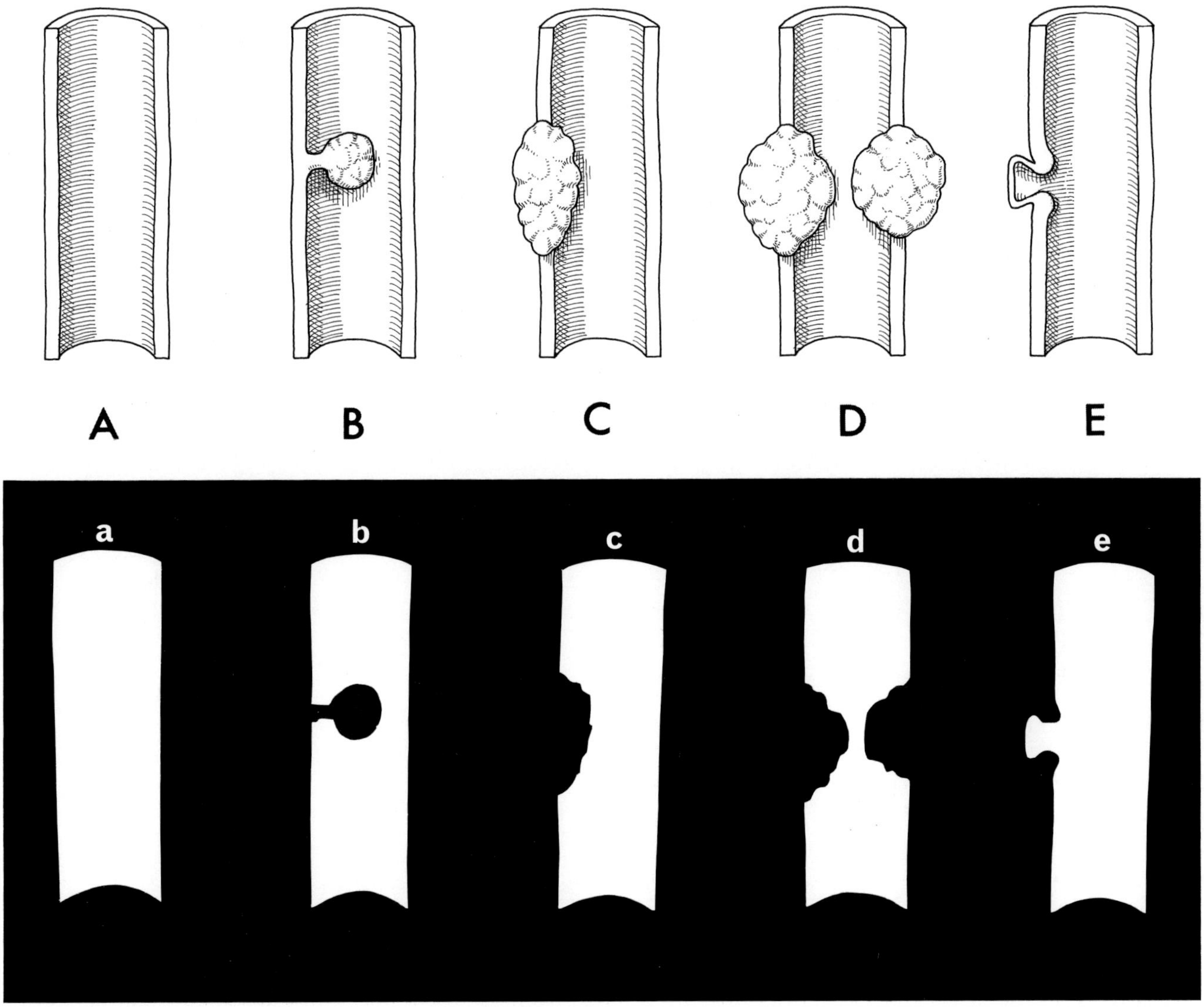

Abb. 13-2

fend als *Schulter* bezeichnet, und sein beständiges Erscheinen auf verschiedenen Aufnahmen in identischer Lokalisation muß als verläßlicher Hinweis auf eine Wandstarre der normalerweise dehnbaren und beweglichen Darmwand interpretiert werden. **E** und **e** stellen das Erscheinungsbild eines benignen Ulkuskraters in der Darmwand dar, der die normale, radiologisch sichtbare, luminale Begrenzung nach außen überragt und von einem mehr oder weniger prominenten, durch Ödem und regenerierende Mukosa bedingten Ulkusrand (am besten in tangentialer Projektion erkennbar) umgeben wird.

Sie werden sehen, daß ein Füllungsdefekt mit seinem schulterartigen Rand im Verlauf einer Barium-Untersuchung von Aufnahme zu Aufnahme so identisch aussieht, daß man sie (gleiche Projektion vorausgesetzt) vor einem Grellicht überlagern kann. Kann man auf zwei oder mehreren solcher Filme die Begrenzungen eines tumorsuspekten Füllungsdefekts perfekt in Deckung bringen, so ist die Wahrscheinlichkeit, daß es sich *tatsächlich* um einen Tumor handelt, immens gestiegen. Kann man zwei solcher Aufnahmen jedoch nicht entsprechend überlagern, heißt dies entweder, daß die fragliche Region nicht rigide ist, sich also im zeitlichen Verlauf in gewissem Maße verändert, oder daß die beiden Aufnahmen in unterschiedlicher Projektion angefertigt wurden.

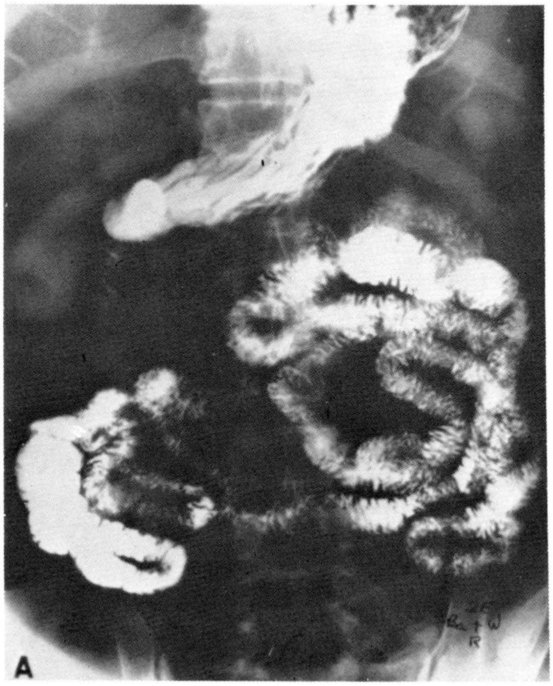

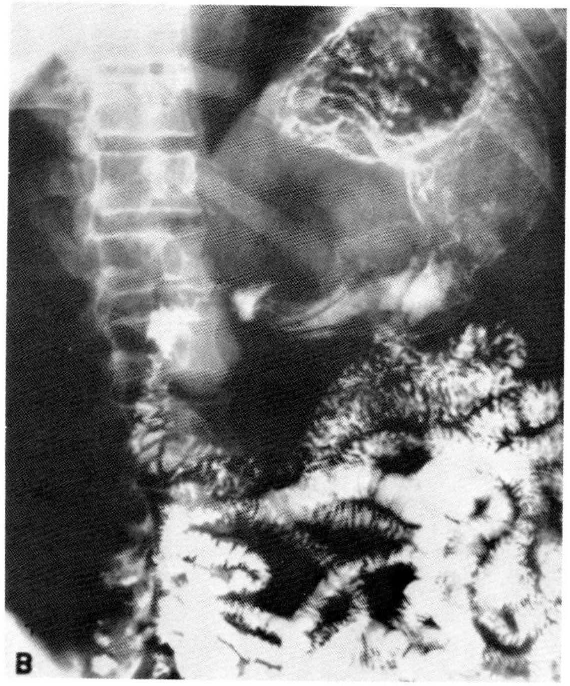

Die Veränderungen der Bariumschatten innerhalb des Gastrointestinaltrakts werden durch die hier gezeigten Aufnahmen, die während einer **oberen Magen-Darm-Passage** (MDP) mit Dünndarmverfolgung angefertigt wurden, gut demonstriert **(Abb. 13-3).** Die eine halbe Stunde nach Schlucken von etwa 250 ml Bariumsuspension in Bauchlage angefertigte Aufnahme **A** zeigt einen fast schon wieder geleerten Magen sowie ein gefülltes Jejunum und oberes Ileum. Auf der 15 Minuten später in Schräglage angefertigten Aufnahme **B** ist der größte Anteil des Dünndarms gefüllt, und die 1 Stunde nach Bariumgabe belichtete Aufnahme **C** zeigt schon eine Füllung der rechten Kolonhälfte. Die Passagezeit vom Magen bis zur rechten Kolonhälfte ist unterschiedlich, bei einem nüchternen, normalen Patienten liegt sie bei etwa 1½ Stunden.

Zu einem späteren Zeitpunkt der Untersuchung würde das Barium in der rechten Kolonflexur und im Colon transversum zu einer Überlagerung mit dem Magen und Duodenum führen. Am gleichen Morgen wurde bei diesem Patienten übrigens eine Cholezystographie durchgeführt, und der Patient ist danach noch weiter nüchtern geblieben.

Möglicherweise tendieren Sie dazu, bei einer so veränderlichen Bariumverteilung im Darm jegliche Möglichkeit, eine konstant bleibende Struktur herauszuarbeiten, auszuschließen. Doch schauen Sie sich einmal sorgfältig **Abb. 13-4** an, die Ihnen zwei Zielaufnahmen des Magens und Duodenums einer Patientin

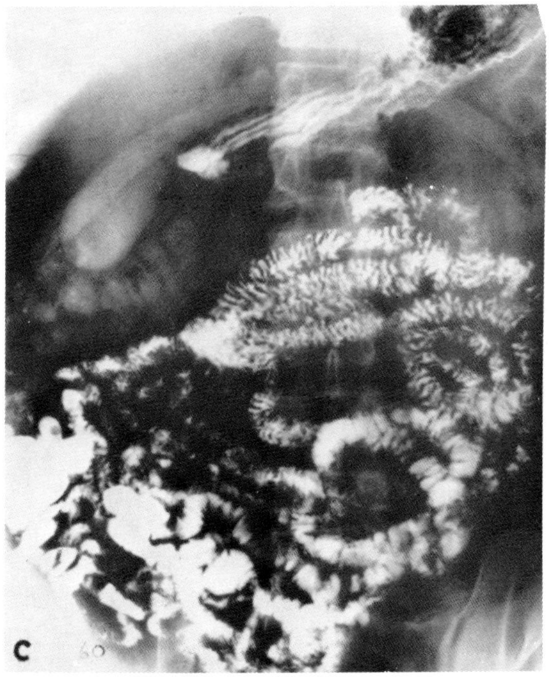

Abb. 13-3. Obere Magen-Darm-Passage. Hier sind nur großformatige Aufnahmen wiedergegeben, unter Durchleuchtungskontrolle angefertigte weitere Projektionen und ggf. kleinere Zielaufnahmen würden diese Untersuchung komplettieren.

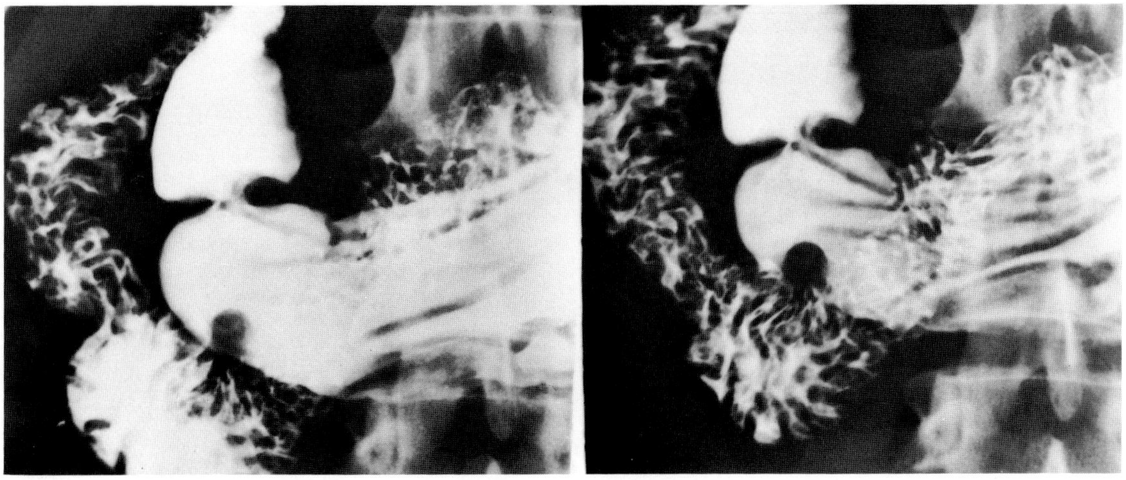

Abb. 13-4. Finden Sie den konstanten Füllungsdefekt? (Siehe Text)

mit Blutnachweis im Stuhl zeigt. Sie hatte keine Hämorrhoiden, negative Befunde einer Rektosigmoideoskopie und eines Kontrasteinlaufs, war nicht anämisch und erfreute sich exzellenter Gesundheit (Antwort später). Sollten Sie Barium-Untersuchungen bisher eher verwirrt und die Frage aufgeworfen haben, wie man aus ihnen nur irgendeinen gesicherten Rückschluß ziehen kann, so ist jetzt die richtige Zeit, Ihnen klarzumachen, daß es dem Radiologen vor allem deshalb möglich ist, seine Interpretation auf eine gesicherte Basis zu stellen, weil er einen bestimmten Befund *wiederholt* nachweisen kann. Ein Befund, der nur auf einer einzigen Aufnahme zu sehen ist, hat keinen großen Stellenwert, und jeder, der eine radiologische Ausbildung durchläuft, lernt schon von Anfang an, daß ein positiver Befund bei einer Bariumuntersuchung *wiederholt und reproduzierbar* zur Darstellung kommen muß, um glaubhaft zu sein. Aufgrund der durch die Peristaltik bedingten, sehr unterschiedlichen und sich bewegenden Kontrastmittelschatten im Verlauf einer Magen-Darm-Untersuchung sollte das Augenmerk insbesondere den Befunden gelten, die sich nicht ändern und ständig vorhanden sind. Diese aber gilt es ernstzunehmen. Ein nur vorübergehend nachweisbarer Befund auf nur einer Aufnahme kann zum Beispiel einem lokalen Spasmus, einer peristaltischen Welle oder einem Nahrungsmittelrest entsprechen. Dies gilt natürlich genauso für andere Bereiche der röntgenologischen Diagnostik und in gleicher Weise für alle Gebiete der Medizin. Ein einziges positives Testergebnis, das bei allen weiteren Kontrollen aber negativ ist, hat mit großer Wahrscheinlichkeit keine ernste Bedeutung, und dieser Grundsatz gilt in gleicher Weise auch für alle komplexen Untersuchungsverfahren. (Der kleine runde Füllungsdefekt in der Nähe des Pylorus auf beiden Zielaufnahmen der Patientin von **Abb. 13-4** war sowohl bei der Durchleuchtung als auch auf allen Bildern konstant nachweisbar. Bei der Endoskopie stellte er sich als ein benigner Polyp heraus.)

Die verschiedenen Bereiche des Gastrointestinaltrakts bei der oberen Magen-Darm-Passage (MDP)

Ein Student, der sich zum ersten Mal Röntgenbilder des bariumgefüllten Magens ansieht, hat mitunter Schwierigkeiten, die verschiedenen Magenanteile zu erkennen, insbesondere den Pylorus mit seinem Kanal. Diese Schwierigkeiten beruhen vor allem darauf, daß jede der üblichen Einstellungen des Magens in unterschiedlicher Projektion und mit unterschiedlich gelagertem Patienten aufgenommen werden.

Der Untersucher beginnt unter Durchleuchtungskontrolle normalerweise bei stehendem Patienten und untersucht Ösophagus und Magen mit einer nur kleinen Menge Barium, um das Faltenreliefbild zu prüfen. Dann kippt er den durch einen Elektromotor verstellbaren Untersuchungstisch in die horizontale Lage und bringt den Patienten in die Bauchlage. Der Patient wird anschließend wieder in die Rückenlage gedreht und trinkt noch mehr Bariumkontrastbrei. Sieht der Radiologe irgend etwas Dokumentationsbedürftiges, so macht er jetzt bereits Zielaufnahmen. Als nächstes fertigt er jedoch eine Serie von Aufnahmen in bestimmten Projektionen an, üblicherweise bestehend aus der Aufnahme in Bauchlage und zumindest einer in LAO- und RAO-Projektion sowie einer Seitaufnahme. Entsprechend der Drehung des Patienten füllen sich jeweils die abhängigen Anteile des Magens mit Kontrastbrei, während die Luft in den jeweils oben liegenden Magenbereichen zu finden ist. Sehr häufig setzt der Radiologe die Untersuchung dann in Form einer **Doppelkontrastuntersuchung** fort, um auch feine Schleimhautveränderungen zu erfassen. Der Doppelkontrast wird durch zusätzliche Gabe von Brausepulver, durch welches CO_2 im Magen entsteht, erreicht.

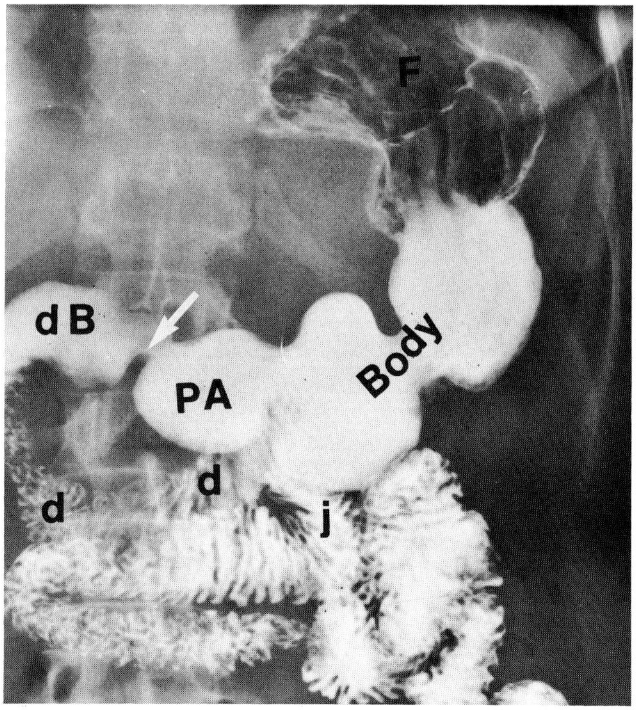

Abb. 13-5. Aufnahme in Bauchlage. Es sind der Magenfundus **(F)**, der Magenkorpus (Body), das präpylorische Antrum **(PA)**, der Pylorus *(Pfeil)*, der Bulbus duodeni **(dB)**, die C-Schlinge des Duodenum **(d)** und das Jejunum **(j)** zu erkennen.

Schauen Sie sich die Serie normaler Mägen in verschiedenen Positionen auf dieser und den folgenden Seiten an. Achten Sie dabei bitte auf die unterschiedlichen Formen des Magens und des Bulbus duodeni, aber auch auf die tiefen Einschnürungen an beiden Kurvaturen (sie entsprechen peristaltischen Wellen, die sich bei der Beobachtung unter Durchleuchtung in Richtung zum Magenausgang fortsetzen). Sie können die Lage des Patienten und den bei der Aufnahme verwendeten Strahlengang dadurch erkennen, daß Sie erstens das Erscheinungsbild der Wirbelsäule und zweitens die Verteilung von Barium bzw. Luft im Magenfundus beobachten. Läßt sich die Wirbelsäule *symmetrisch* (mit den Bogenwurzeln zu beiden Seiten der Dornfortsätze) abgrenzen, wurde der Film entweder in a.p. oder p.a. Projektion mit sagittalem Strahlengang angefertigt. Sind die Wirbelkörper vollständig von den dorsalen Wirbelstrukturen abzugrenzen, dann haben Sie es mit einer **Seitaufnahme** zu tun und können die vordere und hintere Magenwand sehen. Erkennt man die Wirbelsäule mit Überlappung der dorsalen Struktur und des hinteren Drittels der Wirbelkörper, so hat man es mit einer Schrägaufnahme zu tun. Darüber hinaus können Sie ganz einfach herausfinden, ob es sich um eine Schrägaufnahme in Bauch- oder Rückenlage handelt, da bei jeder Aufnahme in Bauchlage der Magenfundus Luft enthält, während bei allen Aufnahmen in Rückenlage wieder Barium in diesen am weitesten hinten gelegenen Magenanteil fließt. Geben Sie bitte für alle der hier gezeigten Aufnahmen an, ob der Patient in Bauch-, Seiten- oder Rückenlage geröntgt wurde und ob die Aufnahme im frontalen (a.p. bzw. p.a.), seitlichen oder schrägen Strahlengang angefertigt wurde. Der Pylorus wurde für Sie auf jeder Aufnahme mit einem *Pfeil* markiert. Die Antworten finden Sie auf Seite 237 unten.

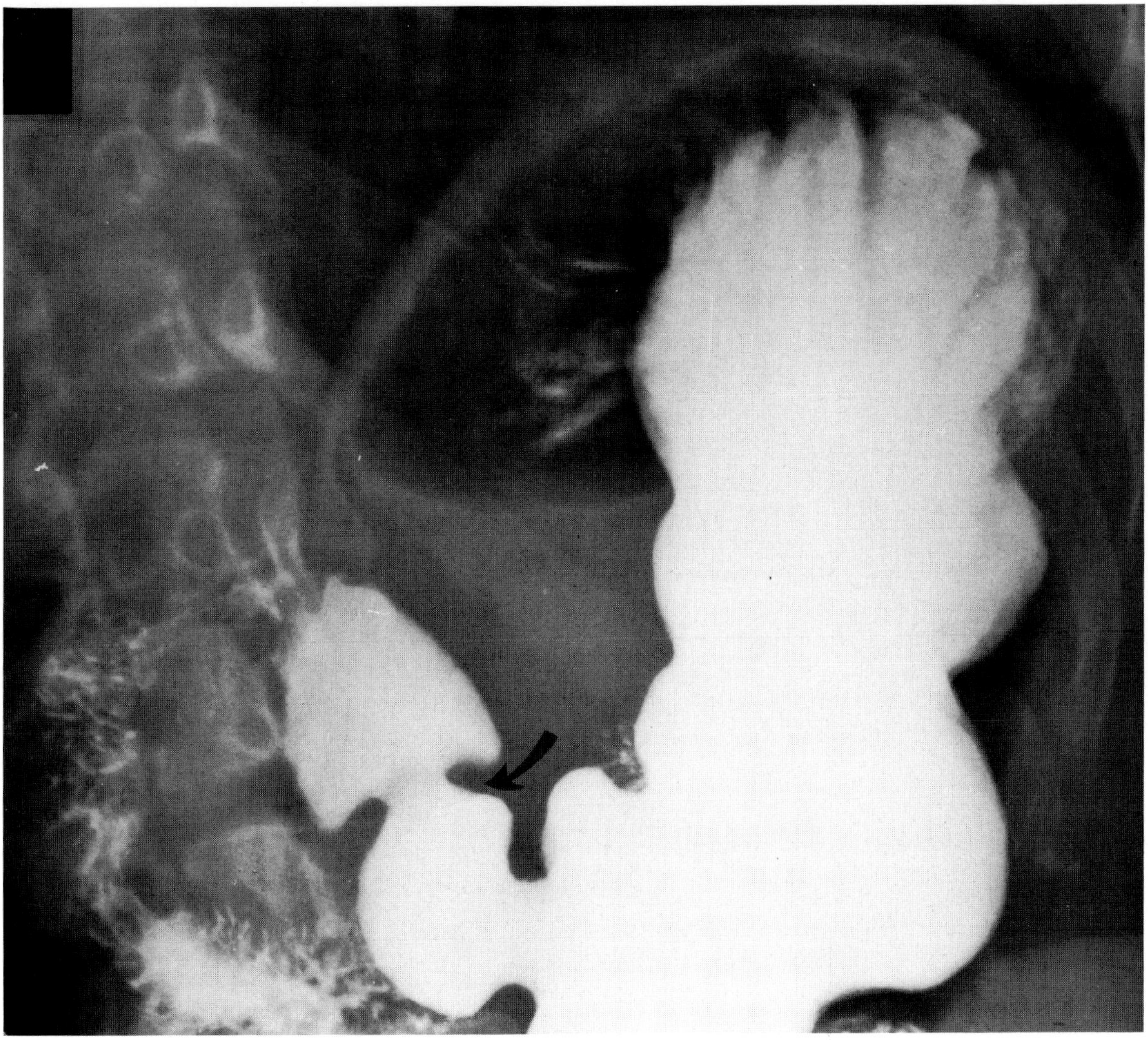

Abb. 13-6

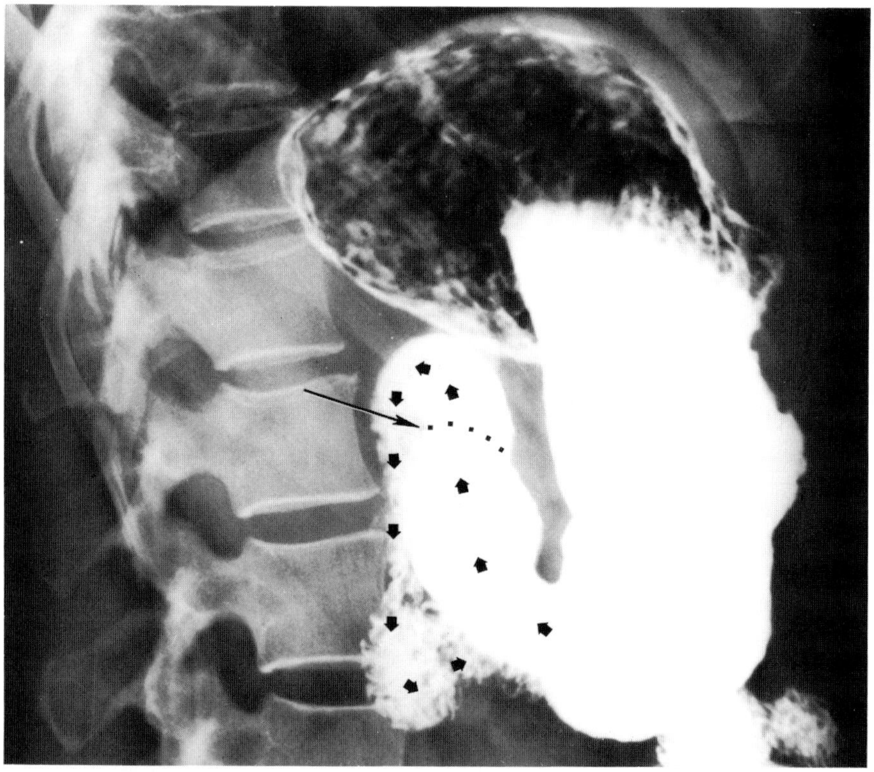

Abb. 13-7

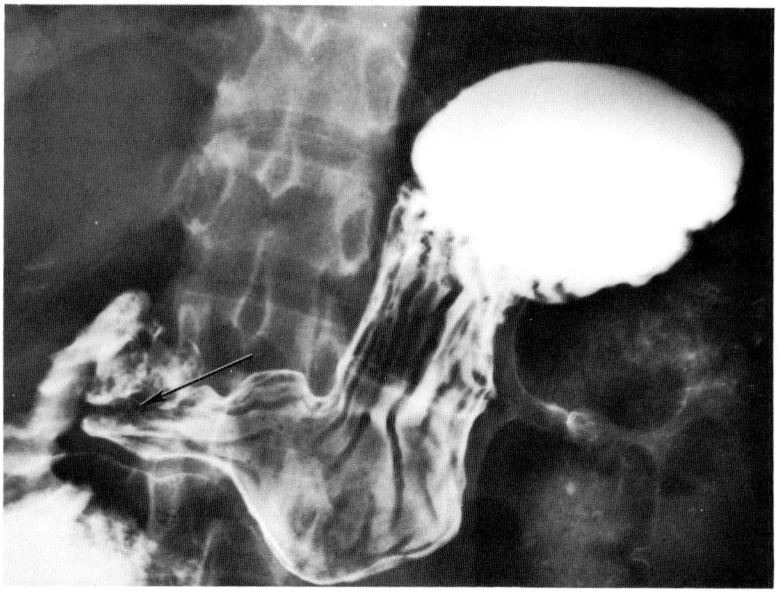

Abb. 13-8

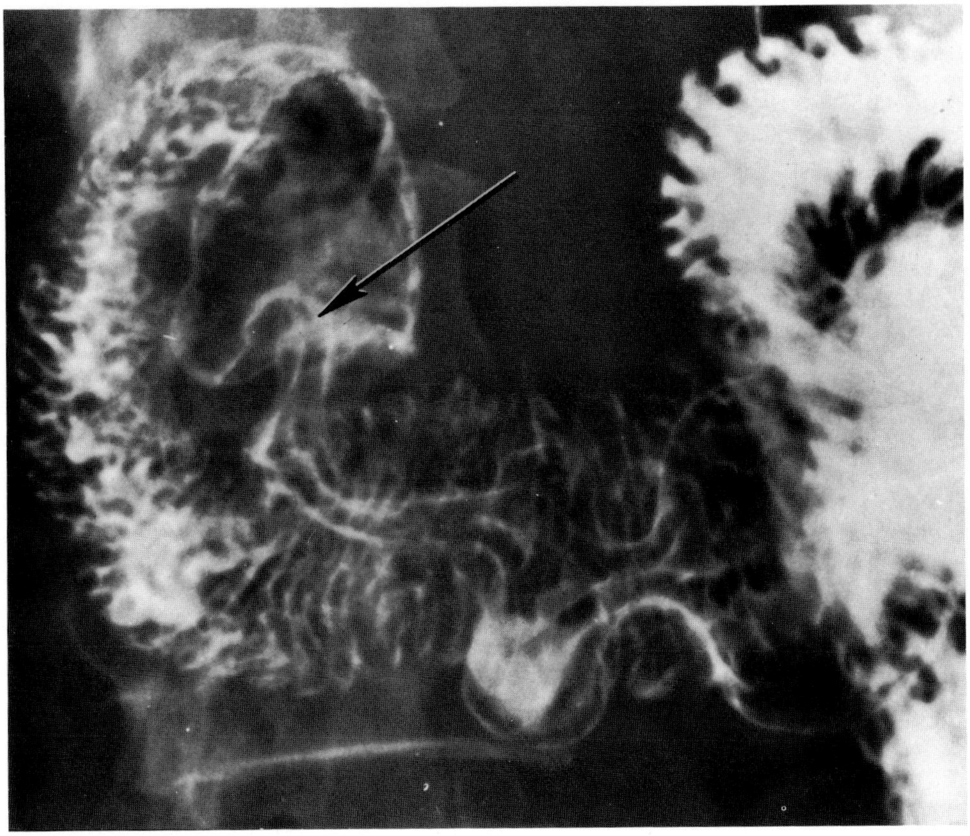

Abb. 13-9

Antworten

Abb. 13-5 entspricht einer Aufnahme in Bauchlage im frontalen Strahlengang. Achten Sie auf die Luft im Fundus.

Abb. 13-6 zeigt eine Schrägaufnahme in leicht nach rechts gedrehter Bauchlage mit Luft im Fundus (dem beim auf dem Bauch liegenden Patienten höchsten Teil des Magens). Außerdem sieht man den Pylorus *(Pfeil)* und einen normalen, nicht deformierten Bulbus duodeni.

In **Abb. 13-7** sehen Sie eine Seitaufnahme in Rechtsseitlage. Sie sehen die Wirbelsäule eindeutig in seitlicher Ansicht, und der Patient liegt auf seiner rechten Seite, die hochstehende Fundusblase ist luftgefüllt. Bitte beachten Sie, daß in dieser Projektion auch Ulcera der Magenhinterwand gut erkannt werden können. Der *lange Pfeil* zeigt wieder auf den Pylorus, und die *kurzen Pfeile* zeigen die Richtung des Kontrastmittelflusses an.

Die Aufnahme in **Abb. 13-8** wurde in Rückenlage angefertigt. Der größte Teil des Bariums ist in den nun am tiefsten gelegenen Fundus geflossen, während die Luft im bariumüberzogenen Magenkorpus und im Antrumbereich angesammelt ist. Der *Pfeil* zeigt auf den Pylorus.

Abbildung 13-9 gibt eine Ausschnitt aus einer in Rückenlage angefertigten Schrägaufnahme an. Der Patient ist schräg auf die linke Seite gedreht, und es ist Luft durch den Pylorus in den Bulbus duodeni eingedrungen. Auch hier zeigt der *Pfeil* wieder auf den Pylorus.

Wandstarre

Bei der Beurteilung des Gastrointestinaltrakts schaut der Radiologe nach Mukosareliefmustern, die innerhalb der Spielbreite des Normalen erscheinen. Er sucht jedoch gezielt nach **Ulkusnischen** und **Füllungsdefekten**. Er füllt dann die aufeinanderfolgenden Darmanteile mit Barium, um ihre **Dehnbarkeit** zu prüfen und dabei gleichzeitig Bereiche mit **Wandstarre** festzustellen, die auch ohne erkennbare Ulzeration als Zeichen für eine Wandinfiltration durch neoplastisches oder (post-)entzündliches Gewebe anzusehen sind.

Das Erkennen einer Region mit Wandstarre ist in mehrfacher Hinsicht schwieriger als das Erkennen eines Ulkuskraters, da sich die Darmwand von einem Darmanteil zum anderen teilweise schon deutlich unterscheidet und da sich eine Frühinfiltration durch kleine Tumorzellinseln nicht unbedingt in einer kompletten Wandstarre äußert, sondern teilweise nur geringe Einschränkungen ihrer Elastizität hervorruft. Man könnte dies mit den Veränderungen eines Stück Gummis im Laufe der Jahre vergleichen. Wenn Sie sich ein erstaunlich dehnbares Organ wie den Magen vorstellen, in dessen Wand ein Stück Gummi eingesetzt wurde, das etwas von seiner Elastizität verloren hat, so haben Sie einen ungefähren Eindruck von der Wandbeweglichkeit, die Sie in einem derartigen Darmsegment unter Durchleuchtung erwarten können. Drückt sich Barium an ein solches Segment, so zeigt sich eine nicht ganz so prompte Wandausbuchtung, wie man es normalerweise erwartet. Ein starres bzw. infiltriertes Segment zeigt keine oder nur eine träge Wandbewegung und kaum Faltenbildung. Auch die Peristaltik ändert sich, und wenn man den normalen Verlauf der ringartigen Konstriktionen entlang des Organs beobachtet, so fällt die verminderte oder fehlende Peristaltik in einem suspekten Segment auf, die normale peristaltische Welle kann sich nicht ungehindert fortsetzen. Die Flexibilität der Darmwand wird durch Tumorinfiltration, Ödem oder (post-)entzündliche Veränderungen vermindert. Zur Beurteilung der Flexibilität der Darmwand sind also die Beobachtung der Dehnungsfähigkeit bei der Bariumfüllung, die Reaktion der Wand auf bestimmte Manipulationen des Untersuchers und die physiologische Kontraktionsfähigkeit die wichtigsten Kriterien.

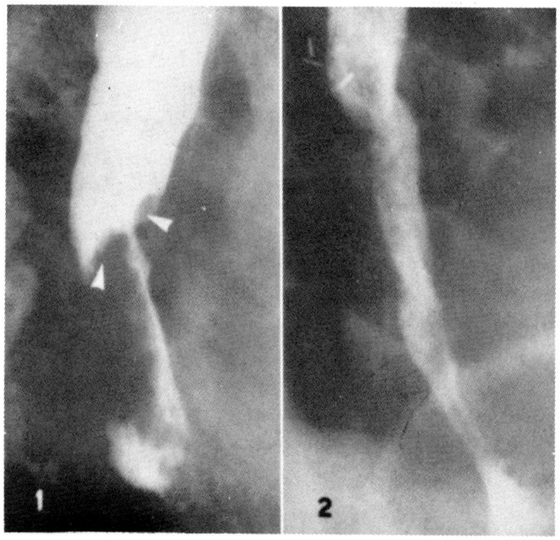

Abb. 13-10. Dieser Patient leidet an Dysphagie. **1** Ein etwa 10 cm langes Ösophaguskarzinom hat das Lumen der Speiseröhre auf einen nur wenige Millimeter durchmessenden Kanal eingeengt. Das Erscheinungsbild dieses stenosierten Segments war auf weiteren Aufnahmen und unter Durchleuchtung unverändert. Die *Pfeile* deuten auf den Oberrand des Tumors. **2** Derselbe Patient nach Strahlentherapie.

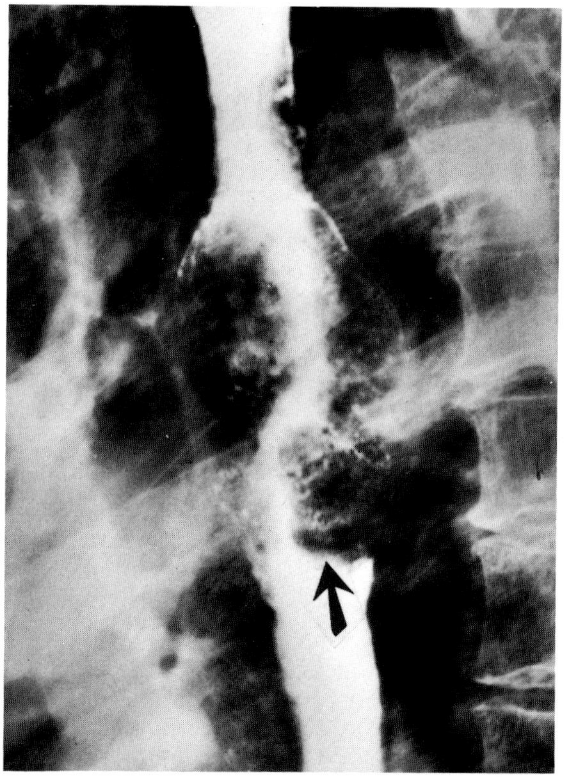

Abb. 13-11. Ein anderer Patient mit einem Karzinom des mittleren Ösophagus. Der *Pfeil* deutet auf einen intraluminalen Tumoranteil. Achten Sie auf das unregelmäßige, starre Ösophaguslumen.

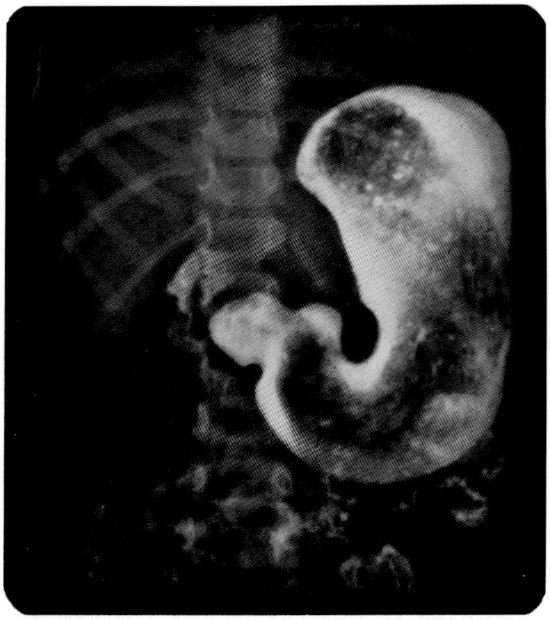

Abb. 13-16. Im Magen findet sich ein Bezoar, das aus verfilztem Haar besteht. Das kleine Mädchen kaute mit Vorliebe auf ihren Zopfenden herum.

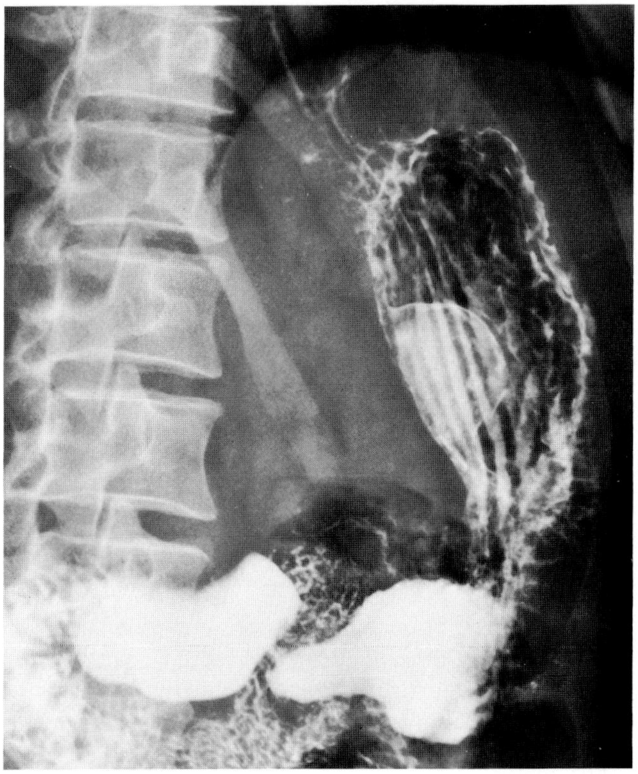

Abb. 13-17. Benigner, sich von einer breiten Basis an der kleinen Kurvatur ins Magenlumen vorwölbender Tumor. Die hinter oder vor ihm liegenden normalen Magenfalten können durch Füllung der Faltentäler mit Barium abgegrenzt werden.

Abbildung 13-18 zeigt eine ganz andersartige intraluminale Raumforderung. Sie können jetzt sicherlich verstehen, warum es so wichtig ist, daß der Patient vor einer Magen-Darm-Untersuchung mit Barium seit dem Vorabend nüchtern ist. Die Mukosa soll völlig sauber sein und das Darmlumen keinerlei Nahrungsreste oder Fäzes enthalten.

Vielleicht haben Sie sich, nachdem Sie einiges über die **Endoskopie** gehört haben, schon die Frage gestellt, ob es wirklich notwendig ist, sich viel Wissen über Bariumuntersuchungen anzueignen. In der Tat sind aber die Endoskopie und die Röntgenuntersuchung des Gastrointestinaltrakts sich *ergänzende (komplementäre)* Untersuchungen. Für bestimmte Patienten ist es durchaus vorteilhaft, beide Untersuchungen durchzuführen, während bei anderen nur die eine oder die andere Untersuchung nötig ist. So wird beispielsweise bei einem Patienten mit dem Verdacht auf ein Ulcus duodeni gewöhnlich mit einer Magen-Darm-Passage, die schneller und für den Patienten angenehmer ist als die Endoskopie, die genaue Diagnose gestellt. Auf der anderen Seite wird ein Patient mit dem Verdacht auf eine akute, blutende Gastritis besser endoskopisch untersucht, da sich die relativ feinen Mukosaveränderungen mit der Bariumuntersuchung weniger gut darstellen las-

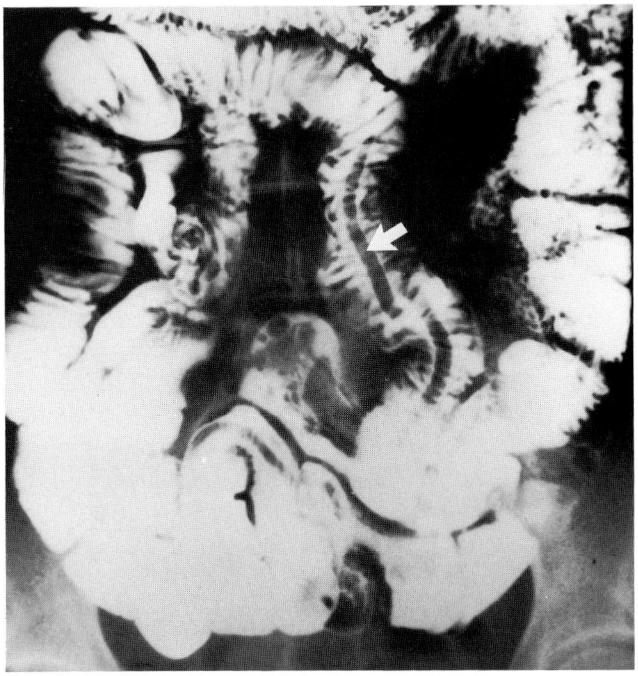

Abb. 13-18. Askaridenbefall des Darms. Die Würmer sind als lange intraluminale Füllungsdefekte *(Pfeil)* im Dünndarm zu erkennen.

sen. Ein Bariumkontrasteinlauf wäre die angemessene Untersuchung bei einem Patienten mit Verdacht auf mechanische Obstruktion des unteren Dickdarms, während sich die oberflächlichen Veränderungen bei einer frühen Colitis ulcerosa leichter mit der Rektosigmoideo- oder Koloskopie erfassen lassen. Bitte merken Sie sich auch, daß der Dünndarm endoskopisch nicht dargestellt werden kann und daher mittels Magen-Darm-Passage oder dem sogenannten Enteroklysma (einer Doppelkontrastuntersuchung des Dünndarms mit Barium und Methylzellulosebrei) dargestellt werden *muß*.

Das Magenulkus

Im letzten Bild der am Beispiel eines Schlauches (s. Abb. 13-2 E) schematisierten Wandveränderungen ist eine Wandulzeration zu erkennen, die einen kleinen zusätzlichen Hohlraum bildet, in den das Kontrastmittel fließen kann. Der allgemein gebräuchliche Terminus im radiologischen Sprachgebrauch für eine solche Schattenkontur ist die **Nische**, und Sie werden sehen, daß er üblicherweise bei der Beschreibung von bariumgefüllten Ulkuskratern des Ösophagus, des Magens oder des Duodenums benutzt wird. Natürlich läßt sich die Nische in dieser Weise nur darstellen und sich mit ihrer Ausbuchtung von der normalen Magen- bzw. Darmwand abgrenzen, wenn die entsprechende Stelle im Profil dargestellt wird.

Sieht man ein bariumgefülltes Ulkus in Aufsicht, so erscheint es als weißer Fleck, der dichter als die Umgebung ist, da es häufig von einem mehr oder weniger ausgeprägten, durch Granulationsgewebe und Ödem bedingten Randwall umgeben wird. Ulzera, die zum Zeitpunkt der Bariumuntersuchung vollständig mit Blutkoageln oder Speiseresten ausgefüllt sind, können allerdings überhaupt nicht dargestellt werden. Mit dem Heilungsprozeß werden Ulzera von allen Seiten langsam mit Granulationsgewebe aufgefüllt und erscheinen im Profil oft scharf und dornartig begrenzt, bis sie letztlich vollständig verschwinden. Da der tubuläre Gastrointestinaltrakt dehnbar ist, sich in Abhängigkeit der peristaltischen Wellen füllt und wieder leert und einander gegenüberliegende, bariumüberzogene Wände aufweist, finden Sie bei der Betrachtung fast jeder Aufnahme unzählige kleine bariumgefüllte oder -überzogene Winkel. Um dabei einen solchen herauszufinden, der mit Sicherheit als Nische angesprochen werden kann, benötigt man bestimmte charakteristische Anhaltspunkte. Eine Nische ist vor allem *tiefer* als die meisten Faltentäler der Mukosa. Ihr Bariumschatten wird *dichter*

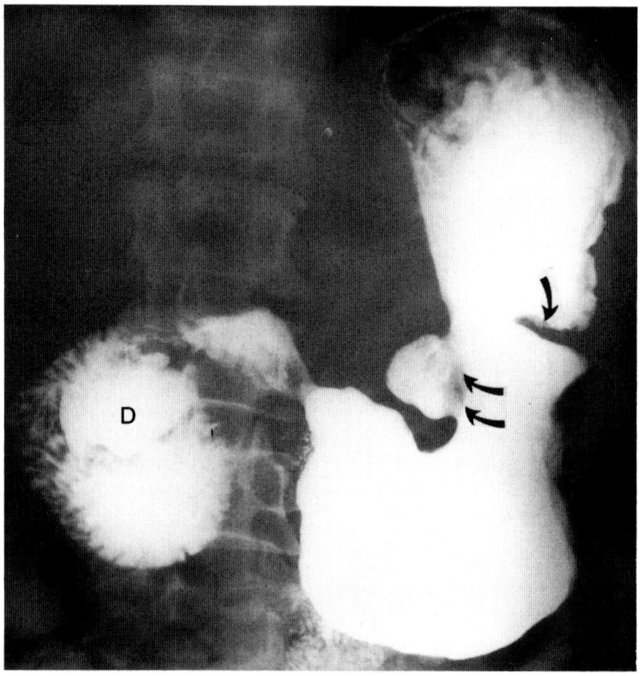

Abb. 13-19. Großes benignes Ulkus an der kleinen Magenkurvatur. Achten Sie auf den radioluzenten, durch Granulationsgewebe hervorgerufenen Randwall (zwei *Pfeile*) entlang der Ulkusbasis. Der darüberliegende *einzelne Pfeil* zeigt auf eine spastisch bedingte partielle Lumenkonstriktion, die sich als Reaktion auf das große aktive Ulkus gebildet hat. **D** markiert ein Divertikel, das sich von der medialen Wand der Pars descendens duodeni nach außen gestülpt hat.

sein, da sich in ihr eine dickere Bariumschicht ablagert. Da sie einem Ulkus entspricht, weist sie keine normale Schleimhautauskleidung auf, und da sie stets von einer entzündlichen Reaktion umgeben ist, ist die Organwand im Bereich der Nische weniger dehnbar als in den übrigen Bereichen. Das bedeutet:

> Die Schattenkontur der Nische ist in Form und Größe konstant. Sie kann immer wieder am gleichen Ort reproduziert werden, und aufgrund dieser Charakteristika ist der Radiologe in der Lage, eine Ulkusnische im Verlauf der Bariumuntersuchung zu finden und zu beweisen.

Es gibt noch zahlreiche andere Merkmale, die dem Radiologen bei der Interpretation seiner Befunde helfen. Findet er zum Beispiel, daß die benachbarten Schleimhautfalten des Magens *sternförmig* auf eine nachweisbare Ulkusnische zulaufen, so kann er in seinen Befundbericht aufnehmen, daß dieses Ulkus mit allergrößter Wahrscheinlichkeit gutartig ist. Eine derartige **stern-**

förmige Faltenkonvergenz hat sich bei der differentialdiagnostischen Unterscheidung zwischen gut- und bösartigen Magengeschwüren als zuverlässigster Hinweis auf Benignität herausgestellt.

Sie werden noch viel über die Differenzierung zwischen gutartigen und bösartigen Magenulzera hören. Sie werden auch erleben, daß ein gutartiges, lange bestehendes Ulkus derartig in Narbengewebe eingebettet sein kann, daß es eine Wandstarre und eine zögerliche Heilung aufweist und sowohl vom zuweisenden Arzt als auch vom Radiologen und vom Chirurgen als maligne angesehen wird und nur der Pathologe aufgrund seiner mikroskopischen Untersuchung die tatsächliche Benignität beweist. Natürlich müssen Patienten mit derartigen Ulzera auf endoskopischem Wege biopsiert werden. Bei der Mehrzahl der Magenulzera kann aber bei einer Bariumuntersuchung überzeugend die Benignität nachgewiesen werden, so daß weder eine Endoskopie noch eine Biopsie erforderlich ist.

Bitte merken Sie sich:

- Die meisten Magengeschwüre sind gutartig (90%).
- Größe und Lokalisation eines Magenulkus können *nicht* als Hinweis für Malignität gelten. Konvergierende Schleimhautfalten, die Kraterform mit Randwall, eine über die normale Schleimhautbegrenzung in die Tiefe reichende Ausdehnung und seine Heilungstendenz sind zuverlässige Merkmale für das benigne Ulkus.
- Jedes „benigne" Magenulkus muß in Abständen röntgenologisch kontrolliert werden, bis es vollständig ausgeheilt ist, da ein Ausbleiben der Heilung ein Hinweis auf ein Carcinoma in situ sein kann. Dies gilt nicht für Duodenalulzera, die durchweg benigne sind und nicht zwingend einer radiologischen oder endoskopischen Kontrolluntersuchung bedürfen.
- Die große Zahl radiologisch *eindeutig benigner* Magengeschwüre bedarf keiner weiteren gastroskopischen Abklärung. Nur die problematischen oder eindeutig malignen Ulkusfälle oder solche, die keine Heilungstendenz aufweisen, bedürfen der Endoskopie und Biopsie. Viele Ärzte schicken jedoch Patienten zur Endoskopie, bei denen diese Untersuchung zur Diagnosestellung und Abklärung nicht unbedingt nötig ist.
- Die meisten oberen Gastrointestinalblutungen sistieren spontan innerhalb von 6 Stunden. Die Gastroskopie ist sicherlich indiziert, wenn dies nicht der Fall ist oder wenn sich aus der Anamnese eine große Wahrscheinlichkeit für eine Ösophagusvarizenblutung oder eine Blutung auf dem Boden einer alkoholischen Gastritis ergibt.

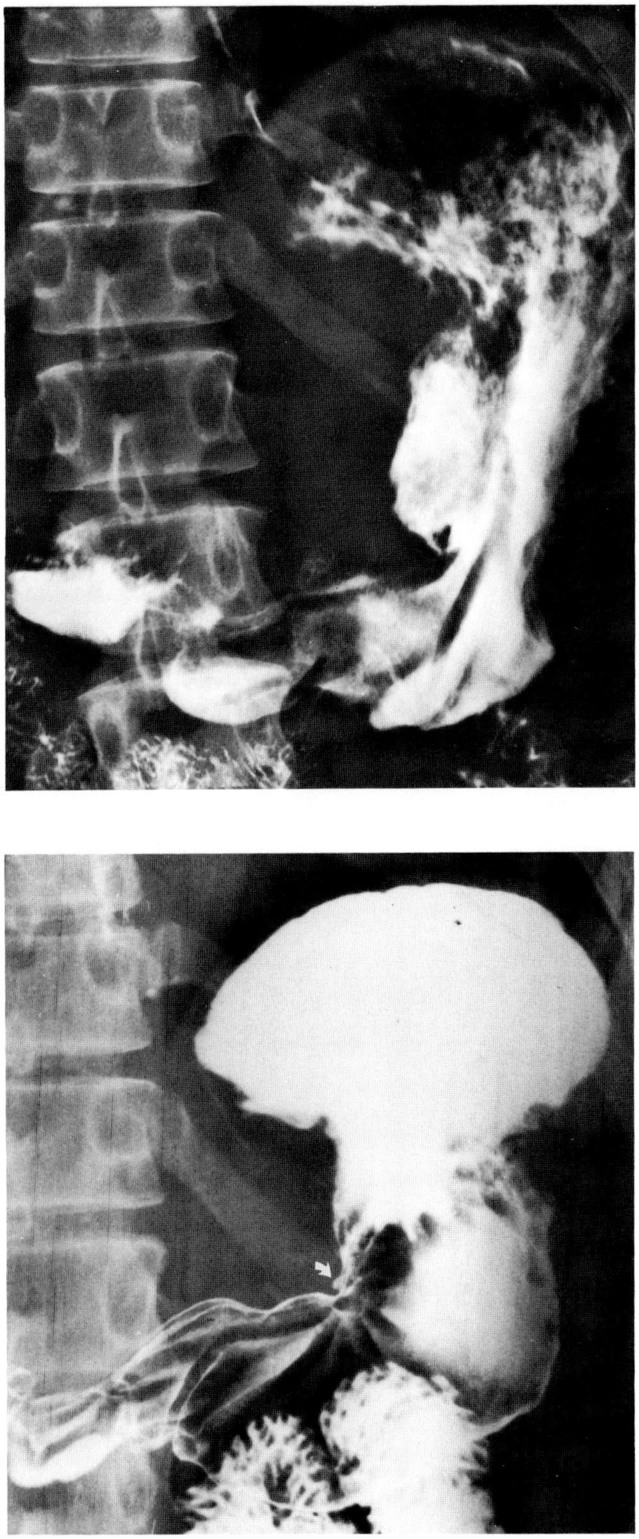

A

B

Abb. 13-20. Natürlicher Heilungsverlauf bei einem großen benignen Magenulkus. Bei der 6 Wochen nach der Aufnahme **A** durchgeführten Röntgenuntersuchung **B** findet sich nur noch ein kleiner, dornförmiger Ulkusrest. Die auf ihn zulaufenden konvergierenden Falten unterstreichen die mit hoher Wahrscheinlichkeit benigne Genese.

Das eindeutig maligne Ulkus

Jeder Radiologe würde sogleich erkennen, daß die unten abgebildeten Ulzera maligne sind. Sie reichen nicht tiefer als das eigentliche Schleimhautniveau, da sie Ulzera innerhalb einer großen Raumforderung sind. Eine Faltenkonvergenz bis hin zum Ulkusrand ist nicht zu erkennen, außerdem sind die Falten unregelmäßig durch die umgebende tumoröse Raumforderung unterbrochen. Patienten mit derartigen Befunden sollten endoskopiert und biopsiert werden, so daß der Chirurg sein therapeutisches Vorgehen planen kann.

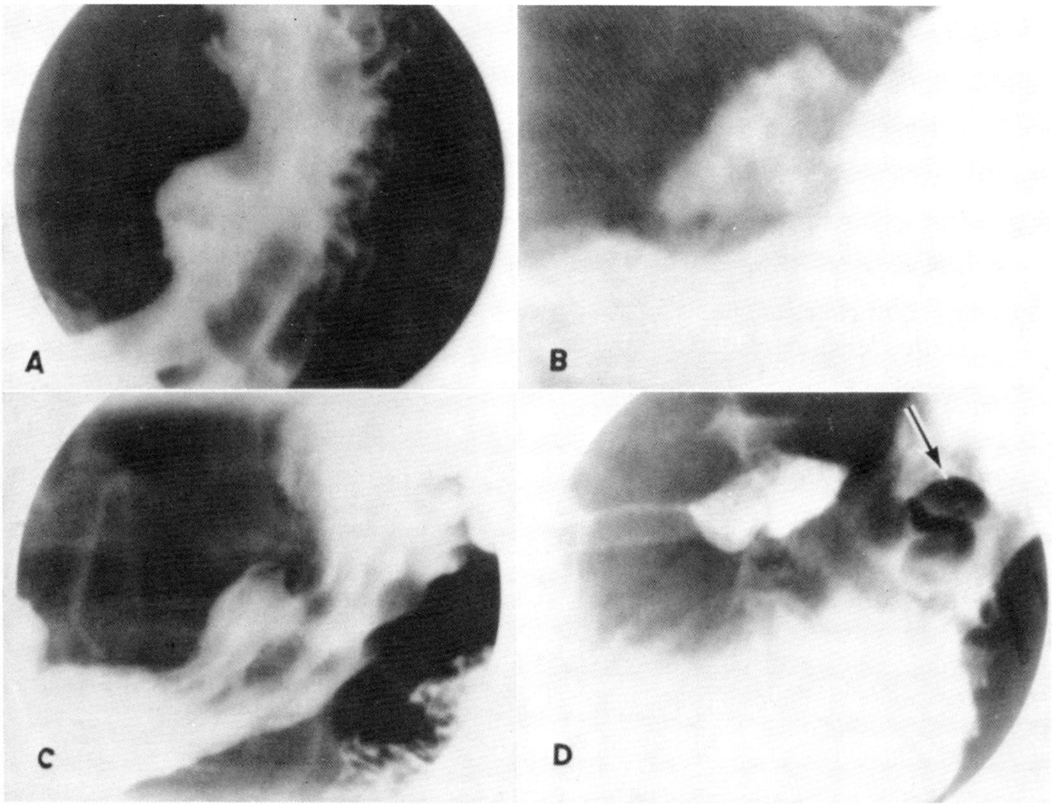

Abb. 13-21. Vier nachgewiesen bösartige Ulzera der kleinen Kurvatur. Das Ulkus befindet sich jedesmal *innerhalb einer Raumforderung,* und es findet sich häufig eine ausgeprägte Verziehung und Infiltration der umgebenden Mukosa (**D**, *Pfeil*). Alle vier Ulzera würden vom Radiologen als malignitätsverdächtig beschrieben und müßten in jedem Fall endoskopiert und biopsiert werden.

Das Ulcus duodeni

Was für die Erkennung von Magengeschwüren gilt, trifft in bezug auf die reproduzierbare Darstellung von Bariumansammlungen in der Ulkusnische auch für das Duodenalgeschwür zu. Im Bereich des Duodenums stellt sich jedoch das Problem etwas anders dar, da die zu untersuchende Struktur nicht einem relativ weiten Sack, sondern einem engen Schlauch mit einem Bulbus bzw. einer Ampulle an seinem direkt distal des Pylorus gelegenen Anfang entspricht. Obwohl sich der Ulkuskrater in sehr ähnlicher Weise wie im Magen darstellt, sind auf längere Sicht gesehen die narbig bedingten Veränderungen dieser häufig rezidivierenden Erkrankung noch wichtiger und informativer.

Die weitaus häufigste Lokalisation des Ulcus duodeni ist die Hinterwand des Bulbus. Die Ulkuserkrankung des Duodenums hat einen rezidivierenden Verlauf, und nach mehreren Episoden von Ulzeration und Heilung entwickeln sich bleibende Narbenstränge, die das Lumen des Bulbus zusammenziehen und seine Dehnbarkeit einschränken. Diese Narbenstränge führen zu Veränderungen der Form und Konfiguration des bariumgefüllten Bulbus, so daß sein Lumen in mehrere, sich vom zentralen Ulkuskrater (oder seiner ehemaligen Lokalisation) nach außen vorwölbende Höhlen unterteilt wird. Dieses Erscheinungsbild wird als *Kleeblattdeformität* des Bulbus duodeni bezeichnet **(Abb. 13-22).**

Dies ist aber nur eine Form der Vernarbung bei lange bestehender Ulcus-duodeni-Erkrankung, und sie ist keineswegs bei allen fortgeschrittenen Fällen zu sehen. Ein anderes Bild der narbigen Veränderung ist die zunehmende Ausprägung einer stenosierten Bulbusspitze, die mitunter zu einem hochgradigen Passagehindernis werden kann. Wieder andere Vernarbungsformen führen zu einer einseitigen, asymmetrischen Abflachung des Bulbus.

Über die Ulkuserkrankung des Duodenums könnte man mehrere Kapitel schreiben, und Sie werden langsam mit den Problemen der Diagnostik dieses Krankheitsbildes vertraut. Es ist sehr wichtig für Sie, sich zu merken, daß ein Ulcus duodeni im Frühstadium mit der Bariumuntersuchung ziemlich einfach nachzuweisen ist. Sobald sich aber Narbenbildungen entwickelt haben, wird es mit der Zahl der über das Duodenum hinweglaufenden Ulkusschübe immer schwieriger, die Ulkusnische selbst darzustellen. Irgendwann kann es dem Radiologen auch einmal nicht mehr gelingen, trotz der aufgrund der Symptomatik des Patienten zweifellos anzunehmenden Ulkusreaktivierung die Nische wirklich zu finden. Die narbig entstandene Bulbusdeformität ändert sich natürlich nicht (oder nur sehr wenig) mit der Zeit.

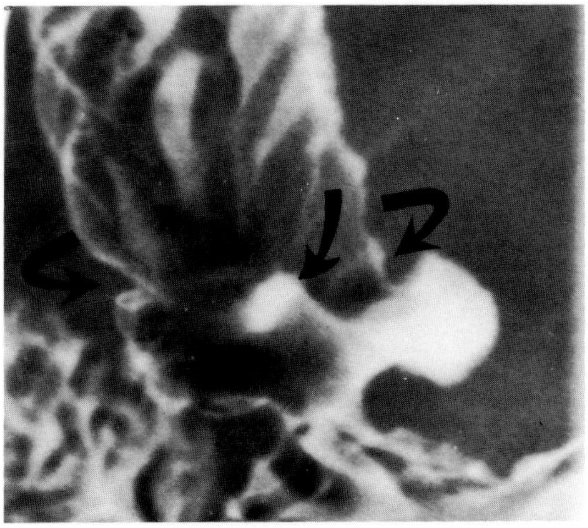

Abb. 13-22. Klassische Lokalisation eines Duodenalulkus an der Bulbushinterwand. Achten Sie auf die groß- und kleinkurvaturseitigen Bulbuseinziehungen *(gebogene Pfeile)*, die einer beginnenden Narbenbildung entsprechen und später zur typischen Kleeblattdeformität beitragen können. Dabei erweitern sich der distale und proximale Anteil des Bulbus in Reaktion auf die narbige Bulbuskonstriktion (prä- und poststenotische Dilatation).

> Aus diesem Grund sind wiederholte Untersuchungen nicht bei jedem neu auftretenden Ulkusschub indiziert, sofern bei diesen Patienten die eindeutige Diagnose einer Ulcus-duodeni-Erkrankung entweder durch den Nachweis einer Ulkusnische oder einer typischen Vernarbung gestellt wurde.

Wenn eine solche Diagnose einmal gestellt wurde, ist der Kliniker in der Regel gut beraten, sich lediglich von der Symptomatik des Patienten leiten zu lassen. Nur wenn sich eine sehr deutliche Veränderung der schon lange bestehenden Symptome zeigt oder sich deutliche Hinweise auf ein Passagehindernis ergeben, sollte eine erneute Untersuchung durchgeführt werden. Bitte merken Sie sich, daß die Diagnose anhand einer typischen Ulkusnische oder narbiger Veränderungen gestellt werden kann und daß man dem Patienten den meist rezidivierenden Verlauf der Erkrankung erklären sollte, so daß er nicht bei jeder Episode nach einer erneuten Untersuchung fragt, die ihn einer zusätzlichen und in der Regel unnötigen Strahlenexposition aussetzt.

Beispiele der duodenalen Ulkuserkrankung

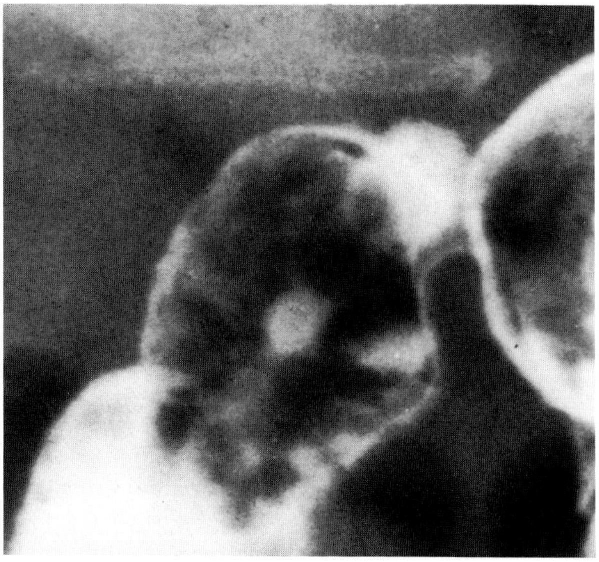

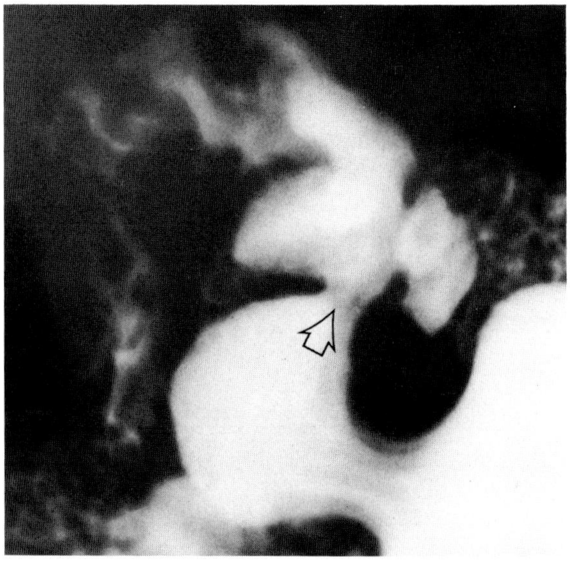

Abb. 13-23 A. Ulcus duodeni mit typischer Lokalisation an der Bulbushinterwand. Der Patient wurde in Rückenlage geröntgt, der Bulbus ist überwiegend luftgefüllt und zeigt bislang keine Deformierung.

B. Deformierter Kleeblatt-Bulbus. Der *Pfeil* zeigt auf den Pylorus.

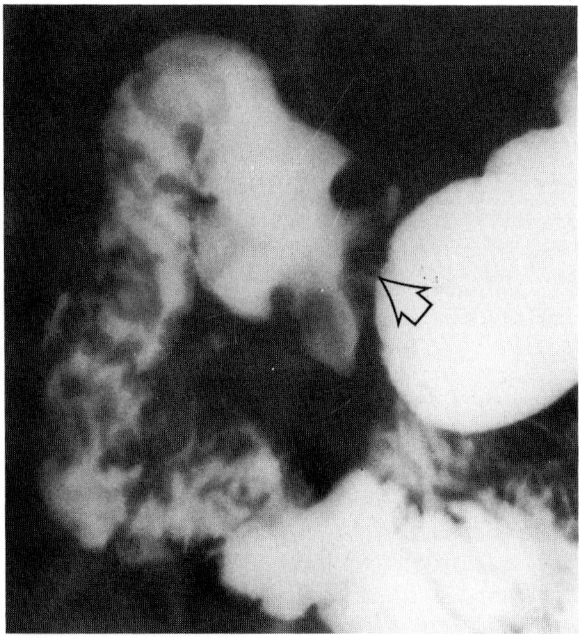

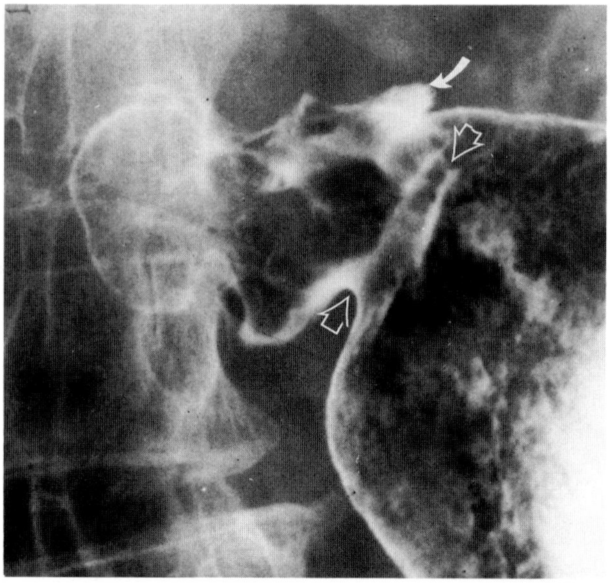

Abb. 13-24 A. Kleeblattdeformität des Bulbus bei einem wahrscheinlichen aktiven Ulcus duodeni; die Ulkusnische ist in dieser Aufnahme nicht dargestellt. Der *Pfeil* zeigt auf den Pylorus.

B. Bei diesem Patienten mit Ulcus duodeni ist die Ulkusnische direkt hinter dem Pylorus und kleinkurvaturseitig exzentrisch im Bulbus gelegen *(gebogener Pfeil)*. Der weitklaffende Pyloruskanal wird duch die *offenen Pfeile* gekennzeichnet. Narbenbildungen haben den Bulbus abgeflacht und zur Verziehung des Pylorus geführt.

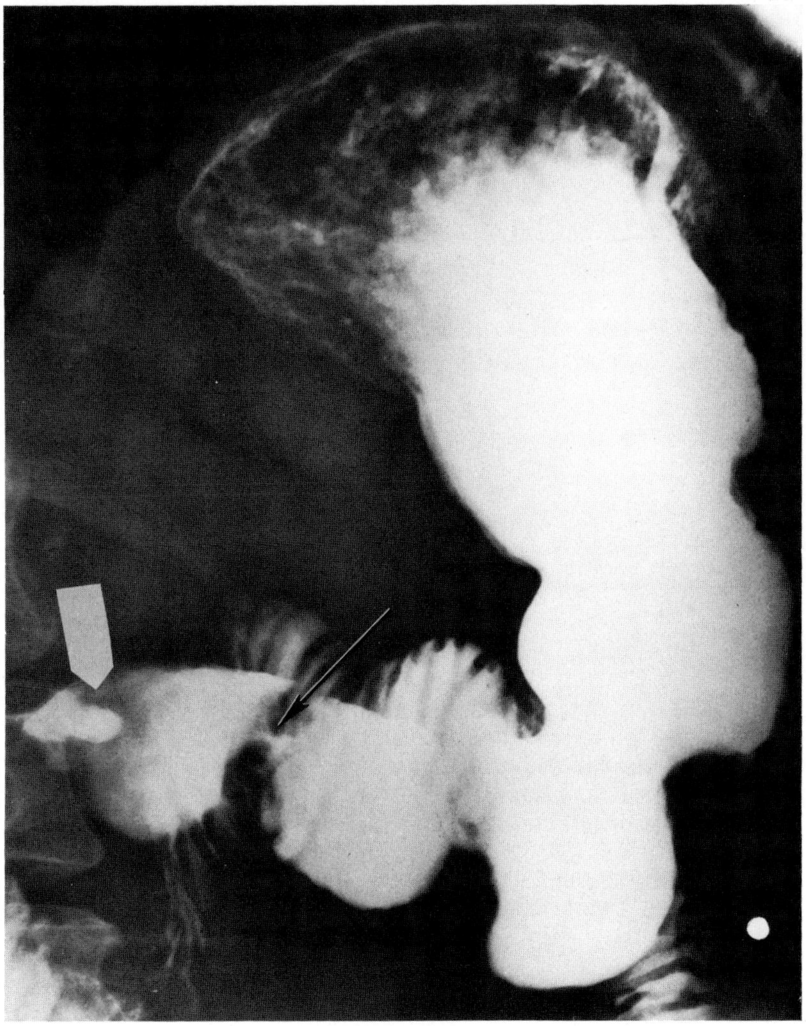

Abb. 13-25. Große Ulkusnische *(weißer Pfeil)* an der Bulbusspitze. Wenn sich in diesem Bereich Vernarbungen ausbilden, führen sie mit hoher Wahrscheinlichkeit einmal zu stenotisch bedingten Abflußstörungen. Der *schwarze Pfeil* markiert den Pylorus.

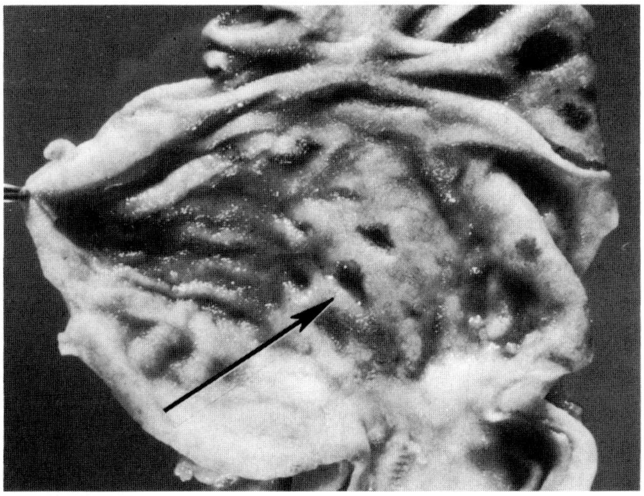

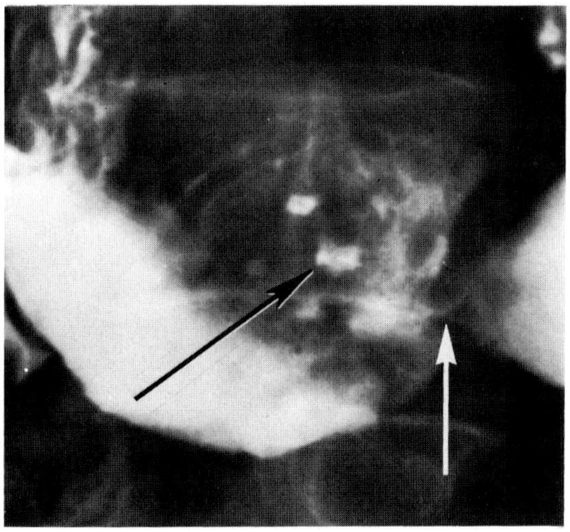

Abb. 13-26 *(links)* und **13-27** *(rechts)*. Operationspräparat und Röntgenbild eines Patienten mit multiplen Ulkusnischen an der Hinterwand des Bulbus duodeni. Der *schwarze Pfeil* zeigt ein großes zentrales Ulkus, um das sich die anderen zirkulär anordnen. Der *weiße Pfeil* weist wiederum auf den Pylorus.

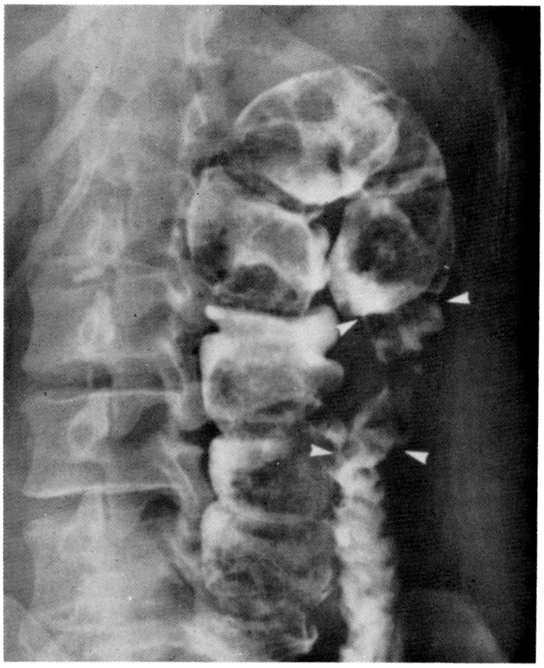

Abb. 13-28. Ringförmige Lumeneinengung direkt distal der linken Kolonflexur, die auf allen Aufnahmen des Bariumkontrasteinlaufs konstant vorhanden war. Beachten Sie den Anhalt für eine Lumeneinengung bei relativ dilatiertem Querkolon und linker Flexur, welche bariumumspülte Skybala (Stuhlanteile) enthalten. Das Colon descendens distal der Stenose zeigt das erwartete Bild der Entleerung. Operativ wurde ein Kolonkarzinom nachgewiesen.

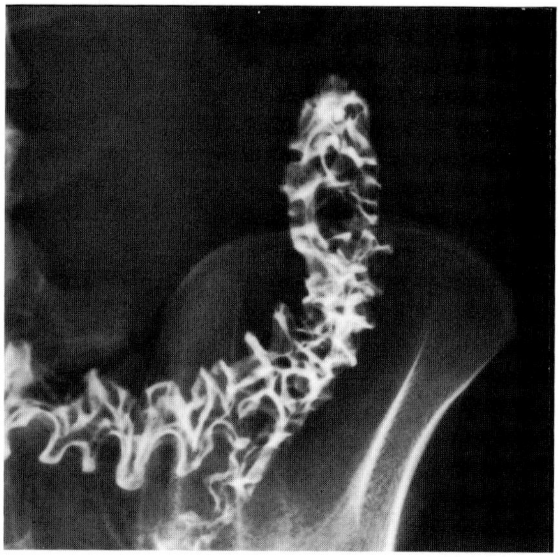

Abb. 13-29. Normale, leere linke Kolonflexur. Zustand nach Bariumkontrasteinlauf und anschließender Darmentleerung.

Der Bariumkontrasteinlauf

Zäkum und Rektum sind, wie der Magen auch, erweiterte Anteile des Verdauungstraktes. Sie sind schwierig zu untersuchen und können für den Radiologen besondere Probleme hervorrufen. Das Kolon läßt sich nur zuverlässig untersuchen, wenn es sorgfältig und vollständig gereinigt wurde. Dies erfordert normalerweise eine vorausgehende Nahrungskarenz, doch können Patienten, bei denen diese kontraindiziert ist, auch nach einer zweitägigen schlackenarmen Diät und Säuberungseinläufen untersucht werden. Das Zäkum sollte nie als vollständig dargestellt gelten, bis sich nicht eine retrograde Füllung der Appendix oder des terminalen Ileums zeigt. Dies ist ein ganz besonders wichtiger Aspekt, denn es muß auch ein Karzinom des Zäkums ausgeschlossen werden können.

Ein Rektumkarzinom sollte vor allem entweder klinisch durch die körperliche Untersuchung oder durch die Rektosigmoideoskopie diagnostiziert werden. Der Radiologe weiß, daß er aufgrund der Weite der Ampulla recti bei der Bariumprallfüllung gelegentlich auch einmal ein gar nicht kleines Karzinom übersehen kann, das durch eine dicke Bariumschicht verdeckt sein kann.

Beim Bariumkontrasteinlauf werden die Patienten bereits während des Einlaufens von Barium in das Rektum, Sigma, Colon descendens, Colon transversum, Colon ascendens sowie das Zäkum unter Durchleuchtung untersucht, und bei suspekten Befunden werden Zielaufnahmen angefertigt. Die Kolonflexuren werden in Rückenlage und verschiedenen Schrägpositionen begutachtet, so daß sich möglichst alle Wandanteile überlagerungsfrei darstellen lassen. Der Patient kann dann auf die Toilette gehen und das Barium entleeren, anschließend können eine oder mehrere Aufnahme in Bauchlage angefertigt werden, auf denen sich der entleerte Dickdarm mit seinem Mukosareliefbild darstellt.

Der Radiologe wird häufig bei seiner Suche nach einem intraluminalen Tumor des Kolons den Patienten auch den größten Anteil des Bariums entleeren lassen und anschließend Luft in das Kolon insufflieren. Diese **Doppelkontrastuntersuchung** ist insbesondere zur Erkennung kleiner Polypen und Mukosaveränderungen hilfreich. Sie sollten bei der Planung des diagnostischen Vorgehens bei Ihrem Patienten mit dem Radiologen diskutieren, ob ein Bariumkontrasteinlauf, eine Koloskopie oder beide Untersuchungen ratsam sind und in welcher Reihenfolge sie dann durchgeführt werden sollten.

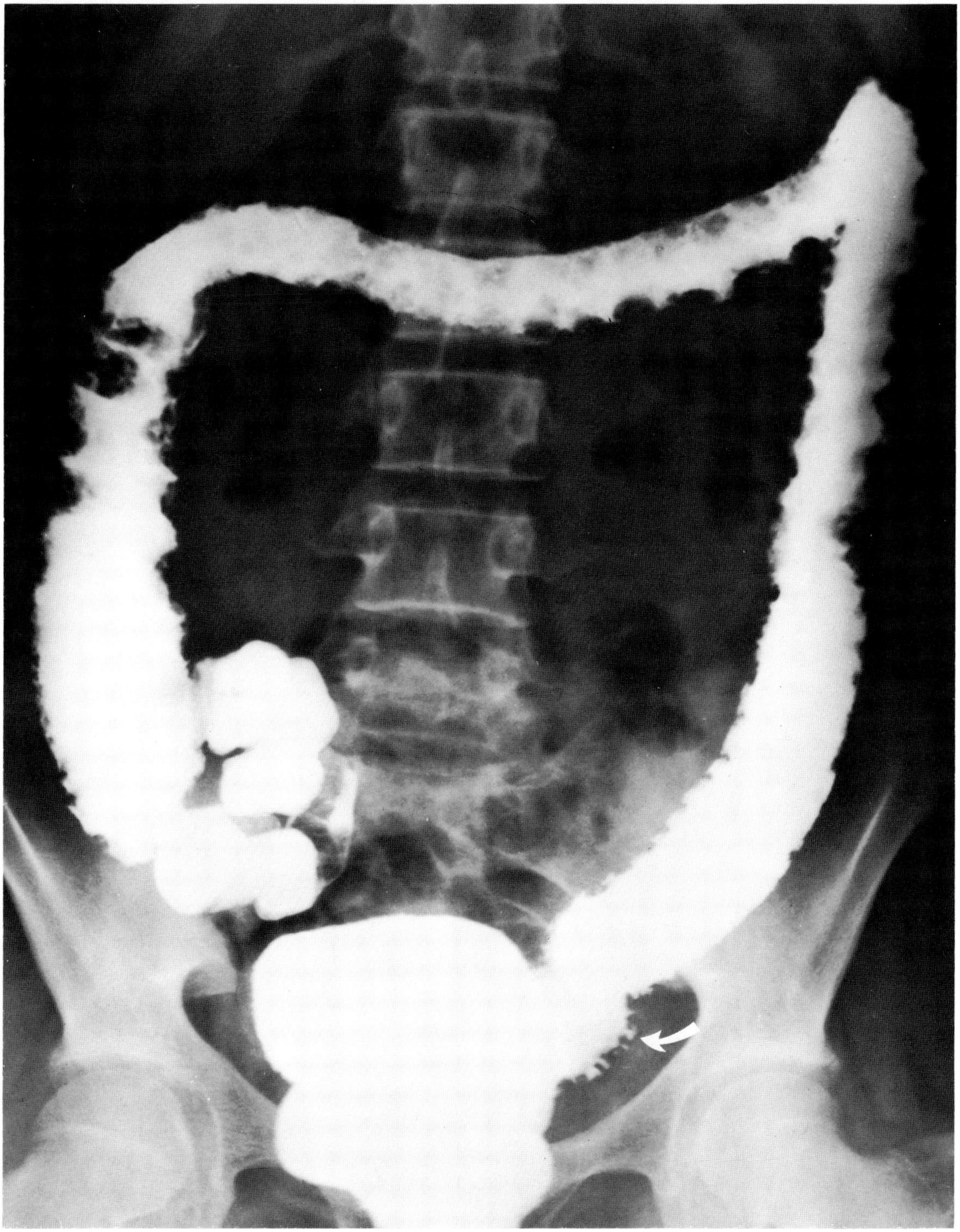

Abb. 13-30. Colitis ulcerosa bei einem Knaben. Die Ulzerationen sind vom Rektum bis zum Zäkum nachweisbar. Der *Pfeil* zeigt auf die klassische „Kragenknopf"-Form eines Ulkus. Beachten Sie auch die Verkürzung des Kolons mit den begradigten Flexuren, den Verlust der normalen Haustrierung, die knotigen Eindellungen der Darmwand mit Pseudopolypen, den Reflux in das terminale Ileum und das geschrumpfte Zäkum.

Füllungsdefekte und intraluminale Raumforderungen des Kolons

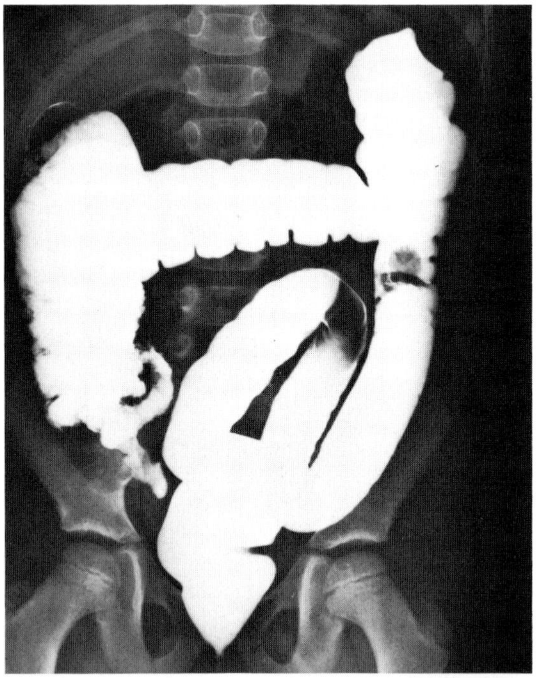

A

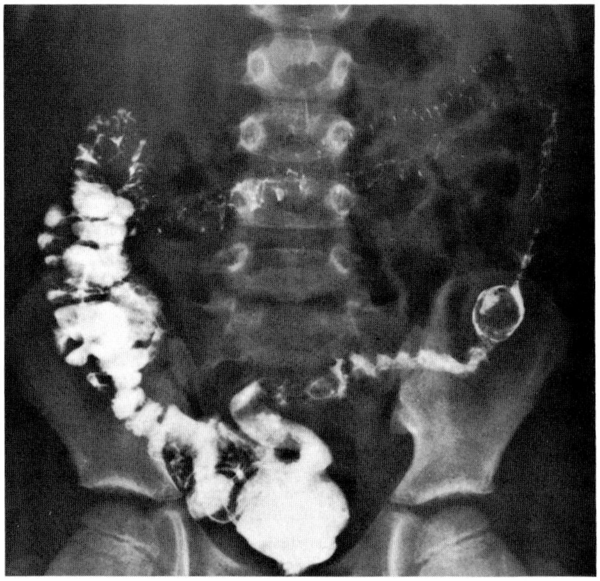

B

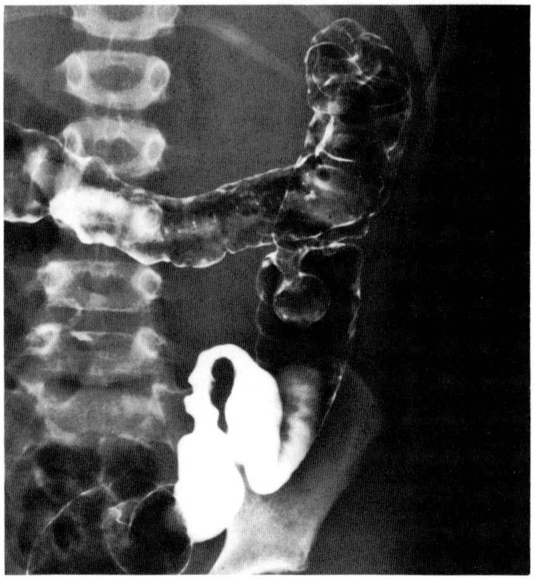

C

Abb. 13-31. Bei diesem Jungen mit blutigen Stühlen und krampfartigen linksseitigen Bauchschmerzen findet sich ein Polyp im Colon descendens. Der Polyp wird auf drei unterschiedliche Arten, jedoch immer an der gleichen Stelle nachgewiesen. In **A** erkennt man ihn als transparenten Füllungsdefekt in der dichten Bariumsäule. In der nach Darmentleerung angefertigten Aufnahme **B** ist der Polyp zu erkennen, da er ein Zusammengehen der bariumüberzogenen Kolonwand (wie darüber und darunter) verhindert. In **C** sieht man den kontrastmittelüberzogenen Polypen im Doppelkontrast mit Luft.

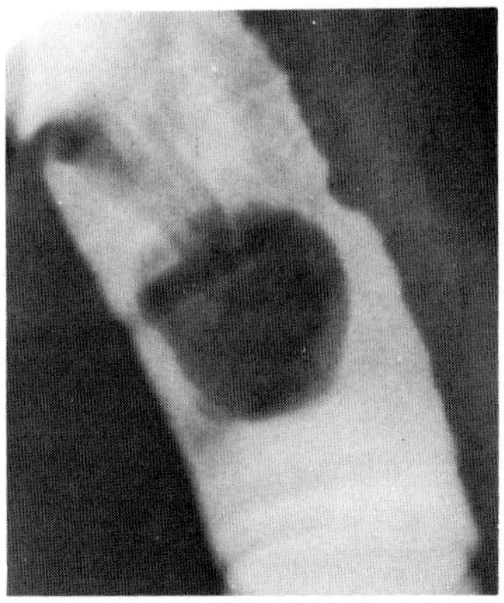

Abb. 13-32. Polypen im Kolonlumen können als radioluzente Füllungsdefekte, die das Kontrastmittel verdrängen, nachgewiesen werden.
Beachten Sie auch den Stiel des Polypen, der bei diesem Patienten gut zu erkennen ist.

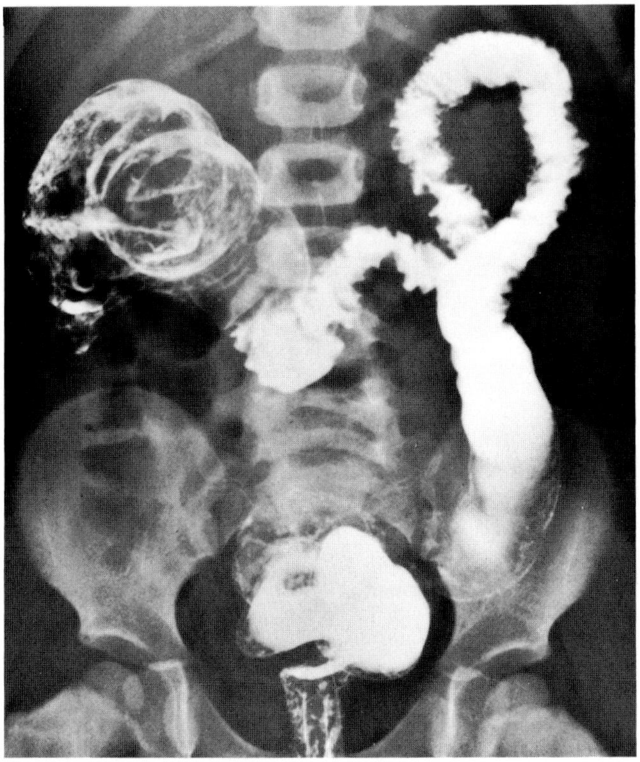

Abb. 13-33. Dickdarminvagination. Die intraluminale Raumforderung in der rechten Kolonflexur besteht aus Zäkum und terminalem Ileum, die sich – wohl durch starke Peristaltik ausgelöst – teleskopartig in das Kolon geschoben haben. Bei einer beginnenden Invagination kann die Erkrankung häufig allein durch einen Bariumkontrasteinlauf wieder zurückgebildet werden. Es stellen sich dann wieder die normalen anatomischen Beziehungen dar.

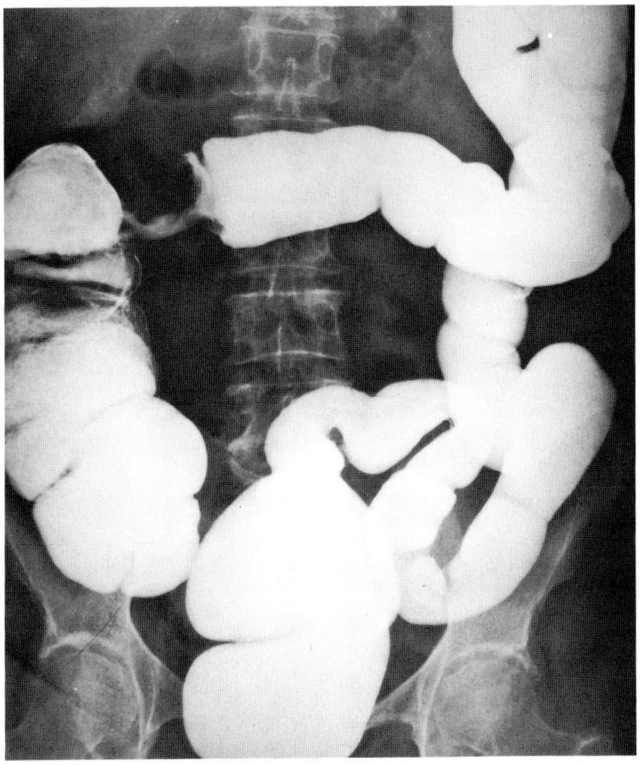

Abb. 13-34. Diese konstante, serviettenringförmige Stenose neben der rechten Kolonflexur stellte sich erwartungsgemäß als ein Karzinom heraus.

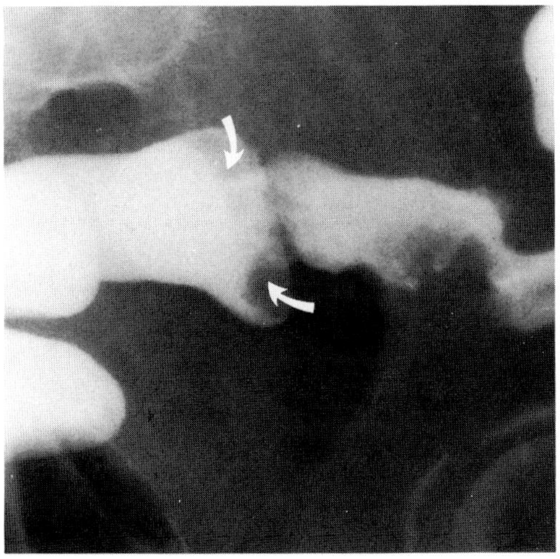

Abb. 13-35. Karzinom im mittleren Sigmaabschnitt. Das sonst normale Colon sigmoideum zeigte plötzlich eine ringförmige Einengung mit Wandstarre, die in verschiedenen Projektionen nachzuweisen war. Die *Pfeile* zeigen auf Tumorvorwölbungen.

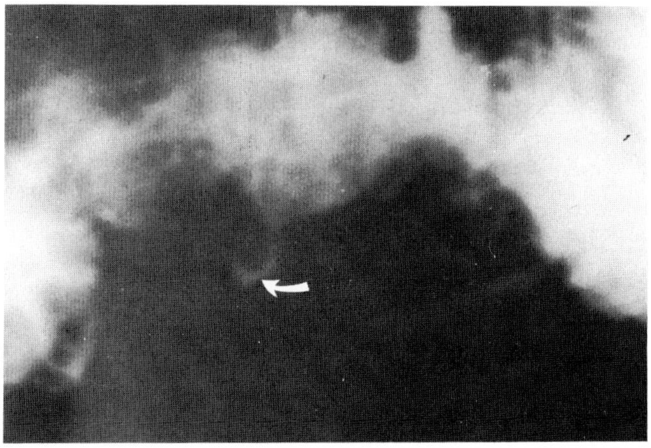

Abb. 13-36. Diverticulitis im mittleren Sigmaabschnitt. Der *Pfeil* kennzeichnet ein aus dem Lumen in einen peridivertikulitischen Abszeß der Sigmaunterwand hineinreichendes Bariumextravasat. Auf diesem Bild ist die Mukosazeichnung ununterbrochen vorhanden, während sie im Bereich des Karzinoms in Abb. 13-35 fehlt.

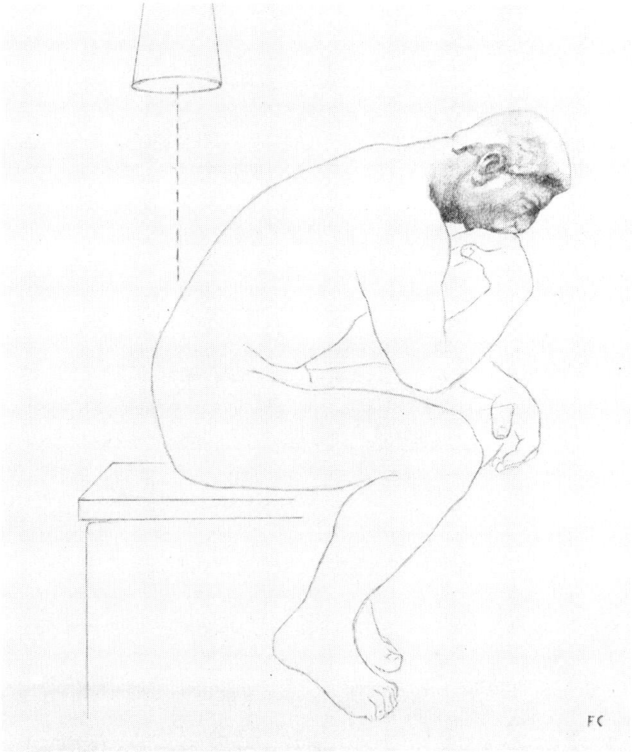

Abb. 13-37. Dies ist eine spezielle Position, in der man den Patienten untersuchen kann, um das Sigma „aufzudrehen" und pathologische Veränderungen zu entdecken, die sonst häufig durch Überlagerung verdeckt werden.

Das Colon sigmoideum

Das Colon sigmoideum, auch kurz Sigma genannt, ist aufgrund seiner oft ausladenden und sich überlagernden Struktur röntgenologisch sehr schwierig frei zu projizieren und in jedem Bereich gut darzustellen. Es wurden eine ganze Reihe erfindungsreicher Manöver entwickelt, um maligne Veränderungen des Sigmas besser finden und lokalisieren zu können. Dabei wurden Patienten selbst in Kopftieflage bei ziemlich steil geneigtem Tisch untersucht, um die Darmschlingen durch das Gewicht ihres Bariumgehalts aus dem Becken herauszuziehen und dadurch das Sigma zu strecken und zu begradigen. Normalerweise werden die Patienten aber mittels Seit- und Schrägaufnahmen untersucht, und manche Radiologen bedienen sich einer Projektion, bei der der Zentralstrahl beim auf dem Bauch liegenden Patienten in sagittaler Richtung schräg nach kaudal ausgerichtet wird. Der Patient kann auch im Sitzen untersucht werden, wobei der Zentralstrahl durch den Rücken nach unten gerichtet wird, so wie es in **Abb. 13-37** dargestellt ist. Es werden immer wieder neue Projektionsmöglichkeiten zur besseren Darstellung solch komplexer kontrastmittelgefüllter Strukturen entwickelt.

Die Kooperationsfähigkeit des Patienten hat oft entscheidenden Einfluß auf die erfolgreiche Durchführung von Untersuchungen. Aus diesem Grund sollte es als Regel gelten, daß der Arzt dem Patienten kurz vor der Untersuchung erklärt, wie diese abläuft und was für ihn zu beachten ist.

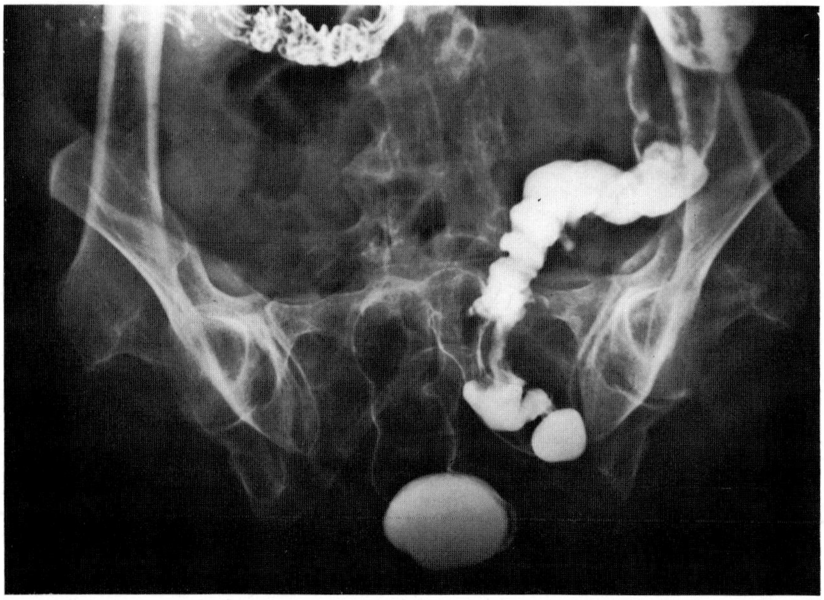

Abb. 13-38. Ringförmiges Karzinom bei einem Patienten, der, wie in Abb. 13-37 gezeigt, geröntgt wurde. Diese Veränderung war anhand der Routineprojektionen eines Bariumkontrasteinlaufs nicht zu erkennen.

Kontraindikationen für Barium-Untersuchungen

Einige Kontrastuntersuchungen sind wirklich harmlos, während für andere wohlbekannte Kontraindikationen bestehen. Bei der überwiegenden Mehrzahl der Untersuchungen gibt es nur ein geringes Risiko und kaum Unannehmlichkeiten für den Patienten. Bariumuntersuchungen sind aber mittlerweile schon so in die Routine der gastrointestinalen Diagnostik integriert, daß wahrscheinlich zu wenig Ärzte ein halbes Dutzend Bedingungen aufzählen könnten, bei denen beispielsweise eine Magen-Darm-Passage oder ein Bariumkontrasteinlauf *nicht* durchgeführt werden sollten oder bei denen es besser wäre, die Untersuchung und die entsprechende Vorbereitung zurückzustellen. Die wäßrige Bariumsulfatsuspension ist inert und wird während der Passage durch den Gastrointestinaltrakt nicht resorbiert. Aber bei vielen dieser Untersuchungen müssen zahlreiche Röntgenaufnahmen und eventuell noch wiederholte Durchleuchtungskontrollen nach mehreren Stunden angefertigt werden. Dies kann für den Patienten anstrengend sein, was natürlich insbesondere für den akut Erkrankten gilt. Die Angst des Patienten hat immer entscheidenden Einfluß auf Schwierigkeiten, die bei einer Untersuchung auftreten können. Diese Angst ist aber zu einem erheblichen Teil durch wohlüberlegte Vorbereitung des Patienten auf die Untersuchung abzubauen, wobei der überweisende Arzt immer schon im voraus die Untersuchung ein wenig erklären kann, wenn er sich dazu etwas Zeit nimmt.

Ein Patient mit Verdacht auf einen erst kurze Zeit zurückliegenden **Myokardinfarkt** sollte nicht vorschnell zu einer ausgiebigen und anstrengenden Untersuchung in das Röntgeninstitut geschickt werden. Ein Patient mit Symptomen, die auf einen **Dickdarmverschluß** hinweisen können, sollte *keine* Bariumsuspension oral verabreicht bekommen, da dieser im Kolon Wasser entzogen wird, was zu einer Verfestigung führt. Darüber hinaus erfordert die Vorbereitung des Patienten auf eine Kolonuntersuchung eine sorgfältige Darmreinigung, die normalerweise durch Nahrungskarenz und Reinigungseinläufe erreicht wird. Diese können jedoch manchmal kontraindiziert sein, etwa beim älteren, **geschwächten** und **dehydrierten Patienten** oder bei Patienten mit schwerer Elektrolystörung. Generell sollte also eine umfangreiche Bariumkontrastuntersuchung nicht ohne Berücksichtigung der gesamten klinischen Problematik angefordert werden, und sie sollte nicht durchgeführt werden, solange der Patient nicht in einem ausreichend sicheren Zustand in bezug auf diese Untersuchung ist. Gerade wenn Sie nicht vorhaben, einmal Radiologe zu werden, wäre es sehr sinnvoll, sich die wichtigsten Untersuchungsverfahren einmal selbst anzusehen, so daß Sie nicht nur verstehen lernen, was von Ihrem Patienten in bezug auf Durchhaltevermögen und Geduld verlangt wird, sondern auch das Ausmaß an Kooperationsfähigkeit beurteilen können, das zur erfolgreichen Durchführung der Untersuchung erforderlich ist. Ein gelähmter Patient würde nicht in der Lage sein, die üblicherweise im Stehen durchgeführten Abschnitte einer gastrointestinalen Untersuchung mitzumachen. Bei einem Patienten, der kein Deutsch versteht, kann die Untersuchung schwierig werden, da er zum Beispiel beim Anfertigen der Röntgenaufnahmen nach Aufforderung den Atem anhalten muß. Versteht er die Anweisung nicht und atmet ohne Pause weiter, können die Aufnahmen aufgrund des „Veratmens“ wertlos sein. Natürlich ist es möglich, derartigen Schwierigkeiten vorzubeugen, indem Sie sich vor der Untersuchung mit dem durchführenden Radiologen absprechen. Wenn sowohl vom Radiologen als auch vom überweisenden Arzt eine sorgfältige Abwägung im Sinne des Patienten erfolgt, lassen sich unerwünschte Folgen bei den allermeisten Untersuchungen auf ein Minimum reduzieren. (Dies gilt natürlich sowohl für die Radiologie als auch für jeden anderen Bereich der Medizin.)

Kapitel 14

Die Bildgebung der Abdominalorgane

In diesem Kapitel beschäftigen wir uns mit der Darstellung der verschiedenen Organe der Peritonealhöhle und des Retroperitoneums durch bildgebende Verfahren. Das Kapitel ist nach Organsystemen unterteilt, wobei die häufigsten Krankheitsbilder, zu deren Diagnostik bildgebende Verfahren erforderlich sind, besprochen werden. Es wird auch auf die Indikation für die unterschiedlichen Untersuchungsverfahren eingegangen, und es werden viele Bildbeispiele gezeigt.

Heutzutage steht zur Untersuchung des Abdomens eine so breite Palette an Verfahren zur Verfügung, daß es für den jungen Arzt manchmal schwierig sein kann, sich bei einem bestimmten klinischen Problem für das geeignetste zu entscheiden. Wir hoffen, daß Ihnen dieses Kapitel dabei eine erste Orientierungshilfe gibt. Natürlich beziehen sich unsere Aussagen auf derzeit gültige Empfehlungen; im Lauf der Zeit werden sich die Untersuchungstechniken ändern. Bestimmte Verfahren gewinnen oder verlieren an Popularität, und neue Verfahren werden eingeführt. So könnte zum Beispiel in Zukunft die Magnetresonanztomographie (MRT) auch in der Diagnostik vieler Abdominalerkrankungen die Computertomographie (CT) ersetzen.

Wenn Sie nach Beendigung dieses Kapitels immer noch ein gewisses Unsicherheitsgefühl bei der Festlegung der richtigen Reihenfolge von radiologischen Untersuchungen bei einem bestimmten Krankheitsbild haben, so denken Sie daran, daß ein Gespräch mit dem Radiologen immer möglich ist und sich bei der Auswahl bildgebender Verfahren für Ihre Patienten stets als nützlich erweist.

Leber und Milz

Die Leber kann mit einer Vielzahl von Techniken untersucht werden. Dazu zählen Röntgenleeraufnahmen, Ultraschall, Szintigraphie, CT, MRT und die Angiographie. Auf **Leeraufnahmen** haben Sie den Leberschatten bereits gesehen. Die Feststellung einer Hepatomegalie anhand von Leeraufnahmen ist jedoch im allgemeinen nicht verläßlich, sie kann nur bei einer massiv vergrößerten Leber sicher erfolgen. Anhand von Leeraufnahmen können Sie jedoch Leberverkalkungen und Luft im Gallenwegssystem oder in Abszessen erkennen. Dagegen zeigen Leeraufnahmen keine Weichteilveränderung wie Lebertumoren oder flüssigkeitsgefüllte Zysten.

Mit dem **Ultraschall** läßt sich bei Patienten mit Verschlußikterus leicht die Diagnose erweiterter Gallengänge stellen, ebenso lassen sich Zysten, Abszesse und Tumoren, die als fokale Bereiche verminderter oder erhöhter Echogenität imponieren, nachweisen. Die Detailerkennbarkeit ist in der Regel jedoch schlechter als bei der CT, und die Zuverlässigkeit der Diagnose hängt eindeutig von der Fähigkeit und Erfahrung des Untersuchers ab. Darüber hinaus sind einige anatomische Regionen der Leber mit dem Ultraschall sehr schwierig zu untersuchen.

Das **Leberszintigramm** wird nach intravenöser Injektion eines radioisotopenmarkierten Schwefelkolloids (in der Regel Technetium) durchgeführt. Die Kolloidpartikel werden von den retikuloendothelialen Zellen der Leber (Kupffer-Zellen) und der Milz phagozytiert und dann mit einer Gammakamera aufgenommen. In **Abb. 14-1** sehen Sie ein normales Leberszintigramm. Zysten, Abszesse und Tumoren, die das normale retikuloendotheliale System verdrängen, erscheinen im Leberszintigramm als helle Flecken *(„cold spots")*, da sie Regionen verminderter oder fehlender Radioaktivitätsspeicherung entsprechen. Leider können kleine Veränderungen, insbesondere solche mit einem Durchmesser von 1 cm oder weniger, übersehen werden.

Derzeit stellt die **CT** mit intravasaler Kontrastmittelgabe das Verfahren der Wahl bei der Untersuchung des Leberparenchyms dar. Mit ihm läßt sich eine große Breite pathologischer Leberveränderungen mit exzellenter Detailerkennbarkeit darstellen. Erste Erfahrungen mit der **MRT** der Leber weisen darauf hin, daß dieses Verfahren zweifellos eine wichtige Rolle in der Diagnostik von Lebererkrankungen spielen wird. Die **Angiographie** ist heutzutage nur noch solchen Patienten vorbehalten, bei denen das hepatische Gefäßsystem einschließlich des portalvenösen Systems detailliert untersucht werden muß.

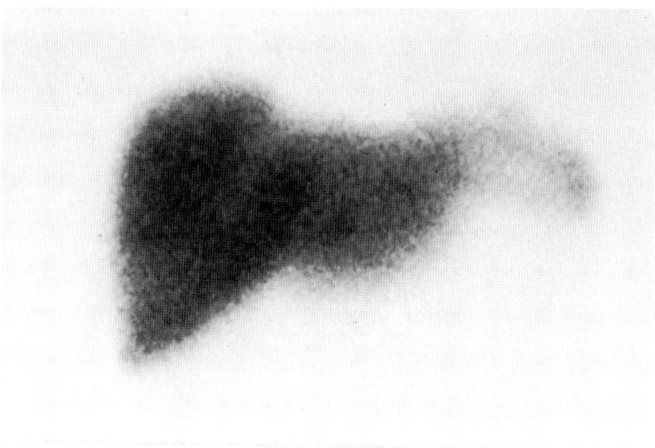

Abb. 14-1. Normales Leberszintigramm

Lebermetastasen

Grund für eine Leberuntersuchung kann die Suche nach möglichen Metastasen bei einem Patienten mit kürzlich diagnostiziertem Primärtumor sein, für den der Metastasierungsweg in die Leber bekannt ist (die häufigsten Tumoren mit Lebermetastasen sind die der Lunge, der Brust, des Kolons, des Rektums, des Magens und des Pankreas). Ungefähr 30% der Patienten mit Lebermetastasen haben zum Zeitpunkt ihrer Diagnose normale Leberserumwerte. Deshalb sollte auch bei normalen Laborwerten nicht von einer bildgebenden Untersuchung der Leber abgesehen werden. Darüber hinaus werden Sie sicherlich auch die Leber eines Patienten mit bekannten Metastasen bildgebend untersuchen lassen, um das Ansprechen auf eine Therapie zu kontrollieren.

Die durch intravasale Kontrastmittelgabe unterstützte CT ist derzeit die genaueste der gut verfügbaren Methoden zur Erkennung von Lebermetastasen. Große und kleine Läsionen können erkannt und ihre Lage anatomisch genau zugeordnet werden. Mit einer Untersuchung kann dabei die ganze Leber beurteilt werden. Natürlich kann man mit der CT auch das restliche Abdomen sehr gut untersuchen und dabei nicht nur eventuelle extrahepatische Metastasen, sondern möglicherweise auch den Primärtumor sehr gut erkennen.

Tumormetastasen weisen häufig eine geringere Dichte als das umgebende, kontrastverstärkte Leberparenchym auf **(Abb. 14-2 A).** Sie sind weniger gut abgegrenzt als Leberzysten, und wenn Sie ihre CT-Dichte messen, so ist diese sehr viel höher als die von Zysten (Sie erinnern sich sicherlich, daß die Dichte von Zysten der des Wassers ähnlich ist). Darüber hinaus kann in der Regel mit der CT durch Beurteilung der Lokalisation und Größe einer singulären Metastase deren chirurgische Resezierbarkeit beurteilt werden.

Mit dem Ultraschall können größere Metastasen in leicht zu untersuchenden Leberanteilen gut gefunden und lokalisiert werden. Normalerweise sind sie echoreicher als das normale Leberparenchym **(Abb. 14-2 B)** und nicht echoarm wie Leberzysten. Kleinere Metastasen, insbesondere bei schlecht dem Ultraschall zugänglichen Anteilen der Leber, können gelegentlich übersehen werden. Daher werden Ultraschall und Leberszintigraphie **(Abb. 14-2 C)** häufig zur Verlaufskontrolle bekannter größerer Metastasen eingesetzt.

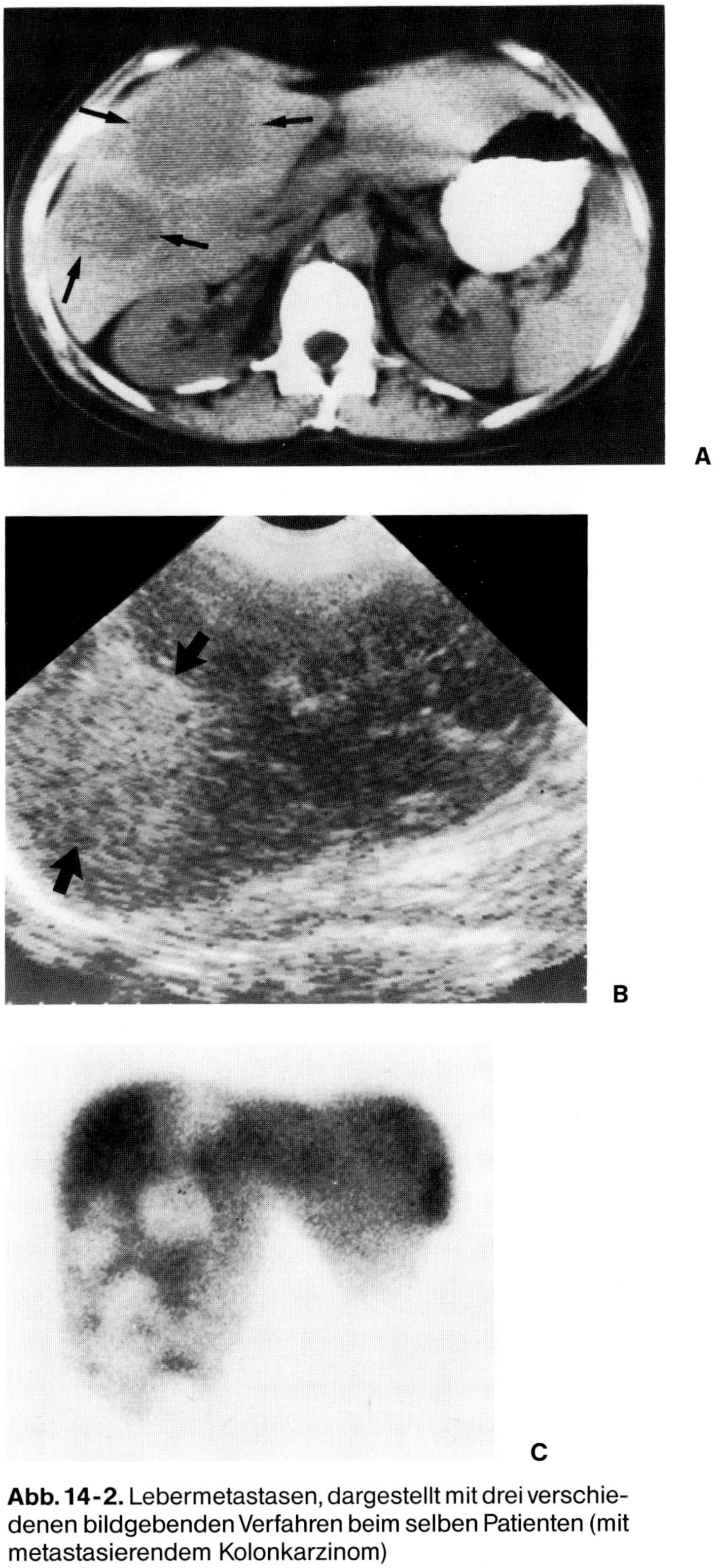

Abb. 14-2. Lebermetastasen, dargestellt mit drei verschiedenen bildgebenden Verfahren beim selben Patienten (mit metastasierendem Kolonkarzinom)
A. Im CT zeigen sich Areale erniedrigter Dichte *(Pfeile)*.
B. Im Ultraschall fällt eine echoreiche Raumforderung auf *(Pfeile)*.
C. Im Leberszintigramm sind mehrere fokale Herde mit verminderter Isotopenspeicherung zu erkennen.

Primäre Lebertumoren

Die primären Lebertumoren verursachen häufig Schmerzen im rechten oberen Quadranten des Abdomens. Eine Raumforderung oder eine Hepatomegalie können ab einer bestimmten Größe schon bei der körperlichen Untersuchung entdeckt werden; dabei können die leberspezifischen Laborwerte normal oder verändert sein. Gutartige Tumoren, wie etwa das Leberadenom und die fokale noduläre Hyperplasie, treten häufiger bei jungen Frauen und Frauen im mittleren Alter auf, die „die Pille" eingenommen haben oder bei denen eine Hormonsubstitutionstherapie durchgeführt wurde. Das hepatozelluläre Karzinom oder Hepatom kommt häufiger bei Patienten mit Leberzirrhose vor.

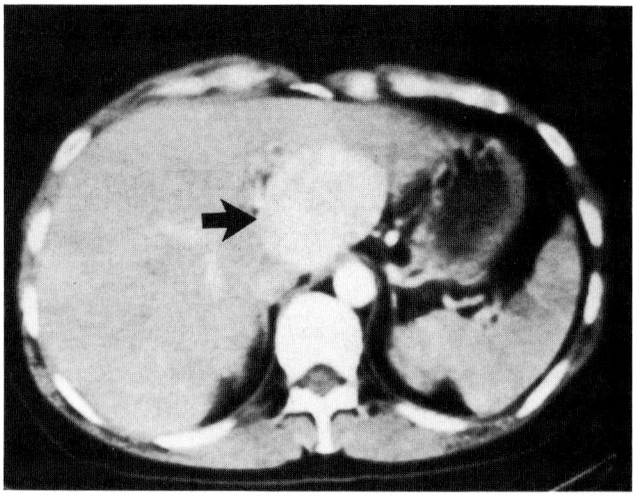

A

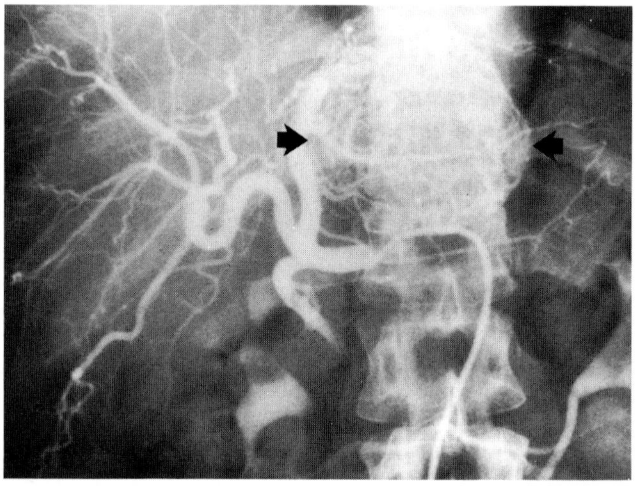

B

Abb. 14-3. Benignes Adenom der Leber bei einer 36jährigen Frau
A. Das nach i.v. Kontrastmittelapplikation durchgeführte CT zeigt eine hypervaskularisierte rundliche Raumforderung im linken Leberlappen *(Pfeil)*.
B. Die Angiographie der Arteria hepatica bestätigt die hypervaskularisierte Raumforderung *(Pfeile)*, die Tumorgefäße aufweist.

Im Ultraschallbild stellen sich Primärtumoren der Leber als echogene Raumforderungen dar, die sich sehr gut von Zysten unterscheiden. Im Leberszintigramm erscheinen die meisten als Speicherdefekte *(cold spots)*, mit Ausnahme der benignen fokalen nodulären Hyperplasie, die Radioisotopen-anreichernde Kupffer-Zellen enthält. Die CT mit intravasaler Kontrastmittelgabe ist die Methode der Wahl zur Darstellung von Lebertumoren. Die meisten erscheinen als solide Raumforderungen mit niedrigerer Dichte als das umgebende Leberparenchym. Hypervaskularisierte Tumoren können im kontrastmittelverstärkten CT jedoch eine erhöhte Dichte aufweisen. Lebertumoren lassen sich oft gut abgrenzen und weisen gelegentlich nekrotische Areale und Verkalkungen auf. Mit der CT können Lebertumoren sehr genau lokalisiert werden, und normalerweise ist es dadurch möglich, zu entscheiden, ob sie reseziert werden können oder nicht. Präoperativ wird zur Abgrenzung der Arterien- und Venenhauptstämme der Leber zusätzlich noch eine Angiographie durchgeführt. Wenn Gefäßstrukturen wie die Vena portae oder die Vena cava inferior ummauert oder sogar infiltriert sind, ist eine Resektion in der Regel nicht möglich.

Abbildung 14-3 zeigt einen CT-Schnitt und das Leberangiogramm einer 36jährigen Frau mit einem gutartigen Adenom im linken Leberlappen. Das Adenom stellt sich in beiden Untersuchungen hypervaskularisiert dar. Vergleichen Sie das bizarre arterielle Gefäßbild innerhalb des Tumors mit den normalen Arterien im rechten Leberlappen. Dies ist das Bild einer **„Tumorvaskularisation"**.

In **Abb. 14-4** sind das Leberszintigramm, die CT und die Angiographie eines 58jährigen Mannes mit einem hepatozellulären Karzinom des linken Leberlappens dargestellt. Achten Sie bei dem Szintigramm bitte auf den großen runden Speicherdefekt zwischen rechtem Leberlappen und Milz. In der kontrastmittelverstärkten CT weist der Tumor eine niedrigere Dichte als das umgebende Leberparenchym auf, und wie Sie anhand des CT-Bildes schon voraussagen können, stellt sich der Tumor in der Spätphase der Truncus-coeliacus-Angiographie ebenfalls „hypovaskularisiert" dar.

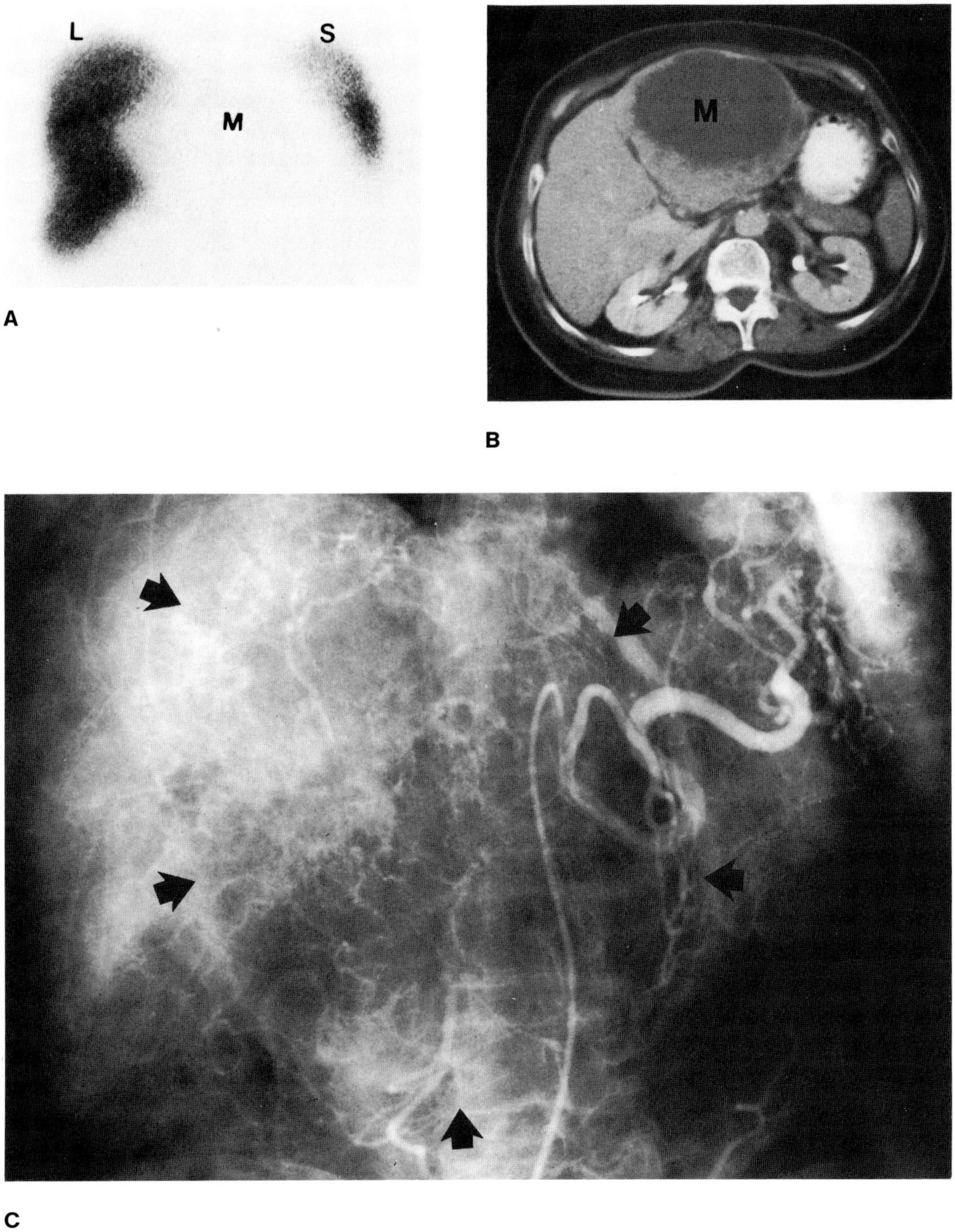

Abb. 14-4. Hepatom (hepatozelluläres Karzinom) des linken Leberlappens

A. Das Szintigramm zeigt einen großen Speicherdefekt **(M)** zwischen rechtem Leberlappen **(L)** und Milz **(S)**.

B. Im CT ist eine große Raumforderung **(M)** niedriger Dichte im linken Leberlappen zu erkennen.

C. Die Zöliakographie (Angiographie über den Truncus coeliacus) bestätigt die große hypovaskularisierte Raumforderung *(Pfeile)* im linken Leberlappen.

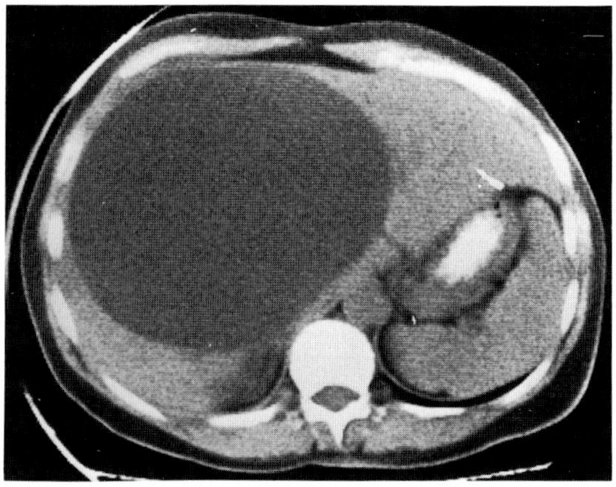

Abb. 14-5. Riesige flüssigkeitsgefüllte Leberzyste, die sich als Echinokokkuszyste erwies. Der Patient kam gerade von einer langen Weltreise zurück.

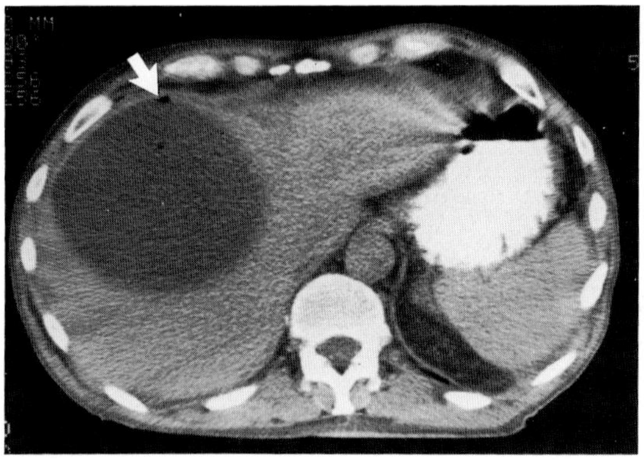

Abb. 14-6. Großer Abszeß im rechten Leberlappen. Der *Pfeil* zeigt auf eine punktförmige Gasansammlung, die durch abszeßbildende gramnegative Keime hervorgerufen wurde.

Leberzysten und -abszesse

Zwei nicht tumoröse Raumforderungen der Leber, die durch Schnittbildverfahren einfach diagnostiziert werden können, sind Leberzysten und -abszesse. Beide können auch mit Schmerzen im rechten oberen Quadranten einhergehen und bei entsprechender Größe schon bei der körperlichen Untersuchung als Raumforderung oder Hepatomegalie auffallen. Patienten mit Abszessen, die häufig Fieber und eine Sepsis aufweisen, wirken meistens sehr viel kränker als Patienten mit Zysten.

Im Leberszintigramm fallen Zysten und Abszesse als fokale kalte Speicherdefekte auf, die einzeln oder multipel vorkommen können. Mit dem Szintigramm kann nicht zwischen Zysten, Abszessen oder auch Lebertumoren differenziert werden. Im Ultraschall erscheint eine Leberzyste als scharf begrenzte rundliche Raumforderung, die im Gegensatz zur normalen Echogenität des Leberparenchyms echofrei zur Darstellung kommt. Ein Leberabszeß kann in Abhängigkeit von seiner Dichte und der Konsistenz der Abszeßflüssigkeit echofrei bzw. echoarm oder auch echoreich erscheinen. Seine Begrenzung kann, muß aber nicht rund sein.

Das beste Untersuchungsverfahren in der Diagnostik von Leberzysten und -abszessen ist die CT. Beide erscheinen in der CT weniger dicht als das normale Leberparenchym. Leberzysten sehen ähnlich wie die Zysten in anderen Organen aus und weisen einen scharf begrenzten Rand und eine rundliche Form auf **(Abb. 14-5)**. Abszesse können ähnlich wie Zysten aussehen, sie können jedoch korrekter zugeordnet werden, wenn sich im CT innerhalb der Zyste auch eine Gasansammlung finden läßt **(Abb. 14-6)**, die durch gasbildende Mikroorganismen hervorgerufen wird. Darüber hinaus weisen Leberabszesse in der Regel nach intravenöser Kontrastmittelgabe einen deutlich hypervaskularisierten ringartigen Randsaum auf. Leberabszesse können von der normalerweise runden Form auch abweichen.

Abb. 14-7. Die fünf für eine perkutane Nadelpunktion und anschließende Drainage eines Leberabszesses notwendigen Schritte (siehe auch Text).
A. Eine dünne Punktionsnadel liegt mit ihrer Spitze in der Mitte des Abszesses.
B. Eine etwas dickere Hohlnadel wird in den Abszeß gelegt.
C. Ein stabiler flexibler Führungsdraht wird durch die Hohlnadel mit seiner Spritze in die Abszeßhöhle vorgebracht, die Nadel dann entfernt.
D. Über den Führungsdraht wird ein dickkalibriger Drainagekatheter mit der Spitze in die Abszeßhöhle vorgeschoben.
E. Der Führungsdraht wird entfernt, die Drainage kann beginnen.

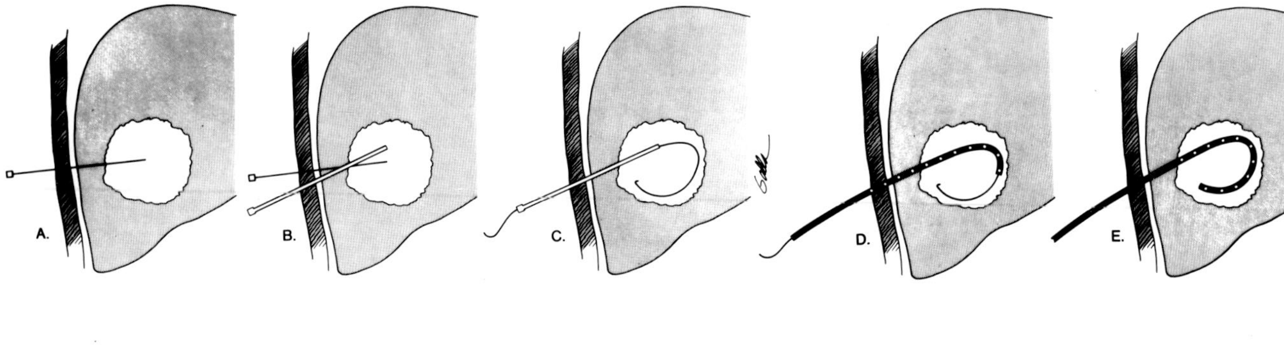

Sieht man kein Gas und stellt sich die Leberläsion trotz des Verdachts auf einen Abszeß eher wie eine Zyste im CT dar, so läßt sich auch leicht eine perkutane Nadelaspiration durchführen **(Abb. 14-7 A).** Handelt es sich um einen nachgewiesenen Abszeß, kann dieser unter CT-Kontrolle perkutan drainiert werden. Hierzu benötigt man verschiedene Nadeln, Führungsdrähte und Katheter, um schließlich einen ausreichend großen Drainagekatheter in den Abszeß hineinzulegen **(Abb. 14-7 B-E).**

Lebertrauma

Eine Leberverletzung kann durch ein stumpfes oder penetrierendes Trauma entstehen. Erstgenanntes kommt bei Autounfällen oder bei Stürzen vor, letzteres bei Stich- und Schußverletzungen oder im Rahmen einer Komplikation bei der Leberbiopsie. Bei klarem klinischen Hinweis auf ein schweres Lebertrauma und instabilen Kreislaufverhältnissen bei raschem Blutverlust sollte der Patient rasch in den Operationssaal gebracht werden. Wenn unmittelbar verfügbar, wird häufig sofort noch im Schockraum der Klinik eine orientierende Sonographie durchgeführt, mit der freie Peritonealflüssigkeit oft schnell nachzuweisen ist. Um bei einem kreislaufinstabilen Patienten eine klare Indikation für die Laparotomie stellen zu können, kann zudem mittels einer Peritoneallavage sehr rasch das Vorliegen eines Hämatoperitoneums überprüft werden.

> Bei einem absolut kreislaufinstabilen, traumatisierten Patienten sollte keine unnötige Zeit für eine Diagnostik in der Röntgenabteilung aufgewendet werden.

Beim Verdacht auf eine Leberverletzung ist die bildgebende Diagnostik indiziert, wenn der Patient kreislaufstabilisiert werden kann und die Diagnose fraglich ist. Dann ist in der Regel die CT die Untersuchung der Wahl. Mit ihr kann man Leberverletzungen mit großer Verläßlichkeit erkennen und darüber hinaus das Vorliegen eines Hämatoperitoneums überprüfen. Ein kleineres intrahepatisches Hämatom, das bei intakter Leberkapsel nicht in die Peritonealhöhle blutet, kann oft konservativ, also ohne chirurgischen Eingriff, behandelt werden. Zur Beurteilung des Heilungsprozesses können dann CT-Verlaufsuntersuchungen durchgeführt werden.

Das **intrahepatische Hämatom (Abb. 14-8)** weist oft eine sternförmige Konfiguration auf. Es kommt häufig beim stumpfen Trauma vor. Das **subkapsuläre Hämatom (Abb. 14-9)** stellt sich oft als sichelförmige Raumforderung direkt unter der Leberkapsel dar. Es entsteht häufig durch penetrierende Verletzungen. Die CT-Untersuchung wird bei Verdacht auf ein Abdominaltrauma mit intravasaler Kontrastmittelgabe durchgeführt, um Hämatome und Gewebsrisse besser darstel-

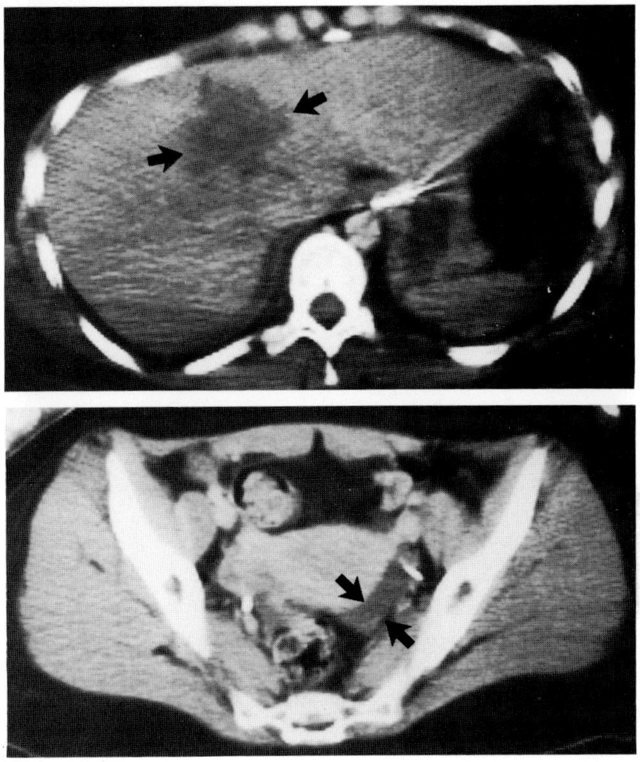

A

B

Abb. 14-8. Leberruptur nach stumpfem Bauchtrauma.
A. Das CT zeigt ein Hämatom mit niedriger Dichte *(Pfeile)* innerhalb des sternförmigen Leberrisses.
B. Ein tiefergelegener CT-Schnitt durch das Becken zeigt dort freies intraperitoneales Blut (Hämatoperitoneum, *Pfeile*).

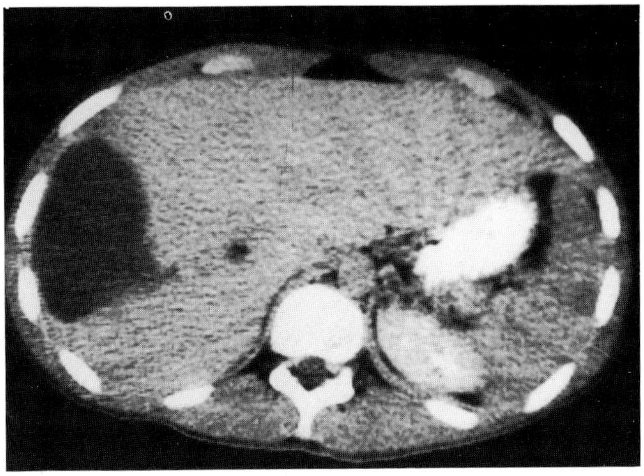

Abb. 14-9. Großes subkapsuläres Hämatom des rechten Leberlappens. Dieser Patient hatte *kein* Hämatoperitoneum.

len zu können. Das normale Lebergewebe nimmt dabei Kontrastmittel auf, das Hämatom aber nicht. Entsprechend erscheinen Hämatome dann im CT-Bild weniger dicht als das umgebende Leberparenchym. Gelegentlich ist beim Lebertrauma auch eine Notfallangiographie indiziert, vor allem dann, wenn eine blutende Verletzung der angiographischen Gefäßembolisation besser zugänglich erscheint als einer Operation.

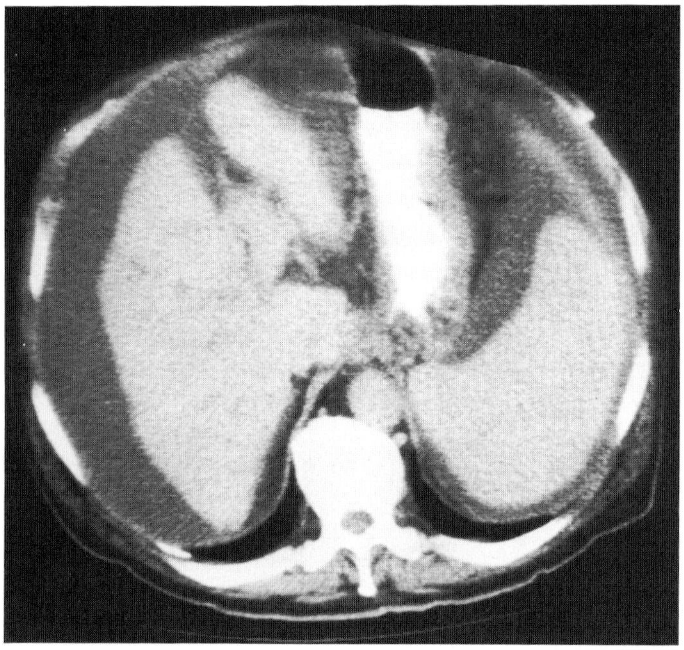

Abb. 14-10. Leberzirrhose mit Splenomegalie und Aszites. Beachten Sie die große Flüssigkeitsmenge mit niedriger Dichte innerhalb der Peritonealhöhle.

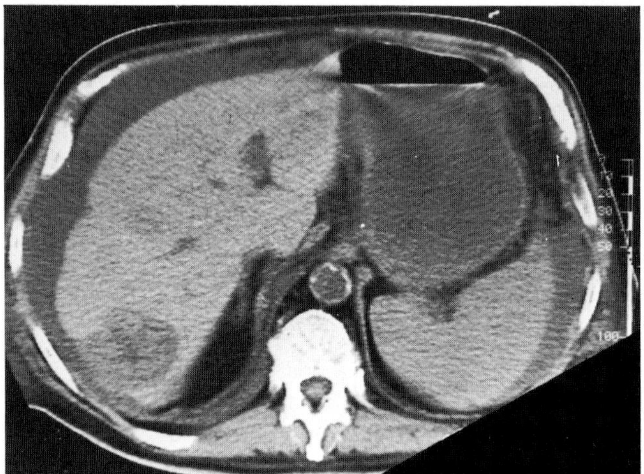

Abb. 14-11. Maligner Aszites bei metastasierendem Kolonkarzinom. Zusätzlich sind in der Leber Metastasen mit erniedrigten Dichtewerten zu erkennen.

Leberzirrhose und Splenomegalie

Diffuse Leberparenchymerkrankungen, wie etwa die akute Hepatitis, rufen oft Veränderungen der Leber hervor, die durch konventionelle bildgebende Verfahren nicht nachweisbar sind. Die posthepatitische Zirrhose oder die durch chronischen Alkoholismus bedingte Zirrhose können jedoch, wenn sie die Lebergröße, -kontur oder -struktur verändern, nachgewiesen werden. Die Strukturveränderungen reichen dabei von der fettigen Infiltration (Fettleber) bis zur fortgeschrittenen Fibrose. Am besten lassen sich diese Veränderungen wiederum mit der CT nachweisen.

Normalerweise ist das Lebergewebe geringfügig dichter und weist somit etwas höhere Hounsfield-Einheiten (s. Kap. 2) auf als das der Milz. Dieses Verhältnis kehrt sich aber bei der fettigen Leberinfiltration um, die fokal oder diffus auftreten kann. Später bei der fortgeschrittenen Zirrhose stellt sich die Leber, bedingt durch narbige Fibrose, segmentale Atrophie und das Auftreten von Regeneratknoten, verkleinert und unregelmäßig (höckerig) begrenzt dar. Darüber hinaus können in der CT auch Aszites und eine Splenomegalie nachgewiesen werden.

Sehen Sie sich die große Milz, die kleine, narbig veränderte Leber und die ausgedehnte Ansammlung von Peritonealflüssigkeit im CT-Bild einer 56jährigen Alkoholikerin in **Abb. 14-10** an. Für diese Untersuchung wurde kein Kontrastmittel intravenös appliziert; sonst hätten sich wahrscheinlich große Venenstrukturen (im Rahmen der portalen Hypertonie entstandene gastroösophageale Varizen) um den Magen und Ösophagus herum durch ihre hohe Dichte abgrenzen lassen.

Der Patient in **Abb. 14-11** hat ebenfalls einen Aszites (in diesem Fall ist es ein maligner Aszites bei metastasierendem Kolonkarzinom), jedoch ist die Milz nicht vergrößert. Ist Ihnen die Lebermetastase aufgefallen?

Eine Splenomegalie kann in der Regel schon bei der körperlichen Untersuchung festgestellt werden. Ist die Diagnose jedoch unklar, so kann die Milzgröße auch anhand von Abdomenleeraufnahmen, Ultraschall, Szintigramm oder CT bestimmt werden. Außer dem Nachweis einer Milzvergrößerung lassen die drei letztgenannten Verfahren auch Hinweise auf die Ätiologie zu, etwa ob ein Milztumor, ein Abszeß, eine Zyste oder ein sonstiger Prozeß zugrundeliegt.

Milztrauma

Die Milz ist das am häufigsten im Rahmen des stumpfen Bauchtraumas verletzte Organ. Milzverletzungen werden gewöhnlich nach Verkehrsunfällen oder Stürzen gesehen, insbesondere wenn Frakturen im Bereich des linken unteren Hemithorax vorliegen. Wie schon gesagt, ist die CT die Methode der Wahl zur Untersuchung von Patienten mit Verdacht auf abdominelle Verletzungen. Im Rahmen einer heutzutage schnell durchführbaren Untersuchung können alle Organe der Bauchhöhle und des Retroperitoneums dargestellt und ihre Verletzungen mit großer Sicherheit diagnostiziert werden.

In der Vergangenheit wurde beim kreislaufstabilen Patienten mit Verdacht auf Milzverletzung eine Angiographie oder Szintigraphie durchgeführt. Keine dieser Methoden ist so genau wie die CT, und beide geben nur Auskunft über die Milz und die Leber. Mit dem Ultraschall kann man sowohl Milzverletzungen als auch ein Hämatoperitoneum nachweisen, jedoch mit geringerer Zuverlässigkeit als mit der CT. Wenn der Patient nicht kreislaufstabil genug ist, um zur CT in die Röntgenabteilung gebracht zu werden, können Sie auch mit einem fahrbaren Ultraschallgerät zum Patienten in den Überwachungsraum kommen und ihn dort untersuchen. Eine Alternative wäre noch, wie schon erwähnt, die Peritoneallavage, die bei positivem Befund die Indikation zu einer sofortigen Laparotomie ergibt.

Abbildung 14-12 zeigt den CT-Schnitt eines jungen Mannes, der bei einem Autounfall verletzt wurde. Obwohl er hämodynamisch stabil war, wurde wegen Schmerzen im linken oberen Quadranten ein CT durchgeführt. Es zeigt ein subkapsuläres Hämatom (sichelförmig mit verminderter Dichte) lateral des kontrastmittelverstärken Milzparenchyms sowie mehrere kleine Blutungsbezirke innerhalb der benachbart gelegenen Milzeinrisse. In keinem der CT-Schnitte wurde freies Blut in der Peritonalhöhle gefunden, ein Hinweis auf die Unversehrtheit der Milzkapsel. Bitte vergegenwärtigen Sie sich, daß ein solcher Patient natürlich eine irreführende negative Peritoneallavage aufweisen kann.

In **Abb. 14-13** sehen Sie CT-Schnitte eines 15jährigen Jungen, der auf den Lenker seines Fahrrads geworfen wurden. Der Schnitt durch den Oberbauch **(A)** zeigt eine Milzruptur, der Schnitt durch den Unterbauch **(B)** ein ausgeprägtes Hämatoperitoneum (Flüssigkeitsansammlungen geringer Dichte in beiden parakolischen Rinnen, jeweils lateral des Colon ascendens bzw. descendens). Der Patient wurde sofort zur Splenektomie in den Operationssaal gebracht. Bei einer geringfügigeren Milzverletzung und fehlendem Hämatoperitoneum wäre bei einem Kind oder Jugendlichen in der Regel eine konservative, also nichtoperative Behandlung indiziert. In einem solchen Fall kann dann mit CT-Verlaufskontrollen der Heilungsprozeß dokumentiert werden.

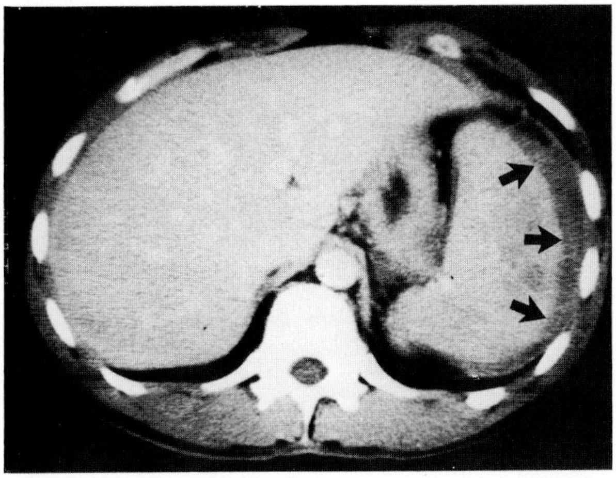

Abb. 14-12. Subkapsuläres Hämatom der Milz. Die *Pfeile* zeigen auf die sichelförmige Blutansammlung.

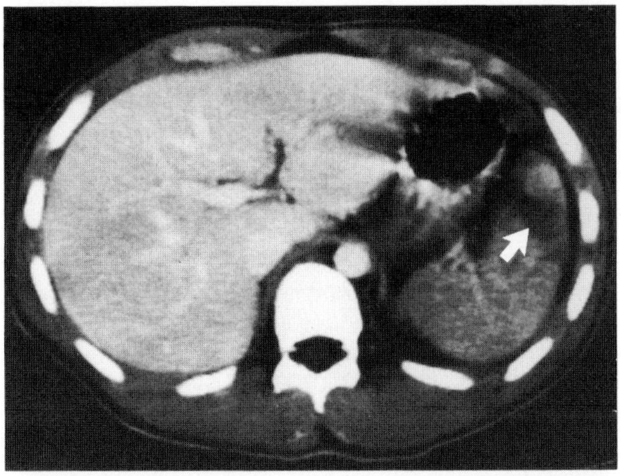

A

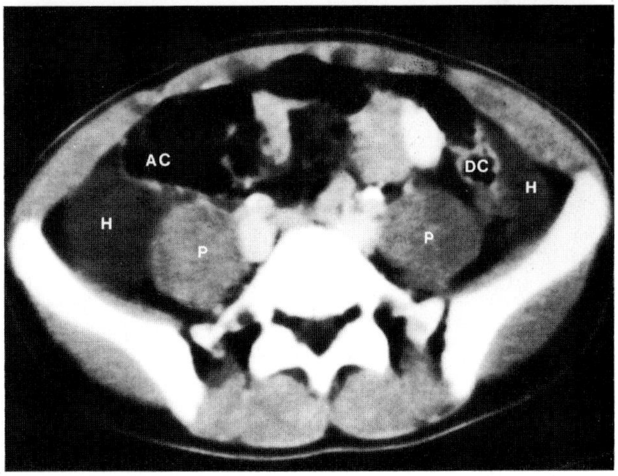

B

Abb. 14-13. Milzruptur nach stumpfem Bauchtrauma
A. Der *Pfeil* zeigt auf das Blut (niedrigere Dichte) im Bereich der Ruptur.
B. Ausgedehnte peritoneale Blutansammlungen (**H** = Hämatoperitoneum) sind in beiden parakolischen Rinnen jeweils lateral des Colon descendens **(DC)**, des Colon ascendens **(AC)** und des Musculus psoas **(P)** zu erkennen.

Gallenwege

Cholelithiasis und Cholezystitis

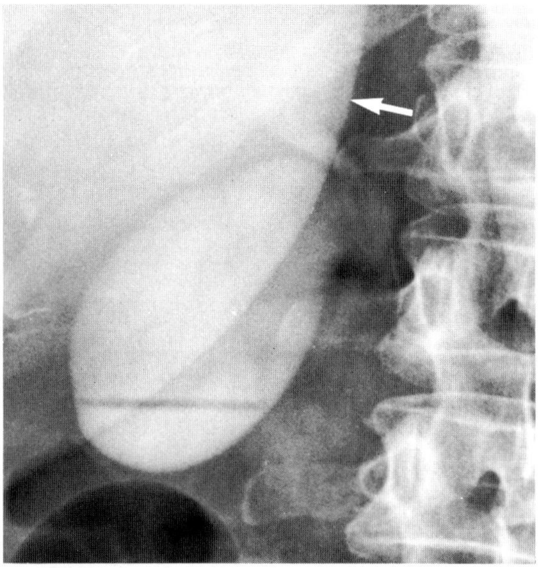

Abb. 14-14. Diese im Stehen angefertigte Zielaufnahme im Rahmen einer oralen Cholezystographie zeigt eine Aufreihung radioluzenter Steine innerhalb der Gallenblase (sie schweben in einer Schicht ähnlich dichter Galle). Der *Pfeil* deutet auf den Schatten der rechten Brust. Bei Aufnahmen in Rückenlage lassen sich kleine Steine gelegentlich nicht nachweisen, daher werden bei der oralen Cholezystographie vom Radiologen immer auch Aufnahmen im Stehen angefertigt.

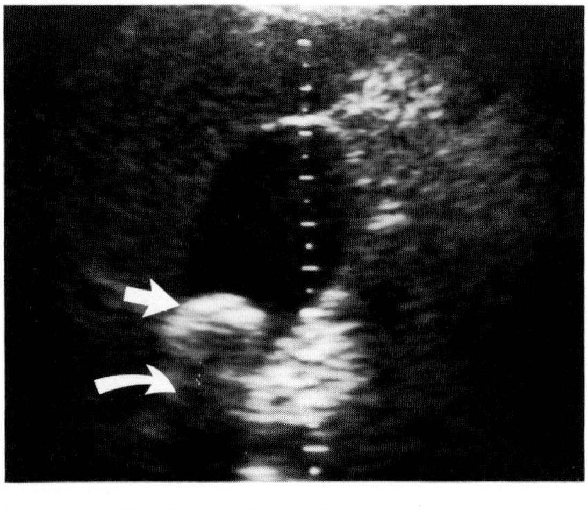

Abb. 14-15. Dieses Gallenblasensonogramm zeigt echoreiche Steine (der *gerade Pfeil* zeigt auf die starken, hellen Echos) im abhängigen Gallenblasenanteil und außerdem Schallschatten hinter den echoreichen Steinen (der *gebogene Pfeil* zeigt auf einen dunklen Schatten).

Es gibt zwei gängige Untersuchungsmethoden zur Diagnostik der Cholelithiasis, die **Cholezystographie** (**Abb. 14-14**, vielleicht sehen Sie sich noch einmal **Abb. 11-42** und **11-43** auf S. 196 an) und die **Ultraschalluntersuchung** der Gallenblase **(Abb. 14-15).** Heute ist der Ultraschall die am häufigsten verwendete Untersuchungsmethode, da sie rasch durchzuführen ist, nicht den Einsatz ionisierender Strahlen erfordert und außer Nüchternheit keiner Vorbereitung des Patienten bedarf (die Zuverlässigkeit in der Diagnostik von Gallenblasensteinen erreicht 98%). Da die Untersuchung bei sehr adipösen Patienten und solchen mit ausgedehnten Darmgasansammlungen (die die Ausbreitung der Schallwellen behindern) manchmal nicht erfolgreich durchgeführt werden kann, wird die Cholezystographie immer noch durchgeführt.

Die orale Cholezystographie muß im voraus geplant werden. Dabei gibt der Radiologe dem Patienten das orale Kontrastmittel in Form von Tabletten mit nach Hause. Die Kontrastmitteldosis wird in Abhängigkeit zum Körpergewicht berechnet. Am Vorabend der Untersuchung bleibt der Patient (nach einer leichten Abendmahlzeit) nüchtern und schluckt die Kontrastmitteltabletten. Ein längeres Fasten vor der Untersuchung ist nicht nützlich, da dies zu einer veränderten Kontrastmittelabsorption im Dünndarm führen kann.

Das Fehlen eines Gallenblasenschattens auf den am nächsten Tag durchgeführten Aufnahmen spricht nicht unbedingt für eine verminderte Funktion. Eine Reihe von Faktoren kann die Untersuchung beeinflussen. So ist es möglich, daß der Patient die Tabletten nicht wie verordnet eingenommen hat. Falls die Tabletten tatsächlich ordnungsgemäß eingenommen wurden, ist der Patient zwischenzeitlich vielleicht nicht nüchtern geblieben, die Gallenblase hat sich kontrahiert und das Kontrastmittel wurde ausgeschieden. Ist er wirklich nüchtern geblieben, so hat er vielleicht auf das Kontrastmittel mit Übelkeit oder Durchfall reagiert, was zu einer verminderten oder fehlenden Kontrastmittelresorption im Dünndarm führte. Aus diesen Gründen wird bei den negativen Fällen die Untersuchung einen Tag später wiederholt. Der Patient bleibt bei einer sehr leichten Diät, nimmt eine zweite, für ihn berechnete Dosis ein (*keine* doppelte Dosis, dies kann gefährlich sein) und wird am nächsten Morgen erneut geröntgt.

Wenn sich die Gallenblase bei korrekt durchgeführter oraler Cholezystographie an zwei aufeinanderfolgenden Tagen nicht darstellt, kann dies ein Hinweis auf das Vorliegen verschiedener Erkrankungen sein. Es kann Ausdruck einer verminderten Leberfunktion sein, bei der das Kontrastmittel nicht ausgeschieden wird. (Die

Cholezystographie ist bei Patienten mit offensichtlichem Ikterus kontraindiziert, und bei Patienten mit einem Serumbilirubinspiegel über 3 mg/100 ml muß man davon ausgehen, daß sie unbefriedigende Ergebnisse liefert.) Ein fehlender Gallenblasenschatten kann auch bedeuten, daß aufgrund einer Dünndarmabsorptionsstörung nicht ausreichend Kontrastmittel in die Blutbahn gelangt ist.

Es ist aber auch möglich, daß eine Obstruktion oder ein Verschluß vorliegt. Die Obstruktion kann gastrointestinal lokalisiert sein (im Pylorus oder Duodenum), so daß es zu einer verzögerten oder veränderten Dünndarmabsorption kommt. Es kann aber auch eine biliäre Obstruktion vorliegen, bei der die Galle nicht in die Gallenblase gelangt und dort konzentriert werden kann. Sie wird dann auch nicht röntgenologisch erkennbar, da die von der Leber ausgeschiedene Galle zunächst noch zu verdünnt ist, um auf dem Röntgenbild erkennbar zu sein. Der durch einen Stein hervorgerufene Verschluß des Ductus cysticus verhindert zum Beispiel, daß Galle in die Gallenblase gelangt und dort sichtbar wird. Ein Verschluß des Ductus choledochus, zum Beispiel durch einen intraluminalen Tumor oder einen in der Ampulla Vateri eingeklemmten Stein oder auch durch Kompression von außen (z. B. beim Pankreaskarzinom), führt zu einem Ikterus und infolgedessen zu einer fehlenden Darstellung selbst einer normalen Gallenblase.

Letztlich kann auch eine **chronische Cholezystitis** Ursache für die fehlende Darstellung sein, da bei ihr die Gallenblasenfunktion beeinträchtigt ist. Es ist wichtig, sich zu vergegenwärtigen, daß selbst wenn die Gallenblase gut sichtbar ist, eine Erkrankung vorliegen kann, insbesondere wenn eine Cholelithiasis nachgewiesen wird. Zusammengefaßt muß also die fehlende Darstellung der Gallenblase trotz korrekt durchgeführter oraler Cholezystographie (einschließlich einer wiederholten Kontrastmittelgabe) ernstgenommen werden, wobei das Problem nicht unbedingt die Gallenblase sein muß. Selbst wenn sie gut darstellbar ist, kann eine leichte Cholezystitis vorliegen.

Bei Patienten mit Verdacht auf eine **akute Cholezystitis** sind zwei Untersuchungen für die Diagnose hilfreich. Welche von ihnen die bessere ist, darüber gibt es zur Zeit noch kontroverse Meinungen. Die Diagnose einer akuten Cholezystitis kann schnell und einfach mittels Ultraschall gestellt werden, wenn Gallenblasensteine nachgewiesen werden und der Patient bei Druckausübung mit dem Ultraschallkopf auf die Gallenblase Schmerzen bemerkt. Weitere Ultraschallbefunde sind der Nachweis einer verdickten Gallenblasenwand und von Flüssigkeit im Gallenblasenbett. Bei der aufwendigeren **Choleszintigraphie** wird die Gallenblase durch intravenös verabreichte HIDA (hepatobiliary imminodiacetic acid) dargestellt. Sie wird von den Hepatozyten in das Gallensystem ausgeschieden, über das sie den Darm erreicht. Normalerweise besteht ein Reflux des Isotops durch den Ductus cysticus in die Gallenblase **(Abb. 14-16).** Da der Ductus cysticus bei einer akuten Cholezystitis jedoch fast immer verschlossen ist, kommt es zu keiner Darstellung der Gallenblase, nicht einmal auf Spätaufnahmen **(Abb. 14-17).**

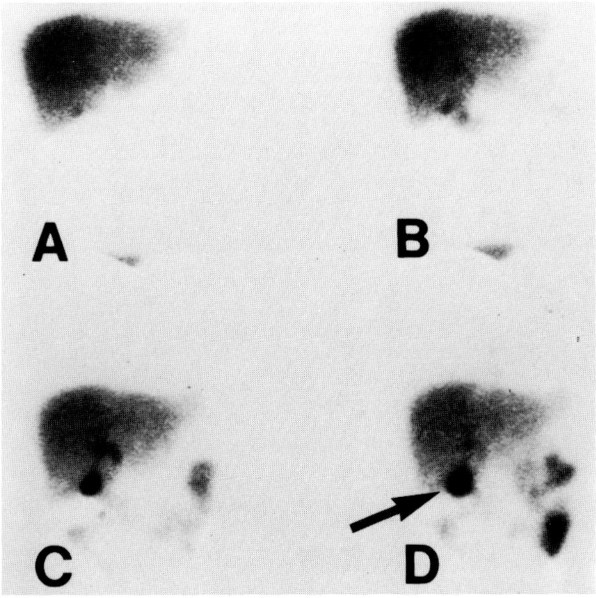

Abb. 14-16. Normales HIDA-Szintigramm. Anfänglich zeigt sich das Isotop nur im Leberparenchym **(A)**, dann im Gallengangssystem (**B** und **C**), und später reichert es sich in der Gallenblase (**D**, *Pfeil*) an.

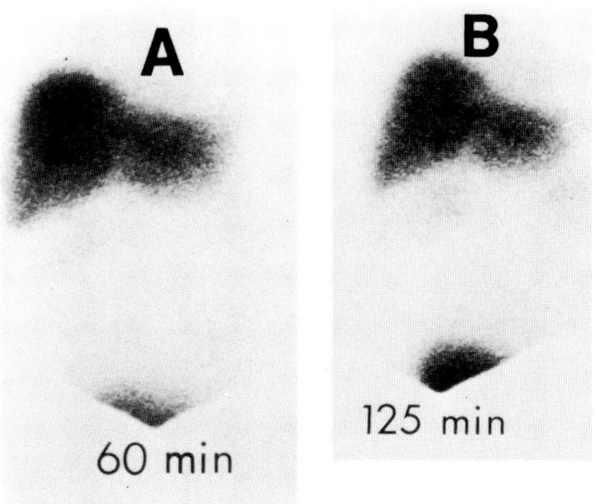

Abb. 14-17. Pathologisches HIDA-Szintigramm. Auf den Spätaufnahmen nach 60 Minuten **(A)** und 125 Minuten **(B)** findet sich keine Aktivität in der Gallenblase. Bei diesem Patienten stellte sich ein Verschluß des Ductus cysticus im Rahmen einer akuten Cholezystitis heraus.

Obstruktive Veränderungen des Gallenwegssystems

Abbildung 14-18 stellt die Lagebeziehungen der extrahepatischen Gallenwege und des Pankreas dar. Im Bereich der Leberpforte vereinigen sich die Gallengangsstämme des rechten und linken Leberlappens, um den Ductus hepaticus zu bilden. In den relativ kurzen Ductus hepaticus mündet dann der zur Gallenblase führende Ductus cysticus, um den Ductus choledochus zu bilden. Dieser mündet an der Papilla Vateri gemeinsam mit dem Ductus pancreaticus (Ductus Wirsungianus) in das Duodenum. Der akzessorische Pankreasgang hat eine eigene Mündungsstelle im Duodenum, etwas oberhalb der Papilla Vateri.

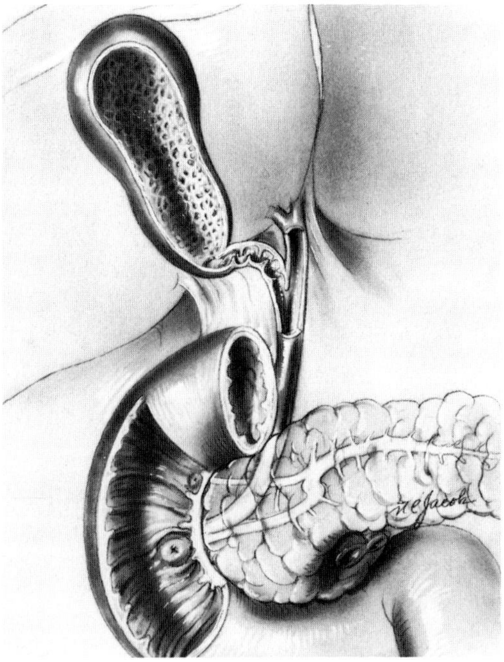

Abb. 14-18. Zeichnung des extrahepatischen Gallengangssystems und des Pankreas. Die Gallenblase wurde nach oben verlagert.

Der Ductus choledochus kann durch direkte Injektion von Kontrastmittel über einen eingelegten T-förmigen Drainagekatheter dargestellt werden, so wie es in **Abb. 14-19** zu sehen ist. Dieses Vorgehen kann intraoperativ oder postoperativ bei Patienten durchgeführt werden, denen ein solcher T-Drain nach Exploration des Ductus choledochus gelegt wurde. So kann die Anatomie des Gallengangssystems vollständig dargestellt werden und eventuell können noch verbleibende Gallengangssteine erkannt werden. Achten Sie auf die runden Füllungsdefekte (Steine) im distalen Ductus choledochus. Die Mehrzahl der Patienten, bei denen Sie das Gallengangssystem untersuchen wollen, wurde jedoch noch nicht operiert, so daß Sie nicht die Möglichkeit haben, das Kontrastmittel einfach über die T-Drainage zu applizieren. Sie müssen also andere Untersuchungsverfahren anwenden.

Einer der häufigsten Gründe, das Gallengangssystem darzustellen, ist die Frage, ob es erweitert ist. Die Dilatation des Ductus choledochus und des intrahepatischen Gallengangssystems läßt sich am einfachsten mit dem Ultraschall nachweisen. Daher ist die Sonographie auch die geeignetste Erstuntersuchung bei einem Patienten mit neu aufgetretenem Ikterus. Erscheint das Gallengangssystem im Ultraschall *nicht erweitert*, dann sollten Sie nach einer hepatozellulären Schädigung, zum Beispiel einer Hepatitis als Ursache des Ikterus suchen. Ist das Gallengangssystem jedoch erweitert, so sollten Sie

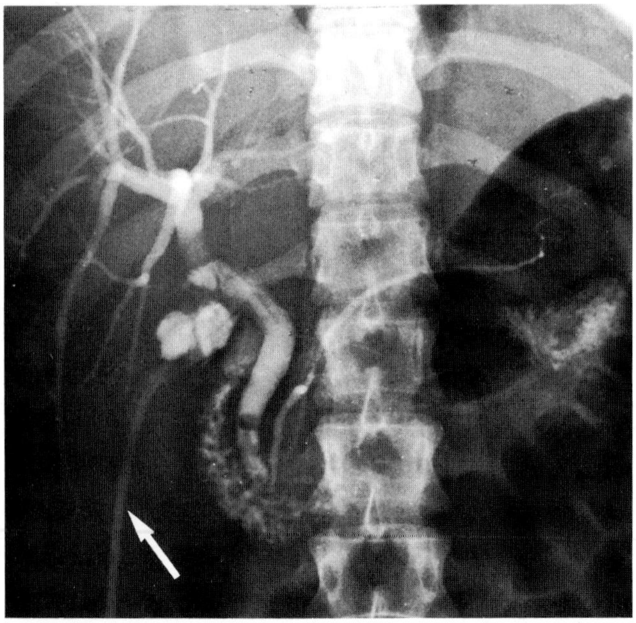

Abb. 14-19. Intraoperative Cholangiographie über eine T-Drainage. Sie wurde unmittelbar nach der Cholezystektomie und Revision des Ductus choledochus durchgeführt, um nach möglicherweise verbliebenen Gallengangsteinen zu suchen. Der *Pfeil* zeigt auf die im Ductus choledochus endende T-Drainage, über die das Kontrastmittel gespritzt wurde. Das intrahepatische Gallengangssystem ist ebenso wie der durch Reflux gefüllte und hinter dem luftgeblähten Magen liegende Pankreasgang kontrastreich zu erkennen. Darüber hinaus findet sich eine Kontrastierung des Duodenallumens, in das sich der Ductus choledochus entleert. Die runden Kontrastmittelaussparungen im distalen Ductus choledochus entsprechen zwei Steinen, die nach dieser Cholangiographie entfernt wurden.

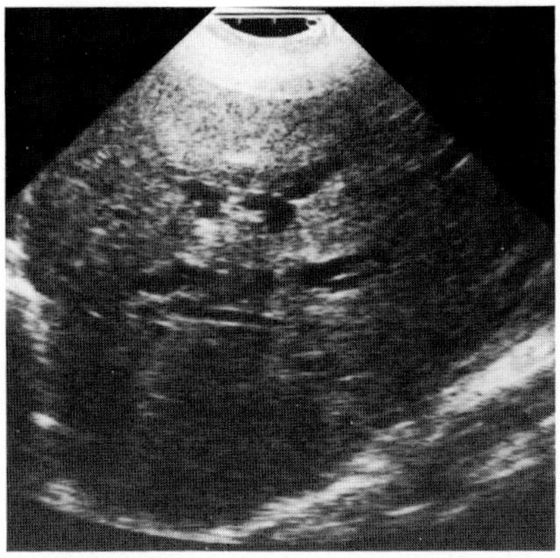

A

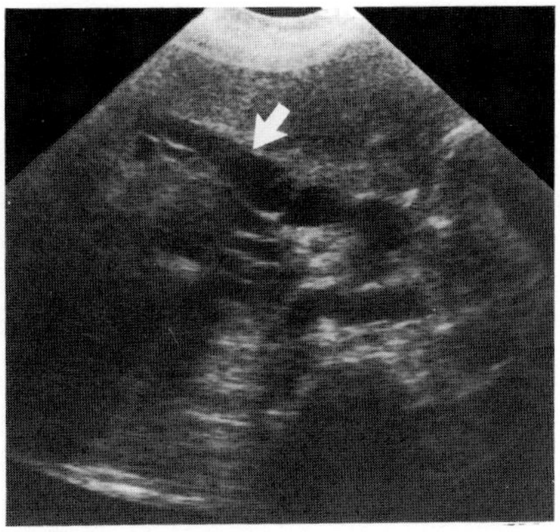

B

Abb. 14-20. Patient mit schmerzlosem Ikterus auf dem Boden eines durch einen kleinen Tumor an der Papilla Vateri bedingten Choledochusverschlusses

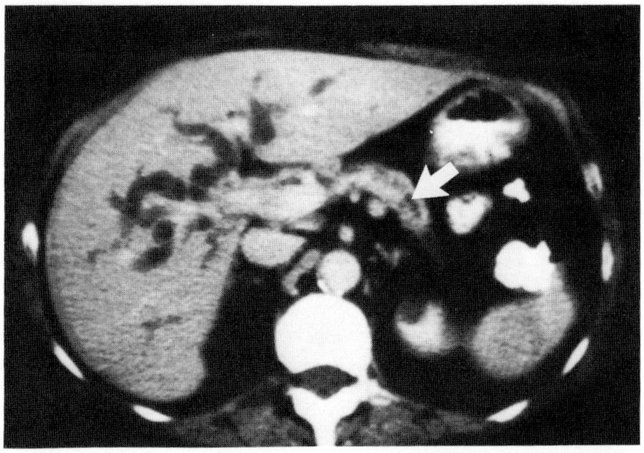

C

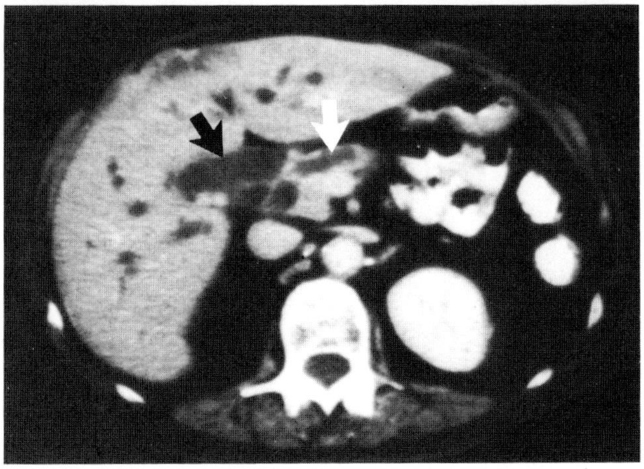

D

A. Parasagittale Ultraschallschicht durch die Leber mit Erweiterung der intrahepatischen Gallengänge. Die echoreiche, gebogene Zwerchfellstruktur liegt links im Bild.
B. Die axiale Ultraschallschicht zeigt den erweiterten Ductus choledochus *(Pfeil)*.
C. Die CT-Schicht zeigt eine deutliche Erweiterung der intrahepatischen Gallengänge und eine Erweiterung des Pankreasgangs *(Pfeil)*.
D. Die etwas tiefer gelegene CT-Schicht zeigt die deutliche Erweiterung des Ductus choledochus *(schwarzer Pfeil)* und des Pankreasgangs im Kopfbereich *(weißer Pfeil)*.

an einen mechanischen Verschluß oder eine hochgradige Stenose der großen Gallengänge, unter anderem an einen Ductus-choledochus-Stein oder ein Pankreaskarzinom denken. Seltenere Ursache wäre eine Striktur oder ein Tumor der Gallenwege.

Neben der Erkennung einer Gallengangserweiterung kann Ihnen die Ultraschalluntersuchung auch einen Ductus-choledochus-Stein oder eine Raumforderung des Pankreas zeigen. Bei der Ultraschalluntersuchung können jedoch Details nur eingeschränkt erkennbar sein und sowohl der Körperhabitus als auch Gasüberlagerung die sonographische Abklärung des Ductus choledochus erschweren. Entsprechend können bei erweitertem Gallengangssystem und unklarer Lokalisation oder Ätiologie weitere Untersuchungen, wie die CT, die perkutane transhepatische Cholangiographie (PTC) und die endoskopische retrograde Cholangiopankreatikographie (ERCP) erforderlich werden.

Bei der Patientin von **Abb. 14-20** handelt es sich um eine 52jährige Frau, die mit neuaufgetretenem schmerzlosem Ikterus in die Notaufnahme des Krankenhauses kam. Die beiden Bilder der zunächst durchgeführten Ultraschalluntersuchung zeigten eine Erweiterung der intrahepatischen Gallengänge **(A)** und eine Dilatation des Ductus choledochus **(B)**. Erweiterte intrahepatische Gallengänge erscheinen im Ultraschallbild als sich verzweigende Gefäßstrukturen, die parallel zu den Ästen des portalvenösen Systems verlaufen. Der Durchmesser des Ductus choledochus läßt sich mit dem Ultraschall ausmessen, und man kann von einem *extra*hepatischen Gallengangsverschluß ausgehen, wenn er über 4 bis 5 mm aufweist. Der Choledochus dieser Patientin hatte einen Durchmesser von 1,2 cm. Die CT-Untersuchung bestätigte die Erweiterung der *intra*hepatischen Gallengänge und des Ductus choledochus (**C** und **D**) und zeigte darüber hinaus einen erweiterten Pankreasgang. Bei der Patientin stellte sich dann ein kleiner Tumor der Papilla Vateri als Ursache des Verschlußikterus heraus.

Bei der perkutanen transhepatischen Cholangiographie wird wasserlösliches Kontrastmittel über eine direkt durch die Haut in die Leber vorgebrachte Feinnadel in einen intrahepatischen Gallengang injiziert. So kann man den kontrastmittelgefüllten Anteil des Gallengangssystems sehr detailliert darstellen, und in der Regel ist die Ursache und Lokalisation einer Gallenwegsobstruktion klar zu erkennen.

Abbildung 14-21 A und **B** sind CT-Bilder einer 65jährigen Patientin, die zur Abklärung eines Ikterus und einer 20jährigen Anamnese mit kolikartigen Bauchbeschwerden in die Klinik aufgenommen wurde. Die (hier nicht dargestellte) Ultraschalluntersuchung zeigte erweiterte Gallengänge und Pankreaspseudozysten. Zur weiteren Abklärung wurde eine CT-Untersuchung angefordert. Achten Sie auf die erweiterten Gallengangsäste in **Abb. 14-21 A** und den erweiterten Ductus choledochus in **Abb. 14-21 B.** Die lange Anamnese der Patientin ließ eine rezidivierende Cholezystitis, eine Cholelithiasis mit Steinabgang, eine Pankreatitis oder eine Kombination dieser Erkrankungen vermuten (sie war keine Alkoholikerin). Die besorgniserregende Entwicklung eines Obstruktionsikterus hätte durch Steine im Ductus choledochus oder durch ein Karzinom im Pankreaskopf bedingt sein können.

Der nächste Schritt bei dieser Patientin war die Durchführung eines perkutanen **transhepatischen Cholangiogramms** (PTC), das Sie in **Abb. 14-21 C** sehen. Es sind große Füllungsdefekte im erweiterten Ductus choledochus sichtbar. Bei der Operation wurden mehrere große Steine aus dem Choledochus entfernt und die vom Pankreasschwanz ausgehende Pseudozyste wurde nach außen drainiert.

Als eine Erweiterung der PTC kann die **perkutane transhepatische Gallenwegsdrainage** (PTD) angesehen werden, die als therapeutischer Eingriff bei Patienten mit inoperablen Gallenwegsverschlüssen, wie z. B. die skle-

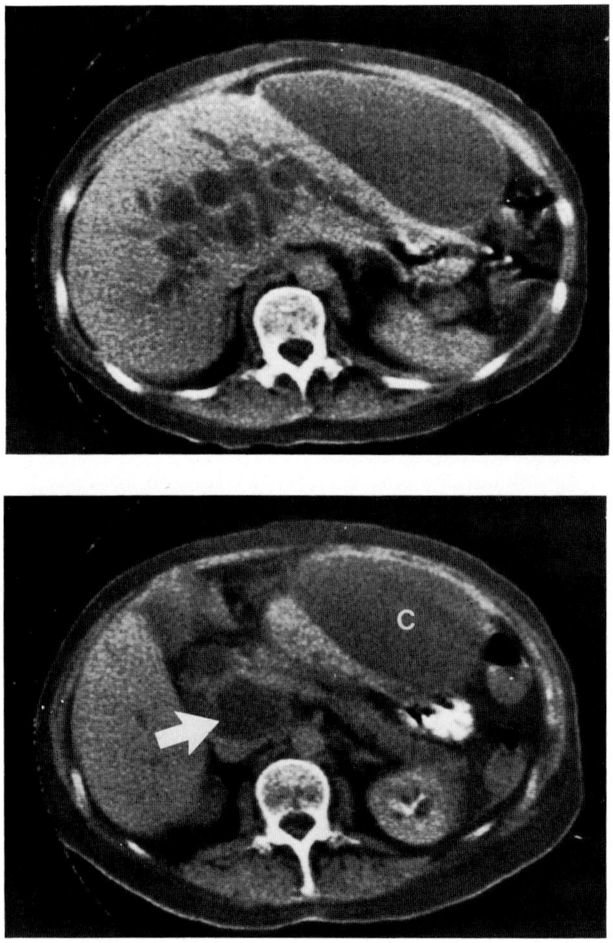

A

B

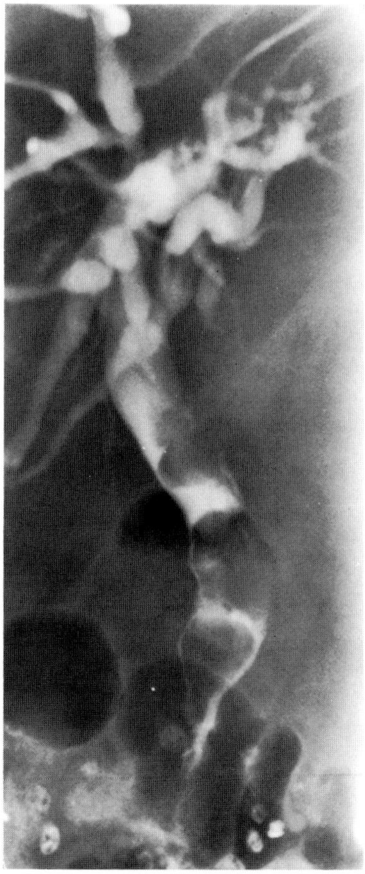

C

Abb. 14-21. A und **B** sind CT-Schichten eines anderen Patienten mit Verschlußikterus. Achten Sie auf die erweiterten intrahepatischen Gallengänge und die riesige Pankreaszyste **(C)**.
C. Perkutane transhepatische Cholangiographie (PTC) desselben Patienten. Hier sind große Choledochuskonkremente zu erkennen, die zum Gallengangverschluß führten.

rosierende Cholangitis oder ein nicht mehr resezierbares Pankreaskarzinom, durchgeführt wird. Dabei wird über einen ähnlichen Zugang unter Durchleuchtungskontrolle ein Katheter mit multiplen Seitenlöchern über die Stenosestelle von proximal hinweggeschoben, so daß die Galle ungehindert ins Duodenum laufen kann.

Abbildung 14-22 veranschaulicht die verschiedenen Schritte dieses interventionellen radiologischen Verfahrens. Zeichnung **A** zeigt uns einen Tumor, der den Ductus choledochus ummauert und zu einer mechanischen Gallenwegsstenose führt. In **B** wird ein Katheter-Nadel-System bis zu einem größeren intrahepatischen Gallengang vorgebracht. Nach Entfernung der Nadel wird über die verbleibende Plastikkanüle ein dünner flexibler Führungsdraht eingebracht. In **C** hat er bereits die Stenose passiert und liegt mit seiner gebogenen Spitze im Duodenum. Zeichnung **D** zeigt, daß die Plastikkanüle entfernt und durch einen langen, größerkalibrigen Drainagekatheter mit multiplen Seitenlöchern ersetzt wurde. Der Katheter wird über den Führungsdraht so weit über die Stenose hinweggeschoben, daß seine Spitze im Duodenum zu liegen kommt. In **E** ist der Führungsdraht dann entfernt. Später wird der außerhalb des Körpers gelegene Teil des Drainagekatheters abgeklemmt. Der Patient hat nun über den Katheter eine interne Gallendrainage in das Duodenum. Bei nicht resezierbaren Tumoren oder anderweitigen Gallenwegsveränderungen kann diese palliative Behandlung die durch den Ikterus bedingten Symptome beseitigen.

In **Abb. 14-23** sehen wir das Ergebnis einer perkutanen Gallengangsdrainage. Durch den außerhalb des Körpers liegenden (externen) Teil des Drainagekatheters wurde wasserlösliches Kontrastmittel injiziert, so daß die intrahepatischen Gallenwege und der proximale Ductus choledochus erkennbar sind. Obwohl der distale Ductus choledochus *(Pfeile)* um den Katheter durch ein nicht resezierbares Pankreaskarzinom deutlich eingeengt ist, können Galle und Kontrastmittel durch den Drainagekatheter ungehindert ins Duodenum abfließen. Der Ikterus des Patienten bildete sich komplett zurück.

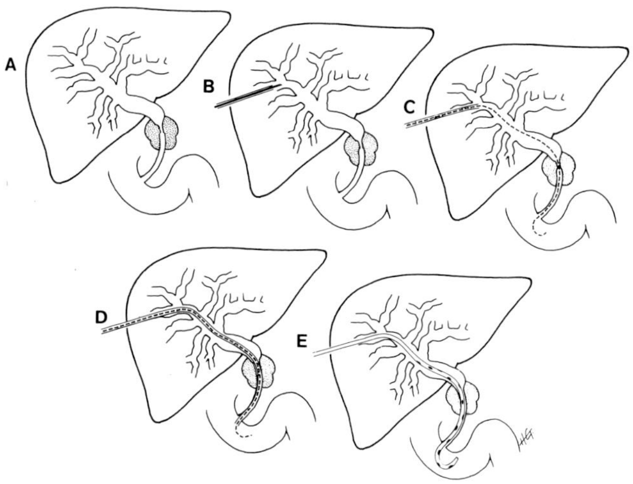

Abb. 14-22. Vorgehensweise bei der PTC. Zur Erklärung siehe Text.

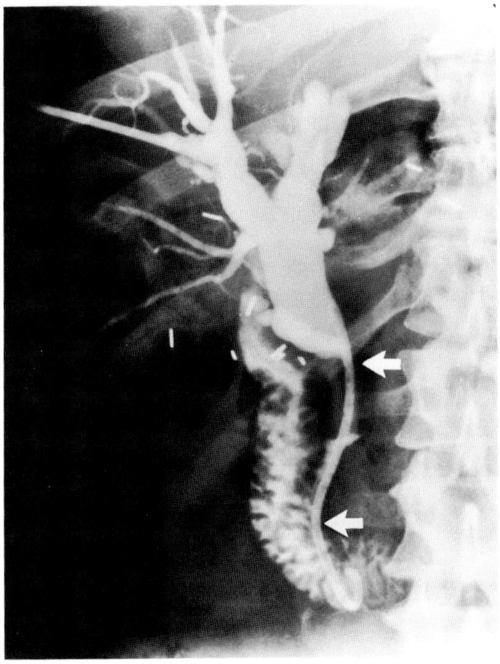

Abb. 14-23. PTC bei einem Patienten mit einer perkutanen Gallengangsdrainage, die eine durch ein Pankreaskarzinom verursachte Choledochusstenose überbrückt. (Siehe Text)

Das Pankreas

Bevor es Ultraschall, CT und MRT gab, galt das Pankreas als „verborgenes" Organ des Abdomens, das nur indirekt dargestellt werden konnte. Mit diesen neuen Untersuchungsverfahren können wir das Pankreasgewebe jedoch direkt darstellen, und der Pankreasgang kann bei der **endoskopisch retrograden Cholangiopankreatikographie** (ERCP) mit Kontrastmittel gefüllt und dadurch sichtbar gemacht werden.

Das normale Pankreas ist auf Leeraufnahmen nicht erkennbar, doch können bei manchen Patienten Pankreasverkalkungen zu sehen sein, die in der Regel Zeichen einer chronischen Pankreatitis sind. Bei großen Raumforderungen des Pankreas können diese im Rahmen einer Magen-Darm-Passage durch die Ventralverlagerung des bariumgefüllten Magens und die Aufweitung der Duodenalschleife, die sich C-förmig um den Pankreaskopf lagert, indirekt dargestellt werden.

Bei der Angiographie färbt sich das Pankreasparenchym nicht so stark wie das von Leber, Milz und Nieren an. Die angiographische Diagnostik von Pankreaserkrankungen baut vielmehr auf den Nachweis einer Ummauerung der großen, dem Pankreas benachbarten Gefäße, den Nachweis von Tumorgefäßen oder der lokalen Verdrängung von Pankreasgefäßen.

Bei den meisten Patienten kann das Pankreasparenchym direkt mit der Sonographie dargestellt werden, besser allerdings noch mit der CT. Normales Pankreasgewebe weist eine höhere Echodichte auf als die Leber, und Veränderungen der Echogenität können wichtige Hinweise auf das Vorliegen einer Pankreaserkrankung sein. Mit dem Ultraschall lassen sich Pankreasraumforderungen, Pseudozysten, Gallenwegsverschlüsse darstellen und Hinweise auf eine Pankreatitis erhalten.

Die Anatomie des Pankreas läßt sich mit der CT klar abgrenzen, wobei das Pankreas vor der Wirbelsäule verläuft, mit seinem Kopf dicht dem Duodenum anliegend und mit dem Schwanz bis zum Milzhilus reichend (s. **Abb. 11-52 E**, S. 203). Das Pankreas kann eine glatte oder eine mehr oder weniger stark lobulierte Außenkontur aufweisen. Um das Pankreasgewebe von den benachbarten Gefäßen und dem Duodenum abgrenzen zu können, wird oral und intravenös Kontrastmittel appliziert.

Bei der ERCP **(Abb. 14-24)** werden im Rahmen einer Endoskopie und unter Durchleuchtungskontrolle der Ductus choledochus und der Ductus pancreaticus durch

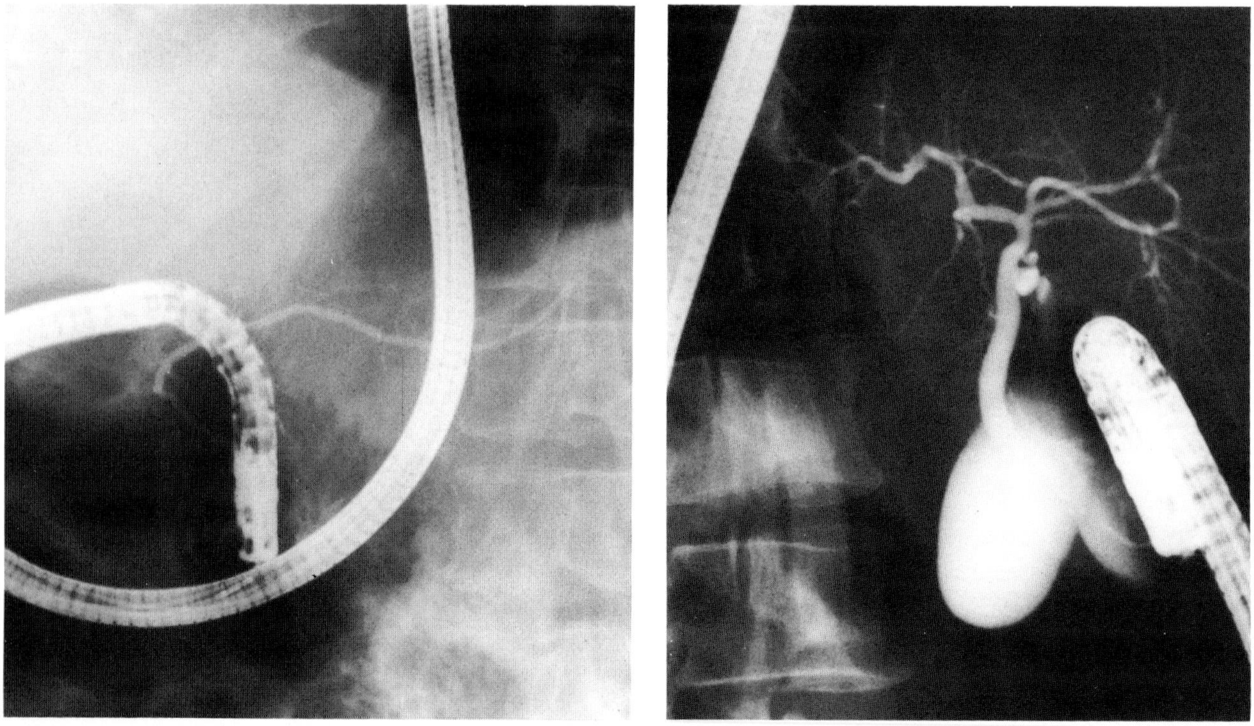

A B

Abb. 14-24. Endoskopisch retrograde Cholangiopankreatikographie (ERCP). Es wurden der Pankreasgang (**A**) und der Ductus choledochus (**B**) sondiert und Kontrastmittel injiziert.

die Ampulla Vateri sondiert. Normalerweise wird diese Untersuchung gemeinsam vom Endoskopiker und vom Radiologen durchgeführt. In den Ductus choledochus injiziertes Kontrastmittel kann dann zur Darstellung pathologischer Befunde, zumindest der unteren Gallenwege, führen. Bei unklaren sonographischen oder computertomographischen Befunden und klinischem Verdacht auf eine Pankreaserkrankung führt die ERCP durch Kontrastmittelinjektion in den Pankreasgang häufig ebenfalls weiter.

Pankreastumoren

Die Diagnose eines Pankreaskarzinoms kann manchmal schwierig zu stellen sein. Bauchschmerzen, Gewichtsabnahme und schnell auftretendes Sättigungsgefühl sind oft unspezifische Symptome, und die bei manchen Tumoren nur geringe Größe kann deren Darstellung bisweilen unmöglich machen. Bei klinischem Verdacht auf ein Pankreaskarzinom ist die CT das diagnostische Verfahren der Wahl. Beim ikterischen Patienten wird normalerweise zuerst die Ultraschalluntersuchung durchgeführt, um das Vorliegen einer Gallengangsobstruktion zu überprüfen. Dabei kann auch schon eine Raumforderung des Pankreas erkennbar sein **(Abb. 14-25).**

Im Sonogramm erscheinen **Pankreaskarzinome** als Gewebevermehrung oder Vorwölbung und sind echoärmer als das übrige Organ **(Abb. 14-25 B).** Im CT stellen sich Pankreaskarzinome ebenfalls als Raumforderungen dar, die die normalen Organkonturen verändern **(Abb. 14-25 C).** Zwar ist die Gewebsdichte eines Pan-

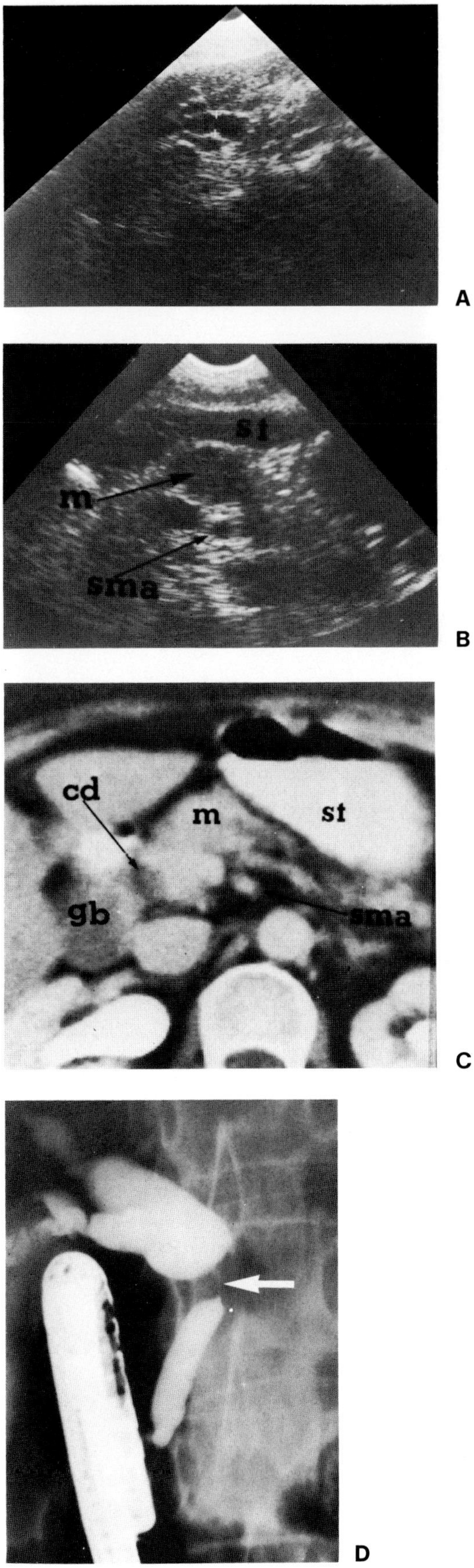

Abb. 14-25. Verschlußikterus, durch ein kleines Pankreaskarzinom verursacht
A. Bei der zunächst durchgeführten Ultraschalluntersuchung war der auf einen Durchmesser von 9 mm erweiterte Ductus choledochus (gemessen zwischen den beiden weißen Markierungskreuzen an den seitlichen Gangbegrenzungen) aufgefallen.
B. Die axiale Ultraschallschicht zeigte eine Raumforderung **(m)** zwischen Magen **(st)** und Arteria mesenterica superior **(sma)**, also in der Region des Pankreaskopfes.
C. Die CT-Schicht auf gleicher Höhe bestätigte die Raumforderung **(m)** zwischen Magen **(st)** und A. mesenterica superior **(sma)**. Der Ductus choledochus **(cd)** ist durch einen *Pfeil* gekennzeichnet, die Gallenblase **(gb)** ist ebenfalls markiert.
D. Bei der ERCP zeigte sich eine deutliche Stenose *(Pfeil)* des Ductus choledochus, der vom Pankreastumor ummauert wurde. Beachten Sie die deutliche Erweiterung des Choledochus proximal der Stenose.

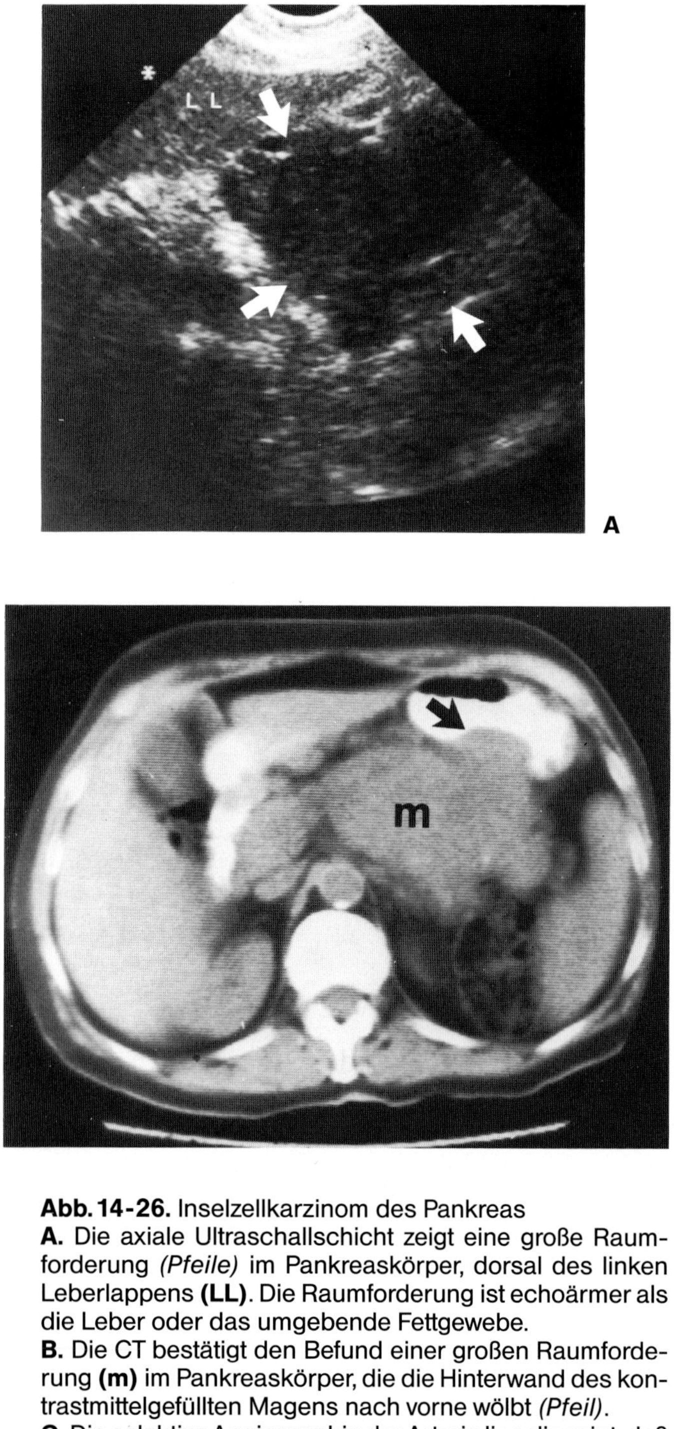

A

B

Abb. 14-26. Inselzellkarzinom des Pankreas
A. Die axiale Ultraschallschicht zeigt eine große Raumforderung *(Pfeile)* im Pankreaskörper, dorsal des linken Leberlappens **(LL)**. Die Raumforderung ist echoärmer als die Leber oder das umgebende Fettgewebe.
B. Die CT bestätigt den Befund einer großen Raumforderung **(m)** im Pankreaskörper, die die Hinterwand des kontrastmittelgefüllten Magens nach vorne wölbt *(Pfeil)*.
C. Die selektive Angiographie der Arteria lienalis zeigt, daß die Raumforderung hypervaskularisiert ist *(Pfeile)*, was eher für einen Inselzelltumor typisch ist als für ein normales Pankreaskarzinom.
D. In der venösen Phase der Lienalisangiographie zeigt sich ein ausgedehnter venöser Kollateralkreislauf (Varizen) an der kleinen und großen Magenkurvatur **(c)** als Folge des tumorbedingten Verschlusses der Vena lienalis. Die Vena portae **(pv)** ist jedoch offengeblieben. Dieser Patient hat also einen *prähepatischen Pfortaderhochdruck* und könnte leicht aus den Magenvarizen bluten.

kreaskarzinoms der des normalen Pankreasparenchyms ähnlich, doch zeigt die CT auch diskretere Form- und Größenveränderungen des Pankreas als die Ultraschalluntersuchung. Darüber hinaus kann die CT weitere Befunde, wie zum Beispiel eine Pankreasgangerweiterung (die Sie zuvor in **Abb. 14-20 C** und **D** gesehen haben), oft besser darstellen. Auch lokale und entfernt im Abdomen gelegene Metastasen können gut erfaßt werden.

Eine Biopsie von Pankreasraumforderungen kann durch perkutane Nadelaspiration unter CT-Kontrolle durchgeführt werden, bei der man die Nadelspitze durch wiederholte CT-Schnitte in ihrer Lage überprüft. Damit kann gleich eine zytologische oder histologische Diagnose erreicht werden. Bei einer fraglichen Diagnose kann mit dieser Technik ein Tumor bestätigt werden. Außerdem kann bei Tumoren, die aufgrund des CT-Befundes als nicht resezierbar gelten, eine Nadelbiopsie zur definitiven Diagnosesicherung durchgeführt werden, so daß ohne vorausgehende diagnostische Laparotomie eine entsprechende Strahlen- und/oder Chemotherapie begonnen werden kann.

Wenn bei der CT Zweifel bei der Erkennung einer pankreatischen Raumforderung bestehen, wird in der Regel die ERCP als nächstes bildgebendes Verfahren durchgeführt. Mit ihr kann zum Beispiel eine im CT vermutete Raumforderung durch Zeichen der Ummauerung oder des Verschlusses des Pankreasgangs oder des Ductus choledochus bestätigt werden. Dabei hängt es natürlich davon ab, ob die Raumforderung in Kopf, Körper oder Schwanz des Pankreas liegt (in **Abb. 14-25 D** zeigt die ERCP, daß der Ductus choledochus durch die im CT im Bereich des Pankreaskopfs entdeckte Raumforderung ummauert und eingeengt ist). Die Angiographie wird weniger als früher in der Diagnostik des Pankreaskarzinoms eingesetzt, allerdings wird sie häufig im Rahmen der präoperativen Durchuntersuchung zur Beurteilung der Operabilität durchgeführt, auch wenn der Pankreastumor schon mittels CT nachgewiesen wurde. Ummauert ein Pankreaskarzinom eines der großen Gefäße, wie zum Beispiel die Pfortader, so gilt es gewöhnlich als nicht resezierbar. Da die Ummauerung und Stenosierung von Blutgefäßen mit der Angiographie oft besser als mit der CT nachzuweisen ist, schicken viele Chirurgen solche Patienten zur präoperativen Angiographie.

Mit der Angiographie kann auch die Vaskularisierung des Tumors häufig besser als mit der CT beurteilt werden. Ein Pankreaskarzinom ist nahezu immer *hypovaskularisiert*, während **Inselzelltumoren**, wie das in **Abb. 14-26** dargestellte Insulinom, gewöhnlich *hypervaskularisiert* sind. Allerdings ist die Differenzierung zwischen diesen Tumoren nicht die wichtigste Aufgabe der bildgebenden Verfahren, da die meisten Inselzelltumoren Symptome durch die mit ihnen einhergehenden endokrinen Veränderungen hervorrufen. In der Regel werden Sie durch die klinischen und Laborbefunde bereits vor der Überweisung des Patienten zur CT wissen, ob Ihr Patient einen Inselzelltumor - sei es ein **Insulinom**, ein **Gastrinom** oder ein **Glukagonom** - hat.

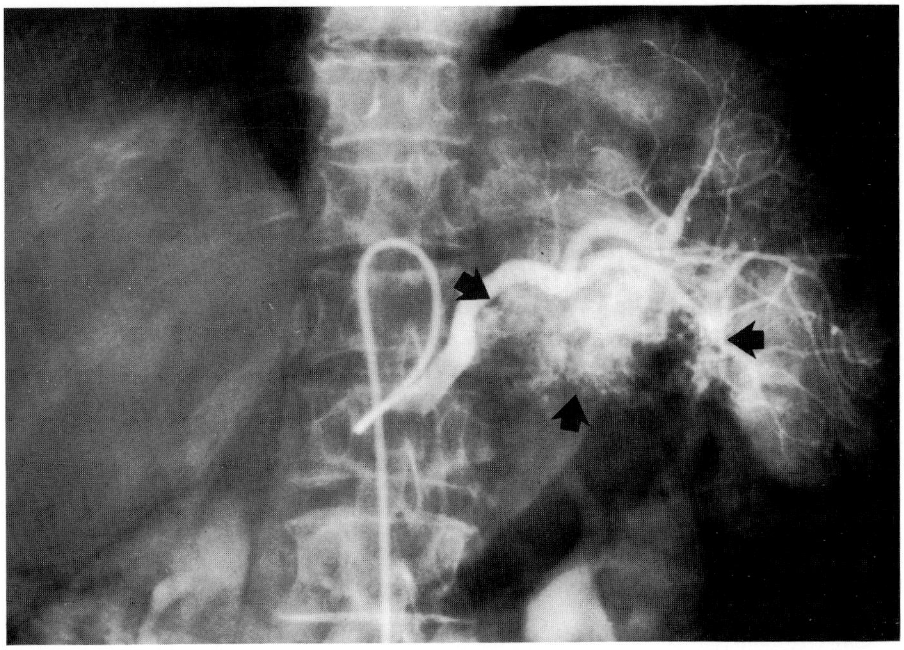

C

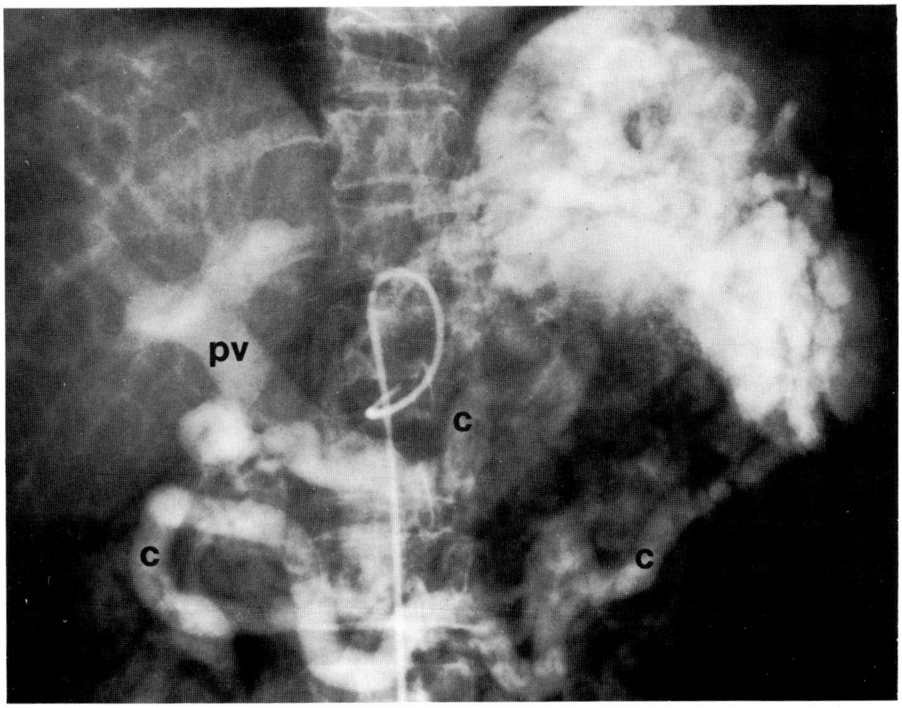

D

Pankreatitis und Pankreasabszeß

Für die Diagnosestellung einer akuten Pankreatitis allein müssen nicht unbedingt bildgebende Verfahren eingesetzt werden. Allein aus den klinischen Symptomen wie gürtelförmigen epigastrischen Schmerzen, Übelkeit und Erbrechen sowie aus der Erhöhung der

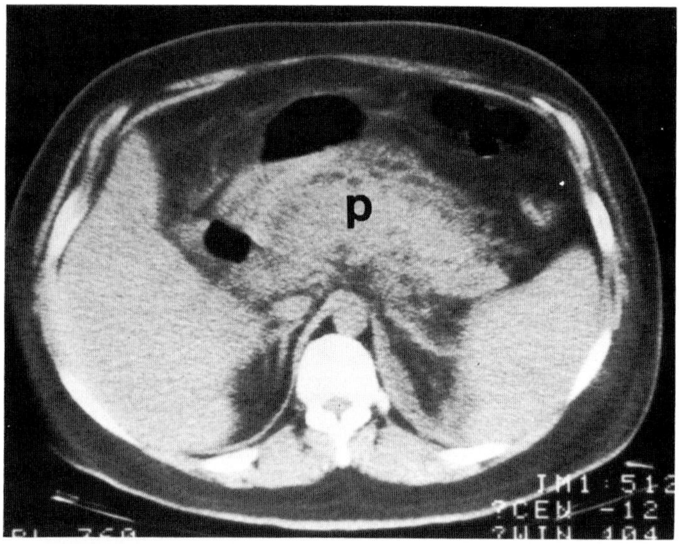

Abb. 14-27. CT-Schnitt durch den Oberbauch eines Patienten mit langjähriger Alkoholanamnese und Pankreatitis. Achten Sie auf die deutliche Vergrößerung des Pankreas **(p)** und seine im Vergleich zum normalen Pankreas in Abb. 11-52 E (S. 203) unregelmäßig und unscharf begrenzte Außenkontur.

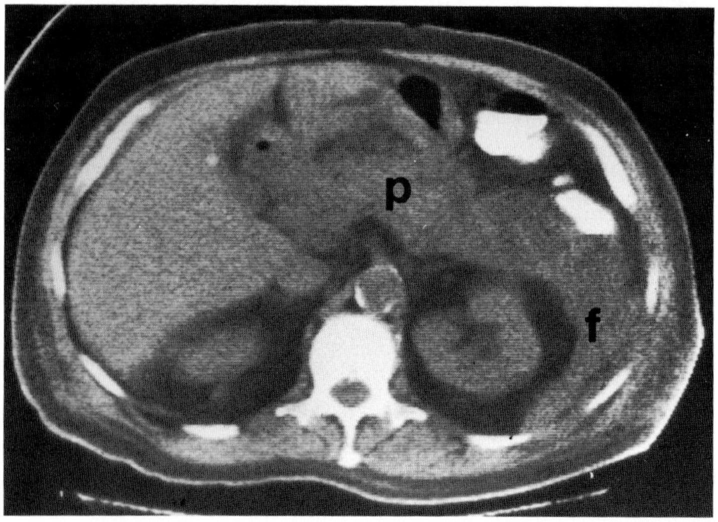

Abb. 14-28. Ein weiterer Patient mit Pankreatitis. Das CT-Bild zeigt wiederum ein deutlich vergrößertes und unregelmäßig begrenztes Pankreas **(p)**. Achten Sie auch auf die größere Flüssigkeitsansammlung **(f)** im linken vorderen Retroperitonealkompartiment.

Serumamylase- und Lipasewerte ergeben sich meist eindeutige Hinweise auf die Diagnose. Zu den Ursachen, die zu einer Pankreatitis führen können, gehören Alkoholismus, ein Pankreasgangverschluß (z. B. durch einen vor der Papilla Vateri liegenden Stein), das Bauchtrauma, ein vorausgegangener chirurgischer Eingriff und die Einnahme bestimmter Medikamente. Der Einsatz bildgebender Verfahren wird empfohlen, wenn die Diagnose fraglich ist. Bei eindeutiger Diagnose werden sie zur Unterscheidung zwischen einer rein ödematösen, hämorrhagischen und/oder nekrotisierenden Pankreatitis angewandt, außerdem wenn der Verdacht auf Komplikationen, zum Beispiel die Ausbildung einer Pseudozyste oder eines Abszesses, besteht.

Eine **akute Pankreatitis** geht nahezu immer mit einem Ödem und einer Vergrößerung des Pankreas einher. Dies läßt sich am besten mit der CT **(Abb. 14-27)** nachweisen. Gewöhnlich ist die akute Pankreatitis mit einer unregelmäßigen und unscharfen Begrenzung des Pankreas verbunden. Bei leichten Verlaufsformen kann das CT jedoch völlig normal sein oder nur eine geringe Vergrößerung der Bauchspeicheldrüse zeigen. Bei schweren Fällen läßt sich häufig eine peripankreatische Flüssigkeit **(Abb. 14-28)** und nicht selten auch eine sogenannte Pankreasphlegmone, bestehend aus einer großen entzündlichen Masse von peripankreatischem und Pankreasgewebe, nachweisen. Zu den Ultraschallbefunden gehört natürlich auch eine Pankreasvergrößerung und darüber hinaus eine insgesamt verminderte Echogenität des Organs. Pseudozysten lassen sich mit dem Ultraschall sehr leicht erkennen.

Eine gefürchtete Komplikation der akuten Pankreatitis ist die Abszeßbildung, die klinisch vermutet werden kann, wenn der Patient septisches Fieber entwickelt. Ein pathognomonischer Befund für den **Abszeß** ist der Nachweis von Gaseinschlüssen im Pankreasbett. Ein Abszeß läßt sich am besten mit der CT nachweisen **(Abb. 14-29 A),** insbesondere wenn nur kleinere Gaseinschlüsse vorliegen, doch läßt er sich bei großen Gasansammlungen auch auf der Abdomenleeraufnahme **(Abb. 14-29 B)** erkennen. Die konventionelle Abdomenleerdiagnostik, die auch eine Aufnahme im Stehen oder in Seitenlage einschließt, stellt in der Regel den ersten Schritt der radiologischen Diagnostik bei Verdacht auf Pankreatitis dar. Dabei sollten Sie auf Pankreasverkalkungen achten, die einen Hinweis auf vorausgegangene Pankreatitisschübe bzw. auf eine **chronische Pankreatitis** geben. Der Nachweis freier Luft in der Peritonealhöhle würde auf eine Perforation hinweisen, zum Beispiel auf ein perforiertes peptisches Ulkus, das ähnliche klinische Zeichen wie die Pankreatitis hervorrufen kann.

A

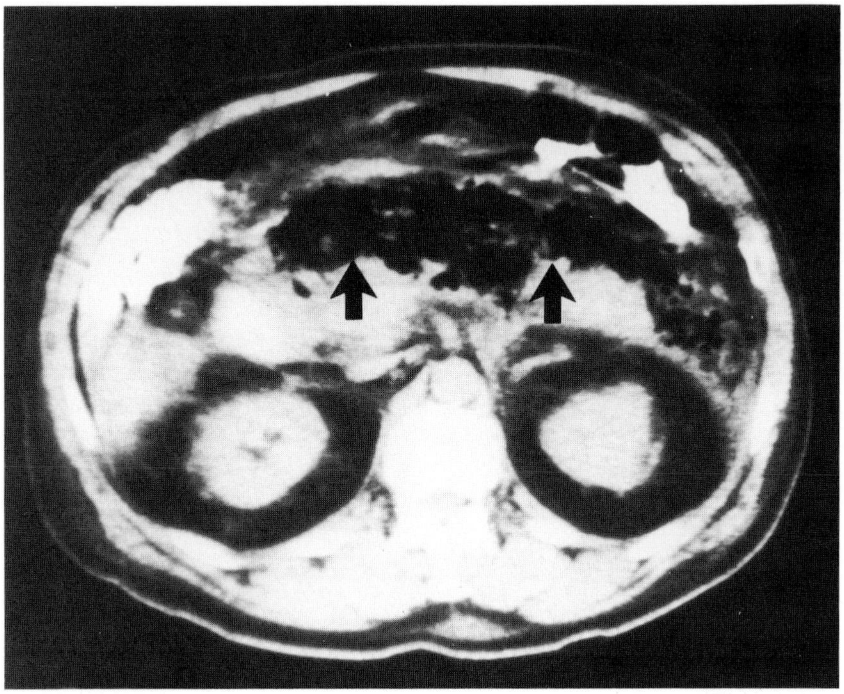

Abb. 14-29. Pankreasabszeß
A. Das CT-Bild zeigt eine ausgedehnte Gasansammlung im vorderen Pankreasbett *(Pfeil)*.
B. Auch in der konventionellen Röntgenaufnahme des Abdomens (hier noch Kontrastmittelreste im Kolon) zeigt sich die fleckige Gasansammlung im Pankreasbett *(Pfeile)*.

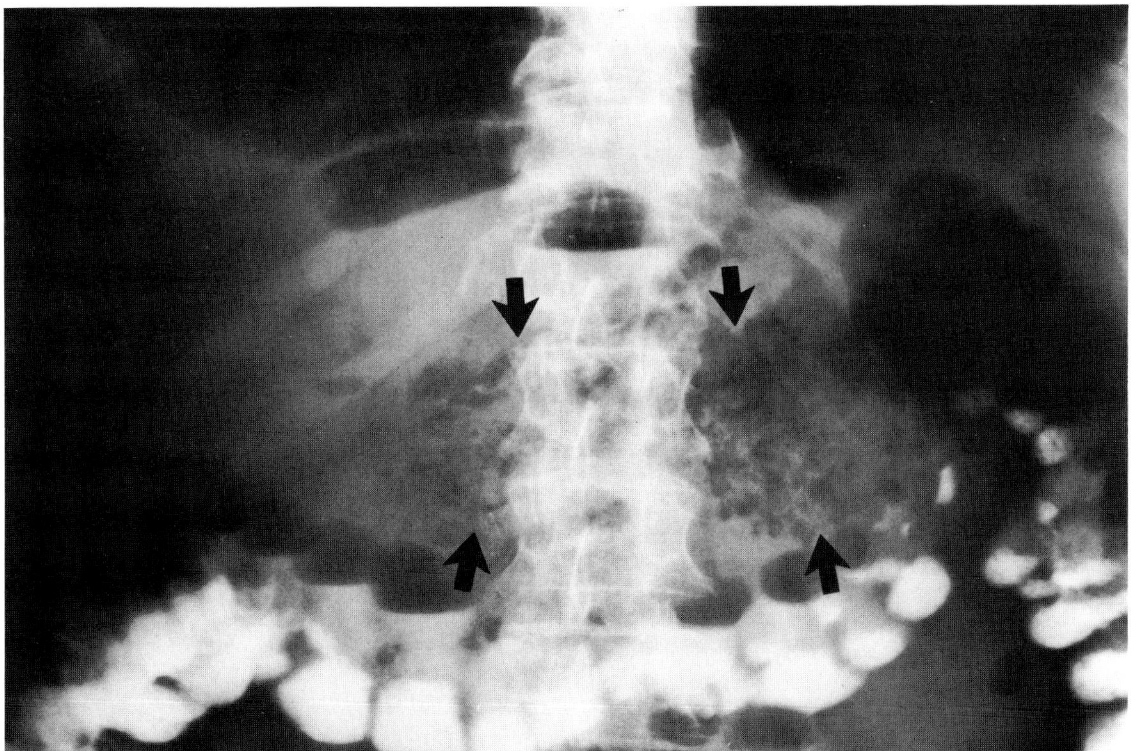

B

Der Harntrakt

Von ein paar Ausnahmen abgesehen sollte bei der Untersuchung einer Nierenerkrankung mit dem **Ausscheidungsurogramm** (AUG) begonnen werden. Bei dieser Untersuchung wird nach intravenöser Infusion eines jodhaltigen Kontrastmittels eine Serie von Röntgenbildern angefertigt, auf denen die kontrastierten Nieren sowie die kontrastmittelgefüllten Ureteren zu erkennen sind. Das Ausscheidungsurogramm (oder i.v. Urogramm) gilt in erster Linie als morphologische Untersuchung und weniger als Funktionsuntersuchung, da man die auf den Röntgenbildern erkennbare Kontrastmitteldichte nicht einfach mit der Nierenfunktion gleichsetzen kann. Die Nierenfunktion stellt ein sehr komplexes Kapitel dar, bei dem mehrere Vorgänge ineinandergreifen: die glomeruläre Filtration, die tubuläre Exkretion und die Wasserabsorption. Die Kontrastmitteldichte im Nierenparenchym und den ableitenden Harnwegen kann nur im Licht von Veränderungen des Flüssigkeitstransports durch die Niere und damit jeder möglichen Schwankung der Nierenphysiologie interpretiert werden.

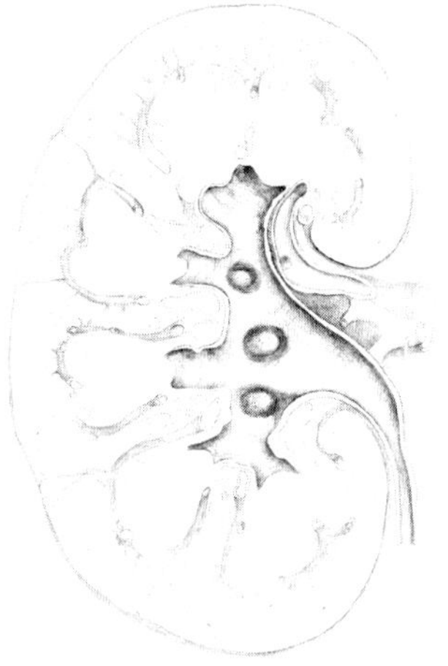

Abb. 14-30. Zeichnung der normalen Nierenanatomie in koronarer Ebene

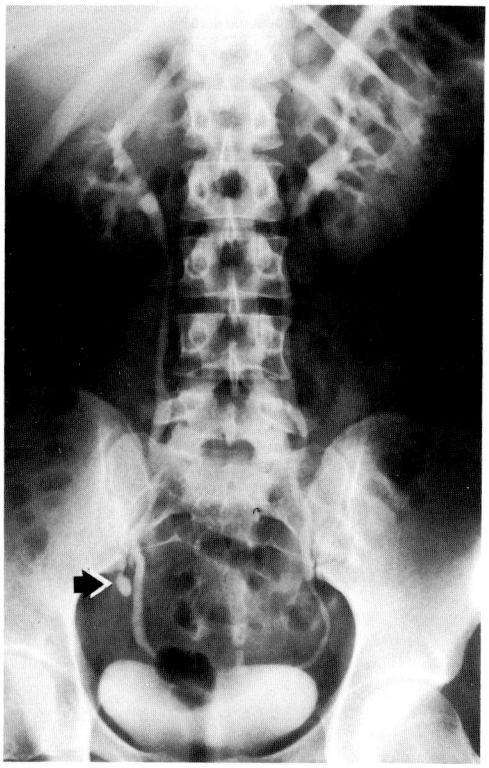

Abb. 14-31. Fast normales Ausscheidungsurogramm. Der rechte distale Ureter ist innerhalb des Beckens leicht nach medial verlagert, wie sich später herausstellte, durch ein verkalktes Teratom des Ovars *(Pfeil)*. Nierenkelche und -becken, der linke Ureter und die Blase stellen sich normal dar.

Die am häufigsten eingesetzten Kontrastmittel werden von der Niere fast vollständig durch die glomeruläre Filtration ausgeschieden. Schon weniger als eine Minute nach Beginn der intravenösen Infusion ist normalerweise genug Kontrastmittel in den Glomeruli und Tubuli des Nierenparenchyms vorhanden, um eine Verdichtung des Nierenschattens erkennen zu können. Man nennt diesen Zeitpunkt die nephrographische Phase des AUG; sie ist geeignet, die Nierenform und -größe zu beurteilen.

> Eine Regel für die Beurteilung der Nierenmorphologie anhand von Leeraufnahmen und Nephrogrammen ist, daß die normale Länge der Nieren 3,7 × der Höhe des zweiten Lendenwirbels desselben Patienten entspricht. Beim Erwachsenen sind dies etwa 11 bis 14 cm.

Nach der nephrographischen Phase sieht man nacheinander die Kelche, die Nierenbecken und Ureteren und schließlich die Blase kontrastiert. Diese ableitenden Strukturen können frühestens ein paar Minuten nach der nephrographischen Phase zu sehen sein. Die Kontrastmittelfüllung nimmt bis zu einem Maximum zu und wird dann langsam schwächer. Normalerweise sieht man die Ureteren auf einer Aufnahme nicht in ihrer ganzen Länge kontrastmittelgefüllt, da sie immer wieder durch peristaltische Wellen entleert werden. In der Regel sind nach 20 bis 30 Minuten die Nierenbecken und Ureteren nur noch blaß kontrastiert, und der Großteil des Kontrastmittels hat sich in der Blase angesammelt.

Natürlich scheiden die Nieren noch so lange das restliche Kontrastmittel aus, bis die Blutbahn vollständig gereinigt ist.

Bei einer Abflußstörung des Ureters ist die Kontrastmitteldichte in den Nierenkelchen und im Nierenbecken vermindert. Das Kontrastmittel erscheint verzögert, so daß die Sequenz der Röntgenaufnahmen entsprechend verlängert werden muß.

Das konventionelle Ausscheidungsurogramm (AUG) oder i.v. Urogramm beginnt immer zunächst mit einer Abdomenleeraufnahme, die sich der Radiologe vor der schnellen Tropfinfusion des Kontrastmittels ansieht, um nach Steinen oder Verkalkungen zu sehen, die später durch das Kontrastmittel verdeckt werden könnten (90% der Nierensteine sind so dicht, daß sie auf Leeraufnahmen schon zu sehen sind). Dann werden in Abständen Röntgenaufnahmen gemacht, die jeweils vom Radiologen angesehen werden, und die Untersuchung wird erst beendet, wenn das Bildmaterial für eine befriedigende Beurteilung zusammengestellt ist. So ist jedes AUG eine auf den Patienten zugeschnittene Untersuchung. Wenn die auf den ersten Aufnahmen erkennbaren Veränderungen es nötig erscheinen lassen, werden entsprechende Zusatzaufnahmen möglichst gleich dann gemacht, wenn noch ausreichend Kontrastmittel vorhanden ist. Gelegentlich wird dabei auch eine konventionelle Tomographie der Nieren durchgeführt.

Die **Pyelographie** kann dann durchgeführt werden, wenn sich das Harnsammelsystem der Niere und die Ureteren mit dem i.v. Urogramm nicht darstellen lassen. Sie kann entweder *retrograd* durchgeführt werden, wobei über das in die Blase vorgebrachte Zystoskop die Uretermündungen sondiert werden und Kontrastmittel injiziert wird, oder *anterograd* mittels direkter perkutaner Punktion des Nierenbeckens unter Ultraschall- oder CT-Kontrolle. Mit der Pyelographie läßt sich lediglich das Harnsammelsystem darstellen, sie gibt keinerlei Information über das Nierenparenchym.

Die Sonographie ist eine sehr nützliche und häufig angewandte Methode bei der Beurteilung von Nierenkrankheiten und dadurch zur Methode der Wahl in der Vorfelddiagnostik von Nephropathien (insbesondere bei der Niereninsuffizienz), von Harnableitungsstörungen und für die Differenzierung zwischen einer Nierenzyste und einem soliden Tumor geworden. Die CT und die Angiographie werden bei entsprechender Indikation ebenfalls eingesetzt.

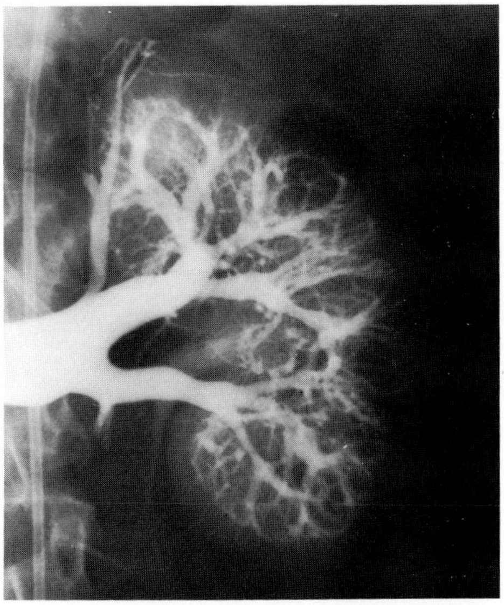

Abb. 14-32. Normales Venogramm der linken Niere

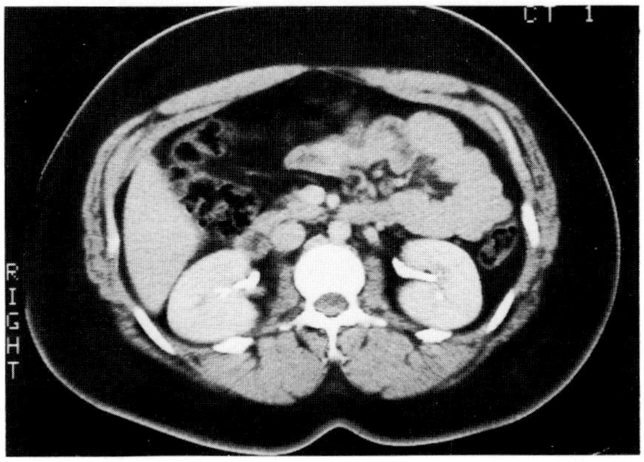

Abb. 14-33. Normale CT-Schicht in Höhe der Nierenmitte

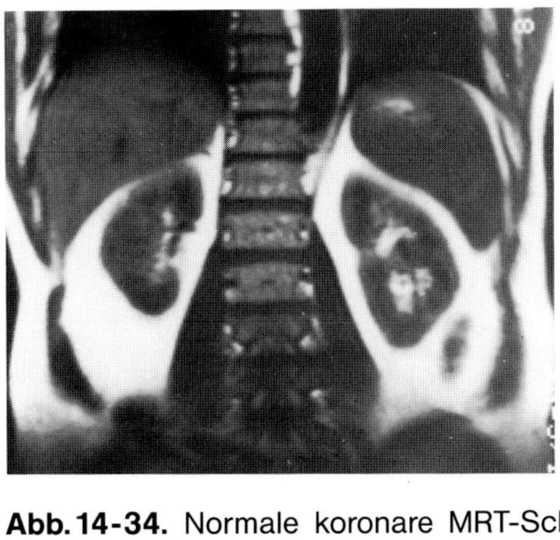

Abb. 14-34. Normale koronare MRT-Schicht durch die Nieren. Mitangeschnitten sind Leber, Milz, Wirbelsäule, Psoasmuskeln und thorakale Aorta descendens.

Harnabflußstörungen

Der Harnabfluß der Niere kann auf vielfache Weise gestört sein. Zu den häufigsten Ursachen einer Obstruktion der ableitenden Harnwege gehört der **Ureterstein**.

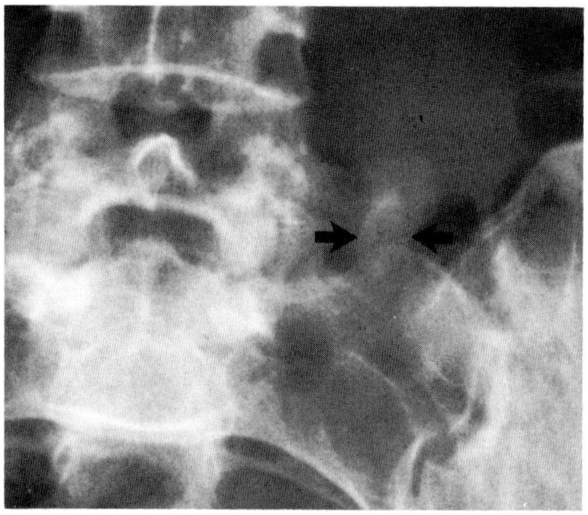

A

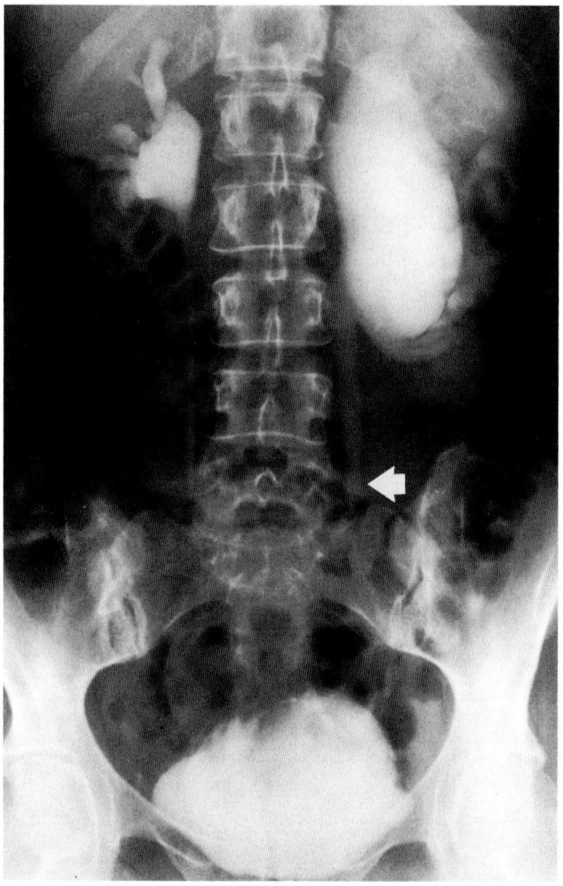

B

Abb. 14-35. Linksseitiger Ureterstein
A. Die Leeraufnahme zeigt ein verkalktes Konkrement *(Pfeile)*.
B. In der Ausscheidungsurographie ist eine linksseitige Hydronephrose zu erkennen; der *Pfeil* zeigt auf den verlegten Ureter.

Da 90% der Nierensteine röntgendicht sind, ist die Wahrscheinlichkeit, einen Stein bereits auf der zu Beginn eines AUG durchgeführten Leeraufnahme zu entdecken, sehr hoch; deshalb sollte die Suche nach einem Stein auch hier beginnen **(Abb. 14-35).** Bei einem durch einen Stein verschlossenen Ureter staut sich der darüberliegende Urin auf, wodurch ein verspätetes Erscheinen des Kontrastmittels in der entsprechenden Niere zu erwarten ist. Manchmal kann es bis zu mehreren Stunden dauern, bis ein Nephrogramm zu sehen ist. Letztlich zeigt sich aber auch dann häufig noch eine, wenn auch durch Mischung mit dem aufgestauten Urin flauere, Kontrastierung des Ureters bis hin zum Ort des Verschlusses. Der Dilatationsgrad des Nierenhohlsystems und des proximal des Verschlusses gelegenen Ureters (also der Grad der Hydronephrose) hängt vom Ausmaß des Verschlusses (partieller Verschluß oder nahezu vollständiger Verschluß) und der bestehenden Obstruktionsdauer ab.

Eine gestaute Niere kann, wenn es zu einer erkennbaren **Hydronephrose** gekommen ist, leicht mit dem Ultraschall diagnostiziert werden. Die erweiterten flüssigkeitsgefüllten Kelche der hydronephrotischen Seite lassen im Sonogramm ein echofreies Zentrum der Niere erkennen **(Abb. 14-36),** das sich vom echoreichen Zentrum des überwiegend fetthaltigen Nierensinus der normalen Seite **(Abb. 14-37)** unterscheidet.

Es ist erstaunlich, daß bei der **chronischen Stauungsniere** alle Funktionen, wenn auch zum Teil vermindert, noch erhalten bleiben. Bei fortgeschrittener Hydronephrose wandelt sich die Niere in einen dünnwandigen Sack um, der nur noch von einem schmalen verbleibenden Parenchymring umgeben ist (Sackniere). **Abbildung 14-38** zeigt ein Späturogramm mit beidseitigen

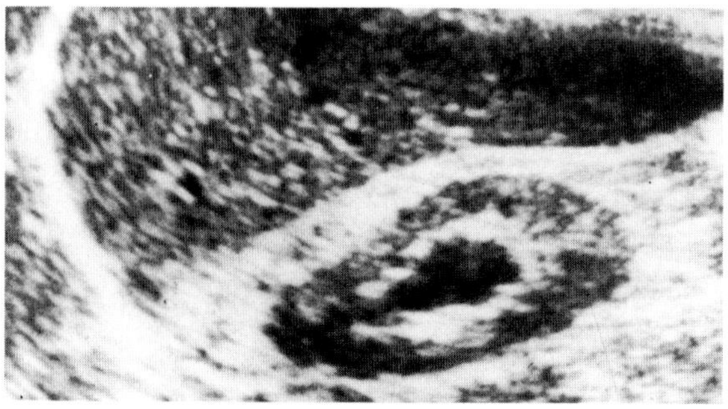

Abb. 14-36. Die parasagittale Ultraschallschicht zeigt Teile der Leber und die rechte Niere des Patienten mit einer Hydronephrose. Vergleichen Sie das dunkle, flüssigkeitshaltige und daher echoarme Zentrum der Niere mit dem Ultraschallbild einer normalen rechten Niere in **Abb. 14-37**.

Stauungsnieren bei einem Kind mit tiefsitzender, angeborener Harnabflußstörung in beiden Ureteren. Achten Sie auf die ausgeprägte Ureterenerweiterung. Eine weniger ausgeprägte Nieren- und Harnleiterstauung sehen Sie in **Abb. 14-39.**

Natürlich ist eine Harnabflußbehinderung der Niere nur *eine* Ursache des verminderten Flusses durch die Niere. Eine verminderte Blutversorgung führt ebenfalls zu einer Flußverminderung in der entsprechenden Niere. Ist dies nur auf einer Seite der Fall, so übernimmt die andere Niere die (Teil-)Funktion mit und scheidet eine entsprechend größere Menge an Urin aus.

Zusammengefaßt müssen Sie also bei der Beurteilung von Leeraufnahmen und Ausscheidungsurogrammen sorgfältig auf Größe und Form beider Nieren, die Begrenzung ihres Parenchyms und dessen Homogenität sowie auf Erscheinungsbild und Funktion (Füllung und Entleerung) der ableitenden Harnwege achten.
Stellt sich die Niere nicht dar, so sollten Sie sich fragen, ob es Hinweise auf die folgenden Zustände gibt:
- Es gelangt kein Blut in die Niere (Nierenarterienverschluß).
- Es fließt kein Blut aus der Niere ab (Nierenvenenthrombose).
- Es besteht ein Harnabflußhindernis (zum Beispiel ein Ureterstein).
- Es besteht eine Zerstörung des Nierenparenchyms.

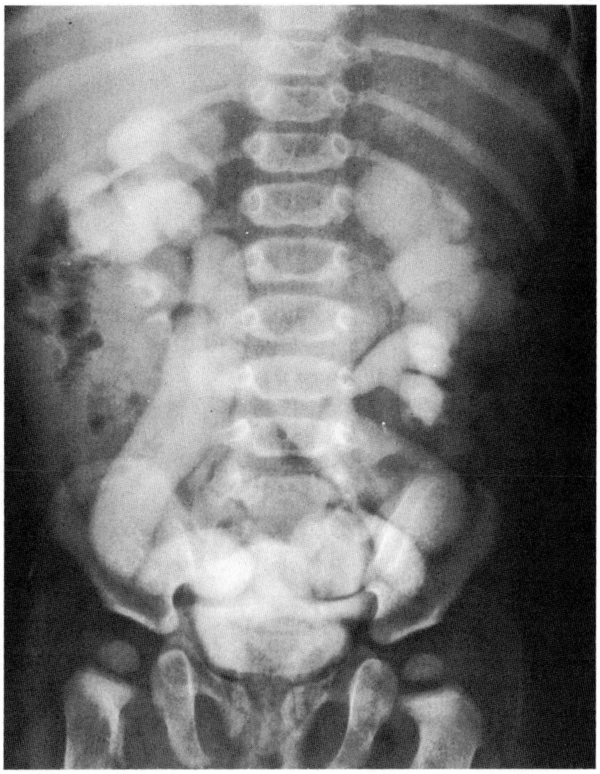

Abb. 14-38. Ausgeprägte beidseitige Hydronephrose bei einem Kind mit angeborener Abflußstörung im unteren Harntrakt.

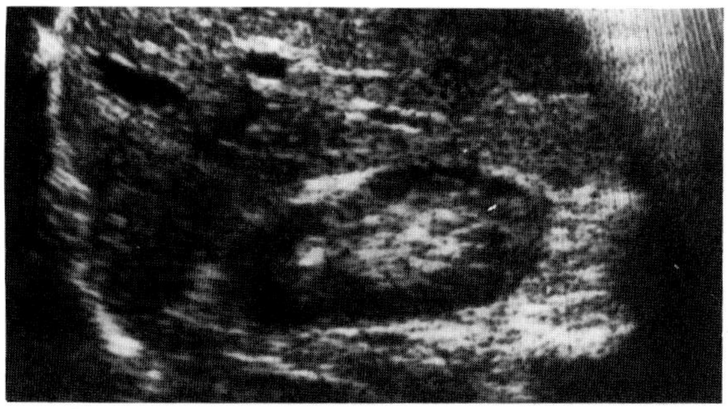

Abb. 14-37. Parasagittale Ultraschallschicht durch eine normale rechte Niere. Beachten Sie das echoreiche (weiße) Zentrum der Niere. Die Echos werden durch normales, das Kelchsystem umgebendes (parapelvines) Fettgewebe hervorgerufen.

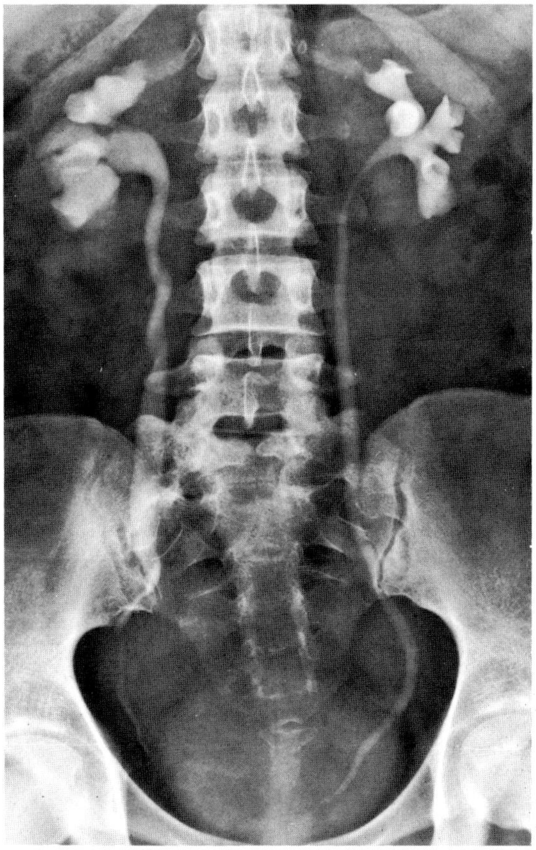

Abb. 14-39 *(rechts)*. Frühform einer beidseitigen Hydronephrose, hervorgerufen durch Ureterkompression durch einen Beckentumor

Zystische Nierenerkrankung

Da die Nieren Flüssigkeit ausscheiden, bilden sich in ihnen auch Retentionszysten verschiedener Art. Nierenzysten füllen sich nicht mit Kontrastmittel, da sie Flüssigkeitsansammlungen mit einer eigenen Wand sind, doch verlagern oder verziehen sie das Nierenparenchym und das Nierenhohlsystem in so charakteristischer Weise, daß sie im AUG indirekt nachgewiesen werden können **(Abb. 14-40).** Noch genauer können zystische Raumforderungen der Niere durch die Sonographie **(Abb. 14-41)** oder die CT (**Abb. 14-42** und **14-43**) erkannt werden. Eine klinisch anhand von Leeraufnahmen oder des AUG entdeckte Raumforderung der Niere sollte sofort mit der Sonographie als der am wenigsten invasiven Methode untersucht werden, oder wenn dies nicht möglich ist, mit der CT. Mit dem Ultraschall kann normalerweise zwischen einer flüssigkeitshaltigen Zyste und einem soliden Nierentumor unterschieden werden.

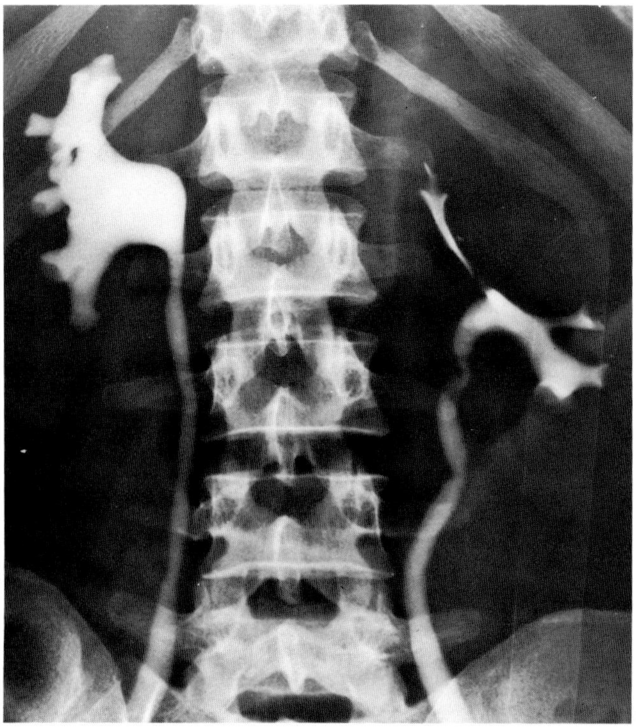

Abb. 14-40. Retrograde Pyelographie unmittelbar nach Entfernung der zur Injektion verwandten Katheter. Achten Sie auf die um eine „Raumforderung" herum ausgezogenen oberen und mittleren Kelche. Sonographisch erwies sich die „Raumforderung" als Zyste.

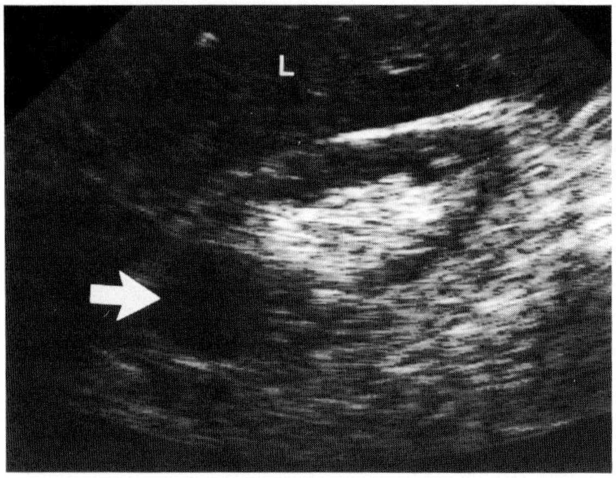

Abb. 14-41. Die parasagittale Ultraschallschicht durch die rechte Niere eines anderen Patienten zeigt eine Oberpolzyste *(Pfeil)*, die als echoarme (schwarze) runde Raumforderung imponiert. Die Leber (L) liegt direkt vor der Niere.

Bei einem Patienten ohne Hämaturie, bei dem im Ultraschall eine zystische Raumforderung mit scharfbegrenztem Rand und vollständiger Echofreiheit (d. h. ohne Binnenechos) nachgewiesen wird, müssen normalerweise keine weiteren Untersuchungen durchgeführt werden. Relativ wenige Zysten müssen weiter abgeklärt werden. So kann man zur Bestätigung z. B. eine Zystenpunktion durchführen **(Abb. 14-44)** und dabei gleich Zysteninhalt zur weiteren Labordiagnostik aspirieren.

Bei einem Patienten mit Hämaturie müssen jedoch weitere Untersuchungen durchgeführt werden (CT, Nadelaspiration, Angiographie), ehe die Diagnose einer blanden Zyste akzeptiert werden kann.

Polyzystische Nieren (Abb. 14-45) haben ein so klassisches und pathognomonisches Erscheinungsbild in Sonogramm und CT, daß diese Verfahren in der Vorfelddiagnostik bei Familien von Patienten mit polyzystischen Erkrankungen eingesetzt werden.

Harnwegsinfekt

Bei Harnwegsinfektionen des Erwachsenen brauchen Sie nicht routinemäßig ein Ausscheidungsurogramm zu veranlassen. Natürlich sind die Indikationen zum Ausscheidungsurogramm bei allen Patienten mit Flankenschmerz und mit einer Hämaturie ganz klar, doch ist die Untersuchung beim erwachsenen Patienten, der nur einen Harnwegsinfekt hat, oft überflüssig. Auf der anderen Seite muß bei Kindern mit eitrigem Urin bei der erstmaligen Abklärung ein Urogramm durchgeführt werden, da bei ihnen angeborene **Harnwegsstenosen** oder ein **vesikoureteraler Reflux** vorliegen können.

Die meisten seit der Kindheit chronisch entzündeten Nieren **(chronische Pyelonephritiden)** weisen wichtige morphologische Veränderungen auf, die mit dem Ausscheidungsurogramm (mit Tomogrammen) oder mit der CT nachgewiesen werden können. Diese Veränderungen bestehen in einer verminderten Größe der betroffenen Niere und/oder einer lokalisierten Verdünnung des Parenchymsaums, an dessen Oberfläche im chirurgischen Präparat Einziehungen und Narben zu erkennen sind. Machen Sie es sich zur Gewohnheit, bei der Beurteilung einer Leeraufnahme immer Größe und Form der Niere abzuschätzen und ihre normale glatte und rundliche Begrenzung nachzufahren. **Perirenale Abszesse** sind sowohl mit dem Ultraschall als auch mit der CT einfach zu diagnostizieren. Deshalb sollte, sobald diese Diagnose klinisch vermutet wird, eine der beiden Untersuchungen durchgeführt werden.

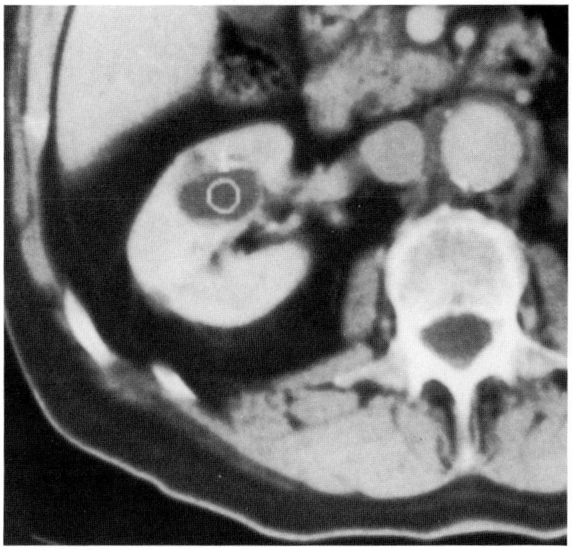

Abb. 14-42. Ausschnitt aus einem CT-Bild mit rechtsseitiger Nierenzyste. Sie erscheint im Vergleich zum Nierenparenchym als runde, scharf begrenzte Region mit erniedrigter Dichte. Der weiße Kreis in der Nierenzyste entspricht einer Meßregion zur numerischen Prüfung der Röntgendichte in Hounsfield-Einheiten (HE). Hier wurden 3 HE gemessen, ein Wert, der dem von Wasser sehr nahekommt und für eine benigne Zyste typisch ist.

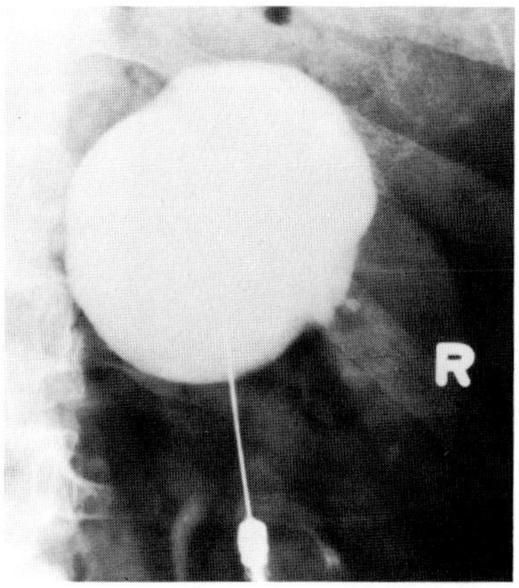

Abb. 14-44. Perkutane Zystenpunktion. Sie wurde hier bei einem Patienten mit Mikrohämaturie durchgeführt, um sicherzustellen, daß die sonographisch diagnostizierte Zyste tatsächlich benignen Charakter hat. Der Zysteninhalt wurde zuerst aspiriert, und dann wurde wasserlösliches Kontrastmittel in die Zyste eingespritzt. Die Zielaufnahme bei auf dem Bauch liegenden Patienten (die Aufnahme ist korrekt mit dem R gekennzeichnet) zeigt die kontrastgefüllte, glatt begrenzte Zyste. Die zytologische Untersuchung des Aspirates ergab keinen Nachweis maligner Zellen.

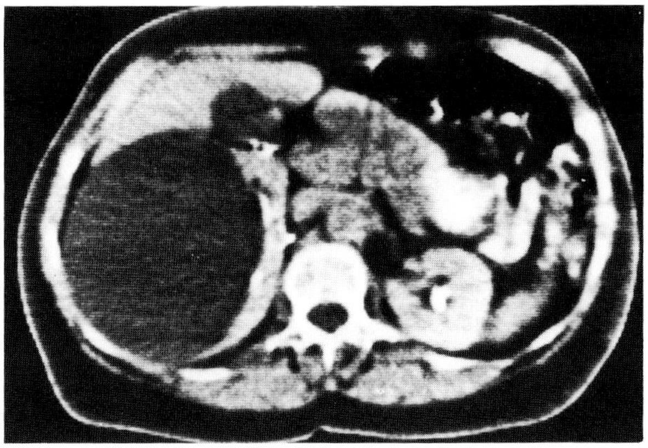

Abb. 14-43. CT-Schicht eines Patienten mit einer riesigen Nierenzyste. Beachten Sie die sichelförmige Abflachung des verbleibenen Nierenparenchyms durch die Zyste.

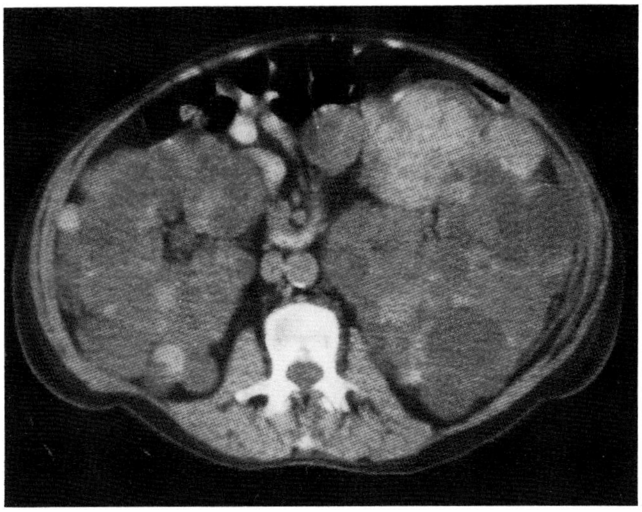

Abb. 14-45. CT-Bild eines Patienten mit polyzystischer Nierenerkrankung

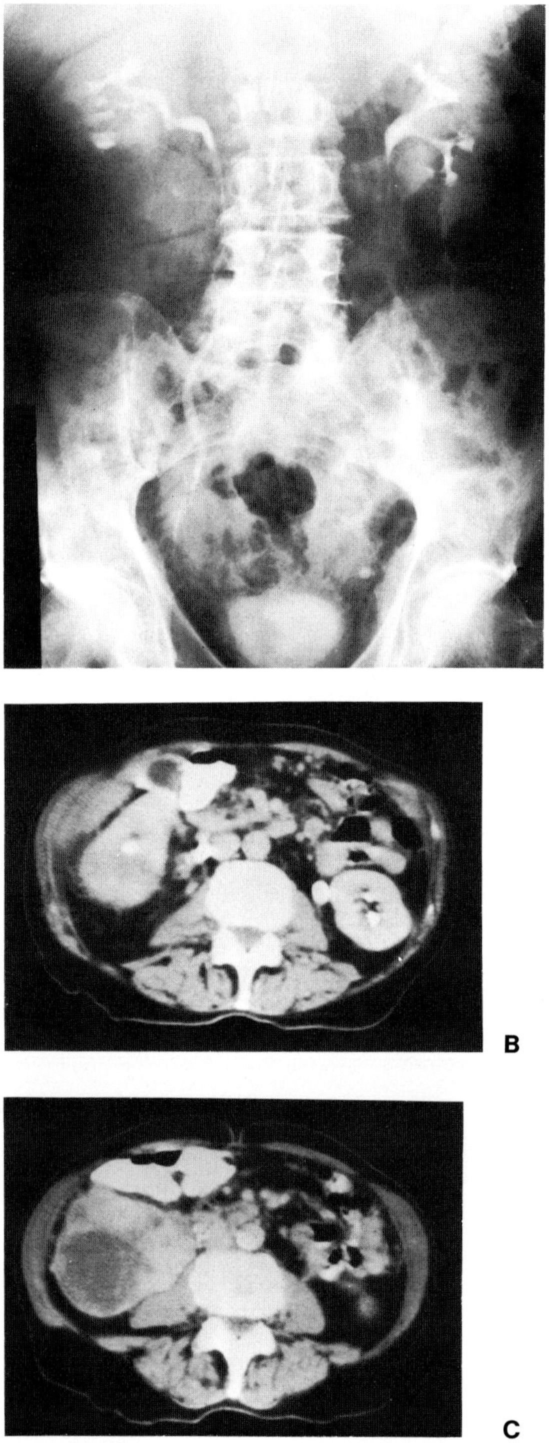

A

B

C

Abb. 14-46. Nierenzellkarzinom
A. Auf dem Ausscheidungsurogramm läßt sich am rechten Nierenunterpol eine Raumforderung erkennen, die den proximalen rechten Ureter nach medial verdrängt.
B. Die CT-Schicht in Höhe der Nierenmitte läßt eine dorsal in der rechten Niere gelegene Raumforderung erkennen.
C. Eine etwas tiefer gelegene CT-Schicht zeigt einen riesigen Nierentumor mit niedriger Dichte in der zentral gelegenen Nekrose.

Nierentumoren

Wird eine Raumforderung der Niere durch klinische Untersuchung, Leeraufnahmen oder das AUG entdeckt und gibt die Sonographie den Hinweis, daß es sich nicht um eine klassische Zyste handelt (sondern unregelmäßige Begrenzung, Binnenechos oder Echoreichtum wie bei soliden Raumforderungen vorliegen), so muß sie als solider Tumor angesehen werden. Hier ist die CT indiziert. Bei der ohne und mit i.v. Kontrastmittelgabe durchgeführten CT lassen sich Tumoren detaillierter charakterisieren als durch den Ultraschall. Die CT kann das Ausmaß der Vaskularisierung, das Vorhandensein eines nekrotischen Tumorzentrums, das Vorliegen oder Fehlen einer lokalen Infiltration benachbarter Strukturen wie der Nierenvene und der Vena cava inferior aufzeigen. Wenn die beim Urogramm gefundene Raumforderung sehr groß und unregelmäßig begrenzt ist oder einen Einbruch ins Nierenhohlsystem zeigt oder wenn eine Hämaturie vorliegt, kann der Patient auch direkt, unter Umgehung der Sonographie, zum CT geschickt werden.

Bei Raumforderungen, die in der Sonographie zystisch wirken, bei der CT aber eine dicke Wand aufweisen, muß ein teilweise nekrotisierter oder zentral eingebluteter Tumor vermutet werden. Man kann dann eine perkutane Feinnadelpunktion durchführen, die eine spezifische Gewebsdiagnose liefern kann. Ist die aspirierte Flüssigkeit blutig oder dunkel und läßt sich aus dem Punktat keine Gewebsdiagnose ableiten, ist die chirurgische Exploration indiziert. Tumoren können gelegentlich von der Wand einer gutartigen Zyste ausgehen. Wenn dies der Fall ist, können sie eine Blutung aufweisen.

Der in **Abb. 14-46** gezeigte Patient ist ein 62 Jahre alter Mann mit rechtsseitigem Flankenschmerz und Mikrohämaturie. Sein Urogramm **(A)** zeigt eine große Raumforderung am rechten unteren Nierenpol, die am medialen Nierenrand eine Vorwölbung verursacht, das Nierenhohlsystem aufspreizt und den Ureter nach medial verlagert. Aufgrund der Hämaturie wurde der Patient direkt zur CT geschickt, wo ein großer Nierenunterpoltumor bestätigt wurde (**B** und **C**). Er weist niedrige CT-Schwächungswerte und ein unregelmäßig begrenztes Zentrum auf, wie man es bei einer zentralen nekrotischen Tumoreinschmelzung sieht. Ein solcher Befund ist beim **Nierenzellkarzinom** (Hypernephrom), als das sich auch dieser Tumor herausstellte, häufig. Die **Nierenarteriographie** und die **Nierenphlebographie** sind zur Abklärung der Gefäßversorgung und einer Nierenvenen- oder Vena-cava-inferior-Infiltration häufig indiziert. Im Abschnitt über die V. cava inferior wird später noch ein Fall mit einer solchen Kavainfiltration gezeigt werden. Darüber hinaus kann die Angiographie aber auch die Vaskularisierung des Tumors besser demonstrieren. Die arteriellen und venösen Phasen einer selektiven Arteriographie der rechten Niere bei einem anderen Patienten mit Nierenzellkarzinom sind in **Abb. 14-47** gezeigt. Sie lassen einen deutlich hypervaskularisierten Tumor erkennen, der die rechte Nierenvene nicht infiltriert.

Da sehr gut vaskularisierte Tumoren häufig nur mit einem erheblichen Blutverlust bei der Operation entfernt werden können, ist die präoperative **angiographische Embolisationstechnik** der Nierenarterie auf der entsprechenden Seite eine nicht selten durchgeführte Maßnahme. Durch den auch für die Arteriographie benutzten kleinkalibrigen Katheter kann der Radiologe kleine Mengen eines Embolisationsmaterials (häufig Gelfoam, eine Gelatineart) unter Durchleuchtungskontrolle injizieren. **Abbildung 14-47 C** zeigt die rechte Nierenarterie nach embolischem Verschluß. Die durch die ischämische Niere verursachten Schmerzen sind sehr stark, weshalb die präoperative Embolisation am Morgen der Operation, direkt nach der präoperativen Medikation und unmittelbar vor dem Eingriff, durchgeführt wird.

Intravenöse Kontrastmittel

Intravenös verabreichte radiologische Kontrastmittel, die von der Leber oder von den Nieren ausgeschieden werden, rufen sehr selten einmal unerwünschte Reaktionen hervor, und jeder Arzt sollte sich darüber im klaren sein, daß die i.v. Gabe von Kontrastmitteln zu einer solchen Reaktion führen kann, während der Patient untersucht wird.

Die Reaktionen können relativ schwach sein und mit Blässe, Wärmegefühl, Schwitzen, Übelkeit, Erbrechen und Angstgefühl einhergehen. Die Injektion oder Infusion sollte sofort gestoppt werden. Derartige Nebenwirkungen treten in etwa 1 bis 5% aller solcher Kontrastmitteluntersuchungen auf.

Sehr selten können Kontrastmittelreaktionen aber auch schwer sein und in ungefähr einem von 14 000 Untersuchungsfällen einen letalen Ausgang nehmen. Dieser ist in der Regel auf ein Herz-Kreislauf-Versagen infolge einer anaphylaktischen Reaktion zurückzuführen. Bei neuentwickelten Kontrastmitteln sind die Nebenwirkungsraten allerdings inzwischen niedriger.

> Keine dieser Untersuchungen sollte jedoch ohne Bereitstellung einer angemessenen Notfallausrüstung durchgeführt werden.

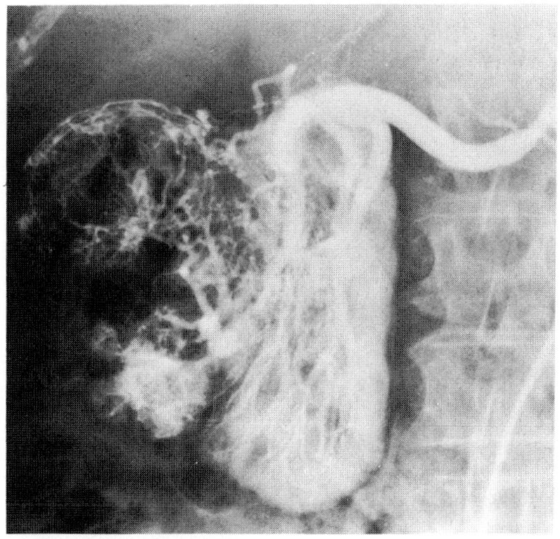

A

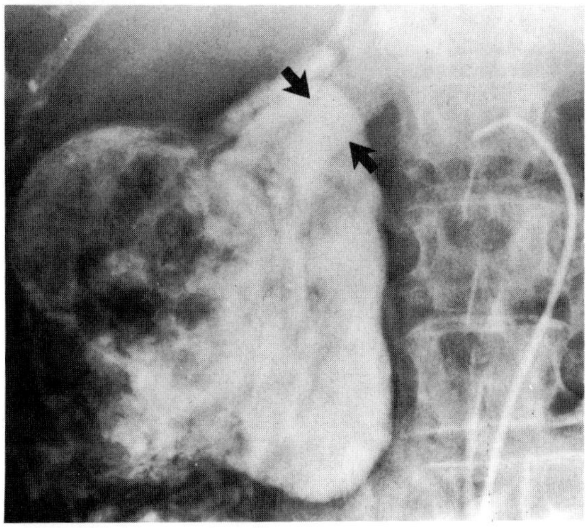

B

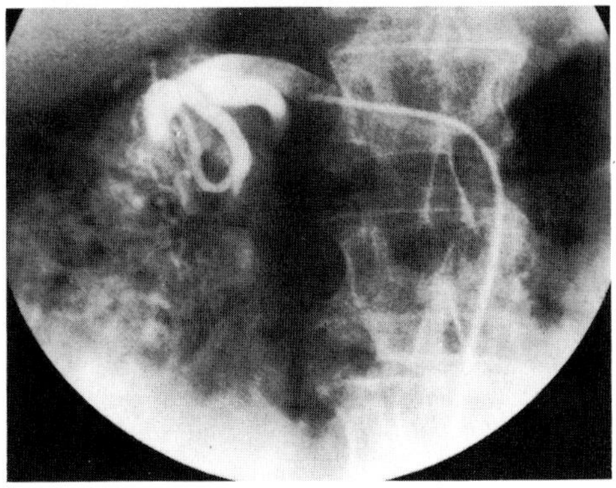

C

Abb. 14-47. Angiographie bei einem anderen Patienten mit Nierenzellkarzinom (Hypernephrom)
A. Die arterielle Phase der rechten Nierenangiographie zeigt einen großen, relativ gut vaskularisierten Tumor.
B. In der venösen Phase ergibt sich kein Hinweis auf einen Tumoreinbruch in die rechte Nierenvene *(Pfeile)*.
C. Angiographie der rechten Niere nach arterieller Embolisation.

Nierentrauma

Der Verdacht auf ein Nierentrauma liegt bei Patienten vor, die im Anschluß an einen Unfall oder Sturz eine Hämaturie und/oder Flankenschmerzen aufweisen. Es kann sich um ein leichtes Trauma handeln (Nierenkontusion mit Selbstheilungstendenz) oder um ein lebensbedrohliches (Nierenruptur, Riß der großen Nierengefäße). Zwischen diesen Extremen gibt es unterschiedliche Ausprägungen eines Nierentraumas, die eventuell eines chirurgischen Eingriffs bedürfen. Entsprechend besteht die Notwendigkeit, nicht nur die Diagnose eines Nierentraumas zu stellen, sondern auch das Ausmaß der Nierenverletzung zu ermitteln.

Das beste bildgebende Verfahren zur Untersuchung von Patienten mit Verdacht auf Nierenverletzung ist die Computertomographie **(Abb. 14-48).** Mit der CT können nicht nur kleinere Verletzungen besser als mit dem AUG erkannt werden, sondern es kann auch das Ausmaß der Verletzung beurteilt werden. So lassen sich Kontusionen und kleine kortikale Einrisse, die konservativ behandelt werden können, von schwereren Parenchymverletzungen unterscheiden, die operativ versorgt werden müssen. Natürlich wird man immer auch die CT-Befunde mit dem klinischen Zustand des Patienten korrelieren, den Eingriff beim instabilen Patienten beschleunigen und den Patienten mit konservativer Behandlung sorgfältig überwachen. Darüber hinaus ist die CT schneller durchzuführen als eine i.v. Urographie; sie erfordert weniger Manipulation am Patienten und bringt eine geringere Strahlenexposition mit sich. Bei der gleichen CT-Untersuchung können ohne erheblichen zeitlichen Mehraufwand die anderen Bauchorgane, die Lendenwirbelsäule und das Becken mituntersucht werden.

Wenn eine CT nicht verfügbar ist, kann ein Ausscheidungsurogramm durchgeführt werden, das unterschiedliche Befunde zeigen kann. Bei einer Nierenarterienverletzung nimmt die Niere in der Regel kein Kontrastmittel auf. Wenn ein Niereneinriß bis ins Nierenhohlsystem reicht, kann oft ein Kontrastmittelextravasat außerhalb der Niere und im Riß selbst nachgewiesen werden. Bei kleinen kortikalen Einrissen und perirenalen Blutungen ist die Nierenbegrenzung weniger gut zu sehen, und der Psoasrandschatten der entsprechenden Seite kann verschwinden. Verletzungen der Ureteren und der Harnblase können im Urogramm klar erkannt werden.

Der renale Hypertonus

Die arterielle Versorgung der Niere kann auf unterschiedliche Weise eingeschränkt werden. Im Rahmen eines akuten Ereignisses kann dies durch eine **Nierenarterienembolie** eintreten, wobei der Patient über einen akuten Flankenschmerz klagt. Selten wird das Lumen der Nierenarterie durch Druck von außen eingeengt. Viel häufiger geschieht dies durch **arteriosklerotische Veränderungen**, die zur Stenose oder zum Verschluß des

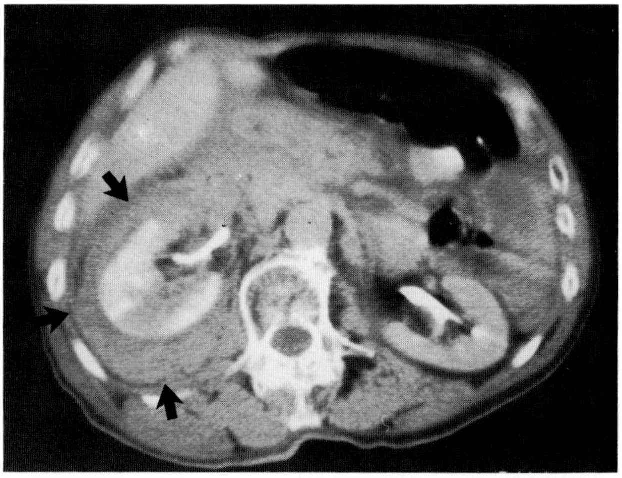
A

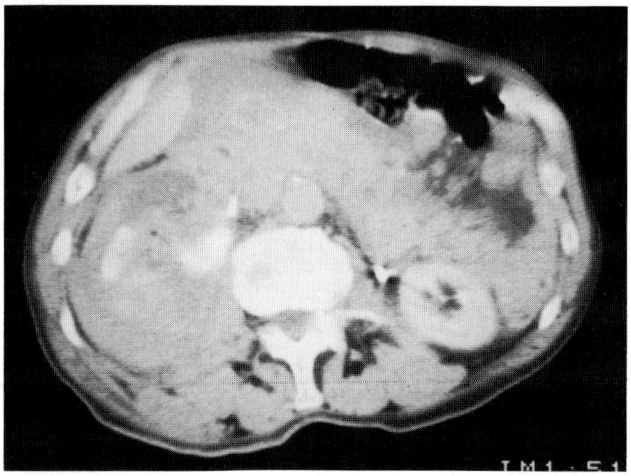
B

Abb. 14-48. CT-Schichten bei rechtsseitiger Nierenruptur
A. Die diagonal durch das Nierenparenchym verlaufende Dichteminderung entspricht einem Hämatom im Bereich der Ruptur. Das Hämatom ist vor allem durch die im Vergleich zum normalen Nierenparenchym fehlende Kontrastmittelanreicherung zu erkennen. Darüber hinaus besteht ein die Niere umgebendes Hämatom im Perirenalraum *(Pfeile)*.
B. Eine tiefergelegene CT-Schicht desselben Patienten zeigt die Trennung des Nierenunterpolparenchyms in zwei Anteile, die beide von einem perirenalen Hämatom umgeben werden.

Gefäßes führen. Dabei engen arteriosklerotische Plaques das Lumen mehr und mehr ein und können es gelegentlich vollständig verschließen. Eine weitere arterielle Gefäßerkrankung, die zur Nierenischämie führen kann, ist die **fibromuskuläre Dysplasie**.

Bei allen Erkrankungen kann die Einschränkung der arteriellen Blutversorgung den Nierenarterienstamm und/oder jeden seiner Äste betreffen. Entsprechend kann die ganze Niere oder nur ein kleiner Teil ischämisch werden. In bezug auf die Ausscheidungsfunktion kann ebenfalls die gesamte Niere oder nur ein entsprechend kleiner Teil betroffen sein. Die renale Ischämie, die durch erhöhte Reninausscheidung des distal der arteriellen Stenose oder des Verschlusses gelegenen Gewebes nachweislich zu einer Hypertonie führt, kann in einem geringen Prozentsatz als Ursache einer Hochdruckerkrankung nachgewiesen werden. Da eine solche Ursache gut zu behandeln ist, ist es wichtig, sie zu diagnostizieren. Sowohl bei jungen Patienten mit Hypertonus als auch bei Patienten mit neu aufgetretenem Bluthochdruck, mit Hypertonus in Kombination mit einem abdominellen Strömungsgeräusch, einer Niereninsuffizienz oder mit erhöhtem peripheren Reninblutspiegel sollten Sie an einen renovaskulär bedingten Hochdruck denken.

Bei klinischem Verdacht auf einen renalen Hypertonus sollte der Patient zu einer **Angiographie** überwiesen werden. Auch wenn bei der renalen Ischämie im Ausscheidungsurogramm eine verzögerte Kontrastmittelanreicherung bei verminderter Nierengröße nachweisbar sein kann, so ist das AUG dennoch keine geeignete *Screening*-(Vorfeld-) Untersuchung für den renalen Hypertonus. Findet sich bei der Arteriographie eine Nierenarterienstenose oder ein -verschluß, so sollte über einen Katheter selektiv aus beiden Nierenvenen je eine Blutprobe entnommen werden.

Zur definitiven Diagnose eines renovaskulären Hypertonus gehört neben dem Nachweis einer Nierenarterienstenose **(Abb. 14-49)** oder eines -verschlusses ein signifikant erhöhter Reninspiegel im Venenblut der entsprechenden Niere. Es ist wichtig, daß diese beiden Kriterien erfüllt sind, denn viele Patienten mit essentiellem Hypertonus können gleichzeitig auch noch eine Nierenarterienstenose aufweisen; in einem solchen Falle wäre mit der Beseitigung der Nierenarterienstenose noch keine Besserung des Hypertonus erreicht.

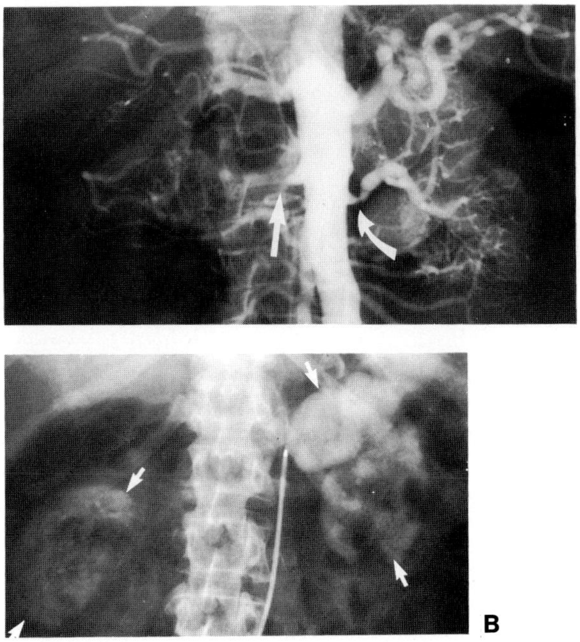

A

B

Abb. 14-49. Aortographie eines Patienten mit renalem Hypertonus
A. Die früharterielle Phase zeigt einen kompletten Verschluß der rechten Nierenarterie *(gerader Pfeil)* und eine Stenose der proximalen linken Nierenarterie *(gebogener Pfeil)*.
B. In der Spätphase ist eine kleine, im Vergleich zur Gegenseite schwach kontrastierte rechte Niere zu erkennen. Die Analyse einer Blutprobe aus der rechten Nierenvene ergab einen deutlich erhöhten Reninspiegel.

Patienten mit tatsächlich auf dem Boden einer Nierenarterienerkrankung entstandenem Bluthochdruck profitieren aber im allgemeinen von einer Beseitigung der Stenose oder der Umgehung eines Arterienverschlusses durch einen Bypass. Bei einigen Patienten mit ausgeprägten irreversiblen ischämischen Veränderungen im Endstadium kann zur Beseitigung des Hypertonus auch eine Nephrektomie erforderlich werden.

Die relativ begrenzte Rolle, die radiologische Verfahren bei der Abklärung von Patienten mit Hypertonus spielen, sollte jeder Arzt richtig erkennen, da die meisten Hochdruck-Patienten, die man in der Praxis sieht, einen essentiellen Hypertonus haben. Patienten mit renalem Hypertonus sind insgesamt recht selten; daher muß man sicherlich andere Formen des Bluthochdrucks ausschließen, bevor man die Nierenangiographie anordnet. Man sollte auch an die Aortenisthmusstenose denken und diese am (im Vergleich zu den Armen) erniedrigten Blutdruck an den Beinen erkennen. Ein endokrin bedingter, adrenerger Hypertonus sollte anhand des klinischen Bildes und der entsprechenden Laborparameter erkannt werden. Auch wenn Raumforderungen der Nebennieren mit der CT nachgewiesen

werden können, sollte sie erst bei entsprechend laborchemisch untermauertem Verdacht durchgeführt werden. Der behandelnde Arzt sollte Patienten mit schon länger bestehendem Bluthochdruck sicherlich nicht routinemäßig zum Ausscheidungsurogramm überweisen, insbesondere dann nicht, wenn sich unter antihypertensiver Medikation ein gutes Ansprechen abzeichnet.
Bei Patienten mit renalem Hypertonus auf dem Boden einer Nierenarterienstenose ist die **perkutane transluminale Angioplastie** (PTA) eine seit einigen Jahren erfolgreich eingesetzte Alternative zur gefäßchirurgischen Behandlung. Über eine perkutane Arteria-femoralis-Punktion wird ein Katheter mit Ballonspitze in die betroffene Nierenarterie bis zur Stenose vorgeschoben und der Ballon dann zur Dilatation der Stenose aufgeblasen. Die Erfolge dieser Methode gleichen denen der Operation, und häufig läßt sich ein dramatischer Rückgang des Blutdrucks bis auf normotensive Werte beobachten. Dieses Behandlungsverfahren hat sich vor allem bei älteren Patienten mit hohem Operationsrisiko bewährt.

Die Harnblase

Die Harnblase wird normalerweise beim Ausscheidungsurogramm durch Kontrastmittelfüllung dargestellt, dafür haben Sie bereits einige Beispiele gesehen. So können Erkrankungen, wie das Blasenkarzinom und auch Blasensteine, die Füllungsdefekte im Blasenlumen hervorrufen, bereits durch ein i.v. Urogramm nachgewiesen werden. Darüber hinaus lassen sich auch benachbarte Raumforderungen nachweisen, die die Blase verlagern. **Abbildung 14-50** zeigt eine Aufnahme aus dem Ausscheidungsurogramm eines älteren Mannes mit (gutartiger) Prostatahypertrophie. Sie sehen den Blasenboden durch die deutlich vergrößerte Prostata angehoben.

Eine noch bessere Kontrastierung der Blase kann durch die direkte Kontrastmittelinstillation in die Blase durch einen über die Urethra eingeführten Katheter erreicht werden. Bei diesem Vorgehen spricht man von einer **retrograden Zystographie**. In **Abb. 14-51** sehen Sie das Beispiel eines Patienten mit einem großen knotigen Blasentumor. Die retrograde Zystographie kann auch dann indiziert sein, wenn die Kontrastierung der Blase bei einem Patienten mit Niereninsuffizienz notwendig ist, bei dem die Nieren kein Kontrastmittel mehr konzentrieren können, oder bei Patienten, deren Blase sich wegen beidseitigem Ureterenverschluß nicht antegrad (mittels AUG) kontrastieren läßt.

Bei polytraumatisierten Patienten mit blutigem Ausfluß aus der Urethra wird routinemäßig ein **retrogrades Urethrozystogramm** durchgeführt, um mögliche Verletzungen der Urethra oder der Blase zu erkennen. Dabei wird sehr vorsichtig unter Durchleuchtungskontrolle über einen kleinkalibrigen Injektionskatheter Kontrastmittel in die Harnröhre gespritzt. Beim kreislaufinstabilen und überwachungspflichtigen Patienten kann dies

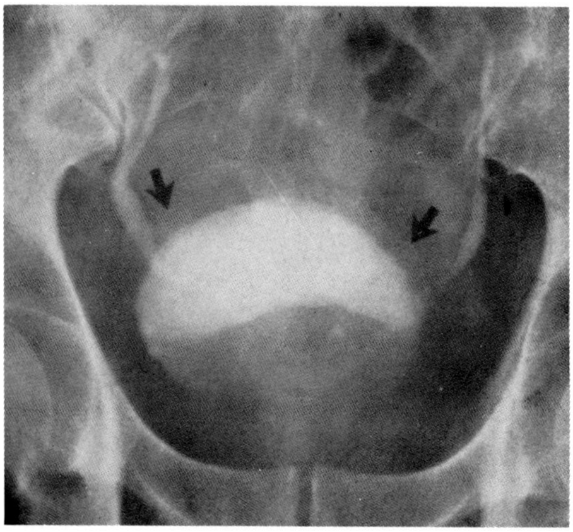

Abb. 14-50. Bildausschnitt der Blase aus dem Ausscheidungsurogramm eines Patienten mit Prostatahypertrophie. Der durch den angehobenen Blasenboden entstandene Füllungsdefekt entspricht der vergrößerten Prostata. Die *Pfeile* weisen auf die verdickte Blasenwand.

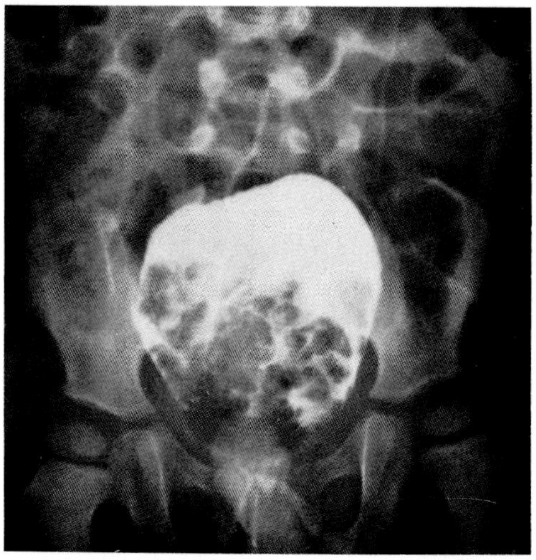

Abb. 14-51. Die retrograde Zystographie zeigt multiple, von Kontrastmittel umgebene Füllungsdefekte im Blasenlumen, die einem knotigen malignen Blasentumor entsprechen.

auch einmal im Notfallraum oder auf der Intensivstation mit einem fahrbaren Durchleuchtungs- bzw. Röntgengerät notwendig werden. **Abbildung 14-52 A** zeigt ein retrogrades Zystogramm eines polytraumatisierten Patienten mit einer Blasenruptur. Beachten Sie die Tropfenform der Blase, die durch Kompression der beiden seitlichen Blasenwände durch beidseitige Beckenhämatome hervorgerufen wird. Sie sehen ein Extravasat des Urin-Kontrastmittel-Gemisches durch die Blasenwand hindurch in das Weichteilgewebe des Beckens und auch in die Peritonealhöhle dringen. Wie es häufig der Fall ist, läßt sich das Extravasat leicht erkennen, doch bleibt die genaue Lokalisation der Blasenruptur unsicher. Nach einer Zystoskopie wurde zur Abklärung der Abdominalorgane eine CT-Untersuchung durchgeführt **(Abb. 14-52 B-E),** wobei keine weiteren Verletzungen gefunden wurden. Allerdings sieht man auf den vier hier wiedergegebenen CT-Schnitten das in die Peritonealhöhle gelaufene Kontrastmittel-Urin-Gemisch, dessen Ausdehnung sehr gut demonstriert wird.

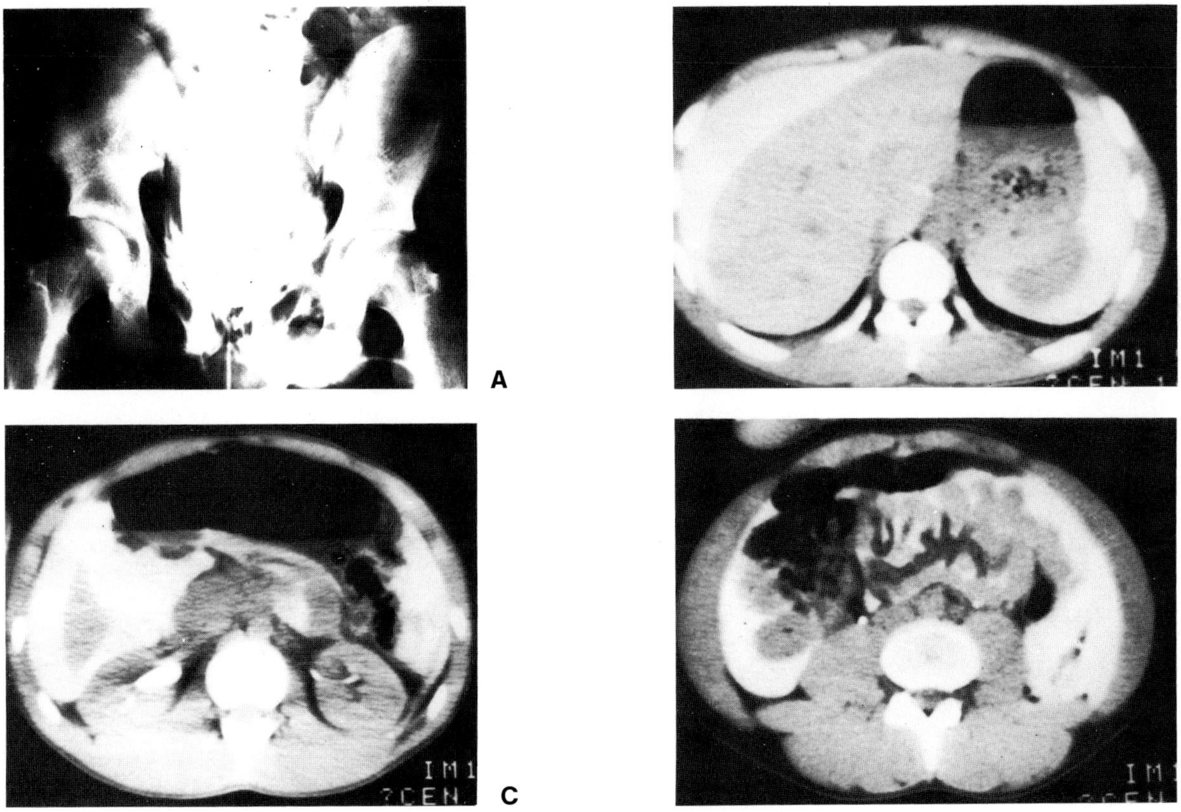

A B C D

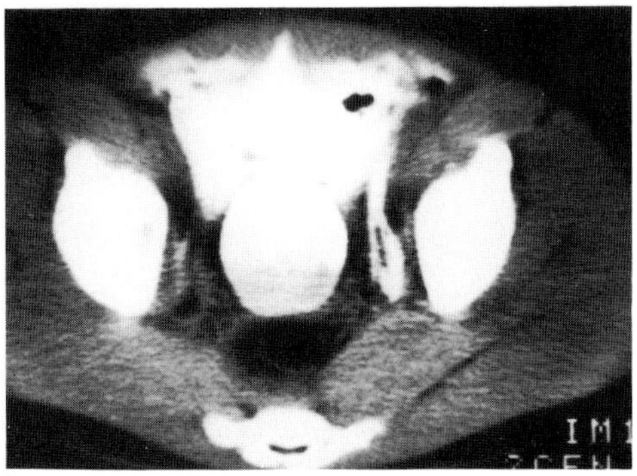

E

Abb. 14-52. Polytraumatisierter Patient mit Blasenruptur
A. Die retrograde Zystographie zeigt eine tropfenförmige Blase und Kontrastmittelextravasate.
B. Die nach i.v. Kontrastmittelgabe angefertigte CT-Schicht des Oberbauchs zeigt eine kontrastierte Flüssigkeitsansammlung (mit Kontrastmittel vermischter Urin, der über die Blasenruptur ausgetreten ist) in der Peritonealhöhle, die Leber, Magen und Milz umgibt.
C. Die CT-Schicht in Höhe der Nierenmitte zeigt den kontrastierten Urin um die unteren Leberanteile herum und in der linken parakolischen Rinne.
D. Auf dieser CT-Schicht durch den Unterbauch ist kontrastierter Urin in beiden parakolischen Rinnen zu erkennen.
E. Die CT-Schicht durch das Becken zeigt das in die vorderen Beckenweichteile und in die Peritonealhöhle ausgetretene Kontrastmittel.

Bitte merken Sie sich, daß die Blasenmukosa mit der **Zystoskopie** sehr gut beurteilt werden kann. Wenn der Verdacht auf ein Blasenkarzinom besteht, das aber im Rahmen des AUG nicht zu sehen ist, wird gewöhnlich die Zystoskopie durchgeführt. Darüber hinaus läßt sich mit dem Urogramm nur das Lumen der Blase beurteilen, nicht aber die Dicke der Blasenwand. Daher sind Ultraschall, CT und MRT bei der Diagnostik von Blasenerkrankungen, die in erster Linie die Blasenwand und das umgebende Gewebe und weniger das Lumen betreffen, sehr hilfreich. So kann beispielsweise beim Festlegen des Tumorstadiums (Staging) eines Blasenkarzinoms die CT, besser noch die MRT, die Beteiligung der Blasenwand und das Vorliegen oder Fehlen einer Infiltration in die benachbarten Beckenstrukturen zeigen.

Die Nebennieren

Die CT und die Sonographie haben als bildgebende Verfahren die Diagnostik bei Nebennierenerkrankungen erheblich verbessert. Bevor diese Verfahren verfügbar waren, wurden Patienten mit entsprechender Fragestellung mit zeitaufwendigen und unbequemen angiographischen Verfahren untersucht, um Vergrößerungen oder Tumoren der Nebennieren zu erfassen. Größere Raumforderungen der Nebennieren können mit dem Ultraschall bereits leicht erkannt werden, doch werden Patienten mit Verdacht auf eine Nebennierenerkrankung gewöhnlich zur CT überwiesen, da diese eine feinere anatomische Auflösung gewährleistet und dadurch auch sehr kleine Nebennierenveränderungen aufzudecken sind.

Im CT stellt sich die normale rechte Nebenniere überwiegend als schmale, lineare oder V-förmige Struktur dar, die linke Nebenniere erscheint ebenfalls schmal und überwiegend V- oder Delta-förmig. Sie haben schon Beispiele für normale Nebennieren am Schluß von Kapitel 11 gesehen. Die Indikation zur CT der Nebennieren umfassen den paroxysmalen Hypertonus bei Verdacht auf ein Phäochromozytom, die klinischen Befunde einer Morbus Cushing oder eines anderen Hypersekretionssyndroms der Nebennierenrinde und eine im Bereich der Flanke oder des Abdomens neu aufgetretene Raumforderung, die einem Nebennierenkarzinom oder einem Neuroblastom entsprechen kann. Darüber hinaus werden die Nebennieren routinemäßig bei der Stadieneinteilung (Staging) des Bronchialkarzinoms computertomographisch untersucht, da dieses Karzinom sehr häufig in die Nebennieren metastasiert.

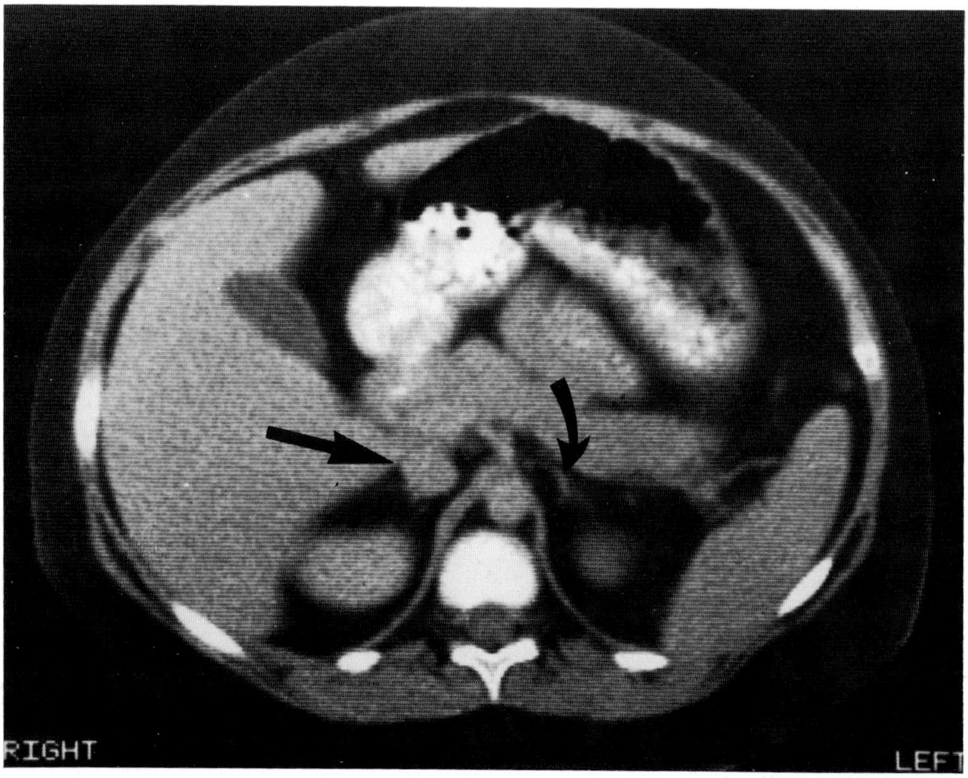

Abb. 14-53. Vergrößerung der rechten Nebenniere *(gerader Pfeil)* durch ein Aldosteronom (aldosteronproduzierendes Nebennierenrindenadenom). Der *gebogene Pfeil* zeigt auf die normale linke Nebenniere.

Bei der **Nebennierenhyperplasie** wird eine beidseitige Vergrößerung der Nebennieren im CT beobachtet. Eine einseitige Vergrößerung weist in der Regel auf einen gut- oder bösartigen Nebennierentumor hin, beispielsweise ein **Phäochromozytom**, ein **Nebennierenrindenadenom** oder ein **Karzinom**. Ein metastatischer Nebennierenbefall kann jedoch eine ein- oder beidseitige Vergrößerung der Drüsen hervorrufen. Daher ist es unbedingt notwendig, die CT-Befunde mit den klinischen (einschließlich laborchemischen) Befunden zu korrelieren. Die in den **Abb. 14-53** bis **14-55** gezeigten Patienten weisen alle eine Vergrößerung der rechten Nebenniere auf. Der Patient in **Abb. 14-53** hat ein aldosteronproduzierendes Nebennierenadenom (Aldosteronom), der in **Abb. 14-54** ein Phäochromozytom und der Patient in **Abb. 14-55** weist eine Bronchialkarzinommetastase auf. Mit der MRT läßt sich häufig eine bessere Differenzierung zwischen den einzelnen Nebennierenveränderungen erzielen als mit der CT.

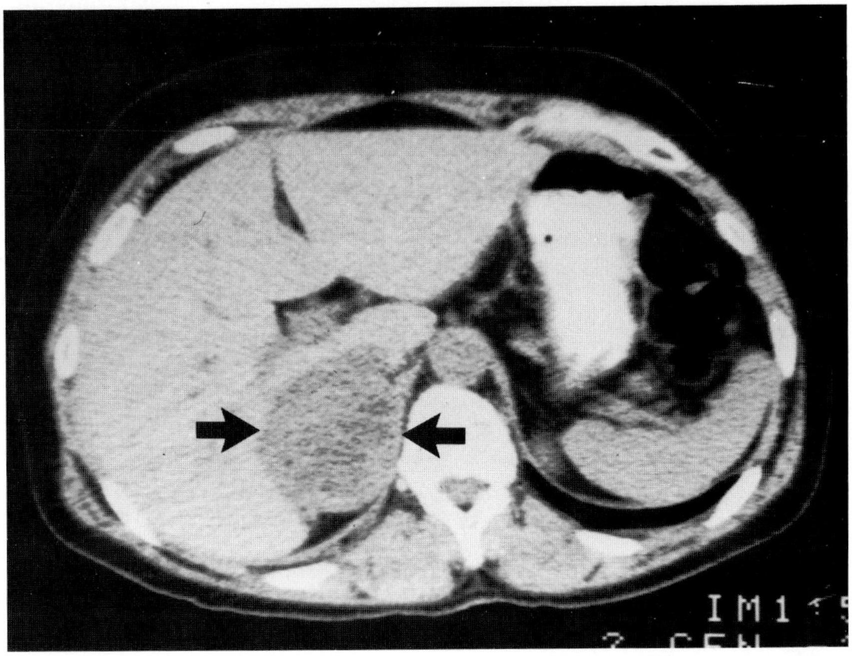

Abb. 14-54. CT-Bild eines Patienten mit einem großen rechtsseitigen Phäochromozytom der Nebenniere *(Pfeile)*

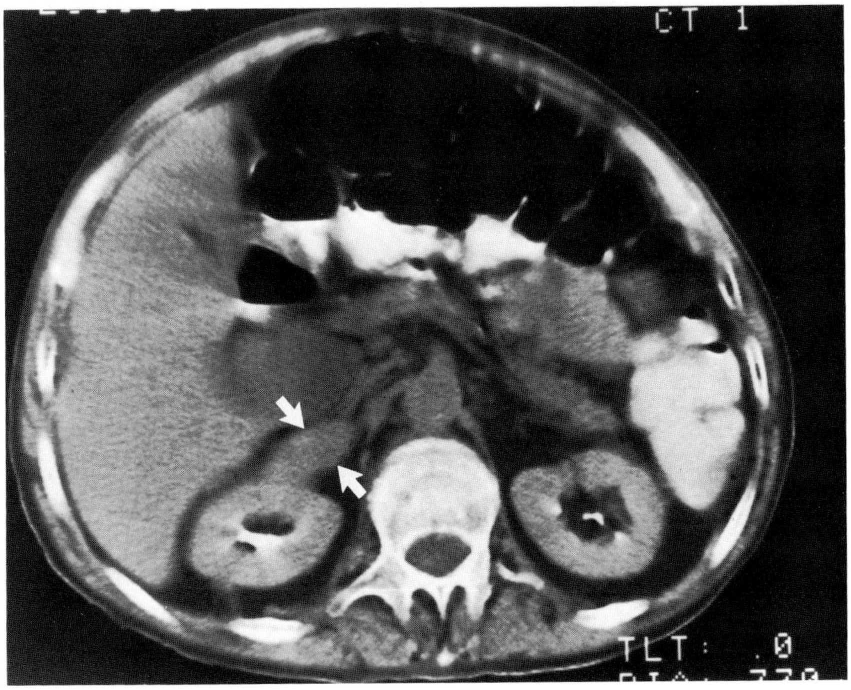

Abb. 14-55. Durch eine Bronchialkarzinommetastase verursachte Vergrößerung der rechten Nebenniere *(Pfeile)*

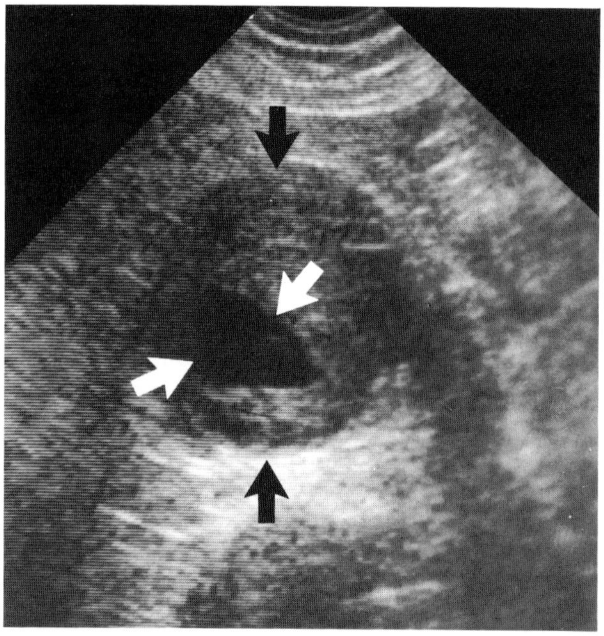

A

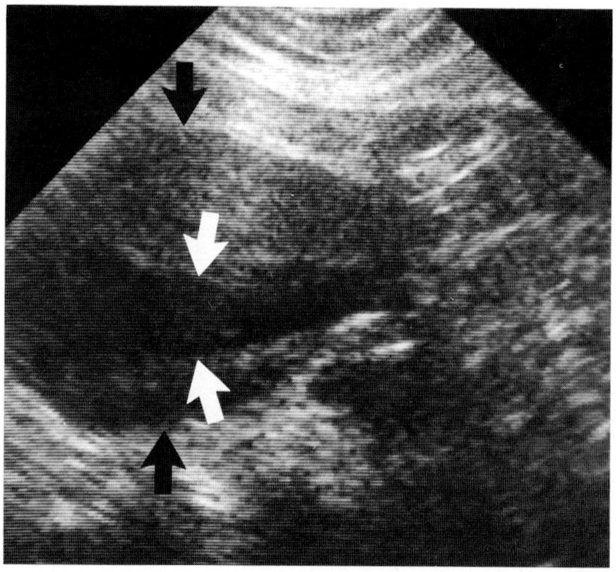

B

Abb. 14-56. Patient mit einem abdominellen Aortenaneurysma
A. Auf der axialen Ultraschallschicht ist das große Aneurysma zu erkennen. Die *schwarzen Pfeile* kennzeichnen die Gesamtgröße des Aneurysmas, die *weißen Pfeile* das blutdurchflossene Lumen. Der dazwischenliegende Raum entspricht randständigen Thrombosierungen.
B. Sagittale Ultraschallschicht durch denselben Patienten, der Kopf liegt links, die Füße rechts des Bildes. Auch hier zeigen wieder die *schwarzen Pfeile* die gesamte Ausdehnung des Aneurysmas und die *weißen Pfeile* das durchflossene Lumen an.

C (auf S. 291). Die seitliche Aortographie zeigt, daß das Aneurysma unterhalb der nach vorne verlaufenden Arteria mesenterica superior **(sma)** und der nach dorsal verlaufenden Nierenarterien *(Pfeile)* beginnt.

Das Aortenaneurysma

Die Arteriosklerose ist der häufigste Grund, der zur bildgebenden Untersuchung der Aorta führt, sei es zur Abklärung ischämischer Symptome der unteren Extremitäten oder eines vermuteten Aortenaneurysmas. Im ersten Fall können zur Ischämie führende arterielle Stenosen oder Verschlüsse im gesamten Bereich zwischen Aorta und Fußarterien lokalisiert sein. Bei Patienten, deren Symptome eine Behandlung erfordern, wird gewöhnlich eine **Arteriographie** durchgeführt, die den Bereich vom Abgang der Nierenarterien über die Becken- und Beinarterien bis zu den Fußarterien einschließen sollte.

Zur Durchführung der Untersuchung wird ein Angiographiekatheter über eine perkutane Punktion in die Femoralarterie eingeführt und gegen den Strom mit seiner Spitze bis in die Aorta in Höhe des zwölften Brustwirbels vorgeschoben. Dann wird Kontrastmittel bolusartig in die Aorta eingespritzt, und man fertigt sofort Aufnahmeserien des Abdomens, Beckens und der Beine an. Der Gefäßchirurg kann dann entscheiden, welche Verschlüsse oder Stenosen durch eine Bypass-Operation überbrückt werden müssen. Patienten mit kurzstreckigen Arterienstenosen oder -verschlüssen sind häufig Kandidaten für eine angiographische Dilatation mittels eines Ballonkatheters (PTA, Technik vgl. S. 285).

> Ein abdominelles Aortenaneurysma ist zu vermuten, wenn bei der körperlichen Untersuchung des Bauches eine palpable, mittelständige und pulsierende Raumforderung gefunden wird. Dieses Aneurysma kann asymptomatisch oder mit Spontan- oder Druckschmerz verbunden sein. Die Unterscheidung ist sehr wichtig, da sie Einfluß auf die durchzuführende bildgebende Diagnostik hat. In der Regel stellen asymptomatische Aneurysmen keine Notfälle dar, und der klinische Verdacht kann mit der Ultraschalluntersuchung schnell, zuverlässig und kostengünstig bestätigt werden.

Abbildung 14-56 zeigt ein solches Beispiel bei einem 69 Jahre alten Mann mit einer großen, pulsierenden Raumforderung im Abdomen. Achten Sie darauf, daß mit der Ultraschalluntersuchung (**A** und **B**) zwischen wandständigem Thrombus und dem offenen, blutdurchströmten Lumen unterschieden werden kann. Darüber hinaus kann mit der Sonographie die Größe des Aneurysmas festgestellt werden. Die von der Aorta abgehenden Arterien sind hingegen mit dem Ultraschall häufig nicht so gut zu sehen, und möglicherweise kann durch ein Leck ausgetretenes freies Blut im Retroperitonealraum mit der Sonographie nicht so präzise identifiziert werden wie mit der CT. Ein bei der Ultraschalluntersuchung gemessener Durchmesser der Bauchaorta von über 4 cm entspricht in der Regel einem Aneurysma.

> Ein Patient mit einem symptomatischen Aneurysma sollte sofort notfallmäßig mit dem CT untersucht werden.

Das in **Abb. 14-57** gezeigte Notfall-CT stammt von einem Mann mit plötzlichen Schmerzen im Rücken und in der rechten Flanke. Bei der körperlichen Untersuchung fiel eine weiche, druckschmerzhafte und pulsierende Raumforderung im Abdomen auf. Das CT bestätigte nicht nur das Vorliegen eines Aneurysmas, sondern zeigte auch eine freie Blutansammlung im Retroperitoneum als Hinweis auf eine akute Perforation. Der Patient wurde sofort in den Operationssaal gebracht und das perforierte Aneurysma erfolgreich reseziert.

Bitte merken Sie sich, daß bei Patienten mit einer klinisch schon offensichtlichen Aneurysmaperforation der Weg sofort in den OP führen sollte und nicht erst über das CT. Diese Untersuchung ist für noch kreislaufstabile Patienten mit nicht gesicherter Diagnose reserviert. Findet sich in der CT kein Hinweis auf ein Leck, so kann diesen Patienten eine unnötige Notfallaparotomie erspart werden. Darüber hinaus ist die CT auch bei asymptomatischen Patienten mit Verdacht auf ein Aneurysma hilfreich, bei denen große Mengen an Darmgas die Ultraschalluntersuchung einschränken.

Sie werden sich fragen, warum Patienten mit Bauchaortenaneurysmen zum Teil immer noch angiographisch untersucht werden, wenn doch die CT bereits so viele Informationen liefert. Die Angiographie bietet jedoch eine gute Beurteilungsmöglichkeit, wie das Aneurysma in bezug auf die verschiedenen Aortenäste liegt. Diese Information ist für den Gefäßchirurgen und die Planung seines Eingriffs sehr wichtig. Die seitliche Aortographie in **Abb. 14-56 C** zeigt, daß das bereits mit dem Ultraschall diagnostizierte Aneurysma unterhalb der Arteria mesenterica superior, die nach ventral verläuft, und auch unterhalb der nach dorsal verlaufenden Nierenarterien beginnt. Patienten mit asymptomatischen Aneurysmen werden in der Regel präoperativ angiographiert. Bei symptomatischen Aortenaneurysmen wird je nach der speziellen klinischen Situation und Fragestellung eine Angiographie durchgeführt oder auf sie verzichtet. Sie sollten sich jedoch merken, daß mit der Angiographie

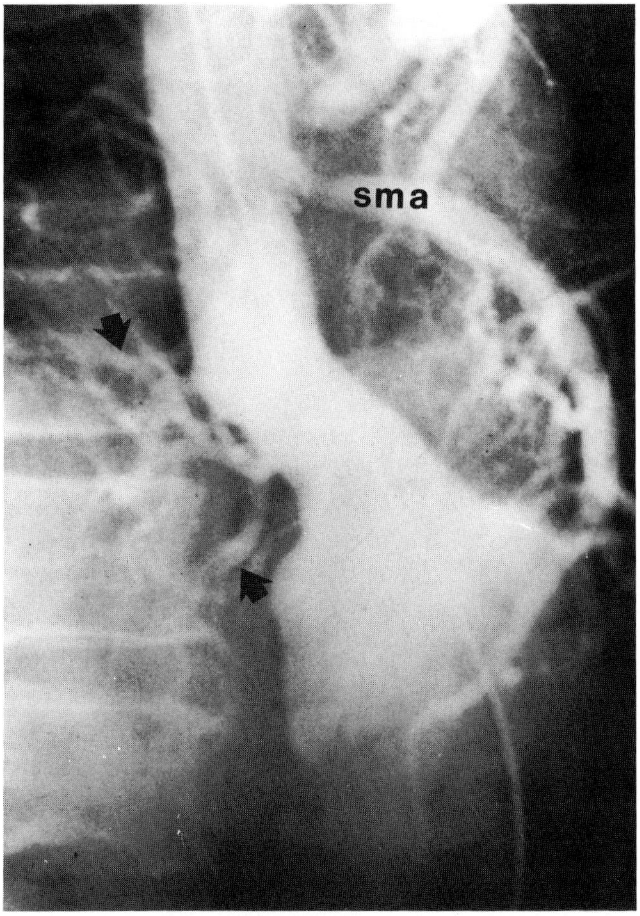

Abb. 14-56 C (s. S. 290)

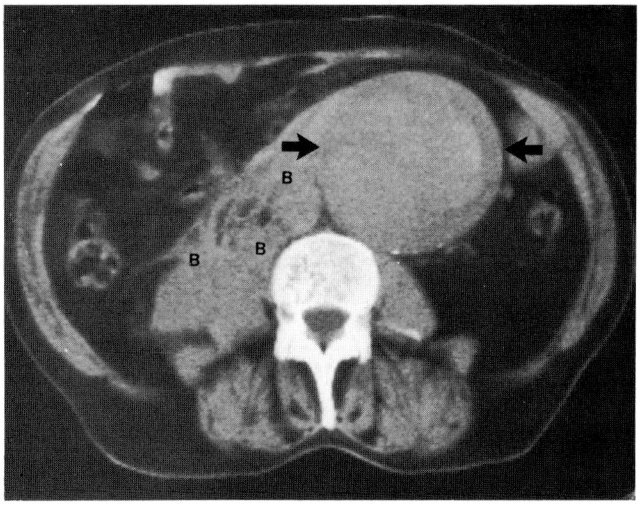

Abb. 14-57. CT-Bild eines Patienten mit Sickerblutung (B) aus einem abdominellen Aortenaneurysma. Die *Pfeile* kennzeichnen die gesamte Ausdehnung des Aneurysmas. B kennzeichnet das freie Blut innerhalb des Retroperitoneums. Dieser Patient wurde direkt vom CT-Raum in den OP gebracht, wo das Aneurysma reseziert und eine Gefäßprothese eingesetzt wurde; er erholte sich schnell wieder.

nur das Lumen des Aneurysmas, nicht jedoch seine gesamte Größe dargestellt werden kann. Darüber hinaus läßt sich mit der Angiographie in der Regel kein freies Blut im Retroperitoneum nachweisen. Die CT ist die Methode der Wahl, wenn eine Leckage vermutet wird und ein bildgebendes Verfahren erforderlich ist. Ein letzter Punkt: Vergessen Sie nicht, daß viele Bauchaortenaneurysmen verkalkt sind und bereits auf Leeraufnahmen erkannt werden können.

Die Vena cava inferior

Die Vena cava inferior kann mit verschiedenen Verfahren dargestellt werden, so zum Beispiel mit dem Ultraschall, der CT, der MRT und der **Kavographie**. Inzwischen sind Sie mit der runden oder spindelartigen Form der V. cava im CT und der prävertebralen Lage im Retroperitonealraum direkt rechts neben der Aorta schon recht vertraut. Zur Durchführung einer Darstellung der V. cava inferior wird ein Angiographiekatheter perkutan über eine Vena-femoralis-Punktion eingelegt und bis in eine Vena iliaca communis vorgeschoben. Dann wird bolusartig Kontrastmittel injiziert und gleichzeitig eine Röntgenbildserie des Abdomens angefertigt. Das Kontrastmittel fließt mit dem Blut in der V. cava nach oben, so daß diese in ganzer Länge bis zum Zwerchfell dargestellt wird. Die in die V. cava inferior drainierenden Venen sind dabei natürlich nicht wie die Äste der Aorta bei einer Aortographie kontrastgefüllt.

Die häufigsten Indikationen zur Darstellung der V. cava inferior sind die Fragen nach einer **Tumorinvasion** durch benachbarte Neoplasmen und nach Vena-cava-Thrombosen. Obgleich beide Fragestellungen häufig sehr gut durch Ultraschall, CT oder MRT beantwortet werden können, wird bei bestimmten oder weitergehenden Fragestellungen nicht selten noch eine Kavographie durchgeführt, da sie eine sehr genaue Beurteilung der Venenwand ermöglicht. Ein häufig in die untere Hohlvene infiltrierender Tumor ist das Nierenzellkarzinom. **Abbildung 14-58** zeigt einen solchen Fall bei einem 62jährigen Mann mit rechtsseitigem Flankenschmerz und Hämaturie. Vor kurzem bemerkte er auch eine plötzlich aufgetretene Schwellung am rechten Fußknöchel. Sein Ausscheidungsurogramm zeigte eine Raum-

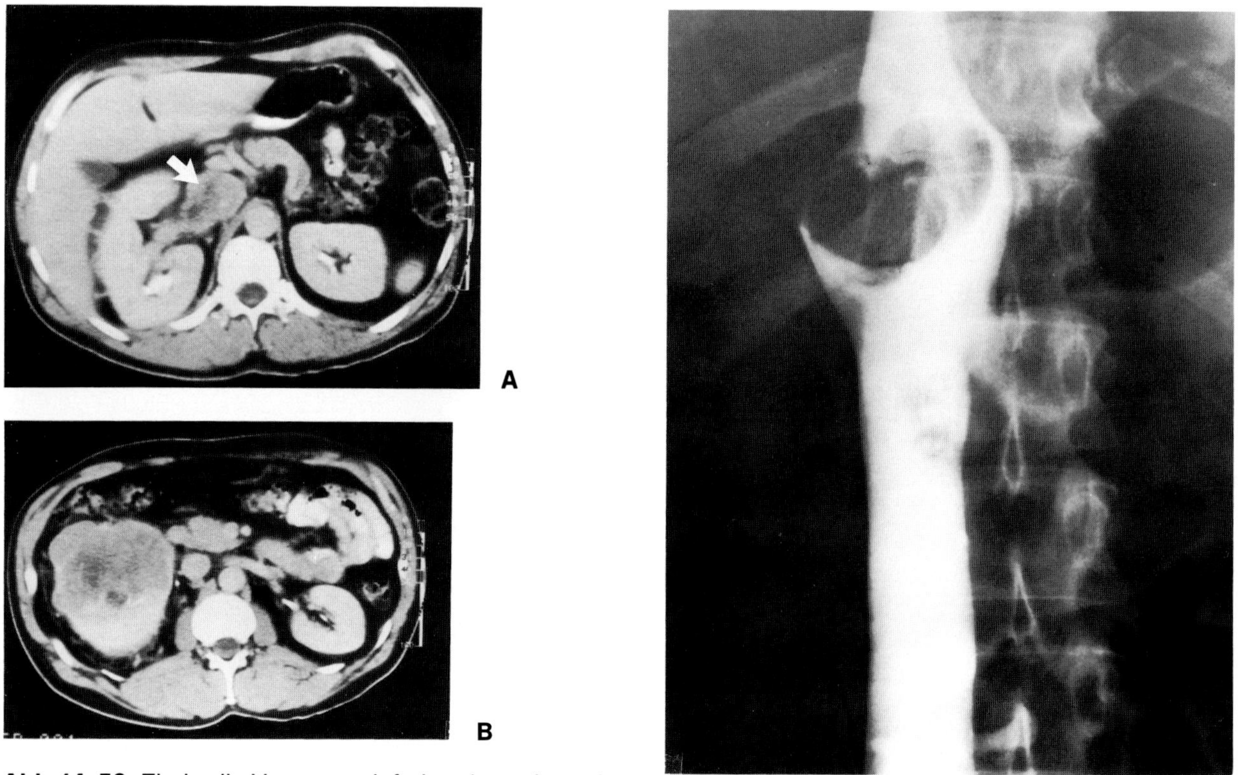

A

B

C

Abb. 14-58. Ein in die Vena cava inferior einwachsendes Nierenzellkarzinom

A. Das CT zeigt einen in die rechte Nierenvene und die Vena cava *(Pfeil)* eingewachsenen Tumoranteil mit relativ niedriger Dichte.

B. Die tiefergelegene CT-Schicht zeigt die maximale Tumorausdehnung und die zentrale Nekrose.

C. Die Kavographie zeigt die Kontrastmittelaussparung durch den von der rechten Nierenvene ausgehenden, einwachsenden Tumorthrombus.

forderung der rechten Niere, so daß ein CT angefordert wurde. Die in **Abb. 14-58 A** und **B** gezeigte CT-Untersuchung bestätigte einen Tumor im Bereich des Unterpols der rechten Niere, der in die V. cava inferior zu wachsen schien *(Pfeil)*. Achten Sie auf den für eine Nekrose typischen zentralen Anteil erniedrigter Dichte in Tumormitte. Die in **Abb. 14-58 C** gezeigte Kavographie ermöglicht eine klare Abgrenzung des Tumors, der nicht nur in die V. cava hineinreicht, sondern diese fast vollständig verschließt. Dies erklärt die Knöchelschwellung des Patienten.

Neben der Untersuchung der V. cava inferior ist der Radiologe auch mit therapeutischen Eingriffen, wie z. B. dem Einlegen eines **Vena-vaca-Filters**, befaßt. Dieses Verfahren wird bei Patienten angewandt, die tiefe Venenthrombosen in den unteren Extremitäten und/oder Lungenembolien aufweisen und bei denen eine absolute Kontraindikation für die Antikoagulationstherapie besteht. Der Filter verhindert, daß lebensbedrohliche Emboli aus der unteren Körperhälfte das Herz und die Lungen erreichen. Es gibt verschiedene Arten solcher Filter (auch „Kava-Schirm" genannt), und in **Abb. 14-59** ist ein Modell, der sogenannte Kimray-Greenfield-Filter, gezeigt. Sie werden in zusammengeklapptem Zustand über einen Venenkatheter und unter Durchleuchtungskontrolle in die V. cava vorgeschoben und dort entfaltet.

Eine tiefe Venenthrombose kann am zuverlässigsten durch eine **Beinphlebographie** nachgewiesen werden, bei der über eine dünnkalibrige Nadel in eine Fußrückenvene Kontrastmittel eingespritzt wird. **Abbildung 14-60** zeigt einen Ausschnitt einer Phlebographie, die eine normale Vena femoralis zeigt. In **Abb. 14-61** sind die von Thromben ausgefüllte Vena poplitea und die Vena femoralis eines anderen Patienten zu erkennen.

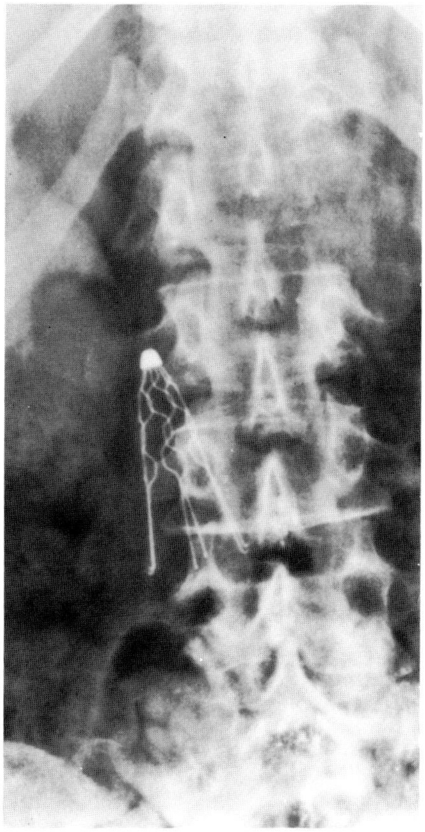

Abb. 14-59. Ausschnitt aus einer Abdomenleeraufnahme eines Patienten mit Vena-cava-Filter

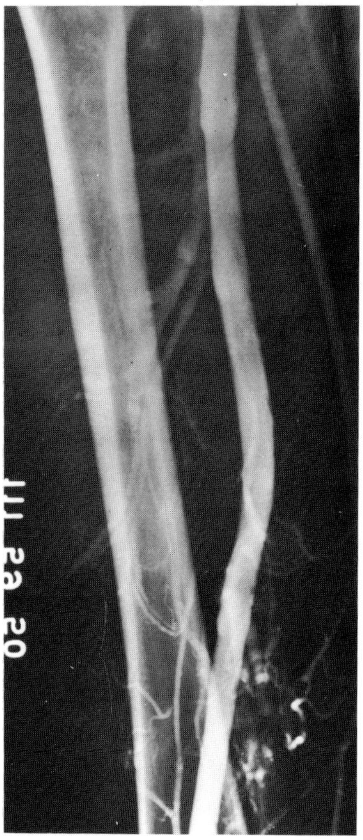

Abb. 14-60. Aufnahme aus einer normalen Beinphlebographie mit regelrechter Kontrastfüllung der Vena poplitea und der Vena femoralis

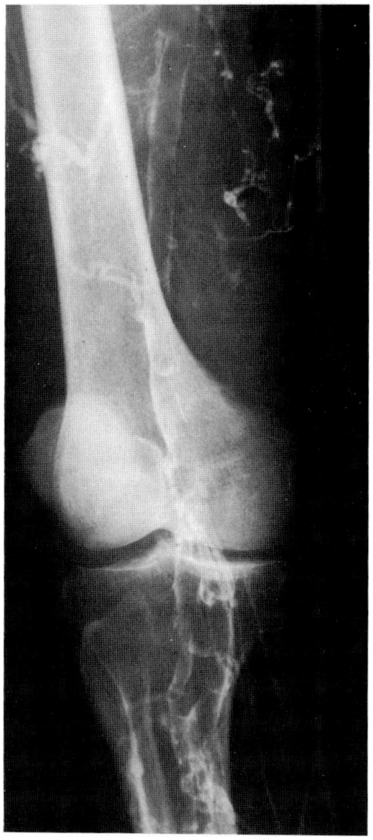

Abb. 14-61. Aufnahme aus einer Beinphlebographie bei einem Patienten mit tiefer Venenthrombose. In der Vena femoralis und Vena poplitea sind ausgedehnte Blutkoagel (lange Füllungsdefekte) zu erkennen, die von schmalen Kontrastmittelstraßen umflossen sind.

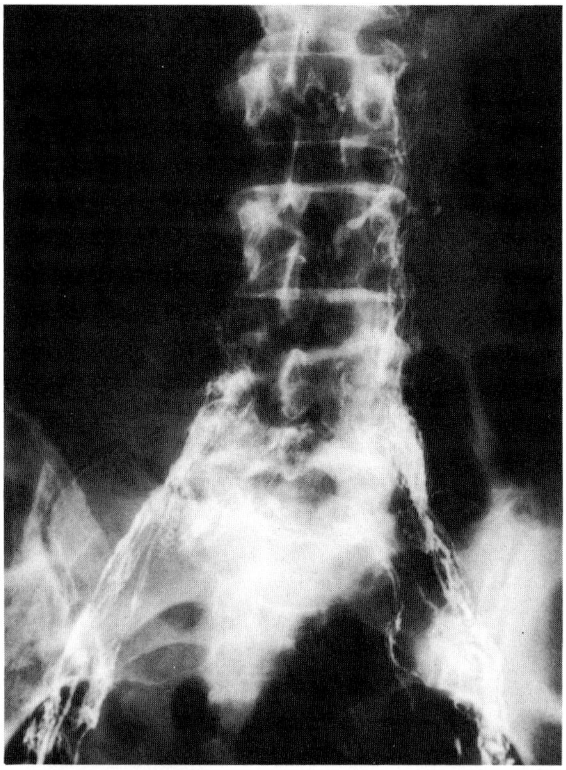

A

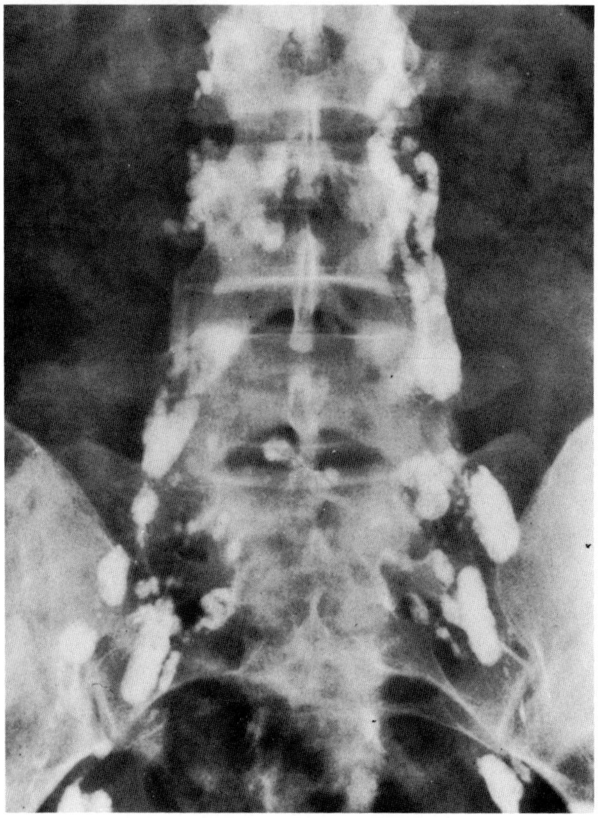

B

Abb. 14-62. Normale Lymphographie
A. Phase der Lymphgefäßkontrastierung
B. Phase der Lymphknotenkontrastierung, 24 Stunden später.

Retroperitoneale Lymphknotenerkrankungen

Die retroperitonealen Lymphknoten werden hauptsächlich durch die CT und gelegentlich im Rahmen einer **Lymphographie** dargestellt. Da die CT leichter und schneller durchzuführen ist, von den Patienten besser toleriert wird und auch weniger kostenintensiv ist, hat sie die Lymphographie als primäre Untersuchung beim Staging maligner, auch die retroperitonealen Lymphknoten befallender Erkrankungen abgelöst. Die CT kann zwar vergrößerte Lymphknoten gut darstellen **(Abb. 14-64),** aber metastatisch oder im Rahmen von Lymphomen befallene, normal große Lymphknoten nicht nachweisen. Retroperitoneale Lymphknoten bis zu einem Durchmesser von 1 cm im CT werden als normal angesehen. Daher wird die Lymphographie auch heute teilweise noch beim Staging von Lymphomen und Malignomen des Beckens, zum Beispiel des Zervixkarzinoms oder der Hodentumoren, eingesetzt, auch wenn die CT-Untersuchung unauffällig war.

Die Lymphographie ist eine schwierige Untersuchung, die den Einsatz des Patienten und des Radiologen erfordert. Zur Kontrastierung der iliakalen und paraaortalen Lymphknoten muß der Radiologe zunächst je ein Lymphgefäß an beiden Fußrücken nach einem kleinen Hauteinschnitt sondieren. Dann wird ein jodhaltiges Kontrastmittel langsam injiziert. Das Kontrastmittel wird passiv mit dem normalen Lymphfluß über die Lymphgefäße der Beine zum Becken und in das Retroperitoneum befördert. Innerhalb der ersten ein bis zwei Stunden sind nur die Lymphgefäße kontrastiert, später kontrastieren sich auch die Lymphknoten.

Doch wie findet der Radiologe ein kleines transparentes Lymphgefäß, so daß er es im Hautschnitt sondieren kann? Nach sorgfältiger Desinfektion und steriler Abdeckung beider Füße injiziert er eine kleine Menge blauen Farbstoffs intradermal im Bereich des ersten und vierten Zwischenzehenraums. Nach 10 bis 20 Minuten wird der blaue Farbstoff vom Lymphgefäßsystem aufgenommen, wodurch die Lymphgefäße sichtbar werden und zur Injektion von Röntgenkontrastmittel sondiert werden können. Diese ganze Prozedur dauert ungefähr zwei Stunden lang. Will man auch die Lymphgefäße darstellen, so werden Aufnahmen noch während der Kontrastmittelinfusion oder kurz danach angefertigt. Aufnahmen zur Darstellung der Lymphknoten werden dann am nächsten Tag durchgeführt.

Abbildung 14-62 verdeutlicht die beiden Phasen der Lymphographie bei einem Patienten mit normalen Lymphknoten. **A** stellt die Lymphgefäßphase dar, in der die feinen Gefäße gut, die Lymphknoten aber noch kaum zu erkennen sind. Achten Sie auf die vielen kleinkalibrigen iliakalen und paraaortalen Lymphgefäße, die sich in ihrem Verlauf den großen Blutgefäßen anschließen. In Höhe des ersten Lendenwirbels münden die paraaortalen Lymphgefäße in der Cisterna chyli. **Abbildung 14-62 B** zeigt die Lymphknotenphase der Lymphographie 24 Stunden später. Die Lymphgefäße enthalten kein Kontrastmittel mehr, dafür sind die Lymphknoten sehr viel besser zu sehen. Normale Lymphknoten stellen sich oval geformt dar und weisen eine homogene Verteilung des Kontrastmittels auf. Sie werden sich erinnern, daß die Cisterna chyli eine Erweiterung des Ductus thoracicus darstellt. Er mündet an der linken Vena subclavia, so daß das nicht in den Lymphknoten zurückgehaltene ölige Kontrastmittel in das Venensystem fließt und letztlich im Kapillarbett der Lunge aufgefangen wird. Auf diese Weise wird ein Teil des restlichen Kontrastmittels vom Patienten abgehustet. Für nicht anderweitig erkrankte Patienten stellt dies kein Problem dar.

> Sie sollten immer daran denken, daß die Lymphographie für Patienten mit schweren Lungenfunktionsstörungen oder mit einem kardialen Rechts-links-Shunt sehr gefährlich ist.

Der die Untersuchung durchführende Radiologe beschränkt die Kontrastmittelmenge bei jedem Patienten individuell auf ein möglichst geringes Maß.

Im Rahmen eines Lymphoms sind befallene Lymphknoten regelmäßig vergrößert und zeigen ein „schaumiges" Erscheinungsbild wie in **Abb. 14-63.** Bei metastatischem Lymphknotenbefall findet man einzelne oder multiple, wie ausgestanzt wirkende Kontrastmitteldefekte in normal großen oder vergrößerten Lymphknoten. Darüber hinaus können Metastasen die Lymphgefäße verlegen, so daß in der Lymphgefäßphase ein Kollateralkreislauf um einen Verschluß herum zu sehen sein kann. Direkt hinter dem Verschluß liegende Lymphknoten nehmen dann manchmal gar kein Kontrastmittel auf. Bei günstiger Lage kann ein im Rahmen des lymphographischen Staging gefundener Kontrastmittelspeicherdefekt vom Radiologen perkutan biopsiert und zytologisch untersucht werden. Natürlich können auch gutartige Erkrankungen wie Entzündungen eine Lymphknotenvergrößerung hervorrufen.

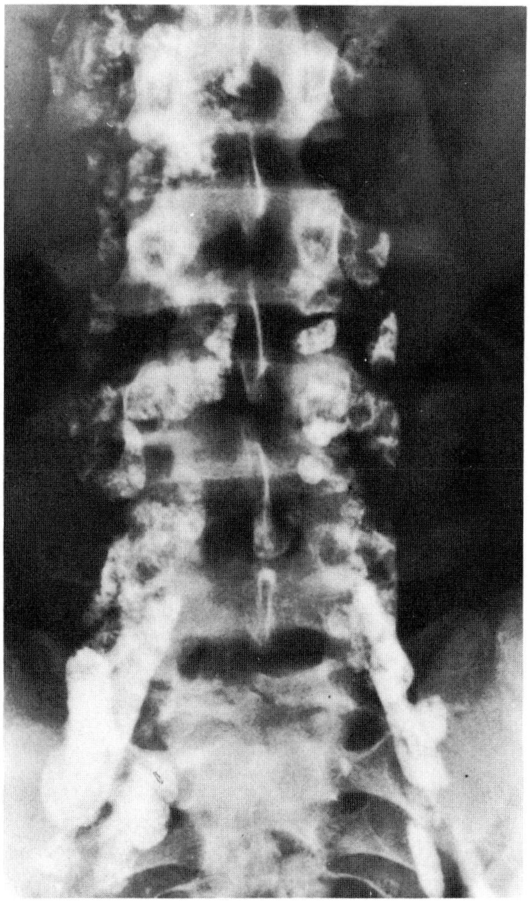

Abb. 14-63. Diese pathologische Lymphographie zeigt vergrößerte paraaortale/parakavale Lymphknoten mit Füllungsdefekten. Der Patient war an einem Lymphom erkrankt.

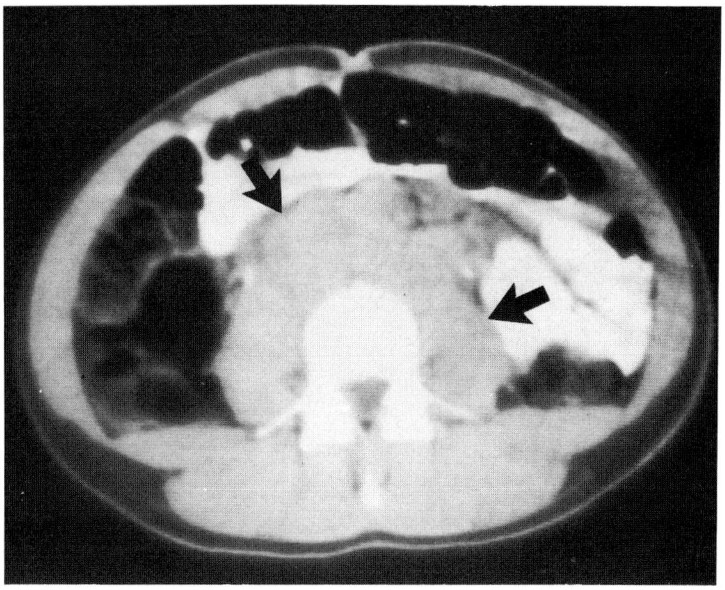

Abb. 14-64. CT-Schicht durch das Abdomen eines Patienten mit ausgedehnter Lymphadenopathie. Aorta, Vena cava inferior und Psoasmuskulatur sind von einer dicken Schicht vergrößerter Lymphknoten umgeben *(Pfeile)*.

Die akute gastrointestinale Blutung

Bei Patienten mit akuter, nicht sistierender und lebensbedrohlicher gastrointestinaler Blutung bietet die **Angiographie** sowohl die Möglichkeit der Lokalisierung als auch der Behandlung der Blutung. Nach selektiver arterieller Sondierung der für die Blutung in Frage kommenden Arterie kann die Quelle und die Lokalisation der gastrointestinalen Blutung durch Kontrastmittelinjektion häufig genau bestimmt werden. Anschließend kann durch Infusion einer vasokonstriktorisch wirksamen Substanz oder in manchen Fällen durch embolischen Verschluß der versorgenden Arterie die Blutung zum Stillstand gebracht werden. **Abbildung 14-65** zeigt einen Patienten mit akut blutendem Mangenulkus, **Abb. 14-67** einen Patienten mit akuter Blutung aus einem Kolondivertikel.

Die Angiographie ist bei den Patienten indiziert, die eine aktive gastrointestinale Blutung haben. Die angiographische Diagnose einer gastrointestinalen Blutung erfordert den Nachweis eines Kontrastmittelextravasates aus dem Lumen einer Arterie in den Darm. Eine aktive Blutung aus dem oberen Gastrointestinaltrakt läßt sich einfach durch den Nachweis von Blut aus dem Magensondenaspirat dokumentieren. Läßt sich auch nach kräftiger Spülung mit eisgekühlter Kochsalzlösung noch frisches, hellrotes Blut aspirieren, dann liegt die Quelle der aktiven Blutung gewöhnlich proximal des Treitz-Bandes. Der Nachweis einer aktiven Blutung des unteren Gastrointestinaltrakts ist um einiges schwieriger zu führen. Ein Patient mit langsamer Blutung aus einer Quelle im Dünn- oder Dickdarm kann intermittierend blutigen Stuhl absetzen, wobei es unklar bleibt, ob die Blutung zwischendurch sistiert hat oder nicht. Die Maßnahmen umfassen dann die Überwachung der Herz-Kreislauf-Funktion, der Blutwerte und der Häufigkeit von blutigen Stühlen.

Bei unklaren Fällen wird **die Blutung szintigraphisch** gesucht **(Abb. 14-66).** Dafür werden patienteneigene Erythrozyten mit einem Radioisotop markiert und dem Patienten wieder injiziert. Dann werden in kurzer Folge Szintigramme des Abdomens angefertigt. Normalerweise wird eine signifikante Aktivität nur über den großen Blutgefäßen gefunden. Ein positives Szintigramm wird häufig schon nach 10 bis 15 Minuten festgestellt; es zeigt eine Aktivitätsansammlung außerhalb des Gefäßsystems, dem Darm überlagert. Bei positivem Szintigramm wird zur morphologisch genauen Lokalisation der Blutungsquelle häufig eine Notfallangiographie durchgeführt, während bei negativem szintigraphischen Befund zu diesem Zeitpunkt keine Indikation für die Angiographie vorliegt.

Zu den akuten Blutungen des *oberen* Gastrointestinaltrakts, die mit der selektiven Angiographie lokalisierbar sind, gehören die bei Ösophagitis, Mallory-Weiss-Syndrom, Ösophagustumoren, akuter Gastritis, Magentumoren, Ulzera und Duodenaldivertikeln. Zu den

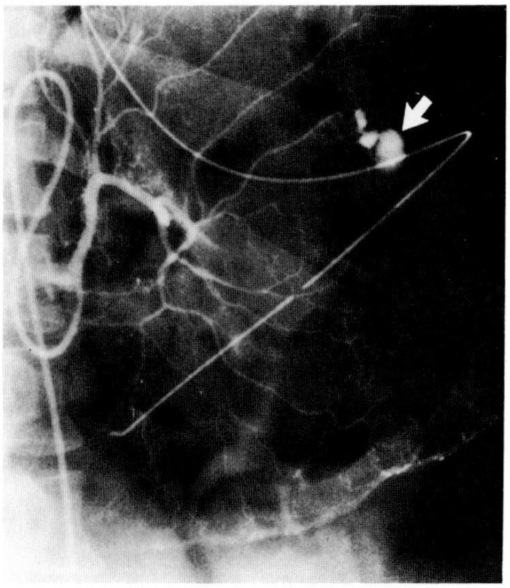

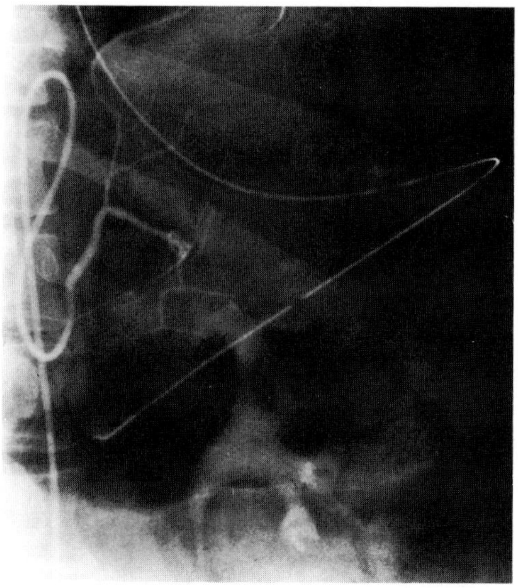

Abb. 14-65. Angiographie der Arteria gastrica sinistra bei einem Patienten mit blutendem Magenulkus
A. Der *Pfeil* zeigt auf das Kontrastmittelextravasat im Bereich der Blutung.
B. Die Kontrollangiographie nach Therapie durch Infusion einer vasokonstriktorischen Substanz in die A. gastrica sinistra zeigt einen verminderten Durchmesser der Arterie und ihrer Äste und ein Sistieren der Blutung.

Blutungsursachen des *unteren* Gastrointestinaltrakts gehören Kolondivertikel, Tumoren des Dünn- und Dickdarms und Gefäßmißbildungen. Da mit der Angiographie in erster Linie die Lokalisation einer Blutung und weniger deren Ursache festzustellen ist, werden diese Patienten häufig endoskopisch und, wenn die Blutung sistiert, auch mit Hilfe von Barium zur definitiven Diagnosestellung untersucht. Obwohl gastroösophageale Varizen angiographisch darstellbar sind, läßt sich eine Varizenblutung in der Regel nicht nachweisen. Idealerweise werden Patienten mit einer oberen Gastrointestinaltraktblutung vor der Angiographie endoskopiert, um Varizen auszuschließen und eventuell eine andere, offensichtliche Blutungsursache zu finden. Analog sollte bei Patienten mit akuter unterer Gastrointestinaltraktblutung eine Rektosigmoideoskopie zum Ausschluß einer rektalen Blutungsursache, zum Beispiel durch Hämorrhoiden, durchgeführt werden.

> Ist die Durchführung einer Angiographie möglich und erforderlich, so sollten auf der Suche nach einer Blutungsquelle zuvor keinerlei Barium-Untersuchungen durchgeführt werden, da Bariumreste den angiographischen Nachweis einer Blutung erschweren oder unmöglich machen können.

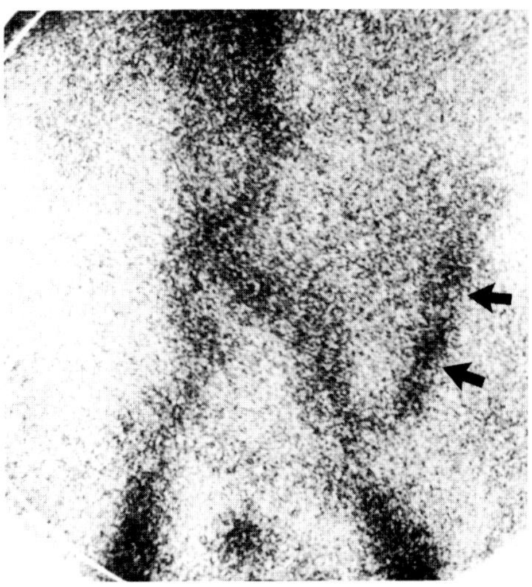

Abb. 14-66 *(oben)*. Szintigraphischer Blutungsnachweis mit Aktivitätsanreicherung im Verlauf des unteren Colon descendens *(Pfeile)*

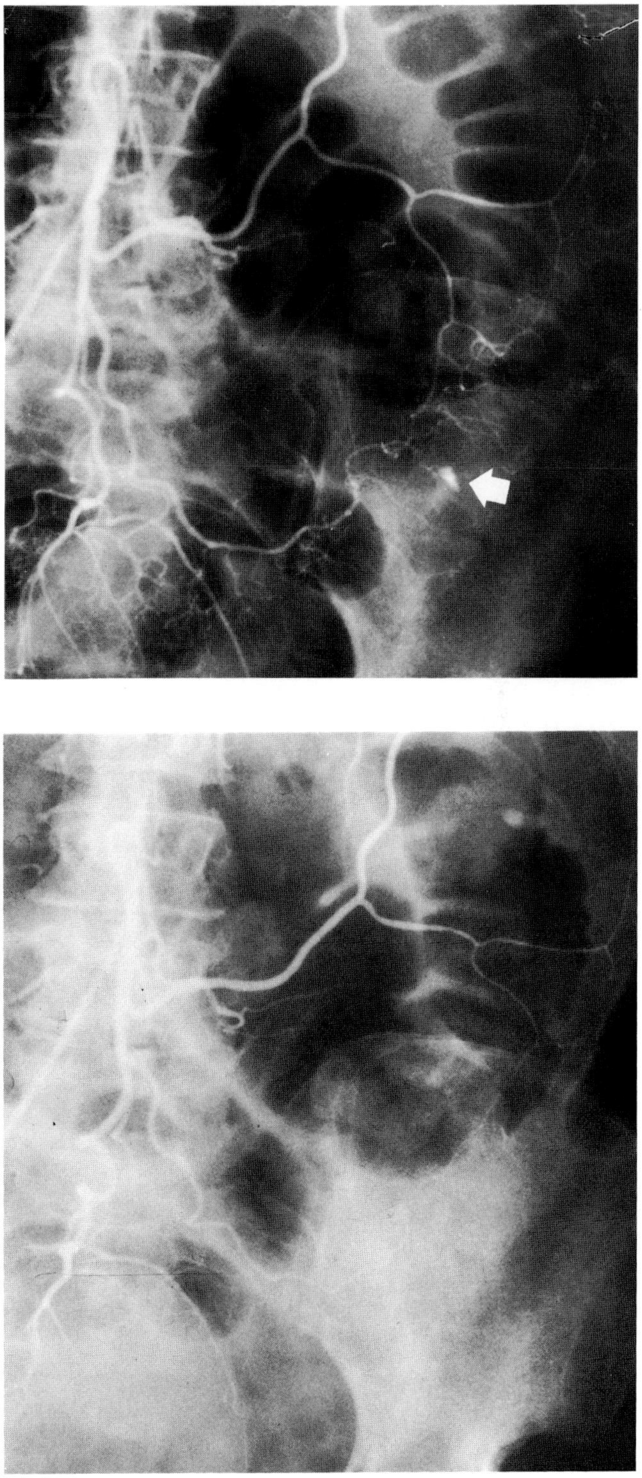

A

B

Abb. 14-67 *(rechts)*. Arteria-mesenterica-inferior-Angiographie eines Patienten mit blutendem Kolondivertikel
A. Der *Pfeil* zeigt auf die Blutungsstelle (Kontrastmittelextravasat) im unteren Colon descendens.
B. Die Kontrollangiographie nach Behandlung mit einer vasokonstriktorischen Substanz zeigt keine weitere Blutung.

Kapitel 15

Knochen

Wie man Röntgenbilder des Knochens analysiert

Die Knochen sind sehr viel interessanter, als die meisten Studenten es in den ersten Jahren des Medizinstudiums annehmen. Unter dem Aspekt langweiliger Merkübungen, wie etwa bei den Ursprüngen und Ansätzen von Muskeln, kann wohl kein Bereich der Medizin sehr spannend erscheinen, und manchmal liegt in Erinnerung an diese schwierige und ermüdende Aufgabe ein dunkler Schatten über dem Thema Knochen, gelegentlich sogar noch zu einem Zeitpunkt, zu dem das Organ Knochen wegen seiner Mitbeteiligung an Stoffwechselerkrankungen untersucht wird.

Sie können es sich jedoch nicht leisten, die Knochen zu vernachlässigen und nicht über ihre Funktion, ihre Veränderungen, ihr Wachstum und ihre Struktur beim Gesunden und beim Kranken Bescheid zu wissen. Sie müssen sich zum Beispiel vorstellen können, was im Skelett eines immobilisierten Patienten mit einer heilenden Oberschenkelfraktur vorgeht, und dies nicht nur in bezug auf die Frakturstelle, sondern auch im übrigen Körper als Reaktion auf die verstärkte Inaktivität. Der Arzt muß auch abschätzen können, in welchem Maß die metastatische Knocheninfiltration bei seinem Patienten die blutchemischen Werte beeinflußt.

Man muß die metabolischen Ursachen verstehen, die zur Ausbildung von Nierensteinen bei Patienten mit Hyperparathyreoidismus führen, bei denen der Knochenabbau stark erhöht ist und mit einem signifikanten Anstieg des Serumkalziums und der Kalziumausscheidung einhergeht.

Das Skelett darf nicht als ein statisches und von vornherein strukturell festgelegtes Gewebe angesehen werden. Es verändert sich während des Lebens ständig, und da die funktionelle Lebensdauer einer mikroskopischen Lamelle trabekulären Knochens oder eines Osteons (Havers-Segment) des kompakten Knochens nur etwa 7 Jahre beträgt, gibt es einen ständigen Knochenab- und -aufbau. Diese Vorgänge können schon unter normalen Umständen unterschiedlich ausgeprägt sein; bei Kindern, deren Skelett ja in einem ständigen Wachstumsprozeß ist, überwiegt der Knochenaufbau den Knochenabbau. Dagegen überwiegt beim älteren Menschen der

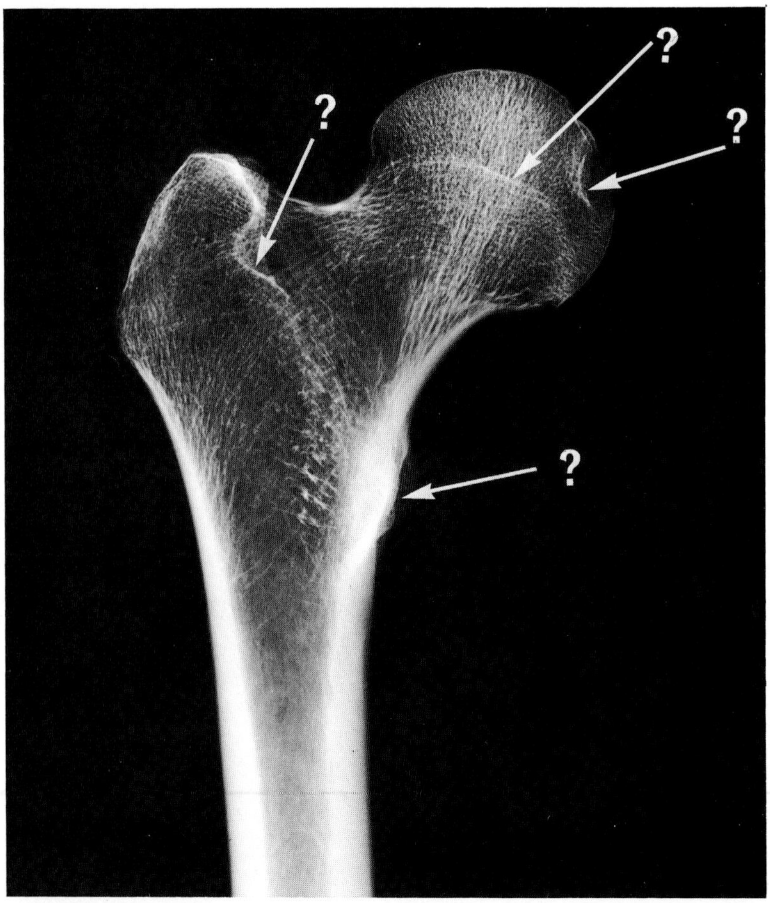

Abb. 15-1. Können Sie genau erklären, warum die auf dem Röntgenbild mit *Pfeilen* gekennzeichneten Details in dieser Weise zu erkennen sind und welchen anatomischen Strukturen sie entsprechen? (Siehe Text)

Knochenabbau den -aufbau, so daß seine Knochen langsam etwas dünner und zerbrechlicher werden.

Könnten all diese Veränderungen bei geschultem Auge und entsprechender Aufmerksamkeit mit verschiedenen bildgebenden Verfahren erkannt werden, so ist doch das Ausmaß und die Häufigkeit, mit der sie auf Röntgenbildern tatsächlich erkannt werden, von der radiologischen und medizinischen Erfahrung abhängig. Beginnen Sie also, die beiden Röntgenbilder dieser Doppelseite zu untersuchen, die vor allem wegen der anatomischen Knochenstrukturen gezeigt werden.

Sie werden in **Abb. 15-1** sicherlich die Fovea capitis femoris erkannt haben, aber haben Sie auch den weißen Verdichtungsstreifen in der Tiefe dieser kleinen Mulde im Femurkopf erklären können, der durch den tangential getroffenen kortikalen Knochen verursacht wird? Ähnlich ist es mit der weißen Verdichtungslinie, die den Femurkopf genau an der Stelle durchzieht, wo normalerweise die Epiphysenfuge liegt. Sie ist die tangential vom Strahlenbündel getroffene Platte aus hier dichter zusammenliegenden Trabekeln, die sich in dieser Weise beim Schluß der Wachstumsfuge nach Abschluß des Längenwachstums ausgebildet haben. Ein weiterer *Pfeil* zeigt auf den tangential getroffenen Knochenkamm des Trochanter major am Übergang zum Schenkelhals (an der dorsalen Fläche), der sich mit dem gesamten, davor liegenden trabekulären und kortikalen Knochen überlagert. Man muß sich Röntgenbilder des Knochens genauso wie Thoraxaufnahmen als eine Summation von mehreren, teilweise sehr vielen Einzelschatten vorstellen. Der vierte *Pfeil* deutet auf den Trochanter minor, dessen kompakte Oberfläche hier auch tangential getroffen wird. Sie können also all das, was Sie im ersten Kapitel anhand der gebogenen Blütenblätter und der Rosenstengel gelernt haben, auf die Analyse von Knochenaufnahmen übertragen.

Die Beine der Mumie in **Abb. 15-2** wurden nach dem Tode von einem alten ägyptischen Bestattungsmeister gebrochen, um den Körper in den kleinen Sarg hineinzubekommen, den der Einbalsamierer gerade zur Hand hatte. Die unteren Oberschenkelanteile wurden entfernt, und auch die Arme fehlen. Sie können sagen, daß dies die Mumie eines Kindes ist, da sich noch nicht geschlossene Epiphysenfugen an den Femurköpfen und den proximalen Enden der Tibiae nachweisen lassen. Die sekundären Ossifikationszentren an den Enden der langen Röhrenknochen sind röntgenologisch erstmals zu sehen, sobald sich im Zentrum der knorpeligen Anlage der Epiphysen mineralisierter Knochen bildet. Wachstum und Entwicklung der Epiphysen und der letztendliche Schluß der Wachstumsfuge können rönt-

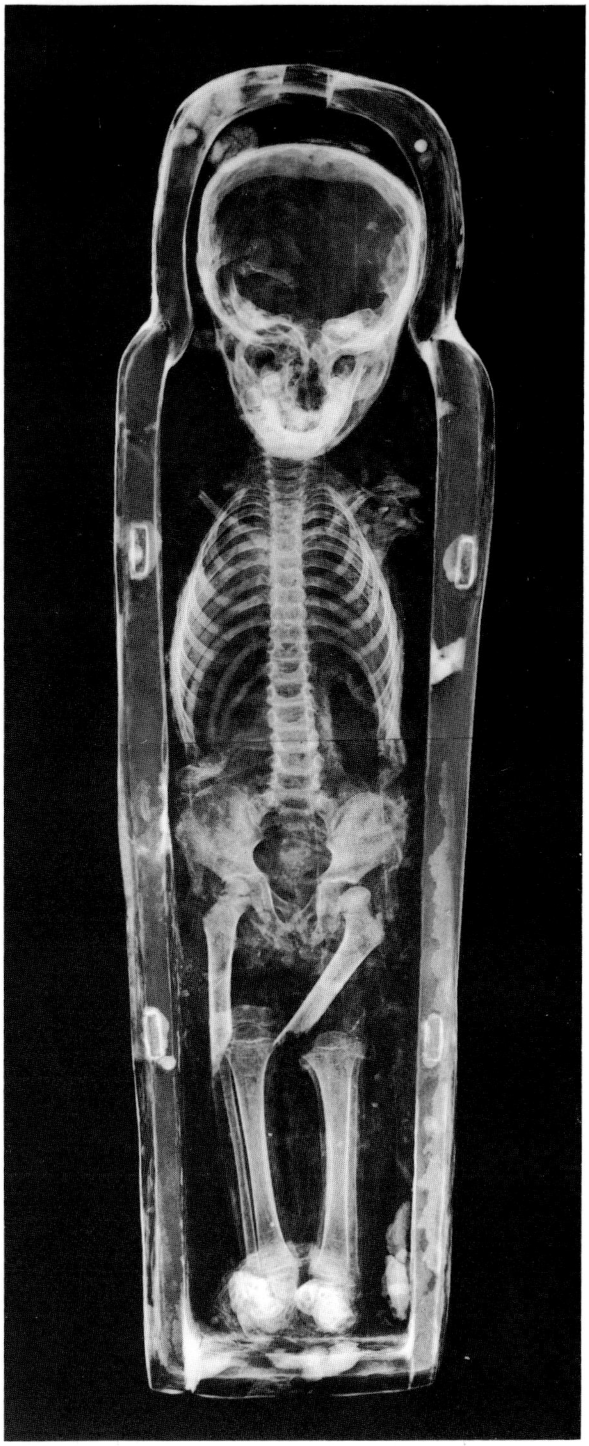

Abb. 15-2. Röntgenbild der Mumie eines Kindes. Was können Sie anhand der Überreste feststellen? Woher wissen Sie, daß es ein Kind ist? Wie könnte das Alter des Kindes zum Zeitpunkt des Todes bestimmt werden? (Siehe Text)

A

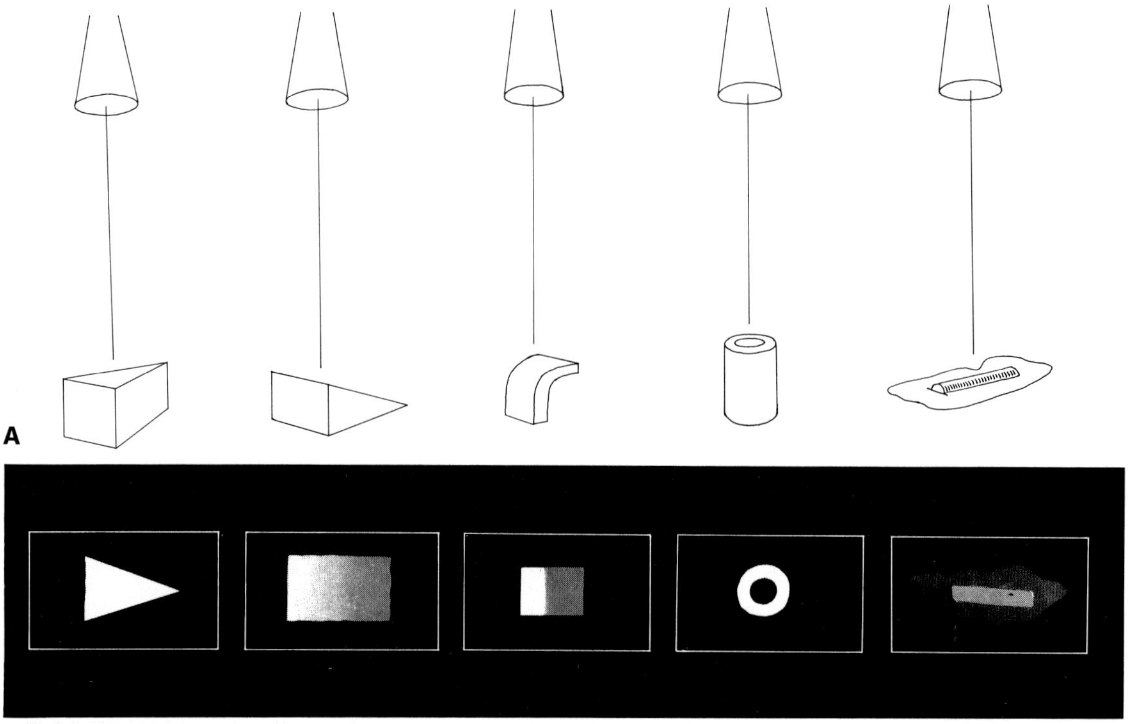

B

Abb. 15-3 siehe Text

genologisch dokumentiert werden, und sowohl das Erscheinen des Ossifikationszentrums als auch der Epiphysenfugenschluß treten normalerweise in einem bestimmten Alter auf, so daß auf diese Weise das Skelettalter einfach bestimmt werden kann.

Sehen Sie sich einige hypothetische Beispiele bestimmter Knochenstrukturen **(A)** und deren ungefähres röntgenologisches Erscheinungsbild **(B)** in **Abb. 15-3** an. Aufgrund der einfachen Regel der Summation führt der Keil in Abhängigkeit von der Richtung, in der er durchstrahlt wird, zu unterschiedlichen Röntgenschatten. Der Schatten des gebogenen Knochenstückes entsteht nach den gleichen Prinzipien, die Sie in Kapitel 1 für die Rosenblätter kennengelernt haben. Der in Längsrichtung getroffene Zylinder wird auf dem Röntgenbild zu einem dichten Kreis. Würde er seitlich geröntgt, würden sich zwei parallele Linien der tangential getroffenen Kortikalis zeigen, so wie Sie es im unteren Teil der **Abb. 15-4 C** sehen. Das dünne Knochenstück, das von einem dickeren Kamm durchzogen wird, zeigt sich auf dem Röntgenbild als eine graue Fläche mit einem darin liegenden weißen Streifen. Denken Sie auch daran, daß Sie in **Abb. 15-4 C** in Höhe des Trochanter minor nicht nur die Röntgenschatten des tangential getroffenen medialen und lateralen Kortikalisknochens sehen, sondern dazwischen auch zwei Schichten von in Aufsicht getroffenen Kompaktaknochen (der vorderen und hinteren Kortikalis), die sich dem im Markraum gelegenen trabekulären Netzwerk überlagern.

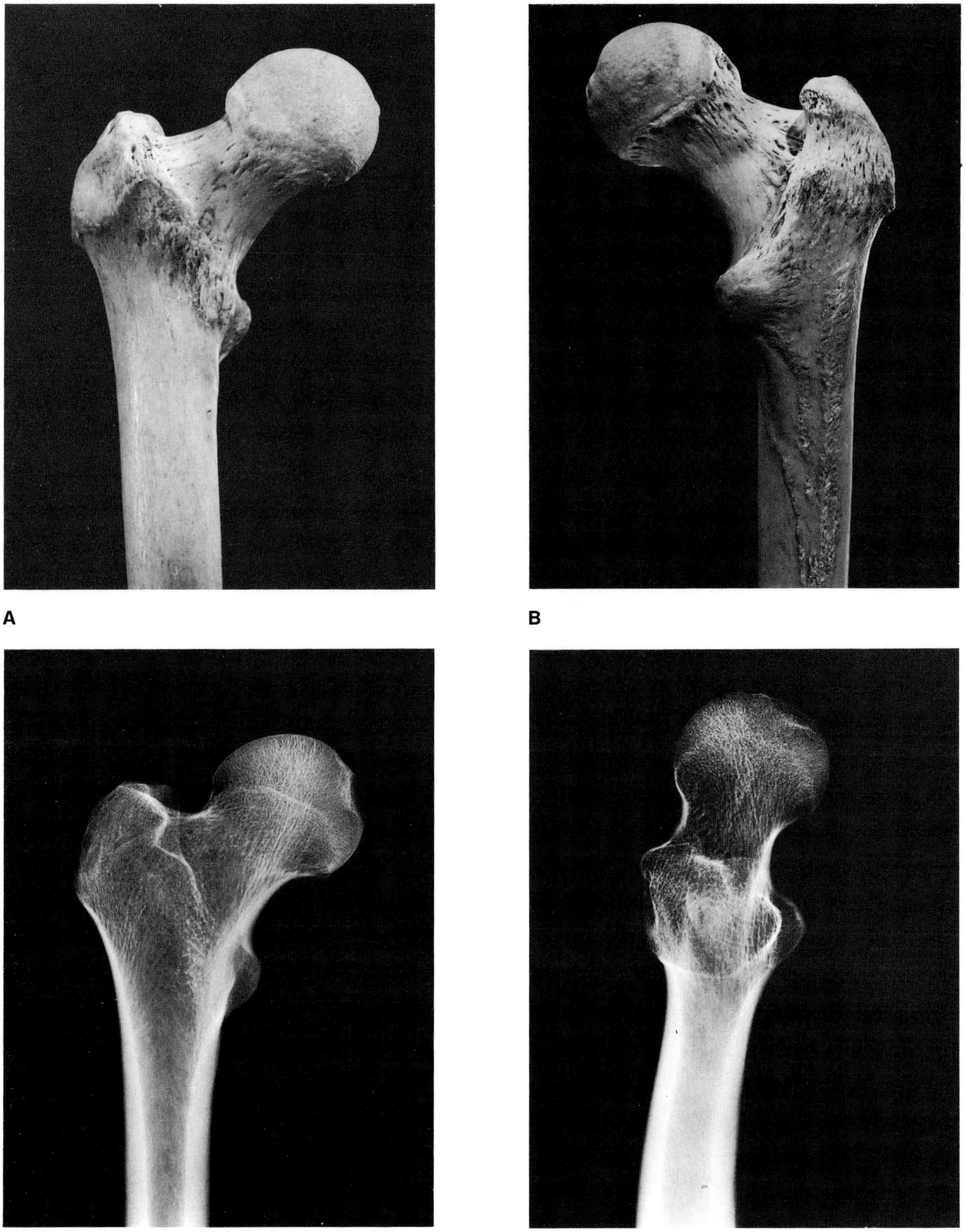

A B C D

Abb. 15-4. Die fotografischen Ansichten des oberen Femurs von ventral und dorsal (**A** und **B**) sollen Ihnen helfen, die knöchernen Details in der a.p. und Seitaufnahme (**C** und **D**) zu erkennen.

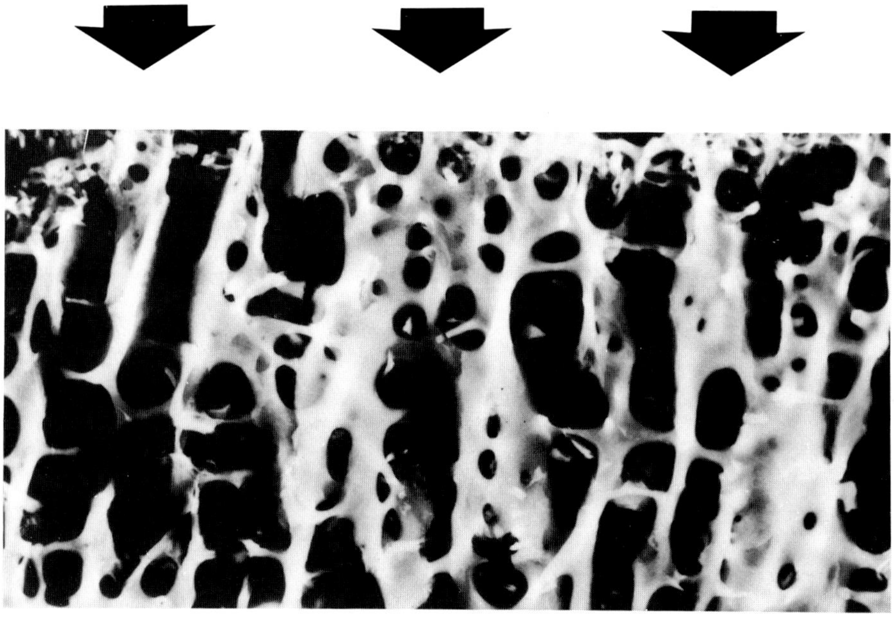

Abb. 15-5. Diese Makrofotografie zeigt die Anordnung von Knochentrabekeln im lasttragenden Teil der proximalen Tibia. Die *Pfeile* symbolisieren die Lasteinwirkung von oben.

Sie werden bei den Aufnahmen des oberen Femurs, die Sie gerade sahen, bemerkt haben, daß der kortikale Knochen im Bereich des Schafts beziehungsweise der Diaphyse sehr dick ist und weiter proximal im Bereich der Metaphyse, wo der Knochen auch mit Trabekeln gefüllt ist, dünner wird. Die Trabekeln ordnen sich zum Teil wie parallel verlaufende Streben bogig an, und zwar genau im Verlauf der Drucklinien, die sich in diesem Teil des Knochens durch den aufrechten Stand des Menschen entwickeln und das von den beiden Femurköpfen aufgenommene Gewicht des Körpers tragen. Die Anordnung dieser lasttragenden Trabekelstreben (Trajektorien) unterscheidet sich etwas von der Trabekelstruktur bei Vierbeinern, und es ist interessant, einmal zu reflektieren, wie sich diese Trabekeln adaptiert haben, als unsere Vorfahren sich erstmals auf die Hinterbeine stellten und zu gehen begannen.

Abbildung 15-5 zeigt die Makrofotografie von Trabekeln einer 3 mm dicken, koronar geschnittenen Knochenschicht aus der proximalen Tibia, die sich an das Tragen einer von oben einwirkenden Last adaptiert haben. Beachten Sie, daß die vertikalen Trabekelstrukturen kräftiger und dicker sind und durch leichtere, dünnere, sogenannte sekundäre Trabekeln miteinander verbunden sind. In Bereichen weniger lasttragenden spongiösen Knochens, wie etwa in den zentralen Anteilen der Skapula oder im Humeruskopf, ist die Größe und Dicke der Trabekeln einheitlicher, so daß die Markräume in einem gleichmäßigen knöchernen „Schwamm" liegen, der nicht von dickeren Lamellen oder Trajektorien durchzogen wird. Versuchen Sie nun, Ihre Beobachtungen auf die Seitaufnahme des Fußes in **Abb. 15-6** zu übertragen und die Druckübertragungsvektoren des Talus und Kalkaneus anhand der Trabekelstruktur nachzuvollziehen.

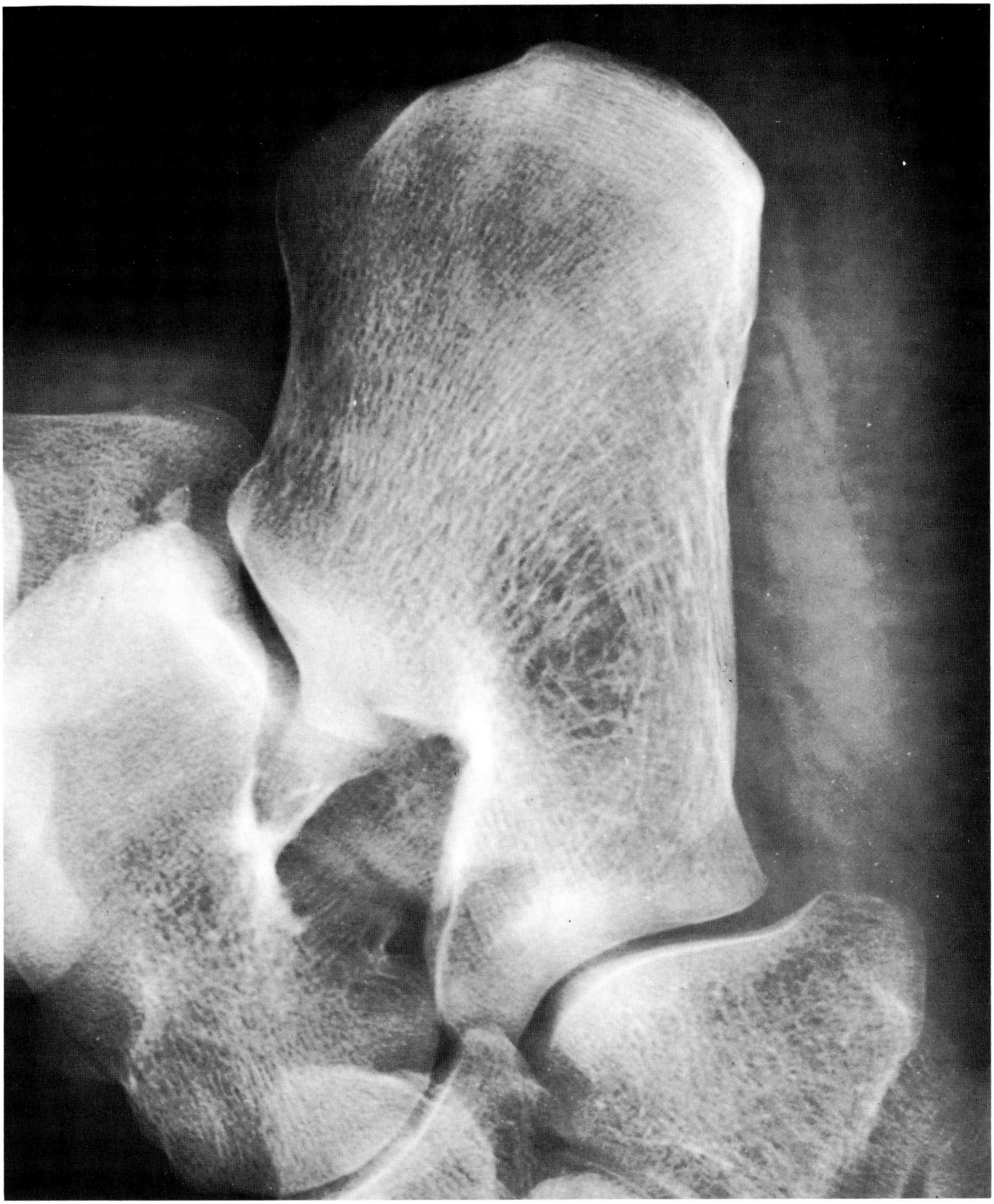

Abb. 15-6. Röntgenvergrößerungsaufnahme, seitliche Projektion des Fußes (Fußsohle parallel zum Seitenrand). Achten Sie auf die verstärkten Trabekeln, die vom Talokalkanealgelenk nach hinten und unten in Richtung zum lasttragenden Punkt der Ferse ziehen.

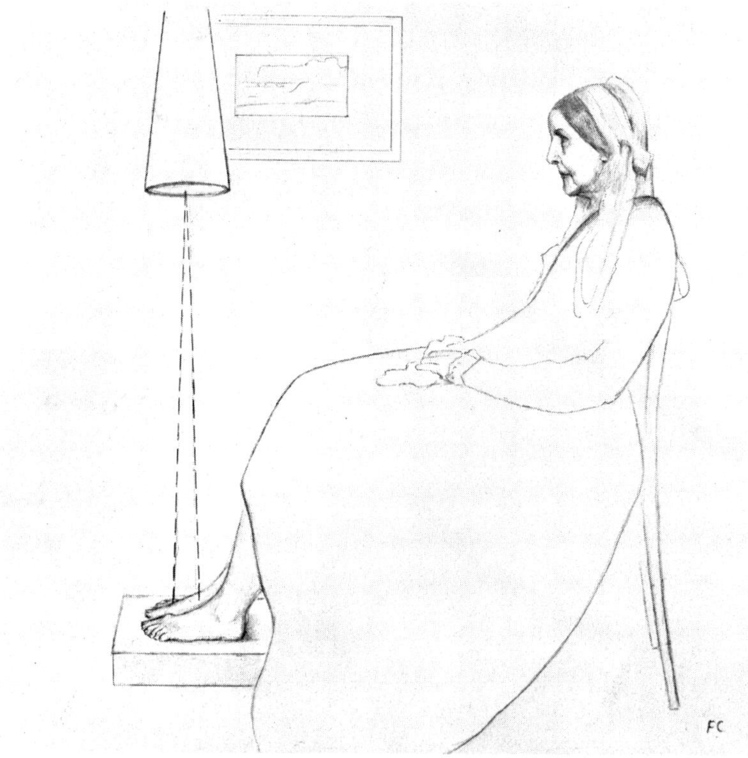

Abb. 15-7. Frau Meiers Fuß wird geröntgt.

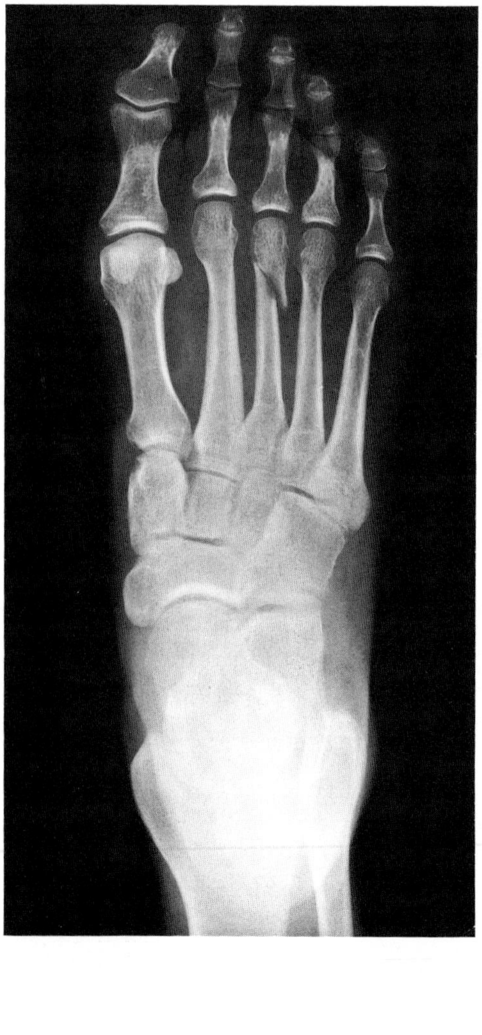

A

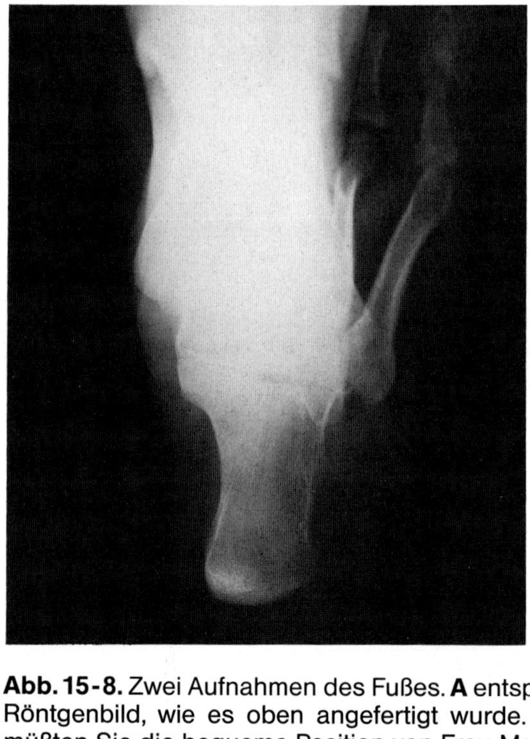

B

Abb. 15-8. Zwei Aufnahmen des Fußes. **A** entspricht dem Röntgenbild, wie es oben angefertigt wurde. Wie aber müßten Sie die bequeme Position von Frau Meier verändern, um die Aufnahme in **B** zu erhalten?

Das Anfordern von Röntgenaufnahmen der Knochen

Die verschiedenen Aufnahmeprojektionen, in denen Röntgenbilder der Knochen angefertigt werden, gehen größtenteils auf Konventionen zurück, die sich auf Erfahrungswerte zum Gewinn bestmöglicher Informationen gründen. Sie werden sich sehr leicht an die anteroposterioren und Seitaufnahmen gewöhnen, die häufig zur Routine gehören. Zwei im rechten Winkel zueinander aufgenommene Röntgenbilder sind bei nahezu allen Knochenaufnahmen Voraussetzung für eine korrekte Beurteilung. Um bei einem bestimmten Patienten eine bestimmte Knochenveränderung besonders gut darzustellen, muß der Radiologe oft zusätzliche, zum Teil sehr individuelle Aufnahmen anfertigen.

Sie brauchen daher nicht unbedingt eine bestimmte Einstelltechnik anzufordern, da in der Regel ohnehin zunächst die adäquaten Routineaufnahmen angefertigt werden. Es reicht also, wenn Sie auf dem Anforderungsschein nur die zu untersuchende Region und darüber hinaus die Lokalisierung des Schmerzes oder anderer wichtiger Symptome angeben. So würden Sie bei Frau Meier (Schmerzen im Bereich des Mittelfußes) Röntgenaufnahmen des Fußes anfordern, auf denen sich dann die Fraktur des dritten Metatarsalknochens nachweisen läßt. Hätte sie über weiter oben liegende Schmerzen geklagt, hätten Sie vielleicht Röntgenaufnahmen des Fußes und des Sprunggelenks angefordert, und es wären – wenn nötig – neben den zusätzlichen Standardaufnahmen des Sprunggelenks eventuell noch Schrägaufnahmen zum sicheren Ausschluß oder Nachweis einer Veränderung durchgeführt worden. Beachten Sie, daß sich in **Abb. 15-8 A** die distalen Anteile der Tibia und Fibula mit dem Fuß überlagern. Entsprechend wäre eine Röntgenuntersuchung des Fußes ungeeignet zur Abklärung einer möglichen Sprunggelenksfraktur. Eine exakte Lokalisierung von Schmerz und Schwellung hilft Ihnen häufig bei der Entscheidung, ob Sie Röntgenaufnahmen des Fußes, des Sprunggelenks oder von beiden Regionen anfordern sollen.

Häufig werden auch Röntgenaufnahmen im Gips angefertigt, um bei reponierten Frakturen die Lage und Stellung der Fragmente zu überprüfen. Durch die Überlagerung des Gips- oder Kunststoffmaterials lassen sich natürlich sehr viel weniger Details des Knochens erkennen. Aus diesem Grund werden Röntgenuntersuchungen zur Beurteilung der Frakturheilung grundsätzlich dann gemacht, wenn die Extremität gerade nicht im Gips liegt, zum Beispiel bei einem Gipswechsel, da nur dann das Vorliegen und die Integrität eines Kallus

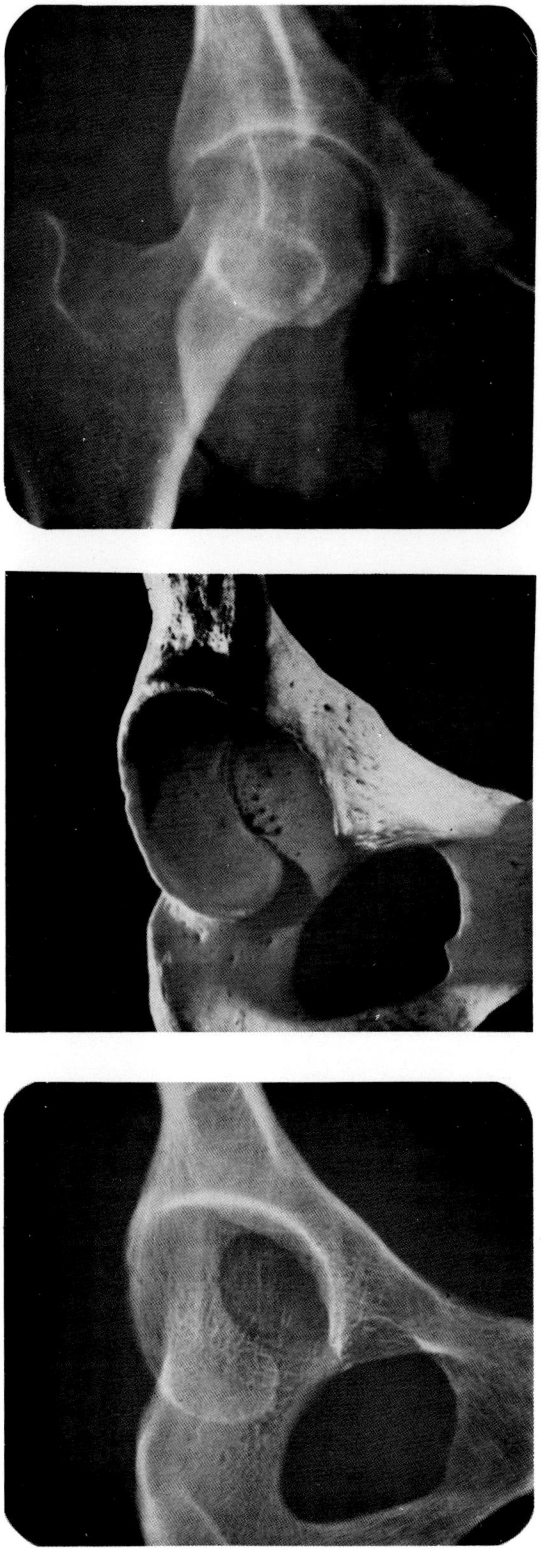

A

B

C

Abb. 15-9. Die sich überlagernden Schatten von Acetabulum und proximalem Femur
A. Röntgenaufnahme eines Patienten
B. Fotografie eines Präparates
C. Röntgenaufnahme des Acetabulum-Präparates

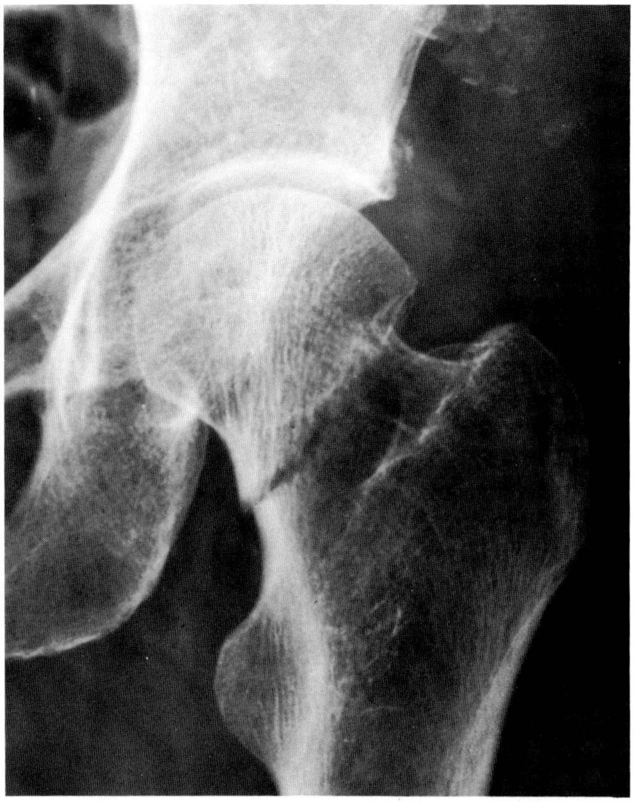

Abb. 15-10

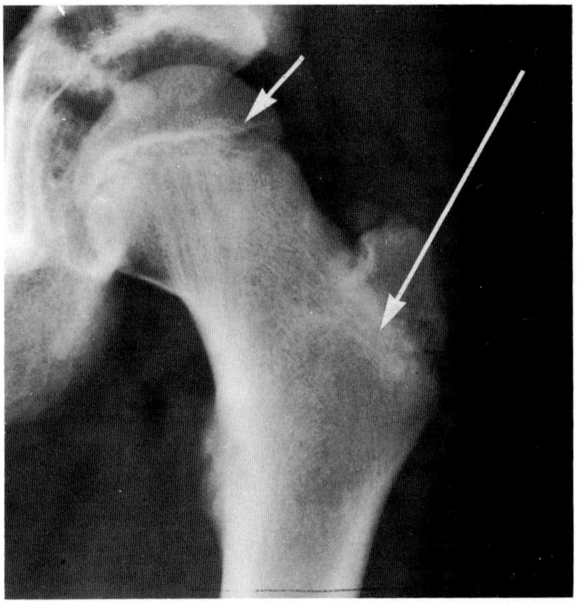

Abb. 15-11. Das Bild einer kindlichen Hüfte zeigt die Wachstumsfugen *(Pfeile)*, die von Frakturen unterschieden werden müssen. Der Ossifikationskern der Femurkopfepiphyse tritt vor dem 8. Lebensmonat auf, die Wachstumsfuge schließt sich mit etwa 18 Jahren. Der Apophysenkern des Trochanter major tritt um das 2. Lebensjahr auf, hier schließt sich die Wachstumsfuge um das 16. Lebensjahr.

und andere Kriterien zuverlässig beurteilt werden können. Sie müssen sich mit den röntgenologisch erkennbaren Details der Knochenanatomie gut vertraut machen. Im Falle einer unvermeidbaren Überlagerung von Knochen (wie es beim Femurkopf und dem Acetabulum in **Abb. 15-9** zu sehen ist) müssen Sie jedes Detail im Röntgenbild analysieren, indem Sie vor ihrem geistigen Auge all die überlagernden Strukturen abziehen, die nicht zum gerade beurteilten Knochen gehören.

Knochen- und Gelenktraumen: Frakturen

Die unterschiedlichen Frakturtypen erfordern auch Unterschiede in der Aufnahmetechnik. Frakturen können zum Beispiel *quer, spiralförmig* oder *schräg* verlaufen, *glatt oder zersplittert* (wenn sich mehrere Fragmente und sich kreuzende Frakturlinien finden) oder *verkeilt* sein. Es kann aber auch eine *pathologische* Fraktur bei einer anderen zugrundeliegenden Erkrankung vorliegen. Da es auch Dreh- und Verbiegungsverletzungen gibt, ist es immer vorteilhaft, den vermutlich gebrochenen Knochen in seiner ganzen Ausdehnung zu röntgen. Dies gilt jeweils für die beiden Knochen des Unterarms und Unterschenkels. Eine klar erkennbare Fraktur der distalen Tibia ist recht häufig von einer diskreten, kniehahen Fibulafraktur begleitet; daher sollten Sie Aufnahmen anfordern, die das Knie und das Sprunggelenk miteinschließen. Natürlich werden Sie, wenn Sie den Patienten sorgfältig untersucht haben, auch Befunde von Schwellungen oder (Druck-)Schmerzhaftigkeit an beiden Stellen beobachtet haben; der Nachweis einer Fraktur erfolgt jedoch röntgenologisch.

Sie werden keine Schwierigkeiten beim Erkennen der glatten Fraktur des Femurhalses in **Abb. 15-10** haben. Frakturen stellen sich auf Röntgenbildern dort, wo sie zu einer Kontinuitätstrennung sowohl des kortikalen als auch des spongiösen Knochens geführt haben, als dunkle Streifen („Aufhellungsstreifen“) durch den Knochen dar. Häufig lagert sich ein Bluterguß oder das in diesem Bereich gerissene und verletzte Weichteilgewebe zu einem bestimmten Grad zwischen die beiden Knochenfragmente. Ist die Fraktur zertrümmert, so müssen mehrere Fragmente und mehrere getrennte, aber miteinander kommunizierende Frakturflächen vorhanden sein (wie in **Abb. 15-12**). Manchmal ist eine dieser Frakturflächen auf den angefertigten Aufnahmen nicht oder nicht eindeutig zu erkennen, da sie schräg zum Strahlengang verläuft. In **Abb. 15-12** können drei Frakturflächen gesehen und eine weitere angenommen werden – nämlich die schräg durch den Trochanter major verlaufende.

Bei der Suche nach einer Fraktur sollten Sie sehr genau nach einer Unterbrechung der normalerweise glatten Begrenzung der subperiostalen Kortikalis suchen, da diese bei einer fehlenden Separierung der Fragmente manchmal der einzige Hinweis auf eine Fraktur sein kann.

Merken Sie sich aber bitte, daß natürlich auch spongiöser Knochen bricht und daß ein genauer Blick auch eine Diskontinuität der Haupttrabekeln mit nur sehr diskreter Trennungslinie bei einer nicht verschobenen Fraktur aufdeckt. Je nach Art und Richtung des Traumas kann der spongiöse Knochen auch einbrechen. Dabei können die Trabekeln so frakturiert sein, daß unzählige kleine Knochenfragmente in der Frakturebene enger als normal zusammenliegen und dadurch eine ungewöhnlich dichte, durch den Knochen ziehende Zone verursachen, sofern diese eingebrochene Frakturebene tangential durchstrahlt wird.

Sobald Sie dies ein paarmal gesehen haben, werden Sie die ähnlich dichte, weiße Begrenzungslinie der Epiphysenfuge **(Abb. 15-11)** nicht mit einer solchen Fraktur verwechseln. Die lineare dunkle Region, die den Hüftkopf durchzieht, ist die tangential getroffene knorpelige Wachstumszone der Fuge, deren Rand keine plötzliche Unterbrechung der Kortikalis aufweist, sondern glatt und leicht bogig an der erwarteten Stelle verläuft.

Die Verletzungen von bogigen Knochenoberflächen, zum Beispiel in der Region des Acetabulum, werden oft am besten mit der Computertomographie beurteilt, da es in diesem Fall wichtig ist, sowohl eine Verletzung

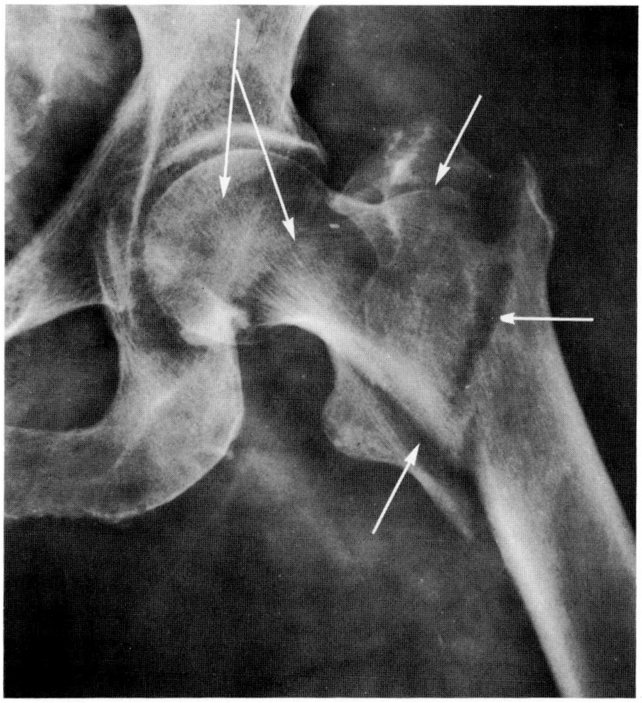

Abb. 15-12. Pertrochantäre Fraktur des linken Femurs. Die *langen Pfeile* zeigen auf die sich überlagernden hinteren und vorderen Ränder des Acetabulum. Die *kurzen Pfeile* deuten auf die drei miteinander in Verbindung stehenden Frakturebenen.

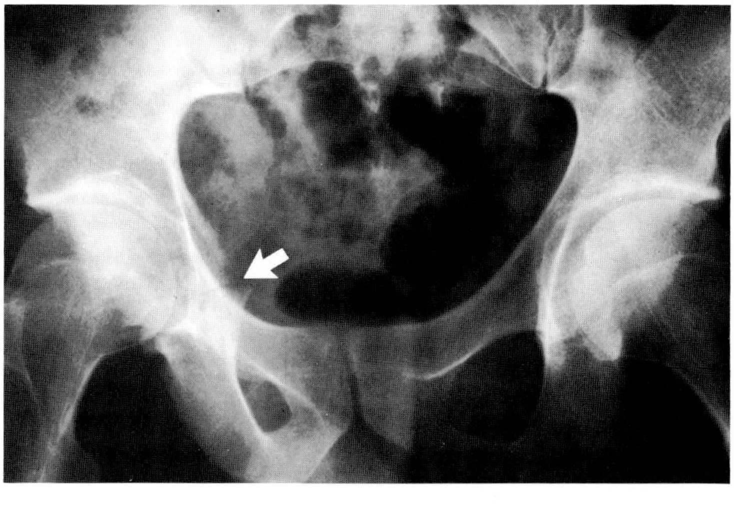

A

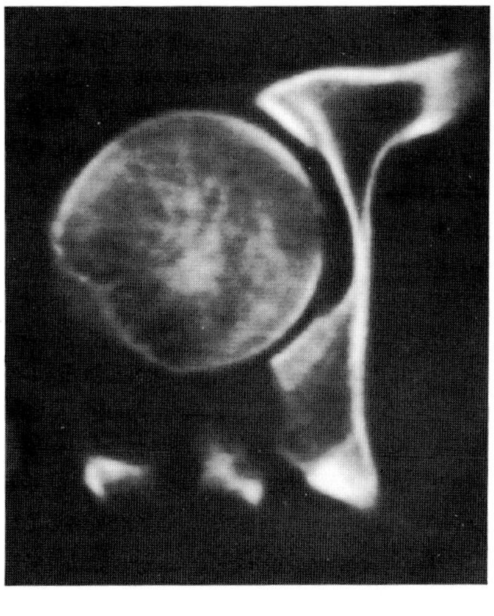

B

Abb. 15-13 A. Beckenfraktur *(Pfeil)*, die im CT **(B)** eine Beteiligung des hinteren Acetabulumrandes zeigt des (gewichttragenden) Pfannendachs als auch die Stabilität des restlichen Acetabulum zu beurteilen. Mit der CT, die heutzutage schon häufig in unmittelbarer Nähe des Notfallraums zur Verfügung steht, kann die räumliche Anordnung der Fragmente, der Verlauf der Frakturlinien und das Ausmaß der Zertrümmerung besser als mit irgendeinem anderen Verfahren beurteilt werden. Zusätzlich kann sie schnell, ohne für den Patienten sehr unbequeme Lagerung und darüber hinaus mit einer geringeren Strahlenbelastung als konventionelle Tomogramme durchgeführt werden. Die CT wird mittlerweile sehr häufig zur Beurteilung von Frakturen in komplexen Skelettregionen, wie etwa dem Becken, der Wirbelsäule und der Schädelbasis eingesetzt. Mit der MRT können vor allem Frakturen dünnerer Knochenschichten weniger gut als mit der CT nachgewiesen werden, da vom Knochen selbst kein Signal ausgeht.

Klinische Beispiele von Frakturen

Die Abbildungen auf den nächsten Seiten stellen eine Übung in der Diagnostik von Frakturen dar, die Ihnen (um es interessanter zu machen) als Unbekannte vorgestellt werden. Nicht jede Aufnahme zeigt eine Fraktur, es ist also genauso, als würden Sie diese Patienten zufällig in einer Notfallambulanz sehen. Alle Patienten haben sich jedoch verletzt. (Die Antworten finden Sie am Ende des Buches.)

Die Röntgenbefunde, nach denen Sie suchen, sind:

- Unterbrechungen in der Kontinuität der Kortikalis
- strahlentransparente (aufgehellte) Frakturlinien
- Überlappung sowohl kortikalen als auch spongiösen Knochens, die zu einer abnorm verdichteten, weißen Region führt
- unerklärliche Knochenfragmente, selbst wenn keine sichtbare Frakturlinie vorliegt
- in zwei Ebenen nachweisbare dichtere Region an Stellen, wo ein Kompressionsbruch vorliegt
- flockige Verdichtungen in den direkt dem Knochen benachbarten Weichteilen bei heilenden Frakturen (Kallus), die jedoch erst bei Kalzifizierung sichtbar sind

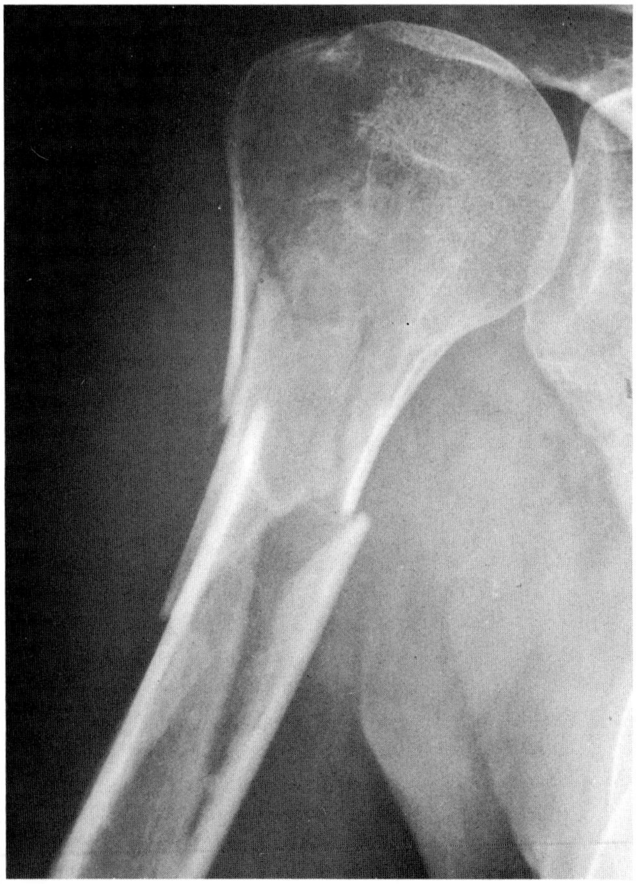

Abb. 15-14 *(Unbekannte 15-1)*

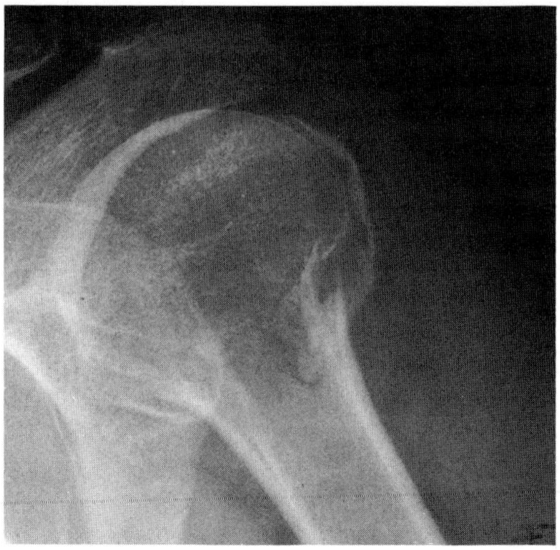

Abb. 15-15 *(Unbekannte 15-2)*

Bitte denken Sie daran, daß Sie, wenn Sie zum Beispiel dem diensthabenden Arzt die Aufnahmen telefonisch beschreiben würden, nicht nur den Ort und die Art der Fraktur nennen müssen, sondern auch die Lage der Fragmente, einschließlich des Klaffens eines Frakturspalts oder einer Verkürzung der Extremität. Offene oder infizierte Frakturen können röntgenologisch manchmal nicht als solche erkannt werden, wenn in den umgebenden Weichteilen keine Luft nachzuweisen ist.

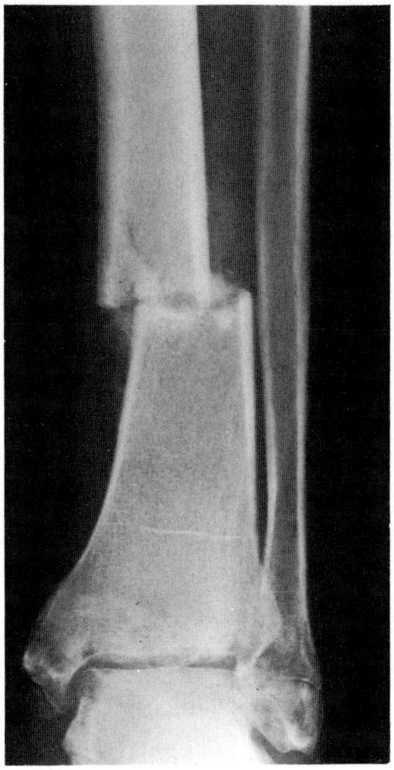

Abb. 15-16 *(Unbekannte 15-3)*

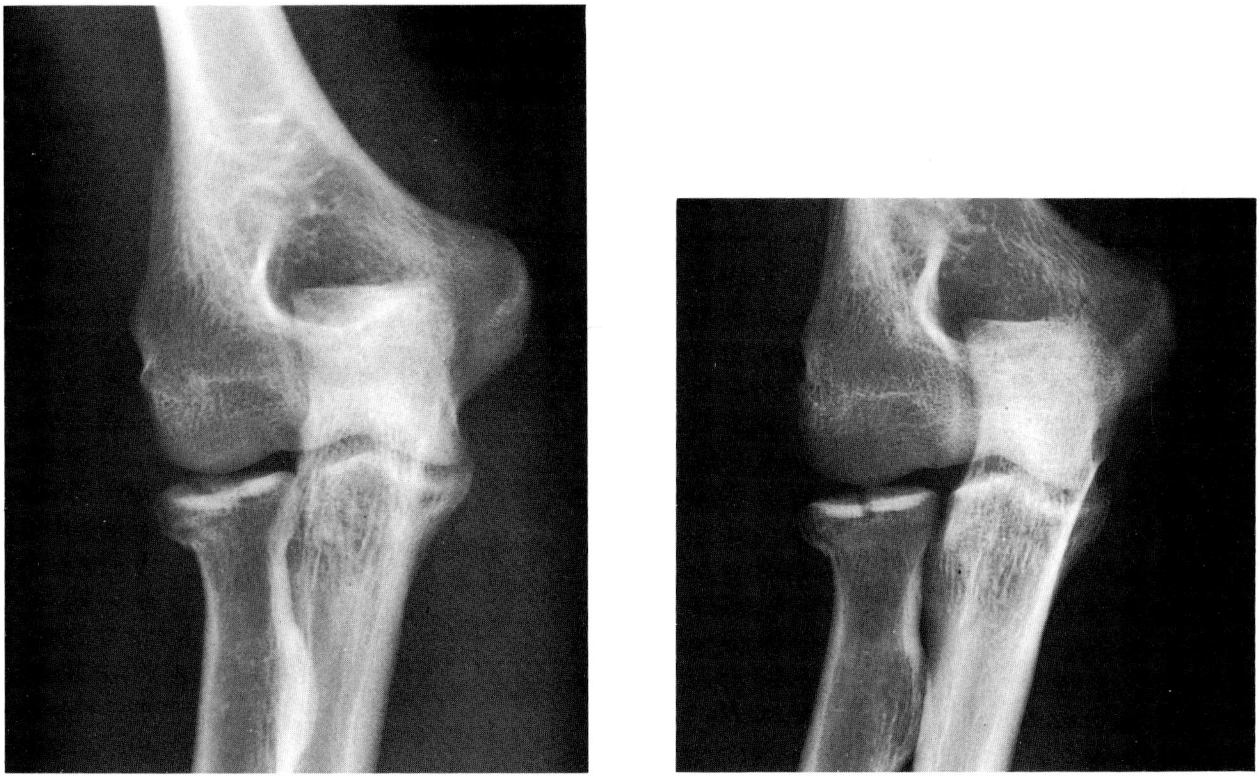

A **B**

Abb. 15-17 *(Unbekannte 15-4)*

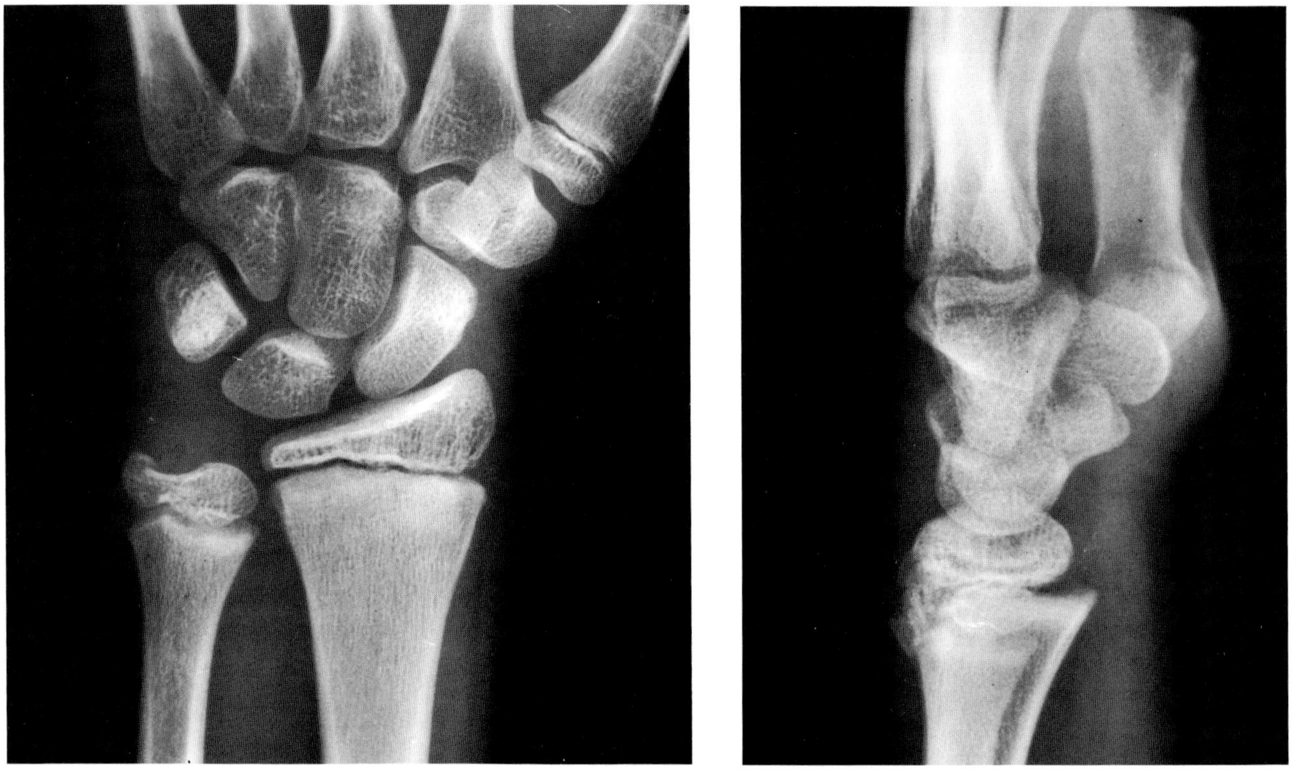

A B

Abb. 15-18 *(Unbekannte 15-5)*

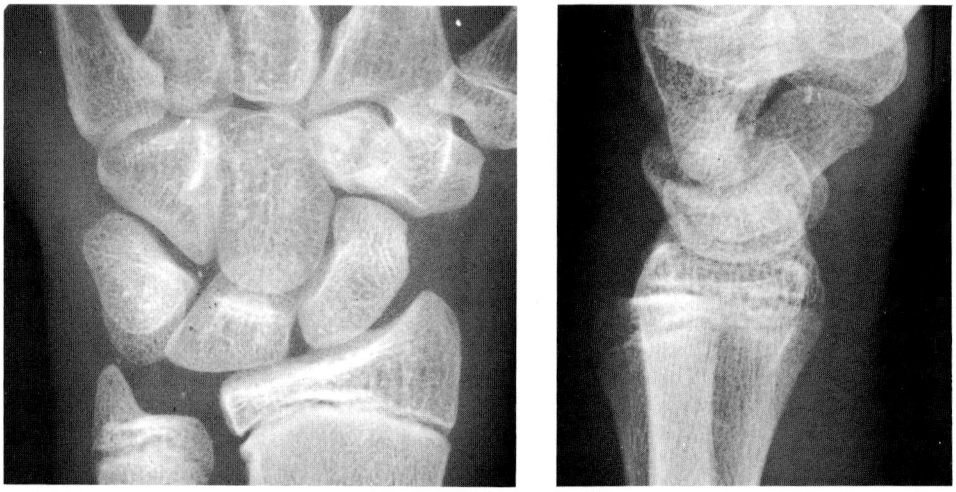

A B

Abb. 15-19 *(Unbekannte 15-6)*

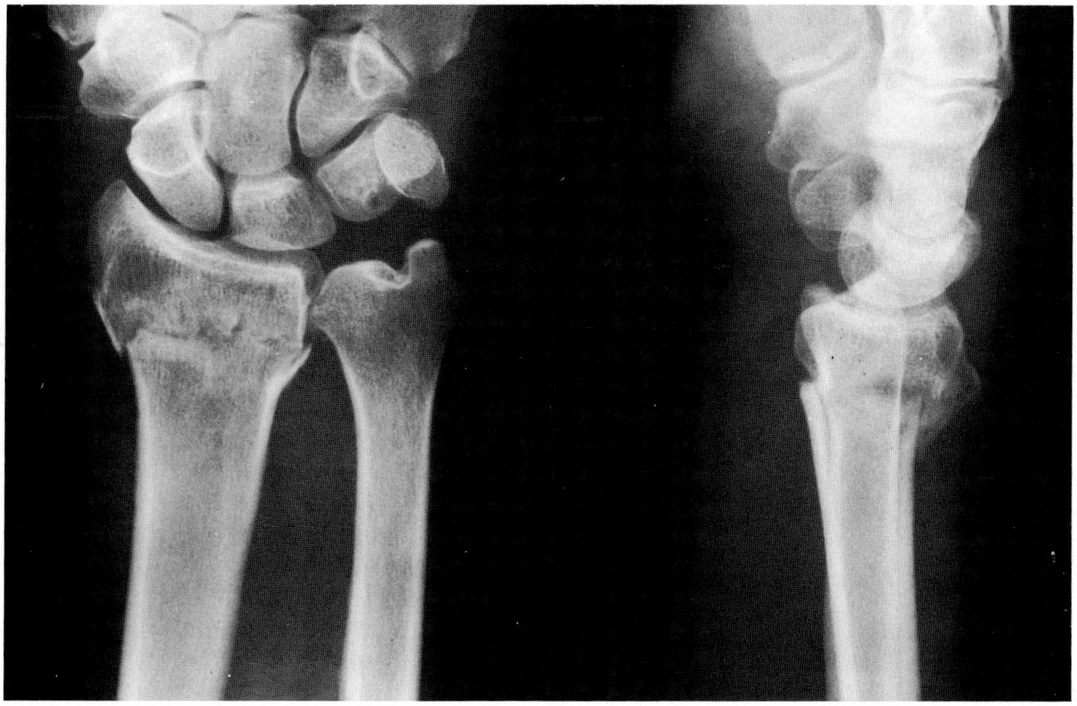

A B

Abb. 15-20 *(Unbekannte 15-7)*

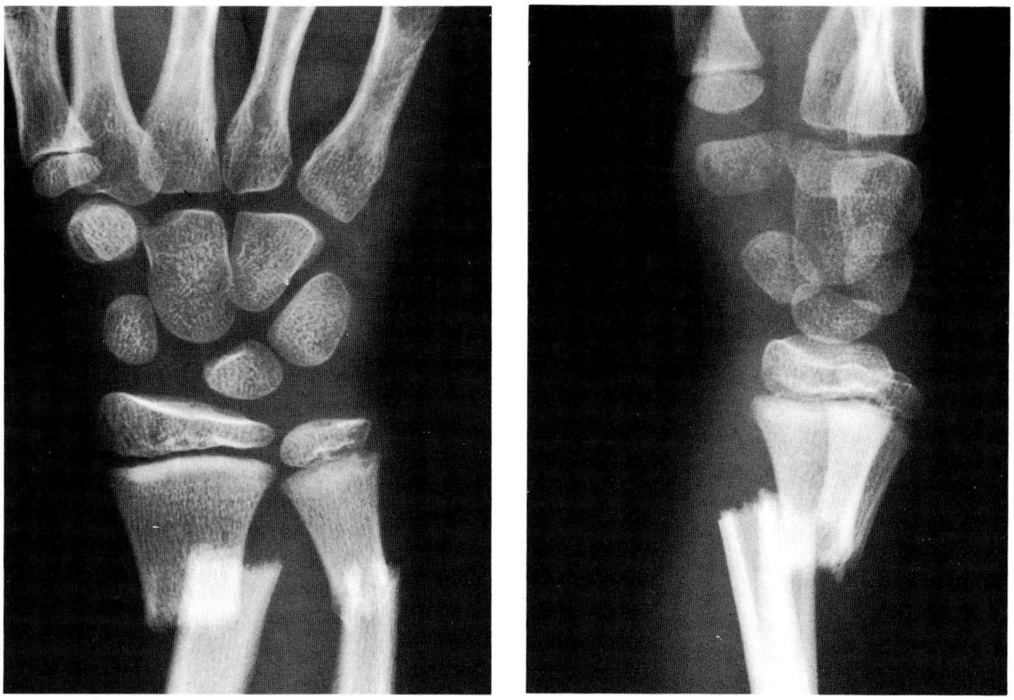

A B

Abb. 15-21 *(Unbekannte 15-8)*. Dieser junge Patient fiel von einem Apfelbaum.

Tritt eine Fraktur in einem Knochenbereich auf, der bereits vorher pathologisch verändert und daher wenig stabil war, so spricht man von einer **pathologischen Fraktur**. Die **Abb. 15-22** und **15-23** zeigen Beispiele dafür.

In **Abb. 15-22** wurde die zylindrische Manschette des kortikalen Knochens durch Druck von innen erodiert. Sie sehen die Ausdünnung dort am besten, wo die mediale und laterale Kortikalis tangential getroffen wird, wobei Sie allerdings davon ausgehen können, daß eine kortikale Ausdünnung auch ventral und dorsal vorliegt. Der Knochen sieht aufgetrieben aus, wobei sich subperiostal neuer Knochen angelagert hat und die endostalen Knochenschichten durch den Druck langsam abgebaut wurden. Im Bereich des ausgedünnten Knochensegments ist eine Einrißfraktur entstanden, die man an der lateralen Begrenzung als umschriebene Kortikalisunterbrechung erkennt. Bei diesem Beispiel handelt es sich um eine **einkammerige Knochenzyste** bei einem Kind. Die Fraktur entstand durch ein Minimaltrauma beim Werfen eines Balles. Die Tatsache, daß der Knochen aufgetrieben, aber glatt begrenzt ist, kann als Hinweis auf einen gutartigen Prozeß gelten, da für die Ausbildung solcher Veränderungen ausreichend Zeit vorhanden gewesen sein muß. Maligne Tumoren wachsen aggressiv, zerstören und bilden oft neuen Knochen in den Weichteilen.

Abbildung 15-23 zeigt den proximalen Femur eines Patienten mit Morbus Paget. Einige Zentimeter unterhalb des Trochanter minor ist eine Querfraktur im Femurschaft entstanden. Zwar weist der Morbus Paget charakteristischerweise eine Knochenverdickung auf, dennoch ist die Knochenstruktur geschwächt, und der Knochen hält Belastungen weniger gut stand als normale lange Röhrenknochen. Ein normaler proximaler Femur weist darüber hinaus bei einer Fraktur sehr viel unregelmäßiger begrenzte, miteinander in Verbindung stehende Frakturflächen auf; dieser Knochen ist jedoch quer und glatt gebrochen. Die Paget-Erkrankung führt typischerweise zu einer Vergrößerung des Knochens mit einer verdickten Kortikalis und einer grotesken Anordnung der trabekulären Strukturen.

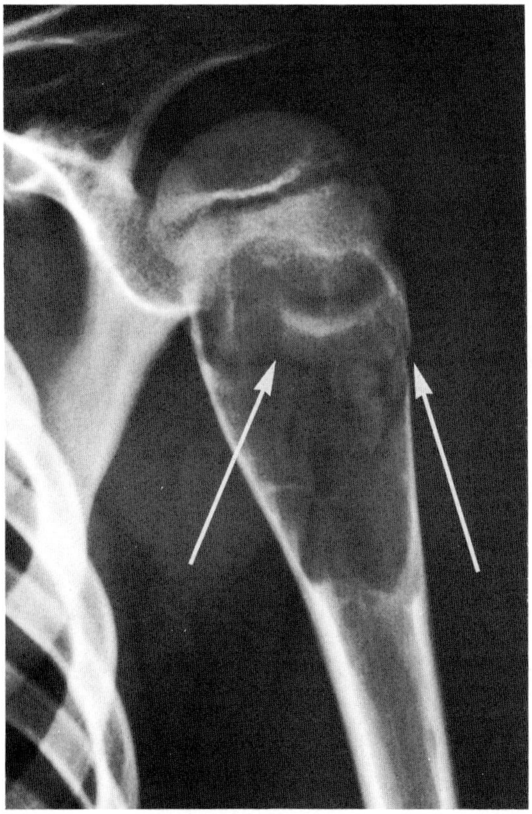

Abb. 15-22. Pathologische Fraktur im Bereich einer einkammerigen Knochenzyste, die in klassischer Lokalisation in der Metaphyse eines noch wachsenden Knochen liegt

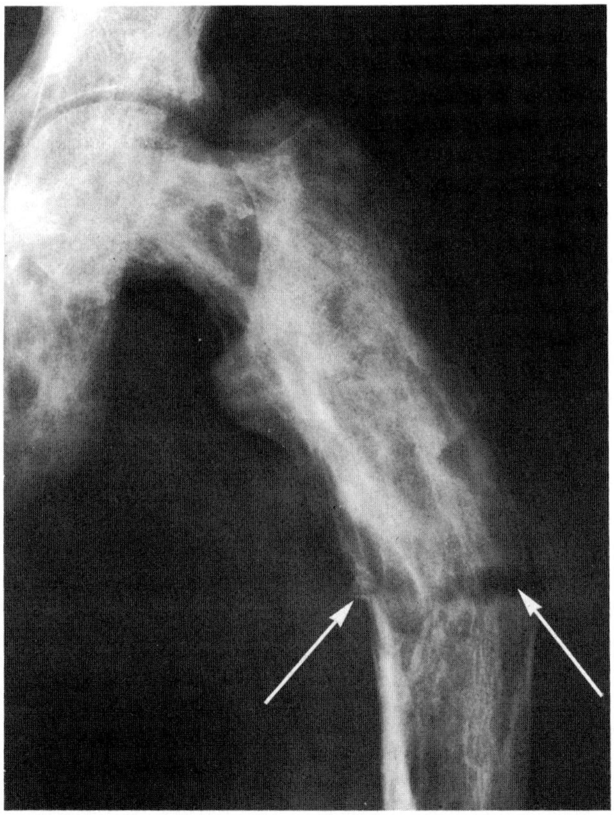

Abb. 15-23. Diese Querfraktur im proximalen Femurschaft eines Patienten mit M. Paget ist ebenfalls eine pathologische Fraktur.

Luxationen

Gemeinsam mit Frakturen treten nicht selten **Gelenkluxationen** auf, jedoch kommen diese häufig auch ohne simultane Fraktur vor. Eine nur partielle Luxation wird **Subluxation** genannt. **Abbildung 15-24** zeigt eine Schulterluxation vor und nach Reposition. Nahezu alle Schulterluxationen sind vordere Luxationen, wobei der Humeruskopf nach anterior und medial verlagert wird, was in der Regel auch klinisch leicht diagnostiziert werden kann. Die seltene hintere Luxation kann auf a.p. Aufnahmen übersehen werden, da die Verlagerung viel weniger ausgeprägt ist. Häufig kann sie nur mit Spezialaufnahmen nachgewiesen werden. Die mit Bandrupturen einhergehenden Akromioklavikulargelenksluxationen bzw. -sprengungen sind leicht zu erkennen, wenn der Patient für die Aufnahme Gewichte an den beiden herunterhängenden Armen hält, wodurch der Abstand zwischen lateraler Klavikula und Akromion auf der betroffenen Seite größer wird.

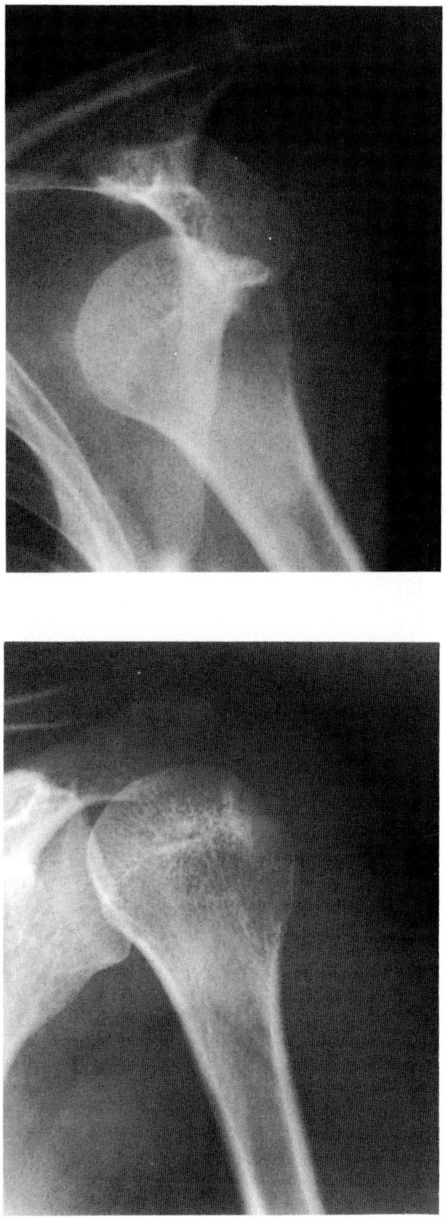

A

B

Abb. 15-24. Anteriore Schulterluxation vor **(A)** und nach **(B)** Reposition

Infektionen

Eine Osteomyelitis tritt am häufigsten in den langen Röhrenknochen in Metaphysennähe auf und entsteht meistens hämatogen. Sie wird heute häufig bei Drogenabhängigen gesehen. Der häufigste auslösende Keim ist der *Staphylococcus aureus*. Nicht selten tritt die Erkrankung aber auch nach offenen Frakturen auf. Die bei der Osteomyelitis erkennbaren Veränderungen (Knochendestruktion und Periostreaktion) sind meist nicht vor Ablauf von zwei Wochen nach Krankheitsbeginn zu sehen. Entsprechend ist es bei fehlenden röntgenologischen Hinweisen und klinischem Verdacht auf eine Osteomyelitis empfehlenswert, frühzeitig ein **Knochenszintigramm** zu veranlassen. Es kann das Vorliegen einer akuten reaktiven Knochenstoffwechselsteigerung innerhalb von 48 Stunden anzeigen, so daß dann eine entsprechende Therapie begonnen werden kann. Eine eher chronische, schwelende Form der Osteomyelitis beobachtet man, wenn z. B. Tuberkelbakterien Auslöser der Entzündung sind. Auch dann kommt es zu einem Knochenabbau, der aber weniger ausgeprägt ist und mit weniger akuten klinischen Symptomen einhergeht; daneben finden sich dann aber auch häufig dichte Sklerosen.

Arthrose und Arthritis

Die meisten Patienten mit dem Beschwerdebild einer Arthrose oder Arthritis lassen sich klinisch diagnostizieren, wobei die Röntgenbilder der schmerzhaften Gelenke dazu beitragen, den klinischen Verdacht zu bestätigen. Auch wenn Sie vielleicht die meisten Patienten zur genaueren Abklärung zum Rheumatologen schicken, so ist es doch wichtig (und einfach) für Sie, selbst über gute Allgemeinkenntnisse zu den wichtigsten Formen zu verfügen.

Die **degenerativ bedingte Arthrose** ist häufig bei alten Patienten zu finden, doch kann sie auch bei jungen Menschen auftreten, zum Beispiel nach wiederholtem Trauma. Bei alten Patienten spricht man auch von einer Osteoarthrose, die häufig in den gewichttragenden Gelenken, wie der Hüfte und dem Knie, gefunden wird. Charakteristisch ist eine Verschmälerung des Gelenkspalts, eine zu erhöhter Dichte auf beiden Seiten des Gelenkspalts führende Sklerose und kleine Zysten im gelenknahen subchondralen Knochen. Letztere entstehen durch Penetration von Gelenkflüssigkeit durch kleine Risse im Gelenkknorpel hindurch in den juxtaartikulären Knochen.

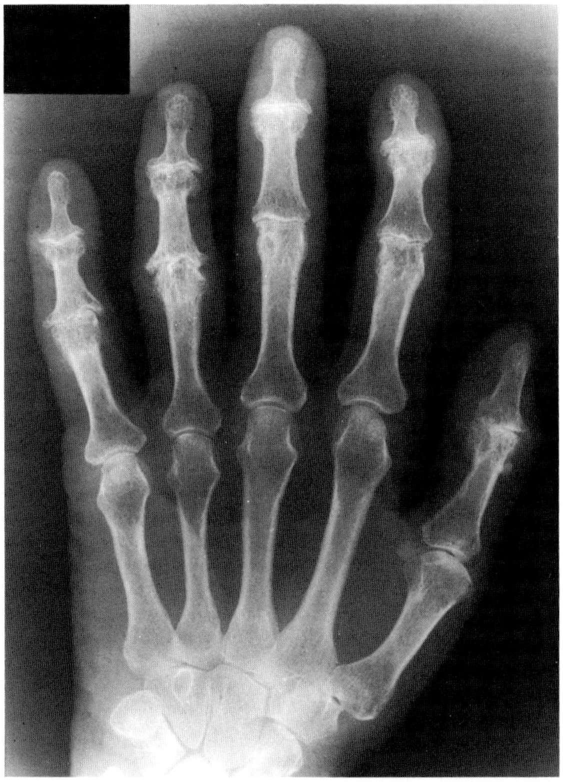

Abb. 15-25. Arthrose der Fingergelenke

Häufig sind auch die kleinen, nicht gewichttragenden Handgelenke arthrotisch verändert, wobei hier möglicherweise eine völlig unterschiedliche Pathogenese vorliegt. Das röntgenologische Bild ist in diesem Fall auch sehr charakteristisch und zeigt eine Verschmälerung in erster Linie der distalen Interphalangealgelenke (DIP) und in zweiter Linie der proximalen Interphalangealgelenke (PIP). Die Metakarpophalangealgelenke (MCP) sind meistens nicht betroffen.

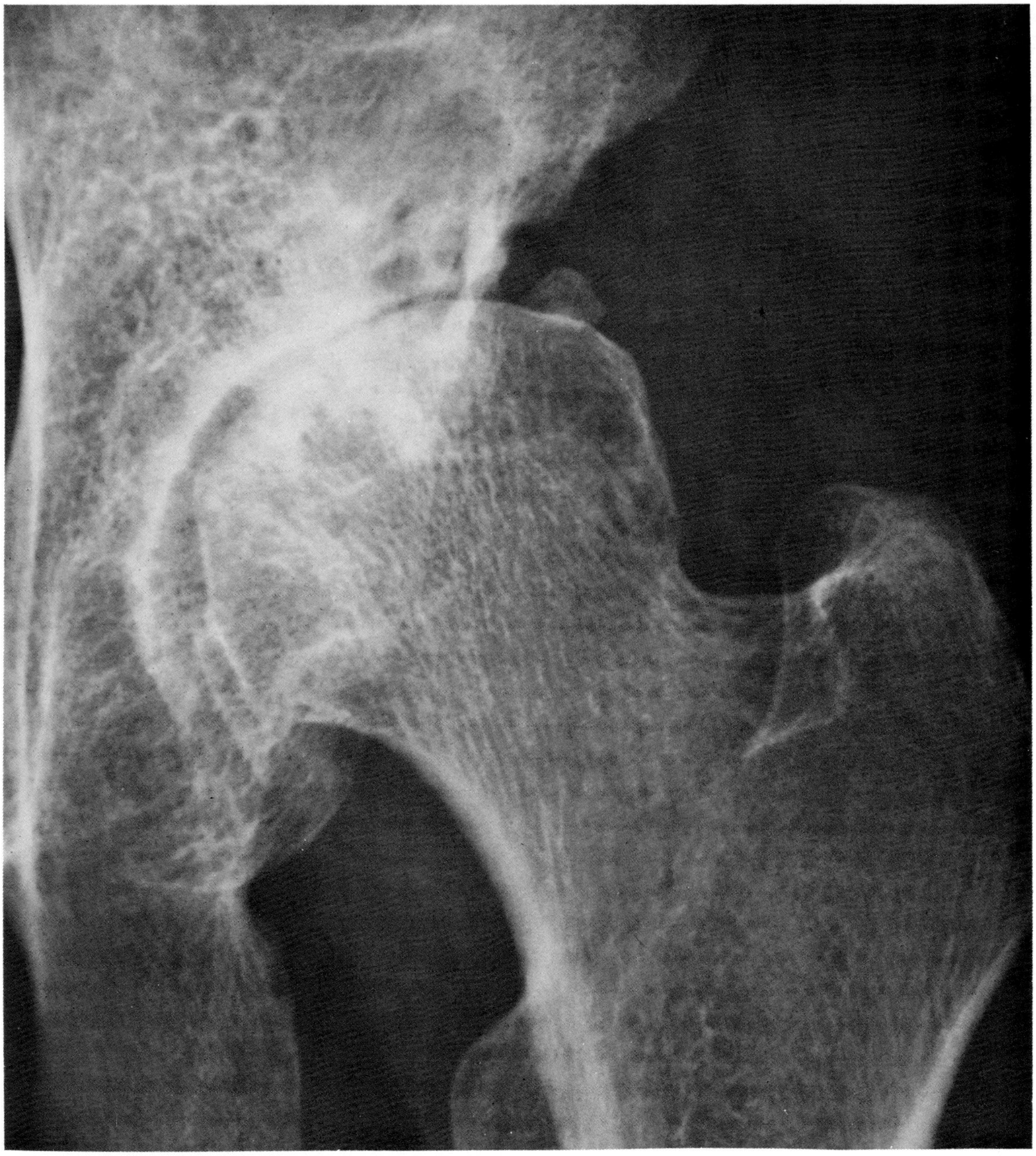

Abb. 15-26. Arthrose des Hüftgelenkes (Coxarthrose). Beachten Sie die Verschmälerung des Gelenkspalts im lasttragenden Bereich. Hier muß der Gelenkknorpel sehr dünn und stark geschädigt sein. Zu beiden Seiten des Gelenkspaltes finden sich reaktive Sklerosezonen mit subchondralen Zysten *(„Geröllzysten")*.

Die **rheumatoide Arthritis** (auch chronische Polyarthritis, cP, genannt) betrifft klassischerweise Frauen im Alter von 24 bis 45 Jahren. Die Patienten klagen über Steifheit, Schwellung und Schmerz in den Gelenken. Betroffen sind vor allem die Hände, doch sind häufig auch andere Gelenke befallen. Die Erkrankung tritt gewöhnlich bilateral und symmetrisch auf, röntgenologisch findet sich nahezu regelmäßig eine Weichteilschwellung im Bereich der MCP- und DIP-Gelenke. Darüber hinaus finden sich innerhalb der Gelenkkapsel gelegene Knochenerosionen, die von der hypertrophierten Synovia (Pannus) hervorgerufen werden. Im späteren Stadium kommt es zur Destruktion und sogar Subluxation der Gelenke. Die Erkrankung betrifft auch die Karpalgelenke, und in fortgeschrittenen Stadien sieht man klassischerweise Ankylosen im Handgelenk. Bei lange bestehender rheumatoider Arthritis können sich Befunde der Arthrose mit denen der Arthritis überlagern, was bei der röntgenologischen Beurteilung Verwirrung stiften kann, wenn man nicht an diese Möglichkeit denkt.

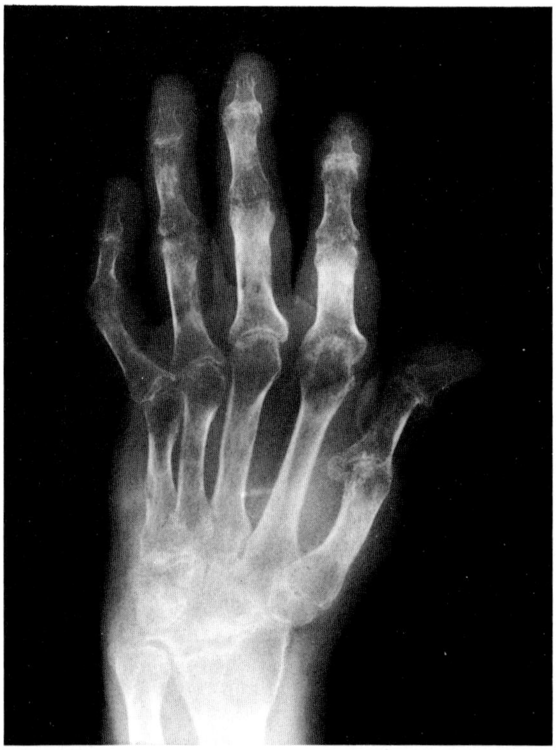

Abb. 15-27. Rheumatoide Arthritis (chronische Polyarthritis) der Hand

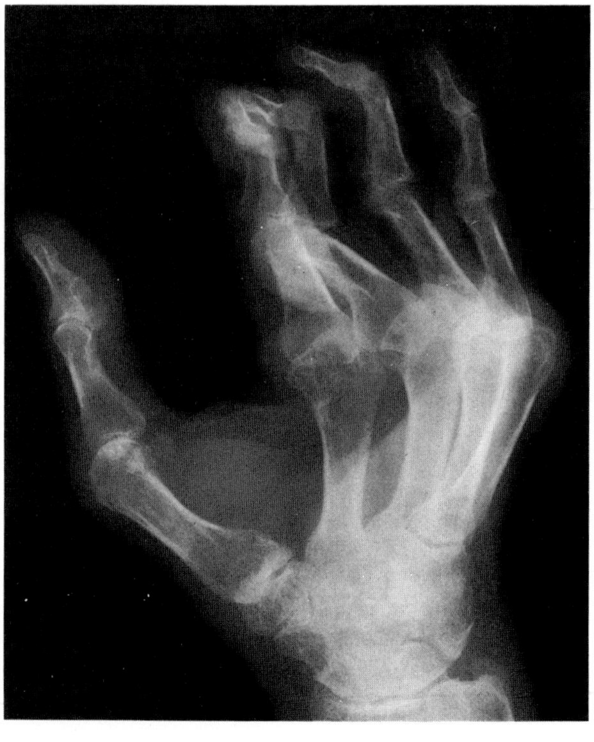

Abb. 15-28. Fortgeschrittene rheumatoide Arthritis der Hand mit Subluxationen der Gelenke

Die **Gicht**, die man bei Störungen des Purinstoffwechsels sieht, befällt viele Gewebe, darunter die Synovia, den Knochen, den Knorpel und andere Weichteilgewebe. Sie sollte daher nicht als reine Gelenkerkrankung angesehen werden. Bei Männern kommt sie mindestens zehnmal so häufig vor wie bei Frauen; sie wird am häufigsten an den Füßen und Händen beobachtet, insbesondere im Bereich des ersten Metatarsophalangealgelenkes, wo die Gelenkbeteiligung von einer sehr schmerzhaften Weichteilschwellung begleitet wird. Dies ist das klassische Bild der **Podagra**. Die typischen röntgenologischen Befunde sind ausgedehnte Knochenerosionen, die dort, wo sie einer Weichteilschwellung (dem Tophus) anliegen, oft hakenartige Ränder aufweisen. Es wird keine bestimmte Gruppe von Gelenken betroffen, und viele Gelenke können ein vollständig normales Bild aufweisen. Die Tophi können, müssen aber nicht verkalken. Häufig sind die Karpalknochen durch intraossäre Zystenbildungen betroffen.

Neben den genannten Formen der aseptischen Arthritis gibt es auch erregerbedingte Arthritiden. Diese entstehen entweder durch hämatogene Aussaat oder nach Gelenkverletzungen, seien sie durch ein offenes Trauma oder iatrogen durch Punktionen oder andere Eingriffe bedingt.

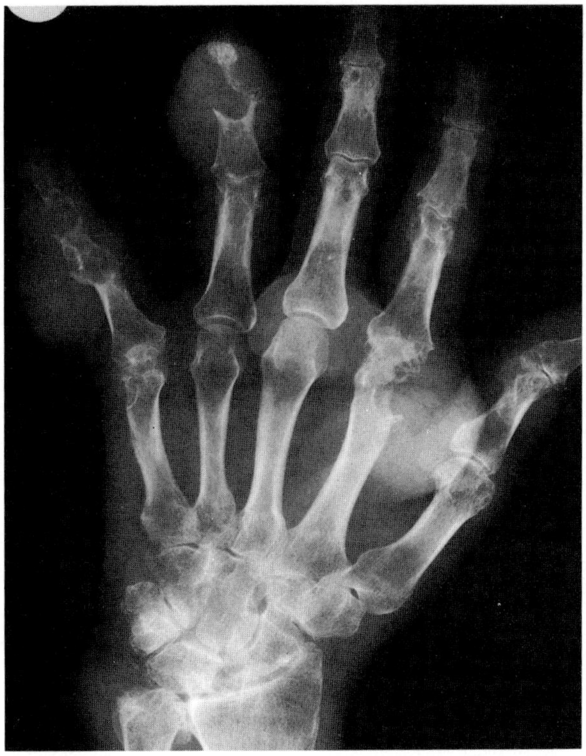

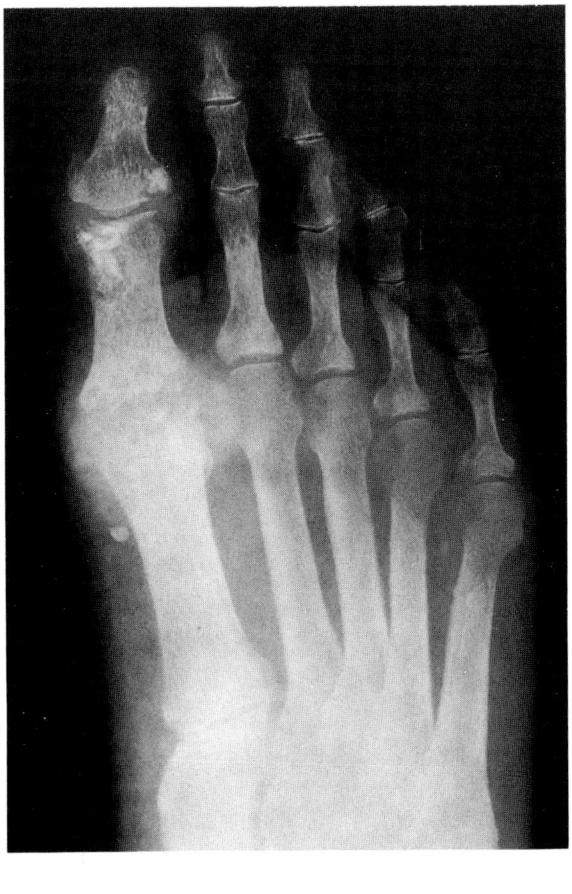

Abb. 15-29 *(oben)*. Typische Gichthand. Achten Sie auf die klassischen Tophi in den gelenknahen Weichteilen, die eher verstreuten als regelmäßigen Gelenkdestruktionen, die teilweise wie ausgestanzten Knochendefekte und die im Bereich größerer Tophi zu findenden hakenartigen Knochensporne.

Abb. 15-30 *(unten)*. Gichtmanifestation am Großzehengrundgelenk (klassische Podagra)

Die mikroskopische Knochenstruktur

Wenn Sie mit Ihrem geistigen Auge den Querschnitt durch die Kortikalis des Femurschafts, den Sie in **Abb. 15-1** angesehen haben, einblenden, dann sehen Sie die in **Abb. 15-31** gezeichnete Struktur. Die Oberfläche des vergrößerten Querschnitts zeigt zahlreiche Osteone (oder Havers-Systeme) mit ihren Zentralgefäßen. Der vertikale Schnitt ermöglicht Ihnen, sich noch einmal klarzumachen, daß die prinzipielle Funktionseinheit des erwachsenen Knochens einem Zylinder winzigen Ausmaßes entspricht. Diese Zylinder, die Osteone, sind über sich aufzweigende Zentralarterien miteinander verbunden und bilden im Prinzip ein Mosaik aus zusammenzementierten Einheiten, die eine Masse bilden. Sie entsprechen phylogenetisch einer hohen Entwicklungsstufe und sind in den Knochen vieler niedrig entwickelter Tiere nicht vorhanden. Durch ihre Struktur bilden sie einen Knochentyp (erinnern Sie sich, daß es mehrere Knochentypen gibt?), der ziemlich unverwüstlich und belastbar ist und sich sehr gut zur Anpassung an wechselnde Erfordernisse eignet. Die Anlage eines solchen kompakten Gebildes aus arteriell verbundenen Havers-Systemen beginnt bereits in den Knochen eines Kindes. Es ersetzt dann den erheblich schlechter konstruierten Typ unreifen Knochens, der phylogenetisch viel früher entstanden ist und strukturell eher einem gewobenen Stück Stoff als einer gemauerten Wand entspricht. Schon beim Kind findet man eine Ansammlung von Osteonen in Regionen, die einer besonderen Belastung ausgesetzt sind, wie etwa den Sehnenansatzstellen. Beim Erwachsenen ist der größte Teil des kompakten Knochens aus Osteonen aufgebaut, die durch eine lamelläre Knochenmatrix zusammengemauert sind – so wie Sie es in **Abb. 15-32** sehen können. Sie stellt eine Mikroradiographie eines extrem dünn geschliffenen Querschnitts durch den Schaft eines Röhrenknochens dar, der von der Oberfläche des in **Abb. 15-31** gezeichneten Knochenschnitts abgeschnitten worden sein könnte.

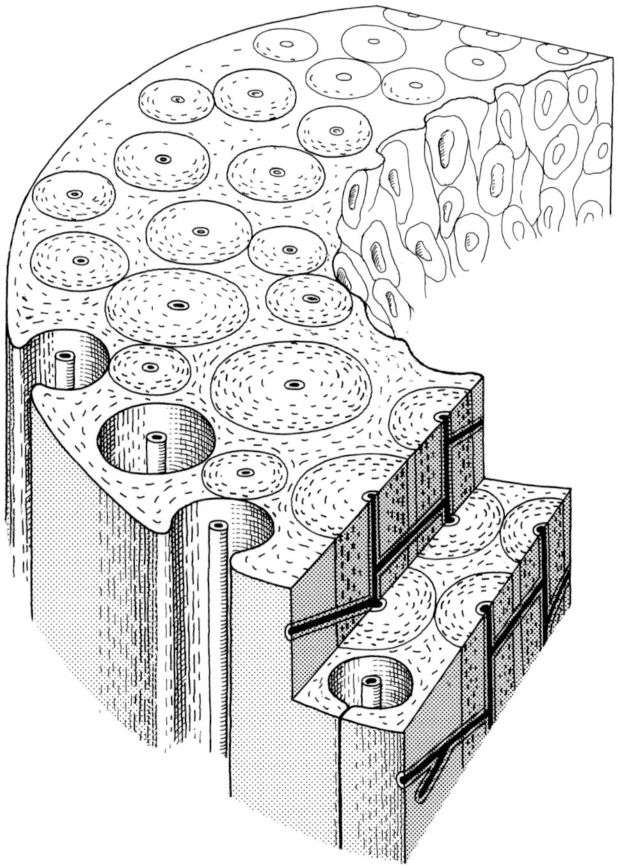

Abb. 15-31. Kenntnisse über die Struktur von kompaktem Knochen sind zum Verständnis von Knochenerkrankungen wichtig. Diese Zeichnung zeigt horizontale und vertikale Schnittflächen durch die Femurkortikalis. Die Zeichnung wurde aus Gründen der Übersichtlichkeit vereinfacht; natürlich sind bei normaler Kortikalisdicke sehr viel mehr Osteone vorhanden (vgl. **Abb. 15-32**).

Die Osteone sind in diesen Mikroradiogrammen als Ringe unterschiedlicher Dichte zu erkennen, die sich um zentrale dunkle Löcher anordnen, in denen früher die Arterien verliefen. Der Grund für die unterschiedliche Röntgendichte der Osteone besteht in deren unterschiedlichem Alter und dem damit unterschiedlichen Gehalt an Kalziumhydroxylapatit. Dieses Mineral lagert sich zu Beginn der Knochenbildung sehr schnell in die überwiegend kollagenhaltige organische Knochenmatrix ein. Später geht dieser Prozeß dann langsamer und dauert über mehrere Jahre an.

Die gewöhnliche Lebenserwartung eines Osteons liegt bei 7 Jahren, dann wird es von innen her abgebaut, bis dort, wo die Zentralarterie hindurchzog, ein leerer Zylinder entstanden ist, der von mesenchymalen Zellen umgeben ist. Diese differenzieren sich dann zu Osteoblasten und bilden konzentrisch Schicht für Schicht angeordnete neue Lagen von Knochenmatrix, bis die Zentralarterie hier von einem neuen Osteon umgeben ist. Die Osteoblasten sind, nachdem sie die Knochenmatrix aufgebaut haben (danach heißen sie dann Osteozyten) in dieser eingeschlossen und setzen ihre Tätigkeit über feinste Kanäle fort, die von der Zelloberfläche wie die Stachel einer Klette in alle Richtungen ausstrahlen. Die Kanälchen eines Osteozyten kommunizieren mit denen anderer, so daß auf diesem Wege der Knochen mit Flüssigkeiten und Elektrolyten perfundiert wird und während des ganzen Lebens als ein nicht weniger wich-

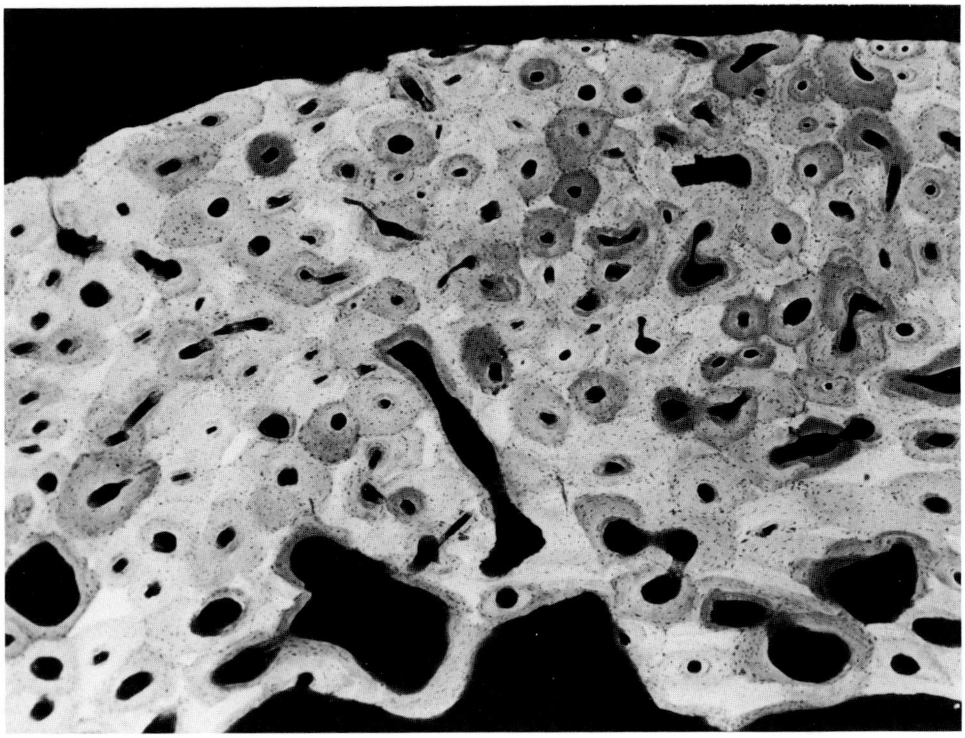

Abb. 15-32. Mikroradiogramm eines Querschnitts durch die normale Femurkortikalis. Dieses Präparat wurde nicht durch Schneiden entkalkten Knochens gewonnen, sondern durch Sägen frischen Knochens und anschließendes Abschleifen auf eine Dicke von wenigen µm, so daß der normale Kalziumgehalt erhalten blieb. Das Röntgenbild wurde bei unmittelbarem Kontakt zwischen Präparat und Film angefertigt.

tiges Organ als die Leber oder Niere tätig ist. Da die Osteoblasten in konzentrisch angeordneten, zylindrischen Matrixschichten eingeschlossen werden, sehen Sie *im Querschnitt* wie in konzentrischen Ringen um die Arterie angeordnet aus, genauso wie Sie es in der Zeichnung und auf dem Mikroradiogramm erkennen können. Sie würden die Zellen, verglichen mit der sie umgebenden Knochenmatrix, als strahlentransparent erwarten und voraussagen, daß sie im Mikroradiogramm als winzige kleine Pünktchen erscheinen, was auch der Fall ist. Beachten Sie aber auch, daß einige Osteone im Mikroradiogramm als sehr dunkle Kreise zur Darstellung kommen. Sie entsprechen dann den jüngeren Osteonen, die weniger vollständig mineralisiert sind als die weißen, dichteren und älteren Nachbarosteone.

Würde man dem Patienten in **Abb. 15-32** kurz vor der Knochenentnahme markiertes (künstlich radioaktiv angereichertes) Kalzium injizieren, so enthielten die jüngeren Osteone, die Sie gerade als wenig röntgendicht identifiziert haben, jetzt viel größere Mengen dieses Kalziums, da sie viel schneller Knochenmineral aufbauen als die älteren Osteone. Eine dann durchgeführte **Autoradiographie**, bei der man einen feinkörnigen Film direkt auf einen Knochenschnitt legt, wie den, der für die **Abb. 15-22** geröntgt wurde, würde dunklere Flecken im Bereich der jüngeren Osteone zeigen, da die Radioaktivität des Kalziumisotops auf dem Film eine Silberpräzipitation auslösen würde. Vergleicht man Mikroradiogramme, Autoradiogramme, spezielle histologische Färbungen und Fotografien mit polarisiertem Licht von den gleichen Knochenpräparaten miteinander, so ergeben sich sehr wertvolle Hinweise zum Studium der Physiologie und Pathophysiologie des Knochens auf mikroskopischer Ebene.

Durch derartige Verlaufsuntersuchungen können Geschwindigkeit und Art, in der sich Osteone bilden, mineralisieren, wieder abgebaut und neu aufgebaut werden, am gesunden und erkrankten Knochen untersucht werden. Das makroskopische Bild eines Knochens suggeriert Unveränderlichkeit und Haltbarkeit, so daß es schwer zu begreifen ist, wie sich über die Zeit die Knochen permanent verändern und umgebaut werden und in welchem Maße sie bei nahezu allen Krankheitsprozessen beteiligt sind. Um diese Veränderungen begreifen zu lernen, sollten Sie immer an einen Fluß denken, der sich normalerweise in den verschiedenen Lebensspannen im Knochen abspielt. Kinder und Jugendliche wachsen auf vielfache Weise und mit unterschiedlicher Geschwindigkeit von Jahr zu Jahr, und insbesondere ihr Knochenwachstum ist intensiv beobachtet und erforscht worden. Den meisten von uns gelingt es jedoch nicht, vollständig zu begreifen, daß ein in diesem Jahr an einer bestimmten Stelle gebildeter

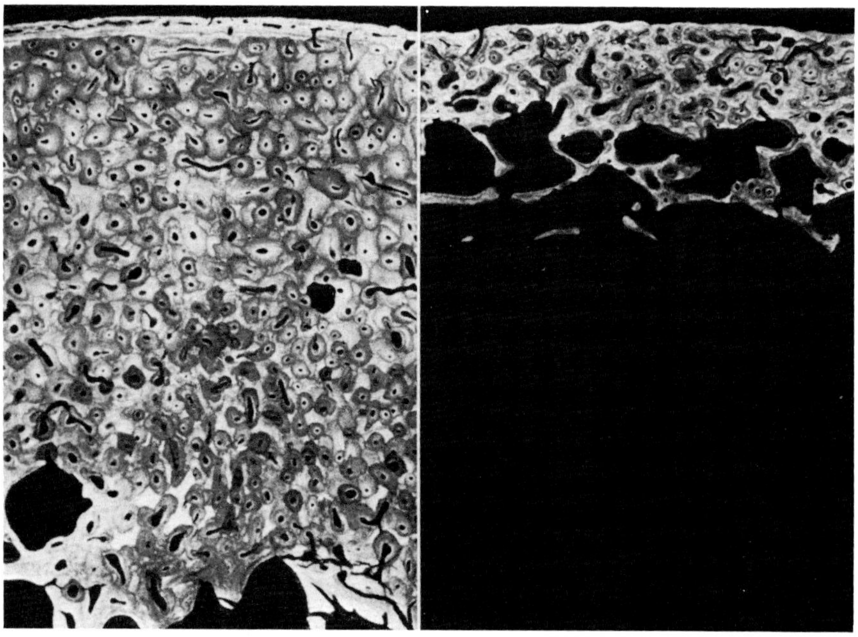

A B

Abb. 15-33. Mikroradiogramm einer normalen Femurkortikalis **(A)** und der einer älteren Frau **(B)**. Die Biopsien wurden im Rahmen der Autopsie an identischen Stellen der Oberschenkel entnommen. Das Periost ist auf diesen Bildern oben zu erkennen, die dem Markraum zugewandte Oberfläche ist unten. (Siehe auch Text)

Knochen vielleicht schon im nächsten Monat abgebaut werden kann, um sich den veränderten Erfordernissen anzupassen.

Nehmen Sie eine beliebige Sehnenansatzstelle als Beispiel. Während der kindlichen Wachstumsschübe, wenn die Länge der Röhrenknochen sehr schnell zunimmt, wird der Ansatz der Sehne eines wichtigen Muskels ganz plötzlich unzweckmäßig, wenn er nicht wieder nahe an das zu bewegende Gelenk heranrückt. Die Muskelgruppe der Adduktoren, die am Schambein entspringt und am dorsalen Femur über fast die gesamte Knochenlänge ansetzt, zieht den Oberschenkel sehr kraftvoll nach medial. Der Musculus adductor longus setzt an der Linea aspera an der Hinterfläche des Knochens in Schaftmitte an, einer Region, an der sich kaum eine oder überhaupt keine Änderung ergibt, während der Musculus adductor magnus weiter distal an einer eher begrenzten Region über eine kräftige Aponeurose ansetzt, und zwar direkt oberhalb der Wachstumsfuge. Hier wird neuer Knochen gebildet und dadurch die Länge des Femurs in manchen Phasen sehr schnell erhöht. Wenn der Sehnenansatz des Musculus adductor magnus immer an der gleichen Stelle bliebe, würde der Muskel immer weiter oben am Femur ansetzen, und die Adduktion des Oberschenkels wäre viel weniger effizient.

Die während des Wachstumsalters hohe Dichte an Osteonen entlang der Linea aspera und an allen anderen Sehnenansatzstellen erlaubt einen Adaptionsmechanismus. Durch Abbau und Wiederaufbau von Osteonen an leicht unterschiedlichen Stellen ist es dem Körper möglich, immer wieder die für einen Sehnenansatz wichtige dicke Kortikalis an einer funktionell optimalen Stelle zu erhalten. Die Knochen adaptieren und verändern sich auf diese Weise - wie jedes andere Gewebe - bis zum Ende der Wachstumsphase. Im Erwachsenenalter gelingt es zweifellos vielen Osteonen, ihre etwa 7jährige Lebensdauer zu erreichen, andere werden jedoch schon vor Ablauf dieser Zeit wieder abgebaut, um sich den durch Aktivität, Körperhaltung oder Gesundheit veränderten Bedingungen des Patienten anzupassen. Wenn ein Zimmermann seinen Beruf aufgibt und auf einen Beruf in sitzender Tätigkeit umsattelt, nimmt die hohe Dichte an Osteonen im Bereich der Sehnenansatzstellen seines rechten Armes langsam ab. Umgekehrt erhöht sich die Knochenbildungsrate bei einem jungen psychiatrischen Patienten, der sich nach mehreren Jahren der Depression und Inaktivität wieder erholt hat und begeistert die neuesten Tänze lernt.

Die Entwicklung metabolischer Knochenerkrankungen

Im fortgeschritteneren Lebensalter lassen die Wiederaufbauvorgänge des Knochens langsam nach. Die normalen Stimuli für den Erhalt gesunden, kräftigen Knochens beginnen weniger zu werden. Die Aktivität nimmt ab, der Schaukelstuhl übernimmt langsam den Platz des Tennis. Der Appetit wird weniger, und damit kann auch die ausreichende Versorgung mit Proteinen, Vitaminen und den für den Knochenaufbau wichtigen

Mineralien nicht mehr gewährleistet sein. Auch die hormonellen Stimuli für eine normale Erhaltung des Knochens werden in fortgeschrittenem Alter sowohl bei Männern als auch bei Frauen langsam weniger. Diese hormonellen Umstellungen, die bei Frauen früher auftreten, führen mit der Zeit zu einer Knochenatrophie, die als postmenopausale Osteoporose bekannt ist und die man sich am besten als eine im höheren Alter vorherrschende Abnahme der Knochenmasse vorstellen kann. Es braucht nicht besonders betont werden, daß ein solcher Abbau auch vaskulär bedingt ist, denn alle Gewebe einschließlich des Knochens werden, wenn eine endarterielle Erkrankung auftritt, weniger gut erhalten und repariert. Anhand der **Abb. 15-33** können Sie sich selbst ein Bild machen, bis zu welchem Ausmaß die Abnahme der Knochenmasse gehen kann. Die Kortikalis der älteren Frau in **B** ist langsam bis auf ein Viertel der normalen Kortikalisdicke **(A)** zurückgegangen (die beiden Biopsien wurden genau an der gleichen Stelle des jeweiligen Femurs entnommen). Werden Osteone nicht mehr ersetzt, so wandelt sich der juxtamedulläre Teil der Kortikalis langsam in ein Netzwerk dünner Knochensegmente um, das letztlich vollständig abgebaut wird.

Auch der spongiöse Knochen ist an diesem Abnutzungsprozeß beteiligt. Die stark vergrößerten Fotografien in **Abb. 15-34** geben Ihnen einen hoffentlich unvergeßlichen Eindruck von verminderter und vermehrter Knochenmasse des spongiösen (trabekulären) Knochens, der nicht aus Osteonen, sondern aus Lagen von lamellärem Knochen aufgebaut ist, die durch die Oberflächenaktivität der Osteoblasten und Osteoklasten auf- bzw. abgebaut werden.

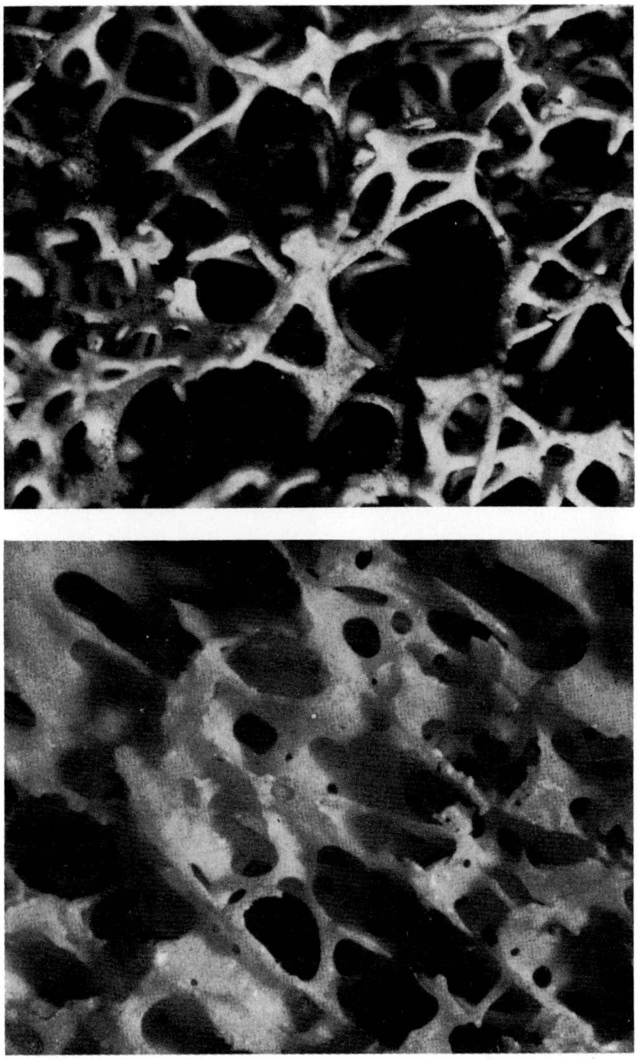

A

B

Abb. 15-34. Spongiöser Knochen, porotisch **(A)** und sklerotisch **(B)** verändert. Das Bild normalen Spongiosaknochens liegt zwischen diesen beiden gezeigten Bildern. Osteoporotischen Spongiosaknochen kann man sich als miteinander verwobene „Knochenfäden" vorstellen, während der Aufbau normalen Spongiosaknochens einander kreuzenden Knochenplatten entspricht.

Wenn Sie bedenken, daß eine Verminderung der Knochenmasse entweder durch fehlende Erneuerung im Rahmen der normalen Knocheninstandhaltung (Beispiel: **Osteoporose**) oder durch einen außergewöhnlichen Knochenabbauprozeß bedingt sein kann, so verstehen Sie, daß die Röntgenbilder der Knochen in beiden Fällen ein ähnliches Bild zeigen: eine dünne Kortikalis und eine Verschmälerung und zahlenmäßige Verminderung der Bälkchen des spongiösen Knochens, die den Knochen insgesamt strahlentransparenter erscheinen lassen. Der beschleunigte Knochenabbau beim Hyperparathyreoidismus ist ein exzellentes Beispiel, das sich von der viel weniger ausgeprägten Verminderung der Knochenmasse bei der Osteoporose deutlich abhebt. Ein bestimmter (pathognomonischer) Röntgenbefund beim **Hyperparathyreoidismus** ist die subperiostale Knochenerosion. Diese wird häufig am besten an den Handknochen erkannt, wobei man sich die tangential getroffene Kortikalis der Phalangen genau ansieht. Natürlich spielt sich dieser beschleunigte Knochenabbau im ganzen Skelett ab und kann auch bei genauer Betrachtung der großen Knochen erkannt werden.

Die Unterschiede im Erscheinungsbild des kortikalen und trabekulären Knochens, die röntgenologisch erkennbar sind, finden Sie auf den folgenden Seiten anhand von sechs vergrößerten Röntgenbildern der Finger dargestellt. Die hier gezeigten Ausschnitte wurden im Vergleich zu den Originalvergrößerungsaufnahmen etwa wieder um die Hälfte verkleinert, und daher sehen

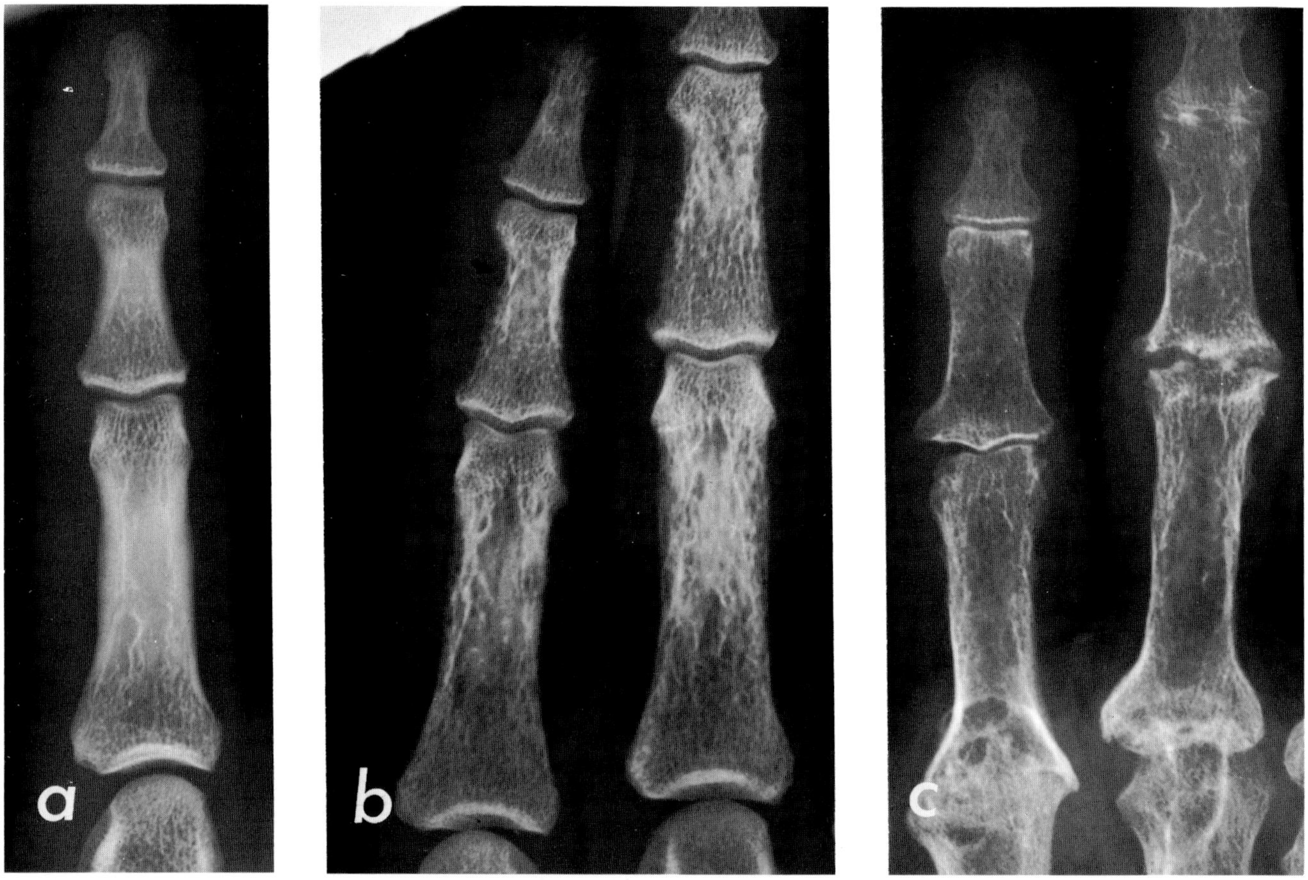

Abb. 15-35 siehe Text

Sie die Details so, als würden Sie eine normale Röntgenaufnahme der Hand durch ein schwaches Vergrößerungsglas ansehen.

Der Finger in **Abb. 15-35 a** ist der eines gesunden jungen Mannes. Die relative Dicke der Knochenkompakta in Schaftmitte der proximalen Phalanx soll ebenso wie die Größe der einzelnen Trabekeln und des zwischen ihnen liegenden Markraums mit den veränderten Knochen der anderen fünf Röntgenbilder verglichen werden.

In **Abb. 15-35 b** können Sie den subperiostal auftretenden Knochenabbau *(schwarze Pfeile)* erkennen, der - wie wir gerade besprochen haben - beim Hyperparathyreoidismus vorkommt. Achten Sie auf das genaue Erscheinungsbild des subperiostalen Knochenabbaus, der zu einer Ausdünnung der Kortikalis führt, und auch auf die Knochenerosion am Nagelkranz der distalen Phalanx.

In **Abb. 15-35 c** sehen Sie die Finger eines älteren Mannes, dessen Aktivität durch eine generalisierte **rheumatoide Arthritis** schon seit längerer Zeit deutlich eingeschränkt ist. Die destruktiven Gelenksveränderungen fallen Ihnen natürlich als erstes auf. Aber sehen Sie sich auch die Kortikalis an, die sogar in Schaftmitte, also in Entfernung von den Gelenken, deutlich verdünnt ist. Bei jeder schweren generalisierten Erkrankung, bei der die Aktivität deutlich eingeschränkt ist, kommt es unvermeidbar zur schrittweisen Entwicklung einer Osteoporose, da die normalen Stimuli, wie Bewegung, Muskelzug und Lastentragen, erheblich vermindert sind. Bei plötzlicher und nahezu vollständiger Aktivitätsunterbrechung, wie etwa bei einem Patienten, der nach einer Femurfraktur mit einem Extensionsgerät ins Bett gelegt wird, entwickelt sich eine Inaktivitätsosteoporose, die bei entsprechender Ausprägung auch röntgenologisch erkennbar wird. In diesem Fall ist jedoch die Knochenmasse oft bereits auf etwa die Hälfte vermindert. Bei schmerzhaften Knochenerkrankungen sieht man röntgenologisch in der Regel ein typisches Korrelat (z. B. eine Arthrose oder eine Arthritis) und diesem überlagert eine mehr oder weniger stark ausgeprägte Inaktivitätsosteoporose mit Verdünnung der Kortikalis und der Trabekeln.

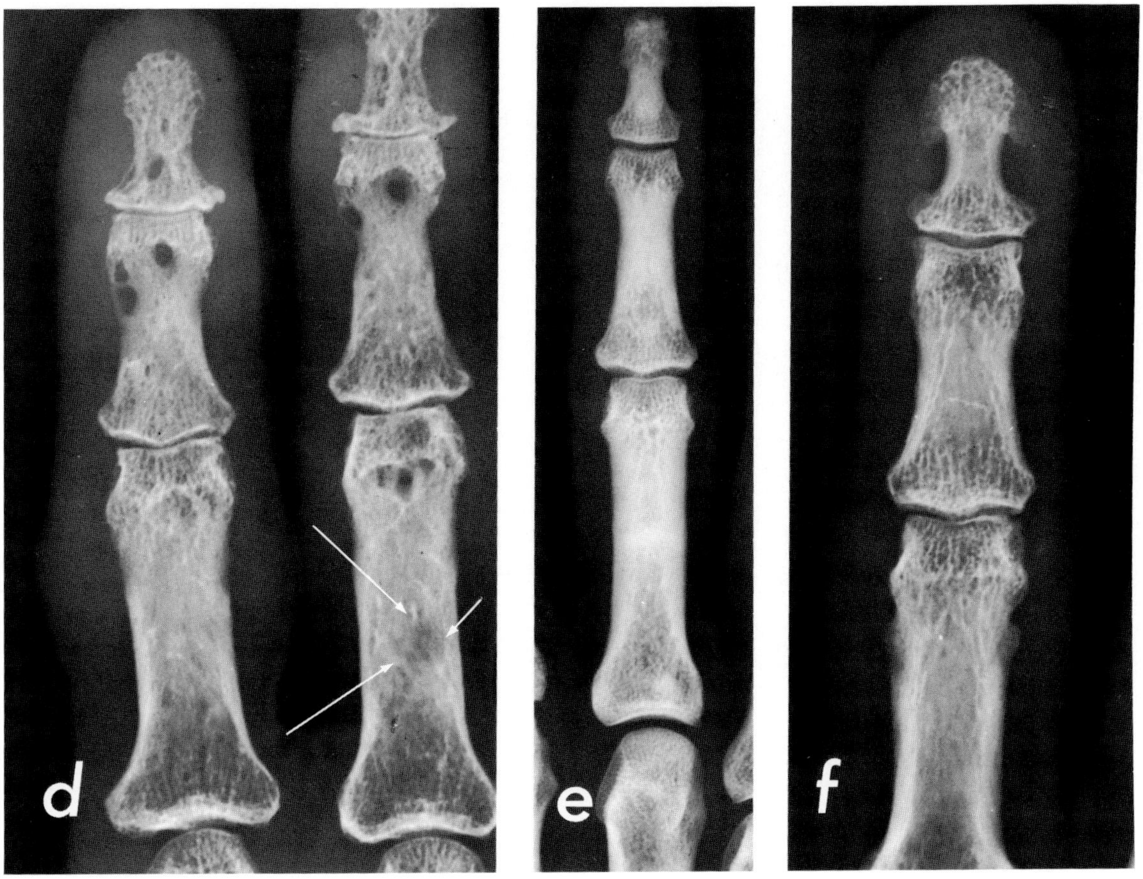

Abb. 15-36 siehe Text

In **Abb. 15-36 d** sehen Sie scharf begrenzte Knochendestruktionen über die Knochen verteilt. Sie entsprechen Druckerosionen durch granulomatöse Veränderungen bei einem Patienten mit einer **Sarkoidose**. Beachten Sie, daß immer dort, wo die Granulome hauptsächlich den kortikalen Knochen betreffen, die Defekte einfacher zu erkennen sind. Liegt die Destruktion hauptsächlich im trabekulären Knochen *(weiße Pfeile)*, so müssen sie in der Regel um einiges größer sein, ehe sie röntgenologisch erkennbar sind. Der Grund dafür ist natürlich, daß die Defekte durch normalen Knochen, der davor und dahinter liegt, lange Zeit maskiert werden. So können auf einer Seitaufnahme der Wirbelsäule Defekte in der Tiefe der Wirbelkörper bis zu einer Größe von 1 cm nicht erkennbar sein, selbst bei retrospektiver Betrachtung, nachdem sich bei der Autopsie zum Beispiel das Vorliegen einer Metastase ergeben hat. Aus diesem Grund wird heutzutage das Knochenszintigramm oder auch einmal die MRT zur Suche nach frühen bzw. beginnenden Knochenmetastasen eingesetzt. Sie sind dort viel früher als auf normalen Röntgenaufnahmen des Knochens zu erkennen.

Der Patient in **Abb. 15-36 e** hat eine **Marmorknochenkrankheit** (Osteopetrosis), eine familiäre Knochenbildungsstörung, bei der alte Osteone akkumulieren. Die Kortikalis ist dabei ungewöhnlich dick, die Knochenmarkräume sind entsprechend schmal oder bei fortgeschrittenen Formen vollständig aufgebraucht, so daß die Patienten in fortgeschrittenen Stadien nicht selten an den Folgen der drastisch reduzierten Hämatopoese sterben. Die Knochenmasse ist natürlich deutlich erhöht.

In **Abb. 15-36 f** ist die Form der Fingerknochen auffällig. Ein erfahrener Radiologe würde sofort erkennen, daß es sich hierbei um die typischen Veränderungen bei einer **Akromegalie** handelt. Vergleichen Sie den breit ausladenden Nagelkranz der Endphalanx mit den anderen Fingern auf diesen beiden Seiten. Die Knochen sind insgesamt breit und die Basen der Phalangen ausgeweitet. Achten Sie auch auf die deutliche Verdickung der Weichteile. Derartige Röntgenbefunde können den Verdacht auf eine klinisch noch nicht vermutete Diagnose aufkommen lassen oder umgekehrt die klinische Diagnose einer Akromegalie erhärten.

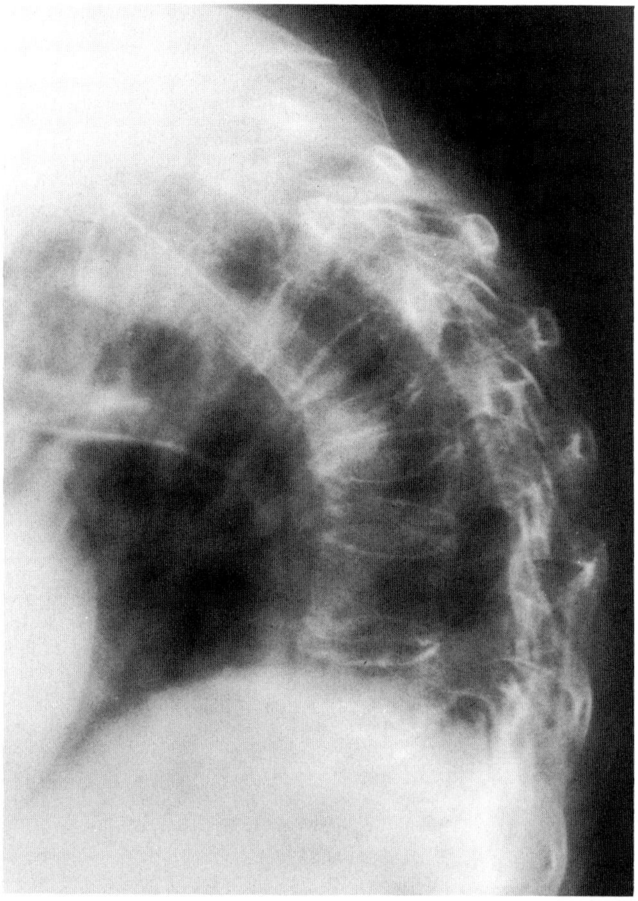

A

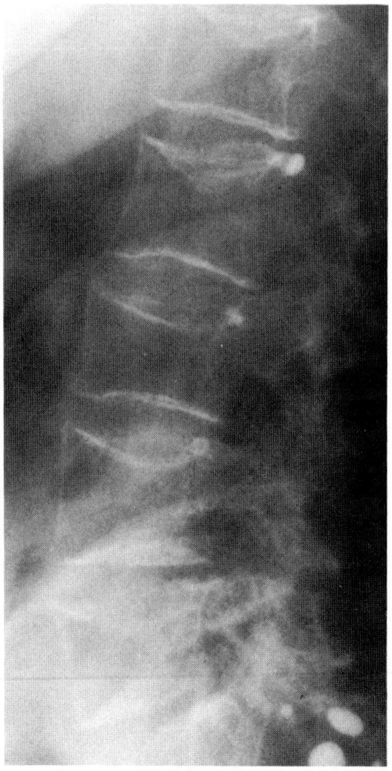

B

Die Wirbelsäule

Osteoporose

Die Wirbelsäule bringt für die radiologische Diagnostik spezielle Probleme mit sich, da sie in ihrer Struktur sehr komplex ist und sich viele, verschiedenartig geformte Knochenanteile überlagern. Die CT ist, wie wir schon festgestellt haben, für die genaue Erkennung oder Lokalisation fraglicher oder unübersichtlicher Frakturen ausgesprochen hilfreich, darüber hinaus läßt sich bei unauffälligen Röntgenaufnahmen, aber klinischem Verdacht auf eine Wirbelsäulenerkrankung dies in der Regel ausschließen oder bestätigen. Die CT wird auch eingesetzt, um das Ausmaß einer Osteoporose zu quantifizieren (**quantitative Computertomographie**; QCT), und mit entsprechenden Verlaufsuntersuchungen läßt sich auch das Ansprechen auf eine Therapie ermitteln.

Bei Patienten mit Rückenschmerzen gehört zur Routineuntersuchung der Brust- und Lendenwirbelsäule jeweils eine anteroposteriore und Seitaufnahme, wobei letztere häufig die besseren Informationen bezüglich Form und Anordnung der Wirbel, Röntgendichte, Frakturen und ähnliches gibt.

In **Abb. 15-37** sehen Sie Seitaufnahmen der Brust- und Lendenwirbelsäule einer älteren Frau mit fortgeschrittener Osteoporose. Sie hat eine ausgeprägte Kyphose der Brustwirbelsäule, die über die Jahre durch zunehmenden Verlust an Knochenmasse mit Verdünnung des kortikalen und des spongiösen Knochens entstanden ist. Dies hat zu einer sogenannten Keilwirbelbildung geführt, bei der vor allem die vorderen Anteile der Wirbelkörper langsam zusammengesintert und die hinteren Anteile durch ihre komplexe Struktur besser erhalten sind.

Die Lendenwirbel der Patientin zeigen eine deutliche Verdünnung der kortikalen Strukturen und eine vermehrte Strahlentransparenz der Wirbelkörper, überwiegend als Folge des Verlustes der darinliegenden Spongiosa.

Abb. 15-37. Osteoporose der Brust- und Lendenwirbelsäule einer älteren Frau. Beachten Sie die ausgeprägte Kyphose der Brustwirbelsäule (BWS), die auf dem Boden der überwiegend keilförmigen Wirbeldeformierungen entstanden ist.

Vergleichen Sie die Wirbel mit denen der normalen Lendenwirbelsäule eines jungen Mannes in **Abb. 15-38**, die sehr viel dichter erscheinen und neben den dickeren Rahmenstrukturen aus kompaktem Knochen auch dichteren spongiösen Knochen in den zentralen Abschnitten der Wirbelkörper enthalten. Sicherlich haben Sie auch beobachtet, daß die normalen Wirbel ebene, parallele Endplatten aufweisen, die die Intervertebralräume mit ihren strahlentransparenten Bandscheiben begrenzen. Vergleichen Sie die Intervertebralräume nun mit den fast rautenförmigen Bandscheibenräumen der **Abb. 15-37 B**. Aufgrund der verminderten Knochenmasse ist es zu Endplatteneinbrüchen gekommen, in die die Disci intervertebrales herniert sind, so daß eine Wirbelform entstanden ist, die in etwa einer bikonkaven Scheibe entspricht. Man nennt diese Deformierung **Fischwirbel**, da viele der größeren Fische normalerweise derartig geformte Wirbel besitzen.

Natürlich gibt es eine derartige Wirbeldeformierung nicht nur bei der primären Osteoporose. Sie kann immer dann entstehen, wenn die Knochenmasse vermindert ist, so zum Beispiel auch beim Morbus Cushing, beim Hyperparathyreoidismus oder bei langanhaltender Kortikosteroidtherapie. Denken Sie bei der Beurteilung derartiger Formveränderungen der Wirbelkörper immer daran, daß die zugrundeliegenden metabolischen Veränderungen vom langsamen Verlust des Knochenwiederaufbaus bei der Osteoporose bis hin zum raschen Knochenabbau beim Hyperparathyreoidismus reichen kann.

Sie können die Lendenwirbelsäule in **Abb. 15-38** als Beispiel des Normalen beim Vergleich mit den noch folgenden Fällen pathologisch veränderter Wirbelsäulen heranziehen. Obgleich die Knochenstrukturen in dieser Aufnahme normal sind, zeigt sich eine gewisse Verschmälerung des Intervertebralraumes L4/L5, die durch eine nachweislich eingerissene Bandscheibe verursacht wurde.

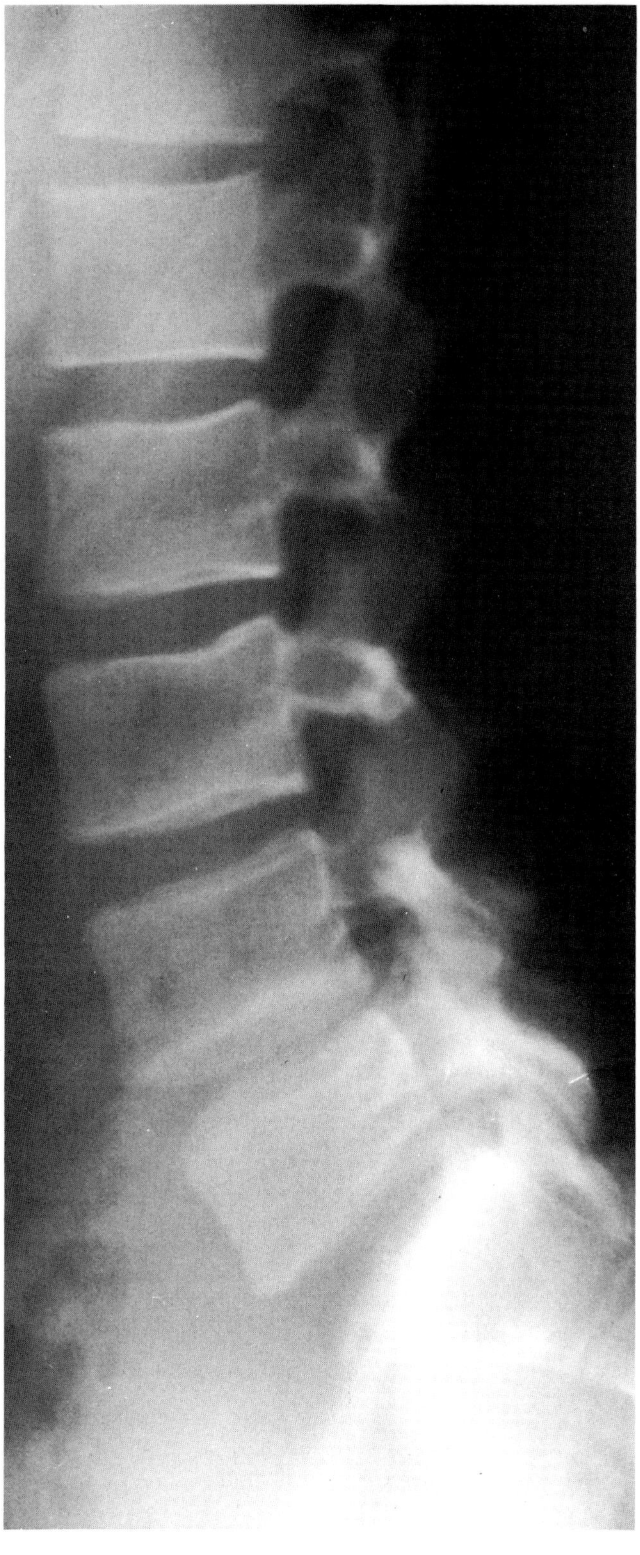

Abb. 15-38. Lendenwirbelsäule eines jungen Patienten zum Vergleich mit den vorausgegangenen und noch folgenden Abbildungen.

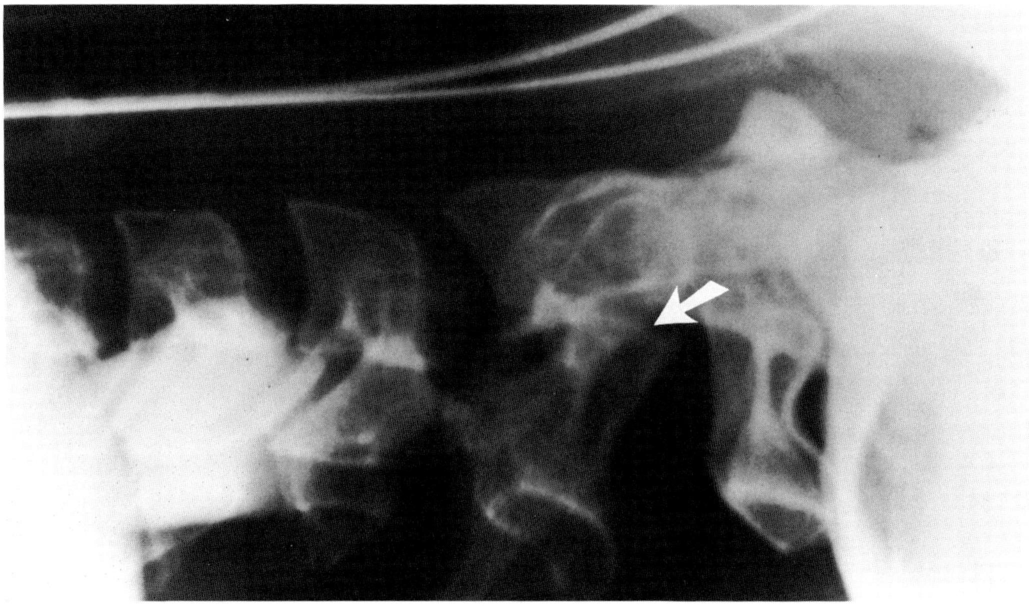
A

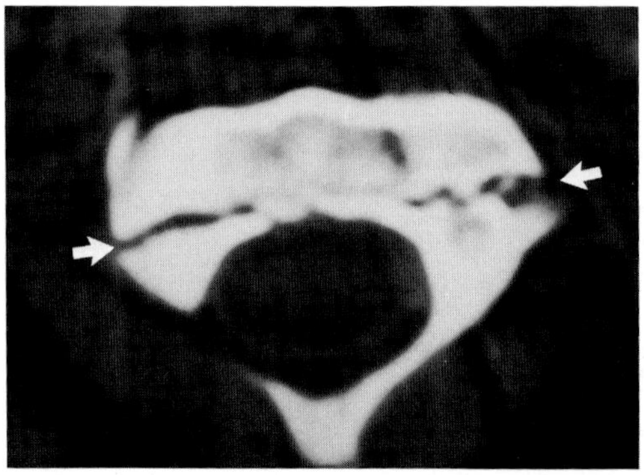
B

Abb. 15-39 A. *„Hangman's fracture"* (siehe Text)
B. Das CT-Bild läßt die Lokalisation und Ausdehnung der Fraktur klar erkennen.

Frakturen

Der Patient in **Abb. 15-39** war mit seinem Auto an einem Auffahrunfall beteiligt. Wenn Sie so einen Patienten im Notfallraum der Klinik oder schon am Unfallort sehen, und er gibt Schmerzen im Bereich der Halswirbelsäule (HWS) an, müssen Sie bei all Ihren Maßnahmen ungeheuer vorsichtig sein, um möglichst jede Verletzung des Rückenmarks zu vermeiden.

> Bei Verdacht auf ein HWS-Trauma darf keinesfalls eine normale Röntgenuntersuchung der Halswirbelsäule im Sitzen oder gar mit Funktionsaufnahmen durchgeführt werden, bis nicht eine orientierende Seitaufnahme im Liegen, wie **Abb. 15-39 A**, angefertigt wurde.

Sie wird gewöhnlich noch durchgeführt, solange sich der Patient auf der speziellen Lagerungsmatte für Traumatisierte befindet, auf der er weitmöglichst immobilisiert vom Unfallort in die Klinik gebracht wurde. Ist diese Aufnahme durchgeführt worden, so können, je nachdem, ob sich eine Fraktur bzw. Dislokation gezeigt hat, weitere konventionelle Röntgenaufnahmen und/oder eine CT-Untersuchung der Halswirbelsäule angefertigt werden.

Bei der in **Abb. 15-39 A** gezeigten HWS-Aufnahme handelt es sich um eine klassische „hangman's fracture", die durch das in **B** gezeigte CT-Bild bestätigt wird. Beachten Sie die Querfraktur durch die Pars interarticularis des zweiten Halswirbels an der Basis des Dens axis.

Die computertomographische Untersuchung ist indiziert oder zumindest hilfreich:

- wenn anhand der konventionellen Aufnahmen zwar der Verdacht auf eine Fraktur besteht, sie aber nicht zweifelsfrei nachzuweisen oder auszuschließen ist
- wenn auf den Röntgenaufnahmen eine komplexe Fraktur erkennbar ist, die zur genaueren Abklärung der Lage der Fragmente zusätzliche Bildinformationen verlangt
- wenn die Röntgenaufnahmen unauffällig sind, die klinischen Befunde jedoch weiterhin den Verdacht auf eine Fraktur ergeben (lokale Schmerzen, neurologische Befunde, Hämatom).

Meistens sind Wirbelsäulenfrakturen anhand der Röntgenaufnahmen klar zu erkennen, doch sind sie häufig komplexer, als es zunächst den Anschein hat. Bei Personen, die aus beträchtlicher Höhe heruntergesprungen oder gefallen sind, ergeben sich oft schon bei der ersten Untersuchung klare Hinweise auf Frakturen der Füße, Beine oder Hüften, doch sind diese gar nicht selten von einer zunächst nicht vermuteten Wirbelfraktur begleitet. Bei der Patientin in **Abb. 15-40**, die eine eindeutige (und schmerzhafte) Wirbelsäulenfraktur mit Kompression des 1. Lendenwirbelkörpers (LWK) hat, bestand ein entsprechender klinischer Verdacht, der durch die Röntgenaufnahmen bestätigt wurde. Sie klagte aber auch über ein Taubheitsgefühl im Bereich des Perineums.

> Jeder neurologische Befund bei einer scheinbar einfachen Wirbelsäulenfraktur erfordert eine CT (oder eventuell MRT) zur weiteren Abklärung.

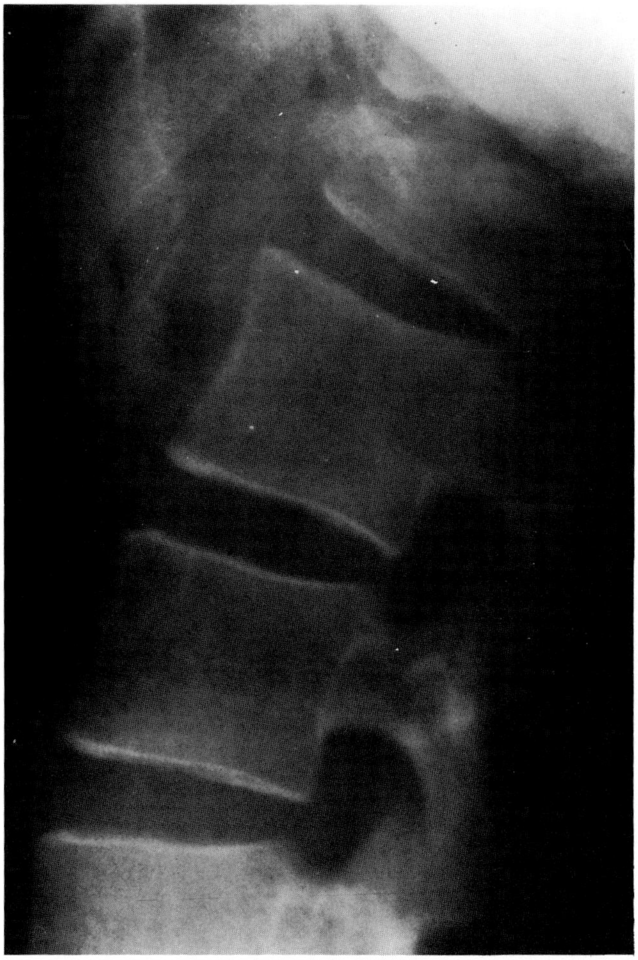

A

Abb. 15-40. Die Berstungsfraktur des 1. LWK hat, wie im CT-Bild in **B** zu erkennen ist, zu einer ernsten Komplikation geführt (siehe Text). **C** zeigt zum Vergleich einen nichtfrakturierten Wirbel.

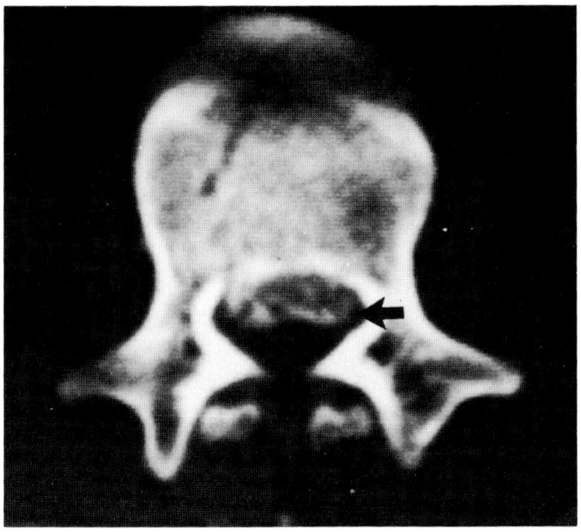

B

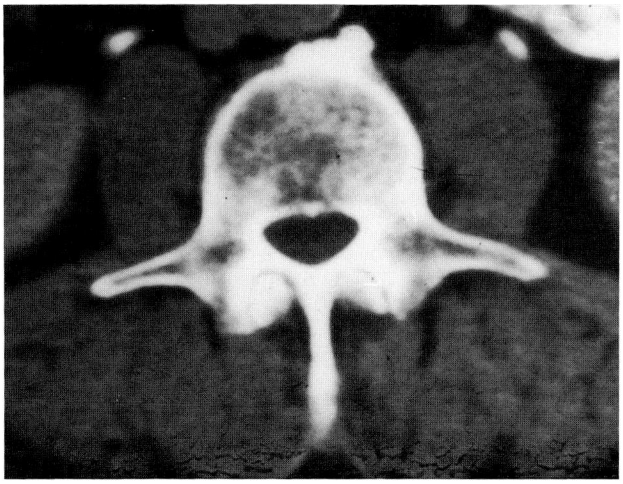

C

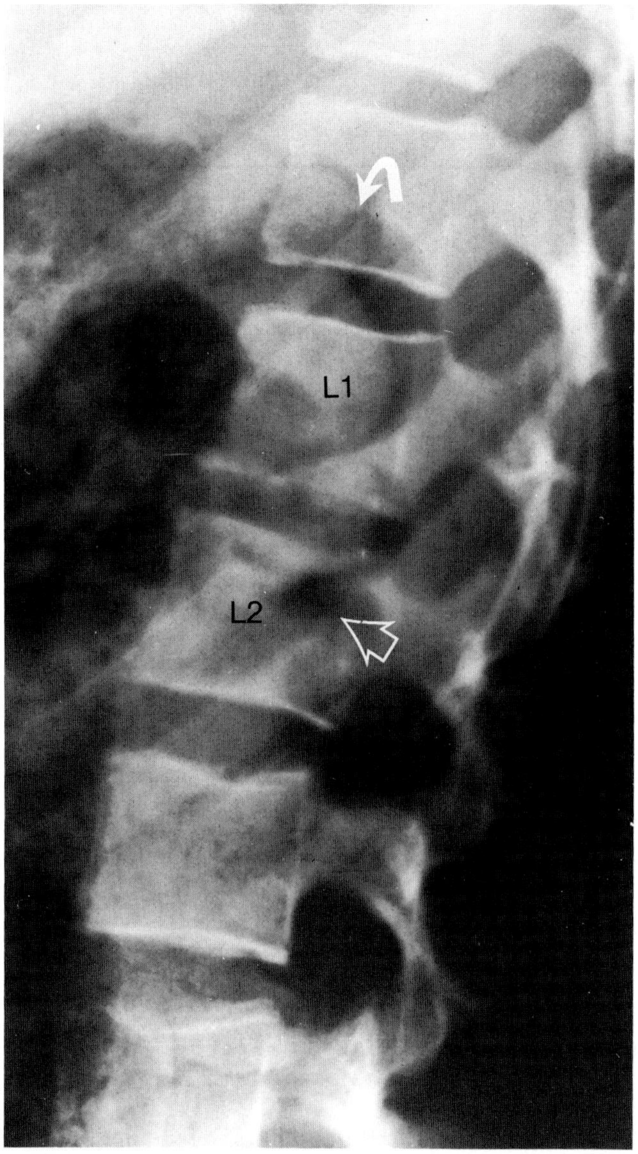

A

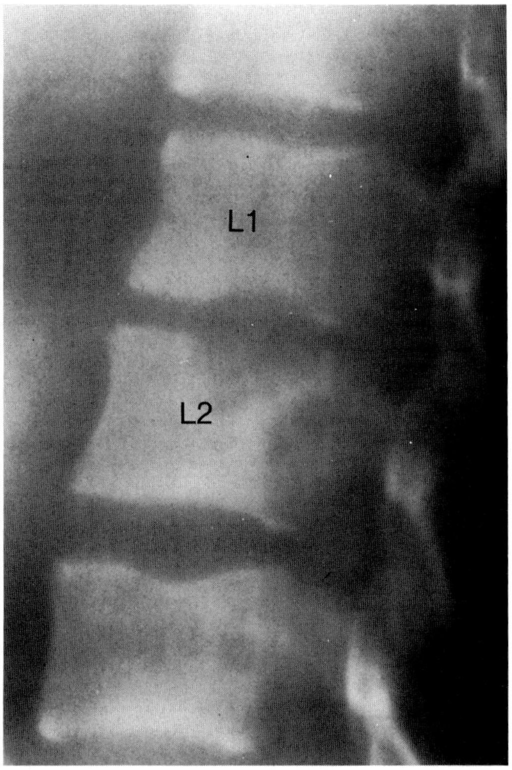

B

Abb. 15-41. Osteomyelitis der Wirbelsäule nach einer Ohrenentzündung (siehe Text)
A = konventionelle Seitaufnahme
B = konventionelles Tomogramm
C = sagittales MR-Bild
D = Skelettszintigramm.
Alle Aufnahmen sind vom selben Patienten.

Bei dieser Patientin wurde im CT eine Berstungsfraktur mit einem in den Spinalkanal hineinreichenden und den Duralsack komprimierenden Knochenfragment (siehe **B**, *Pfeil*) gefunden. Vergleichen Sie das Bild mit **C**, einem nicht gebrochenen Wirbel. Das in den Spinalkanal reichende Knochenfragment wurde chirurgisch entfernt, und die neurologischen Symptome bildeten sich langsam zurück.

Die Osteomyelitis der Wirbelsäule

Die junge Frau, zu der die hier gezeigten vier Abbildungen gehören, hatte eine Ohrenentzündung und entwickelte zwei Wochen später Rückenschmerzen und Fieber. Die Röntgenaufnahmen des thorakolumbalen Übergangs ergaben den Verdacht auf eine knöcherne Destruktion im dorsalen Anteil des LWK 2, der Intervertebralraum L1/L2 war erkennbar verschmälert. Der *gebogene Pfeil* in **Abb. 15-41 A** zeigt auf Darmgas, welches den LWK 2 überlagert, der *offene Pfeil* weist jedoch auf einen strahlentransparenten Bereich, der fast zu weit dorsal liegt, um noch intestinaler Luft zu entsprechen. In **Abb. 15-41 B**, die ein konventionelles Tomogramm der gleichen Region zeigt, lassen sich Wirbelkörperdestruktionen zu beiden Seiten des Intervertebralraums L1/L2 klar erkennen, die den typischen

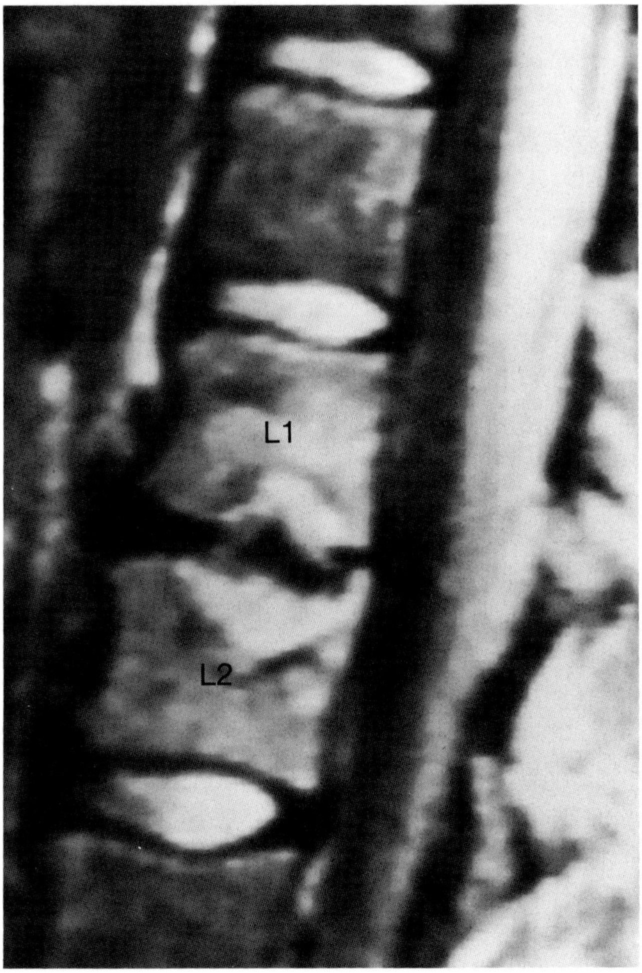

C

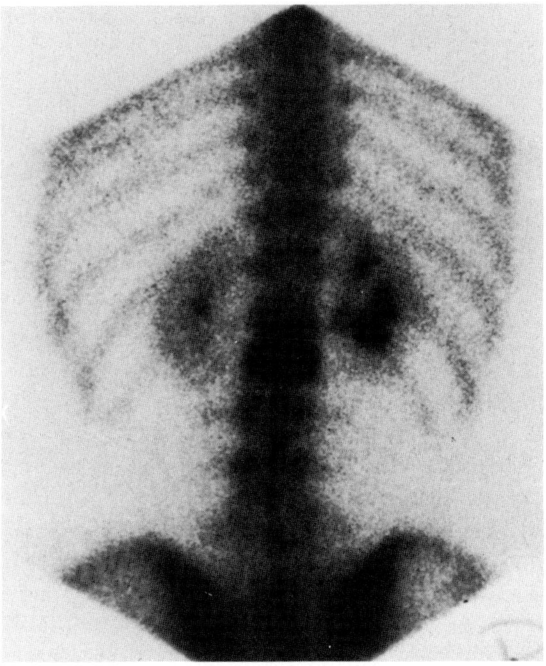

D

Veränderungen bei einer Spondylodiszitis, also einer Entzündung der Bandscheibe und einer Osteomyelitis der benachbarten Wirbelkörper, entsprechen. Anhand des sagittalen MRT in **C** läßt sich erkennen, daß der Spinalkanal nicht mit beeinträchtigt ist (kein Abszeß). Das Rückenmark kommt hell zur Darstellung und verjüngt sich in Höhe L1/L2. Der Liquor cerebrospinalis im Duralsack erscheint auf dem MRT-Bild dunkel. In **Abb. 15-41 D** sehen Sie das Knochenszintigramm der Patientin, das eine sehr viel höhere Aktivität in der fraglichen Region zeigt als in allen anderen dargestellten Skelettabschnitten, was darauf hinweist, daß nur in dem tomographisch nachgewiesenen Bereich ein Entzündungsprozeß vorliegt.

Metastatische Knochentumoren

In Ihrer ganzen medizinischen Laufbahn werden Sie wahrscheinlich 20- bis 30mal mehr Patienten mit Knochenmetastasen sehen als solche mit primären Knochentumoren, da letztere insgesamt nur selten vorkommen. Auch wenn Sie nicht unbedingt verantwortlich für die Diagnosestellung sind, die zu einem Teil radiologisch und zum anderen histologisch erfolgt, so müssen Sie doch mit der Rolle der bildgebenden Verfahren im diagnostischen Ablauf vertraut sein.

Nahezu jeder maligne Tumor kann in die Knochen metastasieren, doch kommen fünf bis sechs Tumorarten am häufigsten vor. Sie führen entweder zu **osteolytischen** (strahlentransparenten) oder **osteoplastischen** (dichten) Veränderungen, die über den sonst normalen Knochen verteilt und auf normalen Röntgenbildern erkennbar sein können. Die charakteristischerweise osteolytischen Metastasen stammen häufig von Karzinomen der Lunge, der Schilddrüse oder der Niere. Metastasen des Mammakarzinoms sind ebenfalls überwiegend osteolytisch, doch können sie auch osteoplastische Anteile besitzen; außerdem kann sich unter Therapie eine Umwandlung osteolytischer in osteoplastische Veränderungen vollziehen. Die häufigste osteoplastische Knochenmetastasierung wird beim Prostatakarzinom beobachtet. Sie kann sowohl fleckig sein, wie in **Abb. 15-43**, oder auch diffus, wie Sie es in **Abb. 15-44** sehen.

Schon einige Zeit, bevor metastatische Veränderungen groß genug sind, um Dichteveränderungen im Knochen hervorzurufen, die auf einer normalen Röntgenaufnahme sichtbar werden, sind sie in der Regel bereits im **Knochenszintigramm** zu erkennen, während Röntgenaufnahmen zu diesem Zeitpunkt noch ein völlig normales Bild zeigen. Aus diesem Grund ist es heutzutage üblich, bei Patienten mit bekannten Malignomen, die Knochenschmerzen haben oder bei denen sich nach Knochenmetastasierung das therapeutische Vorgehen verändern würde, eine Knochenszintigraphie durchzuführen. Im allgemeinen geht man davon aus, daß asymmetrische Anreicherungen im Szintigramm (sog. *„hot spots"*), Ausdruck von Metastasen sind. Allerdings ist das Knochenszintigramm kein spezifischer Indikator für Knochentumoren, und eine vermehrte Aktivität sagt nur aus, daß an dieser Stelle der Knochenstoffwechsel gesteigert ist, was beispielsweise auch bei

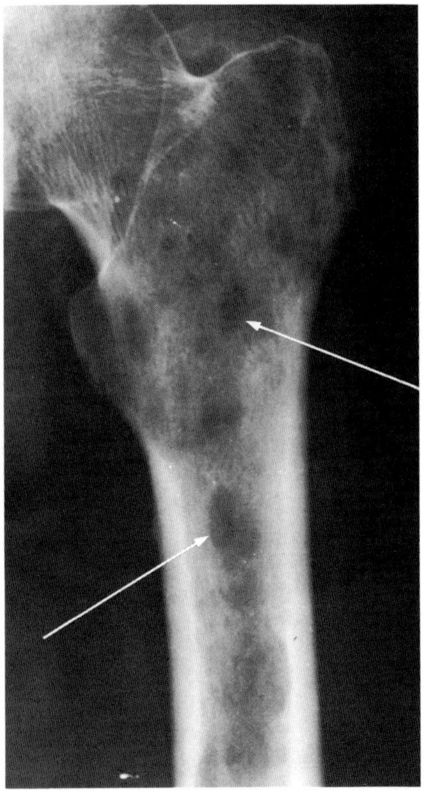

Abb. 15-42. Osteolytische Metastasen. Lytische Knochendestruktionen kommen in der Regel bei Karzinomen der Niere, der Lunge und der Schilddrüse vor. Knochenmetastasen des Mammakarzinoms können osteolytisch, osteoplastisch oder gemischt sein.

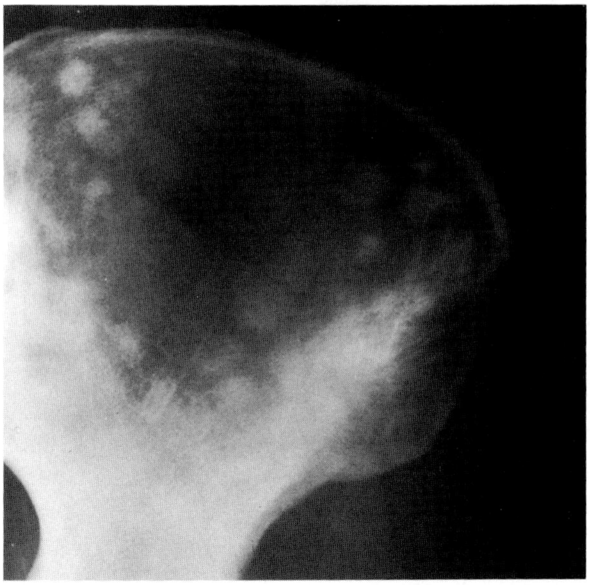

Abb. 15-43. Osteoplastische Metastasen eines Prostatakarzinoms. Die metastatisch bedingten Knochenneubildungen können fleckig (wie in diesem Beispiel) oder diffus (wie in Abb. 15-44) auftreten.

einer entzündlichen Knochenerkrankung oder beim Morbus Paget der Fall ist. Die beiden Patienten in den **Abb. 15-44** und **15-45** hätten mit Sicherheit deutliche Mehranreicherungen im Knochenszintigramm, wobei nur der erste Knochenmetastasen hat.

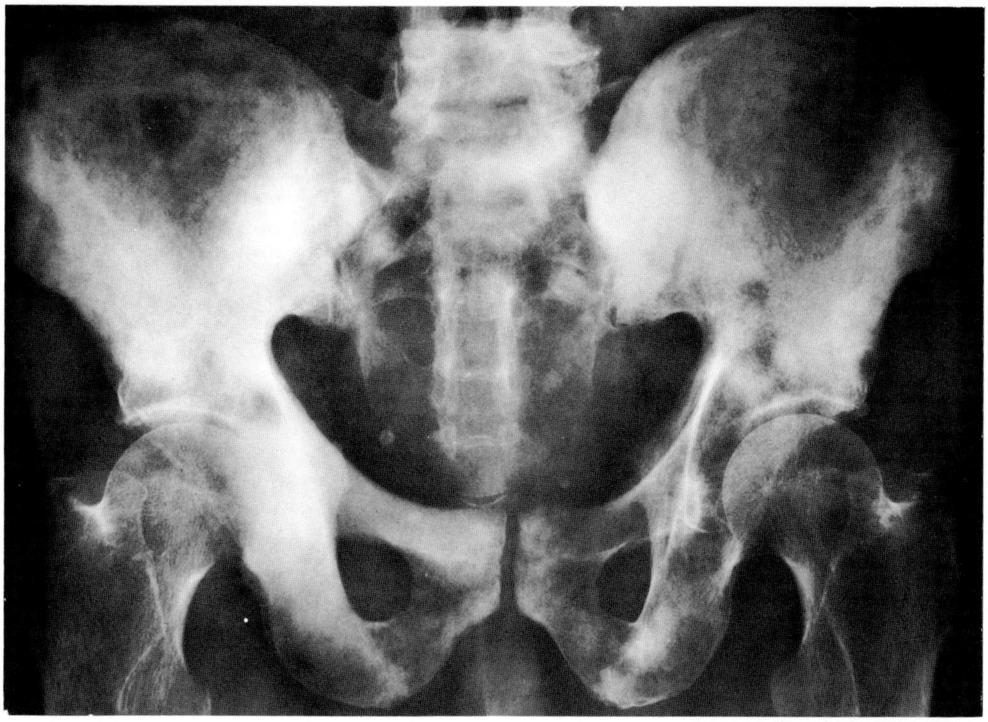

Abb. 15-44. Das Becken eines Patienten mit bekanntem Prostatakarzinom. Beachten Sie, daß die Knochen zwar verdichtet, aber nicht, wie beim in Abb. 15-45 gezeigten Patienten mit Morbus Paget, verbreitert sind.

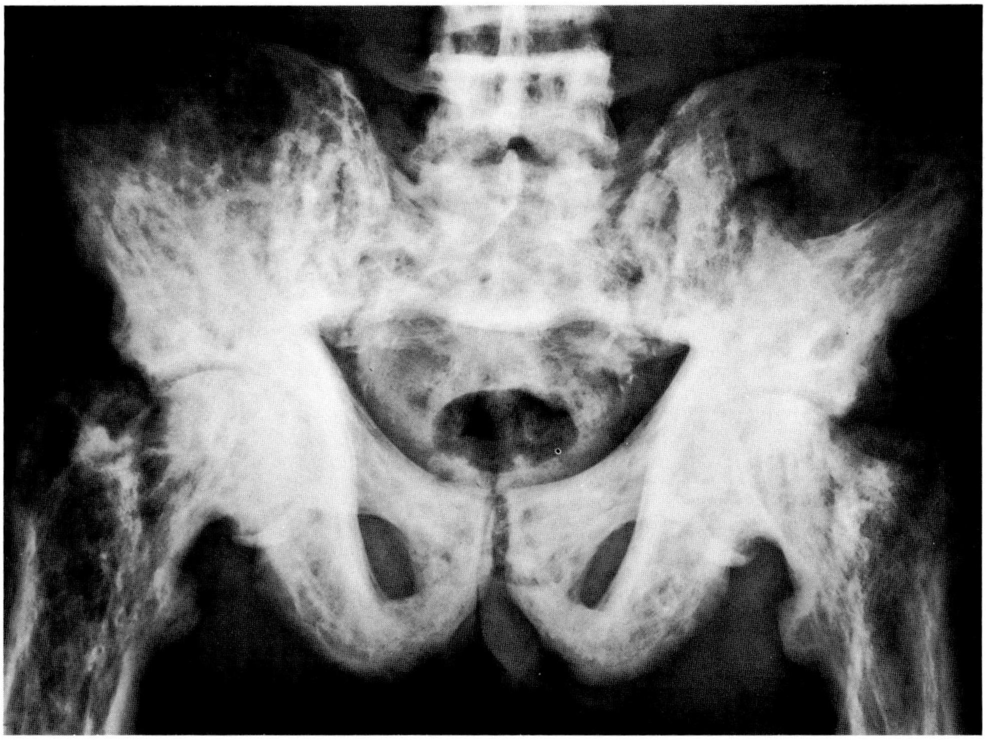

Abb. 15-45. Becken bei Morbus Paget. Achten Sie auf die charakteristischen linearen Streifenbildungen durch abnorm angeordnete Trabekeln und die durch subperiostale Knochenneubildung bedingte Verbreiterung der Knochen. Dies ist ein wichtiges Unterscheidungsmerkmal gegenüber dem nur verdichteten Knochen beim metastatischen Befall durch das Prostatakarzinom, denn beide Erkrankungen treten bei der gleichen Patientengruppe (ältere Männer) auf.

In **Abb. 15-46 A** sehen Sie das Knochenszintigramm einer Frau, die früher wegen eines Mammakarzinoms behandelt wurde. Das damals durchgeführte Knochenszintigramm war negativ. Nun hat sie doch Rücken- und Kreuzschmerzen, und das neue Knochenszintigramm zeigt multiple, asymmetrisch angeordnete Regionen erhöhter Aktivität, so in der linken Hüfte, im Becken, in mehreren Brust- und Lendenwirbeln, in Rippen und in der linken Schulter. Beachten Sie, daß LWK 2 und LWK 4 betroffen sind, LWK 1, LWK 3 und LWK 5 jedoch nicht befallen erscheinen. Für die Erkennung von Wirbelmetastasen hat sich in jüngster Zeit die MRT als noch sensibleres Verfahren erwiesen.

Die Röntgenaufnahme der LWS **(Abb. 15-46 B)** zeigte eine pathologische Kompressionsfraktur des 2. LWK und einen normal erscheinenden 1. und 3. LWK. Es ist schwierig, über das Vorliegen einer Auffälligkeit des LWK 4 zu entscheiden, da dieser teilweise durch die dichten Beckenschaufeln überlagert ist (der Pfeil weist auf LWK 2).

Abbildung 15-46 C zeigt Ihnen das MRT-Bild des gleichen Wirbelsäulenabschnitts. Der 2. Lendenwirbel weist nahezu kein Signal auf, da das fetthaltige Knochenmark durch Tumorgewebe verdrängt wurde und die kortikalen Knochenanteile überhaupt kein Signal abgeben. Dagegen zeigen die benachbarten Körper des 1. und 3. Lendenwirbels das normale, intensive Signal fetthaltigen Knochenmarks. LWK 4 und LWK 5 sind jedoch auch metastatisch befallen (der Pfeil weist wiederum auf LWK 2).

Abbildung 15-47 gehört zu einer anderen Patientin mit bekanntem Brustdrüsenkarzinom, die über Kreuzschmerzen klagte und auf deren konventionellen Röntgenaufnahmen wegen Darmgasüberlagerung keine eindeutige Knochenläsion abzugrenzen war. Dieser CT-Schnitt durch das Sakrum zeigt eine große Knochendestruktion durch eine Metastase des Mammakarzinoms.

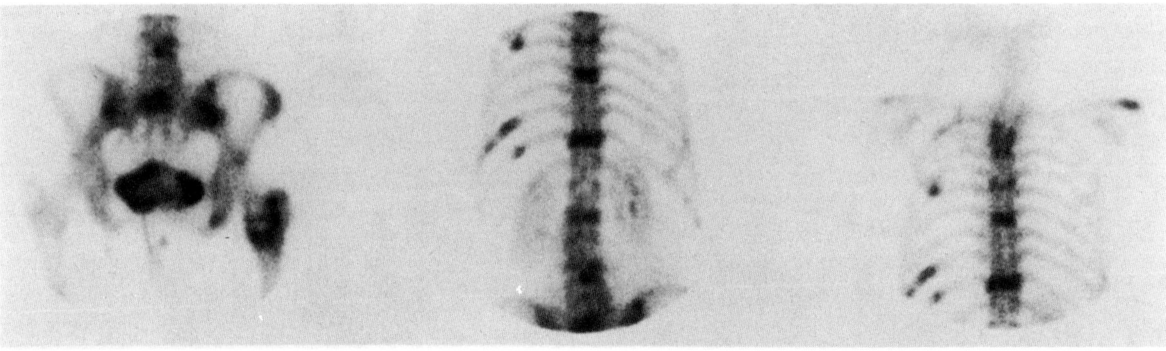

Abb. 15-46 A. Knochenszintigramm mit asymmetrisch verteilten Metastasen in mehreren Knochen, unter anderem in LWK 2

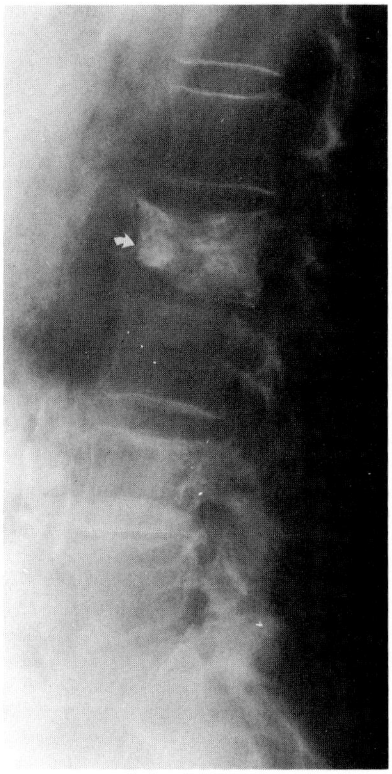

Abb. 15-46 B. Seitaufnahme der Lendenwirbelsäule derselben Patientin (siehe Text)

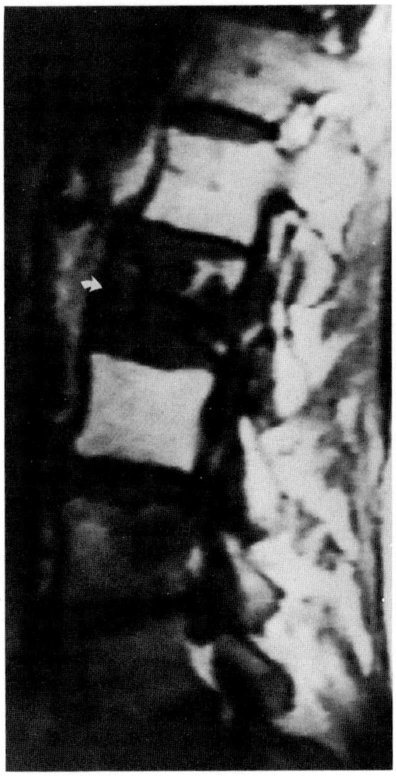

Abb. 15-46 C. Sagittales MRT-Bild der Lendenwirbelsäule derselben Patientin (siehe Text)

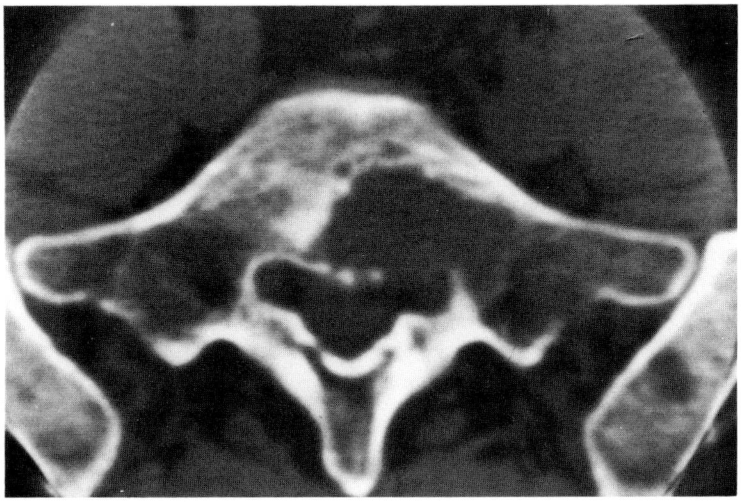

Abb. 15-47. Metastatischer Befall des Sakrum bei einer anderen Patientin mit Mammakarzinom, im CT klar erkennbar. Diese osteolytische Destruktion war auf den konventionellen Aufnahmen nicht sichtbar.

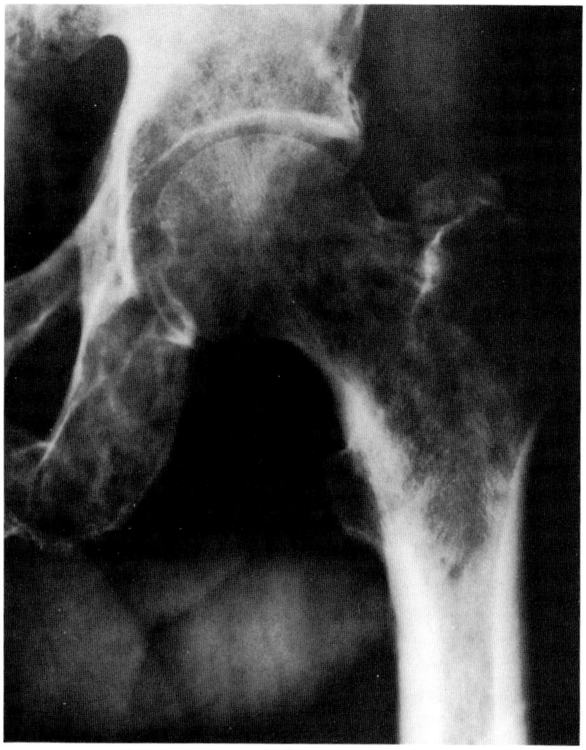

Abb. 15-48. Multiples Myleom (Plasmozytom)

So sehr Sie die über alle Knochen verstreuten osteolytischen Defekte in **Abb. 15-48** auch an die zuvor gesehenen erinnern, sie stammen nicht von Nieren-, Schilddrüsen-, Lungen- oder Mammakarzinomen, sondern sind die sogenannten knöchernen „Stanzdefekte", die im Rahmen der Osteodestruktion beim **multiplen Myelom (Plasmozytom)** entstehen. Bei diesem Patienten war das Plasmozytom bereits histologisch und durch den Nachweis von Bence-Jones-Proteinen im Urin gesichert worden; die Aufnahme wurde angefertigt, da er über Hüftschmerzen klagte. Solche Defekte treten erst relativ spät im Krankheitsverlauf auf, doch gehen ihnen häufig jahrelange Knochenschmerzen voraus, die entweder kein röntgenologisches Korrelat oder nur eine diffuse, kaum erkennbare Erniedrigung der Knochenmasse mit kortikalem und spongiösem Knochenschwund, aber ohne lokalisierte Destruktion zeigen. Nicht selten wird anhand solcher Aufnahmen die Diagnose einer Osteoporose gestellt, und letztlich entwickeln sich dann doch die für ein Plasmozytom typischen Stanzdefekte.

Die Röntgenaufnahme in **Abb. 15-49 A** wurde bei einem Mann angefertigt, der seit acht Wochen unklares Fieber hatte. Er war 46 Jahre alt, hatte eine deutliche Anämie und normale Laborwerte des Urins. Er klagte

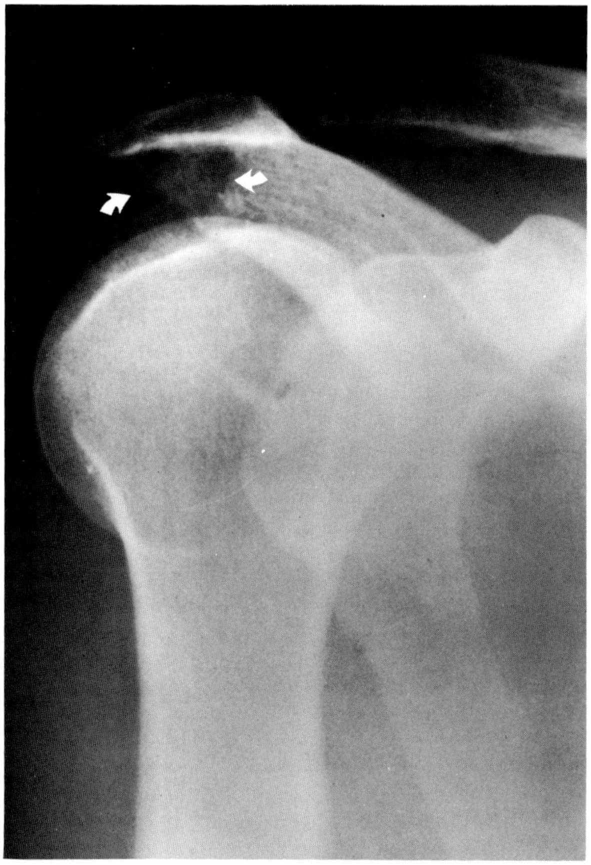

A

Abb. 15-49 A. Solitäre Osteolyse *(Pfeile)* im Akromion eines Patienten mit Schulterschmerzen, Fieber und Anämie

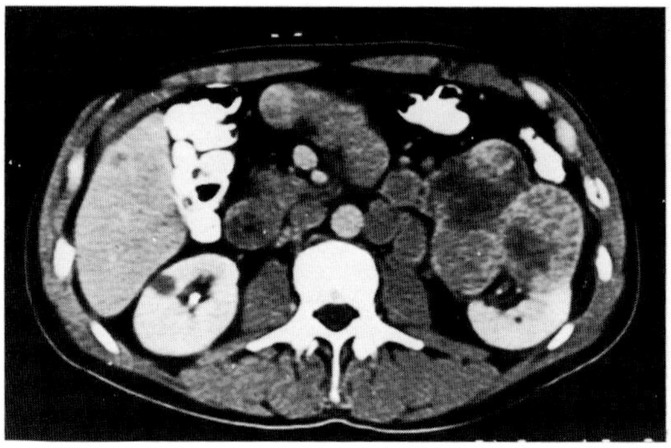

B

B. CT-Schnitt durch den Mittelbauch desselben Patienten

über leichte Schulterschmerzen. Das Röntgenbild weist eine osteolytische Region im rechten Akromion auf. Im Knochenszintigramm ist dies die einzige Region erhöhter Aktivität (und damit erhöhten Knochenstoffwechsels). Die CT-Untersuchung der Nierenregion **(Abb. 15-49 B)** zeigt den Primärtumor an der linken Niere. Nierenzellkarzinome sind häufig lokal asymptomatisch, gehen aber mit Anämie und Fieber einher.

Primäre maligne Knochentumoren

Glücklicherweise sind primäre Knochenmalignome selten. Das **Osteosarkom** wird charakteristischerweise bei Jungen und Jugendlichen männlichen Geschlechts im Alter zwischen 10 und 25 Jahren beobachtet. Das **Ewing-Sarkom** tritt vor allem bei jüngeren Kindern, das **Chondrosarkom** meist bei älteren Patienten und nur selten vor dem 40. Lebensjahr auf. Es gibt in Abhängigkeit vom jeweils vorherrschenden malignen Gewebe (Knochen, Bindegewebe) verschiedene Typen des Osteosarkoms. In **Abb. 15-50 A** sehen Sie den distalen Femur eines Patienten mit einem Osteosarkom, der die klassischen Befunde für die Entwicklung aufweist: dichte Verkalkungen des Weichteilgewebes, eine ebenfalls dichte intraossäre Raumforderung, eine verdickte Kortikalis im Rahmen der periostalen Reaktion und strahlige Ausläufer in das Weichteilgewebe. Dieser Patient war 22 Jahre alt; er hatte Schmerzen und eine Schwellung oberhalb des rechten Knies bemerkt. Das CT **(Abb. 15-50 A)** zeigt den intramedullären Anteil des Tumors besser als das Röntgenbild.

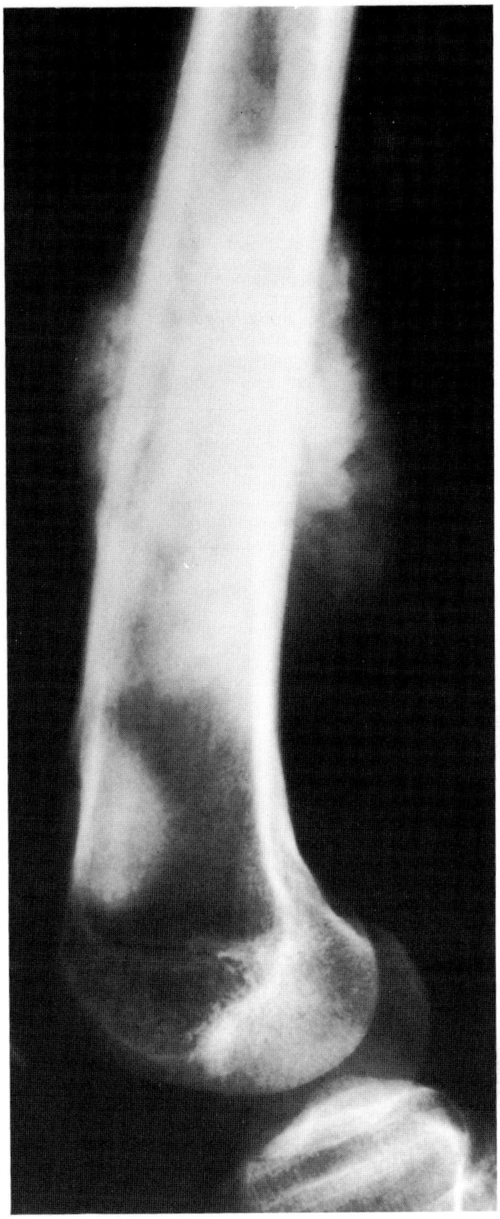

A

Abb. 15-50
A. Seitaufnahme des distalen Femurs mit einem Osteosarkom

B

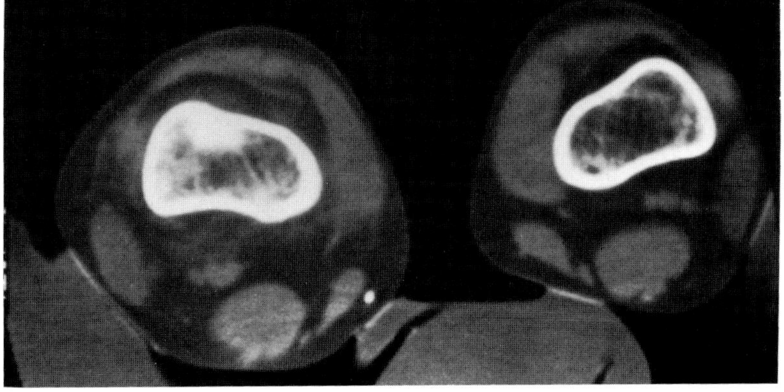

B. Die CT-Schicht durch die distalen Metaphysen beider Femora zeigt die medulläre Ausdehnung des Tumors im rechten Oberschenkel. Vergleichen Sie den Befund mit dem normalen linken Femur.

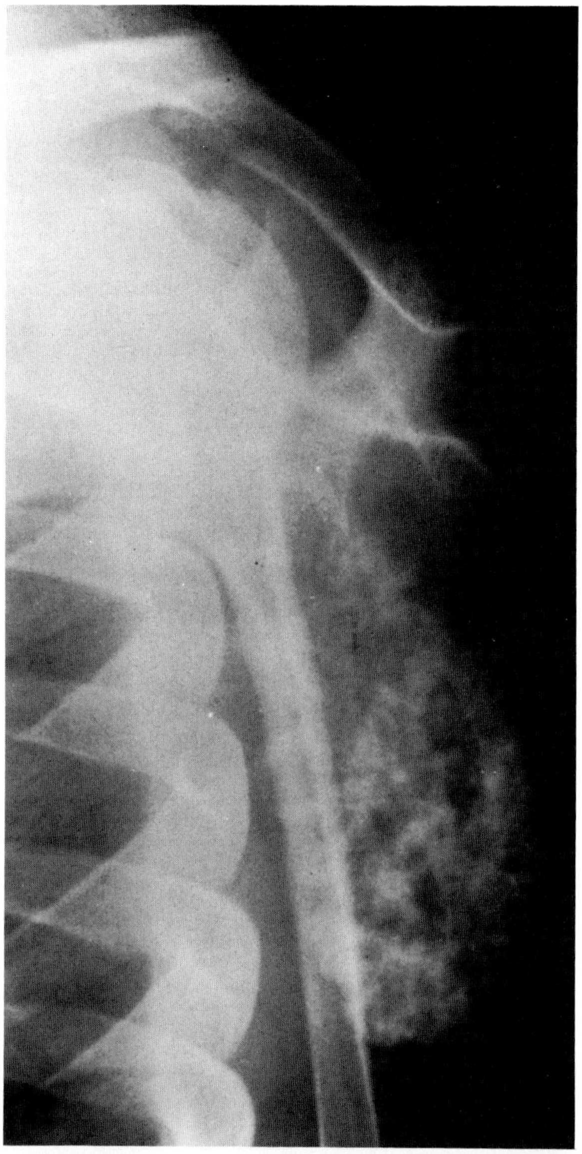

A

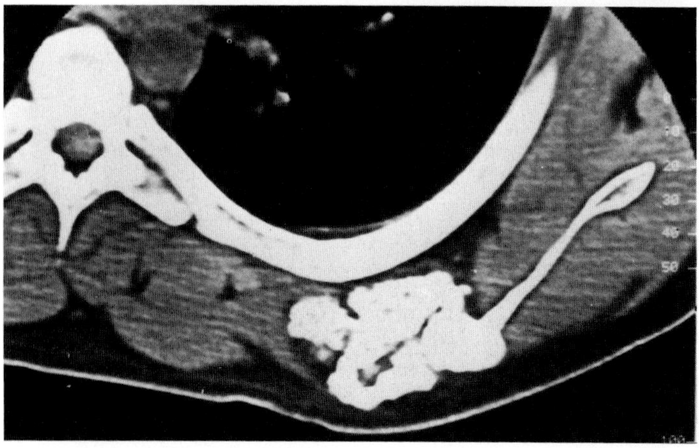

B

Abb. 15-51 A. Osteochondrom (Exostose) der Skapula **B.** Die CT-Schicht durch den Befund spricht für einen gutartigen Tumor.

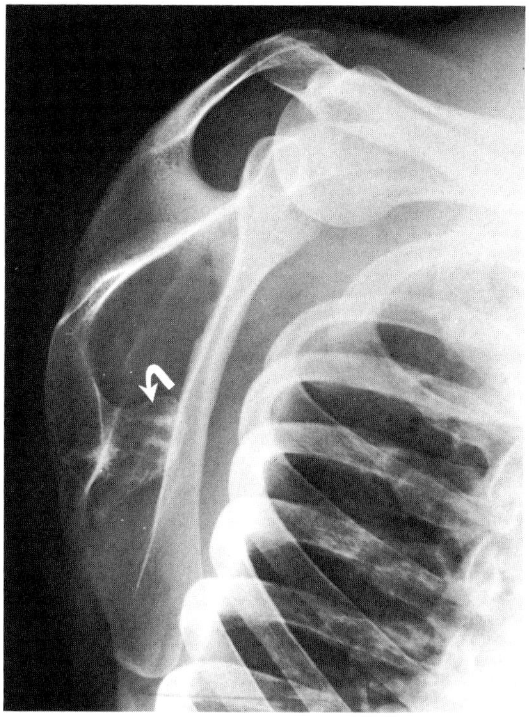

Abb. 15-52. Ein anderer Patient mit einem Osteochondrom der Skapula (Pfeil)

Gutartige Knochentumoren

Es gibt auch eine Vielzahl gutartiger Knochentumoren. **Enchondrome** sind langsam und expansiv wachsende kartilaginäre Tumoren, die häufig im Bereich der Hände und Rippen auftreten. **Osteochondrome** (oft auch kartilaginäre Exostosen genannt) werden in jedem Alter, vermehrt jedoch in der zweiten Lebensdekade gefunden, treten gehäuft um das Kniegelenk herum auf und können solitär oder multipel vorkommen. Die kartilaginären Exostosen bestehen in der Regel aus einem knöchernen Sporn, der von einer mehr oder weniger dicken Knorpelkappe überzogen wird. **Osteoidosteome** treten bevorzugt bei jungen Menschen männlichen Geschlechts auf und gehen mit intensiven Knochenschmerzen einher, die typischerweise sehr gut auf Aspirin ansprechen. Röntgenologisch weisen sie eine zentrale, strahlentransparente Aufhellung (den Nidus) auf, die von einer Schale verdickter und damit sehr dichter Kortikalis umgeben wird. Aufgrund des manchmal ähnlichen Erscheinungsbildes müssen sie von einem lokalisierten Knochenabszeß (Brodie-Abszeß) unterschieden werden.

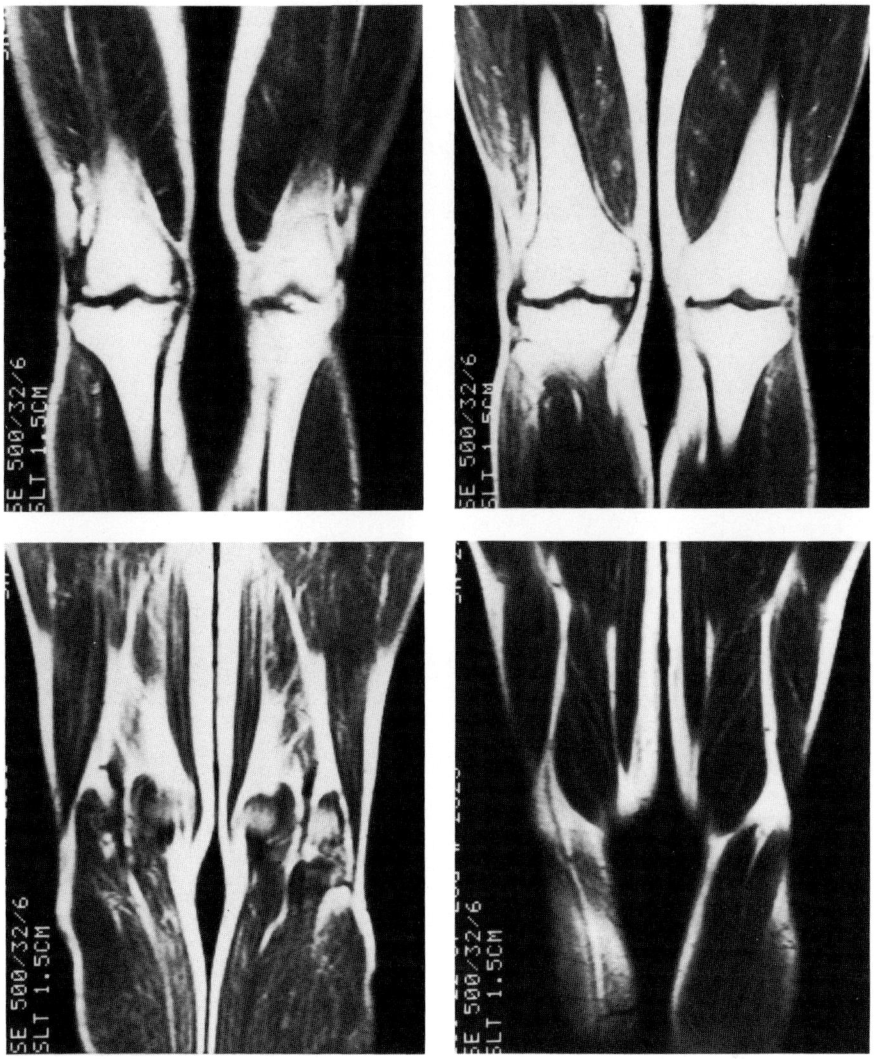

Abb. 15-53. Vier MRT-Bilder der Knieregion in koronarer Schichtführung (siehe Text)

Ein 24 Jahre alter Mann bemerkte eine tastbare, darüber hinaus aber asymptomatische Raumforderung am linken Schulterblatt. Die Röntgenaufnahme in **Abb. 15-51 A** zeigt eine mit der Skapula in Verbindung stehende ossäre Raumforderung, die sowohl benigne (ein Osteochondrom) als auch maligne (ein Osteosarkom) sein könnte. Glücklicherweise zeigt die CT-Untersuchung **(Abb. 15-51 B)** eindeutig den gutartigen Charakter eines Osteochondroms, das lediglich von Muskeln und keiner Weichteiltumormasse umgeben ist. **Abbildung 15-52** zeigt Ihnen ein weiteres, kleineres Osteochondrom der Skapula.

Die MRT der Extremitäten

Die vier MRT-Bilder der **Abb. 15-53** zeigen Ihnen, wie gut sich die Weichteile der Extremitäten mit dieser Methode darstellen lassen. Die oberen beiden Bilder sind anterior gelegene koronare Schichten und zeigen ein symmetrisches Erscheinungsbild der Streckmuskeln des Knies, während die unteren beiden Bilder (Schichten hinter dem Kniegelenk) die Beugemuskulatur des Knies darstellen. Sie können diese Muskeln sehr leicht erkennen. Die MRT ist eine wunderbare Methode zur Darstellung von Weichteilveränderungen, wie etwa Muskel- oder Bindegewebstumoren. Sie würden also eine MRT anfordern, wenn Sie beispielsweise bei einer verdächtigen Raumforderung zwischen einem Hämatom und einem malignen Tumor unterscheiden wollen und insbesondere Informationen über die genaue Ausdehnung des Prozesses brauchen. Mit dieser Methode kann man sehr schön die verschiedenen Weichteilstrukturen der Gelenke einschließlich Knorpel, Bänder und Sehnen darstellen. So wird die MRT zum Beispiel häufig angefordert, um bei Patienten mit Verdacht auf Verletzungen der Menisci oder der Kreuzbänder die Diagnose zu klären.

Merken Sie sich bitte, daß subkutanes Fettgewebe und fetthaltiges Knochenmark (sog. Fettmark) ein hohes MR-Signal aufweisen und weiß erscheinen, während kompakter Knochen kein Signal abgibt und auf diesen Bildern schwarz erscheint. Daher entsprechen die weißen, femur- oder tibiaförmigen Strukturen nicht dem Knochen, sondern dem im Knochenmark vorhandenen Fettgewebe.

Kapitel 16

Neuroradiologie

Bildgebende Verfahren für die Darstellung des Zentralen Nervensystems

Der Ausdruck „Neuroradiologie" kann auf Medizinstudenten, die gerade beginnen, sich mit der Radiologie zu beschäftigen, etwas einschüchternd wirken. In Wahrheit ist das Zentralnervensystem sehr gut organisiert und weist von Patient zu Patient normalerweise nur eine geringe Variationsbreite auf. Die Anatomie des ZNS ist zwar komplex, doch sind die Grundlagen einmal erlernt, so wird jeder Student auch mit ihrer Darstellung in den gebräuchlichen bildgebenden Verfahren vertraut werden.

In diesem Kapitel sollen zunächst noch einmal die wichtigsten anatomischen Strukturen angesprochen werden, die auf Schädel- und Gesichtsschädelaufnahmen, CT- und MRT-Schichtbildern, zerebralen Angiographien und Myelographien zu erkennen sind. Darüber hinaus soll das Erscheinungsbild der häufigeren ZNS-Erkrankungen in der radiologischen Bildgebung besprochen werden. Eventuell sollten Sie, bevor Sie dieses Kapitel lesen, noch einmal Ihre Kenntnisse über den Schädel, das Gehirn und das Rückenmark anhand eines Anatomiebuches oder eines Atlas zur radiologischen Anatomie auffrischen.

Zur Betrachtung von **Röntgenaufnahmen des Schädels** gehört wie zu allen anderen röntgenologischen Untersuchungen auch das räumliche Denken, und sich überlagernde Knochenanteile müssen vor dem geistigen Auge voneinander subtrahiert werden. Zu einer normalen Röntgenuntersuchung des Schädels gehören bis zu fünf verschiedene Aufnahmen: Die anteroposteriore und die posteroanteriore Aufnahme, zwei Seitaufnahmen (jede Seite einmal filmnahe) und eine halbaxiale Aufnahme (a.p. Aufnahme mit schräg von kranial verlaufendem Strahlengang zur Darstellung des Os occipitale).

Schauen Sie sich die Seit- und p.a. Aufnahmen auf den nächsten beiden Seiten an. Die Seitaufnahme **(Abb. 16-2)** zeigt eine Überlagerung jeweils der beiden Hälften der Sutura coronalis und der Sutura lambdoidea. Die Sutura sagittalis stellt sich natürlich nicht dar, und der Gesichtsschädel ist aufgrund seiner relativen Überbelichtung kaum zu erkennen. Frakturen des Gesichtsschädels können auf normalen Schädelaufnahmen durchaus nicht erkennbar sein, so daß bei einem entsprechenden Verdacht gesonderte Aufnahmen angefordert werden müssen. Schädelaufnahmen in p.a. und a.p. Projektion sehen unterschiedlich aus, da die Orbitae bei ersteren filmnahe liegen, während sie bei den a.p. Aufnahmen aus viel weiterer Entfernung auf den Film projiziert und daher vergrößert werden. Jede Aufnahme läßt die filmnahe liegenden Strukturen und Details am besten erkennen. **Abbildung 16-4** ist die p.a. Aufnahme eines Patienten mit einer Schädelfraktur.

Die Suturen bleiben während des ganzen Lebens sichtbar und sind aufgrund ihres gewundenen oder zickzackförmigen Verlaufs mit weißen Begrenzungslinien von Frakturen zu unterscheiden. Eine Fraktur sieht eher linienförmig und strahlentransparenter (schwärzer als eine Sutur) aus und ist von keiner dichten (weißen) Begrenzung umgeben. Die Gefäßsulci (z. B. der Arteria meningea media oder der Venae diploicae) erscheinen ebenfalls nicht so transparent wie Frakturlinien und werden in den ihrem Verlauf entsprechenden anatomischen Regionen des Schädels gefunden.

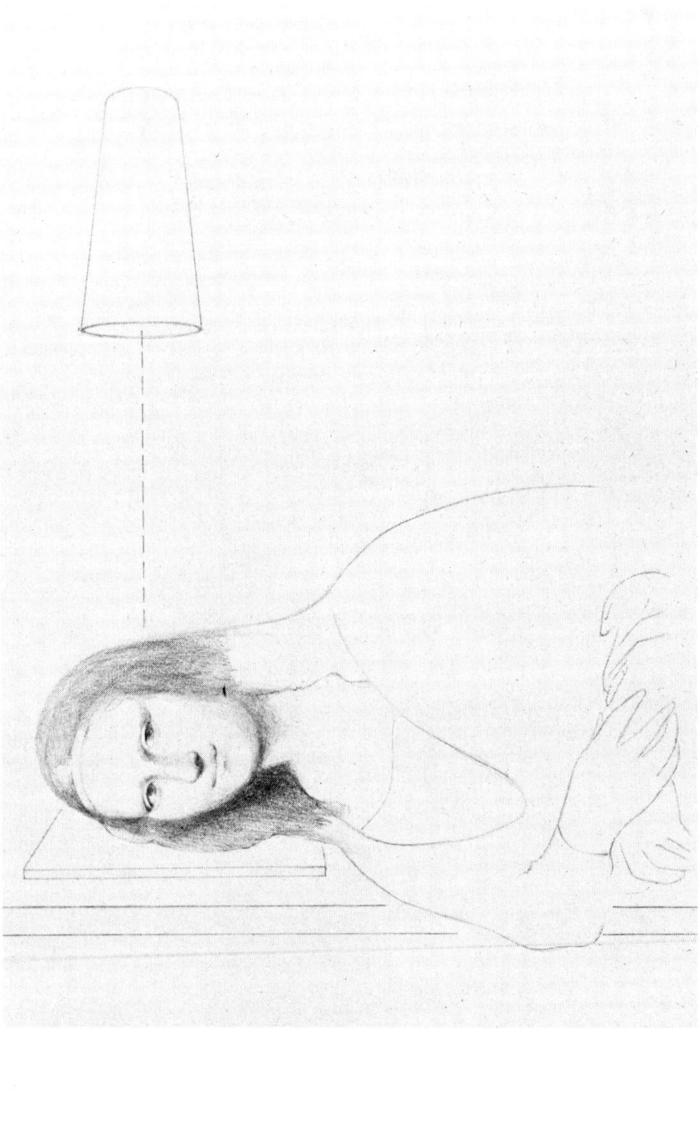

Abb. 16-1. Lagerung für eine seitliche Schädelaufnahme

Konventionelle Röntgenaufnahmen des Schädels werden heutzutage außer bei der Frage nach Frakturen nicht mehr so häufig angefordert, da sie nur die knöchernen Strukturen, intrakranielle Verkalkungen und einen Pneumozephalus erkennen lassen. Mit der CT und der MRT kann jedoch das Hirngewebe direkt dargestellt werden, daher sind dies die Verfahren der Wahl bei Patienten, die an akuten oder chronischen Erkrankungen des ZNS leiden und bei denen eine bildgebende Diagnostik erforderlich ist. Mit der CT und der MRT läßt sich die Anatomie des Gehirns so gut darstellen, daß die entsprechenden Bilder oft für Lehrzwecke in der Neuroanatomie verwendet werden.

Hirnszintigramme werden heutzutage ebenfalls viel seltener durchgeführt, da CT und MRT sehr viel genauere Informationen ermöglichen. Beim Neugeborenen kann das Gehirn auch mit dem **Ultraschall** durch die noch offenen Fontanellen untersucht werden; dies ist bei älteren Kindern oder Erwachsenen nicht möglich. Die **zerebrale Angiographie** mit Kontrastmittelinjektion in die Arteria carotis oder in die Vertebralarterien wird am häufigsten zur Untersuchung zerebrovaskulärer Erkrankungen und zur besseren Abgrenzung zerebraler Aneurysmen, arteriovenöser Mißbildungen und von Hirntumoren eingesetzt.

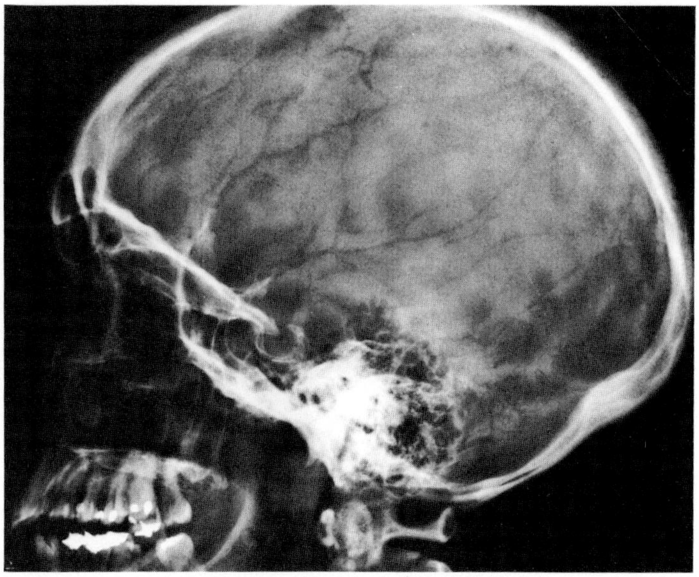

Abb. 16-2. Normale Seitaufnahme des Schädels

Abb. 16-3. Zur Abbildung 16-2 gehörige Schemazeichnung mit Benennungen

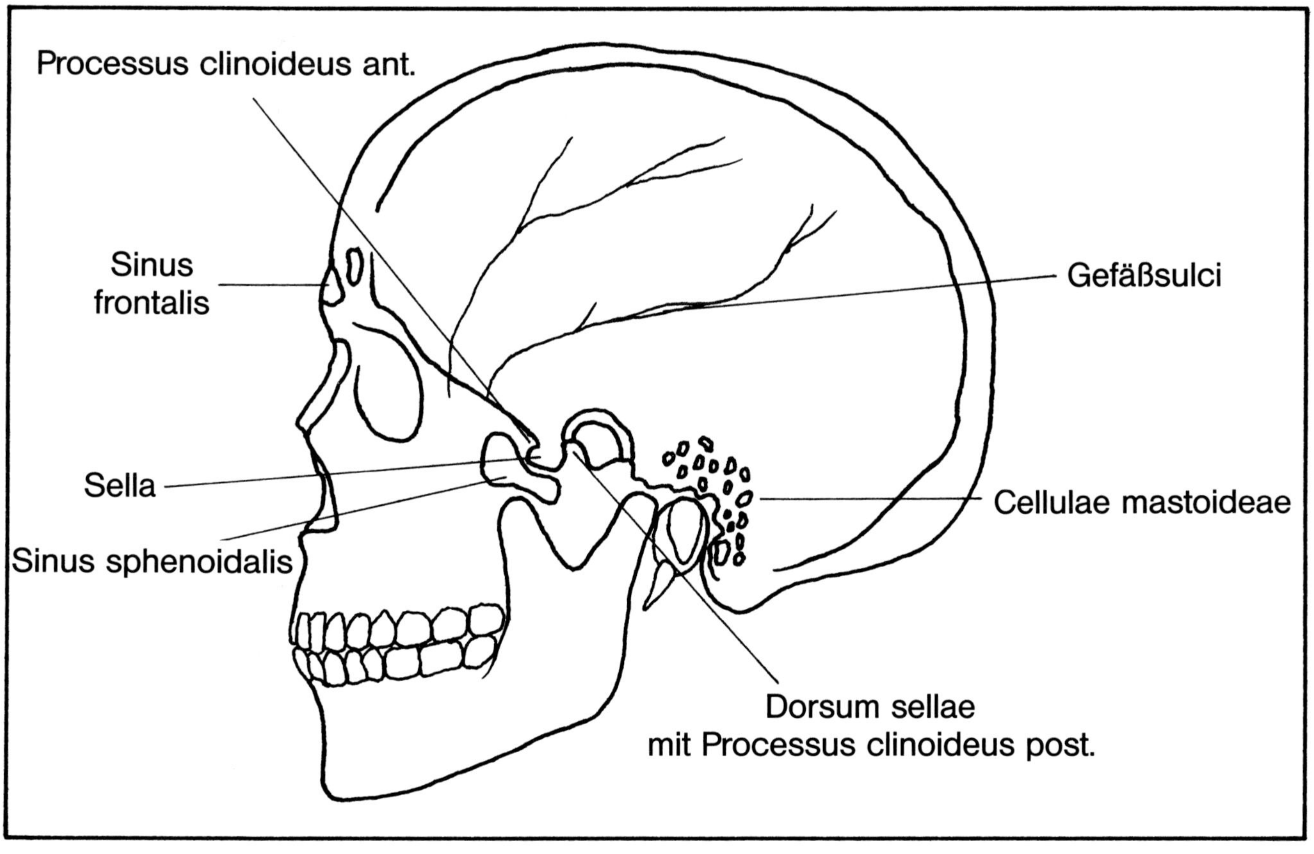

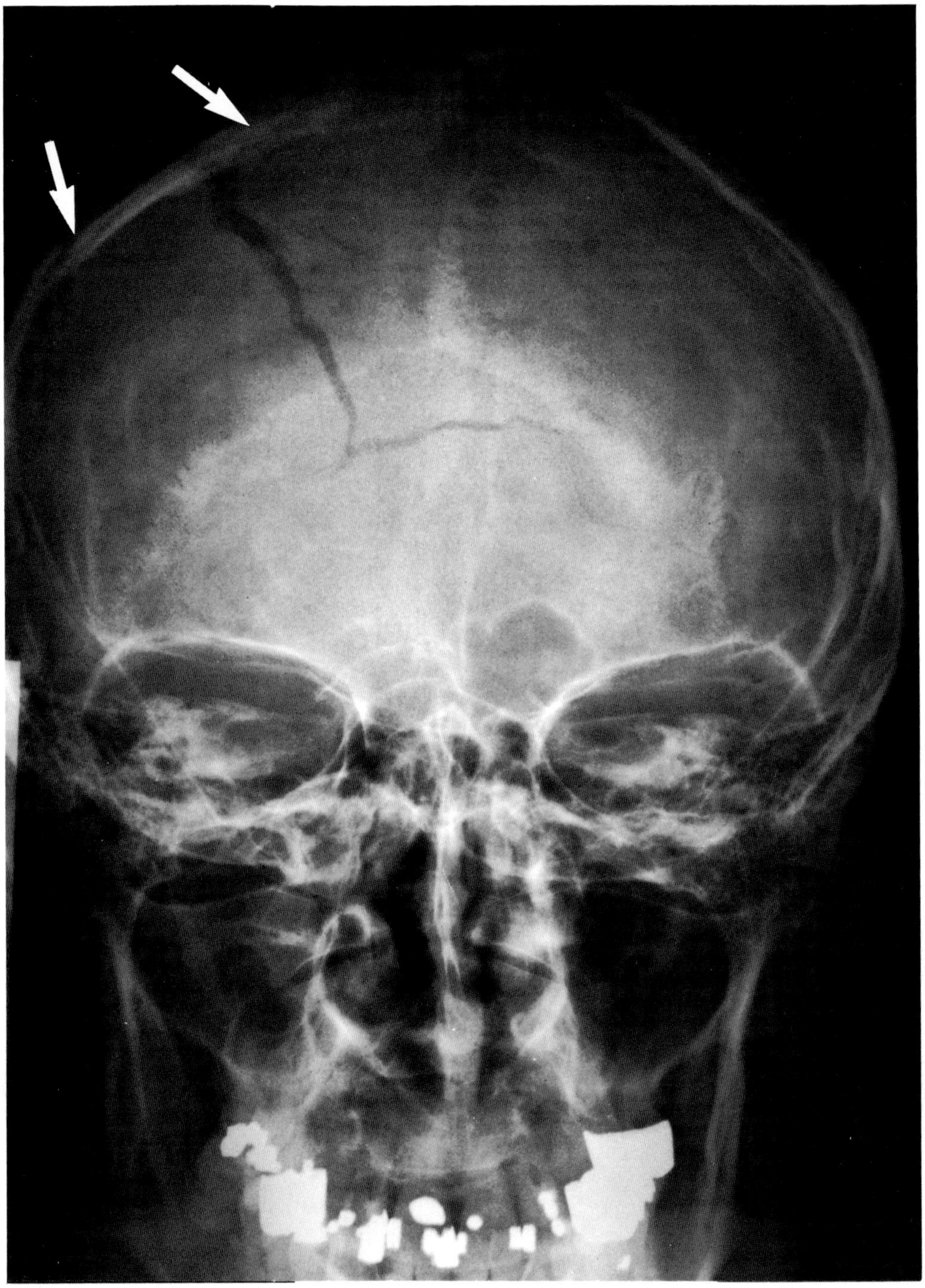

Abb. 16-4. Posteroanteriore Schädelaufnahme mit Längs- und Impressionsfraktur. Der zwischen den beiden *Pfeilen* liegende Anteil der Kalotte ist leicht imprimiert. Daher handelt es sich nicht um eine einfache, sondern zumindest um eine Stückfraktur. Achten Sie auf die metallhaltigen Zahnfüllungen und die Zahnkronen. Bezeichnen Sie die Orbitae, die Stirnhöhlen, den Unterkiefer und den inneren Gehörgang.

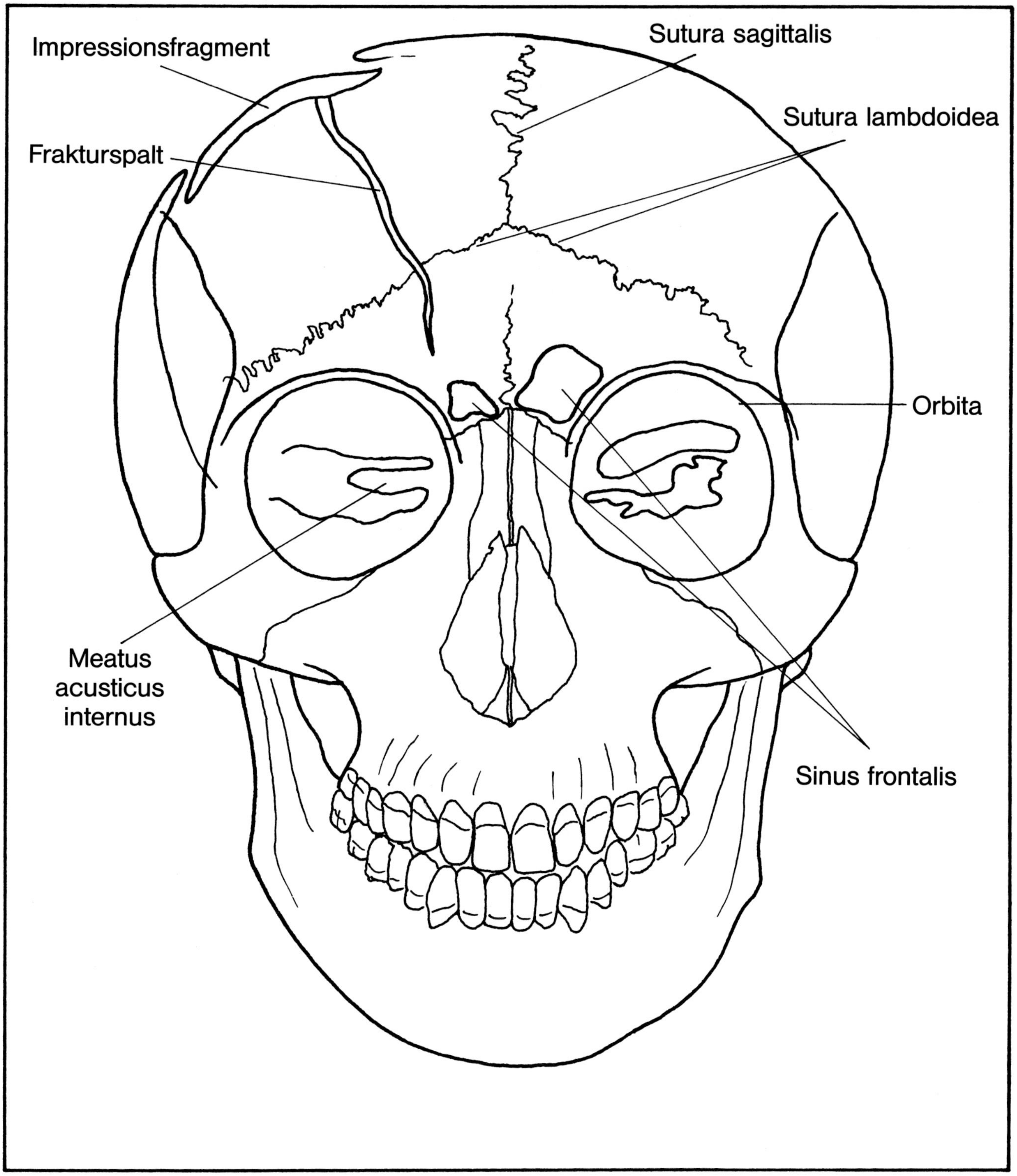

Abb. 16-5. Bezeichnete Skizze zu Abb. 16-4

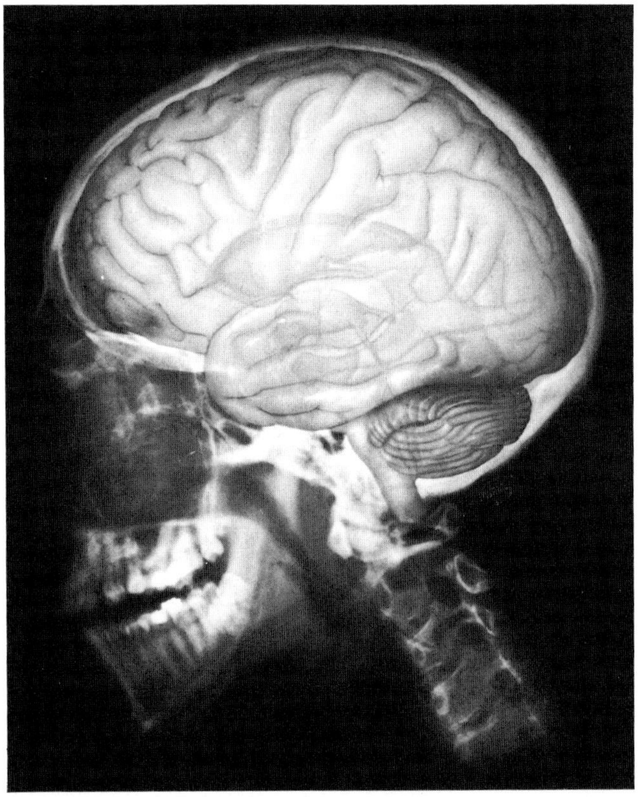

Abb. 16-6. Diese Überlagerung vom transparent erscheinenden Gehirn und seinem Ventrikelsystem mit einer seitlichen Schädelaufnahme soll Ihnen helfen, die Lagebeziehungen zu verdeutlichen und sich die Schädel- und Hirnanatomie räumlich vorstellen zu können. Suchen Sie die beiden Seitenventrikel, den III. Ventrikel, den Aquädukt (Aquaeductus Sylvii) zwischen III. und IV. Ventrikel sowie den IV. Ventrikel auf. Achten Sie auf die weit nach vorne reichenden Temporalhörner der Seitenventrikel, die hier scheinbar den Aquädukt kreuzen. Sie wissen natürlich, daß die Temporallappen beidseits lateral des in der Mittellinie angeordneten Aquäduktes liegen.

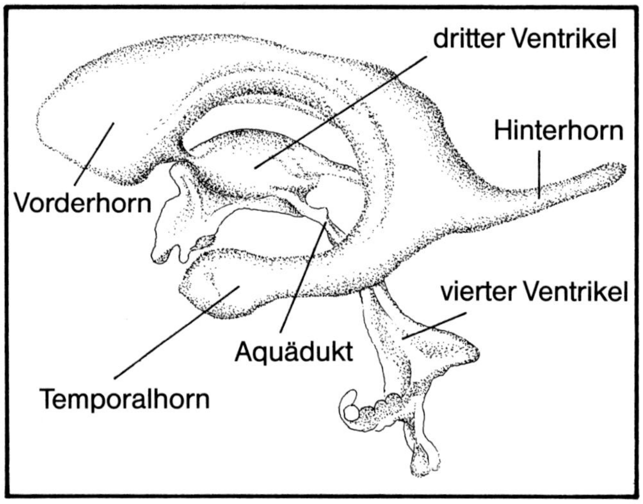

Abb. 16-7. Schemazeichnung des Ventrikelsystems

Die Anatomie des normalen Gehirns im CT

Die CT-Schnitte eines normalen Schädels **(Abb. 16-8)** wurden nach i.v. Kontrastmittelgabe angefertigt und im sog. „Hirnfenster" fotografiert. Sie entsprechen einer Serie nicht direkt aufeinanderfolgender, 10 mm dicker axialer Schichten, die in Abständen vom Schädeldach bis zur Schädelbasis aufgenommen wurden. Vergleichen Sie die CT-Schnitte mit den **Abb. 16-6** und **16-7**.

Im CT erscheint die weiße Substanz (zentral in den Hemisphären) weniger dicht (dunkler) als die graue Substanz (peripher in den Hemisphären), da die weiße Substanz einen höheren Fettgehalt (durch die Myelinscheiden um die Nervenfortsätze) enthält. Der Liquor cerebrospinalis in den Ventrikeln und in den Subarachnoidalräumen erscheint nahezu schwarz. Die Blutgefäße und gut vaskularisierten Strukturen (wie die Plexus choroidei der Seitenventrikel) erscheinen nach Kontrastmittelgabe hell. Die Knochen des Schädeldachs und Gesichtsschädels erscheinen ebenfalls sehr dicht (weiß), sind aber auf diesen Schichten nicht gut abgrenzbar; die knöchernen Details würden im sog. „Knochenfenster" des CT sehr viel besser sichtbar sein.

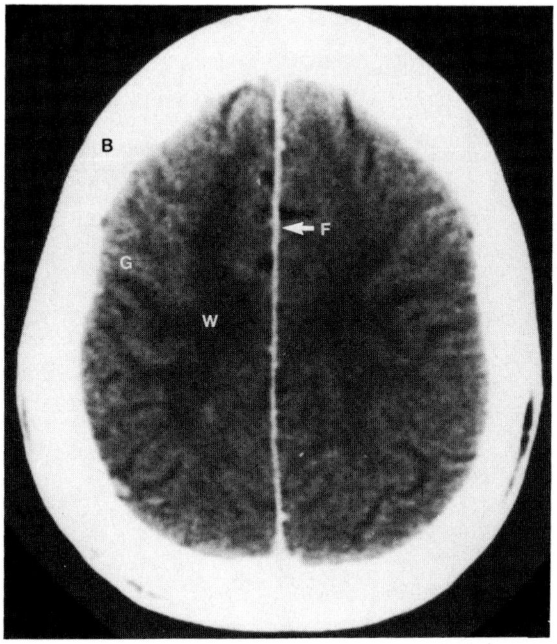

A

Abb. 16-8 A – E. Normale axiale CT-Schichten durch den Hirnschädel, aufgenommen im sog. „Hirnfenster"
A. Die oberste Schicht liegt über den Seitenventrikeln. Die Falx cerebri **(F)** trennt die beiden Hirnhemisphären. Die weiße Substanz **(W)** stellt sich dunkler dar als die graue Substanz **(G)**. Achten Sie auch auf die Sulci und Gyri. Die knöcherne Schädeldecke **(B)** kommt weiß zur Darstellung.

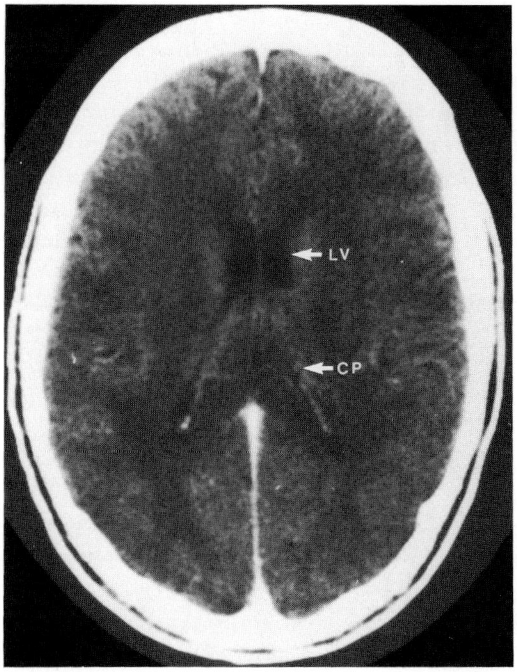

B. Schicht in Höhe der Seitenventrikel. Der Liquor cerebrospinalis in den Seitenventrikeln **(LV)** erscheint schwarz, die Plexus choroidei **(CP)** nehmen Kontrastmittel auf und stellen sich hell dar.

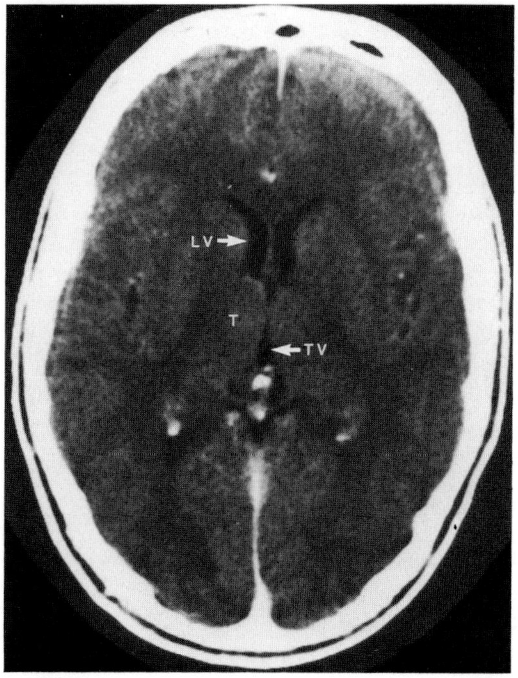

C. Schicht in Höhe des III. Ventrikels **(TV)**. Die Thalami **(T)** sind beidseits des dritten Ventrikels zu erkennen. Die Vorderhörner der Seitenventrikel **(LV)**, die durch das Septum pellucidum voneinander getrennt sind, lassen sich ebenfalls erkennen.

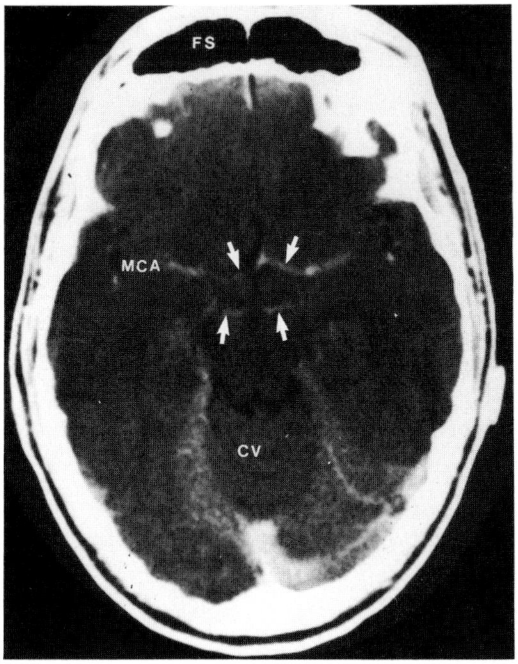

D. Schicht in Höhe des kontrastverstärkten Circulus arteriosus Willisii *(Pfeile)*. Die Arteria cerebri media **(MCA)** ist in ihrem Verlauf innerhalb der Fissura Sylvii zu erkennen. Diese Schicht liegt schon weit genug unten, um auch den Kleinhirnwurm (Vermis cerebellaris; **CV**) zu erkennen. Die Luft in den Sinus frontalis **(FS)** stellt sich schwarz dar.

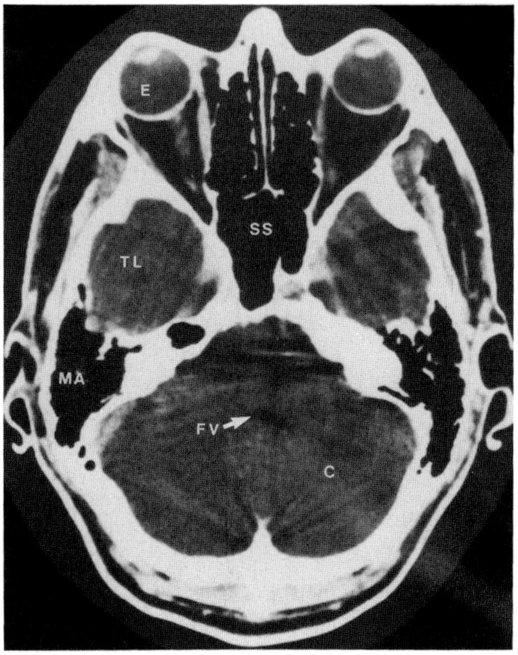

E. Schicht durch die Schädelbasis. Die Bulbi **(E)** der Augen und der rechte Nervus opticus sind ebenso wie der Sinus sphenoidalis (**SS**; Keilbeinhöhle), die Temporallappen **(TL)** und die lufthaltigen Mastoidzellen **(MA)** zu erkennen. Direkt vor dem Cerebellum **(C)** ist der IV. Ventrikel **(FV)** abzugrenzen.

Die Anatomie des normalen Gehirns in der MRT

Die Magnetresonanztomographie des Gehirns erlaubt eine noch bessere Differenzierung zwischen grauer und weißer Substanz als die CT. Darüber hinaus können mit der MRT direkt Bildschichten in den koronaren und sagittalen Ebenen angefertigt werden. Schauen Sie sich bitte die axiale und die sagittale Schicht in den **Abb. 16-9** und **16-10** an. Bei den hier verwendeten MR-Parametern erscheint der Liquor schwarz, die graue Substanz grau und die weiße Substanz hell. Wenn auch der kortikale Knochen schwarz abgebildet wird (da von ihm kein MR-Signal ausgeht), so erscheint doch das Fett innerhalb des Knochenmarks und unter der Kopfschwarte sehr hell.

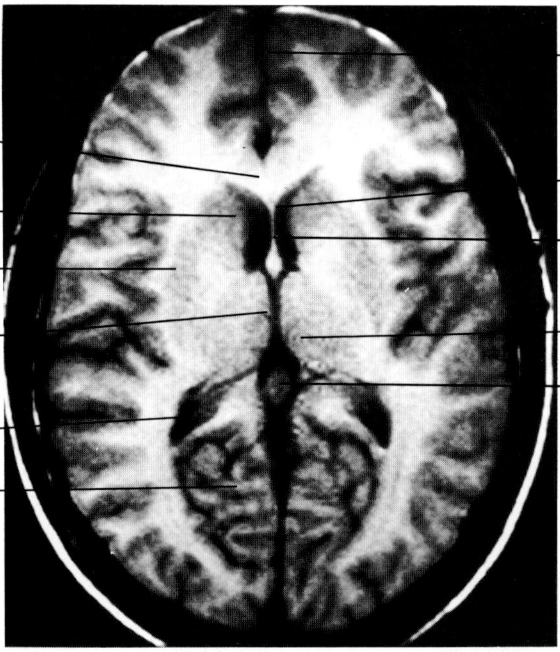

Abb. 16-9. Normale axiale MRT-Schicht durch den Schädel (Schichtposition vergleichbar mit Abb. 16-8 C)

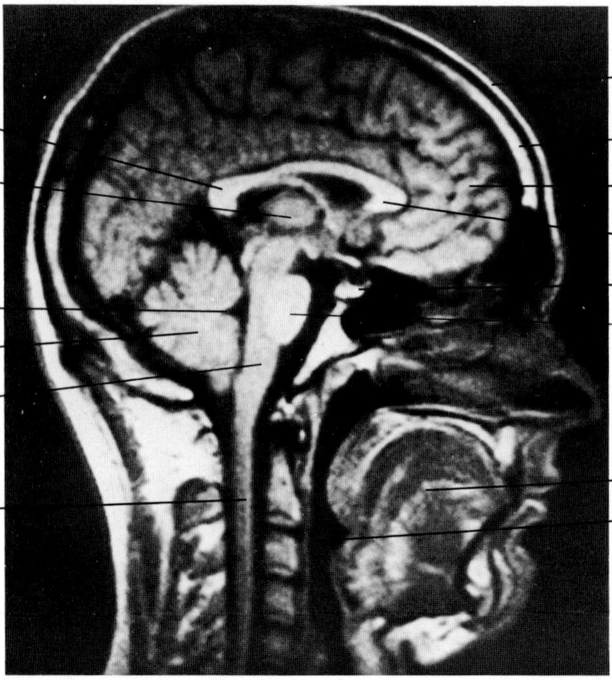

Abb. 16-10. Normale sagittale MRT-Schicht durch den Schädel

Hydrozephalus, Hirnatrophie und intrakranielle Blutung

Da die liquorhaltigen Räume im CT so klar als Regionen niedriger Dichte erscheinen, ist es einfach, Veränderungen zu erkennen, die deren Ausdehnung und Form beeinträchtigen. Bei einem Hydrozephalus sind die Ventrikel vergrößert zu erkennen, und das Hirngewebe wird zwischen Ventrikeln und Schädelkalotte komprimiert, wodurch die Gyri und Sulci verstreichen. Das in **Abb. 16-11** gezeigte Kind hatte einen schweren Hydrozephalus, der durch einen den vierten Ventrikel verlegenden Tumor bedingt wurde. Andererseits sind bei einer Hirnatrophie die Ventrikel ebenfalls vergrößert, doch ist das Gehirn aufgrund des Gewebeverlusts immer noch von der Kalotte durch eine breitere, im Subarachnoidalraum liegende Schicht von Liquor getrennt, und die Sulci erscheinen wegen der verminderten Größe der Gyri prominent.

Frisches intrakranielles Blut kann im CT sehr früh erkannt werden. Aufgrund seiner hohen Proteinkonzentration erscheint es dichter (heller) als das benachbarte Hirngewebe. **Abbildung 16-12** zeigt das CT-Bild eines Hochdruck-Patienten mit einer spontanen intrazerebralen Blutung. Achten Sie auf die große weiße Blutansammlung in der rechten Hirnhemisphäre; darüber hinaus ist aber auch Blut in den beiden Seitenventrikeln zu erkennen. Älteres Blut erscheint aufgrund des beginnenden Abbaus der Bluteiweiße langsam immer weniger dicht und erreicht nach einigen Wochen die CT-Dichtewerte von Liquor. Bei der **Abb. 16-13** handelt es sich um ein kraniales CT bei einem chronischen Alkoholiker mit Hirnatrophie und einige Monate altem, rechtsseitigen subduralen Hämatom. Das sichelförmige subdurale Hämatom hat fast dieselbe Dichte erreicht wie der Liquor.

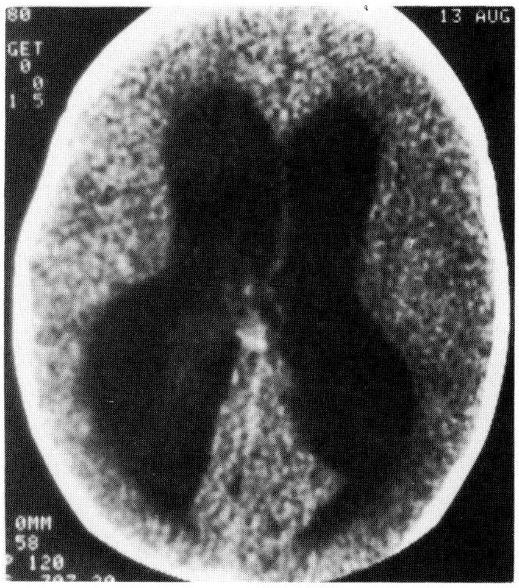

Abb. 16-11. Vier Monate altes Kind mit Hydrocephalus occlusus. Die Seitenventrikel sind massiv dilatiert.

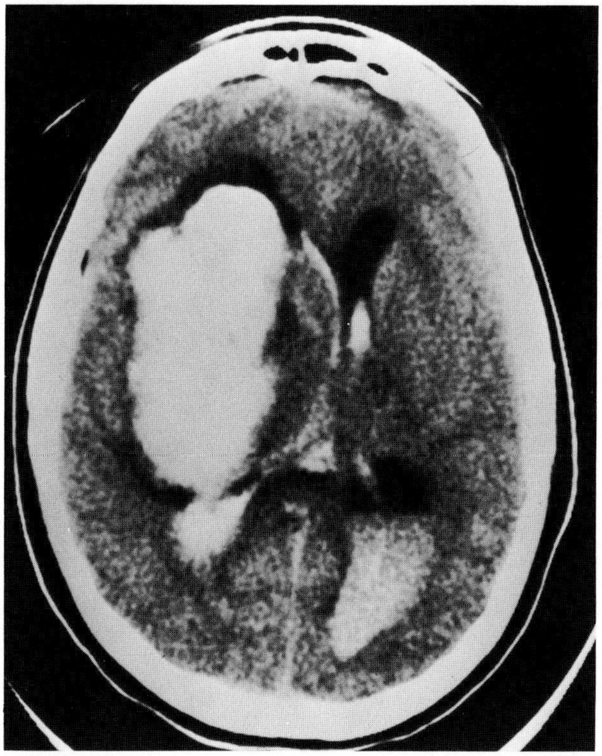

Abb. 16-12. Spontane intrazerebrale Massenblutung. Eine riesige Blutansammlung findet sich in der rechten Hirnhemisphäre und führt zu einer deutlichen Verlagerung der Mittellinienstrukturen nach links. Durch Einbruch in das Ventrikelsystem enthalten auch die Seitenventrikel Blut. Der rechte Seitenventrikel ist komprimiert, der linke überwiegend verlagert.

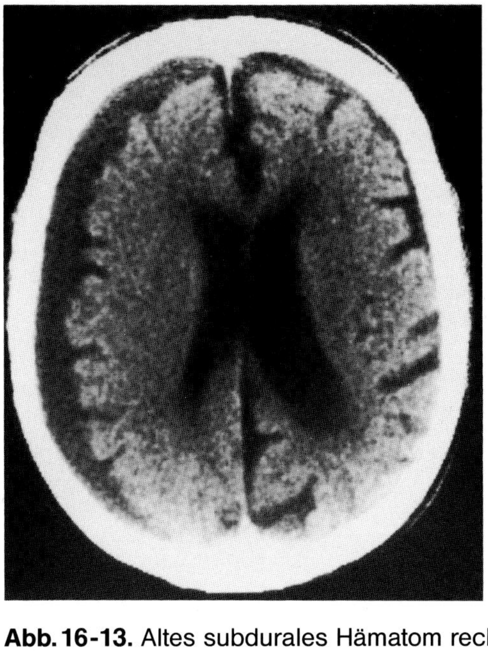

Abb. 16-13. Altes subdurales Hämatom rechts und Hirnatrophie. Vergleichen Sie dieses CT-Bild mit den Abb. 16-11 und 16-12 (siehe Text).

Normale selektive Angiographie

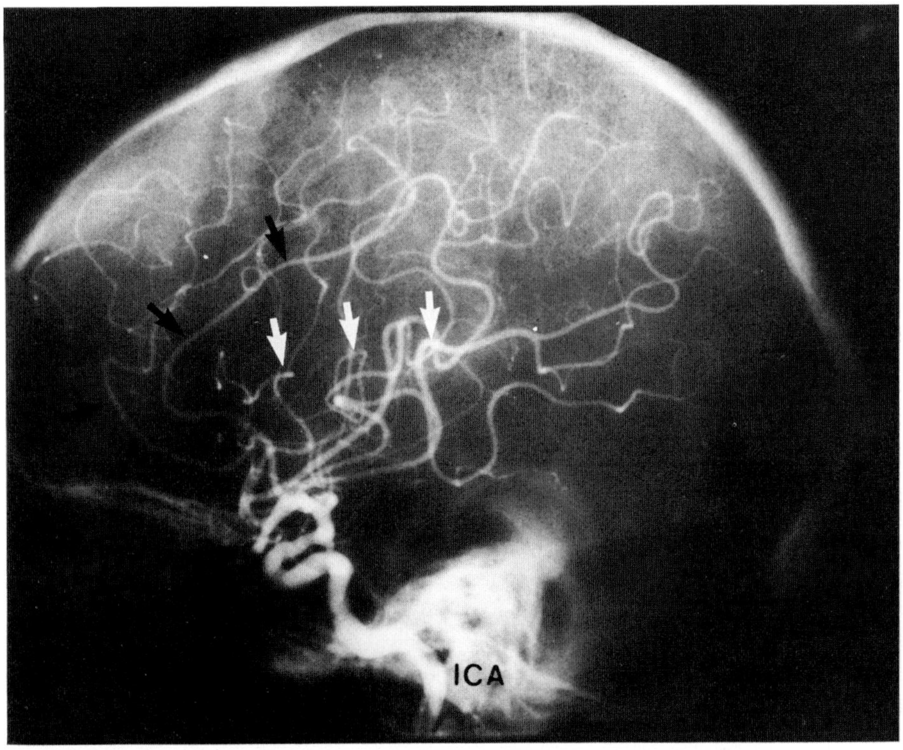

A

B

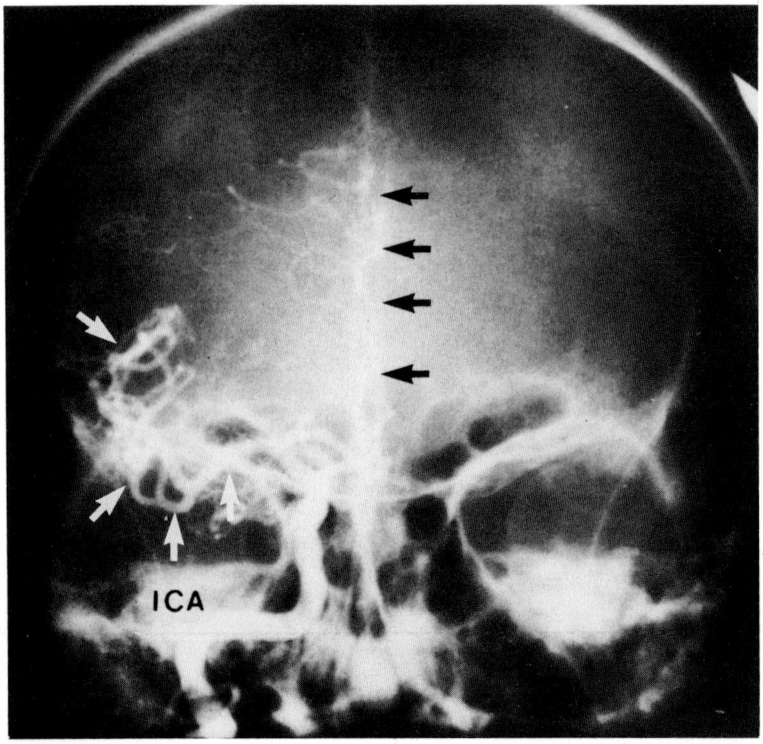

Abb. 16-14. Normale selektive Angiographie der rechten Arteria carotis interna
A. Seitliche Projektion. Die *schwarzen Pfeile* markieren die Äste der Arteria cerebri anterior; die *weißen Pfeile* weisen auf die Äste der Arteria cerebri media. Mit **ICA** ist die Arteria carotis interna gekennzeichnet.
B. Anteroposteriore Projektion. Die *schwarzen Pfeile* markieren wiederum die mehr medial liegenden Äste der A. cerebri anterior, während die *weißen Pfeile* die mehr nach lateral verlaufenden Äste der A. cerebri media kennzeichnen.

A

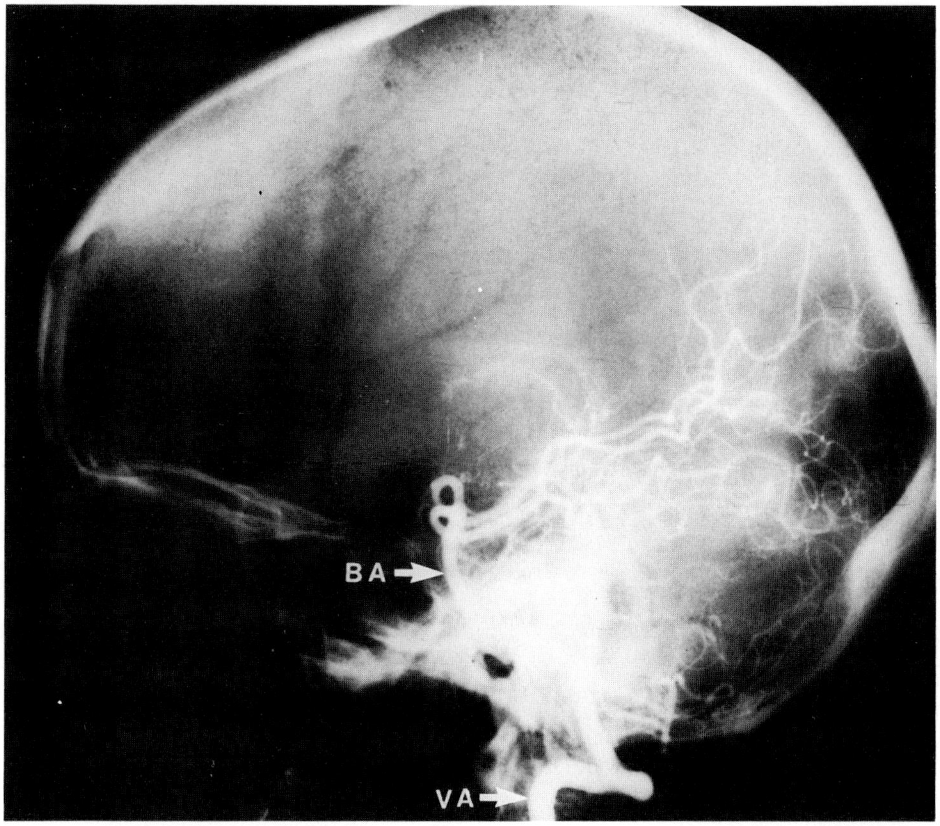

B

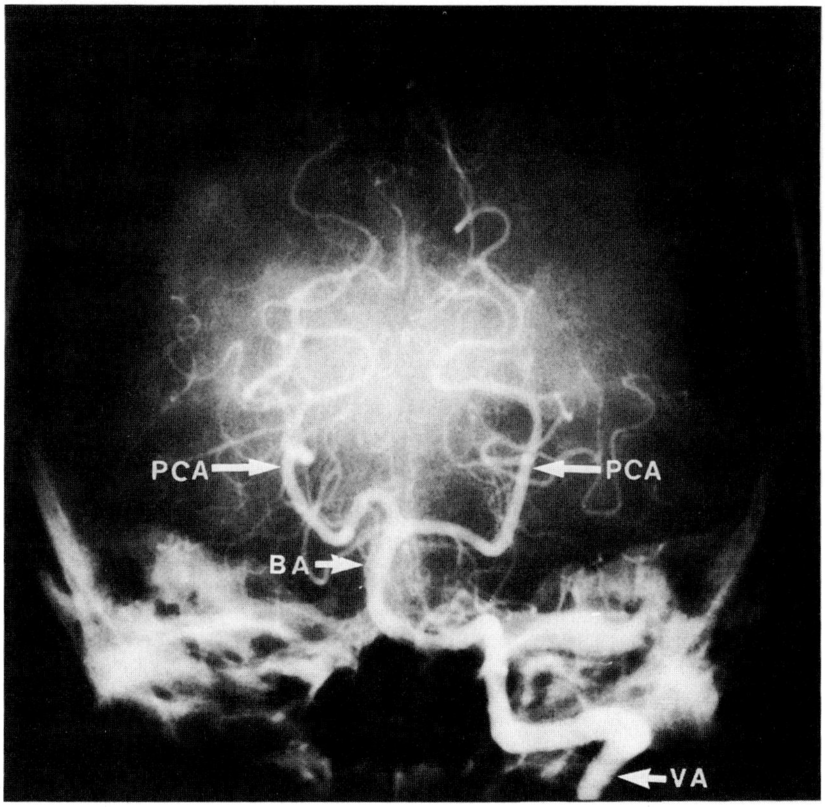

Abb. 16-15. Selektive Angiographie der linken Arteria vertebralis
A. Die Seitaufnahme zeigt die kontrastmittelgefüllte linke Arteria vertebralis **(VA)** in ihrem Verlauf zur Schädelbasis. Die linke und rechte A. vertebralis vereinigen sich, um die Arteria basilaris **(BA)** zu bilden, die sich wiederum in die beiden Arteriae cerebri posteriores aufteilt (letztere überlagern sich auf der Seitaufnahme).
B. Posteroanteriore Aufnahme. Es lassen sich wiederum die A. vertebralis und die A. basilaris erkennen. Die beiden Arteriae cerebri posteriores **(PCA)** und ihre Äste können nun getrennt voneinander beurteilt werden.

Das Schädeltrauma

Die CT hat für die Diagnostik bei Patienten mit Schädel-Hirn-Traumen eine ungeheure Bedeutung. Wird eine intrakranielle Verletzung vermutet, so läßt sich mit der CT, einer schnell und relativ einfach durchzuführenden Untersuchung, eine intrakranielle Blutung, eine Hirnkontusion, ein Pneumozephalus, das Vorliegen von Fremdkörpern und ebenso von Schädelfrakturen nachweisen oder ausschließen. Darüber hinaus können mit der CT sekundäre Veränderungen nach einem Trauma wie **Ödem, Ischämie, Infarkt, Hirnverlagerung** oder ein Hydrozephalus erkannt werden. Beim akuten Trauma können **intrazerebrale Blutungen** und **extrazerebrale Blutansammlungen** (wie **subdurale Hämatome** und **epidurale Hämatome**) durch die CT mit nahezu 100%iger Sicherheit diagnostiziert werden. Auch können mit der CT risikofreie Verlaufsuntersuchungen durchgeführt werden, um die verschiedenen Blutungsstadien beim Schädel-Hirn-traumatisierten Patienten zu verfolgen.

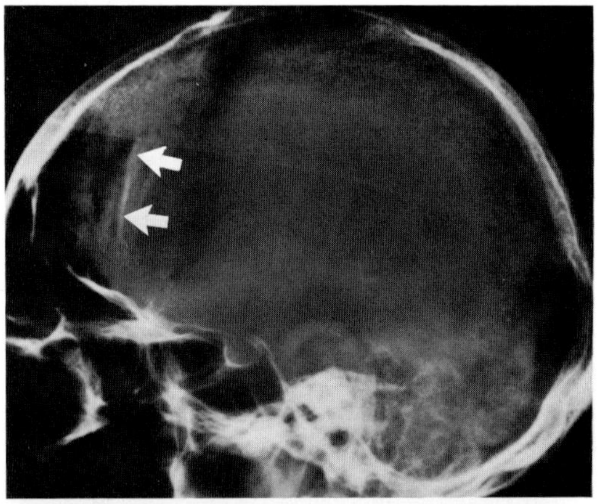

A

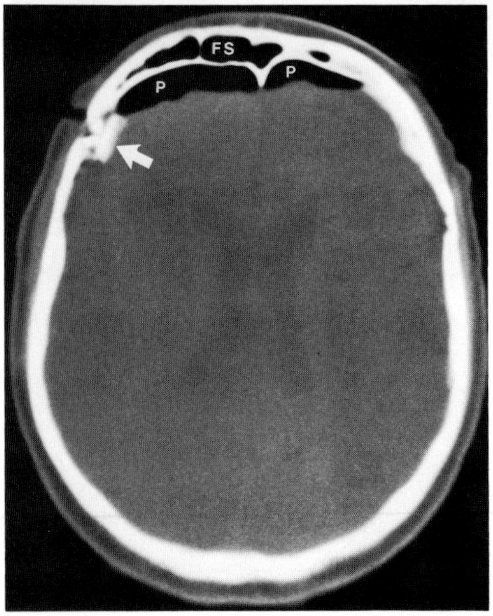

B

Bei jedem Patienten, der ein Schädeltrauma hatte und Zeichen einer neurologischen Dysfunktion aufweist, ist ein CT indiziert. Es ist nicht unbedingt nötig, vor einer CT-Untersuchung Röntgenaufnahmen des Schädels anzufertigen, wodurch eventuell wertvolle Zeit verlorengehen kann.

Die Strahlenbelastung ist bei einem Schädel-CT für den Patienten nicht höher als bei einer konventionellen Röntgenbildserie des Schädels. Beim CT des traumatisierten Patienten ist keine Kontrastmittelgabe erforderlich, sie ist vielmehr bei der Erstuntersuchung kontraindiziert, da durch Kontrastmittel-Enhancement eine Blutung maskiert werden kann. Die Bilder müssen sowohl im „Hirnfenster" als auch im „Knochenfenster" fotografiert und betrachtet werden. Aus den Gefäßen ausgetretenes Blut hat einen hohen Eiweißgehalt und erscheint daher auf den Bildern im Hirnfenster im Vergleich zum umgebenden Hirngewebe weiß. Mit den Bildern im Knochenfenster lassen sich Frakturen erkennen und ihr Verlauf und ihre Konfiguration verfolgen. Besondere Vorsicht ist bei der Umlagerung eines schädeltraumatisierten Patienten auf den CT-Tisch

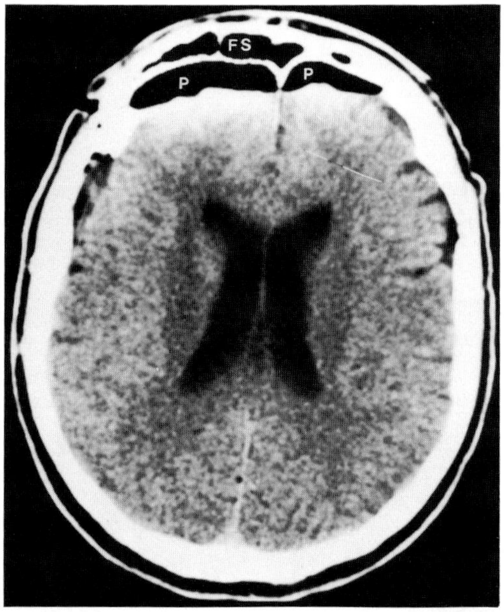

C

Abb. 16-16. Schädelimpressionsfraktur mit Hirnkontusion
A. Die Seitaufnahme des Schädels zeigt das imprimierte Fragment *(Pfeile)*.
B. Im Knochenfenster des CT läßt sich die räumliche Beziehung des imprimierten Fragments *(Pfeil)* und ein Pneumozephalus **(P)** gut erkennen. Außerdem sieht man dle Luft in den Sinus frontales **(FS)**.
C. Im Hirnfenster des gleichen CT-Schnitts ist neben dem Pneumozephalus eine Hirnkontusion (erhöhte Dichte) der Frontallappenspitze zu erkennen.

geboten, da oft gleichzeitig Verletzungen der Halswirbelsäule oder anderer Körperregionen vorliegen.

Häufig können mit der CT **Frakturen** der Schädelbasis und Impressionsfrakturen der Kalotte besser als mit konventionellen Röntgenaufnahmen nachgewiesen werden. Ein horizontal verlaufender, nicht verlagerter Frakturspalt parallel zur oder innerhalb der axialen CT-Schicht kann jedoch einmal übersehen werden. Dies ist im Rahmen der Erstdiagnostik aber nicht so wichtig wie die Beurteilung von Hirnverletzungen, die mit dem CT *nicht* übersehen werden. Wird bei einem Patienten mit einem Schädeltrauma, der keine neurologischen Veränderungen zeigt, zuerst eine konventionelle Röntgenuntersuchung des Schädels durchgeführt, so müssen die Bilder sehr sorgsam im Hinblick auf Befunde untersucht werden, die Anlaß zu einer CT-Untersuchung geben. Zu derartigen Befunden gehören eine Verlagerung der verkalkten Zirbeldrüse (Corpus pineale), ein Pneumozephalus, Luftflüssigkeitsspiegel in der Keilbein- oder Stirnhöhle, eine Impressionsfraktur des Schädels oder ein linearer Frakturspalt, der die Gefäßsulci der Arteria meningea media oder der größeren venösen Sinus durchquert. Heutzutage werden die meisten Patienten mit dem anhand konventioneller Röntgenaufnahmen nachgewiesenen Befund einer akuten Schädelfraktur zur CT geschickt. Mit der MRT können ebenfalls akute Hirnverletzungen nachgewiesen werden. Allerdings liegt bei einer MRT-Untersuchung der ganze Körper des Patienten innerhalb des „Tunnels“ eines riesigen Magneten, so daß eine sorgfältige Beobachtung und Überwachung eines akut verletzten Patienten sehr viel schwieriger ist als bei der CT.

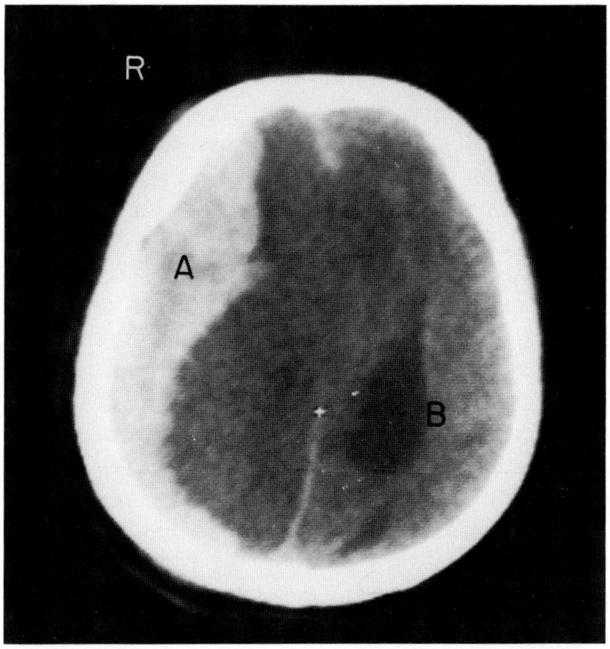

Abb. 16-17. Akutes subdurales Hämatom. Das frische Blut im Subduralraum erscheint weiß **(A)** und hat eine eher sichelartige Form. Beachten Sie, daß sowohl der vordere als auch der hintere Anteil der Falx (normalerweise in der Mittellinie) nach links verlagert sind. Der dilatierte linke Seitenventrikel **(B)** weist auf einen Hydrocephalus occlusus hin.

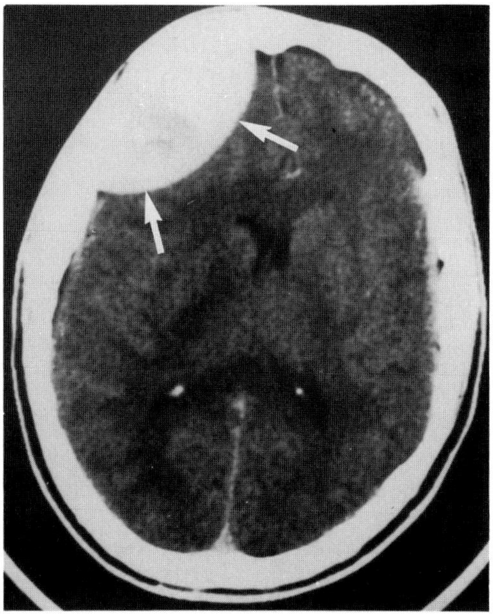

A

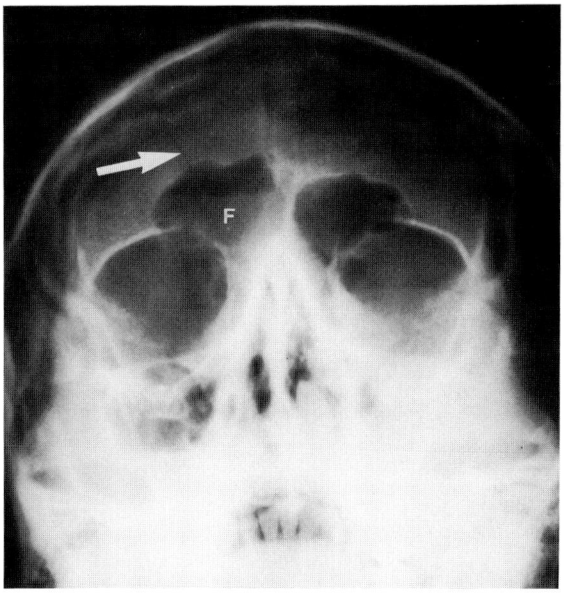

B

Abb. 16-18. Akutes epidurales Hämatom
A. Die *Pfeile* weisen auf das linsenförmige, bikonvexe epidurale Hämatom.
B. Die schräg im Sitzen angefertigte Schädelaufnahme desselben Patienten zeigt eine rechtsfrontale Fraktur *(Pfeil)* und eine Flüssigkeitsansammlung im rechten Sinus frontalis **(F)** mit Flüssigkeitsspiegel.

Zerebrovaskuläre Erkrankungen

Die zerebrale Gefäßkrankheit ist eine der wichtigsten Todesursachen und beim älteren Menschen eine der Hauptursachen für Behinderungen. Dabei ist ihre häufigste Manifestation der **Schlaganfall**, ein Syndrom, das durch plötzliches Auftreten eines neurologischen Defizits charakterisiert ist. Gewöhnlich werden Schlaganfälle durch eine akute zerebrale Ischämie verursacht, die auf dem Boden einer Thrombose oder einer Embolie der hirnversorgenden Arterien entsteht. Embolien können ihren Ursprung im Herzen haben oder an arteriosklerotischen Gefäßplaques, die häufig im Bereich der Karotisgefäße in Höhe der Aufgabelung der Arteria carotis communis in die Arteria carotis interna und externa sitzen **(Abb. 16-19).** Weniger häufig werden Schlaganfälle (Insulte) durch akute Subarachnoidalblutungen oder intrazerebrale Blutungen hervorgerufen.

Ischämische Insulte verursachen gewöhnlich **Hirninfarkte**, also bleibende Hirnschäden, die durch die CT oder MRT erkannt werden können. Insulte müssen von **transitorischen ischämischen Attacken** (TIA) abgegrenzt werden, die zu plötzlichen, fokalen neurologischen Defiziten führen, die einige Stunden andauern und sich dann wieder vollständig rückbilden. Sie gehen nicht mit

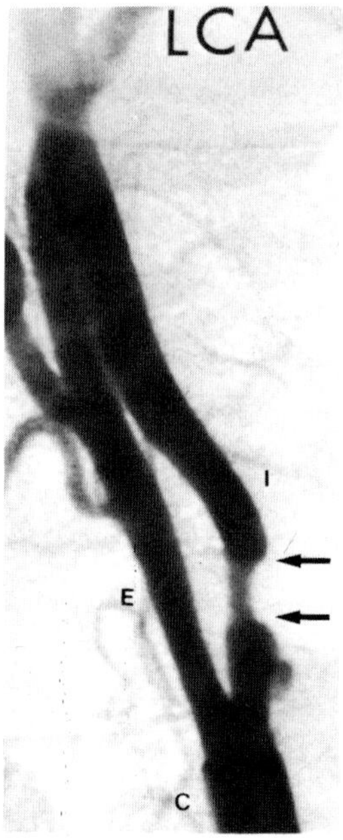

Abb. 16-19. Die selektive Angiographie der Arteria carotis communis (die Arterien sehen dunkel aus, da hier eine Bildsubtraktion durchgeführt wurde) zeigt eine Stenose *(Pfeile)* der Arteria carotis interna **(I)** direkt oberhalb der Karotisbifurkation. Die Arteria carotis externa **(E)** und communis **(C)** sind ebenfalls erkennbar.

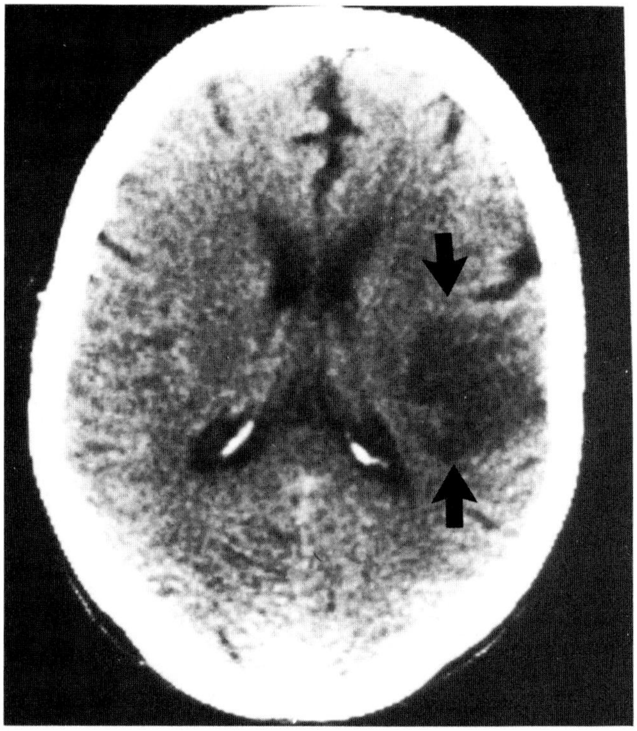

A

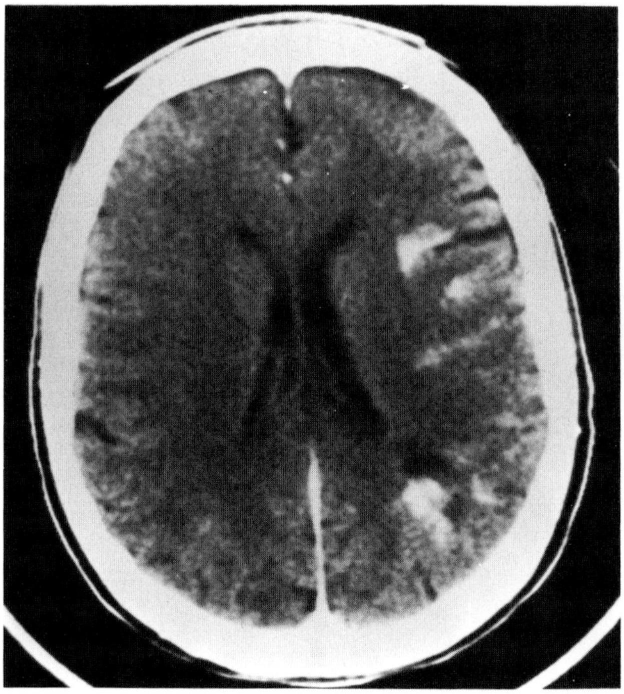

B

Abb. 16-20. Zerebraler ischämischer Insult, entstanden durch embolischen Verschluß der Arteria cerebri media

A. Die 12 Stunden nach Einsetzen des Insults angefertigte CT zeigt eine Dichteminderung der Infarktzone *(Pfeile)* in der linken Hemisphäre.

einem Hirninfarkt einher und führen zu keinerlei Veränderungen im CT-Bild. TIAs sind häufig Warnzeichen für einen bevorstehenden Schlaganfall und werden deshalb als Anlaß zu diagnostischen Maßnahmen angesehen, die die Erkennung therapierbarer und anderenfalls zum Insult führender Erkrankungen zum Ziel haben. Dazu gehören die Stenosen der supraaortalen, zum Gehirn führenden Arterien und kardiale Arrhythmien. Die beim Schlaganfall auftretenden neurologischen Ausfälle dauern länger als 24 Stunden an, und sie können teilreversibel oder vollständig irreversibel sein.

Mit der CT lassen sich Infarkte lokalisieren, ihre Ausdehnung feststellen. Sie können von Tumoren, Aneurysmen und anderen Läsionen abgegrenzt werden, die das klinische Bild eines ischämischen Insults imitieren können. Das Erscheinungsbild eines Hirninfarkts im CT ändert sich mit der Zeit. Während der ersten paar Stunden kann die CT-Untersuchung völlig normal ausfallen. Nach 12 bis 24 Stunden ist der Infarkt in der Regel als ein Gebiet homogener oder fleckiger Dichteminderung zu erkennen, die Ausdruck eines interstitiellen und intrazellulären Ödems ist. Nach Kontrastmittelgabe läßt sich in diesem Bereich keine Anreicherung erkennen. Etwa 1 bis 4 Wochen später zeigen die meisten ischämischen Insulte jedoch eine fleckige Kontrastmittelanreicherung **(Abb. 16-20 B),** die Ausdruck des Zusammenbruchs der Blut-Hirn-Schranke (durch erhöhte Permeabilität neugebildeter Kapillaren für Kontrastmittel) ist. Gegen Ende der zweiten und bis zum Ende der dritten Woche nach Einsetzen der Ischämie nimmt die Dichte innerhalb des infarzierten Gebiets vorübergehend wieder zu. Nach der dritten Woche und in der darauffolgenden Zeit nehmen die Dichtewerte dann wieder ab und erreichen Absorptionswerte von Liquor (pseudozystische Nekrose) oder entsprechend höherliegende Werte (Narbengewebe). Neuere Untersuchungen haben ergeben, daß Infarkte mit der MRT früher und besser als mit der CT erkannt werden können **(Abb. 16-20 C).**

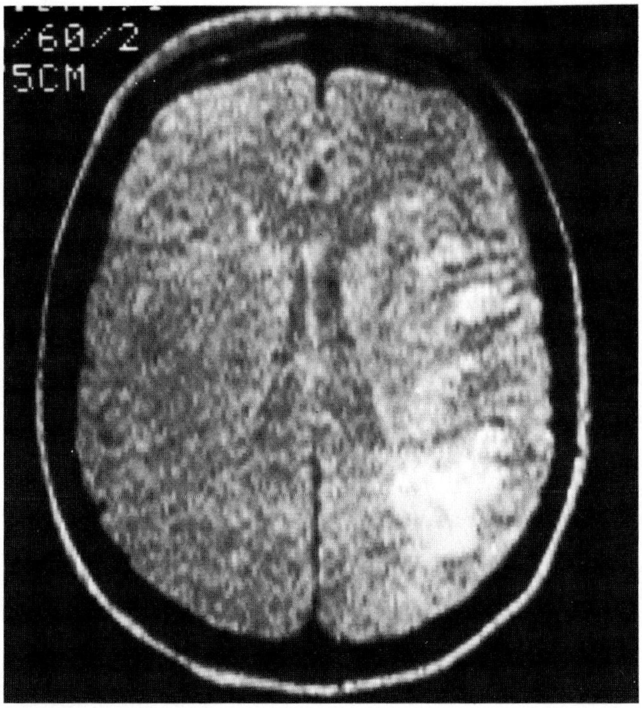

C

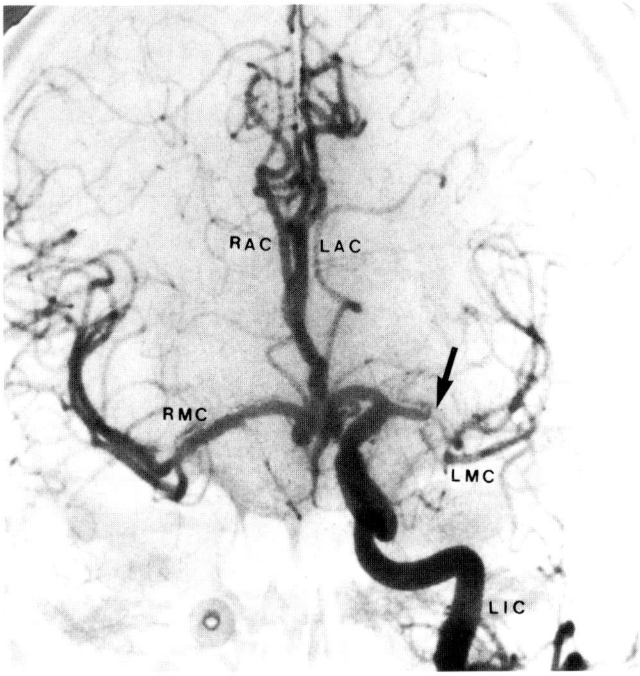

D

B. Beim eine Woche später durchgeführten Kontroll-CT nach i.v. Kontrastmittelgabe zeigen sich hyperdense Areale im Infarktgebiet.

C. Die eine Woche nach Insult angefertigte MRT zeigt auf einer entsprechenden axialen Schicht erhöhte Signalintensität *(helle Gebiete)* im Infarktgebiet.

D. Die anteroposteriore Projektion einer selektiven Arteria-carotis-interna-Angiographie zeigt einen die A. cerebri media fast vollständig verschließenden Embolus *(Pfeil)*. Die linke A. carotis interna **(LIC)**, die rechte A. cerebri media **(RMC)**, die linke A. cerebri media **(LMC)**, die rechte A. cerebri anterior **(RAC)** und die linke A. cerebri anterior **(LAC)** sind auf dieser Subtraktionsangiographie gut zu erkennen. Die rechte A. cerebri media und anterior sind gut kontrastiert, da während der Kontrastmittelinjektion in die linke A. carotis die rechte A. carotis interna kurzzeitig komprimiert wurde.

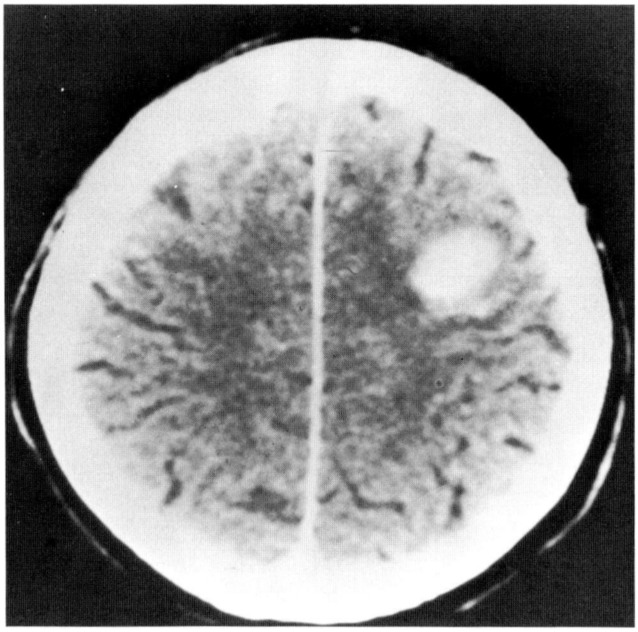

Abb. 16-21. Die kontrastmittelverstärkte CT zeigt einen kleinen, dichten, hoch in der linken Hirnhemisphäre sitzenden Tumor. Es handelte sich um ein Astrozytom.

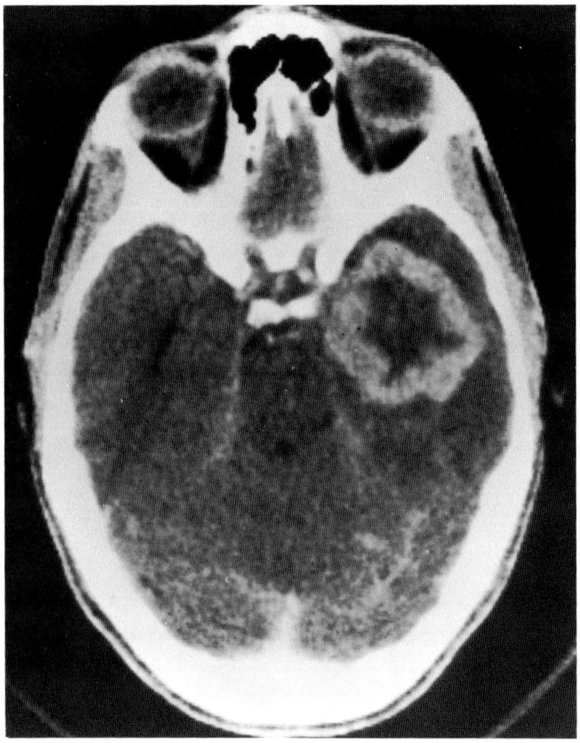

Abb. 16-22. Dieser nach i.v. Kontrastmittelgabe angefertigte CT-Schnitt zeigt die Metastase eines Bronchialkarzinoms im linken Temporallappen. Häufig sieht man bei Hirnmetastasen einen unregelmäßig begrenzten, kontrastmittelaufnehmenden Rand.

Hirntumoren

Die Suche nach einem Hirntumor kann durch verschiedenartigste Befunde einer Dysfunktion des ZNS ausgelöst werden; dazu gehören neuauftretende Krampfanfälle, Kopfschmerzen, Persönlichkeitsveränderungen, Bewußtseinsveränderungen, Sehstörungen, motorische oder sensible Defizite oder ein Papillenödem. Hirntumoren werden am schnellsten und einfachsten und darüber hinaus mit hoher Zuverlässigkeit durch die CT diagnostiziert. In den letzten Jahren hat jedoch die MRT zunehmende Bedeutung in der Diagnostik von Hirntumoren erlangt, insbesondere wenn diese in der hinteren Schädelgrube lokalisiert sind. Röntgenaufnahmen des Schädels sind bei Hirntumoren häufig normal, und Auffälligkeiten sind nur dann zu erkennen, wenn der Tumor Verkalkungen enthält, knöcherne Erosionen oder Sklerosen verursacht oder bei längerem Bestehen eines erhöhten intrakraniellen Drucks Veränderungen, wie zum Beispiel die Erweiterung der Sella turcica, hervorruft. Hirnszintigramme haben eine sehr viel geringere Spezifität und Treffsicherheit als etwa die kranielle CT. Die Angiographie wird gewöhnlich nur zur Operationsplanung und zur Untersuchung der Tumorvaskularisierung bzw. der Lage des Tumors in bezug auf die benachbarten Gefäße durchgeführt.

Mit der CT kann man nicht nur mit hoher Treffsicherheit Hirntumoren diagnostizieren, sondern sie darüber hinaus genau lokalisieren und ihre Größe sowie ihre Lage bzw. ihre Auswirkungen auf die benachbarten Strukturen bestimmen. Nicht selten kann die CT auch zuverlässige Hinweise zur Artdiagnose geben. Die meisten Hirntumoren, seien sie primären oder metastatischen Ursprungs, erscheinen im CT hypodens. Einige weisen die gleiche Dichte wie Hirngewebe auf, und nur wenige sind hyperdens. Ein Großteil der Hirntumoren zeigt eine Dichtezunahme nach intravenöser Kontrastmittelgabe (Enhancement) in ihrem ganzen Bereich oder nur in bestimmten Anteilen **(Abb. 16-21, 16-22, 16-23).** Häufig sind sie von einem im CT hypodens erscheinenden Ödem umgeben, das bei einigen Patienten sogar massiv ausgeprägt sein kann. Im MRT-Bild kann ein Tumor heller oder dunkler als das umgebende normale Hirngewebe erscheinen, je nachdem, welche Gewebscharakteristiken er hat und welche MR-Parameter benutzt wurden **(Abb. 16-24).**

Wie alle anderen intrakraniellen Raumforderungen komprimieren oder verlagern Hirntumoren die umgebenden Strukturen, und die klinischen Symptome sind von der Lokalisation und der Größe des Tumors abhängig. Intrakranielle Verkalkungen sind mit der CT leichter zu erkennen als mit der MRT oder mit konventionellen Röntgenaufnahmen. Entsprechend ist die CT nicht selten zur Erkennung und vor allem zur artdiagnostischen Zuordnung von Hirntumoren am besten geeignet, die, wie die Meningiome, Ependymome oder Oligodendrogliome, häufiger Kalk enthalten.

Das CT-Bild primärer Hirntumoren ändert sich mit dem Grad ihrer Malignität. Während Grad-I-Gliome als Raumforderungen erniedrigter Dichte mit fehlender oder minimaler Kontrastmittelaufnahme erscheinen, finden sich bei Grad-IV-Gliomen zentrale Einschmelzungen mit dicken, unregelmäßig begrenzten und stark kontrastmittelaufnehmenden Rändern.

Metastasen treten häufig multipel auf, was als wichtigstes Kriterium für eine Unterscheidung von primären Hirntumoren, die gewöhnlich solitär vorkommen, gilt. Darüber hinaus gelten viele der oben beschriebenen Kennzeichen sowohl für primäre Hirntumoren als auch für Metastasen. Letztere kommen besonders häufig bei Lungen- und Brustmalignomen vor. Gar nicht so selten treten die durch Hirnmetastasen hervorgerufenen Symptome vor der Entdeckung des Primärtumors auf. Das charakteristische CT-Bild bei Hirnmetastasen zeigt eine deutliche, zum Teil unregelmäßige Kontrastmittelaufnahme und häufig ein ausgeprägtes Umgebungsödem. Das Ödem erscheint weniger dicht als normales Hirngewebe **(Abb. 16-23),** da eine vermehrte Flüssigkeitseinlagerung in das Hirngewebe die CT-Schwächungswerte in die Nähe von Liquor rückt.

Ein Hirntumor kann klinisch lange Zeit stumm sein und erst bemerkt werden, wenn sich eine Komplikation einstellt, wie etwa eine Blutung. In einer solchen Situation kann das CT hilfreich sein, um einen Tumor von anderen Ursachen, zum Beispiel einem Infarkt, der ähnliche Symptome hervorrufen kann, zu unterscheiden.

In Zentren, in denen die MRT zur Verfügung steht, kann sie bei Patienten mit Verdacht auf Hirntumoren auch als erste Untersuchung zum Einsatz kommen. Ein Vorteil der MRT gegenüber der CT ist die Möglichkeit, Bilder in multiplanarer Schichtführung anzufertigen, die die Lagebeziehungen des Tumors zu den Nachbarstrukturen und deren mögliche Beeinträchtigung sehr genau beurteilen läßt. Nach neueren Erfahrungen können manche, vor allem kleinere Tumoren mit der MRT früher erkannt werden, und möglicherweise können einige Tumorarten durch die MRT auch spezifischer diagnostiziert werden als mit der CT.

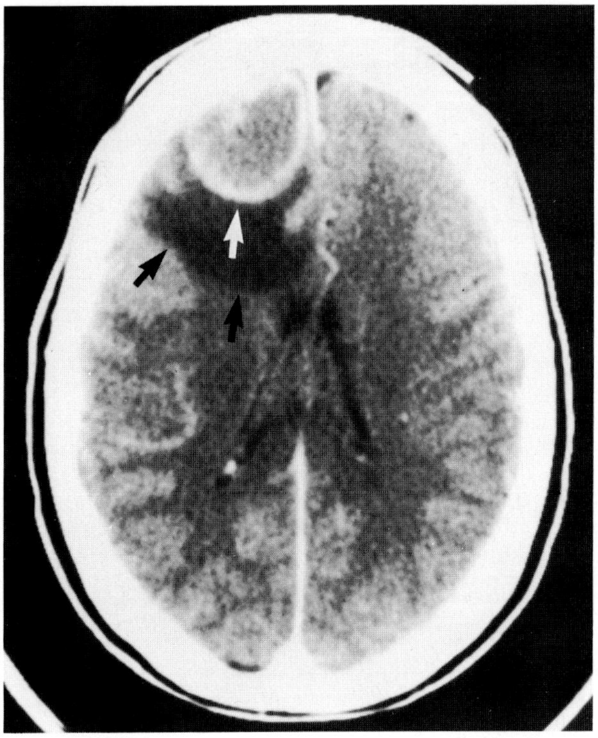

Abb. 16-23. Dieses kontrastmittelverstärkte CT zeigt die Metastase eines Mammakarzinoms im rechten Frontalhirn. Der *weiße Pfeil* zeigt auf die Metastase, die *schwarzen Pfeile* deuten auf das perifokale Ödem mit niedriger Dichte.

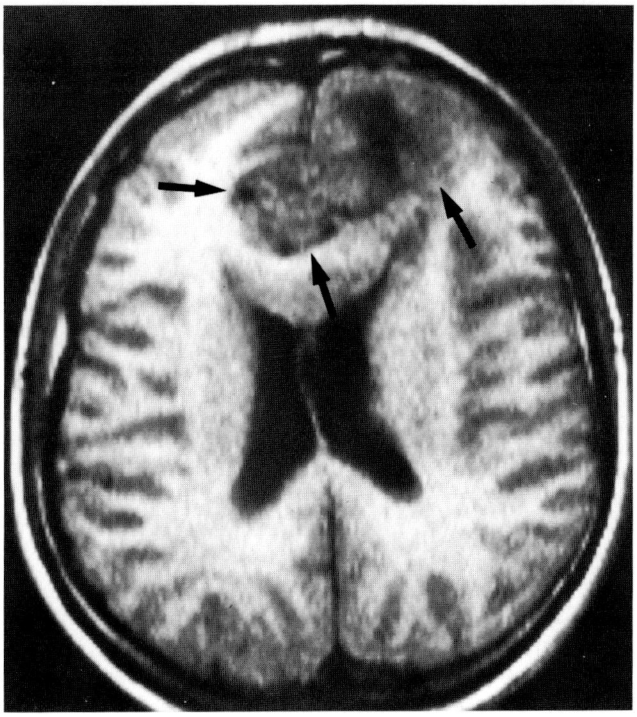

Abb. 16-24. Diese axiale MRT-Schicht zeigt einen links frontal gelegenen Hirntumor *(Pfeile)*, der die Mittellinie überschreitet. Es handelte sich um ein Oligodendrogliom hoher Malignität.

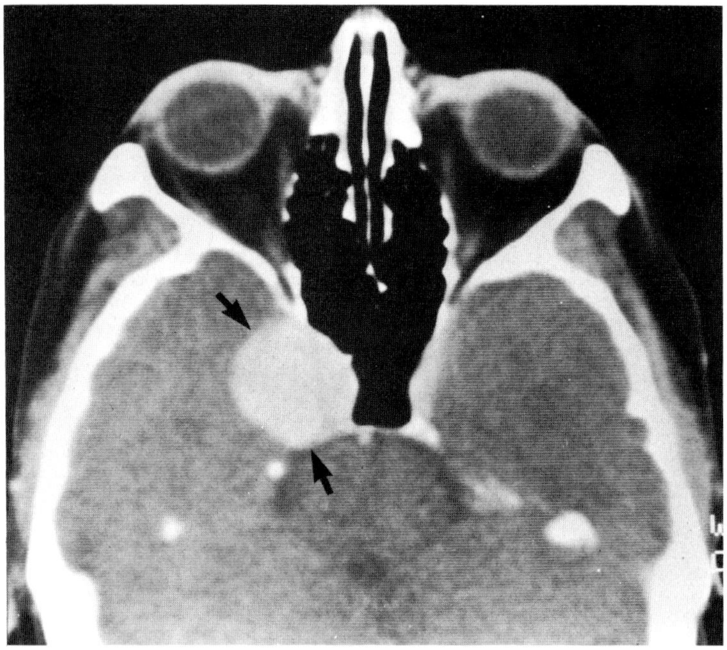

A

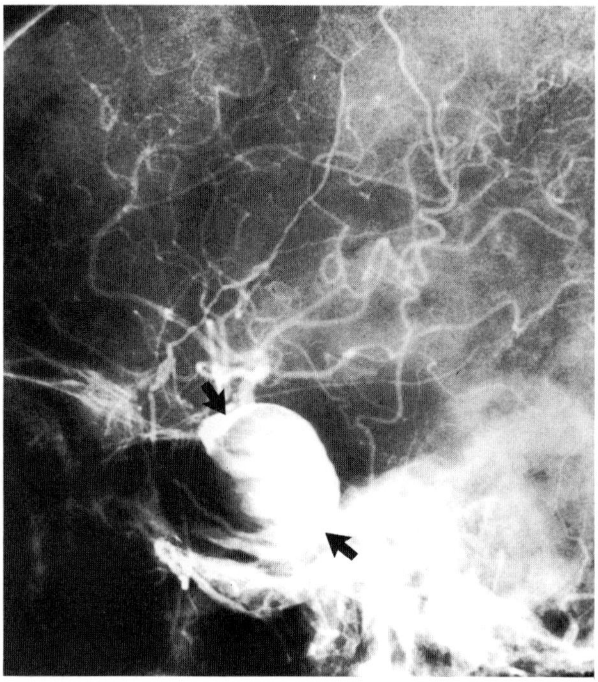

B

Abb. 16-25. Zerebrales Aneurysma
A. Das CT-Bild zeigt nach Kontrastmittelgabe ein direkt rechts des Sinus sphenoidalis gelegenes Aneurysma *(Pfeile).*
B. Die Angiographie der rechten Arteria carotis interna zeigt das von ihr ausgehende große Aneurysma *(Pfeile).*

Zerebrale Gefäßaneurysmen Arteriovenöse Mißbildungen

Einem Hirntumor vergleichbare neurologische Symptome können durch zwei Gefäßprozesse, das zerebrale Aneurysma und die zerebrale arteriovenöse (a.v.) Mißbildung, hervorgerufen werden. Beide können rupturieren und zu einer Blutung führen, die dann eine plötzliche Verschlechterung bestehender oder das Auftreten neuer neurologischer Symptome zur Folge hat. Natürlich können diese Gefäßprozesse schon allein durch die raumfordernde Wirkung zu deutlichen Funktionseinschränkungen des ZNS führen.

Aneurysmen und a.v. Malformationen können mittels CT und MRT diagnostiziert werden, doch ist für die Planung der weiteren Behandlung im allgemeinen eine Angiographie erforderlich. In den letzten Jahren wurden interventionelle Verfahren im Rahmen der Angiographie auch für die Behandlung dieser Gefäßprozesse eingesetzt. Der Zugang über einen Katheter ermöglicht es, zerebrale Aneurysmen oder Mißbildungen mit lokal deponierten kleinen Ballons oder mit Partikelmaterial zu verschließen. Diese Techniken haben sich insbesondere dann als sehr nützlich erwiesen, wenn der operative Zugang zu einem solchen Prozeß sehr schwierig wäre.

Nach Gabe von intravenösem Kontrastmittel erscheint ein Aneurysma im CT als glatt begrenzte rundliche Raumforderung mit sehr hohen Dichtewerten **(Abb. 16-25).** Die Dichte entspricht im Prinzip der von großen Blutgefäßen, wie etwa der Aorta oder der Arteria carotis. Ein Aneurysma kann jedoch Thromben enthalten, und im Falle eines Einrisses kann eine Blutung in seiner Umgebung erkennbar sein. Aufgrund ihrer Lokalisation rupturieren Aneurysmen gewöhnlich in den Subarachnoidalraum und führen zu einer Subarachnoidalblutung.

Arteriovenöse Mißbildungen liegen in der Regel direkt im Hirnparenchym, und wenn sie bluten, entwickelt sich eine intrazerebrale Blutung. Im kontrastmittelverstärkten CT erscheinen sie als ein Knäuel von Blutgefäßen, wobei einige quer getroffene Gefäße als dichte Punkte und einige längs oder schräg getroffene als dichte serpiginöse Strukturen erscheinen **(Abb. 16-26).** Aufgrund der in diesen abnorm ausgebildeten Blutgefäßen vorhandenen a.v. Kurzschlüsse (Shunts) ist der Blutfluß erhöht, außerdem sind die zuführenden Arterien und abführenden Venen erweitert. Achten Sie auf die kräftigen Äste der linken Arteria carotis interna in **Abb. 16-26 B**, die im Vergleich zum normalen Carotis-interna-Angiogramm in **Abb. 16-14 A** auffallen.

Arteriovenöse Malformationen können durch lokalen Druck auf die umgebenden Strukturen Symptome hervorrufen, einen Steal-Effekt (Anzapfsyndrom) in bezug auf die Blutversorgung des benachbarten Hirngewebes verursachen, Krampfanfälle auslösen und natürlich zur Blutung führen.

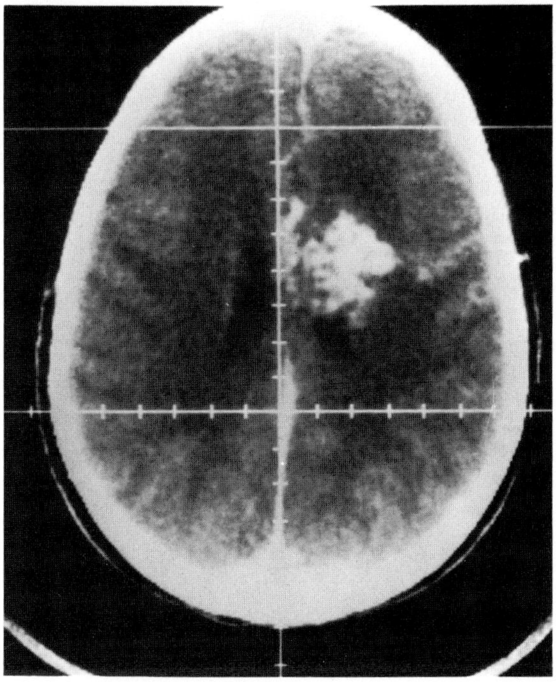

A

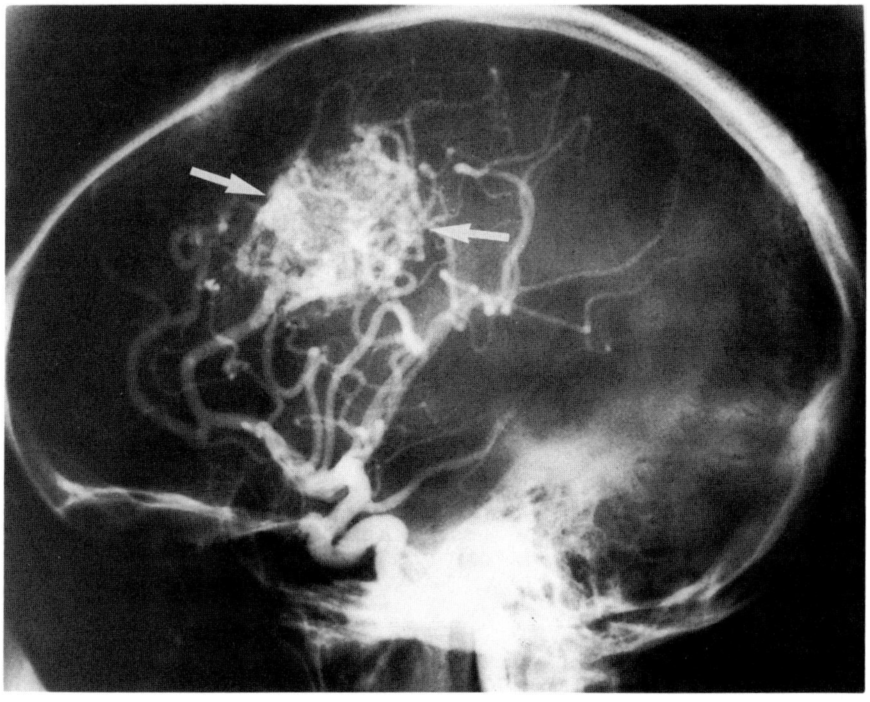

B

Abb. 16-26. Zerebrale arteriovenöse Malformation
A. Das kontrastverstärkte CT eines Patienten mit Doppelbildern zeigt ein Konvolut abnormer Blutgefäße in der linken Hirnhemisphäre.
B. Die Angiographie der linken Arteria carotis interna zeigt die arteriovenöse Mißbildung *(Pfeile)*. Aufgrund des hohen Blutflusses zur a.v. Mißbildung sind die Arterien sehr kräftig.

Die Bildgebung des Gesichtsschädels

Auf einer gewöhnlichen Schädelkalottenaufnahme sind die Knochen des Gesichtsschädels schlecht zu erkennen. Sie werden deutlich überbelichtet, da eine geeignete Darstellung der Schädelkalotte eine höhere Röntgenstrahlenexposition erfordert. Hat Ihr Patient eine (mögliche) Erkrankung, die Röntgenaufnahmen des Gesichtsschädels erforderlich macht, so sollten Sie entsprechend Ihrer Fragestellung spezielle Aufnahmen anfordern. Dazu gehören zum Beispiel eine Frontalaufnahme nach Caldwell zur Darstellung der Stirnhöhle, der Siebbeinzellen und von Teilen der Orbita **(Abb. 16-27)**, eine ca. 25° kaudokraniale Aufnahme zur Darstellung von Kieferhöhlen, Nasenseptum, Stirnhöhle und Jochbein **(Abb. 16-28)** sowie Seitaufnahmen zur Darstellung der Strukturen in einer zweiten Ebene. Die Aufnahmen werden nach Möglichkeit im p.a. Strahlengang (Gesichtsknochen möglichst filmnahe) und in aufrechter Position angefertigt, um mögliche Flüssigkeitsspiegel in den Nebenhöhlen zu erkennen.

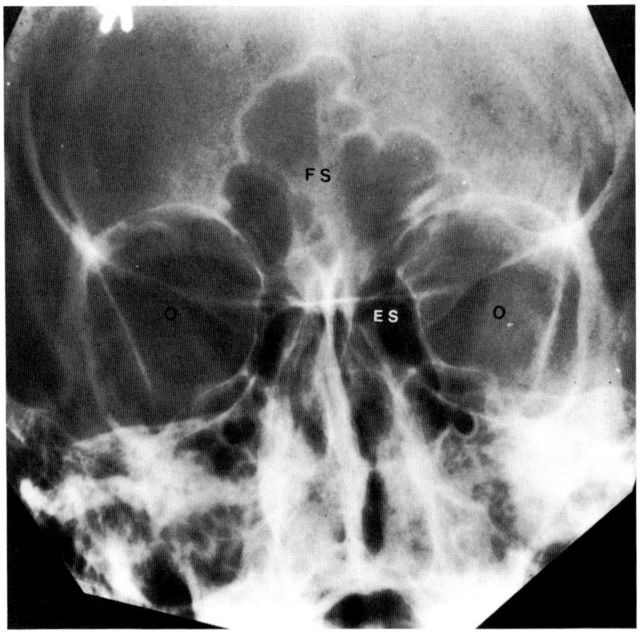

Abb. 16-27. Normale Gesichtsschädelaufnahme nach Caldwell, auf der die Stirnhöhlen (Sinus frontales, **FS**), die Sinus edmoidales **(ES)** und die Orbitae **(O)** gut zu erkennen sind.

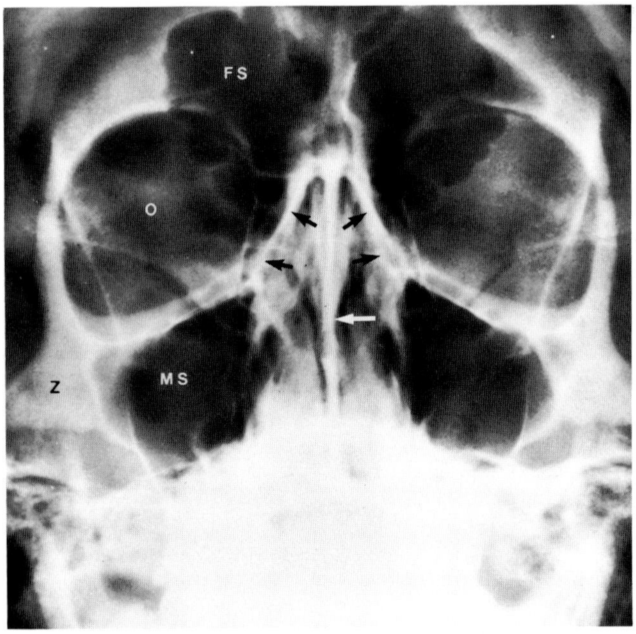

Abb. 16-28. Auf dieser okzipitomentalen Projektion (nach Waters) sind die Sinus frontales **(FS)**, die Orbitae **(O)**, die Kieferhöhlen (Sinus maxillares, **MS**) und die Jochbeine **(Z)** abgrenzbar. Der *weiße Pfeil* zeigt auf das Nasenseptum, die *schwarzen Pfeile* zeigen auf die Nasenwände.

Abb. 16-29. Normale Seitaufnahme des Gesichtsschädels. Die beiden Orbitae **(O)** und Sinus maxillares **(MS)** überlagern sich jeweils. Achten Sie auf die metallhaltigen Zahnfüllungen und die Zahnkronen.

Röntgenaufnahmen des Gesichtsschädels werden am häufigsten zum Nachweis oder Ausschluß von Frakturen nach einem entsprechenden Trauma durchgeführt. Sie sind aber ebenso indiziert bei Patienten mit Verdacht auf entzündliche Erkrankungen im Gesichtsbereich, vor allem Sinusitiden, oder bei Patienten mit Verdacht auf einen Gesichtsschädeltumor.

Zweifelsohne sind Sie sich darüber im klaren, daß die Knochen des Gesichtsschädels wohl die komplexeste Anordnung bogiger Knochenoberflächen des ganzen Körpers darstellt. Es ist daher oft schwierig, sie mit konventionellen Röntgenbildern befriedigend und weitgehend überlagerungsfrei darzustellen. Es ist deshalb leicht nachzuvollziehen, warum die CT mit ihren Möglichkeiten einer überlagerungsfreien Darstellung in unterschiedlichen Bildebenen einen so großen Fortschritt für die Bildgebung des Gesichtsschädels gebracht hat (**Abb. 16-30**, **16-31** und **16-32**).

Mit der CT und MRT können Weichteilstrukturen direkt sichtbar gemacht und daher auch Erkrankungen dieser Strukturen dargestellt werden, die mit Röntgenaufnahmen oder konventionellen Tomogrammen nicht nach-

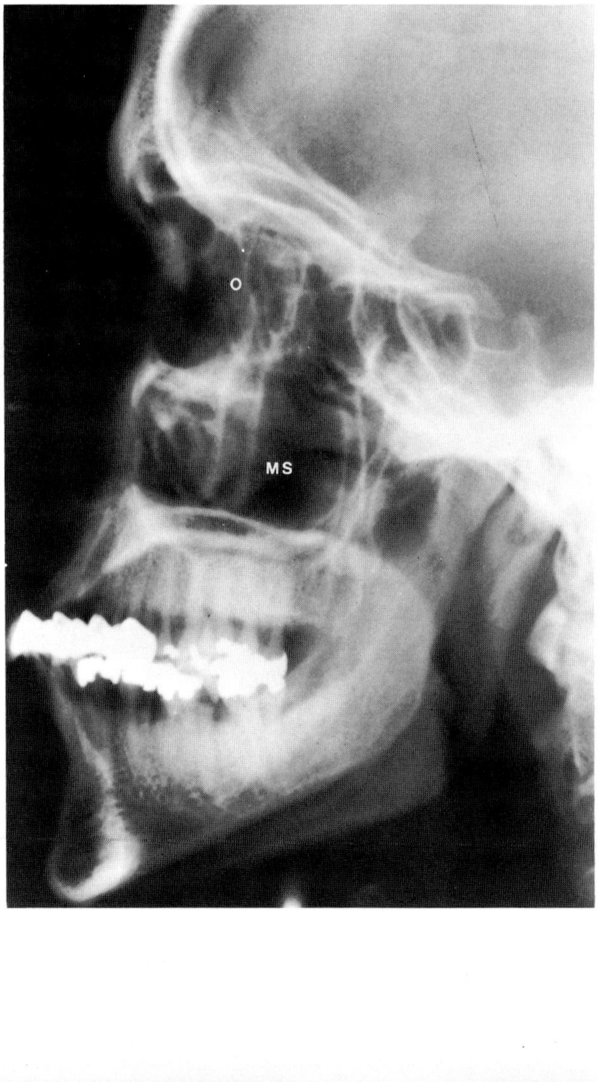

weisbar wären. So können beispielsweise Augenmuskelverletzungen oder -einklemmungen, Orbitahämatome, Bulbusverletzungen, Linsendislokationen oder Verletzungen des Sehnerven mittels CT und MRT nachgewiesen werden. Bei der Frage nach einem Fremdkörpernachweis oder nach Frakturen dünner Knochenlamellen ist die CT die Methode der Wahl.

Sie sollten auch wissen, daß Frakturen der Nase auf normalen Gesichtsschädelaufnahmen nicht immer erkennbar sind, so daß spezielle **Nasenbeinaufnahmen** für ihren Nachweis erforderlich sind. In gleicher Weise erfordert die Frage nach Mandibulafrakturen in der Regel zusätzlich **Unterkiefer-Spezialaufnahmen**. Zur überlagerungsfreien Darstellung der Orbita, vor allem ihres Bodens, werden **Orbita-Spezialaufnahmen** angefertigt. Zusatzaufnahmen können auch für die Untersuchung der Nasennebenhöhlen notwendig werden. Bei einer akuten Sinusitis lassen sich verdickte Schleimhautpolster und/oder Luft-Flüssigkeits-Spiegel, gelegentlich auch die Totalverschattung einer Nebenhöhle beobachten. Bei einer sich expansiv ausdehnenden Mukozele kann es auch zu einer knöchernen Destruktion kommen.

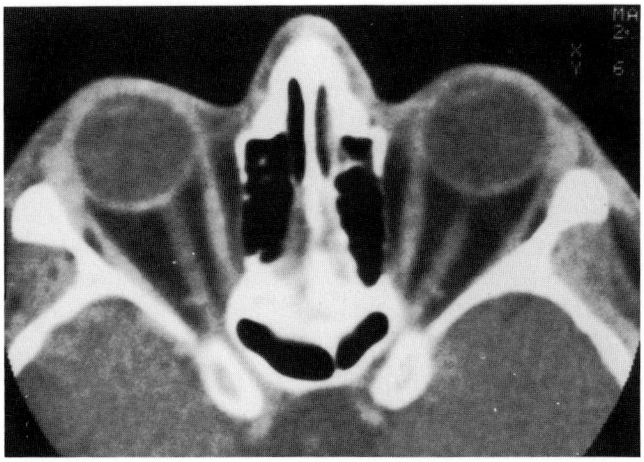

Abb. 16-30. Normale CT-Schicht durch die Mitte der Orbitae. Beachten Sie die beiden Augäpfel (Bulbi), die beiden medialen und lateralen Rektusmuskeln, die Sehnerven und das umgebende Orbitafettgewebe.

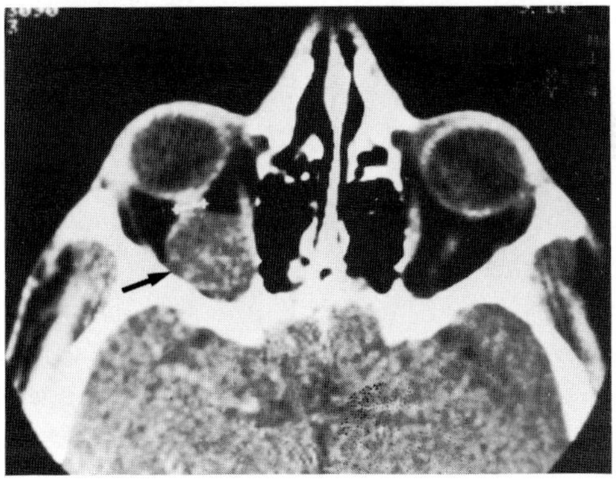

Abb. 16-31. Gliom des rechten Nervus opticus. Beachten Sie, daß der Sehnerventumor *(Pfeil)* rund ist und fast den gleichen Durchmesser aufweist wie der rechte Bulbus.

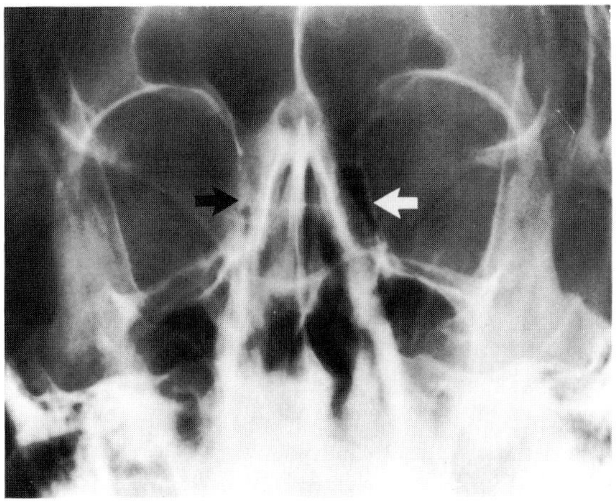

A

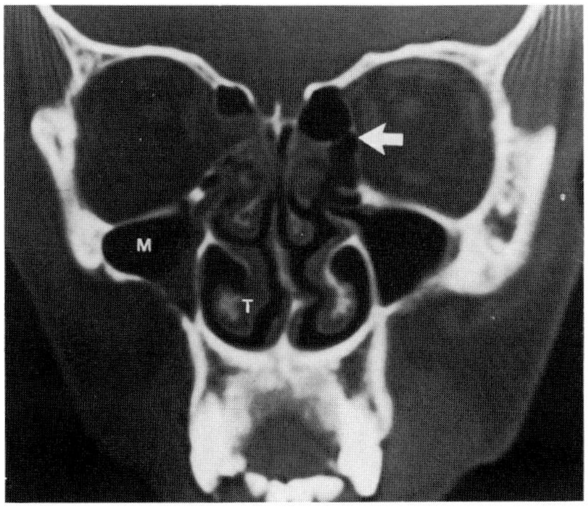

B

Abb. 16-32 *(links)*. Berstungs- oder „Blow-out"-Fraktur der rechten Orbita

A. Die Orbitaaufnahme zeigt eine Fraktur *(schwarzer Pfeil)* der medialen rechten Orbitawand und eine Einblutung in den rechten Sinus ethmoidalis. Vergleichen Sie die rechte Seite mit der normalen linken Orbitawand *(weißer Pfeil)* und den normal belüfteten linken Ethmoidalzellen.

B. Die koronare CT-Schicht durch den Gesichtsschädel zeigt die nach medial verlagerte rechte mediale Orbitawand. Die linke mediale Orbitawand *(weißer Pfeil)* befindet sich in typischer Lage. Im rechten Sinus ethmoidalis und Sinus maxillaris **(M)** befindet sich Blut. Darüber hinaus lassen sich die Nasenmuscheln sehr gut erkennen. (**T** = die rechte untere Nasenmuschel). Vielleicht haben Sie in **A** bemerkt, daß der rechte Orbitaboden etwas tiefer zu liegen scheint als der linke, doch zeigt die koronare CT-Schicht, daß es sich nicht um eine Fraktur, sondern um eine anatomische Variante handelt.

Lumbale Bandscheibenerkrankungen

Tiefsitzende Rückenschmerzen sind ein sehr häufig auftretendes Symptom, und Sie werden zweifellos viele Patienten mit derartigen Beschwerden während Ihrer Ausbildung und Ihrer beruflichen Tätigkeit sehen. Viele Patienten, die die Notfallambulanz aufsuchen, leiden an akuten Symptomen, ausgelöst durch ein Trauma oder durch das Heben einer schweren Last. Eine noch größere Zahl stellt sich jedoch mit subakuten oder chronischen Beschwerden in der Praxis oder Ambulanz vor. Sie sollten sich merken, daß konventionelle Röntgenaufnahmen der LWS (a.p. und seitlich) nur dann weiterhelfen, wenn die Ursache der Beschwerden das röntgenologische Bild der Wirbelsäule verändert, wie es z. B. bei Frakturen, einer Spondylolisthese (Wirbelgleiten), degenerativen Veränderungen, Tumoren oder Metastasen der Fall ist. Hinweise für eine degenerative Bandscheibenerkrankung lassen sich aus einer Verschmälerung der Intervertebralräume ableiten.

> Junge Patienten mit Beschwerden im Bereich der unteren LWS, die durch Muskelverspannungen hervorgerufen sind, weisen jedoch ein normales Röntgenbild der LWS auf. Sie sollten nicht von vornherein zu einer Röntgenuntersuchung geschickt werden, wenn Sie nicht ernsthaft eine andere Ursache für die Symptome erwägen.

Das Rückenmark ist auf konventionellen Röntgenbildern der Wirbelsäule nicht zu sehen, es kann aber indirekt mit der **Myelographie** und direkt mit der CT und der MRT dargestellt werden. Zur Durchführung einer Myelographie plaziert der Radiologe perkutan von dorsal eine Nadel in den Rückenmarkskanal, so daß die Spitze innerhalb des Duralsacks und unterhalb des distalen Endes des Rückenmarks (Konus) zu liegen kommt. Dann wird unter Durchleuchtungskontrolle ein spezielles Myelographie-Kontrastmittel injiziert, um das Rückenmark, die spinalen Nervenwurzeln und den Duralsack sichtbar zu machen. Da das Kontrastmittel röntgendicht ist, erscheinen Rückenmark und Nervenwurzeln strahlentransparent.

Eine der häufigsten Erkrankungen, die eine Beurteilung des Rückenmarkkanals erforderlich macht, ist die lumbale Bandscheibenerkrankung. Sie macht sich durch Schmerzen im Bereich der Lendenwirbelsäule bemerkbar, die häufig in eines oder beide Beine ausstrahlen. Die Schmerzen können mit Muskelschwäche, Sensibilitätsstörungen oder veränderten Reflexen einhergehen. Bei der Mehrzahl dieser Fälle handelt es sich dann um eine Bandscheibenhernie (Prolaps des Nucleus pulposus), die am häufigsten im Segment L4/L5 auftritt. Patienten, bei denen sich ein lumbales Bandscheibensyndrom das erste Mal manifestiert, werden - sofern sie keine deutlichen neurologischen Defizite aufweisen - zunächst konservativ behandelt (Schmerzmittel, Bettruhe etc.). Bei ihnen können Röntgenaufnahmen der Lendenwirbelsäule angefertigt werden, die gewöhnlich eine Verschmälerung des Intervertebralraums im betroffenen Segment zeigen. Eine Spezialuntersuchung zur Darstellung des Spinalkanals ist jedoch meistens nicht erforderlich, es sei denn, es haben sich neurologische Ausfälle (sensibel, motorisch) eingestellt und/oder es wird eine Operation erwogen. In der Regel stehen Patienten mit einem lumbalen Bandscheibensyndrom in Form von Schmerzen (ohne neurologische Defizite) nicht von vornherein zu einer Operation an, bevor die Möglichkeiten einer konservativen Therapie ausgeschöpft sind.

> Bei neurologischen Ausfallerscheinungen, vor allem bei motorischen Defiziten oder Blasen- und Mastdarmstörungen, ist jedoch ein rasches diagnostisches und therapeutisches Handeln erforderlich.

Wird eine Operation erwogen, so werden die Patienten heutzutage in der Regel mit der CT **(Abb. 16-33)** oder der MRT untersucht. Die Myelographie ist durch diese Verfahren in den Hintergrund getreten, sie bleibt gewöhnlich für Fälle reserviert, die ungewöhnliche klinische Befunde aufweisen oder bei denen CT und/ oder MRT unsichere Ergebnisse erbrachten.

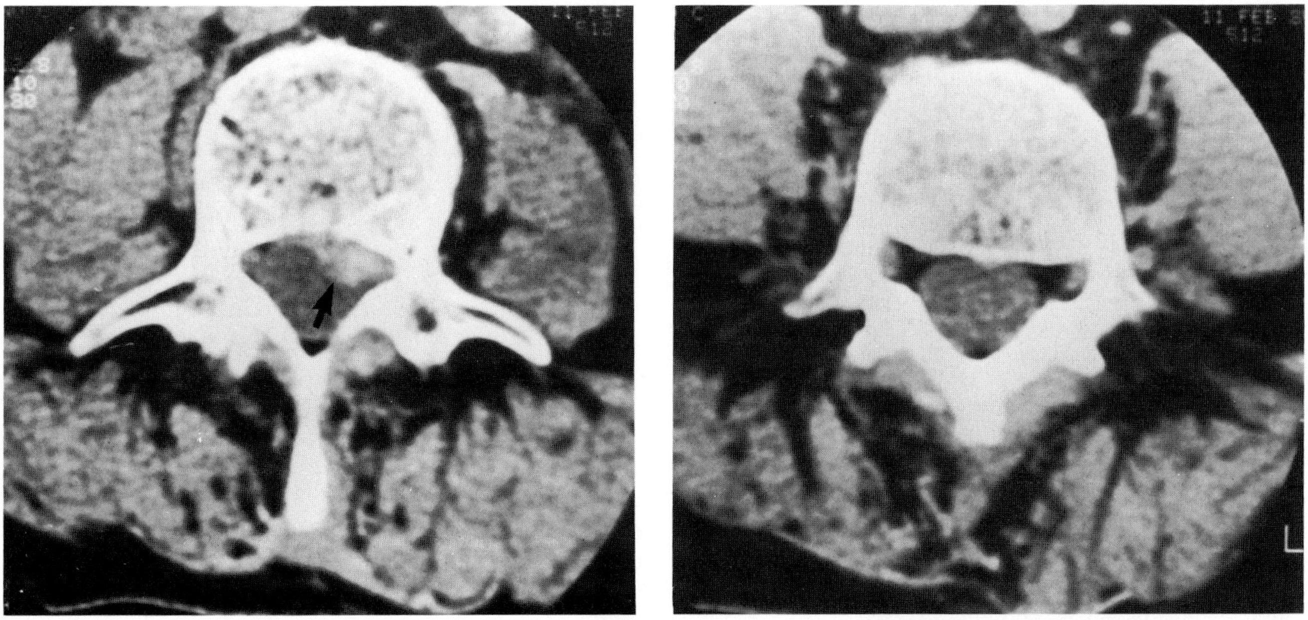

A B

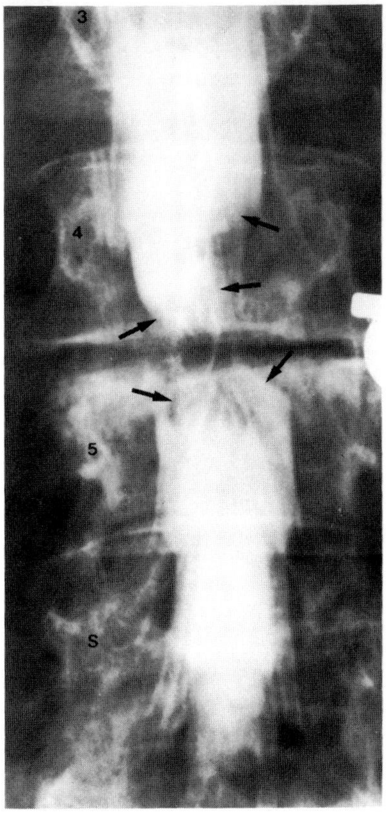

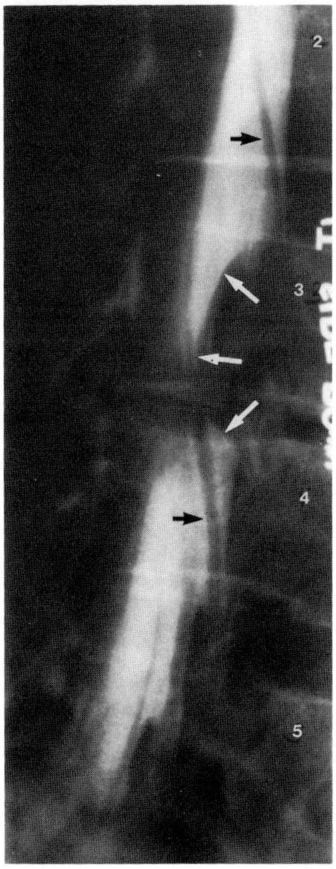

C D

Abb. 16-33. Bandscheibenvorfall (Prolaps) in Höhe L4/L5
A. Die CT-Schicht durch das untere Drittel des 4. Lendenwirbels zeigt den sich linksseitig nach hinten in den Spinalkanal vorwölbenden Diskusprolaps *(schwarzer Pfeil)*.
B. Die CT-Schicht durch den unteren Anteil des 5. Lendenwirbels zeigt zum Vergleich einen normalen Spinalkanal mit schwarzem epiduralem Fettgewebe, das den zentral gelegenen Duralsack und die in den Rezessus laterales gelegenen Nervenwurzeltaschen umgibt.
C. Die Myelographie desselben Patienten in a.p. Projektion zeigt eine beidseitige Kompression des kontrastmittelgefüllten *(weißen)* Duralsacks durch prolabierte Diskusanteile *(schwarze Pfeile)*. Die Kompression von links ist sehr viel ausgeprägter als die von der rechten Seite. Der Bildausschnitt zeigt den 3. bis 5. Lendenwirbel und einen Teil des Sakrums **(S)**.
D. Myelographie in Schrägaufnahme (derselbe Patient). Die *weißen Pfeile* zeigen auf die deutliche linksseitige Kompression des Duralsacks. Die *schwarzen Pfeile* zeigen auf zwei durch den Subduralraum ziehende Spinalnerven.

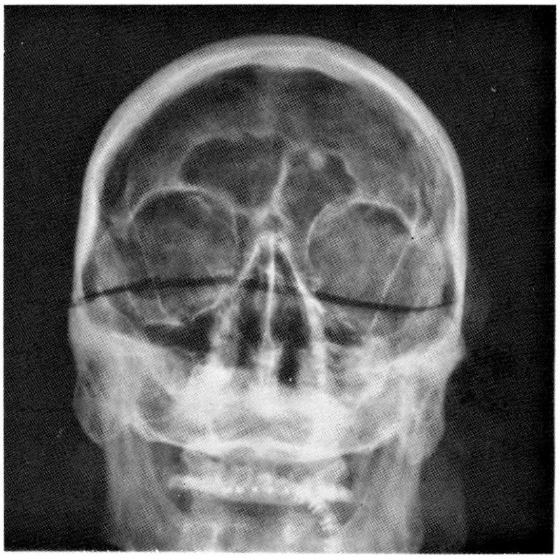

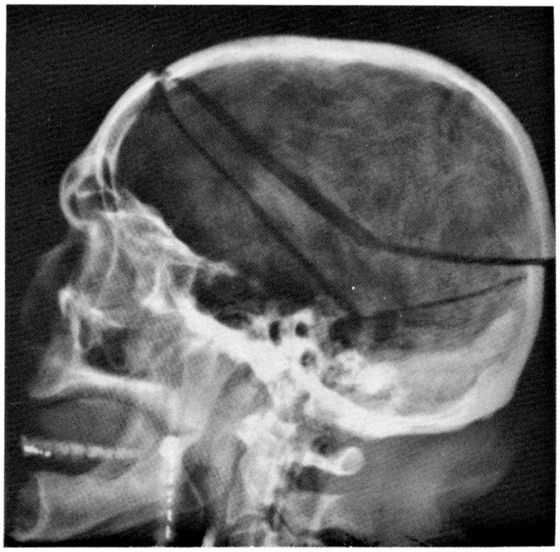

Abb. 16-34 *(Unbekannte 16-1)*. Versuchen Sie sich zum Schluß an einer gerichtsmedizinisch-radiologischen Detektivarbeit. Diese Röntgenbilder wurden auf Anforderung des Leichenbeschauers angefertigt, nachdem durch die Autopsie keine sichere Todesursache feststellbar war. Der Verstorbene wurde anscheinend bei einer Auseinandersetzung im Alkoholrausch totgeschlagen. Er hat multiple, von einer Flasche stammende Schnittwunden, und bei der Autopsie zeigten sich viele Prellungen im Gesicht, doch gab es keinen Hinweis auf eine Schädelfraktur oder eine intrakranielle Blutung. Die scharf begrenzten, durch den Schädel ziehenden Aufhellungslinien stammen von den Sägeschnitten bei der Autopsie. Was war die aus diesen Bildern hervorgehende und vom Radiologen bemerkte Todesursache, die dann auch bei erneuter Untersuchung der Leiche bestätigt wurde?

Antworten zu den Unbekannten

Unbekannte 1-1 **(Abb. 1-14).** Die beiden Würfel im rechten Bild wurden zuerst angebohrt, dann mit Blei gefüllt und wieder verschlossen. Die Zahlenpunkte wurden neu schwarz überstrichen. Von den gefüllten Würfeln wurde also der linke mit der gefüllten Seite nach unten, so wie er jetzt vorzugsweise fallen würde, geröntgt. Der rechte Würfel wurde auf die Seite gelegt und geröntgt: Sie sehen die Bleistücke nun seitlich, die gefüllte Seite weist (auf dem Bild) nach unten und ist sehr dicht. Der obere Teil des Würfels wurde ausgehöhlt und leer gelassen, damit er noch häufiger mit der 2 nach oben fällt. Will der Betrüger eine 5 würfeln, so nimmt er einfach den anderen Würfel.

Unbekannte 1-2 **(Abb. 1-15).** Nein, es ist kein Ei, das einen Nagel enthält. Das ovale Objekt kann kein Ei sein, da seine Röntgendichte zu den Rändern hin abfällt und zentral sehr viel höher und relativ einheitlich ist. Daher muß es sich, einmal von dem tatsächlich zentral gelegenen Nagel abgesehen, um einen soliden ovalen Körper von homogener Zusammensetzung und erheblicher Dichte handeln. Die dunklen Streifen entsprechen Luft, die sich nach dem Aufbrechen des Körpers zwischen den Bruchrändern befindet. Dieser Körper fand sich als Stein im Magen eines Pferdes. Der Nagel, ein typisches Exemplar, wie es beim Beschlagen von Pferden benützt wird, wurde zweifelsohne vor vielen Jahren vom Tier geschluckt und blieb im Magen liegen. Der „Stein" entspricht einem Konkrement, das sich langsam um den Nagel herum gebildet hat.

Unbekannte 3-1 **(Abb. 3-13).** Die Rippen sind korrekt durchnumeriert. Die durch die weißen Pfeile markierten Strukturen sind vom 7. Halswirbel ausgehende sogenannte Halsrippen, die eine kongenitale Assimiliationsstörung darstellen.

Unbekannte 3-2 **(Abb. 3-14).** Gebrochen ist die 8. Rippe links dorsal nahe dem Rippenköpfchen. Darüber hinaus ist eine Fraktur an der Margo lateralis der Skapula zu erkennen.

Unbekannte 3-3 **(Abb. 3-15).** Es liegt eine Schlüsselbeinfraktur vor. Die dunklen Streifen in den Weichteilen sind durch eingedrungene Luft zu erklären (subkutanes Emphysem oder Weichteilemphysem).

Unbekannte 3-4 **(Abb. 3-19).** Der tastbare Knoten in der rechten Brust stellte sich mammographisch eindeutig als Fibroadenom mit den dafür charakteristischen grobscholligen Verkalkungen heraus **(A)**. In der klinisch unauffälligen linken Brust ist jedoch ein für ein Karzinom typischer Verdichtungsbefund mit radiären Ausläufern zu erkennen **(B)**. Achten Sie auf den dichteren runden Knoten mit darin eingelagerten, winzigen zentralen Verkalkungen (Mikrokalk) und die in alle Richtungen in die Brust ziehenden strahligen Ausläufer. Durch diese Mammographien wurde eine unnötige Operation der rechten Brust vermieden; dafür konnte eine frühere Behandlung des nicht erwarteten Karzinoms in der linken Brust erreicht werden.

Unbekannte 3-5 **(Abb. 3-20).** Es fehlt der linke Teil des Schultergürtels, der aufgrund eines Knochentumors im Oberarm operativ entfernt wurde. Achten Sie auf den noch vorhandenen medialen Anteil der linken Klavikula.

Unbekannte 4-1 (keine Abbildung im Text). Suchen Sie die Kleidung der Patientin nach einer Nadel ab und nennen Sie ihr die Gründe dafür. Wenn Sie sich versichern konnten, daß keine Nadel in der Kleidung steckt, so veranlassen Sie eine erneute Aufnahme der Patientin. Es ist unwahrscheinlich, daß diese Patientin eine Nadel aspiriert hat und dabei keinerlei Beschwerden angibt. Sollte dies wider Erwarten doch der Fall sein, würde die Nadel auf der zweiten Aufnahme wieder erkennbar und auch auf der Seitaufnahme abgrenzbar sein.

Unbekannte 4-2 **(Abb. 4-26).** Sie sehen fleckförmige Verdichtungen im Lungenparenchym, die sich nicht wie Gefäße verjüngen. Man hat den Eindruck, daß es sich um teils streifige, teils punktförmige oder noduläre interstitielle Verdichtungen handelt. Eine begrenzte Beteiligung des Luftraums durch die Erkrankung kann nicht ausgeschlossen werden. Ein kleinerer Ringschatten mit zentraler Strahlentransparenz weist auf eine Höhlenbildung hin.
Bei einem Alter von 23 Jahren ist eine Entzündung wahrscheinlicher als ein Tumor oder eine berufsbedingte Lungenerkrankung, die sich beide auch nicht aus der Anamnese ableiten ließen. Sicherlich muß die Tuberkulose hier klar in Erwägung gezogen werden, da

sie sowohl Befunde des Interstitiums als auch des Parenchyms hervorruft; ihr ist vor allem durch bakteriologische Untersuchungen nachzugehen. Läßt sich die vor 3 Monaten angefertigte Thoraxaufnahme zum Vergleich heranziehen, so ist Ihnen dies bei der Bestimmung des Alters der Erkrankung hilfreich. Überlegungen zu einer einen Tag oder eine Woche alten Entzündung können Sie getrost vergessen, da die Ausprägung des röntgenologischen Befundes und der Gewichtsverlust in der Anamnese auf einen etwas länger dauernden Prozeß hinweisen. Die beste Wahl wäre (3): subakute Entzündung, etwa 1 Monat alt.

Unbekannte 4-3 **(Abb. 4-27).** Die multiplen Höhlenbildungen mit Luft-Flüssigkeits-Spiegeln durch Einschmelzungen machen in Zusammenhang mit dem anamnestisch bekannten Drogenabusus das Vorliegen von Lungenabszessen auf dem Boden hämatogener Keimstreuung wahrscheinlich. Derartige Befunde sind in großen Stadtkrankenhäusern gar nicht selten anzutreffen.

Unbekannte 5-1 **(Abb. 5-13).** Das apikale rechte Unterlappensegment ist dicht verschattet. Es handelt sich eindeutig um eine Erkrankung des Lungenparenchyms eines bronchopulmonalen Lappensegments.

Unbekannte 5-2 **(Abb. 5-14).** Es handelt sich um eine Verschattung des (rechten) Mittellappens. Das klinische Erscheinungsbild entsprach dem einer Pneumonie.

Unbekannte 6-1 **(Abb. 6-7).** Das rechte Zwerchfell entspricht der fast horizonal verlaufenden linienförmigen Verdichtung, die teilweise die zehnte Rippe überlagert und unter der ebenfalls Luft liegt. Das hier vorliegende Pneumoperitoneum war eine der früher angewandten Methoden, die Lunge von Patienten mit Tuberkulose „zur Ruhe zu bringen". Sie sehen die Zwerchfellkuppel tangential getroffen, doch sind auch hier die konvex nach hinten und vorne verlaufenden Zwerchfellanteile nicht zu sehen. Die bis unterhalb der Zwerchfellkuppeln verlaufende Lungenzeichnung entspricht natürlich Gefäßen in den hinteren Anteilen des rechten Unterlappens. Der Patient hatte versucht, tief einzuatmen; es gelang ihm aber nicht, die Zwerchfelle gegen das infradiaphragmale Luftpolster noch weiter nach unten zu ziehen.

Unbekannte 6-2 **(Abb. 6-18).** Die Knochen und die extrathorakalen Weichteilgewebe sind bei diesem männlichen Patienten normal. Das Herz und das Mediastinum scheinen leicht nach links abzuweichen. Rechtsseitig besteht ein Pneumothorax mit ausgeprägtem Kollaps des rechten Unter- und Mittellappens, weniger stark ausgeprägt auch des Oberlappens, der fleckige Verdichtungen aufweist. Ähnliche Verdichtungen sind auch in der linken Lunge zu erkennen. Im rechten Sinus phrenicocostalis ist ein kleiner Flüssigkeitsspiegel als eindeutiger Hinweis auf das Vorliegen von Luft und Flüssigkeit im rechtsseitigen Pleuraraum zu erkennen. Die wahrscheinlichste Diagnose ist bei diesem fiebernden Patienten eine Tuberkulose; bei der Sputumuntersuchung ließen sich auch Tuberkelbakterien nachweisen.

Unbekannte 6-3 **(Abb. 6-19 A).** Bei Zustand nach Pneumonektomie links vor einigen Tagen liegt ein Hydropneumothorax vor. Das Mediastinum ist leicht in Richtung der fehlenden Lunge verlagert. Beachten Sie die fehlende 6. Rippe und die unter dem hochstehenden (aber unsichtbaren) Zwerchfell liegende Magenblase. Entsprechend ist der linke Hemithorax sehr viel kleiner als der rechte (fehlende Lunge, hochstehendes Zwerchfell).

Unbekannte 6-4 **(Abb. 6-19 B).** Dieser Flüssigkeitsspiegel reicht über die knöcherne Thoraxwand hinaus und lag innerhalb einer wasserhaltigen Brustprothese, die nach einer Mastektomie eingesetzt wurde.

Unbekannte 8-1 **(Abb. 8-33).** Ja, die Raumforderung im oberen Mediastinum rechts der Trachea könnte sicherlich im Zusammenhang mit der kleinen Lungenparenchymverdichtung stehen. Sie tat es auch und bestand aus metastatisch befallenen Lymphknoten, die die Vena cava superior komprimierten (siehe CT-Schicht durch das obere Mediastinum in Abb. 8-34; **M** = Lymphknotenmetastasen, **S** = Vena cava superior). Darüber hinaus sind anhand der Thoraxaufnahme auf der rechten Seite metastatisch vergrößerte Hiluslymphknoten zu vermuten, was durch tiefer gelegene CT-Schichten (hier nicht wiedergegeben) belegt wurde.

Unbekannte 8-2 **(Abb. 8-35).** Eine große, im oberen vorderen Mediastinum gelegene Raumforderung verlagert die Trachea, engt ihr Lumen ein und verdrängt die großen Gefäße zu beiden Seiten. Es ist eine große, vom Hals bis in das obere Mediastinum hineinreichende Struma. Im Halsbereich war sie natürlich sichtbar und zu tasten.

Unbekannte 9-1 (keine Abb. im Text). Ein bronchogenes Karzinom kann natürlich eine Vielzahl von röntgenologischen Veränderungen hervorrufen. Wahrscheinlich haben Sie die folgenden auf Ihrer Liste:

(1) Die „stille" Infiltration der Lunge. Sie wird häufig nur zufällig bei einer Routineuntersuchung des Thorax gefunden und gibt sich z. B. als solitärer Lungenrundherd oder auch als periphere, weniger scharf begrenzte Verdichtung zu erkennen.

(2) Die Bronchuseinengung. Sie kann als erstes Symptom Husten oder gelegentlich Hämoptysen verursachen. Ist die Raumforderung klein und liegt sie im Bereich des Hilus, kann die Röntgenaufnahme einen normalen Befund ergeben. Sie kann aber auf dem Röntgenbild auch als Raumforderung mit erhöhter Dichte in der Lunge oder hilusnah erscheinen und erstmals in Erscheinung treten als

(3) Atelektase des distal des eingeengten Bronchus liegenden Lungensegmentes

(4) Atelektase und Pneumonie distal der Bronchusobstruktion

(5) als klinisch scheinbar einfache Pneumonie, die sich jedoch nicht rückbildet und sich auf eine angemessene Therapie nicht bessert. (Sie müssen bei wiederholten Atelektasen des gleichen Lungensegments und bei hartnäckigen pneumonischen Infiltrationen immer Verdacht schöpfen, insbesondere bei Patienten in der Altersgruppe mit erhöhter Krebsinzidenz.)

(6) Das Bronchuskarzinom metastasiert nicht selten zu einem frühen Zeitpunkt in die Pleura. Daher kann sich ein Patient auch erstmals in Ihrer Sprechstunde mit Symptomen vorstellen, die durch das Vorliegen eines Pleuraergusses auftreten. Andere Beschwerden oder körperliche Untersuchungsbefunde können dabei fehlen.

(7) Bronchuskarzinome metastasieren sehr häufig in die Knochen. Tritt ein Knochenbefall auf, bevor andere Symptome den Patienten zum Arzt führen, so können Knochenschmerzen das erste Symptom sein. Sie können den Patienten auch erstmals wegen einer Fraktur sehen, die sich im Bereich einer Knochenmetastase ohne adäquates Trauma ereignet hat (pathologische Fraktur).

(8) Fernmetastasen in parenchymatösen Organen können schon zu einem so frühen Zeitpunkt auftreten, zu dem das Bronchuskarzinom selbst immer noch asymptomatisch ist. So kann sich ein Patient, um nur zwei Möglichkeiten zu nennen, mit Symptomen ähnlich denen eines Hirntumors oder einer fast vollständigen Nebennierendestruktion und -insuffizienz vorstellen. Ein Röntgenbild des Thorax kann dann die Verschattung des Primärtumors zeigen. Ist der Tumor jedoch noch sehr klein und hat zu einem sehr frühen Zeitpunkt metastasiert, können Thoraxaufnahmen zunächst auch vollständig normal sein.

(9) Bronchuskarzinome können auch früh in die mediastinalen Lymphknoten metastasieren, so daß sich der Patient wegen Symptomen, die durch Druck der vergrößerten Lymphknoten auf mediastinale Strukturen verursacht sind, bei Ihnen vorstellt. Besonders erwähnenswert sind dabei Dyspnoe und Stridor, die bei Ummauerung und Kompression der Trachea durch Tumorlymphknoten auftreten. Es können aber auch die Gefäßstrukturen des oberen Mediastinums komprimiert werden und beispielsweise zu den Symptomen eines Vena-cava-superior-Verschlusses (obere Einflußstauung) führen.

(10) Bronchogene Karzinome können auch in das Perikard einwachsen, so daß primär die Symptome eines Perikardergusses im Vordergrund stehen.

(PS: Es gibt natürlich noch weitere Möglichkeiten!)

Unbekannte 15-1 **(Abb. 15-14).** Trümmerfraktur des Humerus, die auch in die Basis des Tuberculum majus hineinreicht.

Unbekannte 15-2 **(Abb. 15-15).** Subkapitale Humerusfraktur, ebenfalls ins Tuberculum majus hineinziehend.

Unbekannte 15-3 **(Abb. 15-16).** Röntgenaufnahme einer mehrere Wochen alten Tibiafraktur, angefertigt am Tag der Entfernung des ersten Gipses. Die Frakturlinie ist nicht mehr scharf begrenzt, und an beiden Seiten des Frakturspalts zeigt sich eine flockige, langsam Mineral einlagernde Formation (Callus). Diese Veränderungen sprechen gegen eine frische Fraktur.

Unbekannte 15-4 **(Abb. 15-17).** Die Radiusköpfchenfraktur ist in der leicht schrägen Projektion von **B** leichter zu erkennen. Achten Sie auf die Stufe in der dichten Knochenoberfläche des Radiusköpfchens in **A**.

Unbekannte 15-5 **(Abb. 15-18).** Es handelt sich um eine Fraktur am distalen Ende der Radiusmetaphyse mit Verlagerung der Radiusepiphyse (wie bei der Seitaufnahme zu erkennen ist). Achten Sie auf die helle Überlagerung der Knochen in der a.p. Aufnahme, häufig ein Hinweis auf das Vorliegen von Frakturen.

Unbekannte 15-6 **(Abb. 15-19).** Hier liegt keine Fraktur vor. Es handelt sich um ein normales, noch nicht ausgewachsenes Handgelenk. Bei Verletzungen von Kindern wird immer die nicht betroffene Extremität mitgeröntgt, um einen spiegelbildlichen Vergleich mit der verletzten Seite zu haben. Die normale Wachstumsfuge ist immer durch ihre glatte, dichte Begrenzung von einer Fraktur zu unterscheiden.

Unbekannte 15-7 **(Abb. 15-20).** Eingestauchte distale Radiusfraktur 1,5 cm proximal des Handgelenks. Bei der typischen Colles-Fraktur wird sehr häufig noch eine Fraktur des Processus styloideus ulnae beobachtet, die hier jedoch nicht vorliegt.

Unbekannte 15-8 **(Abb. 15-21).** Beide Unterarmknochen sind gebrochen, und durch Muskelzug ist es zu einer Längsverschiebung der Bruchstücke gegeneinander mit Verkürzung des Unterarms gekommen (Dislocatio ad longitudinem cum abreviatione). Die Fraktur muß reponiert, d. h., die Fragmente müssen wieder genau aufeinandergebracht werden; wenn eine gute Stellung erreicht ist, wird der ganze Arm eingegipst. Baumklettern kommt dann für mehrere Monate nicht mehr in Frage!

Unbekannte 16-1 **(Abb. 16-34).** Ersticken war die Todesursache! Der Mann war zahnlos. Die untere Zahnprothese ist in normaler Position auf dem Unterkiefer, die obere Zahnprothese liegt jedoch senkrecht hinter der Zunge. Außerdem fand sich ein großer Glassplitter von der Flasche zwischen den Gebißteilen.

Quellennachweis

Kapitel 1

Abb. 1-1 Dr. Merrill Sosman (Australien)
Abb. 1-3 Medical Record 1896; 149, 15. Februar
Abb. 1-4 Dr. W. Felts, Minneapolis, Minn.
Abb. 1-5, 11 Fundamentals of Radiography, S. 6, 25. Eastman Kodak Co., Rochester, N.Y.
Abb. 1-8 Dr. D. Eaglesham, Guelph, Ontario, Kanada
Abb. 1-9 Dr. E. Comstock, Wellsville, N.Y., und C. Bridgman, Rochester, N.Y.
Abb. 1-10 C. Bridgman, Rochester, New York, und S. Keck, New York, N.Y.
Abb. 1-14 C. Bridgman, Rochester, N.Y.

Kapitel 2

Abb. 2-1 Dr. A. Richards. Medical Radiography and Photography 32: 28
Abb. 2-2B Dres. W. Macklin Jr., H. Bosland und A. McCarthy. MR&P 31: 91
Abb. 2-4 Dr. S. McPartland, Brooklyn, N.Y.
Abb. 2-5 C. Bridgman, E. Holly und Dr. M. Zariquiey. MR&P 32: 49
Abb. 2-7, 8 Dr. H. Forsyth Jr. MR&P 25: 38
Abb. 2-10, 12 Dr. C. Behrens, Bethesda, Maryland
Abb. 2-13 Dr. B. Epstein. MR&P 34: 60
Abb. 2-21 Fundamentals of Radiography, S. 48. Eastman Kodak Co., Rochester, N.Y.
Abb. 2-23, 24, 25 Dres. A. Megibow und M. Bosniak, New York, N.Y.
Abb. 2-26 Dres. G. Leopold und B. Gosink, San Diego, Cal.

Kapitel 3

Abb. 3-3, 16, 17, 18 Fundamentals of Radiography, S. 19, 25, 30, 95. Eastman Kodak Co., Rochester, N.Y.
Abb. 3-5, 6 Dr. O. Alexander. MR&P 30: 35, 36
Abb. 3-7 R. Phillips, Boston, Mass.
Abb. 3-9 S. Forczyk, Fall River, Mass.
Abb. 3-11, 12 Dr. John Hope, Dres. E. O'Hare, T. Tristan, J. Lyon Jr. MR&P 33: 30, 31
Abb. 3-13 Dr. J. Atlee, Lancaster, Penn.
Abb. 3-15 A. Dini, Rochester, N.Y.
Abb. 3-19 Dr. I. Andersson. MR&P 62 (Titelbild)
Abb. 3-20 Dr. J. Jollman, Omaha, Nebr.

Kapitel 4

Abb. 4-2 R. Morrison. MR&P 27: 132
Abb. 4-4, 5 Dr. J. Harris. MR&P 39: 2, 56
Abb. 4-9, 11 Dres. B. Felson, F. Fleishner, J. McDonald, C. Rabin. Radiology 73: 744
Abb. 4-10 Dr. C. Dotter. MR&P 34: 48 sowie Dr. J. Reed, Detroit, Mich.
Abb. 4-12, 13 Dr. B. Epstein. MR&P 34: 58, 62
Abb. 4-14 Dr. B. Epstein, New Hyde Park, N.Y.
Abb. 4-15, 22 Dr. T. McLoud, Boston, Mass.
Abb. 4-16, 17, 18 Dres. A. Bell, S. Shimomura, W. Guthrie, H. Hempel, H. Fitzpatrick, C. Begg. Radiology 73: 566
Abb. 4-20B, 21E Dr. R. Sherman, New York, N.Y.
Abb. 4-21F Dr. R. Wagner, Detroit, Mich.
Abb. 4-26 Dr. J. Tollman, Omaha, Nebr.

Kapitel 5

Abb. 5-4, 5 Dr. M. Zariquiey. MR&P 33: 68–76
Abb. 5-11, 13 Dr. G. Simon, London, England
Abb. 5-16 Dr. J. Woodring. MR&P 62: 1

Kapitel 6

Abb. 6-2 Dr. M. Strahl, Brooklyn, N.Y.
Abb. 6-3, 4 Dr. J. Hope et al. MR&P 33: 26, 28
Abb. 6-5 Sobotta-Uhlenhuth, Atlas of Descriptive Human Anatomy, 7. Aufl. 1957. Hafner, New York, N.Y.
Abb. 6-6 Dr. C. Dotter, Portland, Or.
Abb. 6-7 C. Brownell. MR&P 27: 114
Abb. 6-9 Dr. W. Brosius, Detroit, Mich.
Abb. 6-12, 17 Dr. J. Petersen. Radiology 74: 36, 40
Abb. 6-16 Dr. E. Carpenter, Superior, Wisc.
Abb. 6-18 Dr. G. Schwalbach, Rochester, N.Y.
Abb. 6-19 Dr. H. Forsyth Jr. MR&P 31: 129
Abb. 6-20, 21 Dr. M. Fisher. MR&P 46: 2
Abb. 6-22 Dr. N. Solomon, Brooklyn, N.Y.

Kapitel 7

Abb. 7-1 Dres. I. Harris, M. Stuecheli. MR&P 28: 29
Abb. 7-2, 3 Dr. J. Hope et al. MR&P 33: 26
Abb. 7-4, 5, 17, 20 Dr. G. Simon, London, England
Abb. 7-7, 8, 14, 25 Dr. J. Woodring. MR&P 62: 1 (Rückentitel)
Abb. 7-9, 18, 20, 21, 22, 23, 27, 28, 29, 30, 31 Dr. D. Godwin, Seattle, Wash.
Abb. 7-12 Dr. W. Crandall, Sulphur, Okla.
Abb. 7-13 Dr. H. Fulton. MR&P 30: 81, 82
Abb. 7-16 Dres. E. Uhlmann, J. Ovadia. Radiology 74: 269

Kapitel 8

Abb. 8-1 Dr. J. Woodring. MR&P 62: 1
Abb. 8-3, 4 Dr. C. Dotter. MR&P 30: 70
Abb. 8-5, 8 Dres. P. Markovits, J. Desprez-Curely. Radiology 78: 373, 377
Abb. 8-6, 11-14, 17-22, 24-35 Dr. J. Woodring. MR&P 62
Abb. 8-7 Dr. G. McDonnell. MR&P 30: 84
Abb. 8-9 Dr. T. Newton. American Journal of Roentgenology 89: 277
Abb. 8-10 Dres. R. Ormond, A. Templeton, J. Jaconette. Radiology 80: 738
Abb. 8-23 Dr. J. Hope et al. MR&P 33: 35
Abb. 8-25 Dres. A. Megibow, M. Bosniak, New York, N.Y.

Kapitel 9

Abb. 9-3 Dr. G. Schwalbach, Rochester, N.Y.
Abb. 9-4 Dr. G. Jacobson. MR&P 44: 21
Abb. 9-6 R. Bottin, Indianapolis, Ind.
Abb. 9-9 Dr. G. Baron, Rochester, N.Y.
Abb. 9-10 Dr. W. Brosius, Detroit, Mich.
Abb. 9-11 Dr. B. Suster, Brooklyn, N.Y.

Kapitel 10

Abb. 10-1, 3 Dr. H. Forsyth Jr., Rochester, N.Y.
Abb. 10-8 Dr. George Simon, London, England
Abb. 10-13 Dr. B. Gosink, San Diego, Cal.
Abb. 10-16 Dres. M. Klein, E. Walsh. Radiology 70: 674
Abb. 10-18, 19, 20 Dr. R. Kubicka. MR&P 61: 14–39
Abb. 10-21 Dr. B. Epstein. MR&P 34: 68, 69
Abb. 10-29 Dres. A. Lieber, J. Jorgens. American Journal of Roentgenology 86: 1069–70
Abb. 10-37 Dr. W. Tuddenham et al. MR&P 33: 61
Abb. 10-40, 43 Dr. A. Strashun, Brooklyn, N.Y.
Abb. 10-44, 48 Dr. R. Dinsmore, Boston, Mass.
Abb. 10-49, 56 Dr. M. Lipton und Imatron, Inc., San Francisco, Cal.

Kapitel 11

Abb. 11-2, 3 Dr. J. Hope et al. MR&P 33: 37
Abb. 11-4 Dres. B. Kalayjian, M. Sapula. MR&P 30: 57
Abb. 11-5 Dr. J. McGillivray. MR&P 30: 27
Abb. 11-7B Dr. C. Stevenson, Spokane, Wash.
Abb. 11-11 Dr. G. Thompson, W. Cornwell. MR&P 25: 43
Abb. 11-15 V. Yamamoto. MR&P 26: 121
Abb. 11-18 Dres. R. Salb, G. Burton. MR&P 33: 106
Abb. 11-19 Dr. F. Nelans, Wagner, Okla.
Abb. 11-21 Dr. L. Cole, Blossburg, Penn.
Abb. 11-23 Dr. J. Wainerdi, New York, N.Y.
Abb. 11-29 E. Holly, G. Weingartner. MR&P 29: 91
Abb. 11-31 Dr. W. Tuddenham. Radiology 78: 697
Abb. 11-32 C. Bridgman. MR&P 26: 12
Abb. 11-39 Dr. W. Irwin, Detroit, Mich.
Abb. 11-42 Dres. G. Stein, A. Finkelstein. MR&P 31: 5
Abb. 11-43 Dr. G. Schwartz. MR&P 30: 55
Abb. 11-45 Dr. J. Becker, Brooklyn, N.Y.
Abb. 11-50 Dr. N. Alcock. MR&P 23: 27
Abb. 11-51 J. Hill, Lancaster, England
Abb. 11-52, 53 Dres. A. Megibow, M. Bosniak, New York, N.Y.
Abb. 11-54, 55, 62, 64 Dres. G. Leopold und B. Gosink, San Diego, Cal.
Abb. 11-57, 58 Dr. R. Filly und Acuson Corp., San Franciso
Abb. 11-59 Dr. J. Birnholz, Acuson Corp., San Francisco, Cal. American Scientist 77: 608
Abb. 11-60 Dr. G. Grube und Acuson Corp., Loma Linda
Abb. 11-61 Dr. E. Ferris und Acuson Corp., Little Rock, Ark.
Abb. 11-62B Dr. C. Mueller und Acuson Corp., Columbus
Abb. 11-63 Dr. L. Berland und Acuson Corp., Birmingham

Kapitel 12

Abb. 12-2 Dr. D. Haff, Northampton, Penn.
Abb. 12-6 Dr. C. Nice. Radiology 80: 44
Abb. 12-21 Dr. J. McCort. Radiology 78: 51
Abb. 12-25 Dr. E. Schultz. Radiology 70: 728
Abb. 12-26 Dr. H. Welsh. MR&P 34: 78

Kapitel 13

Abb. 13-3 Dr. C. Nice. Radiology 80: 43
Abb. 13-4 Dr. R. Sherman und Eastman Kodak Co., Rochester, N.Y.
Abb. 13-8, 34 T. Funke, Lorain, Ohio
Abb. 13-9 Dr. S. Wyman, Boston, Mass.
Abb. 13-10 Dres. W. Horrigan, H. Atkins, N. Tapley. Radiology 78: 440
Abb. 13-11 Dr. G. Joffrey, Olean, N.Y.
Abb. 13-14 Dres. J. Spencer und J. Schaeffer. MR&P 29: 22
Abb. 13-15 Dr. M. Kulick, Brooklyn, N.Y.
Abb. 13-16 Dr. L. Cobbs. MR&P 31: 90
Abb. 13-19 Fundamentals of Radiography, S. 6. Eastman Kodak Co., Rochester, N.Y.
Abb. 13-20 Dr. T. Orloff. MR&P 35: 53
Abb. 13-26, 27 Dr. S. Prather Jr., Augusta, Georgia
Abb. 13-28 Dr. G. Jaffrey, Santa Rosa, Cal.
Abb. 13-29 Dr. E. Ahern. MR&P 30: 9
Abb. 13-31 Dr. J. Higgason. MR&P 30: 60
Abb. 13-32 Dr. J. Dulin, Iowa City, Iowa
Abb. 13-33 Dr. J. Reed, Detroit, Mich.
Abb. 13-38 Dr. C. Cimmino. MR&P 30: 45

Kapitel 14

Abb. 14-6 Dr. J. Ferrucci, Boston, Mass.
Abb. 14-7 Dr. J. Ferrucci et al. Interventional Radiology of the Abdomen. Williams & Wilkins, Baltimore, Maryland
Abb. 14-14 Dr. J. Pepe, Brooklyn, N.Y.
Abb. 14-16, 17 Dr. K. McKusick, Boston, Mass.
Abb. 14-18 Dres. G. Stein, A. Finkelstein. MR&P 31: 12
Abb. 14-19 Dr. E. Pirkey, Louisville, Ken.
Abb. 14-21 Dr. T. Van Zandt, Rochester, N.Y., und Eastman Kodak Company
Abb. 14-22 Dr. C. Athanasoulis et al. Interventional Radiology. W. B. Saunders, Philadelphia, Penn.
Abb. 14-24 Dr. S. Dallemand, Brooklyn, N.Y.
Abb. 14-36, 37 Dres. G. Leopold und B. Gosink, San Diego
Abb. 14-38 Dr. J. Hope et al. MR&P 33: 49
Abb. 14-39 Dr. K. Fengler. Journal of Mount Sinai Hospital, New York, N.Y.
Abb. 14-43 Dres. M. Bosniak und J. Becker, New York, N.Y.
Abb. 14-45 Dr. W. Foley und General Electric Company
Abb. 14-47 Dres. A. Waltman und C. Athanasoulis, Boston
Abb. 14-50 Dres. J. Edeiken, G. Strong, J. Khajavi. Radiology 79: 88
Abb. 14-51 Dres. J. Hope, C. Koop. MR&P 38: 47

Kapitel 15

Abb. 15-2 Chicago Museum of Natural History, Chicago, Ill.
Abb. 15-4, 9 C. Bridgman. MR&P 26: 4, 27: 72
Abb. 15-5 Dr. G. Mitchell. MR&P 34: 6
Abb. 15-6, 26 Dres. H. Isard, B. Ostrum, J. Cullinan. MR&P 38: 97, 101
Abb. 15-8 J. Cahoon. Radiography and Clinical Photography 22: 4, 6
Abb. 15-12 Dr. L. Hilt, Eugene, Oreg.
Abb. 15-14, 16, 17, 18 T. Funke. MR&P 36: 9, 29
Abb. 15-22 Dr. W. Irwin, Detroit, Mich.
Abb. 15-23 Dr. D. Wilner, Atlantic City, N.J.
Abb. 15-31 Modifiziert nach A. W. Ham, Histology. 3. Aufl. S. 295. J. B. Lippincott, Philadelphia, Penn.
Abb. 15-32 Dr. P. Lacroix, University of Louvain, Belgium
Abb. 15-33 Dr. M. Urist, Bone as a Tissue, p. 37. McGraw-Hill, New York, N.Y.
Abb. 15-34 Dr. L. Luck, Bone and Joint Diseases. Charles C Thomas, Springfield, Ill.
Abb. 15-35, 36 Dr. J. Feist, Pittsburgh, Pen.

Kapitel 16

Abb. 16-6 R. Matthias. MR&P 28 (Titelblatt)
Abb. 16-8, 14, 15, 18 R. A. Novelline, L. F. Squire, Living Anatomy. Hanley and Belfus, Philadelphia, Penn.
Abb. 16-17 Dr. G. Hotson, Brooklyn, N.Y.
Abb. 16-27, 28 Dres. G. Potter und R. Gold. MR&P 51: 2
Abb. 16-30 Dres. A. Megibow und M. Bosniak, New York
Abb. 16-34 Dr. C. Dotter. MR&P 37: 19

Sachverzeichnis

Vorbemerkung der Autoren:

Wir haben nur widerstrebend für das vorliegende Buch ein Sachverzeichnis erstellt, denn es könnte dazu verführen, das Buch als Nachschlagewerk zu benutzen, um das radiologische Erscheinungsbild einiger spezieller Einheiten zu betrachten. Ziel dieses Buches ist es, die systematische Analyse der bildgebenden Verfahren zu erlernen, und nicht, das Buch als Referenz zu benutzen.

Wir hoffen deshalb, daß Sie auf das Sachverzeichnis nur zurückgreifen, um etwas bereits Gelesenes wiederzufinden.

Zusätzlich zu den Seitenzahlen wurden die Abbildungsnummern in das Sachverzeichnis aufgenommen. Sie sind in fetter Schrift wiedergegeben (z. B. **2–5**, **11–16**).

A

B

W

Z